小儿肝胆外科学

Pediatric Hepatobiliary Surgery

第 2 版

主 编 | 董 蒨

副主编 | 李 龙　肖现民　李索林

人民卫生出版社

图书在版编目（CIP）数据

小儿肝胆外科学/董蒨主编. —2 版. —北京：
人民卫生出版社，2017
ISBN 978-7-117-25036-8

Ⅰ.①小…　Ⅱ.①董…　Ⅲ.①小儿疾病-肝疾病-
外科学②小儿疾病-胆道疾病-外科学　Ⅳ.①R726.573
②R726.574

中国版本图书馆 CIP 数据核字（2017）第 197413 号

人卫智网	www.ipmph.com	医学教育、学术、考试、健康，
		购书智慧智能综合服务平台
人卫官网	www.pmph.com	人卫官方资讯发布平台

小儿肝胆外科学
第 2 版

主　　编：董　蒨
出版发行：人民卫生出版社（中继线 010-59780011）
地　　址：北京市朝阳区潘家园南里 19 号
邮　　编：100021
E - mail：pmph @ pmph.com
购书热线：010-59787592　010-59787584　010-65264830
印　　刷：北京人卫印刷厂
经　　销：新华书店
开　　本：889×1194　1/16　印张：42
字　　数：1271 千字
版　　次：2005 年 1 月第 1 版　　2017 年 9 月第 2 版
　　　　　2017 年 9 月第 2 版第 1 次印刷（总第 2 次印刷）
标准书号：ISBN 978-7-117-25036-8/R · 25037
定　　价：228.00 元

打击盗版举报电话：010-59787491　E-mail：WQ @ pmph.com
（凡属印装质量问题请与本社市场营销中心联系退换）

编　者（以姓氏汉语拼音为序）

陈　功　复旦大学附属儿科医院
陈　骏　南京鼓楼医院
陈　鑫　青岛大学附属医院
陈永健　青岛海信集团
陈宗喜　青岛海信集团
陈作雷　青岛大学附属医院
崔楷悦　青岛大学附属医院
董　蒨　青岛大学附属医院
董冰子　青岛大学附属医院
董岿然　复旦大学附属儿科医院
房　丹　青岛大学附属医院
冯　一　上海交通大学医学院附属新华医院
高解春　复旦大学附属儿科医院
高志刚　浙江大学医学院附属儿童医院
耿　耿　青岛大学附属医院
郝希伟　青岛大学附属医院
洪　莉　上海交通大学医学院附属新华医院
侯　峰　青岛大学附属医院
侯森林　河北医科大学第二医院
江　岩　青岛大学附属医院
江布先　青岛大学附属医院
姜　忠　青岛大学附属医院
姜先敏　青岛妇女儿童医院
蒋志慧　青岛妇女儿童医院
乐盛麟　广东省妇幼保健院
李　龙　首都儿科研究所
李　堂　青岛妇女儿童医院
李富江　青岛大学附属医院
李索林　河北医科大学第二医院
梁鉴坤　广州市妇女儿童医疗中心
梁奇峰　广州市妇女儿童医疗中心
刘江斌　上海市儿童医院
刘钧澄　中山大学附属第一医院
刘树立　首都儿科研究所
卢　云　青岛大学附属医院
鹿洪亭　青岛大学附属医院

吕志宝　上海市儿童医院
聂　佩　青岛大学附属医院
宁春平　青岛大学附属医院
彭春辉　首都医科大学附属北京儿童医院
乔凌燕　青岛妇女儿童医院
秋本亮一　日本福冈秋本病院
单若冰　青岛妇女儿童医院
苏　琳　济宁医学院附属医院
孙玲玲　青岛大学附属医院
汤绍涛　华中科技大学同济医学院附属协和医院
田广野　青岛海信集团
王　立　青岛海信集团
王　哲　广州市妇女儿童医疗中心
王继忠　天津市儿童医院
王金湖　浙江大学医学院附属儿童医院
王丽丽　青岛大学附属医院
王文博　河北医科大学第二医院
王振光　青岛大学附属医院
魏　宾　青岛大学附属医院
魏明发　华中科技大学同济医学院附属同济医院
温　哲　广州市妇女儿童医疗中心
席红卫　山西省儿童医院
肖现民　复旦大学附属儿科医院
邢晓明　青岛大学附属医院
徐文坚　青岛大学附属医院
阳　历　华中科技大学同济医学院附属协和医院
杨传民　青岛大学附属医院
杨光杰　青岛大学附属医院
印其友　复旦大学附属儿科医院
余东海　上海交通大学医学院附属新华医院
余克驰　华中科技大学同济医学院附属同济医院
詹江华　天津市儿童医院
张　刚　济宁医学院附属医院
张　虹　青岛大学附属医院
张炳远　青岛大学附属医院
张桓瑜　青岛大学附属医院

编　者

张金山　首都儿科研究所 周显军　青岛大学附属医院
张明满　重庆医科大学附属儿童医院 周以明　复旦大学附属儿科医院
张廷冲　首都医科大学附属北京儿童医院 朱呈瞻　青岛大学附属医院
郑　珊　复旦大学附属儿科医院 朱天琦　华中科技大学同济医学院附属同济医院
周　璇　青岛大学附属医院 朱永洁　青岛大学附属医院

秘　书
周显军　青岛大学附属医院 陈　鑫　青岛大学附属医院

绘　图
董冰子　青岛大学附属医院 汤绍涛　华中科技大学同济医学院附属协和医院
孙　宇　青岛大学医学院

主编简介

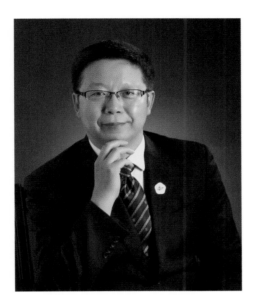

董蒨　教授

　　小儿外科教授、博士生导师、泰山学者特聘教授,青岛大学附属医院院长、青岛大学数字医学与计算机辅助手术研究院院长、青岛大学医学部常务副主任。1963年生于青岛市,1984年毕业于青岛医学院(现青岛大学医学部)。1987年入上海医科大学(现复旦大学医学院)攻读临床医学(硕士、博士)研究生,师从金百祥教授。1990年去日本国立德岛大学攻读联合培养博士研究生,师从国际著名的小儿外科与肝胆外科学者古味信彦(Nobuhiko Komi)教授,1992年获医学博士学位。1995年(32岁)破格晋升为教授,1999年获"全国百名优秀医生"称号。2010年获山东省首届十大名医称号。

　　任中华小儿外科学会第七、八届常务委员,第七、八届小儿肝胆外科学组组长,《中华小儿外科杂志》编委、《临床小儿外科杂志》常务编委、亚洲小儿外科学会终身会员等学术职务。*World Journal of Pediatrics* 杂志编委。

　　从医30余年来主要从事小儿外科的临床、教学与研究工作,对于小儿普外科特别是小儿肝胆外科与肿瘤外科的医疗与研究有较深的造诣,成功治疗大量疑难小儿肝胆外科与小儿肿瘤疾病。曾主持研究国家"十二五"科技支撑计划课题1项、国家自然科学基金4项、卫生部及省市多项科研课题。关于小儿肝胆疾病与小儿肿瘤的研究曾分别获山东省科技进步二等奖和卫生部科技进步三等奖。关于"小儿肝脏肿瘤临床治疗决策系统研发"的国家"十二五"科技支撑计划课题成果参加国家"十二五"科技创新成就展。

　　在国内外发表学术论文、综述等150余篇,主编《小儿肝胆外科学》(第1版)《小儿肿瘤外科学》《儿科临床手册》《小儿肝胆外科临床诊疗规范》等专著,参加《腹部外科的诊断与鉴别诊断》《小儿腹部外科学》《现代小儿肿瘤学》《膵胆管合流異常》(日文,日本医学图书出版株式会社)和《胆道疾患研究の進歩》(日文,日本自然科学社出版株式会社)等著作的编写。

副主编简介

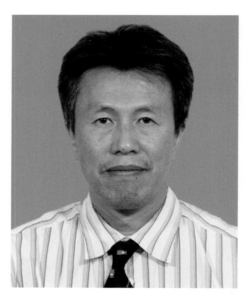

李龙　教授

  首都儿科研究所小儿外科教授、博士生导师,任国家卫计委小儿腔镜外科专家委员会主任委员,国际小儿腔镜外科学会亚洲区主席,《中国微创外科杂志》编委等学术职务。

  1985 年毕业于中国医科大学,1988 年获小儿外科临床硕士学位;1993 年毕业于首都医科大学附属北京儿童医院,获小儿外科临床博士学位,1995 年和 2000 年分别赴英国、中国香港和日本进修学习小儿腹腔镜外科和小儿肝移植技术。在应用腹腔镜手术治疗小儿外科疾病方面积累了丰富的经验,开展手术 10 000 余例。在国内率先开展了经腹腔镜治疗先天性胆总管囊肿、胆道闭锁、肛门闭锁等。国内外发表论文 300 余篇,承担六项国家自然基金课题和科技攻关课题,四次获省部级科技进步二等以上奖项。

副主编简介

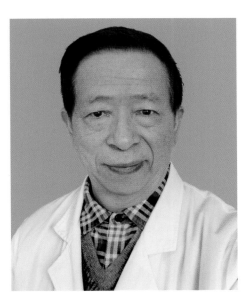

肖现民　教授

　　复旦大学附属儿科医院外科教授、博士生导师、太平洋小儿外科医师协会会员。1947 年生于江苏省南京市,1970 年毕业于上海第一医学院医疗系,1978 年就读于上海医科大学研究生院,获医学硕士学位。1986年由国家教委公派赴瑞士苏黎世大学儿童医院外科进修,获医学博士学位。历任中华医学会小儿外科学会副主任委员、中华医学会上海分会小儿外科学会主任委员、《中华小儿外科杂志》副主编、复旦大学附属儿科医院外科主任等职。主要从事小儿普外科、新生儿外科、肿瘤外科的临床与实验研究。为专著《临床小儿外科学——新进展、新理论、新技术》主编、《小儿肝胆外科学》和全国高等学校医学研究生教材《小儿外科学》副主编,在国内学术杂志上发表论文 100 余篇,在 SCI 收录国际杂志上以第一或通讯作者发表论著 15 篇。曾获教育部科技二等奖、中华医学科技三等奖。

副主编简介

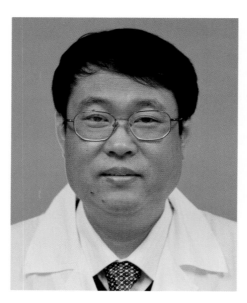

李索林　教授

　　河北医科大学二级教授、主任医师。河北医科大学第二医院小儿外科主任，享受国务院特殊津贴专家，河北省外科学及临床医学重点专科带头人。兼任国家卫计委内镜专业技术委员会专家组成员、中国研究型医院学会微创专业委员会副主任委员、中华医学会小儿外科学分会常务委员及内镜外科学组组长、中国医师协会小儿外科医师分会常务委员、河北省医学会小儿外科学分会前任主任委员、国家卫计委普外科内镜专业技术培训基地主任。担任《中华小儿外科杂志》执行编委，《中国微创外科杂志》和《临床小儿外科杂志》常务编委，《中华临床实用儿科杂志》编委，《中华医学杂志》和《中华普通外科杂志》通讯编委等职。擅长小儿微创外科及普通外科疾病的研究与诊治工作，率先在国内外开展小儿腹腔镜胰十二指肠切除术、先天性胆总管囊肿切除胆道重建术、保留脾脏的胰体尾切除术、腹腔镜部分脾切除术及选择性贲门周围血管离断术等多种高难度腹腔镜手术。承担国家科技支撑计划、国家自然基金、国家卫计委重大公益专项、河北省重大医学科研项目、河北省自然科学基金和河北省卫计委跟踪项目等多项研究课题。获省部级科学技术奖7项。在国内外重要学术刊物上发表论文150余篇，其中SCI收录论文20余篇。主编或参编专著（译著等）20余部。

第 2 版前言

　　小儿的肝、胆、胰、脾疾病,特别是先天性的肝胆疾病在属亚洲东方人的我国非常常见,其发病率远远高于欧美国家。因此小儿肝胆外科学的发展对于广大人民群众特别是我国儿童的健康、医疗非常重要,对于我国该领域的学术研究也具有极为重要的意义。

　　随着世界科学技术的巨大进步,医学科学的发展也日新月异。作为小儿外科重要组成部分的小儿肝、胆、胰、脾外科,在解剖生理、病因学研究、发病机制、诊断治疗手段、预防保健等诸方面都取得了可喜的成果,也大大推动了小儿外科自身的发展。近年来,我国小儿外科在肝脏外科、胆道外科、小儿肝移植等相关疾病的诊断、治疗和临床学术研究等方面均取得了新的进展。腹腔镜技术在小儿肝胆外科的应用甚至处于国际小儿外科领域的领先水平,而计算机辅助手术技术推进小儿精准肝脏外科的发展并催生小儿精准胰腺外科的导入,我国学者在国际上建立了人类数字肝脏数据库开放平台,并提出新的 Dong's 数字肝脏分型,这些工作为我国学者在国际舞台争取了更多的发言权,为国际小儿外科事业的整体发展做出了很大的贡献。另外,多单位合作标准化、系统化的诊治模式也极大提升了我国胆道闭锁和小儿肿瘤治疗的整体水平。同时,在小儿肝胆领域的临床与基础研究也取得诸多显著成果,对于促进儿童健康具有极为重要的意义。

　　为了更系统、更全面地介绍本学科的新理论、新技术和新经验,我们遵循基础与临床、理论与实践、普及与提高、国际高新理论技术与我国医疗实践及科学研究成果相结合的原则,参阅大量当时国内外最新的文献资料,结合国内主要医疗单位自己的临床资料和研究成果,在《小儿肝胆外科学》(第 1 版)的基础上,编写、再版了这部《小儿肝胆外科学》(第 2 版)。

　　2005 年《小儿肝胆外科学》(第 1 版)专著出版后,即受到广大医务工作者的一致好评,成为小儿外科与肝胆外科同道的参考书,更成为广大小儿内科医生、外科医生和医学本科生、研究生的良师益友。专著出版后不久,我国最著名的小儿外科专家、中国工程院院士张金哲教授即在《中华小儿外科杂志》发表专门撰写的《董蒨主编<小儿肝胆外科学>书评》,对专著的出版表示热烈的祝贺和赞赏。书评开篇即写到:"拜读之下欣喜异常,恰是新年之际献给小儿外科的一份贺礼。这是我国改革开放之后,我国小儿外科跻身国际行列后,新一代学子的一部代表作……本书由我国最负盛名的'医学出版专家'人民卫生出版社出版,为精装大16 开本。全书 580 多页,80 多万字,图文茂,印刷精良,符合国际高级科学专著出版物档次。"这体现了老一辈医学大家对年轻人的关爱和呵护,以及对我国最负盛名的'医学出版专家'人民卫生出版社的充分肯定。

　　本次再版详细介绍了小儿肝、胆、胰、脾的解剖生理,并全面介绍小儿肝、胆、胰、脾外科疾病的病因、发病机制、先进的诊断治疗手段、预防保健方法等,是目前国际上最全面、也是唯一一部关于小儿肝、胆、胰、脾外科方面疾病的学术专著。本书编者以青岛大学、首都儿科研究所、首都医科大学、复旦大学、中山大学、河北医科大学、广州市妇女儿童医院、天津市儿童医院为主,均为在小儿肝胆外科、小儿内科、影像学和成人肝胆外科方面工作多年、具有丰富临床经验的高级职称医生和医学博士。相当部分的医生都有在欧美、日本等先进国家工作、学习的经验,能够充分介绍国外诊疗、研究的进展,同时也着重介绍我们自己的研究和经验,尤其是总结介绍我国自己的临床医疗经验和许多已经被国际认可的研究成果。本书力求图文并茂、内容丰富,附有多量的线条图、影像学图片以及大量的二维码多媒体视频等资料。

　　在《小儿肝胆外科学》(第 1 版)出版过程中以及日常小儿肝胆外科的临床工作中,曾得到日本国立德岛大学名誉教授、日本胰胆合流异常研究会创始人会长、已故的古味信彦教授,日本福冈秋本病院院长秋本亮一博士,我国小儿外科泰斗张金哲院士和已故的令人尊敬的金百祥教授的大力支持和帮助。在第 1 版编写过程中承蒙古味信彦教授多次具体指教,出版后又对专著的改进提出过大量有益的建议。为纪念这位德高望重的国际著名学者,在《小儿肝胆外科学》第 2 版出版之际仍保留了第 1 版中古味信彦教授撰写的序言。

再版的撰写、修改过程中诸位编者们不辞辛苦,在百忙之中认真负责地按期完成撰写任务。部分章节反复多次修改、校对,体现了严谨、认真、刻苦的科学精神。尽管如此,由于作者学术水平与经验有限,缺点、不足甚至错误在所难免,恳切希望获得同道们的批评与斧正。

董蒨

2017 年 3 月 22 日

第1版书评

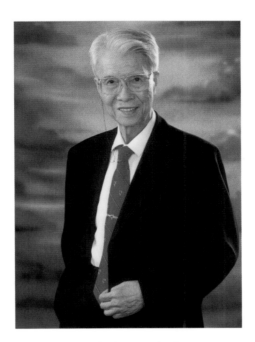

张金哲　院士

　　鸡年大吉！董蒨教授主编，李龙、肖现民两位教授为副主编的《小儿肝胆外科学》于2005年1月由人民卫生出版社出版。拜读之下欣喜异常，恰是新年之际献给小儿外科的一份贺礼。这是我国改革开放之后，我国小儿外科跻身国际行列后，新一代学子的一部代表作。

　　我国是肝胆疾病多发国，有关小儿胆道畸形与肝胆肿瘤的经验及资料最为丰富，久为国际同道所瞩目。在这方面我国小儿外科学者应该对世界有较多的贡献。目前国外对小儿肝胆疾病已有各种专著，我国对成人肝胆疾病也有不少专著，今天本书作为中国第一本小儿肝胆疾病的专著，正是时代的需求。

　　本书以大型参考书形式，系统的、全面的讲述小儿肝胆胰脾外科有关知识。从理论到实践，基础到临床。国内现实成就到国际高新动态；有普及、有提高；包括了解剖、生理、胚胎、病理、现代诊断治疗、器官移植、腹腔镜及分子生物学；博采国际经典与国内成功经验，并且多处融入著者的新研究与创造。例如在国际上讨论的热门常见病"胆总管囊肿"问题中，就有董蒨的"致癌因子再激活"的理论与李龙的"乏他氏壶腹开口位置与胆胰管汇合异常的关系"的新发现。都是对临床诊断治疗技术的进步发展，并在国际著名杂志上得以公开发表。本书由我国最负盛名的"医书出版专家"人民卫生出版社出版，为精装大16开本。全书580多页，80多万字，图文并茂，印刷精良，符合国际高级科学专著出版物档次。

　　主编分别为青岛大学、北京大学、复旦大学三个国内名牌大学的教授。并且都是现任的临床领导与各自单位的学术带头人。都有丰富的写作经验，都有各自的创造，在国内外交流广泛，是改革开放后新一代的杰出代表。所组织的著者们都是改革开放后正规学制下培养的新一代。得到了前辈专家的精心培养与刻意选拔，并且广泛学习了国外的先进技术。都有了10~20年的丰富临床实践与经验，正是临床医生特别是小儿外科医生的黄金时代,都是当前外科及协作科室临床第一线实干的骨干人物。他们的经验记录与总结的观点,无疑是最宝贵、最可靠、最切合实际、最可推广的。日本的古味信彦教授是小儿胆道外科国际权威之一,曾多方与我国合作,对我国内情况颇有了解。他为本书写了序言,可以透视此书的国际评价。

　　总之,本书的出版,使我看到我国小儿外科事业发展的光明前景。这是一本值得推荐的专著。不但对小儿肝胆疾病的诊疗工作有所帮助和提高,也必然引出更多新一代人的研究总结与写作。使小儿外科学的出版,进入一个新时代。

第 1 版序

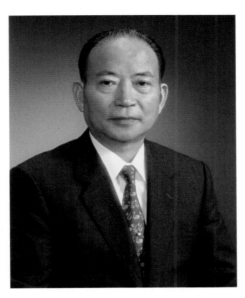

古味信彦　教授

　　古味信彦教授,1952 年日本国立德岛大学医学部毕业,1958 年获东京医科齿科大学医学博士学位。1961—1963 年美国南加里弗尼亚大学访问学者,1965 年日本东京医科齿科大学讲师。1972—1993 年日本国立德岛大学医学部第一外科教授。1977 年创立日本胰胆管合流异常研究会并连任会长,古味信彦教授是一位国际著名的肝胆外科及小儿外科教授,为先天性胆道疾病的诊治、研究作出巨大贡献,同时多年来致力于中日友好。

　　由主编董蒨教授、副主编李龙和肖现民教授编写的《小儿肝胆外科学》出版之际,承蒙邀请由我作序甚感荣幸。

　　在日本小儿外科创立初期,我也对小儿肝、胆、胰、脾的外科抱有极大的兴趣。1961 年至 1963 年我在美国南加州大学(USC)洛杉矶儿童医院工作、学习期间对胰腺纤维囊性病进行过深入的研究和临床工作。其研究成果也曾在 1963 年的日本第一届小儿外科学术大会上由于第一届会长若林教授的推荐作为特别教育讲演而得以发表。但是胰腺纤维囊性病在东方人发病极少,尽管一直进行着日本的全国调查统计,到目前为止收集的病例也不足 50 例。此研究推翻了以往曾经认为的东方人不存在该病的结论。另外通过与美国西方人种的对比,发现胆道闭锁与先天性胆管扩张的发病率远远高于欧美,而日本小儿外科医生在该领域的研究也领先于欧美。

　　以往胆道闭锁的治疗极为困难。由日本东北大学的葛西教授发明的肝门吻合手术使许多患儿得救。然而葛西手术不能使所有病例治愈,部分病例则进展为肝硬化而成为肝移植的对象。由日本京都大学的田中教授进行的世界最多病例的活体肝移植的成功使其受到全世界的注目。另外,在先天性胆管扩张的治疗历史中曾认为胆肠内引流手术后黄疸消失,该病是一种预后良好的疾病。结果果真如此吗? 我带着疑问在先天性胆管扩张的手术中对所有病例均进行胆道和胰管系统的术中造影,对获得的影像进行仔细的观察、分析,注意到胰管与胆道系统存在合流形态的异常。特别是发现先天性胆管扩张症病例几乎没有例外,均存在胰胆管的合流异常。我与同事们发起在日本小儿外科学会内成立日本胰胆管合流异常研究会,由此开始了深入细致的研究。

1987 年我接受中国医科大学附属第二医院王慧贞教授的盛情邀请,访问中国并进行了学术讲演,同时向中国的同道们赠送了当时广受关注的用于小儿胆道疾病的十二指肠内窥镜。当时在中国,小儿用的内镜逆行性胆道胰管造影(ERCP)的技术尚未普及,为了掌握此项技术,王慧贞教授派该院的黎明医生来到日本德岛大学学习。回国后黎明医生进行了许多例小儿 ERCP 检查,发现同样存在胰胆管的合流异常。此成果非常重要,证明在中国也有较多的胰胆管合流异常的病例。1988 年承蒙金百祥教授邀请,在上海医科大学进行学术讲演,第一次与来自青岛大学附属医院、金教授的研究生董蒨先生相识。董蒨君对我的讲演抱有极大的兴趣,并热切希望能够去日本德岛大学进行此类研究,就这样作为留学生董蒨君来到我处学习和工作。迄今我仍经常翻看当年在上海医科大学与金百祥教授、肖现民、薛崇德、郑珊等先生一起拍摄的令人怀念的纪念照片。

董蒨君在德岛大学留学,与我们第一外科的同道们一起深入地进行了胰胆管合流异常病例的胰液返流与外来致突变性物质关系的研究。由于董蒨君废寝忘食地努力工作,使该症高胆道癌变率的问题得到探明,提出了由于胰胆管合流异常存在,胰液与胆汁合流,胆道内的胰液可以使被肝脏解毒、轭合并随胆汁排至胆道的致癌物质重新脱轭合而恢复其致癌性,从而促进胆道系统癌变发生的新假说。一系列关于胰胆管合流异常的研究在理论上进一步证实,对于先天性胆管扩张症的治疗,应该将囊肠内引流的手术列为禁忌。另外,随着胰胆管合流异常作为胆道癌发生原因机制的明了,在儿童时期进行胰胆管分流手术可以预防胆道癌的发生。董蒨教授的研究成果为先天性胆管扩张症的治疗提供了重要的理论依据。董蒨教授成为肩负中国小儿外科未来重任、出色的年轻小儿外科医生之一,也是我值得骄傲的事情。

东方人种的先天性胆道疾病明显多于欧美人种已是众所周知。除日本以外,中国的小儿外科的同道们也为小儿肝、胆、脾、胰外科的诊疗作出了巨大的贡献。以张金哲教授为首的许多中国同道的研究成果已为国际所熟知。我相信随着本书的出版肯定会极大地促进小儿肝胆外科的发展,本书也会成为小儿外科、儿科医生喜爱的必备书。另外,就像合并胰胆管合流异常的先天性胆道疾病,如果在小儿期发现、关注并进行胰胆管分流手术就可以有效防止胆道癌发生那样,对于普通外科医生来说希望读了本书就可以有效地防止胰胆管合流异常等疾病的漏诊。以上作为小儿肝胆外科学的序文并祝愿中国小儿外科事业的发展。

日本国立德岛大学名誉教授
日本胰胆合流异常研究会创始人会长
古味信彦
(董 蒨 译)

第 1 版序

　　主編集者の董蒨教授、副主編集者の李龍教授および肖現民教授による《小児肝胆外科学》が刊行されるに当たり、序文を寄せる機会をいただき、誠に光栄です。

　　わたしも日本の小児外科の創設期から小児の肝胆、膵、脾の外科に興味をもち、1961 ～ 1963 年にかけて、南カリフォルニア大学（USC）付属ロサンジェルス（Los Angeles）小児病院で膵線維性嚢胞症（Cystic fibrosis, Meconium ileus）の研究と臨床に頭いたしました。その成果は第一回日本小児外科総会（1963）で初代若林会長のご推挙を受け、教育講演として発表することができました。しかし、Cystic fibrosis は東洋人種には極めて稀で、日本の全国調査を継続しましたが、今日までに50 例足らずの集計ができただけでした。しかし、東洋人種には存在しないという定説を覆すことができました。一方、胆道疾患は明らかに東洋人種に多く、帰国後はこの疾患の研究に力を入れました。特に、胆道閉鎖症と胆道拡張症は欧米と比べて断然多く、日本の小児外科医の研究が欧米をリードしています。

　　胆道閉鎖症は治療が困難でしたが、東北大学の葛西教授の肝門吻合術で黄疸が消失する例が多くなりました。しかし、全例完治するとは限らず、肝硬変にまで進行して肝移植の対象となります。日本では京都大学の田中教授の生体肝移植が多数例に成功して世界で注目されています。

　　一方、先天性胆道拡張症では内ろう造設術で黄疸が消失しますので、予後の良い疾患と考えられていました。果たしてそうでしょうか？ わたしはこれら先天性胆道疾患の手術に際して必ず、胆道と膵管系の術中造影を行ってきました。その映像を詳細に検討して見ますと膵管と胆道系との合流形態に異常があることに気づきました。特に先天性胆道拡張症では例外なく合流異常を認めたのでした。わたしは同僚と共に、日本小児外科学会付設の日本膵管胆道合流異常研究会を打ち上げ、研究を進めて参りました。今年は福岡市で27 回日本膵管胆道合流異常研究会が開催されますが、研究会がますます盛んになり、多方面の研究が続けられています。ところで、この膵管胆道合流異常は中国ではどうなっているのか深い関心をもちました。

　　1987 年、わたしは中国医科大学附属第二病院の王慧貞教授のご招待をいただき、中国を訪問し、講演する機会に恵まれました。この訪問の時、小児胆道疾患の診断用に注目され初めていた小児用十二指腸内視鏡を寄贈いたしました。当時中国では小児の内視鏡的逆行性胆道膵管造影法（ERCP）の手技は普及しておらず、手技習得のため、王慧貞教授は黎明先生を徳島大学に派遣されました。帰国後黎明先生は多くの小児例にERCPをされて、合流異常を明らかにされました。この結果は極めて重要で、中国にも膵管胆道合流異常をもつ症例が多いことを証明されました。

　　1988 年上海医科大学の金百祥教授のところで講演させていただく機会に恵まれました。このとき、初めて青島大学医学院から上海医科大学の金教授のもとで国内留学されていた董蒨先生にお会いしたのでした。わたしの講演に興味をもたれて、徳島大学に留学を熱望され、留学生として、わたしの下で勉強に励まれました。上海医科大学で金百祥教授、肖現民、薛崇徳、鄭珊先生と撮った写真を今も懐かしく眺めています。

　　董蒨先生には徳島大学に留学していただき、私どもの第一外科と共同して、膵管胆道合流異常に伴う膵液逆流と経口撮取した変異原性物質との関連について研究を進めていただきました。董蒨先生の寝食を忘れた熱心な研究の結果、合流異常例では、胆道内に逆流した膵液のため、抱合体の形で無害になって胆汁中に排泄された変異原性物質が、脱抱合されて再び胆道上皮の癌化を促す事を明らかにされました。これら一連の合流異常の病態の研究から、胆道拡張症の治療面では、内ろう造設術は禁忌の術式とされるようになりました。また、合流異常は胆道系の発癌の原因として注目され、小児期に膵液と胆汁の分流手術をすることが、胆道癌の予防になることもわかりました。董蒨教授の研究成果は胆道拡張症の治療方針にも大切な示唆を与えています。董蒨教授は今や中国の小児外科を背負って立つ立派なリーダーの一人となられたことをわたしは誇りに思います。

　小児の肝、胆、膵、脾の外科には東洋人種の先天性の胆道疾患は欧米に比べてはるかに多いことが周知のことでした。日本のほかに、最近十数年間、中国の小児外科の同僚たちも小児の肝、胆、膵、脾疾患の外科の診療と研究に多くの貢献をあげました。張金哲教授を始め、数多くの中国の同僚の研究成果は国際的に知られています。この書物は中国の小児外科医にとって、肝、胆、膵、脾分野の必携の書物として愛読されると確信します。また、一般外科医が胆道癌のような、小児期に発見、注目して分流手術をしていれば発ガンしない膵管胆道合流異常のような先天性形成異常を見逃がさないための啓蒙の書物として愛読される事を希望しながら、小児肝胆外科学の序文とする同時に中国の小児外科のますますご発展をこころからお祈りいたします。

日本国立徳島大学名誉教授
日本胰胆合流异常研究会创始人会长
古味信彦

第 1 版前言

　　小儿的肝、胆、胰、脾疾病,特别是先天性的肝胆疾病在属亚洲东方人的我国非常常见,其发病率远远高于欧美国家。因此小儿肝胆外科学的发展对于广大人民群众特别是我国儿童的健康、医疗非常重要,对于我国该领域的学术研究也具有极为重要的意义。

　　近年来,随着世界科学技术的巨大进步,医学科学的发展也日新月异。作为小儿外科重要组成部分的小儿肝、胆、胰、脾外科,在解剖生理、病因学研究、发病机制、诊断治疗手段、预防保健等诸方面都取得了可喜的成果,也大大推动了小儿外科自身的发展。为了更系统、更全面地介绍本学科的新理论、新技术和新经验,我们遵循基础与临床、理论与实践、普及与提高、国际高新理论技术与我国医疗实践相结合的原则,参阅大量现今的国内外文献资料,结合国内主要医疗单位自己的临床资料和研究成果编写了这部小儿肝胆外科学,希望能为小儿外科与肝胆外科同道参考,更期望能成为广大小儿内科医生、外科医生和医学本科生、研究生的良师益友。

　　本书详细介绍了小儿肝、胆、胰、脾的解剖生理,并全面介绍小儿肝、胆、胰、脾外科疾病的病因、发病机制、先进的诊断治疗手段、预防保健方法等。是目前我国第一部关于小儿肝、胆、胰、脾外科方面疾病的学术专著。本书组织以青岛大学、北京大学、复旦大学、中山大学为主的、在小儿肝胆外科、小儿内科、影像学和成人肝胆外科方面做过多年工作、具有丰富临床经验的高级职称医生撰写完成。相当部分的医生都有在日本、欧美等先进国家工作、学习的经验。能够充分介绍国外诊疗、研究的进展,同时也着重介绍我们自己的研究和经验,尤其是总结介绍我国自己的临床医疗经验和许多已经被国际认可的研究成果。本书力求图文并茂、内容丰富,附有多量的线条图、影像学照片等资料。

　　在平时小儿肝胆外科的临床工作中及本书的撰写过程中曾得到日本国立德岛大学名誉教授、日本胰胆合流异常研究会创始人会长古味信彦教授、日本福冈秋本病院院长秋本亮一博士、我国小儿外科泰斗张金哲院士、已故的令人尊敬的金百祥教授的大力支持和帮助。编写过程中承蒙古味信彦教授多次具体指教。作为一位德高望重的国际著名学者平易近人,欣然接受邀请为本书撰写了序言。

　　编写过程中诸位编者们不辞辛苦,在百忙之中认真负责地按期完成撰写任务。部分章节反复多次修改、校对,体现了严谨、认真、刻苦的科学精神。尽管如此,由于作者学术水平与经验有限,缺点、不足甚至错误在所难免,恳切希望获得同道们的批评与斧正。

董　蒨

2004 年 5 月 6 日

目　录

网络增值服务

一、视 频

请扫描书中二维码观看

二、人卫临床助手

扫描二维码，
免费下载

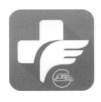

人卫临床助手

中国临床决策辅助系统

Chinese Clinical Decision Assistant System

第一章

肝、胆、胰、脾的胚胎发生

第一节 概　述

除脾脏以外，人体的消化管与消化腺均来源于胚胎时期的原始内胚层。人胚发育至第4周初，三胚层胚盘的周边向腹侧卷折。头端形成头褶，尾端形成尾褶，两侧形成侧褶，致使胚体由盘状变成柱状。内胚层与脏壁中胚层位居胚体内，形成一条纵行的管道，称为原肠（primitive gut）。原肠的中段腹侧与卵黄囊通连，被称为中肠（midgut）；原肠的头侧段和尾侧段则分别被称为前肠（foregut）和后肠（hindgut）。

前肠的衍生物是：①咽及其衍生物；②下呼吸道；③食管；④胃；⑤胆总管开口处以上的十二指肠；⑥肝脏与胆道系统；⑦胰腺与胰管。

除咽、呼吸道与食管上段以外，前肠的其他衍生物都由腹腔动脉供血。

中肠的衍生物是：①胆总管开口处以下的十二指肠；②小肠各段；③盲肠、阑尾及升结肠；④横结肠的近侧，即右侧1/2～2/3部分。

中肠的衍生物都由肠系膜上动脉提供血流。随着胚体和原肠的增长，卵黄囊相对变小，卵黄囊与中肠的连接部逐渐变细，形成卵黄蒂（vitelline stalk）。

后肠的衍生物是：①横结肠远侧部分与降结肠；②乙状结肠；③直肠及肛管的上部；④部分泌尿生殖系统（即膀胱与尿道）。

后肠衍生物由肠系膜下动脉供应血液。

第二节　肝脏及胆道系统的胚胎发生

一、肝脏胆道的器官发生

胚胎发育至第4周初，前肠末端腹侧壁的上皮增生，形成一个向外突出的囊状突起，称肝憩室（hepatic diverticulum）。肝憩室迅速增大，很快长入原始横膈，其末端膨大，并分为头、尾两支[图1-1（1）]。

1. 头支较大且生长迅速，是肝脏的始基。其上皮细胞即内胚层细胞增殖，形成许多细胞索并分支吻合，是为肝索。肝索上下叠加，形成肝板。肝板围绕中央静脉呈放射状排列，形成肝小叶。肝板最初由2～3层肝细胞组成，胎儿后期逐渐变为单层肝细胞。胚胎第2个月，肝细胞之间形成胆小管，内胚层上皮也相继形成肝内胆管。原始横膈中的间充质分化为肝内结缔组织和肝被膜。肝生长很快，不久即占据了腹腔的大部分。最初肝左右两叶大小相似，以后右叶长大超过左叶。方叶与尾叶由左叶区发育

而成。胚胎肝脏在功能上已十分活跃。第6周时，造血干细胞从卵黄囊壁迁徙入肝并开始造血功能。主要产生红细胞，也产生部分粒细胞和巨核细胞。第6个月后，肝内造血组织逐渐减少，至出生前肝脏造血功能基本停止。第3个月时，肝细胞即开始分泌胆汁，并开始生物转化等功能。胎肝很早就开始合成和分泌白蛋白等多种血浆蛋白质，还合成大量甲胎蛋白（α-fetal protein，α-FP 或 AFP）。胚胎第6个月前，几乎所有的肝细胞都能合成甲胎蛋白。此后该功能逐渐减弱，至出生后甲胎蛋白的合成很快停止，但在某些病理情况下可迅速恢复。

2. 肝憩室的尾支较小，是胆管系统原基。其末端膨大发育为胆囊，柄则成为胆囊管[图1-1（2）]。胆总管则由肝憩室的根部发育而成。由于上皮的过度增生，胆囊管和胆总管的管腔曾一度消失。随着腔内上皮细胞的退化吸收，管腔重新出现。最初，胆

总管开口于十二指肠的腹侧壁,随着十二指肠的转位及右侧壁的发育快于左侧,致使胆总管的开口逐渐移至十二指肠的背内侧,并与胰腺导管合并,共同开口于十二指肠。到胚胎第13～16周,随着胆色素的形成并被排入十二指肠,胎粪开始变为暗绿色。详见图1-1(3)(4)。

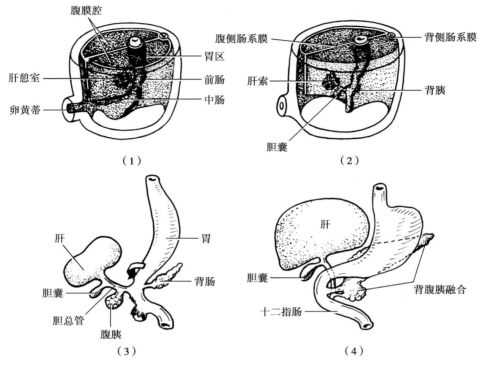

图1-1　十二指肠、肝、胰、与肝外胆道发生的几个连续阶段
(1):4周;(2)、(3):5周;(4):6周

二、肝脏、胆道的组织发生

肝憩室形成初期,衬有单层柱状上皮,当分出肝部后,上皮细胞迅速增殖并形成肝索,肝索内细胞称肝细胞。肝索在原始横膈内相互连接成网时,将经过横膈的左、右卵黄静脉和脐静脉的分支分割成窦状隙,这些窦状隙即肝血窦。肝血窦汇成左、右肝心管(hepato-cardiac duct),通入心脏静脉窦。由于静脉窦左角退化,左肝心管消失,又因右脐静脉消失,来自胎盘的血液都从左脐静脉入肝,后经右肝心管汇入静脉窦右角,于是左脐静脉与右肝心管间,形成一条直捷通路称为静脉导管(ductus venosus)。出生后静脉导管闭塞,形成静脉韧带。当卵黄静脉演变成肝静脉和门静脉主干后,中央静脉才出现。

1. 肝小叶与肝细胞　胎肝小叶直径约0.33mm,出生时0.5mm。肝小叶的生长包括肝细胞体积和数量的增长,肝血窦则相对变小。新生肝小叶的发生是从原有肝小叶分割而成的。中央静脉生长发出侧支或局部血窦扩大,在血流注入增大的

影响下,结缔组织增生并向肝小叶内伸入,肝细胞重新排列,一个肝小叶渐分割为两个并行的肝小叶。

7周时人胚肝部较粗的肝索与肝血窦交错排列,尚无门管结构,中央静脉也少见,故小叶结构不明显。8周时早期门管区出现,在间充质内仅含门静脉的分支。9周时出现多个中央静脉,肝索与肝血窦分别围绕中央静脉,形成多个肝小叶。此时门管区间充质内除门静脉分支外,还出现了小叶间动脉和小叶间胆管:常见于此时肝的切面,门管区的间充质外周,由界板细胞围成鞘状,界板细胞着色比肝细胞深,呈矮立方形,数个界板细胞围成Hering管和小叶间胆管。10～12周,肝小叶结构更加易辨,随胎龄增长而肝小叶增多。由于肝细胞的增殖和肝血窦的扩大,肝索逐渐演变成肝板,肝板内肝细胞常见2～3列,肝板的厚薄常因血窦的充盈或挤压而变化。胎儿后期的肝板较厚,由3～5层肝细胞组成,出生后肝板渐薄,至5岁左右才形成单层细胞肝板。

14周后,多边形的肝细胞在电镜下可分明、暗两种细胞:明细胞多,体积大,细胞器丰富,分化程度

较高;暗细胞少,体积小,细胞器不发达。人胎肝形态计量研究表明,肝细胞增殖的同时,肝细胞体积逐渐增大,新生儿肝细胞体积为 $2910\mu m^3$。出生后,肝细胞体积递增,人肝细胞体积增长幅度更大,成人肝细胞体积可达 $11\,000\mu m^3$。

根据人胎肝电镜观察及其超微结构的立体学定量分析,早期胎肝细胞有发育良好的丰富的细胞器,细胞的血窦面及胆小管面微绒毛发达,并显示活跃的分泌功能。3 个月胎肝细胞的线粒体、溶酶体、过氧化物酶体等均很明显,层状排列的粗面内质网十分发达,并随胚胎的发育,其数量和体积比递增。但胎肝细胞的滑面内质网较少,糖原颗粒也很少。胎肝细胞的蛋白质合成和分泌功能旺盛,而生物转化功能和糖原合成能力较弱,出生后,在外环境因素的影响下,肝细胞滑面内质网才逐渐发育并建立生物转化等功能。生化研究也表明,胎肝细胞不表达葡萄糖-6-磷酸酶和丙酮酸羧化激酶,细胞色素 P450 等生物转化酶也较弱,出生后 3 周才出现这些酶活性。在出生前,可见胎肝细胞内糖原量猛增,大量糖原聚积在细胞内,而出生后糖原骤减,这表明在出生前后肝细胞能量代谢的急剧变化。

胎儿期肝细胞功能活跃,8~12 周时肝细胞已能合成和储存糖原,尤其在胎儿后期糖原储存增多。胚胎 8 周时肝细胞质内含有核糖核蛋白,胎儿早期就有合成和分泌多种血浆蛋白的功能,能合成大量甲胎蛋白(α-fetoprotein,α-FP)。胎儿 16~24 周,所有肝细胞均能合成甲胎蛋白。24 周后,仅有中央静脉附近的肝细胞产生甲胎蛋白,相反,合成白蛋白的肝细胞增多。到新生儿阶段,所有肝细胞均能合成白蛋白,而甲胎蛋白的产量却很少。肝索内毛细胆管于胚胎 5~6 周出现,肝细胞分泌胆汁的功能则从 9 周开始。胎儿第 3 个月时,肝细胞具有丰富的滑面内质网,才具有解毒功能。

2. 造血组织灶的发生　胚胎期肝具有重要的造血功能。人胚胎 6 周,肝开始造血。造血干细胞从卵黄囊迁入肝,在肝血窦内或血窦外 Disse 间隙内繁殖,早期弥散分布,随之聚集成群,形成造血组织灶。7 周胚,肝血窦内已有大量有核的红细胞。至第 10 周时,肝占据腹腔的大部,肝重为体重的 10%。胎儿 15~24 周,造血组织多而明显,是肝造

血的旺盛期,此阶段造血组织占肝重的 30%~35%。造血灶的细胞染色深,含红细胞系和粒细胞系的不同发育阶段的细胞,还有淋巴细胞和巨核细胞,其中红细胞系占绝对优势。红细胞系中以中幼红细胞的数量最多,粒细胞系数量少,出现也晚。12~20 周胎肝可见原粒及早幼粒细胞,24 周后,中幼粒及晚幼粒细胞增多,粒细胞系的各期发育中细胞常常散在于门管区。造血组织在胎儿后期逐渐减少,新生儿期仍能观察到少许造血组织灶。根据小鼠胎肝的研究,胎肝是 B 淋巴细胞成熟的诱导环境,因此胎肝是胚胎时期法氏囊的等同物。

胎肝脐静脉血供占 80%,输入肝右叶和左叶;门静脉血供占近 20%,主要输入右叶;肝动脉血供仅占约 2%。脐静脉血的 50% 经静脉导管入肝静脉。肝的微循环单位(肝腺泡)是在出生后才建立的。

3. 肝发生中的诱导过程　肝的形态发生,始自早期内胚层肝憩室出现,即为一系列的中胚层组织所诱导。此外,Elias 认为肝细胞不仅来源于内胚层,毛细血管周围的间充质细胞也可演变成肝细胞。

鸡胚肝发生的实验性研究表明,前肠末端内胚层细胞的增生分化是在局部中胚层组织的诱导下决定的。如将局部内胚层与中胚层分离开,则不形成肝憩室;如将肝憩室及局部的中胚层组织共同移植,肝憩室可继续发育;如以体节或中肾组织为诱导物,则肝憩室不能发生。

4. 胆囊的组织发生　肝憩室的囊部伸入胃腹系膜,远端膨大形成胆囊,胆囊形成初期并无内腔,直至人胚 8 周末才有腔出现,腔内衬以内胚层来源的单层柱状上皮。胆囊的结缔组织和肌层皆由胃腹系膜的间充质分化而来。胆囊管和肝外胆道出现时,均为内胚层形成的实心细胞索,经过管腔重建,才形成肝外胆道和胆囊管,一般是胚 7 周时出现管腔,其中胆总管最先重建。

人胚第 6 周胎肝开始出现胆小管,6~9 周时形成肝内胆管树,第 4 个月肝细胞开始分泌胆汁。肝憩室的尾端部分最初也为实心细胞索,胆总管腔出现较早,胆囊管次之,胆囊腔出现较晚。肝内或肝外胆管均可发生先天性胆管闭锁,以致发生新生儿胆汁淤积和黄疸。

第三节 胰腺及胰管的胚胎发生

胰腺来源于前肠末端靠近肝憩室的内胚层上皮。始于两个原基，即背侧胰芽（dorsal pancreatic bud）和腹侧胰芽（ventral pancreatic bud）[图 1-2 (1)]。腹侧胰芽出现于胚胎第 4 周末，由前肠末端腹侧靠近肝憩室根部即未来的胆总管口附近的内胚层上皮细胞增生形成。背侧胰芽由腹胰芽对侧的上皮细胞增生而成，位置稍高，体积略大，生成后迅速长入背侧肠系膜内[图 1-2(2)]。背、腹两个胰芽的上皮细胞不断增生并反复分支，其末端形成腺泡，与腺泡相连的各级分支形成各级导管，于是由背、腹两个胰芽分化成了背胰（dorsal pancreas）和腹胰（ventral pancreas）。在背胰和腹胰的中轴线上均有一条贯穿腺体全长的总导管，分别称背胰管和腹胰管。由于胃和十二指肠方位的变化和肠壁的不均等生长，致使腹胰和腹胰管的开口转至背侧，并与背胰融合，形成一个单一的胰腺。腹胰构成胰头的下份，背胰构成胰头上份、胰体和胰尾。腹胰管与背胰管远侧段通连，形成胰腺的主胰导管，它与胆总管汇合后共同开口于十二指肠乳头。背胰管的近侧段或退化或形成副胰导管，开口于十二指肠副乳头。

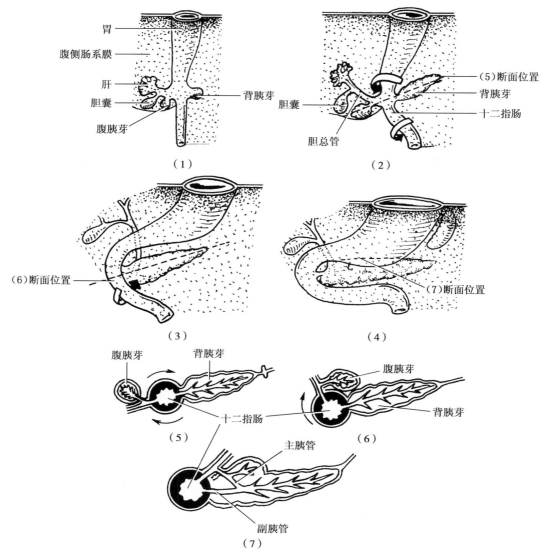

图 1-2 胰腺及胰管的胚胎发生
（1）～（4）示 5～8 周时胰发生的连续阶段。（5）～（7）为经十二指肠和胰的横断面。十二指肠的生长和旋转

在胰腺原基的分化过程中,上皮细胞索中的部分细胞脱离细胞索,形成孤立存在的细胞团,由此分化为胰岛。约在胚胎第 20 周起,胰岛开始分泌胰岛素。

如果腹胰移位及背腹两胰融合过程的异常,可形成一环形胰腺,环绕十二指肠。环状胰可压迫十二指肠和胆总管,甚至引起十二指肠梗阻。

胰腺的结缔组织被膜和隔等则由周围的脏层间充质发育而来。

第四节　脾脏的胚胎发生

在种系发生过程中,脾脏是发生较早的器官之一。在生物进化过程中,由于动物体系不同,脾的发生和发育有很大差异。就是在人类,胎儿脾脏与成人脾脏在结构和功能上也有很大不同,了解胎脾有助于进一步了解脾脏的解剖学和组织学。胎脾对胎儿的重要性远大于成人脾脏对人体的重要性与上述器官不同,脾脏起源于中胚层间充质细胞。在胚胎早期约 5 周末时,就以特有的形态存在于背侧胃系膜之中。随着胃的发育与旋转,脾转向左上腹。脾的被膜、结缔组织支架及脾实质均由间充质细胞分化形成。脾的造血功能开始于胚胎早期,终止于胎儿晚期,其产生淋巴细胞与单核细胞的功能则维持终生。脾内各种血细胞都起源于卵黄囊的造血干细胞[图 1-3]。

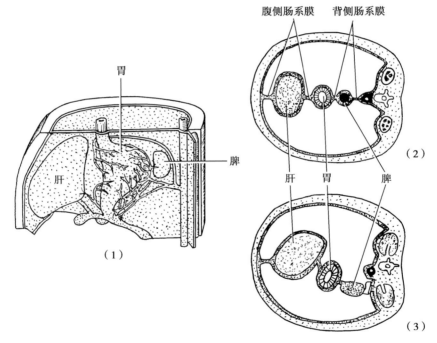

图 1-3　脾脏的胚胎发生
(1)第 5 周末尾胃及相连结构的左侧面,胰、脾与腹腔动脉位于背侧胃系膜的两层之间。(2)、(3)胎儿胚体横断面,示背侧胃系膜与后腹壁的腹膜并合

一、脾脏的组织发生

脾起源于背侧胃系膜的间充质细胞,当人胚发育至第 8 周(CRL 30mm)时,脾脏已发育成为一个由囊包着的网状组织,此时脾脏内间充质细胞已繁殖和分化,并借细胞突起而彼此相连,形成脾脏的原始被膜、小梁和实质中网状支架。胎脾被膜表面是单层上皮,上皮呈扁平、立方或低柱状,上皮细胞内有大的膜泡状物,胞质中含有丰富的核糖体、糖原、脂滴,中等量的粗面内质网和线粒体,在细胞的侧面近基底部有细胞连接,上皮基膜发育良好。说明被膜上皮与脾、胃系膜的间皮成分有所不同。

1. 脾脏血管的发生　在人胚第 8 周(CRL 30mm)时,间充质细胞间出现很多裂隙,形成原始毛细血管和血窦。此时,虽尚未出现细小血管,但血管腔的薄壁已形成。至人胚第 9 周(CRL 41mm)时,细小血管已大量出现,并可认出动脉、静脉和毛细血管。在人胚第 10 周(CRL 53mm)时,动、静脉伴行出现,其中脾静脉来源于门静脉的分支,脾动脉发生的初期仅为包绕间叶组织鞘的内皮细胞管,然后逐渐形成脾血管系统。动脉和毛细血管的管腔为裂隙状,内皮细胞为立方或扁平状,胞质内有丰富的核糖体和粗面内质网,细胞侧面有中间连接;毛细血管数量增多,血管开口于网孔之中,毛细血管只有一层内皮细胞,动脉的内皮外尚有1~2层细胞。

2. 脾脏实质细胞的发生与成熟　脾脏的实质细胞是成人脾中网状细胞的前驱细胞,即原始网状细胞,其形状虽不规则,但很少有分支。在人胚胎第8周(CRL 30mm)时,脾脏的实质细胞出现,细胞内有许多空泡和脂滴,且有丰富的核糖体和粗面内质网,此时的实质细胞与成纤维细胞类似,但成纤维细胞中的空泡较少,原始网状细胞的细胞间隙较窄。在人胚第9周(CRL 41mm)时,原始网状细胞的突起开始发育,出现多个较短的突起。至人胚第10周(CRL 53mm)时,网状细胞的突起已变得细长,他们的突起互相联络成网,网间的间隙明显增宽,此时胞质中还有许多空泡。细胞之间常有细胞连接,以中间连接为主。位于中央的原始网状细胞构成的网较周边的更成熟。网孔内有散在颗粒状物质和胶原纤维,此时,网状纤维已出现。

当人胚第8周时,脾实质内很少有游离细胞,而至第9周时,一些游离细胞出现在网状细胞形成的网孔中。在第10周时,网孔中已见有大量的红细胞、成红细胞、粒细胞、巨核细胞和巨噬细胞,分布不规则,其中以红细胞和吞噬衰老红细胞的巨噬细胞最多。在人胚第12~13周(CRL 77~93mm)时,脾脏内见到淋巴细胞。

3. 白髓的组织结构发育　在人胚第10周(CRL 53mm)时,可见有少量T淋巴细胞和B淋巴细胞,它们聚集在小动脉周围,呈小集落状,T细胞来源于胸腺,B细胞来源于骨髓。人胚第11周(CRL 66mm)时,动脉周围出现了更多的血细胞成分,以大单核细胞、血小板、红细胞和巨噬细胞多见,其中以巨噬细胞为主,它们共同构成了动脉周围淋巴鞘。而在人胚第12~13周(CRL 79~93mm)时,动脉周围淋巴鞘内可见成纤维细胞样的暗网状细胞,这些细胞的长突伸入淋巴细胞之间,并与淋巴细胞接触。脾内网状细胞、巨噬细胞和交错突细胞对造血细胞有哺育作用。此时亦可见淋巴细胞(主要为B淋巴细胞)散落在这些暗网状细胞间。当人胚第16周(CRL 134mm)时,T淋巴细胞开始取代B

淋巴细胞,形成动脉周围淋巴鞘的主要成分。在人胚第12周时,在动脉周围可见交错突细胞,即指状突网状细胞,在人胚第16周后,它仍主要分布于T细胞分布区,并参与构成动脉周围淋巴鞘。Veldman(1970)提出,PALS是由指状突网状细胞(interdigitating reticulum cell,IDC)和T淋巴细胞组成,光镜下IDC是个大型细胞,具有不规则的核和丰富的细胞质,在电镜下IDC表面有许多突起,它与邻近IDC和T细胞交错。IDC有T-6膜抗原,细胞质为抗-S100抗体所染色。在人胚第24周(CRL 230mm)时,B淋巴细胞集落组成原始淋巴小结,即脾小结,而同时,树突状细胞也在原始淋巴小结中出现,但在边缘区缺乏树突状细胞。由集落增生为脾小结时,B细胞膜抗原的表达和B细胞在分化成熟过程中的膜抗原均有明显改变。T细胞集落亦随胎龄增大,但T细胞抗原染色都没有变化。直至出生前淋巴小结内无生发中心发育。生后第3周开始出现生发中心,到生后1年成熟。但新近姚榛祥研究发现,胎脾36周淋巴滤泡基本形成,已具有一定的免疫功能,38周免疫球蛋白(IgA、IgM、IgD)接近正常值,具有相当的体液免疫功能。因此,胎脾移植的胎龄应在38周以上。

4. 红髓的组织结构发育　它是由原始网状细胞构成的网孔以及其中的小动脉、小静脉和毛细血管组成,其中含有丰富的红细胞、巨噬细胞等。在人胚第8~10周(CRL 30~53mm)时出现脾窦,实质上是间叶原基的裂缝(一纵开口),没有内皮线,但它与毛细血管交通,人胚第12周(CRL79mm)时,脾脏实质的网眼加大,其中含有许多的造血干细胞和巨噬细胞,这些细胞质嗜碱性的造血干细胞起源于卵黄囊血岛、肝脏或骨髓,经血液循环进入血窦周围的网状组织间隙内,将进一步分化成红细胞、白细胞和血小板的母细胞,脾脏的巨噬细胞亦来自骨髓。此时血管发育很快,血供丰富;在人胚第13周(CRL 93mm)后,红髓内出现了纤维细胞样的暗网状细胞和网状纤维。当人胚第24周(CRL 230mm)时,胎儿脾红髓、白髓结构及界限清楚。

5. 边缘区的组织结构发育　当人胚第13周(CRL93mm)时,在动脉周围淋巴鞘的周围可见边缘区,边缘区的周边紧贴红髓的脾索。之后,边缘区内出现暗的分支状网状细胞。超微结构研究证实,成熟的边缘区包含三部分:第一部分是脾小体周围的最内层,由中等大小的淋巴细胞组成,其胞质内含很多的游离核糖体,淋巴细胞之间存在少量的网状细胞。第二部分是脾小体周围的外层,由网状细胞构成的网及鞘动脉或无鞘动脉组成,网眼中有中、小淋巴细胞、红细胞、粒细胞、血小板及少量的浆细胞。这层的边缘出现了静脉窦,与红髓无明显界线。第三部分是与动脉周围淋巴鞘毗邻,结构同于脾小体周围的外层,但此部分的淋巴细胞和网状细胞有强的碱性磷酸酶活性。而ATP酶与5′-核苷酸酶活性则存在于边缘区的这三部分中。有人报道,脾边缘区淋巴细胞的表面标志IgD、CD23、KiB$_3$均呈阴性,但碱性磷酸酶活性阳性。这些细胞与淋巴结中淋巴小结边缘的淋巴细胞相似。

6. 被膜与小梁的组织结构发育　在人胚第11周(CRL 66mm)时,脾脏被膜由间皮细胞和2～3层纤维细胞组成。在人胚13～20周(CRL 93～185mm)时,被膜和小梁的纤维组织渐渐增多,出现了平滑肌细胞,当人胚第17～20周(CRL 137～185mm)时,可见小梁、小梁动脉和小梁静脉。

此外,在人的胎脾发育过程中,电镜下在白髓周围、脾窦基膜下和脾小梁内可见到肌成纤维细胞,其胞质中存在微丝、发达的高尔基复合体和丰富的粗面内质网,推测它们在淋巴细胞的排出中有一定作用。

二、胎脾造血结构发生

在人胚第6～7周(CRL 13～20mm)时,在脾的间质细胞之间存在有造血干细胞、幼红细胞和幼巨核细胞。人胚第9周(CRL 41mm)时,干细胞从卵黄囊血岛、肝和骨髓经血液循环进入血窦周围的网状组织间隙内,再经分裂、分化成红细胞,但未见不同的未分化阶段,说明造血功能尚不成熟。在人胚第11～19周(CRL 66～173mm)时,脾脏造血功能日趋活跃,结构上主要为髓样器官。在人胚第3～5月(CRL 179～185mm)时,脾的造血功能旺盛,不仅有窦外造血灶,且可见窦内造血;内皮细胞由扁平菱形变为杆状。巨噬细胞常与造血细胞接触,可见巨噬细胞吞噬血细胞现象。这种现象在造血前期也可见到,提示脾的破血功能早于造血。人胚第20周后其造血功能逐渐由骨髓取代,已经很少产生粒细胞,但造红细胞功能持续到出生之前,造淋巴细胞的功能保持终生,这时脾脏转为淋巴器官。

总之,胎脾在5个月以前造血功能旺盛,好像骨髓组织一样,脾组织中红、白髓界限并不十分清楚,至5个月后造血功能渐渐萎缩,而红、白髓界限逐渐明确。至胎儿出生后,随着抗原的刺激,才出现典型的淋巴小结。另外,仅在一些病理条件下,如粒细胞白血病时,脾脏的红髓可出现髓样化生,此时,脾脏组织内可生长发育红细胞、粒细胞和血小板。这样,脾脏的红髓又成为一个类似红骨髓的构造,称为髓外造血。

三、出生后胎脾的变化

胎儿出生时脾脏很大,其重量比例是一生中最大的时候。国内有作者对人胚第9～40周的496例脾脏作了观察,得出胎龄(X)与脾重的关系(Y)为:男性,$Y=0.000\,153X^4$,女性,$Y=0.000\,173X^{4.875}$,并且得出体重与脾重相关的结论。与体重作对照,人胚第21～24周时,脾重开始加速增长,而在人胚第29～36周时达高峰,人胚第37～40周时脾重开始下降。另有观察表明,脾重量从25周开始增加,出生时脾重减少4g,生后又开始增长,到生后4周,达到了出生前水平,并认为脾重下降仅与出生时血液排出有关。

脾脏虽然是一个免疫器官,但在出生时淋巴滤泡很少,也没有生发中心。在出生后第3周才出现生发中心。随着抗原刺激增加,在出生一年之后,脾脏的白髓滤泡和生发中心已成熟,此时脾脏的组织学与成人相似。虽然胎儿出生后在正常情况不会出现骨髓样组织,但是淋巴细胞和单核细胞的发育一直持续维持终生。人脾组织随年龄的变化,主要表现在白髓中,到10岁左右,白髓发育到极点,其体积约占脾的10.8%,此后逐渐减少,到50岁时,又稍增加,65岁以后,白髓体积逐渐缩小,脾小结甚至可完全消失,而小梁内的结缔组织则明显增生,整个脾呈现萎缩状态。

(杨传民　张桓瑜)

参 考 文 献

1. 成令忠. 组织学与胚胎学. 北京:人民卫生出版社,1994.
2. 段恕诚,董永绥,朱启镕. 小儿肝胆系统疾病. 北京:人民卫生出版社,2001.
3. 高英茂,许昌芬. 组织学与胚胎学. 北京:人民卫生出版社,2001.
4. 邹仲之. 组织学与胚胎学. 北京:人民卫生出版社,2013.
5. Moore K L,Persaud T. V. N,Schmitt W. The Developing Human: Clinically Oriented Embryology. ed6. Philadelphia: Saunders Co,1998.

第二章

小儿肝、胆、脾、胰的外科应用解剖

第一节　小儿肝脏的外科应用解剖

肝脏是身体内最大的实质性器官,负担着极复杂的生理功能。我国成年人肝的重量,男性为 1230 ~ 1450g,女性为 1100 ~ 1300g,约占体重的 1/40 ~ 1/50。小儿肝脏呈红褐色,厚而脆,血管丰富。小儿肝脏相对重量较大,约占体重的 1/20 ~ 1/16,年龄越小,所占比例越大。在儿童阶段,其绝对重量和体积虽不断增大,但其相对体积和重量却不断减小。5 岁时肝重约 650g,占体重的 3.3%,到青春期,重约 1200g,只占体重的 2.5% ~ 3.0%。

正常婴幼儿的肝脏可于锁骨中线右肋缘下 2cm 处触及。剑突下更易触及,4 岁以后逐渐缩入肋下,仅极少数可在右肋下触及。小儿肝脏血管丰富,肝细胞和肝小叶分化不全,容易充血,对感染和毒素的抵抗力低,反应特别敏感。在新生儿期较严重的败血症即可导致明显的黄疸。但小儿、特别是新生儿肝细胞再生能力强,肝内结缔组织发育较差,较少发生肝硬化。

(一) 小儿肝脏的形态学特征及其应用解剖

肝脏主要位于右季肋部和上腹部,小部分可达左季肋部。肝右端圆钝,左端窄薄呈楔形,上面隆凸,为膈面。由镰状韧带分为左、右两叶。下面邻近腹腔脏器,称脏面,脏面的邻近脏器右侧有肾上腺、右肾、结肠肝曲、十二指肠和幽门等,左侧则有胃小弯、贲门部、脾脏等,在小网膜内,肝尾状叶与胃小弯后壁、胰腺上缘等的关系密切,因而有时来自这些脏器的肿瘤,在手术时易被误认为是肝脏占位性病变,常见的如右肾上腺的肿瘤被误诊为肝右叶的占位性病变,来自胃小弯后壁的外生性平滑肌瘤或肉瘤被误诊为肝左叶的占位性病变,而来自肝尾状叶的原发性肝癌亦有可能被误诊为腹膜后肿瘤。

小儿肝脏左叶比右叶大,肝脏再生能力远比成

人旺盛。这一特点尤以新生儿为甚。小儿在肝脏广泛切除手术后,反应较轻。1 岁以内的小儿在术后 2 周,体重开始迅速恢复,6 周后体重可以超过手术前的水平,体重增加的速度与正常儿无差别。术后肝脏再生率与术后体重增长率同步增长。术后 6 周内小儿肝脏再生速率相当于成人的 4 倍。术后 2 个月可恢复到术前肝脏的体积。肝脏切除后,肝扫描观察残肝的形态,成人以增大横径为主,呈椭圆形,小儿则近似球形。患儿年龄愈小,肝脏切除范围愈大,愈明显。这是由于再生能力旺盛,以最小的表面积容纳最大的体积所致。

脏面有呈 H 形的沟,左侧纵沟窄而深,其前部有肝圆韧带,为胎儿时期脐静脉闭锁而成,后部容纳静脉韧带,是静脉导管的遗迹。右侧纵沟阔而浅,前部为胆囊窝,后部有下腔静脉经过。连接左、右纵沟的横沟是肝门,有肝动脉、门静脉、肝管、神经及淋巴管出入。脏面借 H 形沟分为左叶、右叶、方叶和尾状叶。肝脏手术时由于安全显露的需要,常常需要切断肝周的韧带,使肝脏充分游离;必要时可切断肝脏与下腔静脉间的结缔组织和肝短静脉,以便于切除肝脏后部如尾状叶的肿瘤。但同时应将肝脏妥善固定,避免因余肝的移位和扭转而影响肝脏静脉回流,甚至引起肝静脉阻塞综合征。图 2-1 示肝脏的分叶与分段。

(二) 肝脏的组织学结构

1. 肝小叶的基本结构　胎肝小叶直径约 0.33mm,出生时约为 0.5mm。肝小叶生长过程中,肝细胞体积和数量逐渐增长,肝血窦则相对变小。新生肝小叶的发生是从原有肝小叶分隔而成的。中央静脉发出侧支,或局部血窦扩大,在血流注入增多的影响下,结缔组织增生,并向肝小叶内伸入,肝细

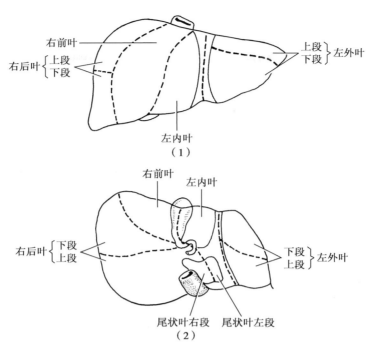

图 2-1　肝脏的分叶与分段

胞重新排列,一个肝小叶渐渐分割为两个并行的肝小叶。构成肝小叶的主要成分是肝细胞和肝血窦。肝细胞以中央静脉为中心呈放射状排列,形成条板状立体构型,称肝板。胎儿期肝板较厚,可由 3～5 层肝细胞组成。出生前,多见由二层肝细胞组成的肝板。出生后的肝板逐渐演变为由单层肝细胞。国外研究结果显示,如在 5 岁以后再出现二层肝细胞组成的肝板,即表明可能是肝脏遭受损伤后的再生现象。小叶周边一层环形肝板称为界板。肝板上有许多孔,血窦借这些孔互相连通成网状管道。相邻肝细胞膜凹陷形成的微细管道称胆小管或毛细胆管,他们以盲端起始于中央静脉附近,主干在肝板内放射走向肝小叶周边,并分支环绕每个肝细胞,构成网格状细管。肝细胞分泌胆汁入胆小管。

　　肝小叶之间的结缔组织较少,由肝门进出的门静脉、肝动脉、肝管、淋巴管和神经的分支行于肝小叶之间的结缔组织内。在肝组织切片中,相邻肝小叶之间呈三角形或椭圆形结缔组织小区,称门管区(portal area),其中可见三种主要的管道分支,即小叶间静脉、小叶间动脉和小叶间胆管,合称三联管。每个肝小叶周围约有 3～4 个门管区。

　　2. 门管小叶和肝腺泡

　　(1) 门管小叶:与其他外分泌腺不同,经典肝小叶以中央静脉为中心。国外研究结果显示肝小叶划分应与一般外分泌腺一样,即以排泄导管即门管

区的小叶间胆管为中轴,这样的小叶结构称为门管小叶。门管小叶的概念着重强调肝的外分泌功能。

　　(2) 肝腺泡:一个肝腺泡的立体形状似橄榄,剖面呈卵圆形。它们以门管区血管发出的终末血管即终末门微静脉和终末肝微动脉为中轴,伴有胆管、淋巴管和神经的分支,两端以中央静脉为界。一个肝腺泡又称单腺泡,单腺泡内的血流从中轴单向性流向两端的中央静脉。

　　3. 肝的间质成分　除肝被膜和门管区外,肝内结缔组织较少。仅在小叶内肝细胞周围有微细的网状纤维分布,电镜下可见它们散在分布于窦周隙内。肝脏间质内含有胶原、非胶原成分及少量蛋白多糖。其中 I 型胶原含量最多,约为 40%,主要组成胶原纤维束,分布在门管区、中央静脉周围和被膜内。小儿生长过程中,随着肝内各种细胞数量的增多和结构、功能的完善,间质成分也有一定改变。当肝脏达到正常大小和具有一定功能后,间质各种成分的含量和分布也趋平衡,肝的正常生态系统的建立得以完成。

　　4. 肝的神经支配　肝的神经来自腹腔神经和右膈神经。腹腔神经丛的分支围绕在人肝血管周围形成肝丛,并循其分支经肝门入肝,在门管区三联管的外膜内形成神经丛,纤维的分支穿入管壁内终止于平滑肌细胞,调节血管运动及肝的血流。少量神经纤维终末支终止在门管区附近的肝血窦壁及肝细

胞上。

(三) 小儿肝脏血供系统及其应用解剖

肝的重要特点之一是它具有门静脉和肝动脉双重血供。门静脉是肝的功能血管,将胃肠道吸收的营养和某些有毒物质输入肝内,进行代谢和加工处理;肝动脉是肝的营养血管,为肝提供氧和其他器官的代谢产物。成人每克肝组织血流量约有 100~300ml/min,门静脉血占肝血供的70%~75%,肝动脉血占25%~30%。而肝内血流最终经肝静脉流出进入下腔静脉。

1. 门静脉　门静脉由肝门入肝后分为左右两支,然后继续分支入肝叶和肝段,分别称为叶静脉和段静脉。段静脉逐级分支行于小叶间,为小叶间静脉。直径 400μm 以上的分支属导静脉,而直径 280μm 以下的小叶间静脉属分配静脉,常发出小静脉分支入肝小叶。小叶间静脉的终末分支为终末门微静脉,直径约 20~30μm。终末门微静脉沿途发出若干短小的血管称入口微静脉,后者穿过界板与血窦相连。

门静脉主干在肝门横沟处分为左右分支,分别走向横沟的两端。右侧门静脉的肝内分支较多,然而肝内的门静脉属终末分支,与相应的肝动脉和肝内胆管支在一起,被相应纤维鞘包绕在一起,因此这种解剖学变异不影响肝脏外科手术的难度。

2. 肝动脉　成人肝动脉衍生于供应胎儿肝脏的三支原始动脉中间的一支。肝动脉起源于腹腔干。在十二指肠上部分出胃右动脉和胃十二指肠动脉后,它呈拱状弯向上方,行走于胆总管左方、门静脉的前方。在靠近肝脏的地方分为肝左、右动脉两支。肝右动脉在分出胆囊之前通常在胆总管后方越过,很少在前方。肝动脉低位分支者占15%,这时肝右动脉越过门静脉后方。图 2-2 示肝脏的第一肝

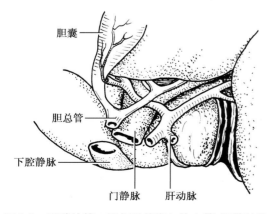

图 2-2　肝脏的第一肝门及其出入的血管、胆管结构

门及其出入的血管、胆管结构。

重要的变异是左或右原始肝动脉持续保留。最常见的(20%)是肝左动脉持续存留。变异的动脉起源于胃左动脉或直接起源于腹主动脉,越过小网膜进入肝脏脐裂。原始肝左动脉持续存留成为主干或仅有肝左动脉的情况很少,通常情况是它是正常肝动脉的附属支。原始肝右动脉持续存留导致肝右动脉起源于肠系膜上动脉。它在胰腺和十二指肠后方上行进入肝十二指肠韧带游离缘后到达肝脏。原始动脉持续存留成为肝脏唯一血液供应的情况非常罕见。肝动脉入肝后与门静脉伴行分支。肝动脉分支较多,在门管区内常见数个小叶间动脉。小叶间动脉行程中不断发生分支,在门管区内形成毛细血管网。部分小动脉的分支在胆管周和上皮下形成胆管周血管丛,为胆管提供营养。血管丛汇合成小静脉,或通连血窦,或与终末门微静脉吻合。这种特殊的血液循环途径,即胆管周血管丛汇合形成小静脉后再与血窦通连,称为胆管周门血管,它对胆管的分泌、再吸收及胆汁的浓缩有重要的意义,而且门静脉血流又重新进入血窦,可能对肝细胞分泌胆汁的功能起调节作用。

在肝内,肝动脉与同名的门静脉和肝胆管一起包绕在格林森鞘内。在进入肝实质之前,肝动脉的分支变异较多,左右肝动脉对肝脏供血范围也有较大的差异,肝左动脉的分布范围多限于左半肝,其余的部分是由肝右动脉或异位起始的肝中动脉分布。由于肝动脉在肝外、肝门区、肝被膜下等处有丰富的动脉吻合支,因此手术时结扎某支肝动脉的作用不能持久,很快会被侧支血管供血所取代。肝动脉在肝内的伴行肝胆管支关系密切,并且分支至胆管壁,成为胆管周围丛(peribiliary plexus),在肝硬化、胆道梗阻、肝-胆道慢性炎症疾病等情况下,肝动脉之扩张、数目增多、胆管周围血管丛增生,常常是造成手术中出血过多的原因。

3. 肝静脉　肝静脉是肝脏血液的流出道,包括左、中和右三大支静脉,静脉的压力低,管腔大而壁薄,另外有直接汇入下腔静脉的分散的小肝静脉,包括引流尾状叶的静脉,临床称之为肝短静脉和肝背静脉系统。目前从肝血管灌注腐蚀标本来看,肝静脉和门静脉在肝内呈叉指状关系。在肝胆外科手术中,肝右静脉位置较深,是手术的难点,如术中处理不好容易造成难以控制的出血。肝中静脉位于肝脏的正中裂内,接收来自左右肝的血液,位置不深。沿

胆囊

胆总管

下腔静脉

门静脉　肝动脉

Cantile 线分离肝组织,切断一些细小的管道分支,可看到肝中静脉的前方。肝左静脉的近侧部分位于左叶间裂内,引流肝左外叶的全部和左内叶的一部分血液。

肝血窦汇合于中央静脉。中央静脉是肝静脉的终末分支,其管壁无平滑肌,只有少量结缔组织。肝血窦开口处的内皮细胞有收缩作用,形成出口括约(outlet sphincter),能控制血窦内血液的输出。中央静脉垂直连于小叶下静脉。后者位于肝小叶的基部,管壁内结缔组织较多,弹性纤维也较多。小叶下静脉汇集成收集静脉,进而汇合成三条肝静脉,与下腔静脉相连。图 2-3 示肝脏的第二肝门及其肝静脉的分支结构。

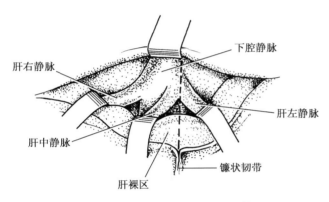

图 2-3　肝脏的第二肝门及其结构

4. 肝血流的调节　保持肝脏恒定的血液灌注是肝微循环系统的一个特点。肝动脉、门静脉和肝静脉之间的相互作用调控肝血窦血管床血流,其中门静脉-肝动脉和肝静脉-肝动脉间的调控作用是维持肝血窦所必需的。肝脏本身不能直接调节门静脉血流,门静脉血流只能由内脏循环调节,肝血流自动调节只能靠肝动脉。

在安静状态下,心搏出量的近 25% 血流入肝。每 100g 肝组织每分钟血流量约为 100～130ml,但肝血流量随昼夜不同时刻而变异较大。肝有一定的贮血功能,每 100g 肝组织约含血 25～30ml,全肝含血量约占总血流的 10%～15%。在心力衰竭时,每 100g 肝内含血量可增至 60ml。在中等量出血时,通过肝内血管运动调节作用,可补充循环血流中 25% 的出血量。肝动脉是高压高阻力血管,其血压几乎与主动脉相近;门静脉压力要低得多,约为 2.1～1.3kPa,终末门微静脉的压力降至 0.637kPa。高压的肝动脉血及低压的门静脉血均输入肝血窦,在括约装置的精巧调节作用下,肝血窦内血流压力得以平衡,不致形成激烈的湍流。肝血窦内压力约为 0.294～0.490kPa。中央静脉和收集静脉的压力略低于肝血窦,约为 0.225kPa。一些药物和激素如单胺类、血管加压素、血管紧张素、生长抑素及胃肠激素等,均可影响肝内血管压力和肝血流。

5. 肝的淋巴　肝被膜及小叶间血管周围有丰富的淋巴管,形成淋巴丛,肝小叶内并无淋巴管。肝内的淋巴主要产生于窦周隙,窦周隙内的体液在小叶周边经终末血管周间隙出肝小叶,汇入门管区血管周的 Mall 间隙内,继而吸收入小叶间淋巴管内。由于肝内淋巴主要来自窦周隙体液,所以淋巴内富含蛋白质,几乎与血浆近似。肝产生的淋巴量很大,每千克肝组织每分钟约产生 0.5ml 淋巴液。肝淋巴的 80% 从肝门淋巴管导出,其余的 20% 从肝静脉周的淋巴管出肝。肝淋巴不仅包含由肝细胞分泌产生的大分子物质,也可见许多淋巴细胞和血小板,它们从肝血窦逸出至窦周隙,进而入淋巴内。偶尔也可见库普弗细胞和嗜酸性粒细胞出现在淋巴内。

肝硬化患者肝血窦壁增厚,并出现基膜样结构,窦壁通透性下降,肝淋巴内蛋白质含量显著减少,仅为血浆的 50% 左右。阻塞性黄疸患者肝淋巴的胆色素含量增多,其中,部分是血液中与蛋白质结合的胆色素,部分是肝细胞分泌后从胆小管溢出的胆红素。

第二节　小儿胆道系统的外科应用解剖

小儿胆道系统主要包括胆囊及左、右肝管,肝总管和胆总管等。

(一) 小儿胆囊的外科应用解剖

1. 胆囊与胆囊管　胆囊是一个梨形囊状结构,位于第 V 段下表面。胆囊由含许多小血管的腹膜覆盖,胆囊切除手术时需要电凝止血。胆囊分为底部、体部、颈部或漏斗部,漏斗部通向胆囊管,底部血供较差,尤其当胆囊膨胀时。很多情况下,胆囊颈有一囊状膨大,称为 Hartmann 袋。它容易和肝门周围组织黏着,特别是和胆总管,解剖这地方时往往有模糊不清的解剖结构。胆囊上面借结缔组织与肝相连,下面有腹膜被覆,并与十二指肠上曲和结肠右曲相接触。胆囊有储存、浓缩胆汁以及调节胆道压力的作用,故常被胆汁染成绿色。成人胆囊容量约为40~60ml。胆囊底是其突向前下的部分,呈盲端,常在肝前缘胆囊切迹处露出,当它被胆汁充满时,可与腹前壁接触。胆囊底的体表投影点在右锁骨中线与右肋弓交点附近,胆囊病变时,此处有压痛。胆囊体与底无明显分界,它在肝门右端附近与胆囊颈相接续。胆囊颈细窄,常以直角向左下弯转,续于胆囊管,它与左侧的肝总管汇合形成胆总管(图2-4)。

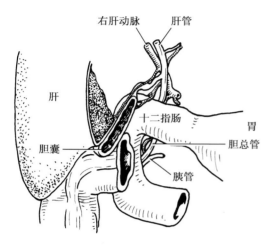

图2-4 胆囊与其附近的各结构关系

胆囊壁由黏膜、肌层和外膜组成。黏膜有许多高而分支的皱襞突入腔内,胆囊收缩时,皱襞高大明显;胆囊充盈扩张时,皱襞消失,黏膜变平。黏膜上皮为单层柱状,固有膜较薄,无腺体,但皱襞之间的上皮常凹入固有膜内,形成许多窦状凹陷,称黏膜窦或者Aschoff窦。胆囊扩张时,黏膜窦消失。窦内易有细菌或异物残留,引起炎症。胆囊底部较厚,颈部次之,体部最薄。平滑肌呈纵行或螺旋排列,肌束间有较多弹性纤维。外膜较厚,部分为浆膜,部分为纤维膜。外膜内有丰富的小血管、淋巴管及神经丛。在胆囊与肝的连接面,有时存在若干小管从肝伸至胆囊壁内,但不通入胆囊腔,小管结构与肝内胆管相似,称Luschka胆管,可能是胚胎发育残留的管道。在胆囊切除时,应注意缝合肝下面的浆膜,以免肝内胆汁外漏。

胆囊管汇入肝总管有不同的行径。胆囊管内有螺旋状黏膜皱襞或瓣(Heister瓣),可节制胆汁的进出,胆结石亦可因螺旋瓣阻碍而滞留此处,同时它可造成术中行胆管造影时插管困难。尽管多数解剖教科书认为胆囊管从胆总管右侧汇入,但大宗的外科解剖和胆管手术分析表明这种汇入方式是较少的,

约占15%~20%。更为多见的情况是从后部或前部汇入(40%)。螺旋状胆囊管下行越过胆总管后方汇入中部占35%。在罕见情况下,胆囊管汇入肝右管或肝左管。一般认为,胆囊颈部与胆囊管不存在括约肌形态结构,但胆囊颈部与胆囊管连接处所形成角度以及螺旋瓣的存在,都起了一定的括约作用。

胆囊的分泌、吸收和收缩功能受神经和体液的双重调节。胆囊受交感和副交感神经支配,在胆囊的肌层和固有膜内,可见类似肠道壁内的神经丛,由胆碱能神经元、神经纤维及肾上腺素能神经纤维组成,也含有肽能神经(如血管活性肠肽、P物质、脑啡肽等)。交感神经可促进胆囊吸收水和使胆囊肌松弛;胆碱能神经对胆囊吸收作用似无影响,但可保持胆囊肌的张力。迷走神经被切除后,胆囊肌张力消失,平滑肌松弛,胆囊体积可增大一倍。胃大部切除后的患者由于迷走神经损伤,胆囊肌松弛,易发生胆石症。胆囊上皮细胞上有血管活性肠肽(VIP)受体,VIP可抑制胆囊吸收水,并使上皮细胞呈分泌状态,还具有使胆囊平滑肌松弛的作用。胃肠胰激素中,对胆囊作用最强的是胆囊收缩素(即促胰酶素,CCK-PZ)。在进食后,特别是高脂肪饮食后,小肠内分泌细胞(I细胞)分泌胆囊收缩素,使胆囊强烈收缩,排空胆汁,并使胆管括约肌松弛,使胆汁排入肠腔,此外,它还有抑制胆囊的吸收作用。

2. 胆囊与胆囊管变异 胆囊的先天性异常可单一出现,亦可以有数种异常同时存在。手术中常遇到的胆囊变异是Phrygian帽,胆囊底变狭窄并排在一起。所谓游离胆囊是指有完整的浆膜覆盖和有背侧系膜,和双胆囊、错位胆囊一样比较少见。胆囊可因发育异常而居于肝内,也可因系膜过长而坠入盆腔,还有的不在右上腹而在左上腹。可以有数目的变异,如无胆囊、双胆囊、三胆囊等。胆囊形态的变异更加多种多样,有圆体部分分割而形成葫芦状或三节状,胆囊底如帽状的支袋。亦有体积的变异如巨大胆囊、小胆囊等。胆囊管可有多种变异,有胆囊管缺如或狭窄,胆囊管开口于胆管的位置有高有低。胆囊的先天性畸形可终生无症状,有些在腹部手术或尸解时发现的。

在临床上,系膜胆囊易于扭转,继而诱发急性胆囊炎,拉长的香肠型胆囊常伴胆管囊性疾病。而在临床上胆囊缺如非常少见,此种情况只能在剖腹术中确诊。另一种少见的是中隔胆囊,此种情况常引

起慢性胆囊炎症状,并伴随异常胆囊排空。

左位胆囊变异伴有正常的胆囊。在没有左位胆囊的情况下,错位被认为是一种很少见的变异。错位胆囊有两种类型:中间部位胆囊和左胆囊(互换位置)。中间部位胆囊位于方叶(Ⅳ段)下表面,但仍位于圆韧带右侧。左位胆囊位于左叶(Ⅲ段)下方,位于圆韧带左侧。病理解剖学可以指导腹腔镜胆囊切除术。尽管胆囊位于左侧,但这些患者的胆道疼痛总是在右侧。这种变异解剖可在术前行超声检查或内镜逆行胰胆管造影术时发现。左位胆囊,胆囊动脉总是从右向左在胆总管前方越过。胆囊管可以开口在胆总管左侧或右侧。尽管解剖变异,腹腔镜胆囊切除术仍可安全进行。

胆囊血供通过胆囊动脉,胆囊动脉作为终末支动脉通常来源于肝右动脉。其闭塞可致胆囊坏疽。胆囊血供有几种变异,其中较重要的是起源于环状肝右动脉的短胆囊动脉。这些动脉变异无疑是重要的,而且在胆囊切除术中结扎动脉之前必须识别这些变异。细心的解剖显露和证实这些变异是防止胆囊切除术和胆道手术中动脉出血和医源性损伤唯一最重要的因素。

胆囊动脉正常结构起源于肝右动脉,走行于胆总管后方。胆囊动脉变异有几种类型:①胆囊动脉起源于肝左、右动脉分叉处,在胆总管前方越过;②胆囊动脉低位起源于肝固有动脉或胃十二指肠动脉;③附属胆囊动脉起源于肝固有动脉,这种第二支动脉也可起源于肝左、肝右、胃十二指肠动脉;④环状肝右动脉。胆囊动脉较短,起源于肝右动脉拱状结构顶端;⑤肝右动脉紧靠胆囊管行走至颈部发出前、后支,这种变异是最危险的,因肝右动脉易被误认为胆囊动脉而损伤。

3. 胆囊三角　胆囊三角在胆道手术中很重要,尤其在施行胆囊切除术时。它是一个三角形的腹膜皱襞,包括胆囊管,胆囊动脉,胆囊淋巴结和一些脂肪组织。它还包括在胆总管后方进入三角的肝右动脉,胆囊动脉发自肝右动脉,肝右动脉伴随右肝管进入肝。胆囊淋巴结最常位于胆囊管和胆总管交界处。大多数变异胆管来源于右侧管道系统(特别是右肝的右后叶支),而且80%位于胆囊三角内。胆囊三角在 Mirrizzi 综合征时不明显。胆囊三角由胆囊管及胆囊颈,肝脏上缘和胆总管组成。它含有胆囊动脉和淋巴结及肝右动脉。大多数胆道变异来源于右侧胆道系统(尤其是右肝的右后支),而且80%

位于胆囊三角内。

4. 胆囊的淋巴引流　近侧胆囊的淋巴管与肝脏 Glisson 鞘的淋巴管相吻合。由肝脏表面的淋巴引流至胸骨后淋巴结,肝脏被膜的淋巴引流至胸导管。远侧胆囊淋巴和肝外胆管淋巴引流至胆囊淋巴结,此淋巴结位于胆囊动脉从肝右动脉分出的起始处,并且引流至胆总管下段旁的淋巴结,特别是十二指肠后的部分。

(二) 小儿肝内、肝外胆管系统及其应用解剖

肝内、肝外胆管系统是将肝脏分泌的胆汁输送至十二指肠的管道,左右半肝内的胆小管逐步汇合,分别形成左、右肝管,两管在肝门附近合成肝总管。肝总管长约 2～4cm,在肝十二指肠韧带内下行,并与胆囊管呈锐角或并行一段距离后汇合成胆总管。肝总管、右肝管、胆囊管与肝下面共同围成一个三角形区域,称为胆囊三角(Calot 三角),胆囊动脉多行经该三角到达胆囊。

小儿胆总管,有一定舒缩功能,它行于肝十二指肠韧带中,向下经十二指肠上部后方,进入十二指肠降部的左后壁,在此处与胰管汇合,形成略膨大的总管,称肝胰壶腹,即 Vater 壶腹。后者开口于十二指肠大乳头顶端。在肝胰壶腹周围有发育不等的环行平滑肌包绕,称为肝胰壶腹括约肌,即 Oddi 括约肌。在胆总管末段乃至胰管末端周围,也常有少量平滑肌包绕形成的括约肌。平时 Oddi 括约肌保持收缩状态,由肝分泌的胆汁经左右肝管、肝总管、胆囊管进入胆囊贮存,进食后,由于食物和消化液的刺激,在神经体液因素的作用下,引起胆囊收缩和 Oddi 括约肌的舒张,使胆囊中储存的浓缩胆汁经胆囊管、胆总管排入十二指肠。胆囊管的行程和长度变异较大,它可螺旋状绕过肝总管后再汇合,有时可汇入右肝管。胆总管和胰管亦可分别开口于十二指肠,有时两个开口间可相距 1cm 以上。

1. 小儿肝内胆管系统及其应用解剖　小儿肝内肝管:右肝管由右前叶和右后叶肝管在肝内汇合而成,右前叶和右后叶肝管排出右半肝(Ⅴ～Ⅷ段)的胆汁。右前叶肝管直接延续为右肝管,且在汇合前越过右后叶肝管拱形结构的前方。左肝管由左内叶肝管和左外叶肝管汇合而成,排出Ⅱ～Ⅳ段胆汁,比右肝管长。因此,左肝管肝外延续部分(其长度依据方叶的宽度而定)在有远侧胆管阻塞时容易扩张。沿着圆韧带解剖分离至脐静脉窝深度便可找到左肝管肝外部分和Ⅲ段胆管支。当患儿成年后,这种圆韧带径路对于不能切除的肝门部胆管癌患者是一种有效的胆汁肠内引流方法。

左、右肝管汇合处位于肝外(90%限于距肝实质1cm以内)。肝总管和胆囊管汇合后形成胆总管。胆总管和位于左侧的肝动脉和后方的门静脉一起,被称作Glisson系统。在肝门部这种组织增厚形成叫做肝门板的固缩组织。如果由前到后(在肝门和尾状叶之间)切开肝脏至肝门板,便可弄清胆总管、肝动脉、门静脉的分隔情况。此种方法用于肝内以了解高位胆管情况。它还用于肝段切除术中。在手术中应注意左肝管有一较长的肝外段。在肝内,右后叶肝管在右前叶肝管之后快速弯曲成拱状结构。

2. 小儿肝外胆管系统及其应用解剖　左、右肝管汇合成肝总管,胆囊管与肝总管汇合形成胆总管。严格的解剖术语,左、右肝管汇合部至胆囊管汇入部称为肝总管,胆囊管汇入部位以下的部分称为胆总管。然而,从外科角度出发,最好把它看作一整体结构,胆总管可分为四段:十二指肠上段,十二指肠后段,胰腺段,十二指肠壁内段。

十二指肠上段最重要的,因为外科上常探查这一段。它位于肝十二指肠韧带游离缘、肝动脉的右侧、门静脉的侧前方。十二指肠后段位于十二指肠球部后方、门静脉的右侧。然而,在进入胰腺段之前,约20%的患者有一部分完全的胰腺外段。十二指肠壁内段(又称漏斗部)斜行横穿十二指肠壁并通常和胰管汇合,开口于十二指肠腔内的大乳头顶端。胆总管末端以向右的角度转向右侧,这一点在胆总管探查时有重要意义。

主胰管(Wirsung)和胆总管十二指肠壁内段汇合形成一共同开口,约占90%。胆总管局部扩张形成Vater壶腹不是常见的(10%～20%),约有10%病的人分别开口于十二指肠。Vaterian部分包括胆总管末端2.5～3.0cm,胰管远侧部分,共同通路壶腹和十二指肠大乳头。环状凝聚组织和纵行平滑肌纤维(常称作Oddi括约肌)包绕这些结构。下部的括约肌是最强壮的部分,又叫做乳头肌肉球。它包绕着胆总管末端和共同通路。中部括约肌是最长、最薄弱的部分,包绕着胆总管十二指肠壁内段及部分胰腺段和主胰管。上部括约肌包括包绕在胆胰管的中部括约肌增厚部分,是括约肌复合组织末端部分。图2-5示胆总管、胰管及Vater壶腹的结构。

胆总管的其余部分含较少肌纤维,其表面有一

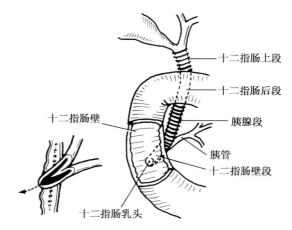

图 2-5　胆总管、胰管及 Vater 壶腹的结构示意图

层含弹力纤维的疏松基质,随着年龄增大或患病时即消失。如此,胆石的冲击、膨胀、胆管造影可以导致胆总管僵直。胆总管最狭窄的部分是十二指肠壁的部分,这部分在胆管造影中呈凹口状。十二指肠壁段直径约5mm,大乳头部约0.5～1.5mm。结石最常见部位为末端至十二指肠壁内段。大乳头位于十二指肠第二部内后侧壁,距幽门约7～10cm。大乳头外形常呈典型乳头状,也有一定变化,在黏膜皱襞之间呈凸起状或扁平状。尽管有确切的结构,大乳头常有一个背侧黏膜皱襞。ERCP比外科手术探查更容易确定大乳头的位置。小乳头位于更近的位置,并认为在胰腺分离的患者中有重要临床意义。括约肌活动有独立性,但受十二指肠平滑肌影响。因此,某些药物对括约肌的影响不同于对十二指肠壁的影响,十二指肠平滑肌蠕动对胆总管压力没有太大影响。括约肌长约2.5cm,活动活跃。它包括发育很好的纵行和环形平滑肌。纵行肌收缩使管腔扩大,环行肌则有相反的作用。在胆管造影术中,括约肌的收缩和舒张状态在胆总管末端有清楚的显示,收缩期间,悬殊差别是形成新月形凹陷,好像是面对一块胆石。图2-6示胆总管、胰管末端括约肌结构及与十二指肠壁关系。

肝外胆管分黏膜、肌层和外膜三层。黏膜有纵行皱襞。上皮为单层柱状,有杯状细胞,固有膜内有黏液腺。肝管和胆总管的上1/3肌层很薄,平滑肌分散;胆总管的中1/3肌层渐厚,尤其是纵行平滑肌增多;胆总管下1/3的肌层分内环外纵两层。胆管外膜为较厚的结缔组织。胆管纵行平滑肌收缩可使管道缩短,管腔扩大,有利于胆汁通过。胆总管末端的Oddi括约肌由以下几部分组成:①胆总管括约肌,或称Boyden括约肌,位于胆总管与胰管汇合之

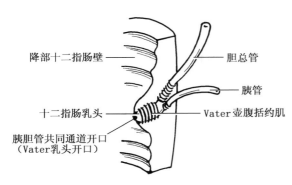

图 2-6 胆总管、胰管末端括约肌结构及与十二指肠壁关系示意图

前,为发达的环行平滑肌,括约作用较强,收缩时胆汁排出受阻,胆总管内压力增高,胆汁入胆囊内贮存。当胆囊收缩时括约肌松弛,胆汁排出。②胰管括约肌,肌层薄,收缩时可阻止胆汁逆流入胰腺内。③纵肌束,为扇形肌膜,位于胆总管与胰管之间,收缩时管道变短并牵紧乳头。④壶腹括约肌或乳头括约肌,环绕在壶腹周围,个体差异较大,括约作用不及胆总管括约肌强,它的持续收缩有可能使胆汁反流入胰腺,引起胰腺炎。

胆管壁内也有交感和副交感神经分布。一般认为,自主神经的作用是维持胆管平滑肌的张力,而非推进胆汁排泄。胆管内胆汁的流动主要依靠管腔内压的变化,胆总管内压主要决定于 Oddi 括约肌的收缩状态。刺激交感神经或给予去甲肾上腺素,能使括约肌收缩,胆总管内压升高。刺激迷走神经和CCK 的作用,使括约肌松弛,括约肌内压低于胆总管内压,胆汁得以排入肠道。由于结石、肿瘤、压迫等各种原因造成胆道阻塞,致使胆汁不能排入十二指肠时,除产生消化吸收障碍外,还可使胆道内压力大大增高,引起胆管扩张,重者可导致肝内毛细血管破裂,使胆汁进入血液循环,造成黄疸。

3. 肝内、外胆管系统的解剖变异 肝内胆管结构约有 75% 符合以上所述。胆管变异类型有:右后叶肝管或右前叶肝管均可与左肝管直接汇合,也可有上述三肝管直接汇合成肝总管。大多数(75% ~ 80%)肝内结石位于左肝管内,右肝管分支内要少得多,通常见于右肝管右前叶分支。

重要的肝外变异有时称作畸形胆道,约占患者的15% ~ 19%。实际上,这些变异胆道主要是肝段肝管分支直接汇入肝外胆管,且95%来源于右侧,如汇入右肝管(肝外),肝总管或胆囊管,很少汇入胆囊。

第三节 小儿胰腺的外科应用解剖

胰腺是人体内仅次于肝脏的大腺体,呈带状,位于上腹中部腹膜后,横卧于第一、第二腰椎体前方,可分为头、颈、体和尾四部。头部最厚,嵌入十二指肠弧内,其下缘的一小部分向后、向上突出,包绕肠系膜上动、静脉,成为胰腺的钩突。颈部较窄,其上部是肠系膜上静脉和门静脉的分界处。体部和尾部的界限不清,尾部逐渐变得狭窄,与脾门相接。胰腺浅面为网膜后壁覆膜所覆盖,胰腺固定于后腹膜不能移动。

胰腺的血液供应主要来自胰十二指肠上动脉(源于胃十二指肠动脉)、胰十二指肠下动脉(肠系膜上动脉)和脾动脉。静脉回流伴随相应的动脉,胰头部血液经胰十二指肠静脉、体尾部血液经脾静脉回流入门静脉。胰头部的淋巴汇集到胰十二指肠淋巴结,体尾部的淋巴结汇集到胰体上、下缘和脾门淋巴结,颈部的淋巴直接回流到肠系膜上动脉附近淋巴结。胰腺周围重要血管很多,除胰腺钩突包绕的肠系膜上动、静脉外,头部深部为下腔静脉和肾静脉,颈部深面有肠系膜上动、静脉和门静脉,体尾部深面有腹主动脉,体尾部上缘邻近脾动脉、脾静脉,这些血管的破裂是胰腺外伤引起大出血的原因。

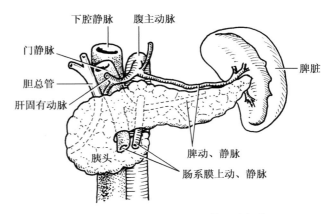

图 2-7 胰腺、脾脏的结构、血供及毗邻关系

Vaterian 部分一种主要的解剖变异是胰腺分离(pancreas divisum),是由于胚胎发育过程中腹侧和背侧胰腺未融合所致。腹侧胰腺胰管通常形成主胰管,仍然是发育不全的器官,引流胰头低位部分和钩突的胰液。胰腺其余部分的胰液由背侧胰管(Santorini 管)引流,开口于大乳头上方的小乳头。胰腺分离的发生率在正常人群中为5%～8%,但此种情况在特发性慢性胰腺炎较为常见(25%),并且病因学方面的相互关系已得到证实。

正常解剖部位以外的胰腺组织,是一种较为常见的先天性异常,其确切的发病原因尚不清楚。可以发生在消化道的任何部位,最常见的是位于十二指肠、胃、空肠、回肠等的肌层或黏膜下层。异位胰腺还好发于先天性回肠憩室内;有人认为肠壁肌层有异位胰腺组织可使肠壁薄弱,有利于憩室的形成。异位胰腺呈黄色或淡黄色,圆形,有时呈分叶状,质地较胃肠壁硬,不能移动;直径一般在 1～4cm 之间。组织学上异位胰腺与正常胰腺组织相似,具有一个或几个导管,多开口于胃肠道。异位胰腺一般在临床上并无症状,但胰腺的任何疾病均可发生在异位胰腺,以慢性胰腺炎较为多见。位于胃、十二指肠的异位胰腺可表现出慢性胃炎或溃疡病症状。术前诊断异位胰腺较为困难,大都在手术时偶然发现。无症状的异位胰腺无需处理,有症状时应根据所在部位作出相应切除。临床上的重要性在于发生胰岛细胞瘤时;如正常胰腺中不能发现肿瘤,异位胰腺就有重要意义。

第四节　小儿脾脏的外科应用解剖

脾位于左季肋部,第9和第11肋间。整个脾脏被腹膜包绕,由脾胃韧带、脾肾韧带和脾结肠韧带固定。脾质软脆,色泽暗红、略呈椭圆形,可分为膈、脏两面,前后两缘和上、下两端。脏面凹陷,近中央处为脾门,是神经、血管出入之处。前缘较锐,下部有 2～3 个切迹,称为脾切迹。

脾脏由腹腔动脉的最大分支脾动脉供血,该动脉自右向左走行于胰腺上缘,沿途分出若干小支入胰腺,然后经脾肾韧带间,接近脾门时分出胃短动脉和胃网膜左动脉。在脾门分 2～3 支主干进入脾脏,分为脾上叶、脾下叶 2 支主干进入脾脏者,约占84%;余 16% 分为脾上、中、下叶三主干。这些血管与脾脏长轴平行,每支叶动脉又分出与之垂直的5～6 支小梁动脉,至脾外周成为终末小动脉。脾静脉起于脾外周血窦,与动脉相伴,在动脉之后出脾,行经胰腺背面,到胰颈部与肠系膜上静脉汇合为门静脉。

脾脏的淋巴引流到脾门淋巴结。15%～40% 的人有副脾,数目不定。多者 5～6 个,常在脾门附近,也可在胰尾、脾韧带、网膜、小肠系膜,甚至在左侧卵巢或左侧睾丸内。

脾的表面有菲薄的纤维性被膜与腹膜相连,被膜的纤维组织深入脾内,形成一系列的小梁,是脾的支架。小梁之间有脾髓。脾实质分白髓和红髓两部分。白髓即淋巴细胞围绕小动脉部分,由大量 T 细胞和 B 细胞组成。红髓以网状内皮细胞为主,排列成细胞带,形成丰富的血窦。

小儿由于年龄不同,脾脏重量差异极大,各年龄儿童脾脏重量在 10～113g 之间。脾脏是最大的网状内皮细胞器官和淋巴器官。脾包膜的纤维深入脾内,形成一系列小梁,小梁之间为脾髓。脾实质分白髓和红髓两部分。白髓即淋巴细胞围绕中央小动脉周围部分,多为 T 淋巴细胞,为胸腺依赖区。红髓在白髓周围,分为髓索及髓窦,是胸腺非依赖区,即 B 淋巴细胞所在地之一。

(卢　云)

参 考 文 献

1. 肖现民.我国小儿肝胆外科现状与展望[J].肝胆外科杂志,2001,(04):241-242.

2. 邵剑波,赵亚平.影像学在新生儿腹部实质性器官疾病诊断中的应用[J].中国实用儿科杂志,2009,(09):670-677.

3. Emmanuel J,Antoine W,Gregory D,et al. Can We Spare the Pancreas and Other Abdominal Organs at Risk? A Comparison of Conformal Radiotherapy,Helical Tomotherapy and Proton Beam Therapy in Pediatric Irradiation. PLOS ONE. 2016,11(10):e0164643.

4. Mirco N,Davide C,Francesco F,et al. Coagulopathy and transfusion therapy in pediatric liver transplantation. World J Gastroenterol,2016,22(6):2005-2023.

5. Sanada Y,Sasanuma H,Sakuma Y,et al. Living donor liver transplantation from an asymptomatic donor with mild coagulation factor IX deficiency:Report of a case. Pediatr Transplant,18:E270-E273.

6. Desai CS,Girlanda R,Hawksworth J,et al. Modified technique for aortic cross-clamping during liver donor procurement. Clin Transplant,2014,28(5):611-615.

7. Marzuillo P,Grandone A,Perrone L. Weight loss allows the dissection of the interaction between abdominal fat and PNPLA3 (adiponutrin) in the liver damage of obese chil-

dren. J Hepatol,2013,59(5):1143-1144.

8. Maksoud-Filho JG,Tannuri U,Gibelli NE,de Pinho-Appezzato ML,et al. Intimal dissection of the hepatic artery after thrombectomy as a cause of graft loss in pediatric living-related liver transplantation. Pediatr Transplant,2008,12(1):91-94.

9. Boyvat F,Aytekin C,Karakayali H,et al. Stent placement in pediatric patients with hepatic artery stenosis or thrombosis after livertransplantation. Transplant Proc, 2006, 38(10):3656-3660.

10. Yeung CK,Chowdhary SK,Chan KW,,et al. Atypical laparoscopic resection of a liver tumor in a 4-year-old girl. J Laparoendosc Adv Surg TechA,2006,16(3):325-327.

11. Liu W,Chen X. Adenoid cystic carcinoma of the larynx:a report of six cases with review of the literature. Acta Otolaryngol,2015,135(5):489-493.

12. Wadia RS,Schwartz JM,Kudchadkar SR. Acute Renal and Hepatic Failure in an Adolescent:An Unusual Presentation of Multiple Aortic Aneurysms. Pediatr Emerg Care,2015,31(9):649-651.

13. Wu Y,Willianms EG,Dubuis S,et al. Multilayered genetic and omics dissection of mitochondrial activity in a mouse reference population. Cell,2014,158(6):1415-1430.

14. Deng XG,Tang J,Wu YH,et al. The clinic research of the modified laparoscopic splenectomy for massive splenomegaly in the treatment of children with hematologic diseases. Zhonghua Wai Ke Za Zhi,2013,51(9):788-791.

第三章

小儿肝、胆、脾、胰的代谢与生理特点

第一节　小儿肝脏的代谢和生理特点

正常成年人肝脏重量男性约为 1.2 ~ 1.5kg,女性约为 1.1 ~ 1.3kg,约占体重的 1/40 ~ 1/50。而胎儿和新生儿的肝体积、重量较大,可达体重的 1/20。在生长发育阶段,肝脏的绝对重量和体积虽不断增大,但其相对体积和重量却逐渐减少。

肝脏是人体内代谢最活跃的器官,具有多种多样的功能。肝脏具有肝动脉和门静脉的双重血液供应,主要运输养分的门静脉和运送氧气的肝动脉,可接受其他组织运来的氧、营养物质和代谢产物。从消化道吸收的营养物质经门静脉进入肝脏被利用,有害物质和代谢废物则进行转化和解毒。肝脏可通过肝动脉获得充足的氧供以保证肝内各种生化反应的正常进行。肝脏还通过胆道系统与肠道沟通,使肝内代谢产物、助消化物质随胆汁分泌排入肠道。肝脏内酶的种类很多,约有数百种以上。由于肝脏的形态结构及酶学特点,其在糖、脂类、蛋白质、维生素、激素等物质的代谢、合成中起着重要功能,同时还具有分泌、排泄、生物转化等功能。

（一）肝脏在物质代谢中的作用

肝脏具有双重血液供应,肝动脉负责运送氧供,门静脉运输养分,并有丰富的血窦;肝细胞膜通透性大,细胞内有大量的线粒体、内质网、微粒体及溶酶体等,肝内各种细胞、成分的精细构筑和相互关系的高度协调,保证其能够完成物质代谢的重任。

1. 肝脏在糖代谢中的作用　肝脏是调节糖代谢的主要器官。当餐后血糖浓度升高时,肝脏迅速将葡萄糖合成糖原(肝糖原约占肝重的 5%)。过多的糖可通过在肝脏转变为脂肪以及加速磷酸戊糖循环等环节从而降低血糖,维持血糖浓度的恒定。相反,当血糖浓度降低时,肝糖原分解,糖异生作用加强,生成葡萄糖入血,使血糖浓度不致过低。因此,

严重肝病时由于肝糖原贮存减少以及糖异生作用障碍易出现空腹血糖降低。胎儿肝糖原的储备主要发生在胎龄的最后 4 ~ 8 周,而胎儿棕色脂肪(新生儿期主要供能物质)分化是从胎龄 26 ~ 30 周开始一直延续到生后 2 ~ 3 周。低出生体重儿、早产儿和小于胎龄儿储存糖原少,出生后维持代谢和生长发育所需能量又相对多,极易发生低血糖甚至造成不可逆的远期脑损伤。即使是足月新生儿,患严重疾病如窒息、严重感染、硬肿症等情况下由于糖代谢率增加、糖原异生不足等原因也易发生低血糖。

肝脏和脂肪组织是人体内糖转变成脂肪的两个主要场所。肝脏内糖氧化分解主要不是供给肝脏能量,而是由糖转变为脂肪的重要途径。所合成的脂肪不在肝内贮存,而是与肝细胞内磷脂、胆固醇及蛋白质等形成脂蛋白,并以脂蛋白形式送入血中,送到其他组织中利用或贮存。肝脏是糖异生的主要器官,可将甘油、乳糖及生糖氨基酸等转化为葡萄糖或糖原。在剧烈运动及饥饿时尤为显著,肝脏还能将果糖及半乳糖转化为葡萄糖,亦可作为血糖的补充来源。

糖在肝脏内的生理功能主要是保证肝细胞内核酸和蛋白质代谢,促进肝细胞的再生及肝功能的恢复。①通过磷酸戊糖循环生成磷酸戊糖,用于 RNA 的合成;②加强糖原生成作用,从而减弱糖异生作用,避免氨基酸的过多消耗,保证有足够的氨基酸用于合成蛋白质或其他含氮生理活性物质。此外,肝细胞中葡萄糖经磷酸戊糖通路,还为脂肪酸及胆固醇合成提供所必需的 NADPH。在肝脏中,NADPH 还作为生物转化中的重要酶系单加氧酶的供氢体而参与羟化反应,此反应与毒物、药物的解毒、激素和胆盐在肝内的代谢转变密切相关。NADPH 又是红

细胞中谷胱甘肽还原酶和辅酶,对维持还原型谷胱甘肽(GSH)的含量从而保护细胞膜和巯基酶的正常功能有重要意义。

2. 肝脏在脂类代谢中的作用　肝脏在脂类的消化、吸收、合成、分解与运输过程中均具有重要作用。脂类是脂肪和类脂的总称,其中脂肪是指三脂肪酸甘油酯或称甘油三酯,其生理功能是储存能量及氧化供能,主要在肝脏及脂肪组织中合成。类脂包括固醇及其酯、磷脂及糖脂等,是细胞膜结构的重要成分。肝脏能分泌胆汁,其中的胆汁酸盐是胆固醇在肝脏的转化产物,能乳化脂类、可促进脂类的消化和吸收。

肝脏是氧化分解脂肪酸的主要场所。肝脏中活跃的 β-氧化(脂肪酸的氧化分解)过程,生成乙酰 CoA 进一步生成酮体,同时释放出较多能量以供肝脏自身需要。酮体不能在肝脏氧化利用,需经血液运输到其他组织(心、肾、骨骼肌等)氧化利用,作为这些组织的供能原料。

肝脏是合成脂肪酸和脂肪的主要场所,也是人体中合成胆固醇最旺盛的器官。肝脏合成的胆固醇占全身合成总量的80%以上,是血浆胆固醇的主要来源。此外,肝脏还合成并分泌卵磷脂-胆固醇酰基转移酶(LCAT),促使胆固醇酯化。当肝脏严重损伤时,不仅胆固醇合成减少,血浆胆固醇酯的降低往往出现更早和更明显。胆固醇不能彻底氧化,无供能价值,但它既是细胞膜和血浆脂蛋白的重要组成部分,又是类固醇激素、胆汁酸和维生素 D 的前体,对人体有非常重要的意义。肝病尤其是重型肝炎时,血脂水平下降,胆固醇水平随肝功能损害而降低,而高密度脂蛋白进行性降低是肝病恶化的表现,能够反映肝细胞损害程度,可作为诊断及预后评价的指标,比血清胆固醇、甘油三酯更敏感。

磷脂的合成以肝、肾和肠组织最为活跃。肝内磷脂的合成与甘油三酯的合成及转运有密切关系。磷脂合成障碍将会导致甘油三酯在肝内堆积,形成脂肪肝(fatty liver)。其原因一方面是由于磷脂合成障碍,导致前 β-脂蛋白合成障碍,使肝内脂肪不能顺利运出;另一方面是肝内脂肪合成增加。卵磷脂与脂肪生物合成有密切关系。卵磷脂合成过程的中间产物——甘油二酯有两条去路:即合成磷脂和合成脂肪,当磷脂合成障碍时,甘油二酯生成甘油三酯明显增多。

3. 肝脏在蛋白质代谢中的作用　肝内蛋白质的代谢极为活跃,肝蛋白质的半衰期为10天,而肌肉蛋白质半衰期则为180天,可见肝内蛋白质的更新速度较快。肝脏除合成自身所需的结构蛋白质外,还合成分泌蛋白质。如血浆蛋白中,除 γ-珠蛋白外,白蛋白、凝血酶原、纤维蛋白原及血浆脂蛋白所含的多种载脂蛋白(Apo A、B、C、E)等均在肝脏合成。肝脏对调节蛋白质和氨基酸流向具有很大的应变能力。食物中摄入的氨基酸和糖的量变化时,肝脏不仅调节糖异生的速率,还能改变其自身组织蛋白的降解。与之相反,肝脏中血浆蛋白的合成则相对稳定,不受短期氨基酸供给变化的影响。血浆蛋白质在量和质上的改变,都可能是肝细胞损伤的结果,一定程度上可为肝脏疾病的严重性提供有用的客观指标。

肝脏合成白蛋白的能力很强,是合成白蛋白的唯一部位。成人肝脏每日约合成12g 白蛋白,占肝脏合成蛋白质总量的四分之一。白蛋白在肝内合成与其他分泌蛋白相似,首先以前身物形式合成,即前白蛋白原,经剪切信号肽后转变为白蛋白原。再进一步修饰加工,成为成熟的白蛋白,分子量69 000,由550个氨基酸残基组成。血浆白蛋白的半衰期为10天,由于血浆中含量多而分子量小,故在维持血浆胶体渗透压中起着重要作用,并对血浆中球蛋白的稳定性和在物质运输中起重要作用。

肝脏在血浆蛋白质分解代谢中亦起重要作用。蛋白所含氨基酸可在肝脏进行转氨基、脱氨基及脱羧基等反应进一步分解。肝脏中有关氨基酸分解代谢的酶含量丰富,体内大部分氨基酸,除支链氨基酸在肌肉中分解外,其余氨基酸特别是芳香族氨基酸主要在肝脏分解。故严重肝病时,血浆中支链氨基酸与芳香族氨基酸的比值下降。此外肝细胞表面有特异性受体可识别某些血浆蛋白质(如铜蓝蛋白、α_1抗胰蛋白酶等),经胞饮作用吞入肝细胞,被溶酶体水解酶降解。

在蛋白质代谢中,肝脏还具有一个极为重要的功能:即将氨基酸代谢产生的有毒的氨通过鸟氨酸循环又称尿素循环的特殊酶系合成尿素解除氨的毒性。此外,由于尿素合成中消耗了产生呼吸性 H^+ 的 CO_2,故鸟氨酸循环在维持机体酸碱平衡中具有重要作用。

肝脏也是胺类物质解毒的重要器官,肠道细菌作用于氨基酸产生的芳香胺类等有毒物质,被吸收入血后,主要在肝细胞中进行转化以减少其毒性。

当肝功能不全或门体侧支循环形成时,这些芳香胺可不经处理进入神经组织,进行 β-羟化生成苯乙醇胺和 β-羟酪胺。其化学结构类似于儿茶酚胺类神经递质,但不能传递神经冲动,属于"假神经递质",可使大脑发生异常抑制,与肝性脑病的发生有一定关系。

4. 肝脏在维生素代谢中的作用　肝脏在维生素的贮存、吸收、运输、改造和利用等方面发挥重要作用。肝脏是体内含维生素较多的器官。某些维生素,如维生素 A、D、K、B_2、PP、B_6、B_{12} 等在体内主要贮存于肝脏,其中肝脏中维生素 A 的含量占体内总量的 95%。肝脏所分泌的胆汁酸盐可协助脂溶性维生素的吸收,所以肝胆系统疾患可伴有脂溶性维生素的吸收障碍。由于维生素 K 及 A 的吸收、储存与代谢障碍而表现出血倾向及夜盲症。肝脏直接参与多种维生素的代谢转化。如将 β-胡萝卜素转变为维生素 A,将维生素 D_3 转变为 25(OH)D_3。多种维生素在肝脏中参与合成辅酶,例如将烟酰胺(维生素 PP)合成 NAD^+ 及 $NADP^+$;泛酸合成辅酶 A;维生素 B_6 合成磷酸吡哆醛;维生素 B_2 合成 FAD,以及维生素 B_1 合成 TPP 等,对机体内的物质代谢起着重要作用。

5. 肝脏在凝血中的作用　肝脏是血浆凝血因子合成的主要场所,当肝叶切除和严重肝脏疾病时,凝血因子在血浆中含量会有不同程度下降,因子Ⅶ的减低出现最早,然后是因子Ⅱ、Ⅹ的减低,最后因子Ⅸ也受到影响,但纤维蛋白原和因子Ⅴ的减少不明显。

肝脏中合成血浆凝血因子依赖于维生素 K 的存在。可能在维生素 K 缺乏时,肝脏合成异常的凝血酶原(因子Ⅱ),无法和 Ca^{2+} 及磷脂结合,不能形成活性凝血酶原,故阻断凝血,导致出血。维生素 K 缺乏时,因子Ⅶ、Ⅸ、Ⅹ的合成也受到同样的影响。肝脏疾病时,除凝血因子合成降低外,由于肝细胞损伤而使组织凝血活酶(因子Ⅲ)释放入血,触发弥散性血管内凝血而使凝血因子的消耗极大增加。同时肝病时肝脏合成结构异常的纤维蛋白原,后者形成的纤维蛋白单体缺乏聚合能力。正常肝脏有清除循环血液中活化凝血因子的能力,严重肝病时此种清除能力降低,也是诱发弥散性血管内凝血的因素之一。

6. 肝脏在激素代谢中的作用　许多激素在发挥其调节作用后,主要在肝脏内被分解转化,从而降低或失去其活性。此过程称激素的灭活(inactivation)。

肝细胞膜有某些水溶性激素(如胰岛素、去甲肾上腺素)的受体。此类激素与受体结合而发挥调节作用,同时自身则通过肝细胞内吞作用进入细胞内。而游离态的脂溶性激素则通过扩散作用进入肝细胞。

一些激素(如雌激素、醛固酮)可在肝内与葡糖醛酸或活性硫酸等结合而灭活,神经垂体分泌的抗利尿激素亦可在肝内被水解而灭活。因此肝病时由于对激素灭活功能降低,使体内雌激素、醛固酮、抗利尿激素等水平升高,则可出现男性乳房发育、肝掌、蜘蛛痣及水钠潴留等现象。许多蛋白质及多肽类激素也主要在肝脏内灭活,如胰岛素和甲状腺素的灭活。甲状腺素灭活包括脱碘、移去氨基等,其产物与葡糖醛酸结合。胰岛素灭活时,则包括胰岛素分子二硫键断裂,形成 A、B 链,再在胰岛素酶作用下水解。严重肝病时,此激素的灭活减弱,于是血中胰岛素含量增高。

(二) 肝脏的生物转化作用

机体将一些内源性或外源性非营养物质进行化学转变,增加其极性(或水溶性),使其易随胆汁或尿液排出,这种体内变化过程称为生物转化(biotransformation)。肝脏是生物转化作用的主要器官,在肝细胞微粒体、胞液、线粒体等部位均存在有关生物转化的酶类。其他组织如肾、胃肠道、肺、皮肤及胎盘等也可进行一定程度的生物转化,但以肝脏的生物转化功能最强。机体的正常活动过程中,许多非营养性物质由体内外进入肝脏。这些非营养物质根据其来源可分为:①内源性物质:系体内代谢中产生的各种生物活性物质如激素、神经递质等及有毒的代谢产物如氨、胆红素等。②外源性物质:系由外界进入体内的各种异物,如药品、食品添加剂、色素、许多种类的致癌物质及其他化学物质等。这些非营养物质既不能作为构成组织细胞的原料,又不能供应能量,机体只能将它们直接排出体外,或先将它们进行代谢转变,一方面增加其极性或水溶性,使其易随尿或胆汁排出,另一方面也会改变其毒性或药物的作用。

1. 生物转化反应类型　肝脏内的生物转化反应主要可分为氧化(oxidation)、还原(reduction)、水解(hydrolysis)(总称为第一相反应)与结合(conjugation)(称为第二相反应)等四种反应类型。

（1）氧化反应

1）微粒体氧化酶系:微粒体氧化酶系在生物转化的氧化反应中占有重要的地位。它是需细胞色素 P450 的氧化酶系,能直接激活分子氧,使一个氧原子加到作用物分子上,故称单加氧酶系(monooxygenase)。由于在反应中一个氧原子掺入到底物中,而一个氧原子使 NADPH 氧化而生成水,即一种氧分子发挥了两种功能,故又称混合功能氧化酶(mixed function oxidase)。亦可称为羟化酶。单加氧酶系的特异性较差,可催化多种有机物质进行不同类型的氧化反应。

单加氧酶系由 NADPH、NADPH-细胞色素 P450 还原酶及细胞色素 P450 组成。NADPH-细胞色素 P450 还原酶以 FAD 和 FMN 为辅基。二者比例为 1:1。细胞色素 P450 是以铁卟啉原Ⅸ为辅基的 b 族细胞色素,含有与氧合作用物结合的部位。

单加氧酶系的生理意义是参与药物和毒物的转化。经羟化作用后可加强药物或毒物的水溶性有利于排泄。如甲苯为常用化工原料,在肝脏经加氧羟化生成对甲酸,极性增强,易于排出体外。另外,维生素 D_3 羟化为具有生物活性的 25,(OH)D_3。单加氧酶系酶可诱导生成,如苯巴比妥类药物可诱导单加氧酶的合成,长期服用此类药物的患者,对异戊巴比妥、氨基比林等多种药物的转化及耐受能力亦同时增强。

2）线粒体单胺氧化酶系:单胺氧化酶属于黄素酶类,存在于线粒体中,可催化组胺、酪胺、尸胺、腐胺等肠道腐败产物氧化脱氨,生成相应的醛类。

3）脱氢酶系:胞液中含有以 NAD^+ 为辅酶的醇脱氢酶与醛脱氢酶,分别催化醇或醛脱氢,氧化生成相应的醛或酸类。

（2）还原反应:肝微粒体中存在由 NADPH 及还原型细胞色素 P450 供氢的还原酶,主要有硝基还原酶类和偶氮还原酶类,均为黄素蛋白酶类。还原的产物为胺类化合物。如硝基苯在硝基还原酶催化下加氢还原生成苯胺,偶氮苯在偶氮还原酶催化下还原生成苯胺。此外,催眠药三氯乙醛也可在肝脏被还原生成三氯乙醇而失去催眠作用。

（3）水解反应:肝细胞中有各种水解酶。如酯酶、酰胺酶及糖苷酶等,分别水解各种酯键、酰胺键及糖苷键。分布广泛,人肝脏中水解酶类可催化乙酰苯胺、普鲁卡因、利多卡因及简单的脂肪族酯类的水解。

（4）结合反应:结合反应是体内最重要的生物转化方式。凡含有羟基、羧基或氨基等功能基的非营养物质,在肝内与某种极性较强的物质结合,增加水溶性、同时也掩盖了作用物上原有的功能基团。如肝脏在许多致癌物质的解毒作用中即通过此种机制进行作用的。结合反应往往耗能,有保护机体不受异物毒害、维持内环境稳定的重要意义。某些非营养物质可直接进行结合反应,有些则先经氧化、还原、水解反应后再进行结合反应。结合反应可在肝细胞的微粒体、胞液和线粒体内进行。根据参加反应的结合剂不同可分为多种反应类型:

1）葡糖醛酸结合反应:葡糖醛酸结合是最为重要和普遍的结合方式,肝、肾、皮肤、肠黏膜组织中均可发生,但以肝脏活性最强。尿苷二磷酸葡糖醛酸(UDPGA)为葡糖醛酸的活性供体,由糖醛酸循环产生。肝细胞微粒体中有 UDP-葡糖醛酸转移酶,能将葡糖醛酸基转移到底物(毒物或其他活性物质)的羟基、氨基及羧基上,形成葡糖醛酸苷。结合后其毒性降低,且易排出体外。如胆红素、类固醇激素、吗啡、苯巴比妥类药物等均可在肝脏与葡糖醛酸结合而进行生物转化,然后经肠道或肾脏排出。这类结合产物从胆汁中排出时,在肠道中又被肠菌的 β-葡糖醛酸苷酶水解,部分毒物、药物、代谢物又可被肠道重吸收,形成肠肝循环。临床上,用葡糖醛酸类制剂(如葡醛内酯)治疗肝病,其原理即增强肝脏的生物转化功能。

2）硫酸结合反应:醇、酚、芳香胺均可与硫酸结合,此时的硫酸供体不是游离的硫酸,而是以 3′-磷酸腺苷 5′-磷酸硫酸(PAPS)为活性硫酸供体。在肝细胞胞质中有硫酸转移酶,能催化将 PAPS 中的硫酸根转移到类固醇、酚类的羟基上,生成硫酸酯。雌酮也是在肝内与硫酸结合而失活。

3）甘氨酸、牛磺酸和谷胺酰胺结合反应:某些毒物、药物的羧基与辅酶 A 结合形成酰基辅酶 A 后,在酰基 CoA-氨基酸 N-酰基转移酶催化下与甘氨酸结合,生成相应的结合产物。在肝细胞内胆酸和脱氧胆酸分别可与甘氨酸及牛磺酸结合,形成结合胆汁酸,这对于胆汁的排泄、分泌和功能极为重要。

4）谷胱甘肽结合反应:哺乳动物肝脏中含有大量的谷胱甘肽(GSH),为重要的还原性物质,除了提供 H 原子外,尚可以结合反应来参与卤化有机物、环氧化物的解毒。动物的肝肾组织中含有谷胱甘肽-S 转移酶催化上述的结合反应,对于保护机体,尤其是肝细胞避免毒性作用有很重要的意义。

5)乙酰基结合反应:在乙酰基转移酶的催化下,由乙酰 CoA 作乙酰基供体,与芳香族胺类化合物结合生成相应的乙酰化衍生物。如磺胺类药物及抗结核药异烟肼在肝脏经乙酰化而失去作用。

6)甲基结合反应:肝细胞质及微粒体中具有多种转甲基酶,含有羟基、巯基或氨基的化合物可进行甲基化反应,甲基供体是 S-腺苷蛋氨酸(SAM)。在相应酶催化下,可使烟酰胺、组胺、去甲肾上腺素、5-羟色胺的氨基氮进行 N-甲基化,又可使儿茶酚类、吲哚酚化合物的酚羟基进行 O-甲基化,也可在 S-甲基转移酶催化下使底物巯基上的硫进行 S-甲基化。

7)水化反应:肝脏中第一相反应可生成不稳定的环氧化物,可在环氧化物水化酶作用下形成二醇类化合物。

由上可见,肝脏的生物转化作用范围是很广的。很多有毒的物质进入人体后迅速集中在肝脏进行解毒,然而另一方面,正是由于这些有害物质容易在肝脏聚集,如果毒物的量过多,也容易使肝脏本身中毒,因此,对肝病患者,要限制服用主要在肝内解毒的药物,以免中毒。

2. 生物转化反应的特点 就机体本身而言,肝脏是进行生物转化的主要脏器,其功能上的重要性远大于其他能进行生物转化作用的器官和组织。由于酶系分布上的特点,生物转化也就成为肝脏的基本功能之一。一种物质的生物转化往往需要连续进行几种反应,即可以先进行氧化、还原、水解反应中的某几种连续进行的酶反应,然后再进行结合反应。反之亦然。如进入机体的阿司匹林(乙酰水杨酸)可先行水解去乙酰基形成水杨酸,大部分水杨酸又可羟化形成羟基水杨酸或者均经结合反应形成水杨酰甘氨酸或 β-葡糖醛酸苷结合物,故出现多种转化产物。

生物转化反应具有两重性。一些生物转化反应包括药物、毒物或腐败产物,经转化后毒性或生物活性减弱。然而有些物质通过生物转化,其活性或毒性反而加强,即不是灭活而是激活,因此,肝脏的生物转化具有两重性。在药物生物转化上,如苯巴比

妥的羟化和氯丙嗪的 N-氧化使其药理活性丧失,但偶氮磺胺、去氢皮质醇、水合氯醛、去氧安定等药物经代谢活化呈现药理作用。镇咳作用强烈的可待因经 O-脱甲基反应成为有强烈镇痛效果的吗啡。

许多化学物质可以导致人类肿瘤。就其化学组分而言,大致上可分为多环芳烃、芳胺、亚硝胺类、黄曲霉毒素、苏铁苷、二甲氨基偶氮苯类等;就其来源可由人工合成、微生物产生、植物、肠菌作用后产生。致癌物质致癌作用的基本原理均是形成亲电子基如 C、N,能与生物大分子 DNA、RNA 或蛋白质中亲核部位结合,引起基因调控失常,导致细胞去分化或反分化,最后形成癌细胞。大部分具有致癌作用的物质,可由肝脏的生物转化作用而发挥作用。如苯骈芘(致癌物)是在肝内经过生物转化才形成终致癌物的。

3. 影响生物转化的因素 生物转化作用受年龄、性别、肝脏疾病及药物等体内外各种因素的影响。例如新生儿生物转化酶发育不全,对药物及毒物的转化能力不足,易发生药物及毒素中毒等。老年人因器官退化,对氨基比林、保泰松等药物的转化能力降低,用药后血中相对药物浓度和药效较强,副作用较大。此外,某些药物或毒物可诱导转化酶的合成,使肝脏的生物转化能力增强,称为药物代谢酶的诱导。例如,长期服用苯巴比妥,可诱导肝微粒体单加氧酶系的合成,从而使机体对苯巴比妥类催眠药产生耐药性。同时,由于单加氧酶特异性较差,可利用诱导作用增强药物代谢和解毒,如用苯巴比妥治疗地高辛中毒。苯巴比妥还可诱导肝微粒体 UDP-葡糖醛酸转移酶的合成,故临床上用来治疗新生儿黄疸。另一方面由于多种物质在体内转化代谢常由同一酶系催化,同时服用多种药物时,可出现竞争同一酶系而相互抑制其生物转化作用。临床用药时应加以注意,如保泰松可抑制双香豆素的代谢,同时服用时双香豆素的抗凝作用加强,易发生出血现象。

肝实质性病变时,微粒体中单加氧酶系和 UDP-葡糖醛酸转移酶活性显著降低,加上肝血流量的减少,患者对许多药物及毒物的摄取、转化发生障碍,易积蓄中毒,故在肝病患者用药要特别慎重。

第二节 小儿胆道系统的生理特点

胆道系统包括肝内胆道系统和肝外胆道系统,肝内胆道系统主要指肝内小胆管,肝外胆道系统包括左右肝管、肝总管、胆囊和胆总管等。胚胎第 4 个月起,肝脏开始分泌胆汁,以后胆道系统一直有胆汁

排泌到肠道。胆汁和胰液、肠液一起对小肠内的食糜进行化学性消化,胆汁还能将体内产生的胆红素排入肠道从而排出体外。

（一）胆道系统的生理特点

1. 胆囊　胆囊有储存、浓缩胆汁和调节胆道压力的作用,常被胆汁染成绿色。成人胆囊容量约为40~60ml。胆囊上皮细胞能主动吸收胆汁中的水和无机盐,主要是 Na^+、Ca^{2+}、Cl^- 和重碳酸盐。上皮细胞分泌物中含有黏液,胆囊每天分泌黏液约20ml。胆囊的收缩功能使胆汁排出,并调节胆管内的压力。胆管括约肌呈收缩状态时,从肝脏排出的胆汁流入舒张的胆囊内,经胆囊储存并浓缩;进食后,胆囊持续收缩约30~60分钟,胆管括约肌松弛,将胆汁排入肠腔。

胆囊的分泌、吸收和收缩功能受神经、体液的双重调节。胆囊受交感、副交感神经支配。交感神经可促进胆囊吸收水和使胆囊肌松弛;胆碱能神经对胆囊吸收作用影响较小,但可保持胆囊肌的张力。胆囊上皮细胞上有血管活性肠肽（VIP）受体,VIP可抑制胆囊吸收水分,并使上皮细胞呈分泌状态,还具有使胆囊平滑肌松弛的作用。胃、肠、胰激素中,对胆囊作用最强的是胆囊收缩素（CCK-PZ）。在进食后特别是高脂肪饮食后,小肠内分泌细胞分泌胆囊收缩素,使胆囊强烈收缩,排空胆汁,并使胆管括约肌松弛,胆汁排入肠腔,它还有抑制胆囊吸收的作用。VIP则有对抗CCK的缩胆囊作用而抑制胆囊收缩。

2. 输胆管道　输胆管道是将肝脏分泌的胆汁输送到十二指肠的管道。左右肝内的胆小管逐步汇合,分别形成左右肝管,两管在肝门附近合成肝总管。胆总管长约4~8cm,直径约3~6mm,有一定的舒缩功能,它向下经十二指肠上部后方,进入十二指肠降部的左后壁与胰管汇合形成胆胰壶腹,即Vater壶腹。Vater壶腹周围由发育不等的环行平滑肌包绕,称为Oddi括约肌。平时Oddi括约肌保持收缩状态,由肝分泌的胆汁经左右肝管、肝总管、胆囊管进入胆囊贮存,进食后,由于食物和消化液的刺激,在神经体液因素的作用下,引起胆囊收缩和Oddi括约肌的舒张,使胆囊中贮存的浓缩胆汁经胆囊管、胆总管排入十二指肠。

胆管壁内也有交感和副交感神经分布。一般认为,自主神经的作用是维持胆管平滑肌的张力,而非推进胆汁排泄。胆管内胆汁的流动主要依靠管腔内压的变化,胆总管内压主要决定于Oddi括约肌的收缩状态。刺激交感神经或给予去甲肾上腺素,能使Oddi括约肌收缩,胆总管内压升高。刺激迷走神经和CCK的作用,使Oddi括约肌松弛,括约肌内压低于胆总管内压,胆汁得以排入肠道。

由于结石、肿瘤、压迫等各种原因造成胆道阻塞,致使胆汁不能排入十二指肠时,除产生消化吸收障碍外,还可使胆道内压力大大提高,引起胆管扩张,重者可导致肝内毛细胆管破裂,使胆汁进入血液循环,造成黄疸。

（二）胆汁代谢

肝细胞分泌的胆汁具有双重功能:一是作为消化液,促进脂类的消化和吸收,二是作为排泄液,将体内某些代谢产物（胆红素、胆固醇）及经肝生物转化的非营养物排入肠腔,随粪便排出体外。胆汁酸是胆汁的主要成分,具有重要生理功能。

1. 胆汁的组成　胆汁有两种主要类型,其中约75%由肝细胞生成,25%为胆管细胞分泌。从肝脏细胞中刚分泌出来的胆汁称为肝胆汁,成人每日生成量约500~1000ml,呈金黄色或橙色,其中溶解的固体成分仅占3%,97%为水分,其渗透压与血液相当。储存于胆囊中被浓缩后的胆汁称为胆囊胆汁,呈暗褐色,其中溶解的固体成分高达16%左右。胆汁中含有很多化学成分,包括胆汁酸盐（胆盐）、黏蛋白、胆色素、卵磷脂、胆固醇、尿素、某些激素（甲状腺激素和性激素）的代谢物,某些酶（碱性磷酸酶、亮氨酸肽酶等）和各种无机离子（Na^+、k^+、Ca^{2+}、Mg^{2+}、Cl^-、HPO_4^{2-}、$H_2HPO_4^-$、HCO_3^-、CO_3^{2-}）等。肝胆汁呈弱碱性（pH7.4）,与胰液、肠液协同中和胃酸,为消化过程提供适宜的中性环境,并起到黏膜保护作用。

肝细胞持续分泌胆汁,在非消化期间,胆汁贮存于胆囊中。在消化期间,胆汁则直接由肝脏以及由胆囊大量排至十二指肠内,其分泌和排出受神经和体液因素的调节:迷走神经传递信号,末梢释放神经递质直接作用于肝细胞和胆囊,使胆汁分泌增加;并可通过促胃液素、促胰液素、胆囊收缩素等激素作用于肝细胞引起胆汁分泌增加,胆囊收缩,使胆汁大量排出。

正常人胆汁中的胆汁酸,占胆汁固体成分的50%~70%。胆汁酸在胆汁中与 Na^+、k^+ 等无机离子结合形成胆汁酸盐,为胆汁苦味的主要成分。胆盐具有界面活性,和卵磷脂共同维持胆汁中的胆固醇处于溶解状态而不析出。胆固醇占胆汁中固体成分的3%~6%,胆汁中的主要脂类还有磷脂,而且几乎全是卵磷脂,占胆汁固体成分的25%~30%。肝卵磷脂和胆汁卵磷脂在脂肪酸组成上有些差异,说明卵磷脂从肝到胆汁的过程可能不是单纯的排泄,而是一种分泌过程(表3-1)。

表3-1　正常人肝胆汁与胆囊胆汁的组成成分比较

	肝胆汁	胆囊胆汁
	(%胆汁)	(%胆汁)
水	97	84
总固体	3	16
胆汁酸盐	1.57	11.20
胆固醇	0.06	0.26
无机盐	0.84	1.56
黏蛋白和色素	0.53	2.98

正常人胆汁中的胆色素主要是胆红素,游离型胆红素在胆汁中极少。肝胆汁内钙含量比血清值低,但胆囊胆汁中钙含量较高。胆汁中黏蛋白是影响胆汁稠度的主要物质,胆囊胆汁中含量为高。胆囊结石患者的胆汁中,黏蛋白的含量尤见增高。

2. 胆汁酸的种类　按结构分类胆汁酸可分为两大类:一类为游离型胆汁酸,包括胆酸(cholic acid)、脱氧胆酸(deoxycholic acid)、鹅脱氧胆酸(chenodeoxy cholic acid)和少量的石胆酸(lithochalic acid);另一类是上述游离胆汁酸与甘氨酸或牛磺酸结合的产物,称结合型胆汁酸。主要包括甘氨胆酸、甘氨鹅脱氧胆酸、牛磺胆酸及牛磺鹅脱氧胆酸等。一般结合型胆汁酸水溶性较游离型大,pH降低,这种结合使胆汁酸盐更稳定,在酸或Ca^{2+}存在时不易沉淀出来。

按来源分类胆汁酸可分为初级胆汁酸和次级胆汁酸。肝细胞内,以胆固醇为原料直接合成的胆汁酸称为初级胆汁酸,包括胆酸和鹅脱氧胆酸。初级胆汁酸在肠道中受细菌作用,进行7-α脱羟作用生成的胆汁酸,称为次级胆汁酸(secondary bile acid),包括脱氧胆酸和石胆酸。

3. 初级胆汁酸的生成　胆汁酸由胆固醇转变而来,这也是胆固醇排泄的重要途径之一。肝细胞内由胆固醇转变为初级胆汁酸的过程很复杂,需经过多步酶促反应完成。

胆汁酸合成的基本步骤:①羟化,是最主要的变化。首先在7α-羟化酶催化下,胆固醇转变为7α-羟胆固醇,然后再转变成鹅脱氧胆酸或胆酸,后者的生成还需要在12位上进行羟化。②侧链氧化断裂生成含24个碳的胆烷酰CoA和一分子丙酰CoA(需ATP和辅酶A)。③胆固醇的3-β-羟基差向异构化,转变为3-α-羟基。④加水,水解下辅酶A分别形成胆酸与鹅脱氧胆酸。胆酰CoA和鹅脱氧胆酰CoA也可与甘氨酸或牛磺酸结合,生成结合型胆汁酸。

上述反应中,7α-羟化酶是限速酶。该酶属微粒体单加氧酶系,需细胞色素P450及NADPH、NADPH-细胞色素P450还原酶及一种磷脂参与反应。胆汁酸可反馈抑制7α-羟化酶而抑制胆汁酸的合成。如口服阴离子交换树脂考来烯胺或纤维素多的食物促进胆汁酸的排泄,减少肠道胆汁酸的重吸收,可解除对7α-羟化酶的抑制,加速胆固醇转化为胆汁酸,从而降低血清胆固醇。此外,维生素C对此羟化反应有促进作用。甲状腺素能通过激活侧链氧化酶系,加速胆固醇转化为胆汁酸,促进肝细胞初级胆汁酸的合成。所以甲状腺功能亢进患者的血清胆固醇浓度常偏低,而甲状腺功能低下患者血清胆固醇含量则偏高。

4. 次级胆汁酸的生成　随胆汁流入肠腔的初级胆汁酸在协助脂类物质消化吸收的同时,在小肠下段及大肠受肠道细菌作用,一部分被水解、脱去7α-羟基,转变为次级胆汁酸。在合成次级胆汁酸的过程中,可产生少量熊脱氧胆酸,它和鹅脱氧胆酸均具有溶解胆结石的作用。

5. 胆汁酸的肠肝循环　肠道中的各种胆汁酸平均有95%被肠壁重吸收,其余的随粪便排出。胆汁酸的重吸收主要有两种方式:①结合型胆汁酸在回肠部位主动重吸收。②游离型胆汁酸在小肠各部及大肠被动重吸收。胆汁酸的重吸收主要依靠主动重吸收方式。石胆酸主要以游离型存在,故大部分不被吸收而排出。正常人每日从粪便排出的胆汁酸约0.4~0.6g,相当于肝脏每天新合成胆汁酸的量。

由肠道重吸收的胆汁酸(包括初级和次级胆汁酸;结合型和游离型胆汁酸)均由门静脉进入肝脏,在肝脏中游离型胆汁酸再转变为结合型胆汁酸,再随胆汁排入肠腔。此过程称为"胆汁酸的肠肝循环"(enterohepatic circulation of bile acid)。胆汁酸肠肝循环的生理意义在于使有限的胆汁酸重复利用,促进脂类的消化与吸收。正常人体肝脏内胆汁酸不过3~5g,而维持脂类物质消化吸收,需要肝脏每天合成 16～32 克,依靠胆汁酸的肠肝循环可弥补胆汁酸的合成不足。每天约进行 6～12 次肠肝循环,使有限的胆汁酸池能够发挥最大限度的乳化作用,以维持脂类食物消化吸收的正常进行。若肠肝循环被破坏,如腹泻或回肠大部切除,则胆汁酸不能重复利用。此时,一方面影响脂类的消化吸收,另一方面胆汁中胆固醇含量相对增高,处于饱和状态,极易形成胆固醇结石。图 3-1 示胆汁酸的代谢与肠肝循环。

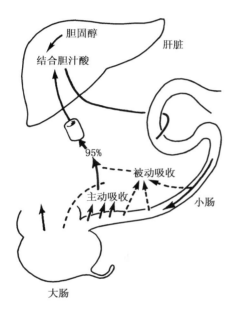

图 3-1 胆汁酸的代谢与肠肝循环

6. 胆汁酸的生理功能

(1) 促进脂类的消化吸收:胆汁酸分子内既含有亲水性的羟基及羧基或磺酸基,又含有疏水性烃核和甲基。亲水基团均为 α 型,而甲基为 β 型,两类不同性质的基团使胆汁酸构型上具有亲水和疏水的两个侧面,因而胆汁酸具有较强的界面活性,能降低油/水两相间的表面张力,是较强的乳化剂,能促进脂类乳化。同时扩大脂肪和脂肪酶的接触面,加速脂类的消化。

(2) 抑制胆固醇在胆汁中析出沉淀(结石):胆固醇难溶于水,须掺入卵磷脂-胆汁酸盐微团中,使胆固醇通过胆道运送到小肠而不致析出。胆汁中胆固醇的溶解度与胆汁酸盐、卵磷脂与胆固醇的相对比例有关。如胆汁酸及卵磷脂与胆固醇比值降低,则可使胆固醇过饱和而以结晶形式析出形成胆石。胆汁中胆汁酸盐不足见于肝合成胆汁酸能力降低、肠肝循环中肝摄取胆汁酸量减少或胆汁酸在消化道丢失过多。

(三) 胆红素代谢

胆红素代谢中,以往习惯用胆色素这一名称。胆色素(bile pigment)顾名思义是胆汁中的色素,它是含铁卟啉化合物在体内分解代谢的产物,包括胆红素(bilirubin)、胆绿素(biliverdin)、胆素原(bilinogen)和胆素(bilin)等化合物。其中,除胆素原族化合物无色外,其余均有一定颜色,故统称胆色素。胆红素是胆汁中的主要色素,胆色素代谢以胆红素代谢为主心。机体胆红素代谢是一个复杂的生化过程,其代谢障碍会导致高胆红素血症即黄疸,为临床上常见的一个重要体征。

1. 胆红素的生成及转运

(1) 胆红素的来源:体内含卟啉的化合物有血红蛋白、肌红蛋白、过氧化物酶、过氧化氢酶及细胞色素等。胆红素来源主要有:①80% 左右胆红素来源于衰老红细胞中血红蛋白的分解。②小部分来自造血过程中红细胞的过早破坏。③非血红蛋白血红素的分解。

(2) 胆红素的生成:体内红细胞不断更新,衰老的红细胞由于细胞膜的变化被网状内皮细胞识别并吞噬,在肝、脾及骨髓等网状内皮细胞中,血红蛋白被分解为珠蛋白和血红素。血红素在微粒体中血红素加氧酶(beme oxygenase)催化下,血红素原卟啉 IX 环上的 α 次甲基桥(═CH─)的碳原子两侧断裂,使原卟啉 IX 环打开,并释出 CO 和 Fe^{3+} 和胆绿素 IX_{α}(biliverdin)。Fe^{3+} 可被重新利用,CO 可排出体外。线性四吡咯的胆绿素进一步在胞质中胆绿素还原酶(辅酶为 NADPH)的催化下,迅速被还原为胆红素。

胆红素生成的酶原主要有两个:①微粒体的血红素加氧酶(MHO):是胆红素生成的限速酶,需要 O_2 和还原型辅酶 II (NADPH)参加,受底物血红素的诱导。而同时血红素又可作为酶的辅基起活化分子氧的作用。反应产物为胆绿素 IX_{α}、铁和 CO,因此有人用测定 CO 的生成来推测体内血红蛋白的破坏程度。微粒体的 MHO 在脾脏中活性最高,骨髓次之,正常时肝脏、肾脏、脑等其他组织中此酶活性不高。但由于它是一种可诱导的酶,在肝脏、肾脏和巨噬细胞中可受到底物的控制调节。MHO 的活力还可受到一些物质的抑制,如锡-原卟啉(snprotoporphyrin, SnPP)是一种人工合成血红素类似物,能竞争性抑制 MHO 的活力,从而阻断胆红素的产生,已用于临床治疗。②可溶性的胆绿素还原酶:其辅酶也为 NADPH,在此酶的作用下,胆绿素 IX_α 还原为胆红素。

异常情况下,当血管外溶血时,脾脏吞噬和破坏红细胞加速,生成胆红素的量也相应增多,此时胆红素的生成过程和正常衰老红细胞生成胆红素的过程基本相同。但当血管内溶血时,游离于血浆中的血红蛋白首先和触珠蛋白结合形成 Hb-Hp 复合物,被带到肝实质细胞处理。Hb-Hp 分解出 Hb,再被溶酶体分解释出血红素,血红素在血红素加氧酶(MHO)的作用下氧化成胆红素。

(3)胆红素在血液中的运输:在生理 pH 条件下胆红素是难溶于水的脂溶性物质,在网状内皮细胞中生成的胆红素能自由透过细胞膜进入血液,在血液中主要与血浆白蛋白或 α_1 球蛋白(以白蛋白为主)结合成复合物进行运输。这种结合增加了胆红素在血浆中的溶解度,便于运输;同时又限制胆红素自由透过各种生物膜,使其不致对组织细胞产生毒性作用。每分子白蛋白可结合两分子胆红素。在正常人每 100ml 血浆的血浆白蛋白能与 20~25mg 胆红素结合,而正常人血浆胆红素浓度仅为 0.1~1.0mg/dl,所以正常情况下,血浆中的白蛋白足以结合全部胆红素。但某些有机阴离子如磺胺类、脂肪酸、胆汁酸、水杨酸等可与胆红素竞争与白蛋白结合,从而使胆红素游离出来,增加其透入细胞的可能性。过多的游离胆红素可与脑部基底核的脂类结合,并干扰脑的正常功能,称胆红素脑病或核黄疸。因此,在新生儿高胆红素血症时,对多种有机阴离子药物必须慎用。

2. 肝脏对胆红素的摄取、转化和排泄作用

(1)肝细胞对胆红素的摄取:血中胆红素以"胆红素-白蛋白"的形式输送到肝脏,很快被肝细胞摄取。由于肝细胞内两种载体蛋白 Y 蛋白和 Z 蛋白所起的重要作用,肝细胞摄取血中胆红素的能力很强。Y 蛋白是一种碱性蛋白,由分子量为 22 000 和 27 000 的两个亚基组成,约占肝细胞胞质蛋白质总量的 5%。苯巴比妥可诱导 Y 蛋白的合成;甲状腺素、溴酚磺酸钠(BSP)和靛青绿(ICG)等可竞争结合 Y 蛋白,影响胆红素的转运。Y 蛋白能与上述多种物质结合,故又称"配体结合蛋白"(ligadin)。由于新生儿在出生 7 周后 Y 蛋白才达到正常成人水平,故易产生生理性的新生儿非溶血性黄疸,临床上可使用苯巴比妥治疗。Z 蛋白是一种酸性蛋白,分子量为 12 000,与胆红素亲和力小于 Y 蛋白。当

胆红素浓度较低时,胆红素优先与 Y 蛋白结合。在胆红素浓度高时,则 Z 蛋白与胆红素的结合量增加。这两种载体蛋白(以 Y 蛋白为主)能特异性结合包括胆红素在内的有机阴离子。当血液入肝,在狄氏(Disse)间隙中肝细胞上的特殊载体蛋白结合胆红素,使其从白蛋白分子上脱离,并被转运到肝细胞内。随即与细胞质中 Y 和 Z 蛋白结合,主要是与 Y 蛋白结合,当 Y 蛋白结合饱和时,Z 蛋白的结合才增多。这种结合使胆红素不能反流入血,从而使胆红素不断向肝细胞内透入。胆红素被载体蛋白结合后,即以"胆红素-Y 蛋白"(胆红素-Z 蛋白)形式送至内质网。这是一个耗能的过程,而且是可逆的。如果肝细胞处理胆红素的能力下降,或者生成胆红素过多,超过了肝细胞处理胆红素的能力,则已进入肝细胞的胆红素还可反流入血,使血中胆红素水平增高。

(2)肝细胞对胆红素的转化作用:肝细胞内质网中有胆红素-尿苷二磷酸葡糖醛酸转移酶(bilirubin-UDP glucuronyl transferase, BR-UDPGA-T),它可催化胆红素与葡糖醛酸以酯键结合,生成胆红素葡糖醛酸酯。由于胆红素分子中有两个丙酸基的羧基均可与葡糖醛酸 C1 上的羟基结合,故可形成两种结合物,即胆红素葡糖醛酸一酯和胆红素葡糖醛酸二酯(图 3-2)。在人胆汁中的结合胆红素主要为胆红素葡糖醛酸二酯(占 70%~80%),其次为胆红素葡糖醛酸一酯(占 20%~30%),也有小部分与硫酸根、甲基、乙酰基、甘氨酸等结合。

胆红素经上述转化后称为结合胆红素,结合胆红素较未结合胆红素脂溶性弱而水溶性增强,与血浆白蛋白亲和力减小,故易从胆道排出,也易透过肾小球从尿排出。但不易通过细胞膜和血-脑屏障,因此不易造成组织中毒,是胆红素解毒的重要方式。

(3)肝脏对胆红素的排泄作用:胆红素在内质网经结合转化后,在细胞质内经过高尔基复合体、溶酶体等作用,运输并排入毛细胆管随胆汁排出。毛细胆管内结合胆红素的浓度远高于细胞内浓度,故胆红素由肝内排出是一个逆浓度梯度的耗能过程,也是肝脏处理胆红素的一个薄弱环节,容易受损。排泄过程如发生障碍,则结合胆红素可反流入血,使血中结合胆红素水平增高。糖皮质激素不仅能诱导葡糖醛酸转移酶的生成,促进胆红素与葡糖醛酸结合,而且对结合胆红素的排出也有促进作用。

由于胆红素排泌于毛细胆管的过程,涉及上述

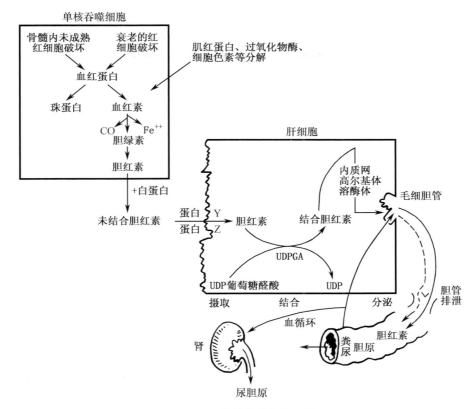

图 3-2　胆红素的代谢与肝肠循环

一系列亚细胞结构的功能,此功能较肝细胞摄取和结合胆红素的功能易受破坏,故当肝细胞有微小损害时,首先导致胆红素的排泄障碍,结合胆红素反流入血,引起血中结合胆红素增高,肝内淤积性黄疸即属此类型。肝脏对胆红素的摄取、转化和排出见图3-2。

3. 胆红素在肠道中的变化　结合胆红素随胆汁排入肠道后,自回肠下段至结肠,在肠道细菌作用下,由β-葡糖醛酸苷酶催化水解脱去葡糖醛酸,生成未结合胆红素,后者再逐步还原成为无色的胆素原族化合物,即中胆素原(meso-bilirubinogen)、粪胆素原(stercobilinogen)及尿胆素原(urobilinogen)。粪胆素原在肠道下段或随粪便排出后经空气氧化,可氧化为棕黄色的粪胆素,它是正常粪便中的主要色素。正常人每日从粪便排出的胆素原约 40 ~ 280mg。当胆道完全梗阻时,因结合胆红素不能排入肠道,不能形成粪胆素原及粪胆素,粪便呈灰白色,临床上称之为白陶土样便。

生理情况下,肠道中约有 10% ~ 20% 的胆素原可被重吸收入血,经门静脉进入肝脏。其中约 90% 由肝脏摄取并以原形经胆汁分泌排入肠腔,此过程称为胆色素的肠肝循环(enterohepatic circulation of

bile pigments)。其中少量(约 10%)的胆素原可进入体循环,通过肾小球滤出,由尿排出,即为尿胆素原。正常成人每天从尿排出的尿胆素原约 0.5 ~ 4.0mg,尿胆素原在空气中被氧化成尿胆素,是尿液中的主要色素。图 3-2 示胆红素的代谢与肝肠循环。

4. 血清中的胆红素　正常血清中存在的胆红素按其性质和结构不同可分为两大类型。凡未经肝细胞结合转化的胆红素,即其侧链上的丙酸基的羧基为自由羧基者,为未结合胆红素;凡经过肝细胞转化,与葡糖醛酸或其他物质结合者,均称为结合胆红素。血清中的未结合胆红素与结合胆红素,由于其结构和性质不同,它们对重氮试剂的反应(范登堡试验 Van den Bergh test)不同,未结合胆红素由于分子内氢键的形成,第 10 位碳桥被埋在分子的中心,这个部位是线性四吡咯结构的胆红素转变为二吡咯并与重氮试剂结合的关键部分。不破坏分子内氢键则胆红素不能与重氮试剂反应。必须先加入酒精或尿素破坏氢键后才能与重氮试剂反应生成紫红色偶氮化合物,称为范登堡试验的间接反应。所以未结合胆红素又称间接反应胆红素。而结合胆红素不存在分子内氢键,能迅速直接与重氮试剂反应形成紫红色偶氮化合物,故又称直接反应胆红素。

除上述两种胆红素外,目前发现还存在"第三种胆红素",称为δ-胆红素。它的实质是与血清白蛋白紧密结合的结合胆红素,很可能与白蛋白是共价结合。正常血清中,δ-胆红素的含量占总胆红素的20%~30%,其出现可能与肝脏功能成熟有关。当肝病初期,它与血清中其他两种胆红素一起升高,但肝功能好转时它的下降较其他两种缓慢,从而使其所占比例升高,有时可高达60%。

正常人血浆中胆红素的总量不超过 1mg/dl (17.1μmol/L),其中未结合型约占4/5,其余为结合胆红素。凡能引起胆红素的生成过多,或使肝脏对胆红素处理能力下降的因素,均可使血中胆红素浓度增高,称高胆红素血症(hyperbilirubinemia)。胆红素是金黄色色素,当血清中浓度高时,则可扩散入组织,组织被染黄,称为黄疸(jaundice)。特别是巩膜或皮肤,因含有较多弹性蛋白,后者与胆红素有较强亲和力,故更易被染黄。黏膜中含有能与胆红素结合的血浆白蛋白,因此也能被染黄。黄疸程度与血清胆红素的浓度密切相关。一般血清中胆红素浓度超过2mg/dl 时,肉眼可见组织黄染;当血清胆红素达7~8mg/dl 以上时,黄疸即较明显。有时血清胆红素浓度虽超过正常,但仍在 2mg/dl 以内,肉眼尚观察不到巩膜或皮肤黄染,称为隐性黄疸。应注意黄疸系一种常见体征,并非疾病名称。凡能引起胆红素代谢障碍的各种因素均可形成黄疸。根据其成因大致可分三类:①因红细胞大量破坏,单核-吞噬细胞系统产生的胆红素过多,超过肝细胞的处理能力,因而引起血中未结合胆红素浓度异常增高者,称为溶血性黄疸或肝前性黄疸;②因肝细胞功能障碍,对胆红素的摄取结合及排泄能力下降所引起的高胆红素血症,称为肝细胞性或肝原性黄疸;③因胆红素排泄的通道受阻,使胆小管或毛细胆管压力增高而破裂,胆汁中胆红素反流入血而引起的黄疸,称梗阻性黄疸或肝后性黄疸。三种类型黄疸的血、尿、粪的改变情况总结如表3-2。

表3-2　黄疸时血、尿、粪的改变

	指标	正常	梗阻性黄疸	溶血性黄疸	肝细胞性黄疸
血胆红素	总胆红素	<1mg/dl	>1mg/dl	>1mg/dl	>1mg/dl
	结合胆红素	0~0.8mg/dl	↑↑		↑
	非结合胆红素	<1mg/dl		↓↓	↑
尿三胆	尿色	正常	深	较深	深
	尿胆红素	−	++	−	++
	尿胆素原	少量	↓	↓	不一定
	粪便颜色	正常	完全梗阻时白陶土样	深	变浅或正常

第三节　胎儿、新生儿胆红素的代谢特点

由于宫内外环境的巨大差异、出生后适应环境的需要和脏器发育不成熟,新生儿胆红素代谢与成人有诸多不同,更易出现黄疸。即使正常足月新生儿,也有相当比例发生生理性黄疸,未成熟新生儿和病理足月新生儿黄疸发生几率更高,甚至因黄疸造成不可逆脑损伤。

(一)胎儿胆红素代谢特点

胎儿早期已开始合成和分解血红蛋白,孕12周时正常羊水中可以测到胆红素。因为妊娠24周以前胎儿肝脏尚无处理胆红素的能力,故羊水中出现胆红素。随着胎儿肝脏逐渐成熟,羊水中胆红素逐渐减少,至妊娠36周后基本消失。因此,如光谱分析法测定羊水 $\Delta A_{450}<0.02$,胆红素测定<0.41μmol/L 可提示胎儿肝脏功能已成熟;妊娠28 周时 $\Delta A_{450}<0.048$,胆红素<1.28μmol/L。若妊娠后期羊水中胆红素含量升高,应考虑有无 Rh 或 ABO 血型不合,胎儿出生后可能会出现新生儿溶血症。羊水中胆红素增高还可见于肠道闭锁。

胆红素进入羊水的机制不清楚,认为有以下可能:①气管和支气管内分泌液的排出;②上消化道黏

膜分泌液或胎儿尿液、胎粪的排出；③通过脐带、胎儿皮肤直接渗透；④从母循环转运经胎盘进入羊水。

孕晚期胎儿已具有能分解红细胞产生胆红素的能力，胎儿胆红素主要经胎盘进入母体循环，靠母亲肝脏和胎儿本身肝脏进行代谢。按千克体重计算，胆红素的生成约为成人的 150%，提示胎儿时期已有血红素加氧酶和胆绿素还原酶的存在，血红素通过酶的催化降解为胆红素，已十分活跃。胎儿脐动脉血中胆红素平均为 $86.6\mu mol/L \pm 31.2\mu mol/L$（$5.1\mu mol/L \pm 1.8mg/dl$），脐静脉为 $45.6\mu mol/L \pm 12.6\mu mol/L$（$2.7\mu mol/L \pm 0.7mg/dl$），而母体血液循环中胆红素为 $8.6\mu mol/L \pm 2.8\mu mol/L$（$0.5\mu mol/L \pm 0.16mg/dl$），二者血胆红素存在梯度差，使胎儿血胆红素通过胎盘顺浓度梯度差转运至母亲血液循环，经母亲肝脏进行代谢。胎儿脐动脉中胆红素浓度是脐静脉的 2 倍，提示经胎盘可有效清除胆红素。

网状内皮细胞清除循环中衰老或破坏的红细胞，然后转变成血红素和胆红素（1g 血红蛋白产生 34mg 胆红素）。这些未结合胆红素与血清白蛋白结合，然后通过循环转运到肝脏。胎儿血浆蛋白浓度比母亲低约 1g/dl，联结胆红素的能力较差；但胎儿血液循环中含有较多甲胎蛋白，它与胆红素有较高的亲和力，因此可作为胆红素的载体，参与胆红素的运输。由于胎儿肝内 Y、Z 蛋白含量少，葡萄糖醛酰转移酶活力极低，至足月时仅达成人的 1%，肝脏摄取和结合胆红素的能力差。胎儿期存在静脉导管，使来自门静脉的血液直接进入下腔静脉，不经过肝脏，减少胆红素在肝脏的代谢机会。胎儿时期肠黏膜已能分泌 β-葡糖醛酸苷酶，将结合胆红素水解成未结合胆红素，未结合胆红素从小肠肠腔内被重吸收，并进入胎儿循环。因胎儿肠道无菌，不能将结合胆红素分解为胆素原。因胎儿本身处理胆红素的能力差，仅能将部分未结合胆红素转变为结合胆红素（故胎粪呈褐绿色），约有 50% 经胎盘排入母体由母亲进行代谢。虽然母亲体循环内未结合胆红素也可以经胎盘进入胎儿，但妊娠妇女有明显未结合胆红素增高的情况少见，故向胎儿转运机会少。有动物实验证实，母体有高未结合胆红素血症时可致不孕，母体循环血内结合胆红素不能转运到胎儿，当母体有肝炎、妊娠胆汁淤积时，胎儿结合胆红素并不会增高。

（二）新生儿胆红素代谢特点

由于子宫内外环境的巨大差异、出生后适应环境的需要以及肝脏发育不成熟，新生儿胆红素代谢与成人有诸多不同，以致出生后即使正常的新生儿，也有相当比例出现黄疸。新生儿胆红素代谢特点如下：

1. **胆红素产生相对过多**　新生儿胆红素增多的原因如下：①胎儿在宫内低氧环境中生活，红细胞数相对较多，若出生时延迟结扎脐带或助产人员有意从脐带向新生儿挤血，则红细胞数量更多。出生后开始用肺呼吸，血氧分压升高，过多的红细胞迅速破坏，使血中非结合胆红素增加更多。②胎儿红细胞寿命较短，为 70～100 天，而成人为 120 天，故产生胆红素的量亦多。③早期标记胆红素来源增多。新生儿生后短期内停止胎儿造血，使早期标记胆红素含量增多，有报道，足月新生儿早期标记胆红素占胆红素的 20%～25%，而成人仅为 15%。成人每日生成胆红素约 $65.0\mu mol/kg$（$3.8mg/kg$），新生儿每日生成胆红素约为 $145.4\mu mol/kg$（$8.5mg/kg$），相当于成人的 2 倍，因此新生儿肝脏代谢胆红素的负荷大于成人。

2. **胆红素与白蛋白联结运送的能力不足**　新生儿出生后的短暂阶段，有轻重不等的酸中毒，影响胆红素与白蛋白结合的数量。而早产儿血中白蛋白偏低，更使胆红素的联结运送延缓。

3. **肝细胞摄取非结合胆红素的能力差**　新生儿肝细胞内缺乏 Y 蛋白及 Z 蛋白（只有成人的 5%～20%），在生后第 5 日才逐渐合成，2 周方达成人水平。这两种蛋白具有摄取非结合胆红素，转运至滑面内质网进行代谢的功能，由于 Y、Z 蛋白的合成不足，影响了肝细胞对非结合胆红素的摄取。

4. **肝脏酶生成不足**　新生儿肝脏的葡糖醛酸转移酶不足，只有成人的 1%～2%，不能将非结合胆红素转变为结合胆红素，以致非结合胆红素潴留血中而发生黄疸。此类酶在生后 1 周左右才开始增多，早产儿更晚，6～12 周后接近正常水平。

5. **肝细胞排泄胆红素的功能不足**　新生儿肝细胞排泄胆红素的能力不足，若胆红素生成过多或其他阴离子增加都会引起胆红素排泄发生障碍，早产儿尤为突出，可出现暂时性肝内胆汁淤积。

6. **肠肝循环的特殊性**　新生儿生后头几天，肠道内正常菌群尚未建立，因此随胆汁进入肠道的结合胆红素不能被还原为粪胆原；另一方面新生儿肠道中有较多 β-葡糖醛酸苷酶，能将结合胆红素水解为非结合胆红素，后者被肠黏膜吸收，经门静脉返回至肝脏，这是新生儿肠-肝循环的特点。新生儿肠腔内的胎粪含有胆红素 80~100mg,相当于新生儿每日胆红素产生量的 5~10 倍,其结果是使肝脏代谢胆红素的负担增加,而致非结合胆红素潴留血中。

总之,由于新生儿胆红素生成增多,肝脏功能不成熟,肠肝循环的特点,都容易导致血胆红素增高,临床易出现黄疸。

第四节　胰腺的生理特点及其胰岛素代谢

胰腺(pancreas)是人体的第二大消化腺,长约 15~25cm,重约 70~150g,横行于腹后壁,横跨在第 1、2 腰椎的前面,可分为头、体、尾三部。根据胰腺的生理功能分为外分泌腺和内分泌腺两部分。外分泌腺占胰腺体积的 95% 以上,由腺泡(腺细胞)和腺管组成。腺管是胰液排出的通道。胰腺管与胆总管共同开口于十二指肠乳头,胰液通过胰管排入十二指肠。腺泡分泌胰液,内含各种消化酶,与胆汁及肠液相互作用,共同调节蛋白质、脂肪及碳水化合物的消化。内分泌腺主要为胰腺中散在的胰岛(也称朗格汉斯岛),约占胰腺体积的 5%。

胰腺的外分泌功能在胚胎 32 周左右即基本发育完成,出生时胰腺分泌较少,出生后 3~4 个月时发育较快,胰液分泌量也随之增加。出生后 1 年,胰腺外分泌部生长迅速,为出生时的 3 倍。胰液分泌量随生长发育而增加,最先出现的酶类是胰蛋白酶,随后出现乳糜蛋白酶、羧基肽酶、脂肪酶,最后为淀粉酶。婴幼儿体内脂肪酶和蛋白酶的活性不高,直至 2~3 岁才接近成人水平,且婴幼儿的胰液及消化酶的分泌易受温度、各种疾病的影响而被抑制,故容易发生消化不良。

(一)胰腺的生理特点

胰液中含有多种消化酶,有消化蛋白质、脂肪和糖的作用。内分泌腺是由散在于外分泌腺之间大小不同的细胞团——胰岛所组成。胰岛分泌的激素主要参与调节糖代谢。

1. 外分泌腺的功能　胰液为碱性液体,含有 Na^+、K^+、Ca^{2+}、Mg^{2+}、HCO_3^-、HPO_4^{2+} 等,其中以碳酸氢盐含量最高,胰液中的多种消化酶由腺泡细胞分泌,如胰蛋白酶、胰糜蛋白酶、多肽酶、胰淀粉酶、胰脂肪酶、胆固醇酯酶、DNA 酶、RNA 酶等,它们分别消化食物中的各种营养成分。腺泡细胞分泌的酶有的是以酶原形式排出,如胰蛋白酶原和胰糜蛋白酶原,它们排入小肠后被肠肽酶激活成为有活性的酶。腺细胞还分泌一种胰蛋白酶抑制因子,能防止胰蛋白酶原在胰腺内致活,若这种内在机制失调或某些致病因素使胰蛋白酶原在胰腺内激活,可致胰腺组织分解破坏,导致急性胰腺炎。

胰腺的分泌受神经和体液的调节。交感和副交感神经随血管进入胰腺,其末梢分布于腺泡,副交感神经兴奋促进胰酶分泌,交感神经兴奋使分泌减少。消化管内分泌细胞分泌的某些激素也参与对胰腺分泌的调节,如促胰液素主要作用于小导管上皮细胞,使其分泌大量水和碳酸氢盐,胰液量增多;胆囊收缩素-促胰酶素可促进腺泡细胞分泌大量消化酶,但胰液量不增多;促胃液素也有促胰酶分泌作用。

2. 内分泌腺的功能　胰岛(pancreas islet)是由内分泌细胞组成的细胞团,分布于腺泡之间。成人胰腺约 300 万个胰岛,胰尾部分布较多。胰岛细胞呈团索状分布,细胞间有丰富的有孔型毛细血管,受体内营养物质、激素水平、神经系统等调节,细胞释放激素入血。人胰岛主要有 A(α)、B(β)、D(δ)、PP 四种细胞。A 细胞:约占胰岛细胞总数的 20%,细胞体积较大,多分布在胰岛周边部,分泌胰高血糖素(glucagon),故又称高血糖素细胞。胰高血糖素是小分子多肽,它的作用是促进肝细胞内的糖原分解为葡萄糖,并抑制糖原合成,故使血糖升高。B 细胞:数量最多,约占胰岛细胞总数的 70%,主要位于胰岛的中央部,分泌胰岛素(insulin),故又称胰岛素细胞,胰岛素的作用与胰高血糖素相反,可使血糖降低,是体内唯一降低血糖的激素,详见下节。这两种激素的协同作用,使血糖水平保持稳定。D 细胞:数量少,约占胰岛细胞总数的 5%,D 细胞散在于 A、B 细胞之间,分泌生长抑素(somato statin)。它以旁分泌方式或经缝隙连接直接作用于邻近的 A 细胞、B 细胞或 PP 细胞,抑制这些细胞的分泌功能,抑制消化道对营养物质的吸收,另外生长抑素也可进入血液循环对其他细胞功能起调节作用。PP 细胞:数量很少,除存在于胰岛内,还可见于外分泌部的导管上皮内及腺泡细胞间,分泌胰多肽(pancreatic polypeptide),它有抑制胃肠运动和胰液分泌以及胆囊收缩的作用。胰岛细胞中除 B 细胞外,其他几种细胞也见于胃肠黏膜内,它们的结构相似,都合成和分泌肽类或胺类物质,故认为胰岛细胞也属 APUD 系统,并将胃、肠、胰这些性质类似的内分泌细胞归纳称为胃肠胰内分泌系统（gastro-entero-pancreatic endocrine system），简称 GEP 系统。

胰岛内分泌功能也受神经系统的调节，胰岛内可见交感和副交感神经末梢。交感神经兴奋，促进 A 细胞分泌，使血糖升高；副交感神经兴奋，促使 B 细胞分泌，使血糖降低。

（二）胰岛素的分泌及作用

1. 胰岛素的产生　胰岛 B 细胞分泌的胰岛素是含 51 个氨基酸的小分子蛋白质类激素。胰岛素的分子量 5700kDa，由两条氨基酸肽链组成。A 链有 21 个氨基酸，B 链有 30 个氨基酸，A-B 链之间由两处二硫键相连。胰岛素由位于第 11 对染色体短臂上的 INS 基因编码，基因正常则生成的胰岛素结构是正常的；若基因突变则生成的胰岛素结构是不正常的，为变异胰岛素。在 B 细胞的细胞核中，第 11 对染色体短臂上胰岛素基因区 DNA 向 mRNA 转录，mRNA 从细胞核移向细胞质的内质网，翻译成氨基酸相连的长肽——前胰岛素原，前胰岛素原经过蛋白水解作用除其前肽，生成胰岛素原。胰岛素原随细胞质中的微泡进入高尔基复合体，由 86 个氨基酸组成的长肽链——胰岛素原在高尔基复合体中经蛋白酶水解，1∶1 生成胰岛素和 C 肽，分泌到 B 细胞外，进入血液循环中发挥生物学作用。未经过蛋白酶水解的胰岛素原，一小部分随着胰岛素进入血液循环，胰岛素原的生物活性仅及胰岛素的 5%。胰岛素与 C 肽以相等分子分泌进入血液。临床上使用胰岛素治疗的患者，血清中存在胰岛素抗体，影响血胰岛素水平的测定，在这种情况下可通过测定血浆 C 肽水平，来了解内源性胰岛素分泌状态。

胰岛 B 细胞中储备胰岛素约 200U，每天分泌约 40U。空腹时，血浆胰岛素浓度为 5 ~ 15μU/ml，进餐后胰岛素水平可增加 5 ~ 10 倍。胰岛素在血中的半衰期只有 5 分钟，主要在肝灭活，肌肉和肾组织也能使胰岛素失活。

2. 胰岛素的作用　胰岛素主要作用于肝脏、肌肉及脂肪组织，控制着糖、蛋白质、脂肪三大营养物质的代谢和贮存。

（1）对糖代谢的影响：血中的葡萄糖浓度是调节胰岛素分泌的最重要因素。能加速组织和细胞对葡萄糖的利用，加速葡萄糖合成为糖原，抑制葡萄糖的生成，即使血糖的去路增加而来源减少，于是血糖降低。①加速葡萄糖的利用。胰岛素能提高细胞膜对葡萄糖的通透性，促进葡萄糖由细胞外转运到细胞内，为组织利用糖提供有利条件，又能促进葡萄糖激酶（肝内）和己糖激酶（肝外）的活性，促进葡萄糖转变为 6-磷酸葡萄糖，从而加速葡萄糖的酵解和氧化；并在糖原合成酶作用下促进肝糖原和肌糖原的合成和贮存。②抑制葡萄糖的生成，能抑制肝糖原分解为葡萄糖，以及抑制甘油、乳酸和氨基酸转变为糖原，减少糖原的异生。胰岛素缺乏时，血糖浓度升高，如超过肾糖阈，尿中将出现糖，引起糖尿病。

（2）对脂肪代谢的影响：促进脂肪的合成和贮存，抑制脂肪的分解。胰岛素促进肝合成脂肪酸，然后转运到脂肪细胞贮存。胰岛素还促进葡萄糖进入脂肪细胞，除了用于合成脂肪酸外，还可转化为 α-磷酸甘油，脂肪酸和 α-磷酸甘油形成甘油三酯，贮存于脂肪细胞中。胰岛素还抑制脂肪酶的活性，减少脂肪的分解。

糖尿病时糖代谢障碍，脂肪大量动员，产生大量游离脂肪酸在肝脏氧化至乙酰辅酶 A，然后变为酮体，若酮体产生过多则出现酮症甚至酮症酸中毒。胰岛素能抑制脂肪分解，并促进糖的利用，从而抑制酮体产生，纠正酮症。

（3）对蛋白质代谢的影响：促进蛋白质的合成，阻止蛋白质的分解。胰岛素促进蛋白质合成，可作用于在蛋白质合成的各个环节上：促进氨基酸通过膜的转运进入细胞；可使细胞核的复制和转录过程加快，增加 DNA、RNA 的生成；作用于核糖体，加速翻译过程，促进蛋白质合成；另外胰岛素还可抑制蛋白质分解和肝糖异生。由于胰岛素能增强蛋白质的合成过程，所以它对机体的生长也有促进作用，但胰岛素单独作用时，对生长的促进作用并不很强，只有与生长素共同作用时，才能发挥明显的效应。

（4）其他：胰岛素可促进钾离子和镁离子穿过细胞膜进入细胞内；可促进脱氧核糖核酸（DNA）、核糖核酸（RNA）及三磷腺苷（ATP）的合成。

另外，葡萄糖在红细胞及脑细胞膜的进出，葡萄糖在肾小管的重吸收以及小肠黏膜上皮细胞对葡萄糖的吸收，都不受胰岛素的影响。

胰岛素在细胞水平的生物作用是通过与靶细胞膜上的特异受体结合而启动的。胰岛素受体为胰岛素起作用的靶细胞膜上特定部位，仅可与胰岛素或含有胰岛素分子的胰岛素原结合，具有高度的特异性，且分布非常广泛。受体是一种糖蛋白，每个受体由 α、β 各两个亚单位组成。每种细胞与胰岛素结合的程度取决于受体数目与亲和力,此二者又受血浆胰岛素浓度调节。当胰岛素浓度增高时往往胰岛素受体数下降,称下降调节。如肥胖的非胰岛素依赖型糖尿病患者由于脂肪细胞膜上受体数下降,临床上呈胰岛素不敏感性,称为胰岛素抵抗(insulin resistance)。当肥胖的非胰岛素依赖型糖尿病患者经饮食控制、体育锻炼后体重减轻时,脂肪细胞膜上胰岛素受体数增多,与胰岛素结合力加强而使血糖利用改善。此不仅是肥胖的非胰岛素依赖型糖尿病的重要发病机制,也是治疗中必须减肥的理论依据。

（三）胰岛素分泌的调节

体内胰岛素的分泌主要受以下因素影响:

1. 血糖　是影响胰岛素分泌的最重要因素。口服或静脉注射葡萄糖后,胰岛素释放呈两相反应。早期快速相,门静脉血浆中胰岛素在 2 分钟内即达到最高值,随即迅速下降;延迟缓慢相,10 分钟后血浆胰岛素水平又逐渐上升,一直延续 1 小时以上。早期快速相显示葡萄糖促使储存的胰岛素释放,延迟缓慢相显示胰岛素的合成和胰岛素原转变的胰岛素。

2. 氨基酸和脂肪酸　进食含蛋白质较多的食物后,血液中氨基酸浓度升高,胰岛素分泌也增加。精氨酸、赖氨酸、亮氨酸和苯丙氨酸均有较强的刺激胰岛素分泌的作用。

3. 激素

（1）胃肠激素:进餐后胃肠道激素增加,可促进胰岛素分泌,如促胃液素、促胰液素、胃抑肽、肠血管活性肽都刺激胰岛素分泌。

（2）胰高血糖素:胰高血糖素的主要作用是迅速使肝脏中的糖原分解,促进肝脏葡萄糖的产生与输出,进入血液循环,以提高血糖水平,胰高血糖素还能加强肝细胞摄入氨基酸及促进肝外组织中的脂解作用,增加甘油输入肝脏,提供了大量的糖异生原料而加强糖异生作用。血糖浓度提高后,促进胰岛素分泌。胰高血糖素与胰岛素共同协调血糖水平的动态平衡。

（3）生长激素及生长激素抑制激素:①生长激素:生长激素主要通过抑制肌肉及脂肪组织利用葡萄糖,同时促进肝脏中的糖异生作用及糖原分解,从而使血糖升高。生长激素可促进脂肪分解,使血浆游离脂肪酸升高。饥饿时胰岛素分泌减少,生长激素分泌增高,于是血中葡萄糖利用减少及脂肪利用增高,此时血浆中葡萄糖及游离脂肪酸含量上升。②生长激素抑制激素:由胰岛 D 细胞分泌。生长激素释放抑制激素不仅抑制垂体生长激素的分泌,而且在生理情况下有抑制胰岛素及胰高血糖素分泌的作用。

（4）肾上腺皮质激素和甲状腺素:均可通过升高血糖浓度而间接刺激胰岛素分泌,因此长期大剂量应用这些激素,有可能使 B 细胞衰竭而导致糖尿病。

4. 神经调节　自由神经功能状态可影响胰岛素分泌。迷走神经兴奋时通过乙酰胆碱作用于 M-受体,直接促进胰岛素分泌;迷走神经还可通过刺激胃肠激素的释放,间接促进胰岛素的分泌;交感神经兴奋时通过去甲肾上腺素抑制胰岛素分泌。

第五节　小儿脾脏的生理特点及脾脏外科的免疫影响

脾脏是体内最大的实质性淋巴器官,位于左季肋部,胃底的左侧,左肾和左肾上腺的前面,结肠脾曲的上方。新生儿可在体表触及,婴儿脾脏被胃底和小肠遮盖,正常时不能触及。脾脏自间叶细胞发育而来,正常成人脾脏重量 100～200g,厚约 4～5cm,新生儿脾脏厚径小于 2cm,学龄儿童脾厚小于 3～4cm,小儿脾脏可于肋下触及。脾实质分为白髓和红髓两部分,白髓即淋巴细胞围绕小动脉部分,由大量 T 细胞和 B 细胞组成;红髓约占脾实质的 2/3,以网状内皮细胞为主,排列成细胞带,形成丰富的血窦。红髓和白髓交界处称"边缘区",有大量的巨噬细胞,对抗原进行处理,B 细胞也在此区域开始活化,是免疫反应的重要部位。

（一）脾脏的生理特点

脾脏的生理功能可包括如下主要方面:

1. 血细胞的生成作用　胎儿时期脾脏造血功能活跃,于 8 周左右开始出现,以红细胞生成为主,稍后粒系造血活跃,12 周时出现淋巴、单核细胞,终生制造淋巴细胞。出生后造血功能主要为骨髓所担任,但在大量失血、贫血或骨髓功能发生障碍时,可恢复到胎儿时的造血状态,脾脏可产生红细胞。

2. 储存血液的作用　脾脏具有贮存血液的功能,具有海绵样组织,平时储存血液,当急需时脾脏可收缩输出血液,调节血液循环量,改善血液的气体交换能力。当剧烈运动时骨骼肌需要大量氧气，脾脏内存储的血液释放出来进入循环，增加携氧以保证肌肉组织充分的氧供。

3. 免疫功能　近代免疫学研究发现，脾脏具有重要的非特异性免疫功能，是人体最大的周围淋巴器官。髓索和血窦中含有大量的巨噬细胞，可直接清除血液中的病原体、异物颗粒以及衰老死亡的红细胞，并能产生促吞噬肽（tuftsin）、备解素（properdin）、调理素（opsonin）、纤维结合蛋白、补体、cAMP、cGMP等因子，间接激活单核-吞噬细胞系统发挥吞噬作用。脾脏接受抗原刺激，白髓是B、T淋巴细胞等成熟、增殖，对病原体进行免疫应答的场所。免疫应答可分为B细胞介导的体液免疫和T细胞介导的细胞免疫。B细胞介导的免疫应答的最大效应是针对急性细菌感染，如链球菌、肺炎球菌、脑膜炎双球菌感染。T细胞介导的细胞免疫是针对慢性病原体感染，如结核、真菌和某些病毒感染。细胞免疫还针对癌细胞和移植的器官。曾有报道，肾移植术前切除脾脏明显减少了排斥反应的发生，但脾切除术后由于感染引起的并发症及死亡率却显著增加，充分说明了脾脏在抗感染及免疫反应中具有重要作用。

4. 肿瘤免疫　脾脏的抗肿瘤作用是脾功能研究的一个新课题。在动物实验方面，Sato等发现接种结肠癌C3b的小白鼠切脾组和对照组相比，肿瘤出现时间早，生长速度快。脾脏的抗肿瘤作用可归纳为以下几个方面：①脾脏红髓的滤过和吞噬作用；②脾脏含有大量的T、B淋巴细胞，参与了机体的细胞免疫；③脾脏可产生多种免疫球蛋白、抗体、补体、血清因子发挥抗肿瘤作用；④促吞噬肽tuftsin从多种途径参与了抗肿瘤免疫。脾脏产生的促吞噬肽，能激活粒细胞、单核细胞及巨噬细胞。实验证明，促吞噬肽激活的巨噬细胞在体内或体外均能明显地杀伤肿瘤细胞。用促吞噬肽治疗患恶性肿瘤的小鼠，能延长其寿命。因此可见，脾脏功能的保留将在避免肝移植患者肿瘤复发及新生肿瘤形成过程中起到一定的作用。

（二）脾脏外科对免疫影响

脾脏肿大常见于肝硬化引起的门脉高压和白血病、骨髓增殖性疾病、感染等浸润性疾病。脾脏肿大明显，脾功能亢进状态下，血细胞破坏增多，可表现为贫血、白细胞降低、出血倾向等，此时可考虑手术摘除脾脏。1549年Zaccarello成功地进行了第一例

脾切除手术，开创了脾切除手术的先河。此后400多年来，脾切除术成为脾外伤、肝硬化引起的全血细胞减少、自身免疫性溶血性贫血、血小板减少性疾病和其他脾脏疾病的选择术式。著名外科学家Kocher的关于脾切除后对机体没有危害的观点，一直流传到20世纪50年代，成为大多数外科医师的信条。1952年，King和Schumacher报道了5例脾切除术后发生的全身性凶险性感染（overwhelming post-splenectomy infection，OPSI），促使人们重新认识了脾脏的生理功能，尤其是免疫功能。后来促吞噬肽（tuftsin）的发现，肯定了脾脏生理功能的论点，导致保脾手术兴起。现已明确，脾脏是人体中有着重要功能的器官，不可以随便切除，特别是对免疫抑制状态的器官移植患者。

1. 脾切除术后凶险性感染（OPSI）　1919年Morris和Bullock首次指出，小儿脾切除术后感染几率增加，但未引起重视。直到1952年King和Shumacker报道5例儿童因先天性贫血切脾后，2年内发生极为严重的全身性感染，造成2例死亡，引起广泛注意。1973年Singer收集文献中儿童切脾688例，10例发生OPSI，发生率0.58%，4例死亡，指出脾切除后感染在婴儿和儿童中可成为致死原因。1986年Roth报道儿童外伤切脾后，OPSI发生率为1.6%，而多种血液病切脾后OPSI发生率竟高达2.86%～9.8%。1981年Oakes报道成人切脾后18例OPSI中有15例死亡。不论外伤脾或血液病性脾脏疾患，是儿童还是成人，脾切除术后都会发生OPSI，但更多见于4岁以下儿童，尤以2岁以下更易发生。幼儿的后果较儿童和成人更为恶劣。Buntain认为脾切除术后OPSI发生率是正常人的50～100倍；Krivit指出，儿童切脾后OPSI发生率比正常儿童高58倍。1985年中山大学附属第一医院报道119例儿童切脾后，随诊15年，发生感染12例（10.08%），华中科大学同济医学院附属同济医院（1988）报道，30年来，2664例住院败血症患者中有29例发生在脾切除术以后，证实OPSI 17例，占1.5%。说明脾切除术后抗感染能力大为降低，提示了脾脏拥有强大的抗感染的免疫功能。

2. 促吞噬肽（tuftsin）作用　1970年Najjar在美国Nature杂志上首先报道，促吞噬肽是一种天然的生理四肽，其分子结构为Thr-Lys-Pro-Arg（苏-赖-脯-精氨酸）的四肽物质，脾切除后就明显减少，甚至消失，因此认为促吞噬肽是脾脏特有的体液因子，具有

强大的抗感染和抗肿瘤的免疫作用。这一发现,引起了极大的震动,确定了脾脏的功能地位。促吞噬肽现已可人工制造,主要功能是增强粒细胞、单核-吞噬细胞的活性,包括趋化和促进吞噬能力,也能明显提高淋巴细胞的吞噬功能,从而发挥其抗感染和抗肿瘤的免疫功能,促吞噬肽还能刺激单核细胞产生类似组织因子(TF)的有效促凝血活性,对血栓形成和多种炎症时的纤维沉淀起重要作用。

3. 切除后感染的预防　脾切除后感染多发生于婴幼儿,并有 75% 发生于脾切除后 2 年内,如因脾脏原发病需要手术时,应尽量推迟手术到 4～5 岁以后,必须手术者术后 2 年内应严密观察,以减少和及时发现脾切除后的严重感染;暴发性感染的致病菌 50% 为肺炎双球菌,其余的是流感嗜血杆菌、金黄色葡萄球菌、甲型链球菌、脑膜炎双球菌和大肠埃希菌,故推荐使用多价肺炎球菌菌苗接种和青霉素预防应用 2 年;早期识别脾切除后严重感染的症状和体征,积极地抗感染治疗。

(董冰子　单若冰)

参 考 文 献

1. 王果,李振东. 小儿外科手术学. 北京:人民卫生出版社, 2000.
2. Avery GB,Flacher MA,Mac Donald MG. Neonatology:Pathophysiology and Management of the Newborn. 5th ed. Philadelphia;J. B. lippincott CO,1999,765-767.
3. Ionescu-Tirgoviste C, Gagniuc PA, Gubceac E et al. A 3D map of the islet routes throughout the healthy human pancreas. Scientific Reports,2015,5;14620-14634.
4. Smith ME,Morton DG. The Digest System Basic science and clinical conditions. 2nd edition. Singapore:Elsevier,2011.
5. Longo DL,Fauci AS,Kasper DL,et al. Harrison's Principles of Internal Medicine. 18th ed. New York:McGraw-Hill,2012.
6. Swirski FK, Nahrendorf M, Etzrodt M, et al. Identification of splenic reservoir monocytes and their deployment to inflammatory sites. Science,2009,325(5940):612-616.
7. Singh Inderbir. The Liver Pancreas and Spleen. Textbook of Anatomy with Colour Atlas. New Delhi:Jaypee Brothers, 2008.
8. 冈田正. 系統小児外科学. 日本大阪:永井書店,2001.

第四章

小儿肝胆外科疾病的分子生物学研究进展

DNA 双螺旋结构的发现标志着分子生物学诞生,近年来日新月异的分子生物学理论和技术迅速渗透到外科疾病的发病机制、诊断、治疗和预防等领域,实现了外科学一场新的革命。作为现代医学的一部分,小儿肝胆胰外科亦取得了长足发展。

第一节　分子生物学概论

（一）分子生物学技术在肝胆胰外科中的应用

1. 探讨发病机制　明确疾病的发生机制是准确诊断和合理治疗疾病的理论基础,分子生物学理论和技术的发展使人们能够从分子水平深入探讨疾病的发生机制。譬如肝胆肿瘤的发病,大多伴有抑癌基因的突变和原癌基因的过度表达。抑癌基因的失活和原癌基因的激活构成了肿瘤发生的分子生物学基础。

2. 进行基因诊断　长期以来,疾病的诊断主要依据病史、症状、体征和各种辅助检查,如血液学、病理学、免疫学、微生物学、寄生虫学乃至物理学检查。然而,上述检查方法都有其各自的局限性,使得许多疾病未能被及时、准确地发现而延误了治疗良机。近年来分子生物学技术的迅速发展,已能从分子水平完成 DNA、RNA 和蛋白质检测,在疾病的早期诊断方面起了关键作用。基因诊断的主要技术有核酸分子杂交、PCR 和 DNA 芯片等,除对疾病作出正确诊断外,还能确定疾病的易感性、发病类型等相关状态,已在临床上广泛应用。

3. 进行基因治疗　基因治疗是用正常或野生型基因校正或置换缺陷基因,以期纠正基因功能异常的一种治疗方法。狭义的基因治疗是将目的基因导入靶细胞,无论与宿主基因发生整合与否,均能在细胞中得到表达,起到治疗疾病的作用。而广义的基因治疗则在核酸水平上开展各项治疗方法,如通过反转录病毒导入抑癌基因或自杀性基因,以达到治疗肿瘤的目的。

4. 药物设计　根据基因组学和结构生物学的研究结果,可针对具体疾病进行合理的药物设计。如明确了与某疾病发生有关的蛋白质及其异常功能,就可以设计和合成一些药物去激活、抑制或取代这些致病蛋白质,从而获得特异性的治疗效果。

5. 器官移植　尽管器官移植已经取得了很大进展,但供体器官不足和免疫排斥仍然是当前该领域的一大障碍,利用来自人类基因组计划的信息资料,通过基因工程技术从遗传学角度改造动物,从而使被改造的动物携带不同组合的人类特异性抗原,有望解决上述难题。

（二）常用的医学分子生物学方法

1. DNA 克隆技术　是分子生物学的核心技术。将不同来源的 DNA 分子在体外进行特异性切割、重新连接,组装成新的 DNA 分子,再通过一定的方式导入宿主细胞内,进行复制和扩增,形成大量与亲代分子完全相同的子代 DNA 分子,称为 DNA 克隆。其目的是获得某一基因或 DNA 片段的大量拷贝,以便进一步分析其结构与功能,最终改造细胞以及个体遗传性状。其关键技术为 DNA 重组技术。

2. 核酸分子杂交技术　是分子生物学领域中最常用的基本技术之一。两条来源不同的 DNA 单链按碱基互补原则复性,形成一个杂种的 DNA 双链,这个过程称为杂交,或称分子杂交,该过程具有高度的特异性。核酸分子杂交技术包括 Southern、Dot 和 Northern 印迹技术。原位杂交技术则是在核酸分子杂交和免疫组织化学技术的基础上发展起来的,利用核酸分子碱基互补配对的原理,用预先标记的 DNA 和 RNA 片段作为探针,通过探针与组织细胞中靶核酸分子的特异性结合,并借助于免疫组织化学技术,在组织细胞的原位显示某一特定基因及其转录产物 mRNA,可对细胞内特定基因的表达进行定位和定量检测。

3. 聚合酶链反应　简称 PCR 技术,是在模板、引物和四种脱氧核苷酸存在的条件下,依赖 DNA 聚合酶的酶促反应,扩增 DNA 和 RNA 片段的方法。该技术能将目的基因片段在很短的时间内放大到百万倍,在分子克隆、遗传病的基因诊断、法医学等方面都得到广泛应用。转录 PCR、锚定 PCR、反向PCR(RT-PCR)、实时荧光定量 PCR(RQ-PCR)、不对称 PCR、多重 PCR、单链构象多态性(PCR-SS-CP)、原位 PCR 等技术均是在此基础上发展起来的,其中 RQ-PCR 具有灵敏、特异、技术成熟和操作简便等优点,对于临床上明确诊断、具体分型、动态观测肿瘤负荷、选择合适治疗方案、评估治疗效果和预后都有较大价值。

4. 蛋白质分析　细胞的功能主要与生物蛋白相关,生物蛋白表达的种类与数量与细胞的生理功能息息相关。由此产生蛋白分析技术,包括蛋白的提取、定量、分离、Western 印迹技术以及分子量测定等。

5. 干细胞技术　干细胞是一种具有复制能力、可以分化形成各种组织的早期未分化细胞,可用来分化形成各种人体细胞甚至整个器官。其基本方法包括干细胞的建立、培养、分化以及应用等。干细胞技术在修补体内坏损细胞及器官移植方面有极为可观的发展前景。

6. 基因芯片技术　基因芯片技术即是将无数预先设计好的寡核苷酸或 cDNA 固定于选定的片基上,做成一高密度(核酸的密度可达 65 000 ~ 600 000 个/cm^2)的探针阵列,与样品中同源核酸杂交。通过放射自显影或激光共聚焦显微镜扫描后,对杂交结果进行计算机软件处理分析,获得杂交信号的强度以及分布模式图,以此反映目的材料中有关基因表达强弱的表达谱。该技术通过检测探针的位置,便可知道确定靶基因的序列,并可对生物细胞或组织中大量的基因信息进行分析。

7. RNA 干扰技术　RNA 干扰技术是继 PCR 技术之后又一划时代的基因工程研究方法。微小RNA(microRNAs,miRNAs)是近年来揭示出的一类长度约为 21 ~ 25 个核苷酸的非编码小分子 RNA(non-coding small RNA),它们通过与靶基因 mRNA的 3' 非编码区(untranslated region,UTR)互补结合,在转录后水平上调控靶基因的表达或抑制靶蛋白的翻译。大量证据表明,miRNAs 可以通过靶向调控E2F、Cdks、cyclins、CKI 等促进或阻滞细胞周期的关键调节因子,进而调控细胞周期,并且这种由 miR-NAs 介导的细胞周期调控方式与恶性肿瘤的发生发展密切相关。miRNAs 通过调控其靶基因参与的信号通路,影响肿瘤的发生发展,发挥着类似于癌基因或抑癌基因的功能。

目前研究 miRNA 表达的方法主要包括 Northern blotting、实时定量 PCR、RNA 酶保护分析(ribonuclease protection assay, RPA)、磁珠流式检测(bead-based flow cytometric assay)、原位杂交(in situ hybridization)、高通量的 miRNA 表达谱芯片(miRNA microarray)、深度测序 miRNA (miRNA deep sequencing)等。RNA 干扰技术主要采用过表达或干涉(抑制、敲除)等方法,提高或抑制特定 miRNA 在细胞内的表达水平,检测其表达异常所引起的细胞表型变化,研究其功能。阐明 miRNAs 在细胞周期调控网络中所扮演的功能角色,尤其是其在人类肿瘤发生发展过程中的作用机制是值得深入研究的。

总的来说,医学分子生物学技术一直随着分子生物学技术的发展而发展。

第二节　常见小儿肝胆外科疾病的分子生物学进展

一、肝纤维化

肝纤维化是一种常见的慢性进行性肝脏病变,最终发展成肝硬化。各种肝脏疾病如病毒性肝炎、药物性肝病、缺血、寄生虫感染和遗传性代谢障碍等,均可导致肝纤维化的发生。

(一)肝纤维化的发生机制

各种原因形成的肝纤维化有其共同特征,主要表现为细胞外基质的过度沉积。分子病理学研究证实,在炎性和毒性物质的长期和反复刺激下,肝星型细胞(Ito 细胞)、再生的肝细胞、库普弗细胞(Kupffer 细胞)、肝血窦上皮细胞以及自然杀伤细胞(NK 细胞)

产生大量细胞因子和免疫活性介质,相互作用,构成复杂的反应体系,促成肝纤维化的发生和进展。

有关损伤因子如何诱导肝脏发生纤维化,目前研究认为:PI3K/Akt 信号通路参与肝纤维化的发生、发展。PI3K 通过促进下游凋亡蛋白的产生而诱导肝细胞的凋亡,而 LY294002 作为 PI3K 的特异性阻断剂,可诱导 HSC 凋亡的发生,并可抑制细胞的增殖,从而影响肝纤维化的发展。转化生长因子-β(TGF-β)、血小板源性生长因子(PDGF),上皮生长因子(EGF)是主要的促肝纤维化因子,而 γ-干扰素(IFN-γ)和白介素-10(IL-10)等则是抗纤维化细胞因子。无论是促肝纤维化因子还是抗纤维化细胞因子,多可能是通过改变 PI3K/Akt 信号通路而显示其生物学特性,以上发现为该病的基因治疗提供了理论基础。

(二) 抗肝纤维化的治疗策略

有关肝纤维化的分子病理的研究为有效的抗肝纤维化治疗提供了可能,但迄今为止,基因治疗大多处于动物实验阶段,主要集中在以下几个方面:

1. 阻断细胞因子的信号转导　在已知的细胞因子中,TGF-β 在肝纤维化发生过程中起主要作用,其主要通过 TGF-β1/Smad 信号转导通路,使细胞外基质(ECM)合成增多,促进肝纤维化的发生,阻断 TGF-β 的信号转导则有望减轻肝纤维化。研究证实,ACE-2 重组体、Ang(1-7)可显著抑制 TGF-β1/Smad 介导的 COLl 和结缔组织生长因子(CTGF)的表达,从而抑制肝纤维化进程。干扰素 α-2a 存在通过调节 bcl-2、bax 基因的表达,诱导活化的肝星状细胞凋亡途径,亦能阻断 CCL4 诱导的肝纤维化,且该调节作用与干扰素 α-2a 的剂量呈正相关。

2. 促进肝细胞的再生　在肝纤维化的发展过程中,肝细胞的绝对和相对数量均减少,促进肝细胞的再生是治疗肝纤维化的有效途径之一。研究显示,肝细胞生长因子(HGF)、肝细胞刺激因子(HSS)及肝再生增强因子(ALR)具有比较明确和特异性的促肝细胞生长效应。肝细胞生长因子具有有丝分裂原功能,能激活休眠状态的肝细胞,进入分裂和增殖状态,并促进血管的再生。肝细胞刺激因子,是一种具有热稳定性的特异性肝细胞刺激因子,存在于哺乳动物的胚胎性肝细胞。外源性的 HGF 促肝细胞再生表现为剂量依赖型,在肝叶切除后,血清中的 HGF 的水平在 12 小时后上升,但不伴有 mRNA 的水平升高,提示 HGF 平时以非活性态存在,在机体

需要时转变成活性状态。肝再生增强因子(ALR)与肝细胞表面相应受体结合,促进细胞内线粒体基因表达和线粒体呼吸链氧化-磷酸化,增强肝细胞活性,促进肝细胞再生。

3. 抑制肝脏间质的炎性反应　间质的炎症反应是肝脏纤维化的基本病理变化之一,抑制炎性反应亦可达到减轻肝纤维化的目的。在已知的炎症抑制性因子中,IL-10 最引人注目。IL-10 主要由辅助性 T 细胞(Th 细胞)的 Th-0 和 Th-2 亚群分泌产生,另外单核细胞、巨噬细胞、胶原细胞在不同的阶段也能或多或少产生。研究表明,其抑制炎症的功效体现在:①从细胞水平抑制多种炎性细胞因子的合成;②抑制 Th1 细胞和抗原递呈细胞(APC)的活性、主要组织相容性复合体的表达、B 细胞增殖和抗体产生,从而减轻免疫反应;③抑制肥大细胞增殖和蛋白酶的表达,抑制肝脏间质间炎性反应。在四氯化碳诱导的 IL-10 缺陷型的动物模型中,肝脏纤维化程度很重,但将带有 IL-10 基因的病毒载体转导入动物体内,肝纤维化的程度则明显减轻。目前,IL-10 的抗肝纤维化作用已成为研究热点。

4. 端粒酶的基因疗法　端粒是真核细胞染色体末端富含 TTAGGG 重复结构的帽状结构,端粒的长度与细胞的正常分裂和增殖密切相关,端粒能增加染色体结构的稳定性,防止染色体结构的破损、重排或相互融合。端粒的长度需要端粒酶维持。有研究发现,肝组织中的端粒酶的活性与肝纤维化的严重程度呈负相关,硬化的肝组织中,端粒酶的活性下降,端粒长度显著缩短,推测端粒酶的活性下降后,肝细胞的破坏增加,而再生受到抑制。亦有研究将端粒酶缺陷型的小鼠制成肝硬化的动物模型,用含有端粒酶基因的腺病毒感染小鼠,发现小鼠的腹水减少,血清蛋白水平提高,转氨酶下降,肝硬化的程度减轻,提示肝组织细胞中端粒酶活性的增加有利于缓解肝纤维化。当然,过高的端粒酶活性往往与基因结构的不稳定性和肿瘤的发生有关,对端粒酶的基因疗法应持审慎态度。对于准备行肝移植的肝硬化患者而言,施行短期的基因治疗,提高端粒酶的活性,改善肝硬化症状,仍有一定的实用价值。

5. 肝纤维化的基因治疗　理想的抗纤维化治疗应该具有肝脏特异性和目标选择性。近年来出现的基因治疗方法为抗纤维化治疗开辟了一个新的领域。小干扰 RNA(siRNA)可以通过纤维化肝脏的窦周间隙而发挥抗肝纤维化作用。大部分目的基因是

对星状细胞活化、增殖、胶原合成和沉积较为重要的基因。研究结果显示,uPA 基因和 HGF 基因联合治疗可在促进 ECM 降解的同时,有效改善肝功能,减轻肝细胞坏死。此外,瘦素(leptin)是一种强有力的促细胞分裂原,能促进 HSC 增殖,抑制 HSC 凋亡。有实验人员成功构建了瘦素 siRNA 的重组质粒,这种质粒转染 HSC 后转录 siRNA,可抑制瘦素和 I 型胶原基因表达,可减轻肝纤维化,为肝纤维化基因治疗提供了新的靶点。

二、肝内胆汁淤积症

肝内胆汁淤积症(intrahepatic cholestasis,IHC)是婴幼儿期常见肝病,由各种病因或病原引起的肝细胞和(或)毛细胆管结构与功能异常,导致胆汁的生成和(或)排泄功能障碍,或使经胆汁排泄的物质(如胆汁酸、胆红素、胆固醇等)聚集于肝细胞和血液中所导致的一系列临床综合征。临床主要表现为高结合胆红素血症、胆汁酸水平升高,肝大、质地异常和粪便颜色改变,甚至胆汁性肝硬化、肝功能衰竭等。它和高胆红素血症的含义并不相同,胆汁淤积时除有高胆红素血症外,血中胆汁酸成分亦增加,故称为胆汁淤积性黄疸,而高胆红素血症不一定伴有血中胆汁酸浓度的增加。

(一)胆汁形成的机制

1. 肝细胞的排泄　肝细胞分泌胆汁是一主动过程,肝血窦基侧膜的多种转运器参与胆汁排泄过程。钠依赖牛磺酸胆盐同向转运多肽(NTCP),其作用是一种钠依赖的胆盐转运器,对肝血窦内结合胆盐的高亲和力,摄取大部分胆盐。Na^+-K^+-ATP 酶(钠泵),其作用为在肝血窦侧膜上选择性地摄取与白蛋白结合的有机阴离子、阳离子及中性化合物,使细胞内低钠高钾,从而形成跨膜电位,有利于结合型胆盐的摄入。有机阴离子转运多肽(OATPs),其作用为非钠依赖的载体,主要转运非结合型胆盐及有机阴离子。胆汁进入毛细胆管是 ATP 依赖性的耗能过程。

2. 胆管上皮细胞的排泄　除了肝细胞的主动转运,胆小管膜上皮细胞上的数种输出泵亦参与胆汁的形成。多重药物输出泵-1(MDR1),负责转运有机阳离子;ADR3 是一种磷脂输出泵,负责将卵磷脂分泌入胆汁;Cl^-/HCO_3^- 阴离子交换器(AE2),与氯通道一起促进胆小管细胞分泌碳酸氢盐;钠依赖性胆盐转输器(ISBT),与回肠上皮细胞的钠依赖性胆盐转输器一道参与胆盐的肝胆循环;胆盐输出泵(BSEP),是存在于毛细胆管膜的 ATP 依赖性胆盐转运器,能以 ATP 依赖方式转运各种结合型胆盐;多药耐药蛋白-3(MDR3P-gp),能有效地转运磷脂进入毛细胆管;多药耐药相关蛋白(MRP2),其功能是在 ATP 介导下,转运多种有机阴离子结合物,有利于胆盐非依赖的胆汁转运。

(二)常见胆汁淤积性疾病的分子病理基础

肝细胞和胆管上皮细胞转运蛋白的数量和功能是维持正常胆汁分泌的分子生物学基础,任何一种异常可导致胆汁淤积的发生。目前的研究主要从肝细胞的转运蛋白异常方面阐述胆汁淤积的发病机制(表4-1)。

表 4-1　各类胆汁淤积性疾病及其分子病理学

疾病	肝细胞转运蛋白的异常
进行性家族性肝内胆汁淤积症	
I 型	*BSEP* 基因突变、缺失
II 型	P 型糖蛋白的姐妹基因缺失
III 型	*MRP3* 丢失或突变
良性复发性肝内胆汁淤积症	*BSEP* 错义突变
Citrin 缺陷所致新生儿肝内胆汁淤积症	*SLC25A13* 基因突变
Alagille 综合征	*Jaggedl* 基因突变
先天性胆汁酸合成障碍	相关酶合成障碍
α_1-抗胰蛋白酶缺乏	α_1-*AT* 常染色体隐性基因突变
肝外胆道闭锁	*NTCP* 的 mRNA 降低
原发硬化性胆管炎	*OATP* 的 mRNA 增加
胆管梗阻	*MDR1* 和 *MDR3* 的 mRNA 增加

1. 进行性家族性肝内胆汁淤积症（progressive familial intrahepatic cholestasis，PFIC）　又称遗传性胆汁淤积症，现已证实是因基因缺陷所致，为常染色体隐性遗传疾病，常在新生儿期或 1 岁内起病，表现为肝细胞源性胆汁淤积症，自然病程呈进行性发展，常在婴儿期至青少年期之间因肝硬化或肝功能衰竭致患儿死亡。近年来，随着遗传学及分子生物学的发展，人们已发现并明确了在肝脏内存在以下胆汁淤积相关基因，ABCB4、ABCB11 和 ATP8B1 基因，分别编码毛细胆管磷脂载体、胆汁酸输出泵以及氨基磷脂载体。以上三种转运蛋白均参与了肝脏胆汁酸的转运和分泌过程。胆汁淤积相关基因的突变、异常表达可分别引起多种遗传性肝内胆汁淤积症。根据缺陷基因不同分为 PFIC Ⅰ、PFIC Ⅱ 和 PFIC Ⅲ 三型，其相关基因依次为 ATP8B1、ABCB11 和 AB-CB4，此 3 种基因负责编码肝细胞毛细胆管膜上的蛋白依次为 FIC1 蛋白、BSEP 蛋白和 MDR3 蛋白，都是胆汁形成过程中所涉及的肝细胞转运系统中的重要转运蛋白。

Ⅰ 型为 Byler 病，患儿呈血清胆汁酸盐浓度升高、γ-GT 降低，而胆固醇正常，且无胆管的增生。研究发现，遗传学异常表现为 FIC Ⅰ 基因突变。FIC Ⅰ 基因主要在肝细胞和小肠上皮细胞中表达，与胆汁酸盐的肝肠循环有关，该基因的突变造成肝细胞表面的 ATP-依赖性胆盐输出泵功能障碍，导致胆汁排泄受阻。Ⅱ 型的临床表现与 Ⅰ 型相似，但患儿的肝脏损害更为严重，血清 ALT 和胆汁酸浓度更高，甲胎蛋白水平升高，早期出现肝功能衰竭、胆结石和肝癌。其原因可能是 BSEP 蛋白定位于胆固醇富积的肝细胞毛细胆管膜上，是毛细胆管转运胆汁酸盐的主要系统，是人类胆汁形成的主要驱动力。ABCB11 基因突变导致 BSEP 蛋白表达降低或缺失，使 BSEP 蛋白功能缺陷，胆汁分泌显著减少，胆汁流动减缓或停滞，肝细胞内胆汁淤积，从而引起进行性肝细胞损伤。与上述二型相比，Ⅲ 型临床上除表现为进行性胆汁淤积外，血中 γ-GT 明显升高，镜下还可见毛细胆管增生、汇管区炎性细胞浸润。其原因是 ABCB4 基因突变造成 MDR3 蛋白功能受损，胆汁中磷脂的分泌减少或缺如，损伤胆管和胆道上皮，诱发炎症反应，从而促进胆盐对胆管上皮的损伤和进行性肝纤维化或肝硬化。

2. 良性复发性肝内胆汁淤积症　为常染色体隐性遗传，主要发生在青年人，有家族性，临床表现为反复发作的自限性淤胆性黄疸，持续几周或几月，间隔几周甚至几年，严重瘙痒、脂肪泻及体质量下降，但预后较好。据报道，该症与 Ⅰ 型遗传性胆汁淤积症类似，同为 ATP8B1 基因突变引起。

3. Citrin 缺陷所致新生儿肝内胆汁淤积症　本症为 Citrin 蛋白先天功能障碍的一种遗传代谢性疾病，以淤积性黄疸、高氨基酸血症、肝功能异常为主要临床特征，多发生于 4 个月内的婴儿。研究证实，NICCD 患儿为 SLC25A13 基因纯合或复合杂合突变，导致位于线粒体内膜的载体蛋白 Citrin 功能不足所致。

4. Alagille 综合征　AS 是一种累及多系统的常染色体显性遗传疾病，现已证实由 20 号染色体短臂 Jaggedl 基因突变引起。该病可累及全身多个脏器，临床表现主要为慢性胆汁淤积、心脏杂音、眼部异常、特殊面容及椎骨蝶形改变等。

5. 半乳糖血症　是婴儿期发病的一种先天性代谢性疾病，属常染色体隐性遗传，发病率约为 1/12 000，以半乳糖-1-磷酸尿苷酰转移酶缺乏型最为常见。典型临床症状表现为喂食乳类制品后数天出现呕吐、拒食、体重不增及嗜睡等症状，随后出现黄疸及肝大，若未及时发现而继续乳类喂养，会使病情进一步恶化。多在 2～5 周出现腹水、出血等肝衰竭终末期症状。

6. 先天性胆汁酸合成障碍　CBAS 是一种罕见的常染色体隐性遗传病，占儿童胆汁淤积症的 1%～2%，最常见临床表现为婴儿期进行性肝内胆汁淤积。主要由胆汁酸合成相关的酶缺陷引起。常见以下几类：①3β-羟基-C27-类固醇脱氢酶/异构酶缺陷；②胆固醇 7α-羟化酶缺陷；③δ-4-3-胆固醇-5β-还原酶缺陷；④胆固醇 27 羟化酶缺陷；⑤胆固醇 25 羟化酶缺陷；⑥a-甲酰基辅酶 A 消旋酶缺陷；⑦胆汁酸结合作用中的酶缺陷等。

7. α_1-抗胰蛋白酶缺乏症　α_1-ATD 是由 α_1-AT 常染色体隐性基因突变所致，发病率罕见，国内仅有个例报道，新生儿肝炎是 PiZZ 纯合子 α_1-抗胰蛋白酶缺乏的最早表现。

8. 其他　目前的研究还发现，胆道闭锁患者肝细胞中 NTCP 的 mRNA 转录减少，但再通后其水平增加，认为血中高浓度的胆汁酸盐对 NTCP 的 mRNA 的转录有负反馈性抑制作用。相反，原发性硬化性胆管炎患者肝细胞的 OATP、肝外胆管梗阻的 MDR1 和 MDR3 均有 mRNA 水平上升，可能是机体为了减少肝细胞内毒性化合物积聚而产生的代偿性变化。

（三）基因治疗

如上所述，胆汁淤积症可由胆道上皮细胞的 *CFTR* 基因变异所致，有人将含有该基因的反转录病毒转染 *CFTR* 基因缺陷小鼠，发现血中 CFTR 蛋白含量有暂时增加，胆汁淤积有所缓解。亦有报道，将含有 *CFTR* 基因的反转录病毒转染离体培养的基因缺陷型胆管上皮细胞，可纠正该基因缺陷。另外，研究显示，大剂量熊去氧胆酸能使肝组织上 BSEP 蛋白表达量增加，对 *ABCB11* 基因的转录具有上调作用，因此有人提出，将缺陷基因作为未来基因治疗的靶点，可能对 IHC 的治疗带来革命性的影响。目前，有关胆汁淤积基因治疗的研究尚处于细胞培养或动物实验阶段。

三、胆道闭锁

胆道闭锁是新生儿阻塞性黄疸常见的原因，其组织病理学特征是进行性肝内外胆管炎和肝纤维化。通过 Kasai 手术，患儿的黄疸能够得到一定程度的改善，但大多数患儿仍发生进行性肝内胆管破坏和肝纤维化，最终发展成肝硬化和门脉高压，需要进行肝脏移植。这种进行性的病变使得胆道闭锁的远期疗效欠佳，也使之成为小儿外科的研究热点。现代免疫学和分子生物学技术促进胆道闭锁的研究从细胞水平深入到分子水平，借助基因芯片及生物信息学技术，对基因表达谱系及基因间的相互关系进行研究，发现细胞因子、相关基因的表达异常机制在病情进展过程中起着极其重要的作用。

（一）胆道闭锁的分子病理学基础

1. 遗传物质变异　研究发现，胆道闭锁与胆总管囊肿相比，存在 1000 余条基因差异，通过基因芯片技术发现了两个最具显著性的表达趋势，趋势 21 及趋势 23。趋势 21 的关键基因有 *ITGB2*、*ITGAM*、*TNFSFR21*、*RGS19*，趋势 23 的关键基因有 *LAMC1*、*LAMA5*、*MMP7*、*TIMP2*、*MMPL1*，主要涉及细胞凋亡调控、细胞代谢等，以上研究提示基因异常可能参与胆道闭锁的形成。

2. 病毒感染　近年来发现，轮状病毒、巨细胞病毒、Ⅲ型呼肠弧病毒、乳头瘤病毒、疱疹病毒、呼吸道合胞病毒等均与胆道闭锁的发病有关。其中，轮状病毒与胆道闭锁的作用更为引人关注。轮状病毒感染机体后，部分抗原被巨噬细胞吞噬并呈递给 CD4+淋巴细胞，从而激活 CD8+淋巴细胞，并分泌穿孔素等因子攻击胆管上皮细胞，造成胆管上皮细胞破坏，并导致巨噬细胞吞噬被破坏的胆管上皮细胞而将自身抗原递呈至免疫系统，从而造成进一步的损伤。

3. 免疫反应异常　由病毒感染激发免疫炎症反应的观点认为胆道闭锁可能是一个"多次打击"的病理过程，在这个过程中，病毒或毒性物质对胆管上皮的初始损伤作用导致胆管上皮表面新的抗原表达或抗原变异，Th1 细胞被激活，活化的 T 细胞释放分泌 γ 干扰素，刺激巨噬细胞释放一氧化氮、过氧化物和肿瘤坏死因子（TNF），导致胆管上皮细胞进一步损伤，由此再释放隐蔽抗原或新抗原，导致免疫瀑布的持续激活，并最终导致肝外胆管的进行性纤维化。

4. 细胞因子的异常　多种细胞因子参与了胆管炎症和肝纤维化的发生和发展过程。

（1）HMGB1、RAGE 及 NF-κB：在围生期，病毒感染引起肝细胞及胆管上皮细胞的损伤和炎症，激活细胞核内的 *HMGB1* 基因，释放 HMGB1。HMGB1 与其受体 RAGE 结合，继而激活 p38 丝裂原活化氧自由基、蛋白激酶（MAPK）等，继续激活 NF-κB，启动其介导的相关炎性因子（如 TNF-α、iNOS、IL-1 等）表达，同时活化的 NF-κB 又可正反馈作用于 *HMGB1* 及 *RAGE* 基因，强化炎症反应，使炎症反应持续扩大，最终可能导致失控性炎症反应。

（2）TNF-α：TNF-α 是 BA 发生的关键性细胞因子。细菌、病毒感染、免疫复合物、化学药物等因素可导致库普弗细胞大量释放 TNF-α，参与肝损伤过程；另外，TNF-α 通过激活肝星状细胞等间质细胞分泌 TGF-β1 等，促进细胞合成大量的胶原等细胞外基质（ECM），加重肝纤维化。另外 TNF-α 与其他细胞因子如 TGF-β1、PDGF 及 IL-1 等形成调节网络，不仅对肝纤维化的启动及调控起重要作用，同时也是介导肝损伤的主要终末介质。因此，部分学者认为，TNF-α 的表达水平与肝纤维化程度呈正相关，可作为反映肝纤维化程度的重要监测指标。

（3）转化生长因子 β（TGF-β）：是最强力的促纤维化因子，根据分子结构的差异可分为 TGF-β1 ~ β5，其致病性主要表现在以下几个方面：①患儿 Kupffer 细胞、胆管上皮细胞、肝星形细胞和肝细胞大量表达 TGF-β1；②术后虽然黄疸消退、肝功能恢复正常，血清 TGFβ-1 水平仍明显高于终末期需肝移植的患儿;③Kasai 手术时发现肝实质细胞和胆管上皮细胞强烈表达 TGF-β 受体Ⅰ、Ⅱ,灶性表达 TGF-β,而终末期患儿所有上述的表达均降低,说明 TGF-β 主要是在肝纤维化早期阶段起作用。因此,血清 TGFβ-1 水平可以作为胆道闭锁术后是否存在进行性肝纤维化的可靠指标。

（4）结缔组织生长因子（CTGF）:CTGF 与 TGF-β1 关系密切,直接由 TGF-β1 诱导,是 TGF-β1 的下游反应元件,具有比 TGF-β1 更为广泛的生物学活性。不仅可促进 HSC 活化、转化、增殖及迁移,且可促进 ECM 基因表达,参与肝纤维化形成。

（5）Fas 和 FasL:Fas 又称 AP0-1 或 CD95,是一种Ⅰ型跨膜糖蛋白分子,属于 TNF 和神经生长因子（NGF）受体超家族,可见于激活的 T 细胞、NK 细胞、B 细胞等。Fas 和 FasL 在所有 BA 肝组织内均有表达,Fas 多数呈强阳性,FasL 表达强度较低。Fas 和 FasL 结合后,向细胞内传递死亡信号,诱发胆管上皮细胞和肝细胞凋亡,阻断这些过程可能会减轻 BA 肝损伤和纤维化。

（6）上皮间充质化:上皮间充质转化（epithelium mesenchymal transition,EMT）与组织器官慢性纤维化关系密切,EMT 过程持续存在,可造成组织器官纤维化和硬化。部分研究提示,在 BA 胆管上皮组织中,EMT 持续存在,胆管上皮细胞逐渐丧失原有特性,逐渐表现出间充质细胞特性,一系列重要的细胞因子 CK-19、Fibronectin、TGF-β、Smad3 和 Hes-1 等参与了这一重要的病理过程。

（二）胆道闭锁的生物治疗策略

如何在 Kassi 术后防止肝内胆管的进行性损伤、最大限度地保存原有的肝脏功能,是胆道闭锁治疗过程中十分重要的环节。随着对发病机制研究的深入,人们正在通过动物实验,一方面通过控制的细胞凋亡、调节细胞因子等方面控制胆管的炎症,保持胆汁引流通畅,另一方面是调控 TGFβ-1、PDGF 等细胞因子的基因,治疗和控制肝纤维化,改善胆道闭锁的预后,但目前尚未应用到临床。

四、肝移植

广义的肝移植包括脏器移植、肝细胞移植以及肝细胞的基因治疗。目前开展得最多、也是最成熟的是肝脏器官移植,肝细胞移植刚进入临床试验,而肝细胞基因治疗尚处于实验研究阶段。

（一）肝脏器官移植

随着日臻成熟的手术技术、组织配型和免疫抑制剂治疗,肝脏器官移植的成功率有了很大提高,肝移植已成为外科常规手术。但在移植病例数迅速增多的同时,移植物无功能正成为重要的并发症。诸多研究显示,缺血-再灌注损伤（I/R）是移植物早期无功能的重要原因,在 I/R 时期,有明显移植肝细胞凋亡的证据,凋亡程度与移植肝无功能呈正相关。如能抑制移植肝脏的细胞凋亡或促进肝细胞的再生,可望减少移植肝脏无功能的风险。

1. 抑制移植肝细胞凋亡　肝细胞的凋亡受 P53、Fas、Myc、Bcl-2 等基因家族的调控,其中 Bcl-2 是主要的抑制基因。Bax 基因是同一细胞内 Bcl-2 的同源基因,二者相互拮抗。Bax 蛋白与 Bcl-2 蛋白结合后形成二聚体,可使 Bcl-2 失活,即触发凋亡过程。动物实验现已证实,如在移植前导入带有 Bcl-2 基因的腺病毒,则可明显抑制移植肝的细胞凋亡,促进移植肝的存活。实验还证实,Fas 受体（又称 CD95 或 APO-1）、TNF1 和 TNF2 受体、APO-2、APO-3、DR-4（死亡受体-4）和 TGF-β 受体等均可参与肝细胞的凋亡过程。在肝移植方面,Fas 和 TNF 受体的研究较多。结果表明,Fas 受体-配体系统是激发肝细胞凋亡的最主要的受体介导途径,Fas 受体与配体结合后,激活凋亡酶-8（Caspase-8）,进而导致 Caspase-3 的激活和一系列的凋亡级联反应,通过钙离子非依赖的形式诱发凋亡;还发现 TNF-R1 与 TNF-α 结合后,同样可激发"凋亡级联反应"。这些研究为防治移植肝无功能提供了新的思路。

2. 促进肝细胞的再生　在成熟的肝脏组织中,有部分细胞停留于 G_0 或 S 期,处于休眠态。肝叶切除术后,休眠细胞很快便恢复增殖能力,24～48 小时即可检测到 DNA 的复制,经复杂的增殖后,形成肝脏特异性细胞,发挥肝脏功能。另外移植肝实质细胞通过释放一些细胞因子如 TNF-α、IL-1、IL-6 等,促进肝细胞的再生。在这些细胞因子的作用下,转录因子如核因子 κB（NF-κB）、信号转导和转录激活因子-3（STAT3）的表达量增加,启动肝细胞再生。如对 TNF-R 缺陷的小鼠进行同种基因的肝移植,肝细胞中 NF-κB、STAT3 不能相应升高,肝细胞的再生受到抑制,肝移植的成功率较对照显著降低。试验证明,随着缺血和低温保存时间的延长,移植肝细胞中 TNF-α、IL-1、IL-6 的表达量增加,NF-κB、STAT3 的表达水平升高,肝细胞的再生增强。此外,有研究表明,术前给予丙酮酸乙酯预处理可显著降低血清中炎性细胞因子 TNF-α 和 IL-6 的水平,从而对大鼠肝移植缺血再灌注损伤起保护作用。但值得注意的是,细胞中 TNF-α、IL-1、IL-6 的水平往往与细胞的炎症反应和免疫反应有关,肝细胞的再生、炎症反应和免疫反应三者之间的关系尚待进一步的研究。

(二) 肝细胞移植

包括肝细胞的分离和培养、增殖、保存和基因修饰四项基本技术。细胞移植主要有经肝、经脾和经腹膜腔三种途径。对于因各种限制无法立即施行脏器移植的肝衰竭患者,肝细胞移植可改善肝功能,从而帮助患者度过肝衰竭的危险期。在多年的实验研究基础上,该技术已应用到临床,至今有 50 余例患者接受了自体和异体肝细胞移植,治疗的初步结果令人鼓舞。

由于肝细胞的培养和保存比较困难,而且会在数天内很快失去原有的特异性功能。目前,最好的长期储存人肝细胞的方法是冷冻储存,但冻存液的组成、冻存及复苏方法等因素均会影响肝细胞的功能。为克服这一难题,有学者运用基因克隆技术导入适当的原癌基因例如猿病毒 40 大片段 T-抗原基因,建立了类似永生化的肝细胞株。经分析,该细胞株具有部分肝细胞的特异性功能。实验还显示,将这种永生化肝细胞株移植到几种肝衰竭的动物模型内,80% 的动物得以存活,而未行移植的动物在 60 小时后无一生存。为了将永生化肝细胞的增殖和分化活动控制在适宜的范围之内,有学者试图在这种肝细胞内导入温控性基因,亦有人先在引起永生化的基因两侧设计特异性酶切位点,在永生化细胞株建立后,再通过基因剔除方法将永生化基因去除,所得细胞则能表现出更多的肝细胞特异性功能。这些控制永生化肝细胞增殖的设想,已由动物实验得到证实。

应该看到,肝细胞移植例数还很有限,适应证尚不明确,方法欠成熟,临床疗效亦缺乏统计学检验的支持。在临床广泛应用以前,还需解决移植所需的最低细胞数量、最适移植途径和时机等难题。

(三) 肝细胞的基因治疗

由于遗传性肝病是理论上最符合进行基因治疗病例,有关实验研究多集中于此。基因治疗最关键的问题是选用合适的基因转移方法,较普遍的是病毒载体和受体打靶法。目前,基因治疗的转载体一般采用莫洛尼白血病病毒(Moloney murine leukemia virus,MLV)和人类免疫缺陷病毒,通过基因导入的方法在体外改变自身肝细胞的基因结构,然后再将

肝细胞移植回输入体内,以期达到治疗目的。

五、肝脏恶性肿瘤

(一) 肝母细胞瘤

肝母细胞瘤是小儿常见的肝脏恶性实体瘤,占小儿肝脏恶性肿瘤的 2/3,是一种胚胎性肿瘤,恶性程度较高,好发于婴幼儿。大量研究表明,基因异常与肝母细胞瘤的发生、发展和预后密切相关。

1. 染色体数目和结构的异常　研究发现,肝母细胞瘤细胞的染色体大多为双倍体或多倍体,染色体的变化主要集中在 1、8、20 号染色体,最多的表现为 2 号和 20 号染色体三体,部分伴有 1q 和 2q 的结构异常;微卫星标记技术和多态性分析技术显示,肝母细胞瘤常有 1p 和 11p 杂合丢失现象,丢失的部位为 1p36 和 11p15.5;亦有报道运用比较基因杂交法(comparative genomic hybridization,CGH)将肿瘤和匹配 DNA 进行荧光标记,通过杂交的方法进行基因组 DNA 的全貌分析,发现肝母细胞瘤常有 1q、2q 和 20q 的重复,但染色体的不平衡性较为少见。

2. β-catenin 原癌基因的激活　原癌基因是细胞中本来存在的基因,常与细胞的生长、增殖和细胞的信号转导有关,是维持细胞正常生理活性必不可少的基因,正常情况下其活性被控制在一定的范围之内。当原癌基因发生突变后,其活性显著增加,导致细胞生长失控,最终发生癌变。β-catenin 基因是原癌基因的一种,表达产物是一种多功能蛋白,在信号转导过程中发挥重要的作用,该基因的过度表达与细胞的癌变和永生化有关。有人发现,肝母细胞瘤细胞可存在 β-catenin 基因的突变,DNA 测序显示突变位点位于 GSK3-β 基因,突变使得 β-catenin 基因更加稳定,细胞的分裂和增殖能力增强,而凋亡过程受到抑制,认为该突变在肝母细胞瘤的发病机制中起重要作用。

3. 抑癌基因 P53 和 RECK 基因　研究表明,几乎一半的人类肿瘤均存在抑癌基因的失活。肿瘤抑制基因 P53 是迄今发现与人类肿瘤相关性最高的基因,也是目前研究最广泛和深入的抑癌基因。基因突变是其丧失正常功能的最主要方式。由于 P53 基因点突变,直接的后果是导致氨基酸的改变,最终产生没有活性的 P53 蛋白,失去抑癌作用。研究证实肝母细胞瘤的发生与 P53 蛋白异常表达有关,肝母细胞凋亡与增殖平衡调控异常在肝母细胞瘤的发生、发展中可能起重要作用,突变型 P53 蛋白均具有抑制

细胞凋亡,促进细胞增殖的作用,诱发细胞瘤变。

RECK 基因是近年发现的新型基质金属蛋白酶(MMP)抑制剂。其可在转录后水平抑制多种 MMP 的表达,抑制肿瘤血管形成,从而抑制肿瘤的侵袭及转移。*RECK* 基因定位于 9p13-p12。相关研究认为,RECK 蛋白对肝母细胞瘤的侵袭转移具有抑制作用,其机制与降低膜型基质金属蛋白酶-1 的表达有关。

4. 肿瘤血管生长因子(VEGF) 肿瘤血管生长因子(VEGF)是目前已知最强、特异性最高的促血管内皮细胞的生成因子,与肝母细胞瘤的发生、浸润、转移及预后之间的关系密切。通过对 VEGF 及其受体 KDR、EG2VEGF 在肝母细胞瘤中作用机制的进一步研究,从分子水平可以预测肿瘤的侵袭、转移和复发,为防治肿瘤的转移和复发赢得时间。

5. 遗传物质异常与肝母细胞瘤预后之间的相互关系 有学者通过 56 例肝母细胞瘤的分析和随访,发现分化程度较低的胚胎性细胞是预后不佳的主要相关因素,而该类肿瘤常合并细胞染色体的缺失和异位,还发现 *β-catenin* 基因突变与肿瘤的分化程度相关。但另有研究显示,染色体异常与肝母细胞瘤的临床及生物学特性并无确定的关联。迄今尚缺乏与肝母细胞瘤的预后明确相关的遗传学标志物。

(二)肝细胞癌

是最多见的肝脏恶性实体肿瘤,主要集中在东亚、东南亚和非洲地区。其发病与乙型和丙型肝炎病毒(HBV 和 HCV)感染、黄曲霉素(AFB1)污染等因素密切相关。病毒感染和黄曲霉素污染造成抑癌基因的失活,构成了肝细胞癌的分子病理基础,其分子病理学异常主要包括以下几种:

1. *P53* 基因突变 *P53* 基因是一种抑癌基因,位于人染色体 17p13,全长 16~20kb,该基因的表达产物通过抑制细胞 DNA 的合成而发挥抑制肿瘤细胞增殖的作用。在肝细胞癌标本中,*P53* 基因突变率介于 30%~60% 之间。突变的特点表现在:①以点突变为主要方式,较之中分化和高分化者,低分化性肝细胞癌具有更高的突变率。②与 AFB1 的暴露关系密切,突变率与 AFB1 的高暴露率呈正相关。③在不同人群中突变位点常不一致,非洲南部和中国由于均为高 AFB1 高暴露地区,*P53* 基因的突变基本恒定发生在第 249 密码子,表现为 G-T 转换,编码 P53 蛋白的精氨酸被丝氨酸所替代;而同为亚洲地区的日本和泰国,虽然亦是肝癌高发区,由于为

AFAB1 的低暴露区,*P53* 基因突率较低,并很少有 *P53* 第 249 密码子突变的报道。

2. *Rb* 基因变异 *Rb* 基因亦属抑癌基因,位于 13 号染色体,所表达的 Rb 蛋白主要起抑制细胞增殖的作用,*Rb* 基因的缺陷可导致细胞的无限制性生长。肝细胞癌中 *Rb* 基因的杂合丢失率介于 25%~44%,合并有 *P53* 基因突变时,其丢失率为 80%。

3. *P16* 基因变异 是一种多肿瘤抑制基因,其抑癌重要性大于 *P53* 和 *Rb* 基因。*P16* 基因位于人类第 9 号染色体短臂 2 区 1 带区域(9p21),全长 8.5kb,包含 2 个内含子和 3 个外显子,编码分子量为 16kD 的蛋白质。该基因的缺失和突变与多种肿瘤的发生有关。研究发现,在肝细胞肝癌标本中 20%~30% 存在 *P16* 基因种系突变,80% 的肿瘤标本中检测不到 P16 蛋白,而在癌旁组织中,P16 蛋白的表达正常,推测 *P16* 的基因缺陷与肝细胞癌的发生有关。

4. *DAB2IP* 基因异常 研究发现,在人类肝细胞癌(HCC)中,存在 *DAB2IP* 启动子 5' 区域的异常甲基化,并伴有转录水平下调和失活,治疗后其表达可恢复,*DAB2IP* 的这种再激活与启动子的去甲基化有密切关系。研究还发现,*DAB2IP* 启动子 m2b 区域甲基化情况与 HCC 的进展相关,与邻近的正常组织相比,早期肿瘤的启动子甲基化率较高,因此,DAB2IP 可作为 HCC 进展期的标志物。

5. HBV 的致癌作用 *HBV* 基因可与人的基因发生整合而产生致癌作用。病毒 DNA 与人的基因整合是随机的,整合后的 *HBV* 基因产物可激活基因启动子,或激活 *c-jun* 和 *c-fos* 等原癌基因,促进肝细胞癌的发生。*HBV* 基因产物还可与 P53 蛋白相结合,抑制其抑癌功能,从而间接发挥促癌作用。

(三)肝脏血管肉瘤

是一种较少见的肝脏恶性肿瘤,儿童的发病率较成人低。成人肝脏血管肉瘤的发生可能与长期接触有毒化合物有关,如长期接触聚氯乙烯等化合物,可致基因组 DNA 损伤,诱发 *Ki-ras* 基因和 *P53* 基因突变,诱导细胞发生癌变。对小儿肝血管肉瘤病因而言,目前尚未找到分子生物学证据,曾有病例分析提示,该肿瘤可能与母体妊娠期服用雌激素有关。

六、胆管恶性肿瘤

(一)胆管癌

包括肝内和肝外胆管癌,是胆道系统常见的高

度恶性肿瘤。有关胆管癌基因的研究主要集中在细胞原癌基因异常激活和抑癌基因失活方面。

1. 细胞原癌基因的异常激活 大量的研究认为,与胆管癌有关的原癌基因主要是 *k-ras* 和 *c-erbB-2* 基因,与临床病理和预后的关系如下:

(1) *k-ras* 基因:据文献报道,肝内、外胆管癌 *k-ras* 基因的点突变率分别为 50% 和 60% ~70%,两者差异不大。突变部位主要在第 12、13 和 61 密码子,以第 12 密码子突变的发生率最高。一般只有一个位点发生突变,偶见两个或三个同时发生,突变类型为 G-A、G-C、G-T 和 A-T 等。大宗病例分析表明,该基因的突变与患者的性别、年龄、淋巴结转移、肿瘤大小、临床分期和组织学类型无关,由此推断 *k-ras* 基因突变发生在胆管癌变的早期阶段。

(2) *c-erbB-2* 基因:属 *Src* 癌基因家族,定位于染色体 17q21,产物为 P185 蛋白,与表皮生长因子受体(EGFR)同源。免疫组织化学法分析显示,中、低分化组胆管癌细胞的 P185 阳性率为 81%,高分化组为 37%,阳性患者的平均生存时间较短,因此可将 P185 作为胆管癌的预后指标之一。

2. 抑癌基因的失活 与其他恶性肿瘤类似,*P53* 和 *P16* 两种抑癌基因亦是胆管癌的研究重点和热点,并发现有较高的突变率。

(1) *P53* 基因:有学者分析胆管癌 *P53* 点突变情况,日本和泰国两地突变率相似,分别为 33% 和 35%。我国为 35.7% ~47.6%,其中未分化组高于低分化和高分化组,提示 *P53* 突变与胆管癌的分化程度有关,Ⅲ期胆管癌患者平均生存期,*P53* 突变阳性组为 10.2 个月,而阴性组为 34 个月,可见 *P53* 基因突变患者预后欠佳。

(2) *P16* 基因:在原发性胆管癌中,与 *P53* 和 *K-ras* 相比,*P16* 基因的突变率较高,但与肿瘤的分期、分化程度以及部位没有明显的相关性,推测该基因的突变可能发生在肿瘤形成的早期阶段。

(二) 胆管横纹肌肉瘤

横纹肌肉瘤是小儿最常见的一种软组织肉瘤,偶可发生在胆管系统,其生物学性状与其他部位的横纹肌肉瘤相似。目前的研究认为,某些抑癌基因的失活在肿瘤的发生和发展过程中起主要作用,以 *P16* 的基因异常表现尤为明显。有人运用聚合酶链反应-单链构相多态性分析(PCR-SSCP)分析横纹肌肉瘤组织中 *P16* 基因,发现其纯合缺失率为 37.8%,突变率为 5.5%,并发现其外显子有因甲基化而失

活的现象,*P53* 基因亦有很高的突变率。抑癌基因异常的患者,肿瘤的恶性程度高,广泛转移早,预后较差。

七、胰腺癌

胰腺癌是一种高度恶性的疾病,至今 5 年生存率仍小于 5%。原癌基因和抑癌基因异常同样与胰腺癌的发病和预后密切相关。

(一) 原癌基因的突变

近年的研究表明,胰腺癌是一种基因病,与 *K-ras*、*c-erb-B2* 等原癌基因的突变有密切关系。研究发现,患者的 *K-ras* 基因突变率在 90% ~95%,突变的部位大多在第 12 密码子,且为点突变。*K-ras* 基因属膜相关 GDP 家族系列,突变使细胞信号转导异常,可导致细胞生长失控,诱发癌变的产生。

(二) 抑癌基因的变异

据文献报道,胰腺癌的手术标本的 *P53*、*P16*、*DPC4* 等抑癌基因都有很高的突变率,*P53* 基因突变检出率在 58% ~100% 之间,平均检出率为 70%,大部分的突变为 A-T 和 C-G 之间的转换;*P16* 基因主要表现为杂合丢失,约为 80%;*DPC4* 基因位于 17p,编码一种 DNA 结合转录因子,能抑制细胞分裂和促进细胞凋亡,研究提示该肿瘤中有该基因的失活。

八、先天性胆管扩张症

先天性胆管扩张症又称胆总管囊肿,是小儿常见的胆道畸形,未经处理或处理不当常有很高的胆系癌变率。运用细胞分子生物学技术揭示其癌变机制是目前引人注目的课题。胆总管囊肿癌变与机体的如下变异有关:

(一) *Ki-ras* 基因的变化

曾有研究发现,胆总管囊肿患者发生胆囊或胆管乳头状瘤时,胆系黏膜上皮不但呈增生活跃状态,而且出现 *Ki-ras* 原癌基因的点突变。由于乳头状瘤是胆系癌前病变之一,推测胆管扩张症癌变可能与 *Ki-ras* 基因突变或变异有关。亦有学者检查 9 例合并胆囊癌的患者,发现 4 例的肿瘤组织或不典型增生黏膜组织有 *Ki-ras* 基因突变。国内亦有报道,胆总管囊肿囊壁组织的 *Ki-ras* 突变率为 13.3%(4/30),突变位点位于第 12 密码子,突变率虽低,但也同样提示 *Ki-ras* 原癌基因在胆管扩张症癌变机制中的重要性。

(二) *P53* 基因的突变

研究结果显示,*P53* 基因突变仅在不典型增生

和肿瘤组织中有较高的发生率,而在化生的肠上皮和增生不良的组织中突变率较低,推测在癌变过程,该抑癌基因的突变参与胆管黏膜细胞向不典型增生和癌变的发展,*P53*基因突变可能是胆管癌的高危因素。另外,先天性胆管扩张症的患者,在长期胰液反流和慢性炎症的刺激下,发生*P53*等位基因的丢失和*P53*基因蛋白的过度表达,参与了胆管癌的发生。

(三) 其他

最近发现胆道扩张症患者胆系黏膜具有很多癌前期病变的特征:胆囊上皮细胞的增殖细胞核抗原(PCNA)阳性率增高,嗜银性核仁组织区(AgNOR)计数增多,均反映胆系黏膜增殖活性增强。与癌变有关的黏蛋白核心蛋白1(Muc1)呈持续表达。检测还发现,微卫星不稳定性检出率增加,并伴有*TGF-β2*、*IGF2*受体基因突变率以及*hMSH2*和*hM-LH1*等位基因杂合性缺失率的明显提高,提示微卫星不稳定性在先天性胆管扩张症患者胆系黏膜癌变中亦起重要的作用。

九、慢性胰腺炎

慢性胰腺炎(chronic pancreatitis,CP)又称慢性复发性胰腺炎,是一种以胰腺组织渐进性炎症和进行性纤维化进而导致胰腺内、外分泌腺组织受损和胰腺导管不规则扩张为主要特征的疾病,最终导致胰腺组织和(或)胰腺功能不可逆性损伤,常伴有胰腺导管内结石或假性囊肿形成。慢性胰腺炎有多种病因,但临床表现相似,且有类似的分子病理学基础。临床主要表现为顽固性或反复发作性腹痛、腹泻、消瘦、黄疸、腹部包块和糖尿病等。

(一) 胰蛋白酶原基因突变

慢性胰腺炎的研究发现,胰蛋白酶原基因*PRSS1*基因3号外显子存在c.369C→T杂合性突变,改变了胰蛋白酶原基因上Ca^{2+}的结合位点,胰蛋白酶原被激活,导致胰腺的自身消化,引发胰腺炎。对慢性胰腺炎患者的基因筛查还发现,胰蛋白酶原的编码基因至少还有以下几种突变:*A16V*、*K23R*、*P36R*、*G83E*、*V123M*,这些基因突变在慢性胰腺炎发病过程的具体作用尚有待研究。

(二) 胰酶抑制物(PSTI)编码基因(*SPINK-I*)突变

腺泡内胰酶抑制物(PSTI)是胰酶自身消化的重要抑制物质。丝氨酸蛋白酶抑制剂 Kazal Ⅰ型(serine protease inhibitor Kazal type Ⅰ,SPINK-Ⅰ),是最近发现的与慢性胰腺炎相关的一种胰蛋白酶抑制剂,对抗激活的胰蛋白酶,起到保护腺泡的作用。*SPINK*Ⅰ基因突变可阻断 SPINK Ⅰ前体进入内质网管腔,使 SPINK Ⅰ蛋白表达减少,最终使抑制胰蛋白酶功能降低,可能是慢性胰腺炎的主要致病因素。Lempine 等学者研究发现慢性胰腺炎患者存在*SPINK-Ⅰ*基因的 N34S 和 P55S 突变。

(三) *CFTR*基因突变

囊性纤维化跨膜转运调节因子(cystic fibrosis transmembrane conductanceregulator,CFTR)位于胰腺导管的上皮细胞膜上,为 cAMP 调控的氯离子通道,对胰液有碱化和稀释的作用,该基因突变的结果可导致胰酶的分泌受阻。有些慢性胰腺炎患者并无胰蛋白酶原基因和胰酶抑制物编码基因异常,据认为*CFTR*基因的突变可能是这些患者的发病基础。当*CFTR*基因突变时,由于功能不全,HCO_3^-的分泌障碍,导致分泌液 pH 下降。酸性环境在引起组织炎症损害的同时,还会导致胰酶分泌及激活的异常,最终导致胰腺的纤维化及功能不全。目前,国内外学者已经认识到了 CFTR 的重要性,开始了*CFTR*基因常见突变及多态性与慢性胰腺炎相关性的研究,但尚存争议。

(四) 其他

与慢性胰腺炎发病相关的基因突变还包括α_1-抗胰蛋白酶、胰凝乳蛋白酶原、弹性蛋白酶、肽链端解酶等基因缺陷,但其在慢性胰腺炎发病中的重要性有待进一步的研究。

十、遗传性胰腺炎

遗传性胰腺炎是一种常染色体显性遗传病,具有 80% 的外显率,提示单基因的突变可导致胰腺炎的发生。据人类基因图谱分析,已找到胰蛋白酶原基因的全长 DNA,定位于 7q35,有两个遗传性胰腺炎相关性的点突变。一个突变点位于第 3 外显子,密码子 CGC 被 CAC 所替代,另一个位于第 2 外显子,AAC 被 ATC 所替代,突变的结果使胰蛋白酶原易被激活,从而导致胰腺炎的发生。

正像其他医学学科一样,分子生物学方法在小儿外科的应用尚集中在疾病发病机制和诊断方面,而利用分子生物学方法进行治疗,特别是进行基因治疗还处于动物实验甚至是离体细胞的体外培养方面,真正应用到临床还有较长的一段距离,但相信随着分子生物学技术的发展,该技术能为小儿患者带来福音。

第三节　肝胆胰恶性肿瘤的基因治疗

鉴于肝胆胰系统恶性肿瘤恶性程度高,传统疗效差的现状,目前人们正在探索基因治疗的新方法,并在动物模型上取得初步成功,少数成果已运用于临床。肿瘤的基因治疗方法主要有以下几种:

(一) 抑癌基因治疗及其联合化疗

已有证明,多数肿瘤的发生与 P53 和 P16 抑癌基因的失活有关,恢复抑癌基因的活性是基因治疗的重要方面。实验显示,通过病毒转染导入正常 P53 和 P16 抑癌基因,能明显抑制肿瘤细胞生长,并增加肿瘤细胞对化疗药物的敏感性。因此,抑癌基因治疗联合化疗将来可作为肿瘤的有效治疗方案之一。

(二) 自杀基因治疗及其联合放射治疗

所谓"自杀基因",又称前药转换基因,其表达产物能把无毒性的药物前体转变成细胞毒性药物,从而杀伤肿瘤细胞。自杀基因治疗又称为病毒导向的酶解药物前体疗法或原药激活疗法,有时亦称为分子化疗,是目前众多基因治疗策略中效果最明显、最有前途的策略之一。目前应用较多的自杀基因有单纯疱疹病毒胸腺嘧啶核苷激酶(herpes simplex virus thymidinekinase,HSV-tK)基因和大肠埃希菌胞嘧啶脱氨酶(escherichia coli cytosine deaminase,EC-CD)基因。实验显示,导入自杀基因后,肿瘤细胞的死亡率明显增加,呈时间剂量相关性,并与放疗有协同效应,给肿瘤治疗带来新的希望。

(三) 抗肿瘤血管生成基因治疗

目前的抗肿瘤血管生成基因治疗,主要是利用反义序列和核酶来抑制血管生成因子的基因表达。国内外文献显示,利用反义序列能明显抑制肿瘤组织的 VEGF 基因及蛋白的表达。因此,抗肿瘤血管生成的基因治疗将是恶性肿瘤治疗的有效辅助手段。

与其他恶性肿瘤的发病一样,肝胆胰系统的肿瘤发生机制十分复杂,是多基因协同作用、多因素参与和多阶段综合发展的结果。同一肿瘤组织中可存在多个基因的突变,基因突变又可与肿瘤发生的不同阶段相关。目前,选择单一的抑癌基因治疗、反义基因治疗或自杀基因治疗尚不能取得令人满意的效果。因此,各种基因治疗方法的联合应用是必然的发展趋势。

(印其友)

参 考 文 献

1. 曾明,肖现民,周以明.胆系癌前病变相关性疾病及其检测方法.肝胆外科杂志,1998,6(4):251-253.
2. 肖现民,张大江,陈莲等.先天性胆道扩张症胆囊粘膜增殖性的变化.中华小儿外科杂志,2000,21(4):205-207.
3. 钟明安,肖现民.胰胆合流异常的病理特征与诊治进展.肝胆外科杂志,2000,8(5):399-400.
4. 王彦斌,周宁新,王殿军等.胆管癌中 C-erB-2、P16、nm23H1 基因表达及意义.中华普通外科杂志,2001,16(8):495-497.
5. 汤礼军,田伏洲,王雨等.肝脏低温保存-再灌注期间肝细胞凋亡及其与 Bax 基因蛋白相关性的研究.中华实验外科杂志,2001,18(2):144.
6. 温进坤,韩梅.医学分子生物学理论与研究技术.科学出版社,2002.
7. 张宗明,裘法祖.外科与分子生物学.同济大学学报(医学版),2002,23(2):79-81.
8. 肖现民.不断加深对胰胆合流异常的认识.肝胆外科杂志,2003,11(3):161-163.
9. 王小林,魏明发,史慧芬.先天性胆管扩张症 K-ras 基因突变的分析.中华小儿外科杂志,2003,24(5):412-414.
10. 汤绍涛,阮庆兰.胆道闭锁与细胞因子.中华小儿外科杂志,2003,24(1):85-87.
11. 林建成,骆建华等.分子生物学—光辉十四年.中国生物工程杂志,2003,23(1):81-84.
12. 付海燕,王建设.婴儿胆汁淤积症的诊断[J].肝脏,2009,14(5):422-425.
13. 高媛,郑文岭,马文丽.基因诊断技术的临床应用进展.基础医学与临床,2013,33:15-18.
14. 石嵘,郑文岭,马文丽.最新分子细胞生物学方法与技术研究进展.基础医学与临床,2013,33:1-2.
15. 石嵘,周珏宇,郑文岭等.诱导性多潜能干细胞技术及应用研究进展.基础医学与临床,2013,33:3-8.
16. 周珏宇,石嵘,郑文岭.microRNA 与肿瘤细胞周期的关系及其研究方法进展.基础医学与临床,2013,33:9-14.
17. Oltval ZN,Millimian CL,Korseyer SJ,et al. Bcl-2 heterodimerizes in vivo with a conserved homolog,Bax,that accerlerates programmed cell death. Cell,1993,74:609.
18. Friedman SL. The cellular basis of hepatic fibrosis:mechanisms and treatment strategies. N Engl J Med,1993,328:

1828-1835.

19. Border WA, Noble NA. Transforming growth factor B in tissue fibrosis. N Engl J Med, 1994, 331:1286-1291.

20. Yamaguchi K, Nalesnik MA, Michalopoulos GK. Hepatocyte growth factor mRNA in human liver cirrhosis as evidenced by in situ hybridization. Scand J Gastroenterol, 1996, 31:921-927.

21. Sasaki H, Matsuno T, Sanaka K, et al. Activation of apoptosis during the reperfusion phase after rat liver ischemia. Transplant Proc, 1996, 28:1908.

22. Blasco MA, Lee HW, Hande MD, et al. Telomere shortening and tumor formation by mouse cells lacking telomerase RNA. Cell, 1997, 91:25-34.

23. Kohka H, Yoshino T, Iwagaki H, et al. Interleukin-18/interferon inducing factor, a novel cytokine up regulates ICAM-1 (CD54) expression in KG cells. J-Leukoc-Bio, 1998, 64:519-527.

24. Xiang DD, Wei YL, Li QF. Molecular mechanism of transforming growth factor Ba-1 on Ito cell. Shijie Huaren Xiaohua Zazhi, 1999, 7:980-981.

25. Ueki T, Kaneda Y, Tsutsui H, et al. Hepatocyte growth factor gene therapy of liver cirrhosis in rats. Nature Med, 1999, 5:226-230.

26. Kohli V, Selzner M, Madden JF, et al. Endothelial cell and hepatocyte death occur by apoptosis after ischemia-repersion injury in the rat liver. Transpiantation, 1999, 67(8):1099.

27. Rudolph KL, ChanUeno H, Sakamoto T, Nakamura T, et al. A soluble transforming growth factor-β receptor expressed in muscle prevents liver fibrogenesis and dysfunction in rats. Hum Gene Ther, 2000, 11:33-42.

28. Rudolph KL, Chang S, Millard M, et al. Inhibition of experimental liver cirrhosis in mice by telomerase gene delivery. Science, 2000, 287:1253-1258.

29. Urushihara N, Iwagaki H, Yagi T, et al. Elevation of serum interleukin-18 levels and activation of kupffer cells in biliary atresia. J-Pedoatri-surg, 2000, 35:446-449.

30. Barbin A. Etheno-adduct-forming chemicals: from mutagenicity testing to tumor mutation spectra. Mutat Res, 2000, 462 (2-3):55-69.

31. Etemad B, Whitcomb DC. Chronic pancreatitis: diagnosis, classification, and new genetic developments. Gastroenterology, 2001, 120(3):682-707.

32. Wen Jie Dai, Hong Chi Jiang. Advances in gene therapy of liver cirrhosis: a review. World J Gastroenterol, 2001, 7(1):1-8.

33. Dominguez-Malagon H, Gaytan-Graham S. Hepatocellular carcinoma: an update. Ultrastruct Pathol, 2001, 25(6):497-516.

34. Truninger K, Ammann RW, Blum HE, et al. Genetic aspects of chronic pancreatitis: insights into aetiopathogenesis and clinical implications. Swiss Med Wkly, 2001, 131(39-40):565-574.

35. Esposito I, Friess H, MW Büchler, et al. Molecular mechanisms in chronic pancreatitis. Zentralbl Chir, 2001, 126 (11):867-872.

36. L. H. Blumgart, Y. Fong. Surgery Of The Liver And Biliary Tract. 3rd. Health Science Asia, Elsevier Science Kim M, Molecular pathway of regeneration and repair after liver transplantation. World J Surg, 2002, 26:831-837.

37. Pakakasama S, Tomlinson GE. Genetic predisposition and screening in pediatric cancer. Pediatr Clin North Am, 2002, 49(6):1393-1413.

38. Sohn. TA The molecular genetics of pancreatic ductal carcinoma. Minerva Chir, 2002, 57(5):561-574.

39. Gilliam AD, Watson SA. Emerging biological therapies for pancreatic carcinoma. Eur J Surg Oncol, 2002, 28(4):370-378.

40. Rosty C, Goggins M. Early detection of pancreatic carcinoma. Hematol Oncol Clin North Am, 2002, 16(1):37-52.

41. Hilgers W, Rosty C, Hahn SA. Molecular pathogenesis of pancreatic cancer. Hematol Oncol Clin North Am, 2002, 16(1):17-35.

42. Mizumoto K, Tanaka M. Genetic diagnosis of pancreatic cancer. J Hepatobiliary Pancreat Surg, 2002, 9(1):39-44.

43. Iwasaki Y, Shimoda M, Furihata T, et al. Biliary papillomatosis arising in a congenital choledochal cyst: report of a case. Surg Today, 2002, 32(11):1019-1022.

44. Harris M, Angus P, Davis ID. Choledochal cyst and squamous-cell carcinoma of the biliary tract. Intern Med J, 2002, 32(9-10):491.

45. Jan YY, Chen HM, Chen MF. Malignancy in choledochal cysts. Hepatogastroenterology, 2002, 49(43):100-103.

46. Jansen JB, te Morsche R, Scand J, et al. Genetic basis of chronic pancreatitis. Gastroenterol Suppl, 2002, (236):91-94.

47. Grendell JH. Genetic factors in pancreatitis. Curr Gastroenterol Rep, 2003, 5(2):105-109.

48. Roude Elferink. Cholestasis. Gut, 2003, 52 (suppl):42-48.

49. Wu GS, Zou SQ, Luo XW, et al. Proliferative activity of bile from congenital choledochal cyst patients. World J Gastroenterol, 2003, 9(1):184-187.

50. Chen H, Pong R, Wang Z, et al. Differential regulation of the human gene DAB2IP in normal and malignant prostatic epithelia: Cloning and characterization. Genomics, 2002, 79

（4）:573-581.

51. Sokol RJ, Mack C, Narkewicz MR, et al. Pathogenesis and outcome of biliary atresia: current concepts. J Pediatr Gastroenterol Nutr, 2003, 37(1): 4-21.

52. Saxena NK, Titus MA, Ding X, et al. Leptin as a novel profibrogenic cytokinein hepatic stellate cells: mitogenesis and inhibition of apoptosis mediated by extracellular regulated kinase(Erk) and Akt phosphorylation. FASEB J, 2004, 18 (13): 1612-1614.

53. Chang XM, Chang Y, Jia A. Effects of interferon-alpha on expression of hepatic stellate cell and transforming growth factor-betal and alpha-smooth muscle actin in rats with hepatic fibrosis. World J Gastroenterol, 2005, 11(17): 2634-2636.

54. Chen YJ, Tang QB, Zou SQ. Inactivation of RASSF1A, the tumor suppressor gene at 3p213 in extrahepatic cholangiocarcinoma. World J Gastroenterol, 2005, 11(9): 1333-1338.

55. Mack CL, Sokol RJ. Unraveling the pathogenesis and etiology of biliary atresia. Pediatr Res, 2005, 57(5 Pt 2): 87R-94R.

56. Mack CL, Tucker RM, Lu BR, et al. Cellular and humoral autoimmunity directed at bile duct epithelia in murine biliary atresia. Hepatology, 2006, 44(5): 1231-1239.

57. Petersen C. Pathogenesis and treatment opportunities for biliary atresia. Clin Liver Dis, 2006, 10(1): 73-88.

58. Forooghian F, Cheung RK, Smith WC, et al. Enolase and arrestin are novel nonmyelin autoantigens in multiple sclerosis. J Clin Immunol, 2007, 27(4): 388-396.

59. Hu YB, Li DG, Lu HM. Modified synthetic Si RNA targeting tissue inhibitor of metalloproteinase-I inhibits hepatic fibrogenesis in rats. J Gene Med, 2007, 9: 217-229.

60. Kitamura K, Tada S, Nakamoto N, et al. Rho/Rock kinase is a key enzyme system involved in the angiotensin Ⅱ signaling pathway of liver fibrosis and steatosis [J]. Gastroenterol Hepatol, 2007, 22(11): 2022-2033.

61. Stieger B, Meier Y, Meier P J. The bile salt export pump [J]. Pflugers Arch, 2007, 453(5): 611-620.

62. Anglemont de Tassigny A, Berdeaux A, SouktaniR, et al. The volume-sensitive chloride channel inhibitors prevent both contractile dysfunction and apoptosis induced by doxorrbicin through PI3kinase, Akt and Erk 1/2 [J]. Eur J Heart Fail, 2008, 10(1): 39-46.

63. Wang L, Dong H, Soroka C J, et al. Degradation of the bile salt export pump at endoplasmic reticulum in progressive familial intrahepatic cholestasis type Ⅱ [J]. Hepatology, 2008, 48(5): 1558-1569.

64. Hartley JL, Davenport M, Kelly DA. Biliary atresia. Lancet, 2009, 374(9702): 1704-1713.

65. Park SJ, Sohn HY, Yoon J, et al. Down-regulation of FoxO-dependent c-FLIP expression mediates TRAIL-induced apoptosis in activated hepatic stellate cells [J]. Cell Signal, 2009, 21(10): 1495-1503.

66. Sheen IS, Jeng KS, Wu JY, et al. Is p53 gene mutation an indicatior of the biological behaviors of recurrence of hepatocellular carcinoma. World J Gastroenterol, 2009, 6: 1202-1207.

67. Wu ZY, Luo M. New views upon intrahepatic cholangiocarcinoma. Journal of Surgery Concepts Practice, 2009, 2: 135-139.

68. Coman DJ, Murray DW, Byrne JC, et al. Galactosemia a single gene disorder with epigenetic consequences [J]. Pediatr Res, 2010, 67(3): 286-292.

69. Davit-Spraul A, Fabre M, Branchereau S, et al. ATP8B1 and ABCB11 analysis in 62 children with normal gamma-glutamyl transferase progressive familial intrahepatic cholestasis (PFIC): phenotypic differences between PFIC1 and PFIC2 and natural history [J]. Hepatology, 2010, 51(5): 1645-1655.

70. Lam P, Soroka C J, Boyer J L. The bile salt export pump: clinical and experimental aspects of genetic and acquired cholestatic liver disease [J]. Semin Liver Dis, 2010, 30(2): 125-133.

71. Pawlikowska L, Strautnieks S, Jankowska I, et al. Differences in presentation and progression between severe FIC1 and BSEP deficiencies [J]. J Hepatol, 2010, 53(1): 170-178.

72. Quivrin M, Mornex F, Enachescu C, et al. Primary liver cancer. Cancer Radiother, 2010, 14(Suppl): 103-110.

73. Xie D, Gore C, Liu J, et al. Role of DAB2IP in modulating epithelial-to-mesenchymal transition and prostate cancer metastasis. Proc Natl Acad Sci USA, 2010, 107(6): 2485-2490.

74. Braganza JM, Lee SH, McCloy RF, et al. Chronic pancreatitis. Lancet, 2011, 377: 1184-1197.

75. Bessho K, Bezerra JA. Biliary atresia: will blocking inflammation tame the disease. Annu Rev Med, 2011, 62: 171-185.

76. Morotti R A, Suchy F J, Magid M S. Progressive familial intrahepatic cholestasis(PFIC) type 1, 2, and 3: a review of the liver pathology findings [J]. Semin Liver Dis, 2011, 31(1): 3-10.

77. Vermeulen N, de Béeck KO, Vermeire S, et al. Identification of a novel autoantigen in inflammatory bowel disease by protein microarray. Inflamm Bowel Dis, 2011, 17(6): 1291-1300.

78. Huang C,Li J,Ma TT. The PI3K/Akt signaling pathway and liver fibrosis[J]. Chinese Pharmacological Bulletin,2011,8 (27):1037-1041.

79. Noetel A,Kwiecinski M,Elfimova N,et al. microRNA are central players in anti-and profibrotic gene regulation during liver fibrosis[J]. Front Physiol,2012,3:49.

80. Afghani E,Sinha A,Singh VK. An overview of the diagnosis and management of nutrition in chronic pancreatitis. Nutr Clin Pract[J],2014,29(3):295-311.

第五章

小儿肝胆外科疾病常见症状

第一节　小儿腹痛

一、概述

腹痛是小儿常见的临床症状,多数由腹部脏器疾病引起,但腹腔外疾病及全身性疾病也可引起腹痛。

二、发生机制

腹痛的发生机制可以分为三种,内脏性腹痛、躯体性腹痛和牵涉性痛。

1. 内脏性　对内脏感觉神经末梢的刺激通常来源于器官本身,如空腔脏器的扩张及其肌肉系统的收缩,器官壁的牵拉,脏器壁或包膜张力增加等,痛觉信号由交感神经传入脊髓引起腹痛。其疼痛的特点是:定位模糊、常位于脏器本身的部位或中线附近;疼痛性质呈痉挛、不适、钝痛、灼痛等;常伴有出汗、恶心、呕吐、面色苍白等自主神经兴奋症状。

2. 躯体性腹痛　痛觉信号来自腹膜壁层或腹壁,经脊髓感觉神经传至脊神经根,反映到相应脊髓阶段所支配的皮肤引起。其特点是:定位准确;程度剧烈而持续;可有局部腹肌强直。

3. 牵涉痛　由体表皮肤与内脏传导疼痛的神经共同位于同一脊髓神经节段,交感神经与脊髓神经共同参与引起的疼痛,牵涉痛可以远离病变脏器的部位。

临床上,随着症状发展的不同阶段,腹痛的发生可以涉及多种机制。如急性胆囊炎,早期表现为右上腹或上腹部疼痛,为内脏性痛,随着病情进展由单纯性胆囊炎演变为化脓性胆囊炎时,炎性渗液刺激腹膜,引起躯体性腹痛,同时腹痛向右肩胛部放射,引起牵涉痛。

三、腹痛的病因

根据腹痛发生的急缓和病程长短,可分为急性和慢性腹痛。

引起腹痛的常见原因包括:

1. 腹腔脏器的炎症(如胆囊炎、急性肠炎、急性胰腺炎等);

2. 空腔脏器的梗阻(如急性肠梗阻,胆道结石,输尿管结石,肠梗阻,肠套叠等);

3. 脏器破裂或扭转(如肝、脾破裂,胃肠穿孔,肠旋转不良伴中肠扭转,卵巢囊肿蒂扭转等);

4. 消化性溃疡;

5. 肿瘤,如肝肿瘤因生长迅速、包膜紧张引起右上腹肝区疼痛,或神经母细胞瘤压迫、浸润感觉神经引起腹痛等;

6. 胆道运动功能障碍;

7. 胸部疾病还可引起腹部的牵涉痛,如大叶性肺炎、肺梗死等;

8. 全身性疾病也可表现为腹痛,如腹型过敏性紫癜,糖尿病酮症酸中毒,尿毒症,铅中毒等。

四、临床表现

对腹痛的特点需要注意以下几点。

1. 腹痛部位　腹痛的部位多与所在器官有关。胆囊炎、胆石症、胆总管囊肿位于上腹部或右上腹,肝脓肿多位于右上腹或肝区,胆囊炎时腹痛还可以放射至右侧肩胛部;胃、十二指肠疾病、胰腺病变常位于中上腹;小肠疾病多在脐周部;急性阑尾炎位于右下腹;膀胱炎、卵巢囊肿蒂扭转位于下腹部,全腹痛可以是弥漫性腹膜炎的表现。

2. 诱发因素　胆囊炎、胆石症发作前常有进食油腻食物的病史,部分机械性肠梗阻有腹部手术病史,急性胰腺炎常有暴饮暴食史。

3. 腹痛性质和程度 隐痛或钝痛多为内脏性疼痛,多由胃肠动力变化或轻度炎症、溃疡等引起,胀痛可能为实质性脏器包膜牵张引起,如增长较快的巨大肝肿瘤包膜张力高引起右上腹胀痛。绞痛多为空腔脏器痉挛、扩张或梗阻引起。胆石症常为阵发性绞痛,剧烈、患者辗转反侧,阵发性钻顶痛是胆道蛔虫症的特点,而发作间期腹部如常。

4. 发作时间 餐后疼痛,尤其是进食油腻食物后腹痛常和胆囊炎、胆总管囊肿及胰腺、胃部病变有关;周期性、节律性上腹痛见于胃、十二指肠溃疡。

内脏性腹痛的定位常常不确切,而且对于婴幼儿,多不能自述腹痛或不能准确地表达疼痛的感觉和部位,而只能以哭吵、蜷曲肢体来表示,并且小儿常不能明确说出和饮食的关系,并且腹痛的时间节律性不如成人明显。

5. 伴随症状 腹痛常合并其他症状出现,伴随症状在腹痛的诊断中具有重要的意义。一般来讲,腹痛伴发热提示感染;先发热后腹痛多提示内科感染性疾病,先腹痛后发热多提示外科性疾病。腹痛伴黄疸常提示肝脏疾病、胆道梗阻的可能。伴发呕吐时,可以是反射性消化道反应,也可以是消化道梗阻的表现。

五、诊断

腹痛的诊断需要根据腹痛的部位、性质、伴随症状等特点,并结合必要的化验、检查进行综合判断。腹痛是小儿肝胆系统疾病的常见症状,部位常位于上腹部、右上腹或肝区,腹痛可以是持续性或阵发性,可以是隐痛、胀痛、绞痛、钻顶痛等表现形式,腹痛常有伴发症状,如恶心、呕吐,发热,黄疸等。对腹痛症状进行综合分析和鉴别,并结合必要的化验、检查才能得到正确的病因诊断。

(温哲 梁鉴坤)

第二节 黄 疸

一、概述

黄疸是指血液中胆红素升高,致使皮肤、黏膜和巩膜发黄的症状和体征,是肝胆系统疾病常见的临床表现。正常血清总胆红素浓度为 $1.7 \sim 17.1\mu mol/L$($0.1 \sim 1mg/dl$),当胆红素超过 $34.2\mu mol/L$($2mg/dl$)时,可出现肉眼可见的巩膜、黏膜、皮肤、体液的黄染,称显性黄疸。而血清胆红素含量在 $17.1 \sim 34.2\mu mol/L$ 之间时,黄疸不能被肉眼察觉,称为隐性或亚临床性黄疸。但血清胆红素的含量与皮肤、黏膜黄染的程度并不完全平行,受多种因素的影响。

二、胆红素代谢

正常人红细胞的寿命约 $100 \sim 120$ 天,每天约 1% 红细胞衰老死亡并被吞噬细胞(主要在脾、肝以及骨髓)清除和分解。红细胞首先降解为血红蛋白,然后在组织蛋白酶的作用下分解出血红素,当血红素在体内降解时,卟啉环的 α-甲炔基被氧化断裂,变成直链四吡咯化合物,释出 CO 和铁,形成胆绿素,后者又迅速被还原为胆红素。通常 1g 血红蛋白可释出胆红素约 34mg。

人体每日生成的胆红素约 80% ~ 85% 是由血液中衰老红细胞的血红蛋白分解产生,另外,来自骨髓内未成熟的红细胞或其他组织中非血红蛋白的血红素酶类或细胞色素的少量分解而生成所谓"旁路性胆红素"。

未结合胆红素为脂溶性,在血液循环中与血浆白蛋白结合,形成胆红素-白蛋白复合体,不能透过半透膜或细胞膜,也不能经肾小球滤过,故尿中不会有未结合胆红素出现。正常情况下,未结合胆红素通过肝细胞摄取从血浆中被迅速清除。当血液中有机阴离子增多或 pH 下降时,胆红素与白蛋白可分离而成为游离胆红素,游离胆红素能够透过细胞膜及血-脑屏障,进入含有丰富磷脂的神经细胞,引起核黄疸。新生儿高胆红素血症经光照后(蓝光或白光)未结合胆红素能转为 E 异构体,后者能与血浆白蛋白联结,具有水溶性,而失去神经毒性,可不必经过结合而排出,使血中未结合胆红素下降。

肝细胞内胆红素的摄入、结合和排泄过程简述如下:

1. 肝细胞对胆红素的摄取 在肝血窦表面的肝细胞膜上有特异的受体部位,可以很快从血清中摄取未结合胆红素,使之通过肝细胞膜的微绒毛进入肝细胞质内。在肝细胞内已知有两种色素受体蛋白,称为 Y 蛋白和 Z 蛋白,可以特异地结合包括胆红素在内的有机阴离子。新生儿期肝内缺乏或完全不存在 Y 和 Z 蛋白，随年龄增长才逐渐达正常水平。因此，新生儿尤其早产儿的未结合胆红素不能被及时摄入肝细胞而转化为胆红素，故常有短暂的高胆红素血症，称为新生儿生理性黄疸。

2. 胆红素在肝细胞内结合　未结合胆红素与受体蛋白结合后，被转运到细胞质的滑面内质网上，经一系列酶作用下，将葡糖醛酸基转移到胆红素的丙酸基上，形成结合胆红素，从而呈水溶性，但不能再透过细胞膜，只能通过毛细血管壁，经胆管及肾脏排出体外。

3. 胆红素的转运和排泄　肝细胞把已生成的结合胆红素转运和排泄到毛细胆管，成为胆汁的主要成分之一。胆汁进入肠道后，结合胆红素在细菌等作用下大部分脱去葡糖醛酸基，并逐步还原成尿胆原及粪胆原，统称为尿胆素原，并大部分氧化为粪胆素，使粪便成棕褐色，随粪便排出。而 10% ~ 20% 的尿胆素原被肠道重吸收，再由肝脏转变为结合胆红素排入胆道，构成肠肝循环；还有小部分的尿胆素原经门静脉入肝后，再经肝静脉和下腔静脉进入体循环，最后由肾脏排出体外。

三、病因分类

胆红素代谢过程中，任何一个环节的障碍均可发生黄疸。临床上主要根据黄疸发生的机制及黄疸的病变部位分类，大致可分为肝前性、肝细胞性和肝后性三类：

1. 肝前性黄疸　是未结合胆红素生成过多引起，可由于先天性或后天性溶血，或骨髓内未成熟红细胞破坏过多造成。发生溶血时，过多的未结合胆红素超过了肝细胞的清除率，同时，溶血和贫血使肝功能减退，也影响肝脏对胆红素的清除能力，使血中非结合胆红素增高。化验检查见血中未结合胆红素明显增高，伴或不伴结合胆红素小幅度增高，常见于各种溶血性疾病，如遗传性红细胞增多症、地中海贫血、免疫性溶血、药物性溶血等。

2. 肝细胞性黄疸　由于肝细胞的严重损害，使肝细胞对胆红素的摄取、结合、转运或排泄这几个环节中的一个或多个环节发生障碍，使血中未结合胆红素增高，部分未受损的肝细胞，仍能够完成胆红素的代谢，形成结合性胆红素进入胆道，但由于肝细胞及炎性细胞肿胀压迫毛细胆管，造成排泄不畅，使结合胆红素反流入血。所以，此类黄疸表现为血中未结合胆红素和结合胆红素均增高，常见于新生儿生

理性黄疸、母乳性黄疸、各类型肝炎、缺氧、低血糖、Grigler-Najjar 综合征等疾病。

3. 肝后性黄疸　结合胆红素产生过程正常，但由于各级胆道的阻塞致其不能正常进入肠道，梗阻近端的胆管压力升高，造成毛细胆管及小胆管破裂，结合胆红素反流入血液，因此，这类黄疸表现为血中结合胆红素显著增高，伴有未结合胆红素的小幅度增高。常见疾病以外科疾病为主，如胆道闭锁、胆总管扩张症、胆道结石、原发性胆汁性肝硬化以及胆道寄生虫等。

四、临床表现和诊断

小儿黄疸在不同的年龄阶段具有不同的特点，因此，在黄疸的诊断中，首先要考虑年龄的因素。另外，要结合患儿的伴随症状、体格检查以及一定的实验室检验（如血常规、肝功能、肾功能、尿液分析、大便常规、病毒抗体检测等，必要时需排查遗传代谢性肝病、内分泌疾病、自身免疫性疾病等），以及适当的影像学检查，如超声、腹部 X 线片、CT 或 MR 等，以便作出判断。

生理性黄疸：新生儿期由于红细胞寿命短，胆红素产生多，血液循环中胆红素的转运能力不足，肝功能发育尚未完善等原因，使新生儿出现胆红素的暂时性升高，随患儿生理功能的成熟黄疸逐渐消退。临床表现为：足月儿一般生后 2 ~ 3 天出现黄疸，4 ~ 5 天可达高峰，10 ~ 14 天逐渐消退。对早产儿的黄疸多于出生后 3 ~ 5 天出现，5 ~ 7 天达高峰，3 ~ 4 周逐渐消退。按照目前主流观点认为，足月儿总胆红素峰值不超过 220.5μmol/L（12mg/dl），早产儿不超过 256.5μmol/L（15mg/dl）。

新生儿若出现以下任一种情况，则提示为病理性黄疸的可能：①出生后 24 小时内出现；②持续时间过久（足月儿超过 2 周，早产儿超过 4 周）；③总胆红素峰值超过生理性黄疸的定义；④黄疸退而复现；⑤血清非结合胆红素超过 34μmol/L。

婴幼儿及儿童的黄疸病因繁多，内科性黄疸一般以非结合胆红素升高为主或结合胆红素、非结合胆红素同时升高，外科性黄疸一般为以结合胆红素升高为主的梗阻性黄疸。后者常见的疾病包括：胆道闭锁，先天性胆管扩张症，急性胆囊炎，急性化脓性胆管炎等。但婴儿肝炎综合征有时表现为完全梗阻性黄疸，与胆道闭锁鉴别困难。由于两者的治疗截然不同，并且延迟诊断会影响胆道闭锁的治疗效

果,因此,对于诊断不清并且经过内科治疗 1～2 周无明显效果的婴儿期黄疸,一般主张手术探查以明确诊断。

黄疸常伴发其他症状或体征,综合分析这些临床表现和一些化验、检查有助于黄疸原因的诊断和鉴别。如黄疸伴发热,常提示炎症性疾病,见于急性胆囊炎,肝脓肿等;黄疸伴腹部包块时,需要考虑肝脏肿瘤、先天性胆管扩张等疾病;黄疸伴腹痛时,考虑胆石症、胆道蛔虫、先天性胆管扩张等疾病的可能。

（梁鉴坤　温哲）

第三节　腹　水

一、概述

腹水是指腹腔液体积聚超过正常水平,腹水是小儿肝胆外科疾病常见的临床表现。

二、成因及发病机制

正常情况下腹腔有少量液体存在,主要起润滑脏器的作用,生理状态下腹腔内少量液体来自壁层浆膜毛细血管内的血浆滤出,并通过脏浆膜的淋巴管和小静脉吸收,二者维持动态平衡。病理状态下各种因素造成腹水的生成和吸收平衡破坏,使液体在腹腔积聚,形成病理性腹水。不同的疾病腹水在发生机制上可略有不同。

小儿肝胆疾病形成腹水最常见的原因是肝硬化,其形成机制尚未完全明了,肝硬化腹水的形成过程复杂,可能与门静脉高压引起的毛细血管静水压增高,淋巴循环障碍,低蛋白血症,继发性肾功能障碍以及醛固酮和抗利尿激素的增加有关。肝硬化腹水形成的主要病理生理学学说包括:灌注不足学说、充盈过度学说及周围动脉扩张学说等。

充盈不足学说认为,肝纤维化和假小叶再生致使肝血窦流出道梗阻,使窦状隙压力增加,进而使门静脉流体静水压增加是腹水形成的始发因素,导致血管内的液体溢入腹腔。血管内体液丢失致使有效循环血容量降低,激动心肺和动脉感受器,导致钠水潴留。潴留液体进一步以腹水的形式溢入腹腔,形成恶性循环。同时,肾脏低灌注使肾小管对钠、水重吸收增加,又进一步促进腹水的形成。然而,临床实践和动物实验均证实肾钠潴留先于腹水形成,提示钠潴留是原因而非腹水形成的结果,这与充盈不足学说矛盾。从而由此提出了第二种学说:"泛溢学说"。

泛溢学说主要阐述了腹水形成时门脉高压与低血容量的关系,认为肝硬化门脉高压腹水形成之前就已经存在钠水潴留、血容量增加及淋巴液流量增加,充盈过度而"泛溢"于腹腔内。学说认为在肝硬化门脉高压时,由于肝功能改变和肝血窦内压增高,从而通过神经体液因素引起肾钠潴留,继而出现血容量扩张,最后形成腹水。也就是说钠水潴留及血容量扩张是在腹水形成之前就存在的。然而泛溢学说同样不能解释所有临床现象,说明肝肾反射不是肝硬化腹水的唯一原因。

周围动脉扩张学说认为,窦状隙门脉压力增加,由未知的血管活性物质调节,导致内脏血管舒张,后激活缩血管物质、钠水潴留系统和交感神经、肾素-血管紧张素-醛固酮系统以及血管加压素等,使肾血管收缩,钠水潴留,从而最终形成腹水。

肝肾相互作用学说于近年提出,该学说把肝硬化腹水发展分成 4 个阶段:腹水前期、反应性腹水期、顽固性腹水期和肝肾综合征期。腹水前期:钠水潴留通过体液调节具有自限性;反应性腹水期:肾脏钠水潴留明显增加而失代偿,总血容量增加,继之大量舒血管物质释放,引起全身周围动脉扩张,然后通过周围动脉扩张学说方式出现腹水;顽固性腹水期:随着总血管容量的增加,有效循环血量相对不足,刺激容量感受器及肾小球旁装置,而后激活 RAAS 并刺激 ADH 的生成,导致水钠潴留形成腹水。肝肾综合征期:肝硬化失代偿的患者为血容量的回补不足以有效地抑制交感缩血管系统激活及钠水潴留激素的进一步释放,从而导致肾血管进一步收缩、肾脏严重低灌流、严重钠水潴留和肾衰竭。

三、临床表现

腹水一般不作为疾病的唯一症状出现,临床上常常伴有其他症状同时存在。肝胆系统疾病引起腹水的患者则常有黄疸、乏力、食欲缺乏等症状,查体可见不同程度的皮肤巩膜黄染、蜘蛛痣或肝掌、肝脾大、腹壁静脉曲张及等体征;其他系统疾病形成的腹水往往有不同的临床表现,如心源性腹水患者常伴有四肢水肿、颈静脉怒张、心脏浊音界扩大、心前区震颤、心瓣膜杂音等体征;肾脏疾病引起的腹水可有颜面水肿、少尿、蛋白尿等症状；感染性腹水常伴有发热、腹痛、腹胀、呕吐等消化道症状；恶性肿瘤引起的腹水常有恶病质、淋巴结肿大或腹部包块。

少量腹水并不引起临床症状，常被忽视，随着腹水量增多，可用叩诊腹部移动性浊音证实，大量腹水常伴有明显的腹部膨隆，可以叩及液波震颤。

根据腹水的病因可分为心源性腹水、肾性腹水、肝性腹水、腹膜疾病导致的腹水、营养障碍性腹水等。心源性腹水常见于慢性充血性右心衰竭及心包炎，如渗出性心包炎、缩窄性心包炎及瘦型克山病等；肾性腹水常见于慢性肾炎、肾病综合征等；腹膜疾病造成腹水常见于原发性腹膜炎、结核性腹膜炎及各种腹膜肿瘤，如腹膜转移瘤、腹膜间皮瘤等；营养障碍性腹水主要由低蛋白血症引起。此外，尚有其他原因可形成腹水，如乳糜性腹水、甲状腺功能减退、外伤、肠梗阻、消化道穿孔及肠瘘等。

肝胆外科疾病是形成腹水的重要原因，小儿肝源性腹水常见于病毒性肝炎、肝硬化、门静脉高压症、原发性及转移性肝脏肿瘤、肝血管疾病、肝脓肿及肝寄生虫等原因；胆源性腹水主要见于胆道穿孔、胆道外伤等；胰源性腹水主要包括胰腺炎，胰腺假性囊肿，囊性纤维化，胰腺肿瘤；脾脏疾病诸如脾脓肿、脾脏肿瘤、巨脾等；此外，肝、脾、胰等腹腔实质性脏器破裂可以引起血性腹水。

四、诊断

较多量的腹水通过仔细的查体可以得到诊断，对少量腹水，影像学检查有助于诊断，并提供一些不可或缺的信息。腹平片的特征性表现为肠管向中间移位，腹腔弥漫性透光减低呈毛玻璃样改变，腹膜外脂肪线与结肠间隙增宽，充气肠管间隙增宽。肝脏

可以呈圆形并被推至中央。B超对腹水具有较高的诊断价值，可以发现少量腹水，并可引导腹腔穿刺；CT及MRI等影像学检查除了可以发现腹水之外，更能为进一步明确诊断提供重要临床信息。诊断性腹腔穿刺可以明确腹水的性质，采集腹水标本进行相关的常规、生化及细胞学检验。

根据腹水的性质不同，可将其分为渗出液及漏出液两大类。渗出性腹水为炎性积液，致病因子造成血管内皮细胞受损，通透性增加，导致大分子及其他细胞成分渗出血管壁，其病因主要为感染性炎症及非感染性炎症，后者病因包括创伤、肿瘤及风湿性疾病等。漏出液多见于充血性心力衰竭、慢性肾病及肝硬化晚期门静脉高压等情况。广义的腹水尚包括由于实质性腹腔脏器破裂导致的腹腔积血及消化道穿孔导致消化液渗漏而造成的腹腔积液。

腹水常规检测，漏出液多为淡黄色透明液体，渗出液可呈不同颜色或混浊。不同疾病造成的腹水特点也不尽相同，肝胆系统疾病形成的腹水常常含有较多结合胆红素，感染性腹水呈黄色脓性或脓血性；铜绿假单胞菌感染腹水呈绿色；血性腹水见于绞窄性肠梗阻、急性结核性腹膜炎或恶性肿瘤，乳糜性腹水呈乳白色可自凝。凡他（Rivalta）蛋白定性试验：漏出液为阴性，渗出液为阳性；定量试验漏出液小于0.25g/L，渗出液大于0.25g/L。胰源性腹水淀粉酶水平常常升高。腹水的细菌学及组织细胞学检查对疾病诊断非常有意义。腹水培养可明确致病菌和指导临床使用敏感抗生素。腹水离心后涂片染色可查到细菌，抗酸染色可查到结核分枝杆菌。离心腹水沉渣涂片HE染色可查找瘤细胞，对腹腔肿瘤的诊断具有特殊意义。

（王哲　温哲）

第四节　腹部肿物

一、概述

腹部肿物是指腹部局限性的隆起或肿大。广义的腹部肿物包括腹壁肿物、腹腔内及后腹膜外肿物，在此我们主要讨论后两者。

二、发病原因及机制

腹部肿物是小儿外科重要的临床表现，其成因主要是由于各种生理或病理性原因所致的腹腔、后

腹膜外器官或组织体积增大、容积增加，肿瘤组织增生或异常结构形成。体积较大的腹部肿物可突出腹壁，肉眼可见；大部分腹部肿物需在患者放松腹肌的状态下才能触及；较小的腹部肿物需借助影像学手段方可发现。

导致腹部肿物的主要原因可分为生理性因素及病理性因素两大类。生理性因素造成的腹部肿物常见于饱食后的胃、肠内积粪积气、充盈的膀胱及生理性肿大的子宫等。值得注意的是，生理性因素在一

定条件下可向病理性转变。病理性因素是造成腹部肿物的主要原因,按其发病特点可分为以下几种类型。

1. 正常脏器病理性肿大　多种原因可导致腹腔脏器功能或结构改变,组织增生或水肿,从而使器官肿大。常见的原因有肝硬化代偿期肝脏增大,门静脉高压症所致脾脏增大,胰腺炎及胰腺假性囊肿,肥厚的幽门环肌,肠管形成内、外疝,肠套叠,肠扭转,卵巢扭转,以及克罗恩病、溃疡性结肠炎、肠型过敏性紫癜或硬化性肠系膜炎形成的肠道肿物等。

2. 空腔脏器病理性体积膨胀　不同病因导致空腔脏器内容物排出障碍,使腔内容物不断聚集引起脏器膨胀,也可形成腹部肿物,消化道常见的情况有先天性肥厚性幽门狭窄时扩张的胃,异食症患者胃内形成的胃石,肠梗阻时形成的扩张的肠袢,先天性巨结肠肠管内形成的肠石,及消化道异物等;泌尿系统常见的有尿路梗阻使膀胱积尿所致的膀胱膨胀、肾积水,肝胆系统常见胆道阻塞胆汁排泄不畅使胆囊肿大等。

3. 各种腹腔内器官的感染性疾病　腹腔脏器或组织发生感染时可形成感染性包块,如肠系膜淋巴结炎形成的淋巴结肿大,胎粪性腹膜炎包裹性包块,坏死性小肠结肠炎肠穿孔后形成的包裹性包块,急性阑尾炎或阑尾周围脓肿,胆囊炎,肝脓肿,肾脓肿,结核性肉芽肿、结核性腹膜炎,以及各种腹腔脏器寄生虫感染,如肝包虫、血吸虫、肝吸虫、阿米巴肝脓肿及肠道蛔虫等。

4. 外伤　外伤导致腹腔肿物的因素不能被忽略,常见的原因有外伤造成的实质性脏器破裂形成的血肿,如肝破裂形成的肝包膜下血肿等,以及空腔脏器破裂形成的炎性包裹性肿物,如胃破裂、尿外渗等。

5. 先天性发育异常及先天性畸形　先天性发育异常及先天性畸形是小儿腹部肿物的常见原因,见于胆总管囊肿、多脾、副脾、肠重复畸形、多囊肾、马蹄肾、异位肾脏、肠系膜囊肿,腹腔内睾丸,动脉瘤等。

6. 腹腔实体性及非实体性肿瘤　肿瘤是腹腔肿物最重要的病因,实体性和非实体性肿瘤均可形成腹腔肿物,常见的恶性肿瘤有肾母细胞瘤、神经母细胞瘤、恶性畸胎瘤、肝母细胞瘤、恶性淋巴瘤以及恶性血液肿瘤造成的腹腔脏器肿大。常见的良性肿瘤有成熟性畸胎瘤、肝脏结节性增生、肝脏血管瘤、神经节细胞瘤,卵巢囊肿等。

三、临床表现

1. 腹部肿物的位置　通过腹部肿物的位置可大致了解其来源。右上腹肿物多来源于肝脏右叶、胆道系统、右肾或肝曲结肠。左上腹的肿物常来源于肝左叶、脾脏、结肠脾曲、胰腺、胃或左肾,甚至左侧胸腔;右下腹肿物常来源于阑尾、回盲部或右侧附件,左下腹肿物则常见于乙状结肠、左侧附件等。小肠、卵巢、肠系膜或大网膜的包块位置多变。腹肌紧张时触诊明显的肿物多位于腹壁,腹腔内肿物在腹肌松弛时才能更好触及,腹膜后肿物由于部位较深,若非明显肿大,有时不易触及。腹部多发肿物常见于肠系膜淋巴结肿大,淋巴结结核或恶性肿瘤腹腔转移。

2. 腹部肿物的形态　圆形、表面光滑且境界清晰的包块,多见于肠系膜囊肿或卵巢囊肿等良性肿物;形态不规则,表面不光滑、坚硬多为恶性肿瘤;炎性肿物往往境界不清晰。腊肠状或管状肿物,常见于肠套叠或肠道肠石。

3. 腹部肿物的硬度和质地　质硬肿物多见于肿瘤、炎性或结核性肿物,如肾母细胞瘤、神经母细胞瘤及腹膜炎形成的包块。囊性质地的肿物多见于胆总管囊肿、肾积水、尿潴留之膀胱、各种囊肿或畸胎瘤等。

4. 移动度　位置固定的肿物一般来源于腹膜外或部分腹膜间位器官,多见于肝脏、肾脏、肾上腺或胰腺的恶性肿瘤或炎症包块。可随呼吸移动的包块往往和膈肌有直接或间接的关系,如来源于肝脏、胆囊、脾脏的肿物。活动度较大的肿物可能来自胃、肠、肠系膜及卵巢,也可见于游走脾、游走肾等。

5. 压痛　创伤性肿物、感染性肿物或其他腹腔肿物合并感染时有明显压痛,肿物体积急剧增大,包膜紧张时也可出现疼痛。如位于右下腹压痛明显的包块,可能为阑尾周围脓肿。肝区肿物有明显压痛可能为肝脓肿,巨大恶性肿瘤合并出血时,往往压痛明显等。

四、诊断

腹部肿物是小儿外科医生几乎每天都要接触的临床表现,做好腹部肿物的诊断与鉴别诊断意义重大。

1. 病史　腹部肿物诊断的首要步骤是详细询

问病史。

发现肿物的年龄：较大的先天性腹腔肿物多在婴幼儿期发现，如肝血管瘤、畸胎瘤等；肾母细胞瘤、神经母细胞瘤及肝母细胞瘤多见于1~3岁患儿，卵巢肿物多见于青春期前后的女性患儿。

肿物出现的诱因：创伤性腹部肿物多有明确外伤史，消化道异物通常有异物食入史，腹腔脏器扭转可发生于剧烈运动后。

肿物的生长速度：腹腔良性肿物一般生长缓慢，如肠系膜囊肿、神经节细胞瘤等，恶性肿瘤生长迅速，如肝母细胞瘤、神经母细胞瘤等，迅速增大的肿物多见于肿物合并感染或囊肿内出血。

肿物出现的伴随症状：恶性肿瘤往往合并生长发育迟缓、消瘦或贫血，感染性肿物往往有发热、疼痛及功能障碍，黄疸是肝胆系统肿物常见的伴随症状，腹腔肿物合并肠梗阻症状提示肿物与消化道关系密切，肿物合并泌尿系统症状提示来源于泌尿系统可能性大，女性生殖器官肿瘤常常合并月经周期改变等。

此外还应该详细询问既往史、个人史和家族史，留意是否有既往存在可能造成腹部肿物的情况。如既往有胰腺炎发作史可提示胰腺假性囊肿，有结核患者接触史可提示结核性肉芽肿，寄生虫造成的腹腔肿物往往有疫水疫区接触史，黑斑息肉综合征（Peutz-Jeghers syndrome，PJS）表现为黏膜黑斑着色，腹部多发肿物，几乎都有明确的家族遗传。

2. 体格检查　这部分内容在临床表现里已经讨论过，不再赘述。

3. 实验室检查　实验室检查对腹腔肿物的诊断有重要意义。

感染性指标升高提示肿物为感染性质或合并感染，如阑尾脓肿、肝脓肿、胆囊炎、胆总管囊肿合并感染及肠重复畸形合并感染等。

脏器功能指标变化提示肿物与该脏器有关，如转氨酶变化提示肿物与肝脏有关，结合胆红素明显升高提示肿物来源于或已侵犯胆道系统，淀粉酶、脂肪酶升高提示肿物来源于胰腺可能性大或存在胰胆管合流异常，肾功能异常是诊断肾脏肿物的有力证据。

特异性肿瘤标记物阳性往往与某种腹部恶性肿瘤相关，如甲胎蛋白明显升高提示肝母细胞瘤，血清神经元特异性烯醇化酶、24小时尿香草基杏仁酸水平升高提示神经母细胞瘤等。

4. 影像学检查　影像学检查是诊断腹部肿物不可或缺的重要手段，常常具有确诊意义，同时还能为治疗方案的选择提供宝贵信息。

腹部平片可通过了解腹部的密度变化、肠管分布及受推移的情况，来判断是否有腹腔占位，是否形成钙化或出现肠梗阻。消化道X线造影对胃肠道内的肿物有诊断价值，泌尿系统造影可协助诊断诸如肾积水、神经源性膀胱等泌尿系统疾病形成的腹部肿物。

超声检查安全、无创，可清楚显示腹腔肿物的形态、结构及毗邻，判断肿瘤的来源，推测其性质。但由于儿童肠道生理积气较多，易产生干扰，同时操作者的经验、检查切面的随意性等因素使得该项检查主观性较大。

计算机断层扫描检查CT密度分辨率高，除提供精确的解剖信息外，尚可判断腹部肿物的成分，增强CT可显示肿物的供血情况，三维重建可立体显示病灶，再现腹部大血管的空间结构及立体走向，明确肿瘤与大血管的空间位置关系，对恶性肿瘤分期、治疗方案的制订及术后随访都具有较高的价值。

磁共振成像（MRI）检查是儿童腹部肿物重要的补充检查方法。在显示肿物的某些组织学特征方面优于CT，利用血液的流空效应直接获得血管信息，观察肿瘤与腹部大血管的关系等。对于胆总管囊肿，MRCP能够很好地显示囊肿形态、胆管扩张与狭窄、与胰管的关系等解剖特点，有利于手术方案的制订。

五、小儿肝胆外科常见的腹部肿物

1. 肝海绵状血管瘤（cavernous haemangiomas）是一种较为常见的肝脏良性肿瘤。肝血管瘤发展缓慢，多因腹部肿物突出或扪及腹部肿块被家属偶然发现，可发生邻近脏器受压症状，腹胀，上腹隐痛不适。腹腔内出血：肝血管瘤破裂出血，有明显的急腹症临床表现。部分因血窦内血栓，血小板减少可表现为出血、贫血。较大的肝血管瘤往往在早期出现K-M综合征：表现为广泛发生的出血点、瘀斑、紫癜，患儿表现为颅内或内脏器官出血等症状。常用的辅助检查包括，B超：呈均匀的强回声表现，大的血管瘤可有强回声、低回声及混合回声表现。CT：平扫表现为类圆形低密度区，增强动态扫描表现为病变边缘环状增强，密度高于周围肝实质，造影剂从肿瘤周边逐渐向中央呈乳头状填充，约5~10分钟后,中心部分完全填充,肿瘤与肝实质呈等密度。MR:MRI T_1 加权相对周围肝实质呈均匀低信号,T_2 加权病变信号明显高于正常肝脏,并随着 TE 延长信号逐渐增强。静脉团注 Gd-DTPA 表现为增强即刻边缘斑块或团絮状强化,并逐渐向心性充填,最后与肝脏信号完全相同。肝动脉造影:造影剂充盈快排出慢,呈"早出晚归征"。

2. 先天性胆管扩张症　旧称胆总管囊肿,是指肝内和(或)肝外胆管的先天性囊状扩张,是小儿肝胆外科腹腔囊性肿物最常见的原因之一。腹痛、腹部肿块和黄疸为三个常见症状。10% 左右就诊者仅有表现为腹部肿物。合并胆石者可有右上腹疼痛,合并胆管炎者除右上腹胀痛,并有寒战高热,有或无黄疸。胆总管囊肿大者右上腹可触及囊性肿物,囊肿小者不能触及肿块而仅能通过辅助检查明确。合并胆管炎者右上腹饱满且有压痛。病程晚期可出现胆汁性肝硬化及门静脉高压,少数病例囊肿破裂可引起胆汁性腹膜炎。B 超是首选的辅助检查,对于本病的早期诊断准确、可靠,重复性好,有较大的价值。CT、MRCP 能显示肝内外胆管的完整影像,具有重要的诊断价值。ERCP 对胰胆管合流异常可提供重要的诊断依据。

3. 肝母细胞瘤(hepatoblastoma)　是小儿外科最常见的肝脏恶性肿瘤,也是肝胆外科腹部肿物重要的原因之一。该病起源于肝脏胚胎原基细胞,属上皮来源的肝脏恶性肿瘤。多见于 3 岁以下幼儿,5 岁以上较少见。肝母细胞瘤多发生在肝右叶,一般为单发,圆形,界限清楚,无明显分叶。肝母细胞瘤恶性程度高,可通过血液和淋巴途径广泛转移。腹部肿物是肝母细胞瘤患儿最常见的症状,患儿父母常会偶然发现上腹包块。其他临床症状并无特异性,常有食欲缺乏、厌食、体重减轻或不增加,呕吐、腹痛较少见。晚期可出现黄疸、腹水。查体在右上腹可触及肿大的肝脏,质地坚硬,表面光滑,肿瘤巨大者可达盆腔,可触及瘤结节并伴有触痛。血常规可有血红蛋白降低,红细胞、血小板下降;肝功能轻度异常,AKP 和 IDH 轻、中度升高;AFP 在大多数患者可显著升高,可高达 10 万 ng/ml 以上。经皮肝穿刺活组织检查可明确诊断。影像学检查可发现肝脏巨大占位性病变,对肝母细胞瘤的诊断有价值。B 超显示不均质回声增强的孤立性肿块。CT 显示低密度巨块性肿瘤,不均质,边界清楚,增强扫描病灶周围不均质增强。MRI 显示为强弱不均低信号区,肝动脉造影对肝母细胞瘤有定位作用,并提示手术能否切除的信息。

4. 胰腺假性囊肿　胰腺假性囊肿是胰腺肿物最常见的原因之一。其发病机制主要是外溢的血液、胰液及炎性渗液进入小网膜腔内并刺激周围组织形成包裹性囊肿,囊壁内没有上皮细胞,故名为假性囊肿。绝大多数假性囊肿病例由急性胰腺炎所致,部分病例发生在胰腺外伤后,少数病例由胰腺癌所致。临床表现为在急性胰腺炎或胰腺外伤后出现持续上腹疼痛、恶心呕吐、体重下降和发热等,腹部扪及囊性肿块时,应首先考虑假性胰腺囊肿形成的可能。急性胰腺炎所致假性囊肿,血清淀粉酶常持续升高,而慢性胰腺炎所致者常正常。B 超诊断胰假性囊肿简便而有效,典型者于上腹可探及一位置明确、范围肯定的液性暗区。CT 显示胰假性囊肿为边缘光滑的圆形或卵圆形密度均匀减低区。ERCP 可确定囊肿的存在和位置,并有助于与胰腺癌相鉴别。

(王哲　温哲)

第五节　蜘　蛛　痣

一、概述

蜘蛛痣是一种特殊的毛细血管扩张症,也称蜘蛛状毛细血管扩张症,形态似蜘蛛,痣体旁有放射状分布的毛细血管扩张。

二、病因及发病机制

蜘蛛痣的产生机制尚不清楚,一般认为与雌激素水平升高有关。蜘蛛痣多见于肝功能受损、肝硬化患者,妊娠妇女也可出现,分娩后自然消退。提示本病的发生可能与机体内雌激素水平升高有关。雌激素主要在肝内降解,降解产物大部分经肾小球滤过或经肾小管分泌到尿中,1/4 的代谢产物形成肠肝循环,小部分从粪便排出。肝功能减退时,肝脏对雌激素的灭活能力降低,导致雌激素水平增高,雌激素在体内蓄积,引起小动脉扩张,形成蜘蛛痣。

蜘蛛痣在无肝脏损伤的正常儿童中亦不少见,随着年龄的增长,发生蜘蛛痣的几率增加,但男女发病率无明显区别。此发病机制仍不甚明了。

三、临床表现

蜘蛛痣好发于躯干以上部位,多分布于上腔静脉回流的部位,成人以面、颈和手部多见,在儿童,多出现在手和手指的背部,可一个或多个,直径大小不一,一般在2mm以下,大者可达1.5cm。中央的痣体隆起皮面,玻片压诊可见搏动,肉眼可见痣体周围的毛细血管扩张,呈放射状排列。若用铅笔尖压迫中心部,蜘蛛痣就会消失,因为蜘蛛痣的血流方向是从中心点流向周围毛细血管分支,若中心部受压则血流阻断,蜘蛛痣因缺血而消失,此特征可与皮下出血相鉴别。后者压迫皮下出血点后,皮下瘀斑不会消失。

四、诊断

蜘蛛痣是肝硬化患者常见的体征之一,直径较大的蜘蛛痣可能更常见于肝脏疾病的儿童。出现蜘蛛痣的肝硬化儿童可伴有肝掌、腹水等,肝硬化门静脉高压时,可出现腹壁静脉曲张,消化道出血。但蜘蛛痣并非肝病所特有的体征,无肝脏损害的儿童亦常伴有蜘蛛痣,其以后发生肝病损害的风险亦不会增高,可能仅仅对容貌有影响。

典型的蜘蛛痣容易诊断,但需要和血管瘤、蚊虫叮咬等鉴别。蜘蛛痣常常提示肝功能损害的存在,所以诊断蜘蛛痣时应该对其可能的病因进行进一步的分析。

（梁奇峰　温哲）

参 考 文 献

1. 陈灏珠. 内科学. 北京:人民卫生出版社,2013.
2. 陈庭槐. 生理学. 北京:高等教育出版社,2004.
3. 邝贺玲,胡品津. 内科疾病鉴别诊断学. 北京:人民卫生出版社,2006.
4. 陈文彬,潘祥林. 诊断学. 北京:人民卫生出版社,2008.
5. 胡亚美,江载芳. 诸福棠实用儿科学. 北京:人民卫生出版社,2012.
6. 张金哲. 张金哲小儿外科学. 北京:人民卫生出版社,2013.
7. 董蒨. 小儿肝胆外科学. 北京:人民卫生出版社,2005.
8. S M Finn, M Rowland, F Lawlor. The significance of cutaneous spider naevi in children. Arch Dis Child. 2006,91:604-605.

第六章

小儿肝胆外科疾病常用体格检查

小儿腹部的解剖主要由腹壁、腹腔和腹腔内脏器组成。腹部范围上起横膈,下至骨盆。腹部体表上以两侧肋弓下缘和胸骨剑突与胸部为界,下至两侧腹股沟韧带和耻骨联合,前面和侧面由腹壁组成,后面为脊柱和腰肌。

腹腔内有很多重要脏器,主要有消化、泌尿、生殖、内分泌、血液及血管系统,故腹部检查是体格检查的重要组成部分,是诊断疾病十分重要的方法。腹部检查应用视诊、触诊、叩诊、听诊四种方法,尤以触诊最为重要。为了避免触诊引起胃肠蠕动增加,肠鸣音发生变化,腹部检查的顺序为视、听、触、叩,但记录时为了统一格式仍按视、触、叩、听的顺序。

第一节　腹部体表标志及分区

为了准确描写小儿脏器病变和体征的部位和范围,常借助腹部天然体表标志,可人为地将腹部划分为几个区,以便熟悉脏器的位置和其在体表的投影。

一、体表标志

常用腹部体表标志如下:

肋弓下缘(costal margin):由第 8~10 肋软骨连接形成的肋缘和第 11、12 浮肋组成。肋弓下缘是腹部体表的上界,常用于腹部分区、肝、脾的测量和胆囊的定位。

剑突(xiphoid process):是胸骨下端的软骨,是腹部体表的上界,常作为肝脏测量的标志。

腹上角(upper abdominal angle):是两侧肋弓至剑突根部的交角,常用于判断体型及肝脏的测量。

脐(umbilicus):位于腹部中心,向后投射相当于第 3~4 腰椎之间,是腹部四分区法的标志,在小儿,此处易形成脐疝。

髂前上棘(anterior superior iliac spine):是髂嵴前方突出点,是腹部九分区法的标志和骨髓穿刺的部位。

腹直肌外缘(lateral border of rectus muscles):相当于锁骨中线的延续,常为手术切口和胆囊点的定位。

腹中线(midabdominal line):是胸骨中线的延续,是腹部四分区法的垂直线,此处易有白线疝。

腹股沟韧带(inguinal ligament):是腹部体表的下界,是寻找股动、静脉的标志,常是腹股沟疝的通过部位和所在。

耻骨联合(pubic symphysis):是两耻骨间的纤维软骨连接,共同组成腹部体表下界。

肋脊角(costovertebral angle):是背部两侧第 12 肋骨与脊柱的交角,为检查肾脏压、叩痛的位置。

二、腹部分区

小儿常用的腹部分区有以下两种方法:

(一) 四分区法

通过脐划一水平线与一垂直线,两线相交将腹部分为四区,即左、右上腹部和左、右下腹部。各区所包含的主要脏器如下:

1. 右上腹部(right upper quadrant)　肝、胆囊、幽门、十二指肠、小肠、胰头、右肾上腺、右肾、结肠肝曲、部分横结肠、腹主动脉、大网膜。

2. 右下腹部(right lower quadrant)　盲肠、阑尾、部分升结肠、小肠、右输尿管、胀大的膀胱、淋巴结、女性右侧卵巢和输卵管、增大的子宫、男性右侧精索。

3. 左上腹部(left upper quadrant)　肝左叶、脾、胃、小肠、胰体、胰尾、左肾上腺、左肾、结肠脾曲、部分横结肠、腹主动脉、大网膜。

4. 左下腹部(left lower quadrant) 乙状结肠、部分横结肠、小肠、左输尿管、胀大的膀胱、淋巴结、女性左侧卵巢和输卵管、男性左侧精索。

四区分法简单易行,但较粗略,难于准确定位为其不足。

(二) 九分区法

由两侧肋弓下缘连线和两侧髂前上棘连线为两条水平线,左、右髂前上棘至腹中线连线的中点为两条垂直线,四线相交将腹部划分为井字形九区,即左、右上腹部(季肋部),左、右侧腹部(腰部),左、右下腹部(髂部)及上腹部、中腹部(脐部)和下腹部(耻骨上部)。各区脏器分布情况如下:

1. 右上腹部(右季肋部 right hypochondriac region) 肝右叶、胆囊、结肠肝曲、右肾上腺、右肾。

2. 右腹部(右腰部 right lumber region) 升结肠、空肠、右肾。

3. 右下腹部(右髂部 right iliac region) 盲肠、阑尾、回肠末端、淋巴结、女性右侧卵巢和输卵管、男性右侧精索。

4. 上腹部(epigastric region) 胃、肝左叶、十二指肠、胰头、胰体、横结肠、腹主动脉、大网膜。

5. 中腹部(脐部 umbilical region) 十二指肠、空肠、回肠、下垂的胃或横结肠、肠系膜及淋巴结、输尿管、腹主动脉、大网膜。

6. 下腹部(耻骨上部 hypogastric region) 回肠、乙状结肠、输尿管、胀大的膀胱。

7. 左上腹部(左季肋部 left hypochondriac region) 脾、胃、结肠脾曲、胰尾、左肾上腺、左肾。

8. 左侧腹部(左腰部 left lumbar region) 降结

肠、空肠、回肠、左肾。

9. 左下腹部(左髂部 left iliac region) 乙状结肠、淋巴结、女性左侧卵巢和输卵管、男性左侧精索。

九分区法较细,定位准确,但因各区较小,包含脏器常超过一个分区,特别是小儿,加之体型不同,脏器位置可略有差异(表6-1,图6-1)。临床上常用四分区法,其不足之处,以九分区法补充,如在四分区法的基础上加用上腹、中腹、下腹和左、右侧腹部。

表6-1 与年龄相关的腹部解剖学差异

	新生儿	较大儿童/成人
腹部外形	方形	矩形
肋弓	钝角	锐角
腹直肌	宽,较偏外侧	窄,较居中
肝	大,上腹部	肋弓下
脐	离耻骨联合较近	远离耻骨联合
膀胱	超过耻骨联合上缘	耻骨联合后方

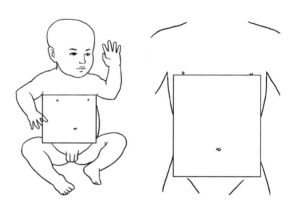

图6-1 婴幼儿和成人的腹部解剖学差异

第二节 视 诊

大多数非儿科医生认为婴幼儿的体检很难进行,因为婴幼儿不好交流。但婴幼儿也不会刻意隐藏他们的症状,因此,简单的观察是了解婴幼儿最直接的方法。但是要注意规避一些不利的因素,如孩子常躁动不合作。此时,让孩子坐在父母怀里,医生就座低于患儿视线水平可有助于检查,这样可以减轻患儿的紧张感。进行腹部视诊前,患儿最好先排空膀胱,取仰卧位,充分暴露全腹,上至剑突,下至耻骨联合,躯体其他部分应遮盖,暴露时间不宜过长,以免腹部受凉引起不适。光线宜充足而柔和,从前

侧方射入视野,有利于观察腹部表面的器官轮廓、肿块、肠型和蠕动波,医生应位于患儿右侧,按一定顺序自上而下地观察腹部,有时为了查出细小隆起或蠕动波,视诊者应将视线降低至腹平面,从侧面呈切线方向进行观察。

对于婴幼儿,首先应观察被检查患儿全貌,是否有立即被检查者发现的体征?患儿是否有病容和脱水征?是否有明显的畸形?皮肤是否有明显的表现,如黄疸、皮下青肿、瘀点、静脉曲张?患儿营养状况如何?观察腹部的形状是膨隆还是平坦?有无明

显发现如血管、条纹（拉伸的标志）、异常脉管系统、变色如瘀斑？然后，再进行全面的视诊以寻找阳性症状。一般来讲，小儿腹部视诊的主要内容包括腹部外形、呼吸运动、腹壁皮肤、腹壁静脉、胃肠型以及腹壁其他情况等。

一、腹部外形

应注意腹部外形是否对称，有无全腹或局部的膨隆或凹陷，有腹水或腹部肿块时，还应测量腹围的大小。小儿腹部外形为方形，腹部外形较饱满，尤其在餐后，前腹壁稍高于肋缘与耻骨联合的平面，称为腹部饱满，属于正常腹部外形。

（一）腹部膨隆

平卧时前腹壁明显高于肋缘与耻骨联合的平面，外观呈凸起状，称腹部膨隆（abdominal distension），可因生理状况如肥胖，或病理状况如腹水、腹内积气、腹腔巨大肿瘤等引起，因情况不同又可表现为以下几种：

1. 全腹膨隆　弥漫性膨隆指腹部呈球形或椭圆形，除因肥胖、腹壁皮下脂肪明显增多，脐凹陷外，因腹腔内容物增多所致者腹壁无增厚，腹压影响使脐突出。常见于下列情况：

（1）腹腔积液：腹腔内有大量积液称腹水（ascites）。平卧位时腹壁松弛，液体下沉于腹腔两侧，致侧腹壁明显膨出扁而宽，称为蛙腹（frog belly）。侧卧或坐位时，因液体移动而使腹下部膨出，常见于肝硬化门静脉高压症，腹水量多致腹压增高，此时可使脐部突出，亦可见于结核性腹膜炎、肝病低蛋白血症、缩窄性心包炎等。腹膜有炎症或肿瘤浸润时，腹部常呈尖凸型，称尖腹（apical belly）。

（2）腹内积气：腹内积气多在胃肠道内，大量积气可引起全腹膨隆，使腹部呈球形，两侧腰部膨出不明显，移动体位时其形状无明显改变，见于各种原因引起的肠梗阻或肠麻痹，小儿常见于肠套叠、先天性巨结肠、肠扭转或直肠肛门狭窄。

积气在腹腔内，称为气腹（pneumoperitoneum），见于胃肠穿孔或治疗性人工气腹，前者常伴有不同程度的腹膜炎。胆道系统穿孔所致腹内积气较少见。

（3）腹内巨大肿块：如巨脾、畸胎瘤、Ⅰ型糖原积聚病所致肝脏的持续膨大等，可引起全腹膨隆。

当全腹膨隆时，为观察其程度和变化，常需测量腹围。方法为让患儿排尿后平卧，用软尺经脐绕腹一周，测得的周长即为腹围（脐周腹围），通常以厘米为单位，还可以测其腹部最大周长（最大腹围），同时记录。定期在同样条件下测量比较，可以观察腹腔内容物（如腹水）的变化。

2. 局部膨隆　腹部的局限性膨隆常因为脏器肿大，腹内肿瘤或炎性肿块、胃或肠胀气以及腹壁上的肿物和疝等。视诊时应注意膨隆的部位、外形，是否随呼吸而移位或随体位而改变，有无搏动等。脏器肿大一般都在该脏器所在部位，并保持该脏器的外形特征，如脾切迹等。

小儿肝胆外科的疾病常引起右上腹膨隆，常见于肝大（肿瘤、脓肿、淤血等），胆囊肿大等。有时右上腹局部膨隆是由于腹壁上的肿块（如皮下脂肪瘤、结核性脓肿等）而非腹腔内肝胆系统的病变。其鉴别方法是使患儿仰卧位作屈颈抬肩动作，使腹壁肌肉紧张，如肿块更加明显，说明肿块位于腹壁上。反之如变得不明显或消失，说明肿块在腹腔内，被收缩变硬的腹肌所掩盖。左上腹膨隆常见于脾大、结肠脾曲肿瘤和巨结肠。腰部膨隆见于多囊肾、巨大肾上腺肿瘤、肾盂大量积水或积脓。脐部膨隆常因脐疝、腹部炎性肿块（如结核性腹膜炎致肠粘连引起）。下腹膨隆常见于膀胱胀大，在排尿后可消失。右下腹膨隆常见于回盲部结核或肿瘤，Crohn病及阑尾周围脓肿等。左下腹膨隆见于降结肠及乙状结肠肿瘤，亦可因干结粪便所致。

局部膨隆近圆形者，多为囊肿、肿瘤或炎性肿块（后者有压痛亦可边缘不规则）；呈肠形者，多为肠管病变如肠梗阻、肠扭转、肠套叠和巨结肠等。膨隆有搏动者可能是动脉瘤，如巨大肝血管瘤，亦有可能是位于腹主动脉上面的脏器或肿块传导其搏动。膨隆随体位变更而明显移位者，可能为游走的脏器（脾、环状胰腺等）、大网膜或肠系膜上的肿块。腹壁或腹膜后肿物（神经纤维瘤、纤维肉瘤等）一般不随体位变更而移位。随呼吸移动的局部膨隆多为膈下脏器或其肿块。在腹白线、脐、腹股沟或手术瘢痕部位于腹压增加时出现膨隆，而卧位或降低腹压后消失者，为该部位的可复性疝。

（二）腹部凹陷

仰卧时前腹壁明显低于肋缘与耻骨联合的平面，称腹部凹陷（abdominal concavity），凹陷亦分全腹和局部。

1. 全腹凹陷　新生儿腹部一般呈膨隆，在儿童及青少年消瘦者仰卧位时可有腹部凹陷，见于消瘦和脱水者。严重时前腹壁凹陷几乎贴近脊柱,肋弓、髂嵴和耻骨联合显露,使腹外形如舟状,称舟状腹(scaphoid abdomen),见于恶病质,如结核病、恶性肿瘤等慢性消耗性疾病,吸气时出现腹凹陷见于膈肌麻痹和上呼吸道梗阻。早期急性弥漫性腹膜炎引起腹肌痉挛性收缩,膈疝时腹内脏器进入胸腔,都可导致全腹凹陷。

2. 局部凹陷　较少见,多由于手术后腹壁瘢痕收缩所致,患儿立位或加大腹压时,凹陷可更明显。白线疝(腹直肌分裂)、切口疝于卧位时可见凹陷,但立位或加大腹压时,局部反而膨出。

二、呼吸运动

正常人可以见到呼吸时腹壁上下起伏,吸气时上抬,呼气时下陷,即为腹式呼吸运动,小儿以腹式呼吸为主。

腹式呼吸减弱常因腹膜炎症、腹水、急性腹痛等。腹式呼吸消失常见于胃肠穿孔所致急性腹膜炎或膈肌麻痹等。腹式呼吸增强不多见,常为癔症性呼吸或胸腔疾病(大量积液等)。

三、腹壁静脉

正常患儿腹壁皮下静脉隐约可见,属正常现象。其他使腹压增加的情况(腹水、腹腔巨大肿物等)也可见静脉显露。

腹壁静脉曲张(或扩张)常见于肝病时门静脉高压致循环障碍或上、下腔静脉回流受阻而有侧支循环形成时,此时腹壁静脉可显而易见或迂曲变粗,称为腹壁静脉曲张。门静脉高压显著时,于脐部可见到一簇曲张静脉向四周放射,形如水母头(caput medusae),常在此处听到静脉血管杂音。

为辨别腹壁静脉曲张的来源,需要检查其血流方向。正常时脐水平线以上的腹壁静脉血流自下向上经胸壁静脉和腋静脉而进入上腔静脉,脐水平以下的腹壁静脉自上向下经大隐静脉而流入下腔静脉。门静脉高压时,腹壁曲张静脉常以脐为中心向四周伸展,血液经脐静脉(胚胎时的脐静脉于胎儿出生后闭塞而成圆韧带,此时再通)脐孔而入腹壁浅静脉流向四方,同时可伴有胃肠道出血、脾大及腹水。下腔静脉阻塞时,曲张的静脉大都分布在腹壁两侧,有时在臀部及股部外侧,脐以下的腹壁浅静脉血流方向也转流向上。上腔静脉阻塞时,上腹壁或胸壁的浅静脉曲张血流方向均转流向下,借简单的

指压法即可鉴别。

检查血流方向可选择一段没有分支的腹壁静脉,医师将右手示指和中指并拢压在静脉上,然后一只手指紧压静脉向外滑动,挤出该段静脉内血液,至一定距离后放松该手指,另一手指紧压不动,看静脉是否充盈,如迅速充盈,则血流方向是从放松的一端流向紧压手指的一端。再同法放松另一手指,观察静脉充盈速度,即可看出血流方向。

门静脉高压症高压通常由肝脏的疾病导致,如先天性肝纤维化所致继发性门脉高压。

四、胃肠型和蠕动波

正常小儿腹部一般看不到胃和肠的轮廓及蠕动波形,当胃肠道发生梗阻时,梗阻近端的胃或肠段饱满而隆起,可显出各自的轮廓,成为胃型或肠型(gastral or intestinal pattern),伴有该部位的蠕动加强,可以看到蠕动波(peristalsis)。胃蠕动波自左肋缘下开始,缓慢地向右推进,到达右腹直肌旁(幽门区),此为正蠕动波。有时尚可见到自右向左的逆蠕动波。肠梗阻时可见到肠蠕动波,小肠梗阻所致的蠕动波多见于脐部,严重梗阻时,胀大的肠襻呈管状隆起,横行排列于腹中部,组成多层梯形肠型,并可看到明显的肠蠕动波,运行方向不一,此起彼伏,全腹膨隆,听诊时可闻及高调肠鸣音或呈金属音调。结肠远端梗阻时,其宽大的肠型多位于腹部周边,同时盲肠多胀大呈球形,随每次蠕动波的到来而更加隆起。如发生肠麻痹,则蠕动波消失。在观察蠕动波时,从侧面观察更易察见,亦可用手轻拍腹壁而诱发。小儿常见于先天性巨结肠、先天性肛门闭锁等。

五、腹壁其他情况

皮疹　不同类型的皮疹提示不同的疾病,充血性或出血性皮疹常出现于发疹性高热疾病或某些传染病(如麻疹、猩红热、伤寒、斑疹伤寒)及药物过敏等。紫癜和荨麻疹可能是过敏性疾病全身表现的一部分。一侧腹部或腰部的疱疹(沿脊神经走行分布)提示带状疱疹。

色素　小儿全身皮肤颜色基本一致,青少年腹部皮肤颜色较暴露部位稍淡,如有散在深褐色色素沉着常为血色病。胁腹部皮肤呈蓝色,为血液自腹膜后间隙渗到侧腹壁的皮下所致格雷特纳征(Grey-Turner sign),可见于急性出血坏死型胰腺炎。脐周

围或下腹壁皮肤发蓝为腹腔内大出血的征象库伦征（Cullen sign）。此外，长久的热敷，腹部可留下红褐色环状或地图样痕迹，类似皮疹。全身性皮肤黄疸则提示胆道系统的梗阻，如弓形虫病、先天性胆道闭锁、α_1-抗胰蛋白酶缺乏症、胆石症（包括肝内胆管结石、胆囊结石、胆总管结石等，很多婴幼儿和儿童结石症状不明显，应注意鉴别）、肝恶性间叶瘤及未分化肉瘤（常伴上腹部肿物、发热和体重下降）、肝胆横纹肌肉瘤（罕见）、先天性胆道发育不良（罕见）等引起胆道系统梗阻，通常需要外科手术治疗。黄疸伴腹痛、寒战高热的 Charcot 三联症或还伴有神经精神症状和休克的 Reynolds 五联症则提示急性梗阻性化脓性胆管炎。周期性发作的黄疸、腹痛和上消化道出血则是典型病例中胆道出血的三联症，它常常是由于肝胆创伤、胆管肿瘤或严重胆管感染所致。出现发绀和杵状指可能提示肝病，产生机制是在血液通过肺循环进行氧合作用时微小动静脉短路形成。此外，需要注意外伤性腹腔脏器的损伤（肝、胰、脾均有可能，如胰腺的假性胰腺囊肿），通常在腹部表现为局部的瘀斑，伴血压下降等内出血现象以及腹膜刺激征时可诊断。

腹纹　多分布于下腹部，紫纹是皮质醇增多症的常见征象，出现部位除下腹部和髂部外，还可见于股外侧和肩背部。由于糖皮质激素引起蛋白分解增强和被迅速沉积的皮下脂肪膨胀，真皮层中结缔组织胀裂，以致紫纹处的真皮萎缩变薄，上面覆盖一层薄薄表皮，而此时因皮下毛细血管网丰富，红细胞偏多，故条纹呈紫色。

瘢痕　腹部瘢痕多为外伤、手术或皮肤感染的遗迹，有时对诊断和鉴别很有帮助，特别是某些特定部位的手术瘢痕，常提示患儿的手术史。如右上腹直肌旁切口瘢痕标志曾行胆囊手术，右下腹 McBurney 点处切口瘢痕标志曾行阑尾手术等。

疝　腹部疝可分为腹内疝和腹外疝两大类，以后者多见。为腹腔内容物经腹部或骨盆壁的间隙或薄弱部分向体表凸出而形成。婴幼儿脐疝多见；先天性腹直肌两侧闭合不良者可有白线疝；手术瘢痕愈合不良处可有切口疝；男性患儿腹股沟斜疝可下降至阴囊，该疝在直立位或咳嗽用力时明显，至卧位时可缩小或消失，亦可以手法还纳，如有嵌顿可引起急性腹痛，并伴呕吐，肛门停止排气排便等。

脐　脐部凸出或凹陷的意义已如前述，脐部分泌物呈浆液性或脓性，有臭味，多为炎性所致。分泌物呈水样，有尿味，为脐尿管未闭的征象。脐部溃烂，可能为化脓性或结核性炎症。

上腹部搏动　上腹部搏动大多由腹主动脉搏动传导而来，可见于正常较瘦患儿。肝血管瘤时，上腹部搏动明显。

应注意视诊除观察之外，还要借助医师的感觉，如嗅觉和味觉，察觉大便或尿的气味就可以进一步了解是否有大小便失禁，枫糖浆气味的尿液可能提示枫糖尿病。急性肝功能衰竭可出现肝病性口臭并呼出有特殊甜味的气息。呼出酮味气体提示任何原因导致的能量不足或者糖尿病酮症酸中毒等。

第三节　触　诊

触诊是腹部检查的主要方法，对腹部体征的认知和疾病的诊断具有重要意义，可以进一步确定视诊所见，又可为叩诊、听诊提示重点。有些体征如腹膜刺激征、腹部肿块、脏器肿大等主要靠触诊发现。在腹部触诊时，各种触诊手法都能用到。

在小儿，为使触诊达到满意效果，应尽量让他们保持舒适体位，最好在父母亲的怀里进行，医生应位于被检查者右侧，面对被检查者，前臂应与腹部表面在同一水平，检查时手要温暖，指甲剪短，先以全手掌放于腹壁上部，使患儿适应片刻，并感受腹肌紧张度。然后以轻柔动作按顺序触诊，一般自左下腹开始逆时针方向至右下腹，再至脐部，依次检查腹部各区。原则是先触诊健康部位，逐渐移向病变区域，以免造成患儿感受的错觉。边触诊边观察被检患儿的反应与表情，亦可边触诊边与患儿交谈，转移其注意力而减少腹肌紧张，以保证顺利完成检查。

腹部触诊应用基本检查方法中所列各种触诊手法，浅部触诊使腹壁压陷约 1cm，用于发现腹壁的紧张度、表浅的压痛、肿块、搏动和腹壁上的肿物等（如皮下脂肪瘤、结节等）。

深部触诊使腹壁压陷至少 2cm 以上，有时可达 4～5cm，以了解腹腔内脏器情况，检查压痛、反跳痛和腹内肿物等，包括深压触诊，以探测腹腔深在病变的压痛点和反跳痛。滑动触诊在被触及脏器或肿块上作上下、左右的滑动触摸，以探知脏器或肿块的形态和大小。双手触诊常用于肝、脾、肾和腹腔内肿块的检查。浮沉触诊又称冲击触诊（ballottement），用于大量腹水时检查深部的脏器或肿物；钩指触诊（hook technique），多用于肝、脾触诊。

青少年腹壁有一定张力，但触之柔软，较易压陷，称腹壁柔软，婴幼儿，尤其儿童因不习惯触摸或怕痒而发笑致腹肌自主性痉挛，称肌卫增强，在适当诱导或转移注意力后可消失，不属异常。某些病理情况可使全腹或局部腹肌紧张度增加或减弱。

一、腹壁紧张度

正常腹壁有一定的张力，但触之柔软，较易压陷，称腹壁柔软，有些人（尤其是儿童）因不习惯触摸或怕痒而发笑致腹肌自主性痉挛，称肌卫增强，在适当转移患儿注意力后可消失，属正常。某些病理情况可使全腹或局部腹肌紧张度增加或减弱。

（一）腹壁紧张度增加

全腹壁紧张可分为几种情况。由于腹腔内容物增加如肠胀气或气腹，腹腔内大量腹水（多为漏出液或血性漏出液）者，触诊腹部张力可增加，但无肌痉挛，也无压痛。如因急性胃肠穿孔或脏器破裂所致急性弥漫性腹膜炎，腹膜受刺激而引起腹肌痉挛，腹壁常有明显紧张感，甚至强直硬如木板，称板状腹（rigidity）；结核性炎症或其他慢性病变由于发展较慢，对腹膜刺激缓和，且有腹膜增厚和肠管、肠系膜的粘连，故形成腹壁柔韧而具抵抗力，不易压陷，称揉面感或柔韧感（dough kneading sensation），此征亦可见于癌性腹膜炎，在小儿少见。

局部腹壁紧张常见于脏器炎症波及腹膜而引起，如上腹或左上腹肌紧张常见于急性胰腺炎，右上腹肌紧张常见于急性胆囊炎，局限的肌紧张和反跳痛以及疼痛与突然释放手指有关提示腹膜刺激征。

（二）腹壁紧张度减低

多因腹肌张力降低或消失所致。检查时腹壁松软无力，失去弹性，全腹紧张度减低，见于慢性消耗性疾病或大量放腹水后，亦见于脱水的患儿。局部紧张度降低较少见，多由于局部的腹肌瘫痪或缺陷（如腹壁疝等）。

二、压痛及反跳痛

正常腹部触摸时不引起疼痛，重按时仅有一种压迫感。真正的压痛（tenderness）多来自腹壁或腹腔内的病变。腹壁病变比较表浅，可借抓捏腹壁或仰卧位作屈颈抬肩动作使腹壁肌肉紧张时触痛更加

明显，而有别于腹腔内病变引起者。腹腔内的病变，如脏器的炎症、淤血、肿瘤的破裂、扭转以及腹膜的刺激（炎症、出血等）等均可引起压痛。

对于小儿，腹部触诊难以评价疼痛，如果触诊发现腹部有剧烈疼痛，而非自动防御性的，则提示腹腔内有相关病变。在肝区触痛可能提示肝炎、肝病、胆总管囊肿。在剑突下的压痛和反跳痛可能提示急性胰腺炎，左肋下的压痛反跳痛可能提示脾破裂。

当医师用手触诊腹部出现压痛后，用并拢的2~3个手指（示、中、环指）压于原处稍停片刻，使压痛感觉趋于稳定，然后迅速将手抬起，如此时患儿感觉腹痛骤然加重，并常伴有痛苦表情或呻吟，称为反跳痛（rebound tenderness）。反跳痛是腹膜壁层已受炎症累及的征象，当突然抬手时腹膜被激惹所致，是腹内脏器病变累及邻近腹膜的标志。疼痛也可发生在远离受试的部位，提示局部或弥漫性腹膜炎。腹膜炎患儿常有腹肌紧张、压痛与反跳痛，称腹膜刺激征（peritoneal irritation sign），亦称腹膜炎三联症。当腹内脏器炎症尚未累及壁腹膜时，可仅有压痛而无反跳痛。

三、脏器触诊

腹腔内重要脏器较多，如肝、脾、胆囊、胰腺等，在其发生病变时，常可触到脏器增大或局限性肿块，对诊断有重要意义。

（一）肝脏触诊

主要用于了解肝脏下缘的位置和肝脏的质地、表面、边缘及搏动等。触诊时，患儿最好处于仰卧位，两膝关节屈曲，使腹壁放松，随患儿呼吸动作使肝脏在膈下上下移动。医师立于患儿右侧用单手或双手触诊。

1. 单手触诊法　较为常用，医师将右手四指并拢，掌指关节伸直，与肋缘大致平行地放在右上腹部（或脐右侧）估计肝下缘的下方，随患儿呼气时，手指压向腹壁深部，吸气时，手指缓慢抬起朝肋缘向上迎触下移的肝缘，如此反复进行，手指逐渐向肋缘移动，直到触到肝缘或肋缘为止。需在右锁骨中线及前正中线上，分别触诊肝缘并测量其与肋缘或剑突根部的距离，以厘米表示。触诊肝脏时需注意：

（1）最敏感的触诊部位是示指前端的桡侧，并非指尖端。故应以示指前外侧指腹接触肝脏。

（2）触诊肝脏需密切配合呼吸动作，于吸气时手指上抬速度一定要落后于腹壁的抬起，而呼气时

手指应在腹壁下陷前提前下压,这样就可能有两次机会触到肝缘。

（3）正常婴幼儿的肝脏在锁骨中线右肋缘下2cm可触及,剑突下更易触及,4岁后逐渐缩入肋下,仅极少数可在右肋下触及。

（4）当右手示指上移到肋缘仍未触到肝脏时,

如右腹部较饱满,应考虑巨大肝脏,手指可能自始即在肝脏上面,故触不到肝缘,应下移初始触诊的部位自髂前上棘或更低的平面开始。

（5）如遇腹水者,深触诊法不能触及肝脏时,可应用冲击触诊法,包括单手和双手冲击触诊法,此法在脾脏和腹部肿块触诊时亦可应用(图6-2)。

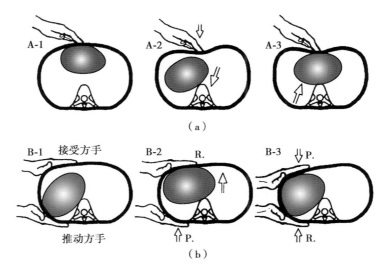

图6-2　腹部包块的冲击触诊法

腹部包块冲击触诊法有两种不同的手法。a. 单手冲击触诊法:手指突然下压腹部并保持;活动性包块会向上回弹并能被手指感觉到。当腹腔内有游离液体触及肿大的肝脏不满意时,常用此种方法。b. 双手冲击触诊法(B-1,B-2):此法用于确定腹腔大包块的大小。当一只手(R)触摸于前腹壁时,另外一只手(P)推后腹壁。(B-3)此时接收手在侧腹壁,推动手压在包块上来评估包块的厚度

（6）鉴别易误为肝下缘的其他腹腔器官:①横结肠:为横行索条状物,可用滑行触诊;②腹直肌腱划:有时酷似肝缘,但左右两侧对称,不超过腹直肌外缘,且不随呼吸上下移动;③右肾下极:位置较深,边缘圆钝,不向两侧延展,触诊手指不能探入其后掀起下缘。

2. 双手触诊法　医师右手位置同单手法,而用左手放在患儿右背部第12肋骨与髂嵴之间脊柱旁肌肉的外侧,触诊时左手向上推,使肝下缘紧贴前腹壁,并限制右下胸扩张,以增加膈下移的幅度,这样吸气时下移的肝脏就更易碰到右手指,可提高触诊的效果(图6-3)。在青少年深呼吸时触诊右上腹触痛,并放射至右肩。医师的手触压发炎的胆囊或有结石的胆囊时,患儿因疼痛而突然屏气,呈Murphy征阳性,见于急性胆囊炎。

3. 钩指触诊法（hook method）　适用于儿童和腹壁薄软者,触诊时,医师位于被检查者右肩旁,面向其足部,将右手掌搭在其右前胸下部,右手第2~5指并拢弯曲成钩状,嘱患儿做深腹式呼吸动作,医

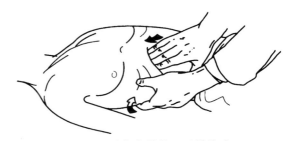

图6-3　腹部包块的双手触诊法

师随深吸气而更进一步屈曲指关节,这样指腹容易触到下移的肝下缘。此手法亦可用双手第2~5指并拢弯曲成钩状进行触诊。

触及肝脏时,应详细体会并描述下列内容:

（1）大小:正常婴幼儿的肝脏在锁骨中线右肋缘下2cm可触及,剑突下更易触及,4岁后逐渐缩入肋下,仅极少数可在右肋下触及。青少年肝脏基本与成人一致,一般在肋缘下触不到,但腹壁松软的瘦长体型,于深吸气时可于肋弓下触及肝下缘,在1cm以内。在剑突下可触及肝下缘,多在3cm以内,在

腹上角较锐的瘦高者剑突根部下可达5cm,但是不会超过剑突根部至脐距离的中、上1/3交界处。如超出上述标准,肝脏质地柔软,表面光滑,且无压痛,则首先应考虑肝下移,此时可用叩诊法叩出肝上界,如肝上界也相应降低,肝上下径正常,则为肝脏下移,如肝上界正常或升高,则提示肝大。

肝脏下移常见于内脏下垂、肺气肿、右侧胸腔大量积液导致膈肌下降。

肝大可分为弥漫性及局限性,有时可作图表示。弥漫性肿大见于病毒性肝炎、肝淤血、脂肪肝、早期肝硬化、巴德-吉(基)亚利综合征(Budd-Chiari syndrome)、白血病、血吸虫病、华支睾吸虫等。局限性肝大见于肝脓肿、肝肿瘤及肝囊肿(包括肝棘球蚴病)等。在囊性纤维化病有2%~3%的患儿有肝脏受累症状,新生儿表现为黄疸、肝大等类似新生儿肝炎症状,9~19岁可表现为肝大、门脉高压、脾功能亢进或消化道出血等症。

肝脏缩小见于急性和亚急性肝坏死,门脉性肝硬化晚期,病情极为严重。

(2) 质地:一般将肝脏质地分为三级:质软、质韧(中等硬度)和质硬。正常肝脏质地柔软,如触噘起之口唇;急性肝炎及脂肪肝时肝质地稍韧,慢性肝炎及肝淤血质韧如触鼻尖;肝硬化质硬,肝癌质地最坚硬,如触前额。肝脓肿或囊肿有液体时呈囊性感,大而表浅者可能触到波动感(fluctuation)。

(3) 边缘和表面状态:触及肝脏时应注意肝脏边缘的厚薄,是否整齐,表面是否光滑、有无结节。正常肝脏边缘整齐且厚薄一致、表面光滑。肝边缘圆钝常见于脂肪肝或肝淤血。肝边缘锐利,表面扪及细小结节,多见于肝硬化。肝边缘不规则,表面不光滑,呈不均匀的结节状,见于多囊肝和肝棘球蚴病。肝表面呈大块状隆起者,见于肝脓肿。肝明显分叶状者,见于肝梅毒。

(4) 压痛:正常肝脏无压痛,如果肝包膜有炎性反应或因肝大受到牵拉,则有压痛,轻度弥漫性压痛见于病毒性肝炎、肝淤血等,局限性剧烈压痛见于较表浅的肝脓肿(常在右侧肋间隙处),叩击时可有叩击痛,如阿米巴脓肿在肝区有压痛或者叩击痛无伴发热;若持续性肝区疼痛伴发热、畏寒则提示细菌性肝脓肿;若右上腹或肝区持续性隐痛、胀痛伴腹痛、腹胀、发热、盗汗,则应警惕肝脾结核可能。

(5) 搏动:正常肝脏以及因炎症等原因引起的肝大并不伴有搏动。凡肝大未压迫到腹主动脉,或右心室未增大到向下推压肝脏时,均不出现肝脏的搏动。如果触到肝脏搏动,应注意其为单向性抑或扩张性。单向性搏动常为传导性搏动,系因肝脏传导了其下面的腹主动脉的搏动所致,故两手掌置于肝脏表面有被推向上的感觉。扩张性波动为肝脏本身的搏动,见于三尖瓣关闭不全,由于右心室的收缩搏动通过右心房、下腔静脉而传导至肝脏,使其呈扩张性,如置两手掌于肝脏左右叶或两手分放于肝脏前后两面,即可感到两手被推向两侧的感觉,称为扩张性搏动。

(6) 肝区摩擦感:检查时将右手的掌面轻贴于肝区,让患儿作腹式呼吸动作。正常时掌下无摩擦感。肝周围炎时,肝表面和邻近的腹膜可因有纤维素性渗出物而变得粗糙,二者的相互摩擦可用手触知,为肝区摩擦感,听诊时亦可听到肝区摩擦音。

(7) 肝震颤:检查时需用浮沉触诊法,手指掌面稍用力按压肝囊肿表面片刻,如感到一种微细的振动感,称为肝震颤(liver thrill),也可用左手中间3指按压在肝囊肿表面,中指重压,示指和环指轻压,再用右手中指叩击左手中指第二指骨的远端,每叩一次,叩指应在被叩指上停留片刻,用左手的示指和环指感触振动感觉,肝震颤见于肝棘球蚴病,是由于包囊中的多数子囊浮动,撞击囊壁而形成震颤,称为"包虫囊肿震颤"。此征虽不常出现,但有其特殊意义。另外,很多肝胆寄生虫病,如华支睾吸虫、肝片形吸虫、血吸虫等寄生虫感染,需严密结合流行病学、临床表现及病原体的查找来进一步诊断。

由于肝脏病变的性质不同,物理性状也各异,故触诊时必须逐项仔细检查,认真体验,综合判断其临床意义。如新生儿肝炎综合征肝脏、急性肝炎时,肝脏可轻度肿大,表面光滑,边缘钝,质稍韧,但有充实感及压痛。肝淤血时,肝脏可明显肿大,且大小随淤血程度变化较大,表面光滑,边缘圆钝,质韧,也有压痛,肝-颈静脉回流征阳性为其特征。脂肪肝所致肝大,表面光滑,质软或稍韧,但无压痛;有时患儿更衣或洗澡时偶然发现肝区肿块,则应考虑肝的良恶性肿瘤,如肝母细胞瘤、肝脏板层癌、肝脏错构瘤、肝脏腺瘤(少见)、局灶性结节性肝脏增生(少见)、肝脏畸胎瘤等,需借助相关检查进一步确诊,如甲胎蛋白阳性者考虑肝细胞癌。

(二) 脾脏触诊

正常情况下脾脏不能触及。内脏下垂或左侧胸腔积液、积气时膈下降,可使脾脏向下移位。除此以外,能触到脾脏则提示脾脏肿大至正常 2 倍以上。脾脏明显肿大而位置又较表浅时,用右手单手稍用力触诊即可查到。如果肿大的脾脏位置较深,应用双手触诊法进行检查,患儿仰卧,两腿稍屈,医师左手绕过患者腹前方,手掌置于其左胸下部第 9 ~ 11 肋处,试将其脾脏从后向前托起,并限制了胸廓运动,右手掌平放于脐部,与左肋弓大致呈垂直方向,自脐平面开始配合呼吸,如同触诊肝脏一样,迎触脾尖,直至触到脾缘或左肋缘为止(图 6-4)。在脾脏轻度肿大而仰卧位不易触到时,可使患儿取右侧卧位,双下肢屈曲,此时用双手触诊则容易触到。

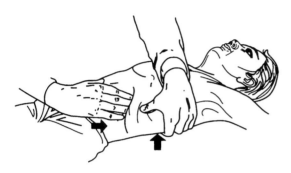

图 6-4　脾脏的双手触诊法

脾脏触诊比较困难,初学者常不能掌握要领以致漏诊。需注意按压不要太重,否则可能将脾脏挤开。脾脏肿大形态不一,有的很薄很软,触到后也常不易察觉。有的呈狭长形,紧贴腰肌前面,故需沿左肋缘仔细触诊,认真体会。亦可站于患儿左肩旁,用钩指触诊法单手或双手在肋缘触诊脾脏边缘。

脾脏肿大的测量法如下:

第 I 线测量　指左锁骨中线与左肋缘交点至脾下缘的距离,以厘米表示(下同)。脾脏轻度肿大时只作第 I 线测量。

第 II 线测量和第 III 线测量　脾脏明显肿大时,应加测第 II 线和第 III 线,前者系指左锁骨中线与左肋缘交点至脾脏最远点的距离(应大于第 I 线测量),后者指脾右缘与前正中线的距离。如脾脏高度增大向右越过前正中线,则测量脾右缘至前正中线的最大距离,以"+"表示;未超过前正中线则测量脾右缘与前正中线的最短距离,以"-"表示。

临床记录中,常将脾大分为轻、中、高三度。脾缘不超过肋下 2cm 为轻度肿大;超过 2cm,在脐水平线以上为中度肿大;超过脐水平线或前正中线则为高度肿大,即巨脾。脾脏高度肿大时,应加测第 II、第 III 线,并作图表示。

触到脾脏后除注意大小外,还要注意它的质地、边缘和表面情况,有无压痛及摩擦感等。这些常可提示引起脾脏肿大的某些病因。脾脏切迹为其形态特征,有助于鉴别诊断。

脾脏轻度肿大常见于先天性发育异常(如副脾、游走脾、多脾综合征等)、急慢性肝炎、伤寒、急性疟疾、感染性心内膜炎及败血症等,一般质地柔软。脾脏中度肿大常见于疟疾后遗症、慢性溶血性黄疸、淋巴瘤等,质地一般较硬。脾脏高度肿大,表面光滑者见于脾良性肿瘤、慢性粒细胞性白血病、黑热病、慢性疟疾和骨髓纤维化等。表面不平滑而有结节者见于脾脏原发性恶性肿瘤、脾血管肉瘤、脾纤维肉瘤(少见)、淋巴瘤和恶性组织细胞病等。若脾脏表面有囊性肿物者见于脾囊肿。脾脏压痛见于脾脓肿、脾梗死等,常表现为左上腹疼痛、压痛和腹肌紧张。脾周围炎或脾梗死时,由于脾包膜有纤维素性渗出,并累及壁腹膜,故脾脏触诊时有摩擦感且有明显压痛,听诊时也可闻及摩擦音,若肝脾大伴有锥体外系症状应警惕肝豆状核变性,肝脾大伴轻度贫血应考虑戈谢病(Gaucher's disease),肝质地较硬伴肝脾大、黄疸应考虑浓缩胆栓综合征。

在左肋缘下还可能触到其他肿块,需与脾脏鉴别:①增大的左肾,其位置较深,边缘圆钝,表面光滑且无切迹。即使高度肿大,也不会越过正中线。②肿大的肝左叶,可沿其边缘向右触诊,如发现其隐没于右肋缘后或与肝右叶相连,则为肝左叶。肝左叶肿大不会引起脾浊音区扩大,肝脾大或包块可能是肝病、肿瘤(良性或恶性)、胆总管囊肿、门脉梗阻或各种代谢性疾病引起,在婴幼儿可能伴有黄疸,正常情况下,婴幼儿肝脏可能触及 1 ~ 2cm 或触及脾脏的顶端。③结肠脾曲肿物,质硬、多近圆形或不规则,与脾脏边缘不同。④胰尾部囊肿,无锐利的边缘和切迹,并且不随呼吸移动。

(三)胆囊触诊

可用单手滑行触诊法或钩指触诊法进行。正常时胆囊隐存于肝之后,不能触及。胆囊肿大时方超过肝缘及肋缘,此时可在右肋缘下、腹直肌外缘处触到。肿大的胆囊一般呈梨形或卵圆形,有时较长呈布袋形,表面光滑,张力较高,常有触痛,随呼吸上下移动。如肿大胆囊呈囊性感,并有明显压痛,常见于急性胆囊炎。胆囊肿大呈囊性感,无压痛者,见于壶腹周围癌。胆囊肿大,有实性感者,见于胆囊结石或胆囊癌。需要注意的是小儿先天性胆囊畸形一般较少引起临床症状,难以做出诊断,如先天性胆囊数目异常、先天性胆囊位置异常、先天性胆囊形态异常、先天性胆囊附着异常、胆囊管变异等。

胆囊疾患时,其肿大情况亦有不同,有时胆囊有炎症,但未肿大到肋缘以下,触诊不能查到胆囊,此时可探测胆囊触痛。检查时医师以左手掌平放于患儿右胸下部,以拇指指腹按压于右肋下胆囊点处,然后让患儿缓慢深吸气,在吸气过程中发炎的胆囊下移时碰到用力按压的拇指,即可引起疼痛,此为胆囊触痛,如因剧烈疼痛而致吸气终止称墨菲征(Murphy sign)阳性。在胆总管结石胆道阻塞时,可发生明显黄疸,但胆囊常不肿大,是因胆囊多有慢性炎症,囊壁因纤维化而皱缩,且与周围组织粘连而失去移动性所致。

(四) 胰腺触诊

胰腺位于腹膜后,位置深而柔软,故不能触及。在上腹部相当于第1、2腰椎处,胰头及胰颈约于中线偏右,而胰体、胰尾在中线左侧。当胰腺有病变时,则可在上腹部出现体征。在上腹中部或左上腹有横行呈带状压痛及肌紧张,并涉及左腰部者,提示胰腺炎症;如起病急同时有左腰部皮下淤血而发蓝,则提示急性出血坏死型胰腺炎。如在上腹部触及质硬而无移动性横行条索状的肿物时,应考虑为慢性胰腺炎。在上腹部肋缘下或左上腹触到囊性肿物,多为胰腺假性囊肿。此外,小儿胰腺的疾病还应考虑到先天性因素所导致,如环状胰腺、胰腺分裂、异位胰腺、胰腺囊性纤维化病、先天性胰腺囊肿等。但要注意查体时胃在胰腺前面,故此区肿物需与胃部肿瘤鉴别。

四、腹部肿块

除以上脏器外,腹部还可能触及一些肿块。包括肿大或异位的脏器,炎症性肿块,囊肿,肿大淋巴结以及良、恶性肿瘤,胃内结石,肠内粪块等,因此应注意鉴别,首先应将正常脏器与病理性肿块区别开来。

(一) 正常腹部可触到的结构

1. 腹直肌肌腹及腱划　在青少年腹肌发达者或运动员的腹壁中上部可触到腹直肌肌腹,隆起略呈圆形或方块,较硬,其间有横行凹沟,为腱划,易误为腹壁肿物或肝缘。但其在中线两侧对称出现,较浅表,于屈颈抬肩腹肌紧张时更明显,可与肝脏及腹腔内肿物区别。在小儿腹直肌肌腹及腱划触诊则不

明显。

2. 腰椎椎体及骶骨岬　形体消瘦及腹壁薄软者,在脐附近中线位常可触到骨样硬度的肿块,自腹后壁向前突出,有时可触到其左前方有搏动,此即腰椎(L4-L5)椎体或骶骨岬(S1向前凸出处),初学者易将其误为后腹壁肿瘤。在其左前方常可查到腹主动脉搏动,宽度不超过3.5cm。

3. 乙状结肠粪块　正常乙状结肠用滑行触诊法常可触到,内存粪便时明显,为光滑索条状,而无压痛,可被手指推动。当有干结粪块潴留于内时,可触到类圆形肿块或较粗索条,可有轻压痛,易误为肿瘤。为鉴别起见可于肿块部位皮肤上做标志,隔日复查,如于排便或洗肠后肿块移位或消失,即可明确。

4. 横结肠　正常较瘦的患儿,于上腹部可触到一中间下垂的横行索条,腊肠样粗细,光滑柔软,滑行触诊时可推动,即为横结肠。有时横结肠可下垂达脐部或以下,呈U字形,因其上、下缘均可触知,故仔细检查不难与肝缘区别。

5. 盲肠　除腹壁过厚者外,大多数人在右下腹McBurney点稍上内部位可触到盲肠。正常时触之如圆柱状,其下部为梨状扩大的盲端,稍能移动,表面光滑,无压痛。

(二) 异常肿块

如在腹部触到上述内容以外的肿块,则应视为异常,多有病理意义。触到这些肿块时需注意下列各点:

1. 部位　某些部位的肿块常来源于该部的脏器,如上腹中部触到肿块常来源于胰腺或胃的囊肿或胃内结石(可以移动)。右肋下肿块常与肝和胆有关。脐周或右下腹不规则、有压痛的肿块常为结核性腹膜炎所致肠粘连。下腹两侧类圆形、可活动、具有压痛的肿块可能系腹腔淋巴结肿大。

2. 大小　凡触及的肿块均应测量其上下(纵长)、左右(横宽)和前后径(深厚)。前后径难以测出时,可大概估计,明确大小以便于动态观察。为了形象化,也可以用公认大小的实物作比喻,如拳头、鸡蛋、核桃等。巨大肿块多发生于卵巢、肾、肝、胰和子宫等实质性脏器,且以囊肿居多。腹膜后淋巴结结核和肿瘤也可达到很大的程度。胃、肠道肿物很少超过其内腔横径,因为未达横径长度就已出现梗阻。如肿块大小变异不定,甚至自行消失,则可能是痉挛、充气的肠袢所引起。

3. 形态　触到肿块应注意其形状、轮廓、边缘和表面情况。圆形且表面光滑的肿块多为良性，以囊肿或淋巴结居多。形态不规则，表面凹凸不平且坚硬者，应多考虑恶性肿瘤、炎性肿物或结核性肿块。索条状或管状肿物，短时间内形态多变者，多为蛔虫团或肠套叠。如在右上腹触到边缘光滑的卵圆形肿物，应疑为胆囊积液。左上腹肿块有明显切迹多为脾脏。

4. 质地　肿块若为实质性的，其质地可能柔韧、中等硬或坚硬，见于炎性或结核浸润块，如肝炎、回盲部结核等。肿块若为囊性，质地柔软，见于囊肿、脓肿，如胰腺囊肿等。

5. 压痛　炎性肿块有明显压痛。如位于上腹的肿块压痛明显，常为胰腺炎等。如位于右下腹压痛明显的肿块，常为阑尾脓肿、肠结核或 Crohn 病。与脏器有关的肿瘤压痛可轻重不等。

6. 搏动　消瘦者可以在腹部见到或触到动脉的搏动。如在腹中线附近触到明显的膨胀性搏动，则应考虑腹主动脉或其分支的动脉瘤，有时尚可触及震颤。

7. 移动度　如果肿块随呼吸而上下移动，多为肝、脾、胃、肾或其肿物，胆囊因附在肝下，横结肠因借胃结肠韧带与胃相连，故其肿物亦随呼吸而上下移动。肝脏和胆囊的移动度大，不易用手固定。如果肿块能用手推动者，可能来自胃、肠或肠系膜。移动度大的多为带蒂的肿物或游走的脏器。局部炎性肿块或脓肿及腹腔后壁的肿瘤，一般不能移动。

此外，还应注意所触及的肿块与腹壁和皮肤的关系，以区别腹腔内外的病变；在小儿，腹腔内位脏器的增大伴相应临床症状时常提示某些疾病，如婴幼儿肝脾大、肝功能异常伴黄疸提示婴儿肝炎综合征，为病因明确之前的统称；若右上腹或腹部右侧触

及囊性感光滑肿块，伴上腹、右上腹或脐周腹痛及间歇性黄疸，则应警惕先天性胆管扩张症，如囊内感染还可伴发热，而先天性肝内胆管扩张症诊断相对困难，常借助影像学检查可确诊，确诊后还应警惕是否有胰胆管合流异常综合征，有研究发现胰胆管异常综合征患儿有 75% 的病例合并胰胆管合流异常综合征。若左上腹触及腹部肿块伴黄疸、胰腺功能受损应考虑胰腺相关疾病，如胰腺囊腺瘤、胰腺潴留性囊肿、胰腺寄生虫病、乳头状囊性肿瘤等。体积增大的无痛性腹部肿块应考虑各种部位的肿瘤，右上腹如肝血管瘤等，左上腹如胰母细胞瘤、胰腺实质性乳头状上皮瘤（罕见）、腺泡细胞瘤、成熟性囊性畸胎瘤（罕见）。

五、流体波

腹腔内有大量游离液体时，如用手指叩击腹部，可感到流体波（fluid wave），或称波动感（fluctuation）。检查时患儿平卧，医师以一手掌面贴于患儿一侧腹壁，另一手四指并拢屈曲，用指端叩击对侧腹壁（或以指端冲击式触诊），如有大量液体存在，则贴于腹壁的手掌有被液体波动冲击的感觉，即波动感。为防止腹壁本身的振动传至对侧，可让另一人将手掌尺侧缘压于脐部腹中线上，即可阻止之。

六、振水音

在胃内有多量液体及气体存留时可出现振水音（succussion splash）。检查时患者仰卧，医师以一耳凑近上腹部，同时以冲击触诊法振动胃部，即可听到气、液撞击的声音，亦可将听诊器膜型体件置于上腹部进行听诊。正常小儿在餐后或饮进多量液体时可有上腹部振水音，但若在清晨空腹或餐后 6~8 小时以上仍有此音，则提示幽门梗阻或胃扩张。

第四节　叩　诊

腹部叩诊的主要作用在于叩知某些脏器的大小和叩痛，腹腔内有无积气、积液和肿块等。

直接叩诊法和间接叩诊法均可应用于腹部，但一般多采用间接叩诊法，因其较为准确、可靠。腹部叩诊内容如下：

一、腹部叩诊音

正常情况下，腹部叩诊大部分区域均为鼓音，只

有肝、脾所在部位，增大的膀胱和子宫占据的部位，以及两侧腹部近腰肌处叩诊为浊音。当肝、脾或其他脏器极度肿大，腹腔内肿瘤或大量腹水时，鼓音范围缩小，病变部位可出现浊音或实音。当胃肠高度胀气或胃肠穿孔致气腹时，则鼓音范围明显增大或出现于不应有鼓音的部位（如肝浊音界内）。叩诊可从左下腹开始逆时针方向至右下腹部，再至脐部，借此可获得腹部叩诊音的总体印象。

二、肝脏及胆囊叩诊

用叩诊法确定肝上界时,一般都是沿右锁骨中线、右腋中线和右肩胛线,由肺区向下叩向腹部。叩指用力要适当,勿过轻或过重。当由清音转为浊音时,即为肝上界。此处相当于被肺遮盖的肝顶部,故又称肝相对浊音界。再向下叩1~2肋间,则浊音变为实音,此处的肝脏不再被肺所遮盖而直接贴近胸壁,称肝绝对浊音界(亦为肺下界)。确定肝下界时,最好由腹部鼓音区沿右锁骨中线或正中线向上叩,由鼓音转为浊音处即是。因肝下界与胃、结肠等重叠,很难叩准,故多用触诊或搔刮试验听诊法确定。一般叩得的肝下界比触得的肝下缘高1~2cm,但若肝缘明显增厚,则两项结果较为接近。在确定肝的上下界时要注意小儿各个不同年龄阶段,正常婴幼儿的肝脏在锁骨中线右肋缘下2cm可触及,剑突下更易触及,4岁以后逐渐缩入肋下,少数可在右肋下触及,在青少年,匀称体型者的正常肝脏在右锁骨中线上,其上界在第5肋间,下界位于右季肋下缘,二者之间的距离为肝上下径,约为9~11cm;在右腋中线上,其上界为第7肋间,下界相当于第10肋骨水平;在右肩胛线上,其上界为第10肋间。矮胖体型者肝上下界均可高一个肋间,瘦长体型者则可低一个肋间。

肝浊音界扩大见于肝脓肿、肝炎、肝淤血和多囊肝等。肝浊音界缩小见于急性重型病毒性肝炎、肝硬化和胃肠胀气等。肝浊音界消失代之以鼓音者,多由于肝表面覆有气体所致,是急性胃肠穿孔的一个重要征象,但也可见于腹部大手术后数日内、间位结肠(结肠位于肝与横膈之间)、全内脏转位。肝浊音界向上移位见于右肺纤维化、右下肺不张及气腹鼓肠等。肝浊音界向下移位见于肺气肿、右侧张力性气胸等。膈下脓肿时,由于肝下移和膈升高,肝浊音区也扩大,但肝脏本身并未增大。

肝区叩击痛对于诊断病毒性肝炎、肝脓肿有一定的意义。

胆囊位于深部,且被肝脏遮盖,临床上不能用叩诊检查其大小,仅能检查胆囊区有无叩击痛,胆囊区叩击痛为胆囊炎的重要体征。

三、胃泡鼓音区及脾脏叩诊

胃泡鼓音区(traube space)位于左前胸下部肋缘以上,约呈半圆形,为胃底穹隆含气而形成。其上界

为横膈及肺下缘,下界为肋弓,左界为脾脏,右界为肝左缘。正常情况下小儿胃泡鼓音区不明显,大小受胃内含气量的多少和周围器官组织病变的影响,有调查正常成人traube区长径中位数为9.5cm(5.0~13.0cm),宽径为6.0cm(2.7~10.0cm),可作参考。

当脾脏触诊不满意或在左肋下触到很小的脾缘时,宜用脾脏叩诊进一步检查脾脏大小。脾浊音区的叩诊宜采用轻叩法,在左腋中线上进行。正常时在左腋中线第9~11肋之间叩到脾浊音,其长度约为4~7cm,前方不超过腋前线。脾浊音区扩大见于各种原因所致脾大。脾脏浊音区缩小见于左侧气胸、胃扩张、肠胀气等。

四、移动性浊音

腹腔内有较多的液体存留时,因重力作用,液体多潴积于腹腔的低处,故在此处叩诊呈浊音。检查时先让患儿仰卧,腹中部由于含气的肠管在液面浮起,叩诊呈鼓音,两侧腹部因腹水积聚叩诊呈浊音。医师自腹中部脐水平面开始向患儿左侧叩诊,发现浊音时,板指固定不动,嘱患儿右侧卧,再度叩诊,如呈鼓音,表明浊音移动。同样方法向右侧叩诊,叩得浊音后嘱患儿左侧卧位,以核实浊音是否移动。这种因体位不同而出现浊音区变动的现象,称移动性浊音(shifting dullness)。这是发现有无腹腔积液的重要检查方法。当腹腔内游离腹水在1000ml以上时,即可查出移动性浊音。

如果腹水量少,用以上方法不能查出时,若病情允许可让患儿取肘膝位,使脐部处于最低部位。由侧腹部向脐部叩诊,如由鼓音转为浊音,则提示有腹水的可能(即水坑征)。也可让患儿站立,如下腹部积有液体而呈浊音,液体的上界呈一水平线,在此水平线上为浮动的肠曲,叩诊呈鼓音。需要注意的是,在婴幼儿依从性较差,检查不便,在较大儿童可进行该项检查。

下列情况易误为腹水,应注意鉴别:

1. 肠梗阻时肠管内有大量液体潴留,可因患者体位的变动,出现移动性浊音,但常伴有肠梗阻的征象。

2. 巨大的卵巢囊肿,亦可使腹部出现大面积浊音,其浊音非移动性,鉴别点如下:①卵巢囊肿所致浊音,于仰卧时常在腹中部,鼓音区则在腹部两侧,这是由于肠管被卵巢囊肿压挤至两侧腹部所致;②卵巢囊肿的浊音不呈移动性;③尺压试验(ruler pressing

test）也可鉴别，即当患者仰卧时，用一硬尺横置于腹壁上，医师两手将尺下压，如为卵巢囊肿，则腹主动脉的搏动可经囊肿壁传到硬尺，使尺发生节奏性搏动；如为腹水，则搏动不能被传导，硬尺无此种搏动。

第五节　听　　诊

腹部听诊，将听诊器膜型体件置于腹壁上，全面听诊各区，尤其注意上腹部、中腹部、腹部两侧及肝、脾各区。听诊内容主要有：肠鸣音、血管杂音、摩擦音和搔弹音等。腹部听诊应先于触诊，因为触诊可以激活肠鸣音和改变检查结果。

一、肠鸣音

肠蠕动时，肠管内气体和液体随之而流动，产生一种断断续续的咕噜声（或气过水声）称为肠鸣音（bowel sound）。

通常可用右下腹部作为肠鸣音听诊点，注意在小婴儿中，肠鸣音的定位比较困难。正常情况下，肠鸣音大约每分钟 4～5 次，其频率声响和音调变异较大，餐后频繁而明显，休息时稀疏而微弱，只有靠医师的经验来判断是否正常。肠蠕动增强时，肠鸣音达每分钟 10 次以上，但音调不特别高亢，称肠鸣音活跃，见于急性胃肠炎、服泻药后或胃肠道大出血时。如次数多且肠鸣音响亮、高亢，甚至呈叮当声或金属音，称肠鸣音亢进，见于机械性肠梗阻。此类患儿肠腔扩大，积气增多，肠壁胀大变薄，且极度紧张，与亢进的肠鸣音可产生共鸣，因而在腹部可听到高亢的金属性音调。如肠梗阻持续存在，肠壁肌肉劳损，肠壁蠕动减弱时，肠鸣音亦减弱，或数分钟才听到一次，称为肠鸣音减弱，见于老年性便秘、腹膜炎、电解质紊乱（低钾血症）及胃肠动力低下等。如持续听诊 2 分钟以上未听到肠鸣音，用手指轻叩或搔弹腹部仍未听到肠鸣音，称为肠鸣音消失，见于急性腹膜炎或麻痹性肠梗阻。

二、血管杂音

腹部血管杂音对诊断某些疾病有一定作用，因此听诊中不应忽视。血管杂音有动脉性和静脉性杂音。动脉性杂音常在腹中部或腹部两侧。腹中部的收缩期血管杂音（喷射性杂音）常提示腹主动脉瘤或腹主动脉狭窄。前者可触到该部搏动的肿块；后者则搏动减弱，下肢血压低于上肢，严重者触不到足背动脉搏动。如该杂音在下腹两侧，应考虑髂动脉狭窄。当左叶肝癌压迫肝动脉或腹主动脉时，也可在肿块部位听到吹风样杂音或在肿瘤部位（较表浅时）听到轻微的连续性杂音。

静脉性杂音为连续性潺潺声，无收缩期与舒张期性质。常出现于脐周或上腹部，尤其是腹壁静脉曲张严重处，此音提示门静脉高压（常为肝硬化引起）时的侧支循环形成，称克吕韦耶-鲍姆加滕综合征（Cruveilhier-Baumgarten's syndrome）。

三、摩擦音

在脾梗死致脾周围炎、肝周围炎或胆囊炎累及局部腹膜等情况下，可在深呼吸时，于各相应部位听到摩擦音（friction sound），严重时可触及摩擦感。腹膜纤维渗出性炎症时，亦可在腹壁听到摩擦音。

四、搔刮试验

在腹部听诊搔刮试验（scratch sound）的改变可协助测定肝下缘和微量腹水。

肝下缘的测定　当肝下缘触诊不清楚时，以协助测定肝下缘。患儿取仰卧位，医师左手持听诊器膜型体件置于右肋缘肝脏表面上，右手示指在上腹部沿听诊器膜型体件半圆形等距离搔刮腹壁，搔弹处未达肝缘时，只听到遥远而轻微的声音，当搔弹至肝脏表面时，声音明显增强而近耳。这是因为实质性脏器对声音的传导优于空腔脏器之故。此法常用于不能满意地配合触诊的患儿，也有时用以鉴别右上腹肿物是否为肿大的肝脏。

（乐盛麟）

参 考 文 献

1. 陈文彬,潘祥林. 诊断学. 北京:人民卫生出版社,2008.
2. 张金哲,潘少川,黄澄如. 实用小儿外科学. 浙江:科学技术出版社,2003.
3. 董蒨. 小儿肝胆外科学. 北京:人民卫生出版社,2005.
4. Zacharias Zachariou. Pediatric Surgery Digest. Switzerland: Springer Co,2011.
5. Donald E. Greydanus, Arthur N. Feinberg, Dilip R. Patel, et al. The pediatric diagnostic examination. America: McGraw-Hill Co,2008.

第七章

小儿肝胆外科疾病常用生化学检查

任何怀疑有肝胆胰疾病的患者都应进行全面的血液和生化筛查,其中包括凝血功能。可疑病史要求额外的血清学测试(肿瘤标志物如:α-甲胎蛋白,CA19-9,癌胚抗原等)和免疫试验(病毒性肝炎筛查)。需要特别注意血小板计数、凝血功能及肝脏功能测试。

一般来说,需要外科处理的肝胆胰疾病往往会出现梗阻性黄疸、上腹部或背部疼痛、肝脏肿块,或是在对非特异性的腹部症状进行检查中发现相关疾病。对这些患者需要谨慎评估其手术适应证、营养状况、心肺、肾功能、肝脏功能。至关重要的是,在行儿童肝脏肿瘤根治术前必须评估肝功能 Child-Pugh 分级。一系列抗体检查可以诊断自身免疫性肝胆疾病。

采集病史需要对心肺疾病,手术耐受力进行评估,必要时需要进一步详细研究。预备手术前需要请麻醉师评估和早期干预,检查血红蛋白、血清总蛋白和白蛋白水平粗略评估营养状况,尤其对长期肝功能受损的患儿,必要时使用管饲肠内营养来纠正。检查肌酐清除率以了解肾功能,必要时在围术期对肾功能进行支持。表 7-1 列出来了肝胆疾病的实验室检查。表 7-2 是阻塞性和肝细胞性黄疸的肝功能异常指标的意义。

表 7-1　肝胆疾病的实验室检查

血液测试常规	全血细胞计数、红细胞沉降率、网织红细胞计数、白/球蛋白水平、Coombs 试验
肝功能检查	结合和非结合胆红素水平、谷草转氨酶、谷丙转氨酶、γ-谷氨酸转移酶、碱性磷酸酶
蛋白质	白蛋白、球蛋白、凝血酶原时间
	线粒体抗体
	平滑肌和抗核抗体
	免疫球蛋白
	乙型肝炎表面抗原
	甲型肝炎 IgM 抗体
	丙型肝炎抗体
	巨细胞病毒抗体
	EB 病毒抗体
	钩端螺旋体凝集素
	片形吸虫补体结合试验
	阿米巴补体结合试验
	棘球蚴补体结合试验
	沃瑟曼反应及梅毒血清学试验
肿瘤标志物	癌胚抗原
	甲胎蛋白
	CA 19-9
α_1-抗胰蛋白酶水平	
血清淀粉酶	
血浆铜蓝蛋白水平	
铁和铁结合力	
尿液	尿胆原,含铁血黄素
大便	寄生虫和虫卵

表 7-2　阻塞性和肝细胞性黄疸的肝功能异常指标

指标	意　义	梗阻性黄疸	肝细胞性黄疸
胆红素	评估严重程度;非结合胆红素在溶血时增加	↑↑↑↑	↑↑
碱性磷酸酶	胆汁淤积标志	↑↑↑↑	↑↑
丙氨酸氨基转移酶	肝细胞损伤标志	↑↑	↑↑↑↑
谷草转氨酶	肝细胞损害的标志	↑↑↑	↑↑↑↑
γ-谷氨酸转移酶	酒精滥用与胆汁淤积标志	↑	↑↑↑
白蛋白	合成功能的标志	↓或正常	通常↓↓
凝血酶原时间	合成功能的标志	↑↑↑	↑↑↑↑

成人中经常使用的有创性胆道检查在儿童中也逐渐开展,如 ERCP 和经皮肝穿刺胆道造影。术后可能发生胆源性脓毒症。如果有胆道外引流,即使没有明显的全身性败血症征象,也需要行引流液细菌培养。细菌培养和药敏可以指导治疗。围术期需要对肝胆疾病患儿行抗生素治疗。如果有脓毒症则需要使用广谱抗生素,并需要根据随后的血培养及药敏试验结果进行调整。长期胆道不全梗阻和脓毒症患者极可能有真菌感染。

在生化功能指标中,最有意义且常用的是转氨酶、血清胆红素、碱性磷酸酶和凝血酶原时间等。

一、转氨酶

谷丙转氨酶(ALT)和谷草转氨酶(AST)是肝损伤的敏感标志。在肝细胞损害、坏死,甚至在细胞变性、细胞膜通透性增加的情况下,胞内酶便溢出,进入间质液和血液循环,两种转氨酶的升高往往比胆红素升高早 1 周左右,对于肝脏损害均具有较高的特异性。在判断血清转氨酶测定结果时,应注意血清转氨酶升高可见于包括婴儿肝炎、胆道梗阻导致的肝损害或肝脏肿瘤等各种肝病时。

二、胆红素

高胆红素血症的原因有胆红素产生增多、肝脏的摄取和(或)结合减少或胆汁分泌减少。胆红素产生增多(如溶血)或肝脏摄取或结合障碍(如 Glibert 病)引起血清非结合胆红素含量的增高。胆汁的形成和分泌减少则血清结合胆红素增高,甚至尿中亦出现胆红素。胆红素在诊断黄疸、反映肝损害程度和判断预后有一定价值。胆道闭锁等胆汁淤

积性黄疸时,由于结合胆红素不能从肝细胞和毛细胆管排出,使血清结合胆红素明显升高,在总胆红素中所占比值升高显著;肝炎或肝母细胞瘤等肝细胞性黄疸时,由于同时有肝细胞摄取、结合、排泄障碍,以致血清结合胆红素/总胆红素比值也升高,但升高幅度不及胆汁淤积性黄疸。胆红素尿是肝胆疾病的早期征象,可在黄疸出现前发生。尿中胆红素全为结合胆红素,尿中出现胆红素,提示血清中结合胆红素升高,标志有肝内或肝外胆汁淤积。

三、碱性磷酸酶

血清中的碱性磷酸酶(ALP)来自肝脏、骨骼及妊娠时的胎盘。在儿童时期,特别是 2 岁以内的婴儿,由于骨骼的生长呈现轻度增高。胆道阻塞时,如阻塞属完全性,几乎全部患者血清 ALP 上升至正常上界 2.5 倍以上,ALP 升高程度一般与胆红素相平行。但是,胆道闭锁时除非并发肝病性佝偻病引起骨损害,血清 ALP 一般不升高;相反,合并肝内胆管闭锁婴儿血清 ALP 却显著升高。

四、血清蛋白

血清中的蛋白大多数是在肝脏中合成。肝细胞还合成 α_1 抗胰蛋白酶、铜蓝蛋白及转铁蛋白与铁蛋白。血清蛋白浓度取决于合成与降解或丢失的相对速度、血管内外的分布以及血浆容量。它的生物半衰期约为 20 天,所以其血清水平不能反映急性肝病时的肝细胞功能。血清白蛋白水平在慢性肝病时降低,中毒性肝炎和营养不良也抑制白蛋白的合成。经肾脏(肾病综合征)、肠道(蛋白丢失性胃肠病)和皮肤(烧伤等)的丢失也可导致低蛋白血症。

五、凝血酶原时间

肝脏合成纤维蛋白原、凝血酶原和 V、Ⅶ和 X 因子,这些因子单项或联合缺乏可导致 PT 的延长。PT 延长也见于先天性凝血因子缺乏、消耗性凝血病变、维生素 K 缺乏和应用拮抗凝血酶原复合物的药物后。此外,PT 延长尚可为:①肝脏不能有效地清除血浆中激活的凝血因子和凝血抑制物;②肝脏合成纤溶酶原功能受损;③原发性纤溶;④合并弥散性血管内凝血。

六、胆汁酸

胆汁酸是特异性的肝脏检查,它只在肝脏内合成,是促使胆汁形成的原动力之一,第一次肠肝循环即被肝脏摄取 70% ~ 90%。正常时血清胆汁酸的含量非常低,对肝胆系疾病其具有较高的特异性和灵敏性。但血清总胆汁酸浓度的升高既不能帮助鉴别诊断,也不能提示预后。

七、甲胎蛋白

检测血清甲胎蛋白(AFP)极为重要,AFP 是肝母细胞瘤及卵黄囊瘤、生殖细胞肿瘤等几个儿童恶性肿瘤的标记。AFP 可由胎儿肝脏及卵黄管分泌,因此在分析 AFP 含量的临床意义时必须考虑年龄因素,新生儿期 AFP 产生量极高。正常足月婴儿,AFP 水平可高至 100 000ng/ml 或以上,出生后头几个月 AFP 水平逐步下降,到 1 岁时,AFP 水平已下降到 10ng/ml,接近成人水平。AFP 半衰期为 5 ~ 6 天,因此测定患儿血清 AFP,特别是测定其动态变化,对肝母细胞瘤的诊断及治疗效果、预后判断具有重要价值。虽然 90% 以上的肝母细胞瘤及许多肝细胞性肝癌病例 AFP 水平明显升高,但在肝细胞癌的纤维层状型及许多良性肝肿瘤中,AFP 水平通常正常。然而在婴儿血管内皮瘤及间充质错构瘤病例也可见到 AFP 明显升高,因而误导临床医生做肝母细胞瘤治疗。约 2/3 恶性肝内皮细胞肿瘤患儿 AFP 有增高,这项指标对诊断十分有帮助,同时通过测定对比也可作为预后的评估方法之一。

八、血氨

测定动脉血氨主要用于估计肝损害程度及其预后。肝硬化有门-体侧支循环者发生肝性脑病时,血氨往往明显增高,血氨水平与昏迷程度和脑电图上慢波的改变呈正相关;而在急性重症肝炎患儿,其脑病的发生往往在血氨明显升高前已陷入深度昏迷,因此血氨测定不能作为诊断肝性脑病的唯一依据。

（魏明发　朱天琦　余东海）

参 考 文 献

1. 董蒨,李龙,肖现民. 小儿肝胆外科学. 北京:人民卫生出版社,2005.
2. 谢敬霞. 胆系疾病影像学检查新进展. 中国医学计算机成像杂志,1999,5(4):224-227.
3. 李仲荣,潘尹,陈肖鸣等. 小儿胆总管囊肿超声诊断的临床要求. 肝胆胰外科杂志,1999,11(1):24-25.
4. 余世耀,张弛,施诚仁等. ERCP 和 MRCP 在儿童胆胰疾病中的应用与评估. 中华小儿外科杂志,2001,22(3):147-149.
5. 刘钧澄,李桂生,司徒升等. 影响胆道闭锁早期诊治的原因分析. 中华小儿外科杂志,2002,23(3):220-221.
6. 李福玉,韦福康,周翔平等. 磁共振胆胰管成像在小儿胆道疾病诊断中的价值. 中华小儿外科杂志,2002,23(4):327-328.
7. 赵静,董蒨,江布先等. CT 三维重建及肝脏体积测定在小儿肝脏肿瘤手术中的应用. 临床小儿外科杂志,2009,8(4):13-16.
8. Ueno E, Takada Y, Yoshida I. Pancreatic disease eraluation with MR. cholangiopancreatography. Pancreas,1998,16:418-426.
9. Morgan DE, Logan K, Baron TH. Pancreas division:implications for diagnostic and therapeutic pancreatography. Am J Roentgenol,1999,173:193-198.
10. Rossi P, Sileri P, Gentileschi P. Delayed symptomatic hemobilia after ultrasound-guided liver biopsy:a case report. Hepatogastroenterology,2002,49:1659-1662.
11. Gunneson TJ, Menon KV, Wiesner RH. Ultrasound-assisted percutaneous liver biopsy performed by a physician assistant. Am J Gastroenterol,2002,97:1472-1475.

第 八 章

小儿肝胆外科疾病的影像学检查

随着医学影像技术的发展,肝胆疾病的影像学检查技术也不断补充与完善,形成包括 X 线造影、超声、CT、MRI 等完整的检查体系。影像学检查对筛查和诊断小儿肝胆系统疾病非常重要,为疾病的发现、诊断及治疗方案的选择提供了重要的信息和科学依据。

第一节　超声波检查

一、概述

超声波是指振动频率>20 000Hz 的机械波。超声检查就是利用超声波的物理特性和人体器官、组织声学特性相互作用后产生的信息,并将其接收、放大和信息处理后形成图形(如声像图、血流流道图)、曲线(如 M 型心动图、频谱曲线)或者其他数据,借此进行疾病诊断的检查方法,简称 USG(ultrasonography)检查法。随着医学物理技术的进步,超声已经由原先的一维(A 超)发展成能够显示组织立体结构的三维(3D)超声,近年来弹性超声和介入超声的引入,使得超声不仅能够提供组织形态学信息,而且能可视化地显示组织硬度,更能够完成一些微创介入治疗,为临床疾病的治疗提供了新的选择。

腹部是适合超声波检查的重点区域和优势所在。USG 已成为内脏、软组织器官首选的影像学检查方法,尤其对肝脏、胰腺、脾脏等实质性脏器内局限性病变的诊断及胆囊内微小的隆起性病变和结石的诊断均有很高的敏感性。与其他常用的影像检查手段相比,超声波检查无创伤、无痛苦、无电离辐射,操作简便,价格适中,非常适合儿童患者的肝胆胰脾疾病的筛查和诊断,临床应用广泛。

二、检查方法和正常声像图

1. 检查前准备　腹部脏器的超声检查会受到腹腔气体的影响,因此,患儿检查当日晨应空腹。小婴儿肝胆超声检查前应至少禁止喂奶 4 小时。尽可能避免患儿哭闹,以免吸入大量气体影响图像质量。不合作的患儿可口服 10% 水合氯醛(0.3 ~ 0.5ml/kg)或灌肠,入睡后进行检查。

2. 检查仪器　采用实时彩色多普勒超声显像仪。较大患儿采用凸阵探头,探头频率为 3.5 ~ 5.0MHz,小患儿腹壁较薄,可采用频率较高的线阵探头或小凸阵探头。新生儿或早产儿检查前应消毒探头并尽可能使用一次性无菌耦合剂,以免造成不必要的感染。

3. 检查方法　一般腹腔脏器检查患儿采取仰卧位。检查方法与成人类似,例如肝脏超声检查应包含肋下、剑突下、肋间等各切面。鉴别胆囊占位性病变和可移动结构(如结石等)时可改变体位后观察有无位置变化。为了更清楚地显示胰腺,可给患儿喂服 100 ~ 200ml 水使胃内充满液体作为透声窗。

4. 正常声像图　正常肝实质呈现均匀分布的中等回声的细小光点,包膜光滑完整呈高回声。6 月龄以下的小儿肝脏回声往往稍低于肾脏皮质回声或与之相当,6 月龄以上,肝脏回声往往高于同侧肾脏皮质回声。肝内管道结构呈树枝状分布。肝内门静脉管壁回声较强,可观察至三级分支。肝静脉及其一级属支可显示较好,但管壁很薄且回声弱。肝内胆管与门静脉伴行,管径细,约为伴行门静脉的 1/3。肝内动脉一般难以显示。胆总管内径一般与肝动脉内径相近,1 岁以内的小婴儿或新生儿胆总管内径多在 1.6mm 以内,儿童和青春期患儿胆总管内径一般不超过 3mm。

胆囊大小随空腹程度变化而异,因此测量其大小意义并不大。正常胆囊纵切面呈梨形或长茄形,边缘轮廓清晰,壁为纤细光滑的高回声带,一般不超过 3mm,厚薄均一,黏膜层为光滑完整的高回声(图 8-1)。囊腔内为无回声区,后壁和后方回声增强。胆囊颈和胆囊体之间常可见一横行皱褶。胆囊变异包括折叠胆囊、双胆囊和多发胆囊。

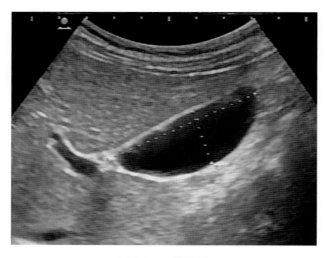

图 8-1　正常胆囊

胰腺为腹膜后位器官,易受腹腔气体影响,尤其对于哭闹的小儿显示更加困难。正常儿童胰腺回声与肝脏相当或略高,边界整齐,胰头略膨大,内部呈均匀细小光点回声,主胰管可不显示或显示为线状/管状回声,直径约为 1~2mm,管径均匀。

脾脏是人体最大的免疫器官,位于左季肋部,可经肋间切面获得。脾包膜呈光滑细带状回声,脾动脉、脾静脉是管状无回声,脾实质为光点细密的均匀中等回声。脾脏大小随着年龄增大而增大,不同年龄的脾脏长径上限参考值见表 8-1。

三、疾病诊断

小儿外科常见的肝胆疾病大多数能为超声检查发现和诊断,如胆道闭锁、先天性胆管扩张、胆结石、肝胆胰脾炎症、肿瘤、肝血管发育异常等,是儿童肝胆疾病首选的影像筛查和诊断方法。

1. 胆道闭锁　胆道闭锁是一种发生在胆道系统的渐进性纤维梗阻性疾病,从而导致患儿早期出现胆汁性肝硬化。如果能在早期准确诊断,在患儿90 天日龄内接受 Kasai 手术,则手术的成功率可能明显提高。根据闭锁的位置不同,可分为三型:Ⅰ型为胆总管闭锁,Ⅱ型为肝管闭锁,Ⅲ型是肝门部胆管

闭锁。典型的胆道闭锁声像图的直接征象包括胆囊异常和第一肝门区"纤维三角征"。

表 8-1　不同年龄的脾脏长径上限参考表

年龄	脾脏长径上限值（cm）
0~3 个月	6
3~6 个月	6.5
6~12 个月	7
1~2 岁	8
2~4 岁	9
4~6 岁	9.5
6~8 岁	10
8~10 岁	11
10~12 岁	11.5
12~15 岁	12
15~20 岁	
女孩	12
男孩	13

(1) 胆囊异常:正常胆囊一般符合以下声像图特征:①空腹状态下,胆囊充盈良好,胆囊长径大于 15mm;②胆囊黏膜层呈一条光滑完整的高回声线,胆囊壁厚薄均一;③胆囊部分充盈,但黏膜层清晰光滑,胆囊壁厚薄均一,且高回声的黏膜与浆膜层之间可见低回声的肌层。当胆囊出现以下异常时,应警惕胆道闭锁的可能:①胆囊未显示,相当于胆囊窝区域见高回声纤维条索样结构;②空腹状态下胆囊腔狭小,长径≤15mm(图 8-2);③胆囊长径>15mm 但高回声的黏膜层缺失或浆膜层厚薄不均,形态不规则、僵硬。值得注意的是,与成人不同,婴儿肝内胆管先天发育不良,即使存在肝外胆道闭锁,肝内胆管也不会明显扩张,因此不能依据肝内胆管扩张与否判断是否存在胆道闭锁。此外,胆囊存在也不能完全排除胆道闭锁的可能性,应进食前后动态观察,进食后胆囊体积缩小 50% 以上基本可排除胆道闭锁。

(2) "纤维三角征":"纤维三角征"是指在肝脏肋下斜切或横切面上,第一肝门区或左右肝管汇合处的高回声纤维条索样结构,两端尖细中间膨大呈"倒三角形",无管腔,边界清晰,后方无声影。该纤维三角长约 1.2~2.5cm,宽约 0.3~0.6cm,一般宽度 3~4mm 诊断胆道闭锁特异度较高。术中标本

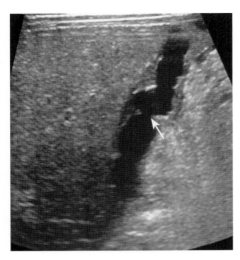

图8-2　胆道闭锁,胆囊形态僵硬
(感谢哈尔滨市儿童医院付秀婷教授赠图)

证实,该纤维三角是由闭锁的左右肝管、微小胆管以及结缔组织形成的。

(3)间接征象:胆道闭锁严重时会继发胆源性肝硬化,从而出现一系列间接征象,包括:肝大,实质回声增粗不均匀,严重时呈结节状或条索状;脾大;门静脉海绵样变性;肝动脉增粗以及不同程度的腹腔积液。

2. 先天性胆管扩张症　先天性胆管扩张症一般被认为是一种常染色体隐性遗传性疾病,以Ⅰ型多见,超声是其首选的辅助检查。不同类型的患者声像图差异较大。

发生在胆总管的扩张(Todani Ⅰ型)表现为胆总管区边界清晰的囊性回声,多位于胆总管中上段(图8-3)。一般囊壁菲薄,两端可见与相对正常的胆总管相连。较小的胆总管囊肿呈纺锤形,较大者

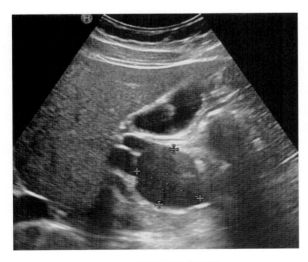

图8-3　胆总管囊状扩张

呈球形,部分可以延伸至胰头和肝门部,甚至向上推挤肝脏、胆囊或抵达前腹壁。部分病例可多发呈"藕节状""串珠状"。绝大多数囊肿内透声良好,后方回声增强,部分可伴有结石,当囊壁增厚或有凸入腔内的高/低回声结节时,应考虑癌变。

仅发生在肝内胆管的患者(Todani Ⅴ型,Caroli病)表现为肝内多发的沿肝内胆管分布的囊性回声,呈圆形或梭形,互相之间可见沟通或与肝内胆管的分支相通。合并感染时,囊内透声较差,可见密集点状回声。超声可以准确地判断病变累及范围及程度以及是否合并肝内胆管结石。临床工作中应注意与肝多发囊肿、多囊肝、梗阻性肝内胆管扩张进行鉴别。

当病变同时累及肝内外胆管(Todani Ⅳ型)时,则在肝内外均可探及大小不等、相互沟通的囊性回声。

3. 胆结石　与成人相似,儿童胆囊结石在超声图像上也表现为胆囊内强回声,边界清晰,单发或多发(图8-4)。泥沙样结石可平铺于胆囊底部或后壁,呈一弧形强回声带。大多数结石可随体位移动,后方伴声影。附壁小结石表现为附着于胆囊内壁的点状高回声,后方常伴"彗星尾"征。位于胆道内的结石可造成胆道不同程度的梗阻,从而导致梗阻部位以上的胆管扩张。一些药物(如头孢曲松钠)可能会因为胆囊内浓集效应等机制导致假性胆囊结石,从而出现停药后复查发现结石消失的情况。

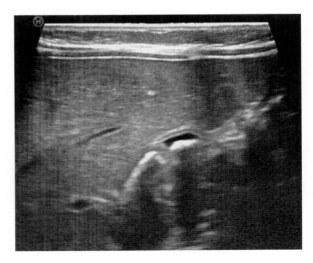

图8-4　胆囊结石

4. 肝脏肿瘤　与成人相比,小儿腹壁较薄,肝脏位置较低,大部分肝脏都能在肋下切面探及。超声能够清晰显示肿块的位置、大小、与门静脉、肝静

脉、肝门等重要组织的毗邻关系,也可以判断主要血供来源。超声医师在检查过程中,应注意观察肿瘤是否有周围组织侵犯,以及腹膜后是否有肿大淋巴结。必要时进行超声引导下肝穿刺活检也是常用的判断肿瘤病理性质的微创手段。

小儿肝脏肿瘤分为原发性和转移性两大类。肝母细胞瘤是最常见的肝脏原发恶性肿瘤,几乎占所有小儿肝脏肿瘤的45%。超声表现为肝脏实质内体积较大的实性肿瘤,瘤体多为圆形,常单发,也可以是多结节状(图8-5),大部分有包膜。肿瘤内部回声变化较多,以低回声和混合回声多见,近50%的患儿肿瘤内可出现钙化,表现为后方伴声影的点状强回声。周围肝脏组织回声一般正常,鲜有肝硬化。彩色多普勒显示肿瘤内血流信号丰富,血管走行扭曲,频谱多普勒证实肿瘤以高速动脉供血为主。肝细胞癌常见于年龄稍大一点的儿童,发病率仅次于肝母细胞瘤。声像图上表现也较类似,以低回声肿块多见,少部分伴有钙化(约10%)。周围肝实质回声多增粗增强,半数以上伴有肝硬化。和成人相似,小儿肝脏也是各种恶性肿瘤转移常常累及的器官,常见的肝脏转移瘤多来源于肾Wilms肉瘤、神经母细胞瘤以及横纹肌肉瘤。超声声像图上肝转移瘤常表现为多发的低回声结节,边界比较清晰,血供较原发肿瘤少,结合病史多不难判断。

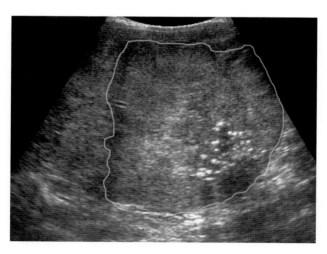

图8-5　肝母细胞瘤

良性肝脏肿瘤中最常见的是婴儿型肝脏血管内皮瘤,属于肝血管瘤的一种,多发生于六个月以下的新生儿或小婴儿,2/3在出生后一个月以内发现。一般体积较大,以低回声为主,内部回声常因纤维化、钙化、出血及坏死而明显不均,彩色多普勒可显示其内较多粗大血管,可见丰富的动脉-静脉及门脉-静脉间分流。血流速度与动静脉分流的范围有关。分流量大者可引起充血性心力衰竭,分流量小者可无症状。部分肿块内伴有粗大钙化(图8-6)。随着患儿年龄增大,肿瘤体积可明显缩小。在成人中常见的高回声血管瘤很少出现在幼儿。肝局灶性结节样增生在儿科比较少见,约占儿科肝脏肿瘤的2%~7%。超声表现为体积较小的局灶结节,内部回声较均匀,边界清晰,一般有典型的星状瘢痕,彩色多普勒显示血流信号自星状瘢痕向周边分布。超声造影可更清楚地显示星状瘢痕的早期放射状增强。

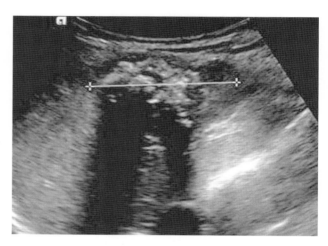

图8-6　肝脏血管内皮瘤

5. 肝脓肿　肝脓肿的形成原因较多,可以是直接损伤所致,也可能继发于肝脏周围的器官,如肺、肠道,也可能经肝动脉或门静脉感染。典型的肝脓肿声像图表现为肝脏内局限性低回声区中心伴有形态不规则的液化坏死区,其中液化区表现为透声差的无回声,内壁不规则,壁较厚。在脓肿早期液化不明显时,可表现为局灶性低回声,与肝内占位难以鉴别,临床病史和症状有一定的帮助。猫抓病是一种肉芽肿性或化脓性炎症,10%的患者可累及肝脏,表现为肝内多发低回声小结节,直径在3mm至2cm之间,与转移瘤和肝脏结核难以鉴别。

6. 胰腺炎　与成人相比,儿童急性胰腺炎更多见于外伤、药物损伤及胆道系统疾病。胰腺的显示受腹腔气体的影响,当腹腔气体较多时,超声可能难以显示胰腺。典型的急性胰腺炎表现为胰腺体积增大、增厚,多为弥漫性,也可局限性,边界常不清楚,内部回声减低不均匀。胰腺周围组织回声的变化对急性胰腺炎也有较好的提示作用,包括胰周组织界限模糊不清、胰腺周围积液等。继发于胆道系统疾病的患者还可以清晰显示增粗的胆总管及末端病变（如结石）。形成假性囊肿后超声能够准确评估假性囊肿的位置、大小、内部回声以及周围组织关系。超声在急性胰腺炎病情转归监测中具有重要价值，必要时也可以超声引导下对胰腺假性囊肿进行穿刺抽吸治疗。

慢性胰腺炎病情较轻时超声可无任何阳性发现。典型的慢性胰腺炎可表现为胰腺轮廓僵硬、扭曲，胰管局灶性或弥漫性增宽，内可见单发或多发的结石，显示为点状或斑块状强回声后方伴声影。大部分慢性胰腺炎回声偏低，部分可能因为纤维化或脂肪沉积显示为回声增高。其他间接性变化例如胰腺假性囊肿、胰周炎性包块以及胆总管扩张也可见于慢性胰腺炎。

7. 胰腺肿瘤　小儿胰腺肿瘤比较少见，仅占儿童肿瘤的 0.6% ~ 0.8%，多发生于学龄期及青春期儿童。以胰母细胞瘤、乳头状囊腺癌多见，其次为胰腺癌、胃泌素瘤及其他胰腺肉瘤。良性肿瘤中以乳头状囊腺瘤多见，但恶变率比较高。

由于肿瘤大多数无明显症状，生长缓慢，所以发现时往往肿瘤体积较大。超声表现为位于胰腺区域的实性或囊实性不均质肿块，以胰体、尾部居多。肿物致相应区域胰腺轮廓增大，局部隆起，推压或浸润周围组织。内部回声多不均匀，伴较多囊变。超声检查应尽可能为临床提供肿瘤与周围组织关系的信息，尤其是与肠系膜上动脉、胆总管、脾静脉、肾血管等的关系。除此以外还应注意腹主动脉周围是否有转移的肿大淋巴结。

8. 外伤　儿童自我防护意识较弱，意外伤害多见，以车祸为主。损伤的脏器以肝、脾居多，根据出血部位可分为中央型、包膜下和真性破裂。

儿童外伤超声检查时应首先仔细扫查盆腔、Douglas 陷凹、肝肾隐窝等是否有液性暗区，如腹腔内有积液/积血，应仔细扫查肝、脾等实质脏器，寻找出血区。对部分难以诊断的活动性出血病例，可采用超声造影寻找出血区。

肝/脾中央型破裂形态因创伤程度不同而正常或增大，创伤程度较轻时脏器形态无变化，仅于实质内见一不均质低回声区，边界欠清，形态欠规则，内部回声因受伤后时间不同而变化。早期创伤回声偏高，随着时间延长，回声可逐渐减低，部分可出现囊变，后方回声多增强。CDFI 示其内无明显血流信号。

包膜下破裂表现为肝/脾形态饱满增大，包膜完整，高回声的包膜下可见扁长形或月牙形无回声区或低回声区，严重时局部包膜隆起且肝/脾实质受压。CDFI 可见相应区域无血流信号。随着时间推移，无回声区可逐渐变小，出现细点状或条索状高回声。

真性肝/脾破裂即包膜和实质同时破裂，创伤一般较重。超声表现为相应脏器包膜连续性中断，其深方实质内可见不规则稍高/稍低/无回声区。肝/脾周围及腹腔内常可见不同程度的积血或积液。

（宁春平）

第二节　CT 检查

一、概述

CT 由英国工程师 Hounsfield 1969 年设计成功，1972 年问世并正式应用于临床。CT 不同于 X 线直接摄影成像，它是用 X 线束对人体层面进行扫描，获取信息，经计算机处理而获得的重建图像。CT 显示的是断面解剖图像，其密度分辨率明显优于 X 线图像，显著扩大了人体的检查范围，提高了病变的检出率和诊断的准确率。CT 大大促进了医学影像学的发展。由于这一贡献，Hounsfield 获得了 1979 年的诺贝尔奖。在 40 余年的时间里，CT 从最初每单层数分钟扫描，5 ~ 8 分钟重建以及较大的像素、有限的图像分辨率发展到今天的大容积多层螺旋扫描、最快 0.25 秒的转速（Force 双源 CT）、实时图像重建以及在轴、冠、矢状位上获得各向同性分辨率的图像，并从单纯的形态学成像发展到功能性检查。

CT 设备可分为普通 CT、螺旋扫描 CT（spiral CT，SCT）、电子束 CT（electron CT，EBCT）。螺旋扫描 CT 是在旋转式扫描基础上，通过滑环技术与扫描床连续平直移动而实现的。滑环技术使得 X 线管的供电系统只经电刷和短的电缆而可不用普通 CT 机的长电缆。这样就使得 X 线管连续旋转并进行连续扫描。在扫描期间，床沿纵轴连续平直移动。球管旋转和连续动床同时进行，使 X 线扫描的轨迹呈螺旋状，因而得名螺旋扫描。螺旋扫描是连续的，没有间隔时间,进而使整个扫描时间大大缩短。这对儿童患者比成人更加重要,因为小儿在行腹部扫描时多不能配合屏气,而扫描速度的加快减少了呼吸运动对图像质量的影响。螺旋扫描 CT 在 CT 发展史中是一个重要的里程碑,多层螺旋扫描进一步提高了螺旋扫描的性能。螺旋扫描 CT 的突出优点是快速容积扫描,在短时间内,对身体的较长范围进行不间断的数据采集,为提高 CT 的成像功能创造了良好的条件。近年来迅速发展的双源 CT,采用两套 X 线球管和两套探测器,在一个平面上垂直排列,进行同步旋转扫描,突破了单源 CT 的速度极限,时间分辨率可达 66ms,同时其特有的大螺距扫描技术、70kV 极低管电压、自动管电压及管电流调节技术、迭代重建算法等为小儿不屏气快速低剂量腹部扫描创造了条件。

CT 图像是断层图像,常用的是横断面。为了显示整个器官,需要多帧连续的断层图像。通过 CT 设备上图像重组软件,还可重组冠状面和矢状面的断层图像。CT 检查分平扫和对比增强扫描。对比增强扫描是经静脉注入水溶性有机碘剂后再行扫描的方法。CT 在检出病变及确定病变位置、大小、数目方面敏感而且可靠,但对病理性质的诊断有一定限度。小儿腹部疾病的诊断是 CT 检查的优势所在,应用日益广泛,尤其是占位性、炎症性和外伤性病变等,且一般需要行增强扫描。

对于小儿患者,CT 检查的缺点在于有一定的电离辐射,CT 增强扫描所使用的碘对比剂有一定的肾毒性。近年来,随着 CT 扫描技术的不断发展,低管电压、低管电流、大螺距技术、迭代重建算法以及低对比剂的使用,能够在满足图像诊断要求的前提下,显著降低辐射剂量和对比剂用量,受到越来越多的重视,在小儿患者中也日益推广和完善。

二、检查方法和正常表现

CT 检查前需空腹 4 ～ 6 小时。于扫描前 30 分钟喂服 1% ～ 2% 碘对比剂(泛影葡胺或碘海醇)100 ～ 200ml 充盈胃和小肠。仰卧位,层厚和层间距为 5 ～ 6mm 左右,扫描范围从肝上膈顶到胰腺下缘。小病灶应采用 3mm 左右的薄层扫描。增强扫描通常用 300mgI/ml 非离子型对比剂(儿童用量为 1.5 ～ 2.0ml/kg)。增强扫描的目的是增加正常肝组织与病灶之间的密度差,显示平扫不能发现或可疑的病灶;帮助鉴别病灶的性质;显示肝内血管解剖。增强

扫描一般采用螺旋 CT 双期或三期扫描。扫描前先经患儿手背或前臂建立静脉通道,最好采用专用的有防凝装置的与压力注射器相匹配的留置型输液针头。不能配合的学龄前儿童应喂服镇静药待入睡后检查,一般服用 10% 水合氯醛(0.5ml/kg)。

正常肝实质呈均匀软组织密度,高于脾、胰、肾等脏器,CT 值为 50 ～ 70HU,肝脏轮廓光滑。平扫肝内门静脉和肝静脉密度低于肝实质,显示为管道状或圆形,越接近肝门或下腔静脉越粗大。正常肝内胆管和左右肝管平扫及增强均不易显示,胆总管约 1/3 可显示。胰腺呈凸向腹侧的带状影,自胰头至胰尾逐渐细小;胰腺实质密度均匀,略低于脾;钩突是胰头部位置最低的部分,表现为胰头部向肠系膜上静脉后方的楔形突出。脾近似于新月形或内缘凹陷的半圆形,密度均匀,略低于肝;增强扫描动脉期脾强化密度不均匀,静脉期和实质期脾的密度逐渐均匀一致。胆囊为低密度、卵圆形,胆汁密度均匀,略高于水,胆囊壁厚度不超过 2 ～ 3mm,均匀一致。

三、疾病诊断

1. 胆道闭锁　探查或常规手术前需了解胆道闭塞情况,并要求鉴别新生儿肝炎和胆道梗阻性病变,以及发现有无并存胆总管囊肿。因患儿年龄小,即使正常的肝外胆管和胆囊也都很小,且胆道闭锁的患儿肝内胆管多发育差,并不因肝外胆道阻塞而出现肝内胆管扩张,因而胆道闭锁在 CT 上难以判断。CT 增强扫描检查也不能提高诊断率,且费用较昂贵。因此,CT 检查对于胆道闭锁的诊断价值有限。

2. 先天性胆管扩张症　又称为先天性胆管囊肿,按其部位和形态,分为五种类型。Ⅰ型为胆总管囊肿;Ⅱ型为胆总管憩室;Ⅲ型为胆总管十二指肠壁内段囊状膨出;Ⅳ型为多发性肝内、外胆管囊肿;Ⅴ型为肝内多发胆管囊肿,又称 Caroli 病。Ⅰ型常见,表现为胆总管部位出现圆形或椭圆形囊性水样密度灶,可向肝门或胰头部延伸,与正常的胆囊并存。近肝侧胆管一般无扩张。多层螺旋 CT 薄层扫描后经多平面重组像(冠状、矢状位像)能更清晰、直观显示囊肿与周围结构的关系,对该病的诊断和分型具有重要作用。一般需增强扫描。图 8-7 示胆总管囊肿(Ⅰ型)。

3. 胆结石　因地理、种族、饮食、环境及遗传因

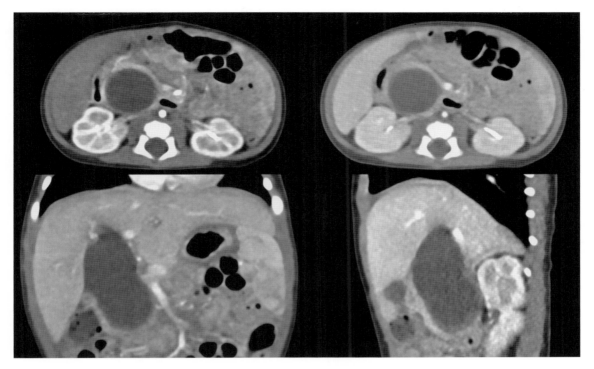

图 8-7　女,1 个月。超声检查发现胆总管囊肿
CT 增强扫描示胆总管囊状扩张、未见强化

素等的影响,胆石症在小儿亦偶有发病。CT 对结石的显示取决于结石的化学成分和含钙的程度。钙性结石容易被检出,如果结石的衰减值与胆汁相当则不易被发现,如胆固醇结石。胆色素结石表现为高密度结石,CT 值在 50HU 以上,多发或单发,大小形态各异,可为泥沙样,常沉积在胆囊下部。混合性结石 CT 值常高于 140HU 以上,层状,结石边缘呈高密度环状,中心为低密度。胆囊结石的诊断以超声为首选检查手段,超声比 CT 更敏感,具有典型征象。CT 发现胆总管结石敏感性在 50% ~ 90%,取决于结石的 CT 值,表现为扩张胆总管内有环状或圆形的致密影。肝内胆管结石表现为胆管高密度铸型,可发生于肝脏左右叶的任何部位,单发或多发,大小不等,形态各异,不规则小树枝状多见。

4. 肝胆肿瘤　小儿原发性肝胆肿瘤类型较多,良性肿瘤以婴儿型血管内皮瘤、错构瘤、局灶性结节增生、肝细胞腺瘤等较为常见,恶性肿瘤常见的有肝母细胞瘤、肝细胞癌、恶性肝脏间叶瘤和横纹肌肉瘤。凡经超声筛查或初步检查发现肝内或周围区域占位性病变者,尤其是实性肿块,均应再行 CT 平扫及增强扫描以进一步明确诊断。CT 扫描范围广,不易遗漏病变,且图像比超声更清晰、直观,空间及密度分辨率高,能够清晰显示病变的位置、大小、形态、

密度、血供情况及有无淋巴结转移。婴儿型血管内皮瘤为肝内多发或单发的低密度结节,增强扫描呈外周向中央填充式延迟强化。Murray 等认为,在婴儿患者中若 CT 发现有分隔、无钙化的肝脏囊性肿块,且肝功正常时,应考虑可能为良性间叶性错构瘤。肝细胞腺瘤为圆形或类圆形结节,有包膜,常呈现“快进慢出”的强化。局灶性结节增生为肝内低密度结节,无包膜,增强扫描动脉期呈明显强化,延迟扫描强化程度减退,有时可见病变中央延迟强化的纤维瘢痕。肝母细胞瘤平扫多表现为肝内巨大肿块,密度不均,其内可有坏死、钙化、出血表现;增强后呈明显或中等强化,边界更清;相邻门静脉及其分支或肝静脉可因受侵而显示欠清。典型的肝细胞癌增强扫描呈“快进快出”表现。胆道胚胎型横纹肌肉瘤极罕见,小儿胆系恶性肿瘤多为该种肉瘤。小儿肝胆肿瘤行 CT 检查的目的不是单纯为了获得肿瘤的诊断,必须在诊断的基础上明确病变数目、病灶与周围重要组织器官的关系等,明确有无完全手术切除的可能。图 8-8 示婴儿型血管内皮瘤。图 8-9 示间叶性错构瘤。图 8-10 示局灶性结节增生。图 8-11 示肝细胞癌并门静脉瘤栓及肝、肺转移。图 8-12 示肝母细胞瘤并肝、肺转移。图 8-13 示胚胎性肉瘤。

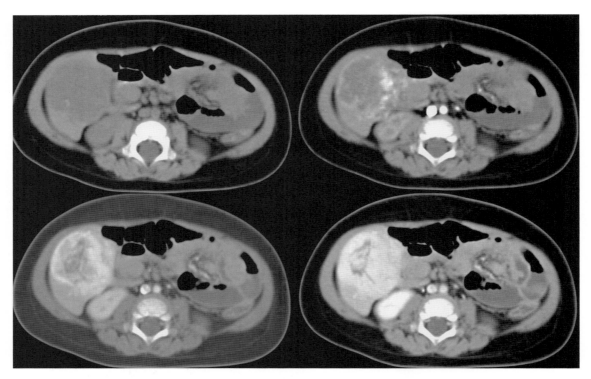

图 8-8　男,6 个月,查体发现肝占位,手术病理为婴儿型血管内皮瘤
CT 平扫示肝右叶下段低密度灶,CT 增强扫描病灶呈外周向中央填充式延迟强化

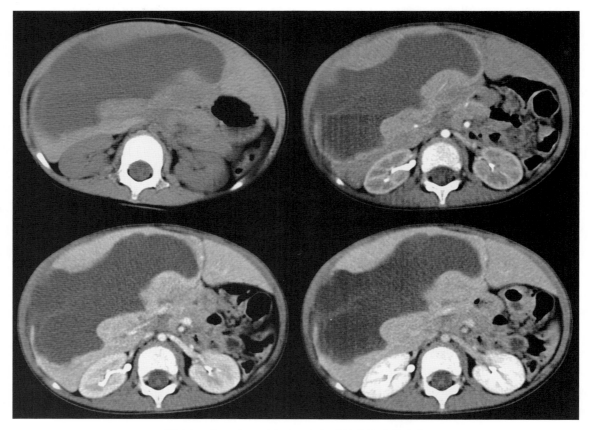

图 8-9　女,2 岁。手术病理为间叶性错构瘤伴囊变
CT 平扫示肝内巨大分叶状囊性低密度灶,内见条状分隔,CT 增强扫描示病灶囊性成分无明显强化,内部分隔强化

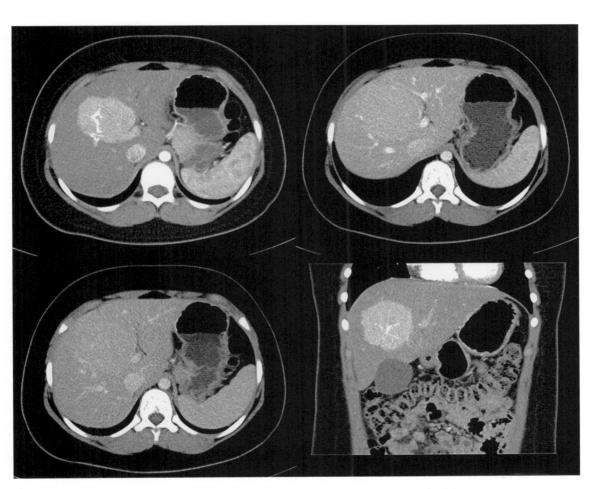

图 8-10　女,8 岁,查体发现肝占位,手术病理为局灶性结节增生
CT 增强扫描示肝右前叶异常强化肿块,动脉期呈明显强化,中央可见粗大供血动脉,门静脉期及延迟期强化程度减退,密度仍高于肝实质

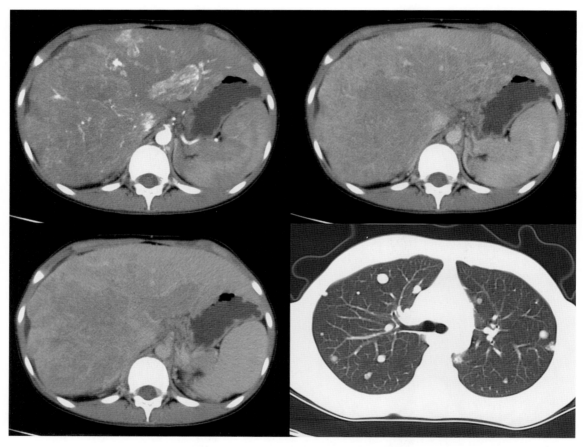

图 8-11　女,12 岁。穿刺病理为肝细胞癌

上腹部 CT 增强扫描示肝右叶巨大肿块,边界不清楚,动脉期呈明显不均匀强化,门静脉期及延迟期强化程度减退,肝左叶多发异常强化结节,提示肝内转移,门静脉左支增粗、内见异常强化灶,提示门静脉瘤栓。胸部 CT 平扫示双肺多发结节,提示转移瘤

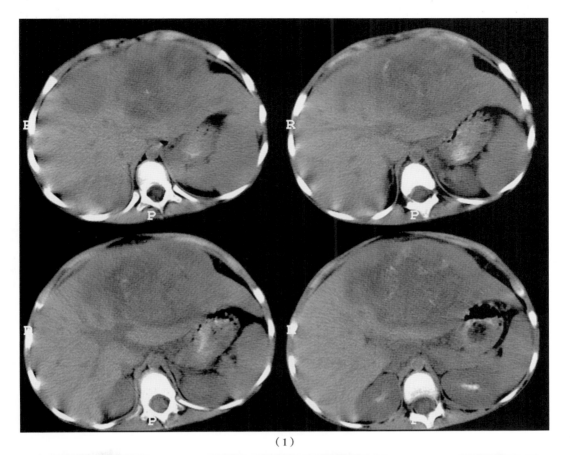

（1）

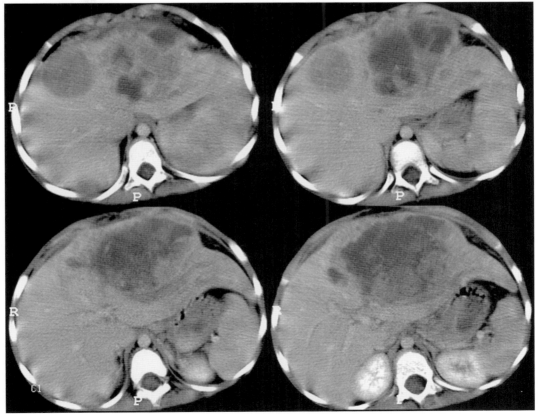

（2）

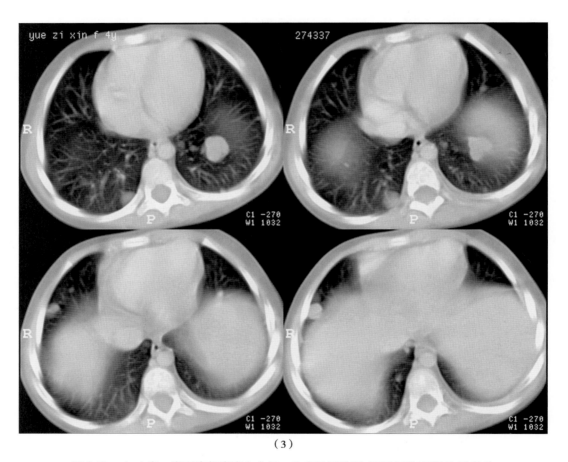

（3）

图 8-12　女,4 岁。发现腹部膨隆 1 个月。临床最后诊断:肝母细胞瘤并肝、肺转移
（1）CT 平扫示肝内低密度占位病变,内部有坏死及多发钙化灶。（2）CT 增强扫描示肿块不均匀强化伴中心坏死,边界欠清,其邻近肝右叶内见一圆形转移结节。（3）肺窗显示双侧肺内多发结节,提示肺转移

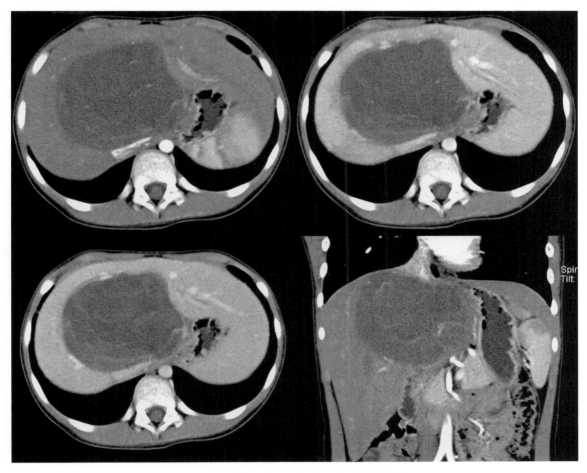

图 8-13 男,8 岁。手术病理为胚胎性肉瘤
CT 增强扫描示肝左内叶-右前叶交界处囊实性肿块,呈不均匀强化

5. 肝脓肿 CT 显示肝脓肿准确而直观。早期肝脓肿,肝内局部出现高低混杂密度区,边缘不规则,边界欠清。液化不全脓肿呈不清晰多房样略低密度灶,边缘不光整。典型肝脓肿为边界清晰低密度区,增强后呈明显环状强化,中间为不强化的低密度液化坏死区,壁厚度较均匀,无壁结节,周围相邻肝实质呈高灌注强化。

6. 胰腺炎 急性胰腺炎时,胰腺体积多弥漫性增大,边界不清,实质密度减低,增强后强化低于正常胰腺实质,还可见局限性不强化坏死区;胰腺周围脂肪间隙模糊甚至消失,与相邻结构边界不清。慢性胰腺炎可见胰腺增大或因纤维组织增生而变小伴多发高密度钙化点,轮廓不规则;周围及内部可见环状强化的囊性液化坏死区(胰腺假性囊肿);主胰管常扩大,其中如有小结石可出现点状或斑片状高密度灶。CT 能准确诊断胰腺炎,筛查或动态随访观察可选择超声。

7. 胰腺肿瘤 儿童胰腺肿瘤罕见,多为恶性,一般为胰母细胞瘤。胰腺位于腹膜后,超声检查易

受胃肠等胰腺周围结构的干扰,不及肝胆易为超声清晰显示。在超声筛查发现胰腺区域占位病变后,

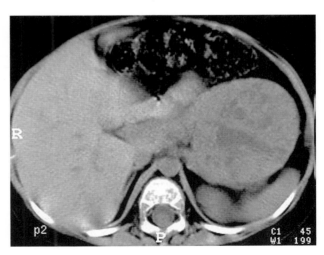

图 8-14 男,2 岁。查体发现腹部占位病变
手术病理:胰母细胞瘤。CT 平扫示左上腹部边界尚清肿块,边缘较光整,其内部有低密度坏死灶,肿块与胰腺体尾部关系密切。CT 诊断:左上腹部肿瘤,考虑来自胰腺

应行 CT 平扫及增强扫描帮助明确占位病变的确切部位、性质及周围侵犯程度,尤其是肿瘤较大时与周围重要结构的关系,为手术提供充分的信息。胰母细胞瘤 CT 上表现为巨块状或分叶状等或低密度肿块,常伴有钙化、坏死、囊变及出血,增强扫描呈不均匀强化。图 8-14 示胰母细胞瘤。

8. 外伤　CT 可敏感、清晰地显示肝脾包膜下、实质内及周围出血以及肝脾裂伤。脾包膜下出血表现为包膜下梭形高密度区,密度均匀,脾实质显示受压。脾破裂表现为脾体积增大,形态失常,实质破裂处边缘连续性中断、不光整,实质内可见多发片状高密度灶,增强后高密度灶不强化(提示为出血)。脾周围血肿时,显示脾周高密度带。腹腔内少量积血时,肝肾间隙可见液性密度区。CT 扫描显示肝脾等的损伤全面、快速、准确,不易遗漏损伤。如临床疑腹部重度损伤或患儿一般情况差,可不必经超声筛查而直接选择 CT 检查,必要时增强扫描以尽快明确伤情,决定治疗方案。

第三节　MRI 检查

一、概述

磁共振成像是利用原子核在强磁场内发生共振(即磁共振)所产生的信号变化来重建图像的一种成像技术。磁共振(magnetic resonance,MR)亦称核磁共振(nuclear magnetic resonance,NMR),是一种核物理现象。1946 年 Block 和 Purcell 报道了这种现象,并应用于波谱学。美国科学家 Lauterbur 1973 年开发了 MR 成像技术,使磁共振应用于临床医学领域。近年来,磁共振成像技术发展十分迅速,并日臻成熟完善。为了准确反映其成像基础,打消患者对该项检查有核辐射的顾虑,现称之为磁共振成像(magnetic resonance imaging,MRI)。为表彰 Lauterbur 开发了 MR 成像技术,他被授予 2003 年度诺贝尔奖。

MRI 图像虽然和 CT 图像一样也以不同灰度显示,但反映的是 MR 信号强度的不同或弛豫时间 T_1 与 T_2 的长短,而 CT 图像的灰度反映的则是组织密度。与 CT 相比,MRI 安全、无辐射,具有良好的软组织分辨率,对于腹部病变的诊断具有明显优势。小儿腹部 MR 成像时,由于多数患儿无法配合屏气,T_1WI 图像质量不及成人,而采用呼吸触发的 T_2WI 图像质量受影响较小。近年来,随着磁共振快速成像序列如真实稳态进动快速成像(true FISP)、单次激发快速自旋转回波序列(SSFSE)、快速梯度回波(Fast GRE)、半傅里叶快速采集弛豫增强(Half-Fourier RARE)等序列及呼吸触发技术的发展,小儿腹部 MRI 成像质量明显提高。对于 CT 不能定性的小儿腹部疾病,MRI 能够提供额外的组织成分信息,帮助诊断和鉴别诊断。对于需要做增强检查的碘对比剂过敏患儿,MRI 钆增强技术提供了一种替代选择;并且使用钆剂的 MRI 对比增强敏感度是碘对比剂 CT 增强的近 20 倍,部分 CT 增强检查不明显的病灶,MRI 可清晰显示病变的强化。目前常用的 LAVA 超快速 MRI 动态增强扫描,成像速度快,图像质量好,对于小儿腹部肿瘤、感染性病变及弥漫性病变有较高的诊断价值。

常规 MRI 对于胆道病变的诊断价值不如超声和 CT,且检查时间长,目前不作为胆道病变的首选检查方法。但是,MR 胰胆管成像(MR cholangiopancreatography,MRCP)技术对胆道疾病的诊断价值很大。MRCP 是采用长 TE 联合脂肪抑制技术,得到突出水信号的重 T_2 图像,使含水的器官,如胆管、胆囊、胰管显影清晰,是儿童胆道病变的重要检查方法。

除了常规 MRI 检查及 MRCP 之外,近年来,MR 功能成像如 DWI、动态增强扫描、MR 肝细胞特异性对比剂(Gd-EOB-DTPA 及 Gd-BOPTA)增强扫描及 MR 腹部血管成像等技术在小儿腹部病变的应用日益广泛,为小儿腹部影像诊断提供了重要的依据。

二、磁共振胰胆管成像

MRCP 是一种非创伤性胰胆管成像技术,是观察胰胆管系统解剖和病理形态的技术。MRCP 具有以下优点:非侵袭性,不需插管及对比剂,无并发症;胰胆液是天然对比剂,即使管道完全阻塞时亦能显示管道远端的影像,有感染时也可做此检查;MRCP 的图像接近应用对比剂的 X 线造影,其影像分析的原则相同,是观察解剖形态很好的方法,比横断面影像更容易被放射科医生和临床医生接受;加上常规横断面 MR 图像可观察周围组织结构的病理情况,做到了综合诊断,是理想的影像检查方法。MRCP可获得类似内镜逆行胰胆管造影(ERCP)或经皮肝胆管造影术(PTC)的胰胆管图像,患者易于接受,尤其适合儿童患者。正常的肝外胆管 MRCP 都能看到,90%无扩张的肝内胆管可追溯到肝实质外1/3。Ueno 等报道 MRCP 能显示正常胰管图像,主胰管头、体、尾显示率分别为 98%、93%、74%,副胰管头、体、尾及分支胰管的显示率分别为 26%、19%、10%、5%。对 ERCP 不成功或不适宜而临床怀疑为恶性梗阻性黄疸的患儿进行 MRCP 检查,诊断的准确率达95%以上。因此,MRCP 是目前儿童胆道梗阻的最理想的非创伤性检查方法,能够有效地帮助临床选择合适的手术方案。对临床疑有胰胆管疾病或超声检查异常的病儿,一般可先作 MRCP 检查,若诊断不明确,可选择性作 ERCP 或 PTC 检查。利用口服胃肠道阴性对比剂(葡萄糖酸亚铁糖浆溶液)后行 MRCP 能够抑制胃肠道内液体信号,使胰胆管显影更加清晰,对诊断帮助极大。对比剂MRCP 成像序列主要有稳态自由进动序列(SSFP)、快速自旋回波序列(FSE)、半傅里叶采集单次激发快速自旋回波序列(HASTE)等。推荐使用 FSE 和HASTE 序列成像,其优点是成像时间短,克服了位移伪影,不需屏气,更适合婴幼儿,可提供高质量的影像。MRCP 对年幼、体弱及胆肠吻合术后 ERCP插管困难者尤为适宜,可取代部分创伤性胆道造影技术。

三、MRCP 对胆道病变的诊断价值

主要针对胆道发育畸形或梗阻性病变的诊断和鉴别诊断。术中胆道造影对胆管有损伤,而 ERCP因儿童难配合,不宜常规应用。MRCP 能提供有价值的胆系解剖信息。对胆道闭锁,MRCP 表现因闭塞类型不同而表现各异,有肝内外胆管均闭锁和肝外胆管闭锁,后者肝内胆管可轻度扩张或不扩张,闭锁部位低者可见胆囊影,并能观察胆胰异常连接部和确定共同管的长度。鉴别诊断主要与新生儿肝炎和其他胆道梗阻性病变如胆管囊肿、胆栓综合征等鉴别。MRCP 多方位观察看不到肝外胆管或肝外胆管不连续、肝门周围纤维化、小胆囊或无胆囊提示胆道闭锁。对于先天性胆管扩张症,MRCP 能够清晰

显示其分型及胆管扩张程度,并明确显示有无合并胰胆管合流异常。MRCP 对良、恶性梗阻都能检出,螺旋 CT 对肿瘤局部浸润和肝内局限性转移的显示优于 MRCP,但 MRCP 对于阴性结石以及局部血管推移和受累敏感性较高。小儿胆石症虽然少见,随着小儿腹腔镜胆囊切除术的应用,使胆石症的影像诊断日显重要。虽然超声和 CT 诊断胆石症的特异性很高,但是其敏感性较低。如果超声和 CT 明确为胆石症,就无需进一步检查。如果超声和 CT 阴性而高度怀疑胆石者,可进一步作 MRCP,表现为在胆囊、胆总管内呈圆形、卵圆形或多面形的低信号的"充盈缺损",周围绕以高信号的胆汁。然而,MRCP对胆结石也有一定的诊断限度,结石与气泡、肉芽肿、息肉、血块不易鉴别,在 MR 上都呈无信号区;结石紧贴胆管壁者易漏诊;胆总管下 1/3 的腔内由于胆汁流动增加所致的低信号会造成假阳性诊断。MRCP 能较好显示胆总管结石,对胆总管结石的诊断敏感性达92%以上,特异性100%,准确性96%以上。Miyazaki 等对 45 例儿童行 MRCP 检查,大多数患者能显示左右肝管、肝总管、胆囊、胆总管,新生儿 6 例中 2 例、婴儿 5 例中 4 例以及全部幼儿的主胰管均清楚显示;其对胆总管囊肿、先天性胆道闭锁、胰胆管不规则连接的诊断准确性分别为 100%、100%、69%。对胆管内疾病,MRCP 可达到 ERCP的诊断水平,而对乳头部病变(尤其是小病变)和肝吸虫,MRCP 却无法与 ERCP 相比拟。对不能耐受 ERCP 及有禁忌证患儿,MRCP 是较好的选择。MRCP 检查成功率高,对梗阻性黄疸的定位诊断准确,结合原始图像和常规 MRI 扫描,对肝外胆管结石和恶性胆管梗阻的定性诊断也有较高的准确性。也是观察是否存在残余胆囊、胆管狭窄、胆道结石、吻合口狭窄等术后并发症的一种准确、非侵入性的检查方法。图 8-15 示胆总管囊肿。

目前 MRCP 尚存在一些不足:胃肠道的气体、运动伪影以及十二指肠的蠕动可导致肝外胆管的信号丢失;上腹部的手术夹伪影也可使肝外胆管不清;胆管或胰管内有气泡或曾置入金属支架的患者不宜行 MRCP 检查;对胆管内的信号表现缺乏特异性,对恶性梗阻疾病定性诊断尚存在一定困难;不能进行活检和治疗。

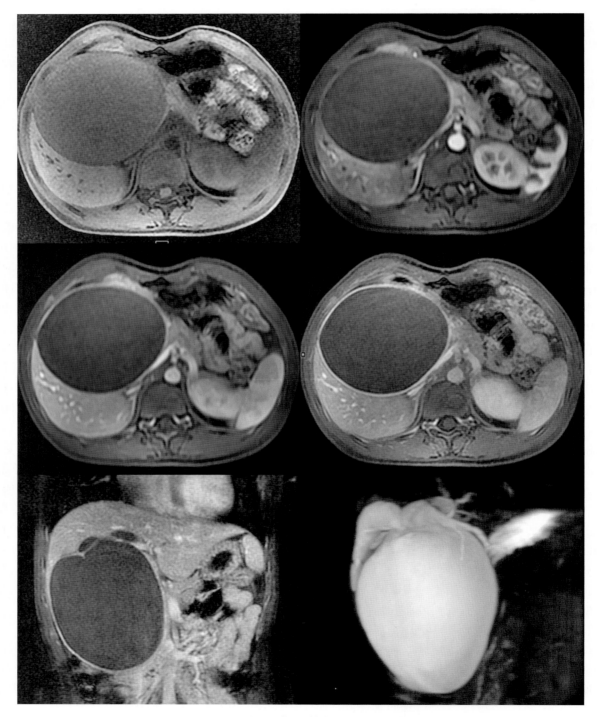

图8-15　女,13岁,查体发现胆总管囊肿

MR LAVA平扫及增强扫描示胆总管囊状扩张,呈长T_1信号,未见强化。MRCP示胆总管囊状扩张合并肝左、右管扩张

第四节 经十二指肠逆行胰胆管造影及手术中胰胆管造影

直接胆道造影有 4 种方法:经十二指肠逆行胰胆管造影(endoscopic retrograde cholangiopancreatography,ERCP)、手术中胰胆管造影(intraoperative cholangiopancreatography)、术后造影或 T 形管造影、经皮肝穿刺胆道造影(percutaneous transhepatic cholangiography,PTC)。目前常用的是 ERCP 和手术中胰胆管造影。

一、ERCP

1. 概述 对比剂通过内镜导管从壶腹逆行注入胆总管,以显示胆管和胰管系统。自 1968 年 Mccune 等首次报道 ERCP 在胰胆系疾病中的临床应用以来,ERCP 作为诊断胰胆系疾病的金标准已在临床应用多年,其诊断价值得到公认。20 世纪 70 年代初开始在成人应用,70 年代末应用于小儿。在儿童的适应证与成人相同:梗阻性黄疸;某些情况下手术前行 ERCP,如外伤后确定胰腺导管漏的部位、继发囊肿及胆总管囊肿的轮廓;胰胆管连接异常、胆石症、胆管扩张、胆总管末端良性狭窄等;反复发作的胰腺炎的诊断。

禁忌证:碘过敏者;急性胰腺炎或慢性胰腺炎急性发作;不能合作的患儿;有空腔脏器的穿孔、休克、撕脱伤、肠梗阻等患儿及有肺脏疾病而不允许安全应用静脉镇静药者;患儿造血系统病变、昏迷以及某些结构异常,如食管狭窄、大的食管裂孔疝者;对内镜检查的禁忌(全身状态不良、不能插入内镜等);重症胆管感染。

2. 检查前准备 一般采用标准成人用侧视或十二指肠镜 JF_{10} 或 TF_{20},6 个月以下的儿童采用特殊的小儿侧视或十二指肠镜。内镜活检导管用 0.5% 氯己定液反复抽吸 3 分钟,导管用 75% 酒精浸泡半小时以上,检查前用无菌生理盐水冲洗备用。HBsAg 阳性者,最好采用专用镜,术毕用环氧乙烷气体消毒或浸泡于 2% 戊三醛内 20 分钟。对比剂采用 30% 泛影葡胺或 240mgI/ml 的碘海醇 20～50ml,造影前加热至 37℃,以减少对胰管上皮的刺激。检查前作好解释,取得患儿配合;造影时机离胆管炎发作 10 日以后;造影前两日应用抗生素;造影前一日查血常规,血、尿淀粉酶,做碘过敏试验;术前禁饮食 6～8 小时。

3. 检查方法 在氯胺酮静脉麻醉下进行检查。患儿取右侧卧位,在直视下徐徐进镜,进而插入十二指肠球部及降部。乳头常位于降部中间的内侧壁。寻找乳头的要点:在降部先找到十二指肠侧隆起,乳头通常位于其肛侧端;也可先找到小带的口侧端,沿带间沟上行找乳头;有时在十二指肠降部上段发现小息肉样隆起,为副乳头,其肛侧 2～3cm 常可找到乳头;此外,乳头表面常呈淡红色椭圆形隆起,若见胆汁溢出,即可确认。静脉注射山莨菪碱 10mg,以减少十二指肠的蠕动和分泌,便于插管。自开口插入尼龙导管,透视下确定插管位置。因胆总管和胰管通向乳头开口的方式不同,常给选择性造影带来一定困难。胆总管和胰管汇合具共同管道者占 85%,约长 1～10mm 不等。如需同时显示胰管和胆管,则插管不宜太深。一般第一次注入对比剂时,导管深度不少于 5mm,如果胰、胆管共同管道长度大于 5mm,则两管同时显影。若胆管不显影,可退出 2mm 再注入对比剂。如仍不显影,可退出导管,从乳头下方向上重新插管,此时再注入对比剂,胆管即可能显影。如需选择性胰管造影,导管应从正面垂直插入乳头开口部,常可显示胰管;若需选择性胆管造影,则导管应从乳头下方沿口侧隆起皱襞的方向插入,则易显示胆管。胆、胰管分别开口于一个乳头者,胆管常位于胰管开口的上方。若两管分别开口于各自乳头时,胆管开口的乳头常稍高于胰管开口的乳头。在胰管无梗阻的情况下,对比剂最好可在 10～20 秒内排空,迟者亦可在 3～4 分钟内排空,胆道内停留时间较长。若胰管内的对比剂 15～20 分钟后尚未排空、胆管内对比剂 30～60 分钟内未能排空,表明胰、胆管内有梗阻性病变。所以,怀疑梗阻时,应在 15、30 及 60 分钟拍 X 线片,以观察对比剂排空情况。选择不同体位摄片,以更好地显示病变的部位,至少应有两张充盈相。为了解胆囊收缩功能,可在胆囊显影后进脂肪餐,待 30 及 60 分钟后分别摄片,称为功能性内镜逆行胰胆管造影。若发现病变,可活检或刷片送病理检查。检查结束后将镜退出。

4. 注意事项 注药造影前需排出导管内气泡;注药速度以每秒 0.2～0.6ml 为宜,压力勿过大;左侧卧位可使对比剂充盈胰管的远端,俯卧位或仰卧位可使胰管全部显示清楚,常规立位观察胆总管下段。胰管显影者,术后两小时及次晨应查血、尿淀粉酶,如淀粉酶大于 128U(温氏法),又伴有腹痛、发热时,应按急性胰腺炎处理;胆道疾病患儿检查后出现黄疸、发热、腹痛等症状时,应按急性胆道感染积极处理;检查当日和次日应查血常规,白细胞升高者应酌情使用抗生素;儿童 ERCP 常需在麻醉或镇静剂下进行,需要监护生命体征,操作熟练者可缩短检查时间,减少创伤,对检查结果也需专业人员进行分析,因此建议儿童 ERCP 在专门的中心进行可减少并发症发生,提高检查结果的准确性。

5. 临床意义 ERCP 在阻塞性黄疸的鉴别诊断中具有极为重要的价值。对胆道术后复发的病例、胰腺疾病以及直接观察胆肠吻合等都是一项重要手段。ERCP 所获得的胆管形态可较好地显示结石、肿瘤、蛔虫、畸形等病变及其准确部位,成为胆道疾病诊断的重要手段。对新生儿高胆红素血症用 ERCP 检查来鉴别新生儿肝炎与胆道闭锁可避免不必要的手术探查。ERCP 发现胆道闭锁有以下表现:仅胰管显影;可发现胰胆管合流异常,胰管与胆管均能显影,但肝内胆管不显影,提示肝内型闭锁。新生儿肝炎综合征有下列征象:胰胆管均显影正常;胆总管显影,但较细。ERCP 对胆总管结石敏感性为 100%,而超声和 CT 仅为 47%。ERCP 是诊断胰腺分裂症的唯一方法。Harrel 等对创伤患者行 ERCP 检查,发现胰管横断 1 例,胰腺假性囊肿 4 例,胰管静脉漏 1 例,胆总管损伤 1 例,损伤后持续性胆漏 4 例。可见 ERCP 对诊断无明显剖腹探查指征患者胆胰管损伤有帮助。优点:可不受肝功能的影响而达到观察胆道的目的;胆总管末端的观察不受结石阻塞的影响;病灶下方胆道显影十分清晰;可同时获得对诊断有重要参考价值的胰管造影资料;ERCP 还具有治疗作用。

ERCP 是目前诊断胰胆疾病的金标准。但 ERCP 后胰腺炎仍是一种严重并发症,目前尚不能完全避免。其发生率与胰管注射次数呈正相关,与对比剂无关。这可能是由于乳头开口周围的损伤或水肿所致。为避免严重后果,须尽早诊断 ERCP 后胰腺炎。Kemppainen 等报道血清胰蛋白酶原 2 和胰蛋白酶 2-α_1 抗胰蛋白酶复合物诊断 ERCP 后胰腺炎的价值,其术后 4 小时敏感性和特异性分别为 93% 和 91%。术后 24 小时敏感性和特异性分别为 93% 和 90%。IL-10 和 IL-6 对诊断 ERCP 后胰腺炎也有价值。目前尚无防止 ERCP 后胰腺炎的方法。自从出现 MRCP 以来,MRCP 已被广泛应用于临床,具有代替诊断性 ERCP 的趋势。诊断性 ERCP 应用有可能逐渐减少,成为取得组织学、细胞学标本和功能研究的方法。诊断性 ERCP 同时就可行经内镜组织学检查,如胰、胆管组织活检、刷检及脱落细胞检查,以明确胰、胆管病变的性质。

6. ERCP 与 MRCP MRCP 是近几年来用于诊断胰胆系疾病的技术,为胰胆系疾病的诊断开辟了新的途径,其获得相关的肝脏和胰腺的 MR 断面图像能直接观察到管腔内外病变的情况。胆管偏位或肝管汇合异位常导致胆管手术中胆管损伤,术前明确解剖变异可减少胆管损伤的危险。MRCP 能够准确诊断胆管的正常解剖变异,尤其是胆道畸形、胆管炎、曾有过手术病史等患儿。胰裂是胰腺常见的正常解剖变异,MRCP 诊断胰裂最为可靠,和 ERCP 的对照研究,MRCP 诊断胰裂的准确率为 100%,因此当腹痛不能确切解释或亚急性胰腺炎发作怀疑胰裂时,MRCP 应当首选。胆总管阻塞的诊断和定位,超声和 CT 非常准确,胆管造影的目的是进一步查找阻塞原因,以及提供胆管图像以便制订治疗计划;目前 MRCP 诊断胆管阻塞的准确率在 91%~100%,确定阻塞水平的准确率在 85%~100%,阻塞水平的胆管、壶腹部胆管以及阻塞远段的胆管均能显示。因为胆管完全性梗阻或高度狭窄,ERCP 表现为肝内胆管充盈不良,因此 MRCP 显示肝内胆管要优于 ERCP。肝内外胆管扩张,但在壶腹部逐渐变细,没有明显梗阻征象,其原因包括:胆管切除术后胆管扩张;结石性胆管扩张,但结石已排出;壶腹部炎性狭窄。ERCP 表现为对比剂排空延迟,而 MRCP 必须和胆管内肿瘤、壶腹部肿瘤鉴别。胆囊切除术的最常见的并发症是胆囊管漏,ERCP 能精确地显示漏口,因而是胆漏或胆管损伤首选的检查方法。MRCP 仅能显示胆囊窝积液,不能确定是否有胆汁漏出,但是当胆管损伤同时累及肝内、外胆管,ERCP 仅表现为胆管中断,不能显示漏口和肝门之间的距离,而这些解剖关系 MRCP 很容易显示。迷走肝右胆管损伤 ERCP 因未显示而漏诊,MRCP 表现为迷走胆管扩张而明确诊断。硬化性胆管炎造影表现为肝内外胆管多发性病变,ERCP 不能显示病变的多发特征,明显狭窄的近段胆管显影不良。MRCP 因分辨率低,不能分辨细微的解剖结构。

MRCP 的禁忌证明显少于 ERCP,不受十二指肠狭窄、胃空肠吻合术、胆管-十二指肠吻合术、过敏等限制;肝门肿瘤和扩张的胆管关系复杂,为避免引流到萎缩的肝段,MRCP 可提供最佳引流途径;MR 能显示肝门淋巴结和门静脉等异常,有助于肿瘤分期。ERCP 注射对比剂可扩张胰胆管,有利于胰胆管的显示,而 MRCP 是在生理状态下检查,因而 ERCP 和 MRCP 直径测量常不一致,且 MRCP 胆管直径低于 ERCP 胆管直径。MRCP 空间分辨率不如 ERCP,不能提供详细的形态解剖结构,<3mm 的结石和胰管侧支内的结石常常漏诊,轻度胰管狭窄的诊断也不可靠。ERCP 空间分辨率高,可以仔细分析胆管、胰管的形态,如管腔不对称、不规则、细尾征等,因此 ERCP 能可靠地区别胆管源性和胆管外病变。MRCP 不能同时进行介入治疗。MRCP 对儿童患者有一定优势,因儿童难行 ERCP 检查。

二、手术中胰胆管造影

手术中胰胆管造影(Intraoperative cholangiopan-creatography)在手术过程中施行,了解胆道通畅的程度,有无发育畸形、结石、阻塞、炎症等,作为选择手术方法(胆道切开引流或胆道十二指肠吻合术等)的参考。胆道造影的适应证颇为广泛,如手术中发现胆道内有结石,尤其是多数小结石,或发现胆道扩张,或有胆管炎症状,或有胆汁流通不畅等情况,均可做胆道造影。许多术者在术中造影证实患者有结石而并无临床症状。因胆石症而进行第二次手术者有 95% 是在第一次手术时忽略了诊断的。术中造影可以协助外科医师正确了解结石是否全部取出。术中造影还可以了解非结石所致胆总管阻塞的其他原因(如畸形、肿瘤等)。适应证包括具备胆总管切开的相对适应证者;胆道畸形;胆道严重粘连,解剖关系不清者;不能肯定胆道结石已经取净者;胆道狭窄,缩窄性胆管炎,某些乏特壶腹周围肿瘤。

1. 造影方法　准备可移动的小型 X 线机。患者仰卧手术台或特制造影用手术台。在手术台与患儿右上腹胆系区背部之间预置一装有软片的木匣或无菌巾包裹 X 线底片,以备摄片时放置于患儿胆区

后方。造影时手术野应除去不透 X 线的器械。对比剂可用 50% 泛影葡胺(稀释成 20% 左右为宜)。造影途径:①胆囊穿刺法:直接将对比剂注入胆囊内,多用于胆囊正常或不须切除胆囊者。②经胆囊管插管法:有胆囊造瘘管者可经造瘘管造影,多用于必须切除胆囊者,分离出胆囊,结扎其远端,在近胆总管处将胆囊管切一小口,插入金属导管或细塑料管达胆总管,不要插入十二指肠,抽得胆汁后注药造影,可避免漏胆。③胆总管穿刺法:在胆囊已切除或胆囊管梗阻者,可直接穿刺或导管插入胆总管,或经胆囊管穿刺胆总管。④术毕经 T 形管法:可用在胆总管已切开,放置了 T 形管以后。⑤肝内胆管穿刺法:用在胆道有先天性畸形、癌肿等。⑥经十二指肠逆行法:当肝外胆道狭窄,解剖关系不清,无法辨认,胆囊切除者,或须做 Oddi 括约肌切开术时,可切开十二指肠逆行插管造影。用 20% 泛影葡胺 25ml 分 4~5 次注射,每次注射 5ml。每注射 1 次摄 1 张片。曝光时间应尽量缩短。胆道内有明显感染为禁忌证,以免引起上行性感染。

2. 注意事项　①注射前应注意把注射器内空气排除,以免将气泡注入胆道被误认为是结石。②胆管下端痉挛,多见于经 T 形管造影时,可能因注药太快、对比剂刺激 Oddi 括约肌有关。注药速度应在 10~20 秒钟内注完为宜,术前及术中勿用吗啡类药。③对比剂浓度太高,如达 20% 以上,小结石可被掩盖而未能发现。

3. 临床意义　术中胆道造影的价值在于造影正常可避免不必要的胆总管切开,减少胆道残余结石率,正确判断胆道解剖关系,避免胆道损伤,对非结石性疾病,如胆道畸形、胆道蛔虫症、胆道局限性狭窄、乏特壶腹周围癌的诊断与处理有肯定价值,方法简单,不增加病儿痛苦。在对高度怀疑胆道闭锁的病儿手术探查时,如遇小而萎陷的胆囊得白色胆汁时仍应试作胆道造影,因新生儿肝炎伴严重肝内胆汁淤积或肝内胆管缺如,均可见到瘪缩的胆囊。如造影显示肝外胆管细小和发育不良,但是通畅,则做活检后结束手术。假如胆囊闭锁或缺如,则解剖肝门区组织进行肝门肠管吻合术。

(徐文坚　聂佩)

第五节　放射性核素肝胆显像

一、概述

放射性核素肝胆显像(hepatobiliary imaging)是将微量的放射性核素标记的药物引入体内,根据其在肝胆系中的代谢分布特点,依据放射性核素示踪原理,在体外使用核医学设备(如 SPECT 等)对引入体内的放射性药物所发射的 γ 射线进行探测,进而获得肝胆功能结构图像的一种核医学技术。肝胆显像是较早用于临床的核医学检查方法,其中肝显像是最早被广泛应用于临床的医学影像学诊断方法之一,曾是活体内唯一显示肝脏形态的方法。

根据肝脏的解剖、代谢及生理特点,放射性核素肝胆显像可分为:①肝脏库普弗细胞吞噬颗粒大小适当的放射性胶体,用于了解肝脏大小、形态、功能以及诊断肝脏占位性病变的肝胶体显像(liver colloid imaging)。常用的显像剂为 ^{99m}Tc 硫胶体(^{99m}Tc-SC)或 ^{99m}Tc 植酸盐(^{99m}Tc-PHY)。②反映肝脏血流和分布的肝血流灌注和血池显像(liver perfusion and blood pool imaging)。最常用显像剂为 ^{99m}Tc 标记的红细胞(^{99m}Tc-RBC)。③经由肝细胞摄取特定结构的放射性药物,通过模拟胆红素的代谢过程用于检测肝脏功能和胆道通畅情况的肝胆动态显像(hepatobiliary dynamic imaging)。常用显像剂为 ^{99m}Tc 二乙基乙酰苯胺亚氨二醋酸(^{99m}Tc-EHIDA)和 ^{99m}Tc 吡哆-5-甲基色氨酸(^{99m}Tc-PMT)。其中,目前临床小儿肝胆外科疾病中以肝胆动态显像应用最为广泛。

二、显像原理及检查方法

生理条件下,肝细胞从血浆中摄取胆红素,然后胆红素与葡糖醛酸结合转变为结合胆红素并分泌入胆小管,最终通过胆道系统排入胃肠道。其中胆红素的摄取主要取决于肝细胞的功能,而胆道通畅是结合胆红素排泄入肠的前提。肝胆动态显像就是将放射性标记的胆红素类似物(如 ^{99m}Tc-EHIDA)注入体内,通过模拟胆红素的代谢过程,获取一系列核医学图像,对放射性药物被肝脏摄取、分泌、排泄等过程进行监测,进而了解肝胆系统的形态,评价其功能。

检查前患儿禁食 4 ~ 12 小时,检查前 6 ~ 12 小时停用对 Oddi 括约肌有影响的麻醉药物。检查时使用镇静剂,待患儿安睡后,取仰卧位平卧于探头下,在检查床上注射放射性药物。药物剂量一般按照 1.85MBq/kg 体重,最小剂量是 9.25MBq,最大剂量是 111MBq。使用大视野、低能通用准直器或高分辨准直器的 γ 相机或 SPECT 进行动态连续采集。静脉注入放射性药物后即刻采集血流灌注相,并于 5、10、20、30、45、60 分钟分别作动态显像或以每分钟一帧(或每 5 分钟一帧)连续采集到 60 分钟。必要时加摄其他体位,如为观察胆囊可加摄右侧位像或右前斜位像有助于诊断。

三、正常影像

静脉注射显像剂后,按其动态显像顺序,可分为血流灌注相、肝实质相、胆管排泄相和肠道排泄相四期(图 8-16)。

1. 血流灌注相(blood flow perfusion phase)　自注射开始到 30 ~ 45 秒,心、肺、肾、大血管、肝脏依次显影,反映各器官血流灌注情况。

2. 肝实质相(liver parenchyma phase)　注射后 1 ~ 3 分钟肝脏显影清晰,随后其影像逐渐增浓,至 15 ~ 20 分钟达高峰。此期主要反映肝细胞摄取放射性药物的能力,可用于评价肝脏功能。

3. 胆管排泄相(bile duct excretion phase)　随着肝细胞将显像剂分泌入胆道,肝影逐渐变淡,注射后 5 分钟胆管内出现显像剂。逐次显现左肝管、右肝管、肝总管和胆囊管、胆囊影像。胆囊一般在 45 分钟内已显影。胆系影像随肝影变淡而清晰,有时可见"胆道树"结构。

4. 肠道排泄相(intestine excretion phase)　显像剂被排泄到肠道一般不迟于 45 ~ 60 分钟。胆管排泄相和肠道排泄相主要用于评价胆管系统的通畅情况。

四、疾病诊断

1. 胆道闭锁　新生儿胆道闭锁患儿的预后很大程度上取决于手术时间,一般认为日龄 60 天以内手术者,术后胆汁排出率和黄疸消除率较高,而手术延迟者预后较差。所以胆道闭锁的早期诊断极为重要,其难点主要在于胆道闭锁需和新生儿肝炎鉴别。

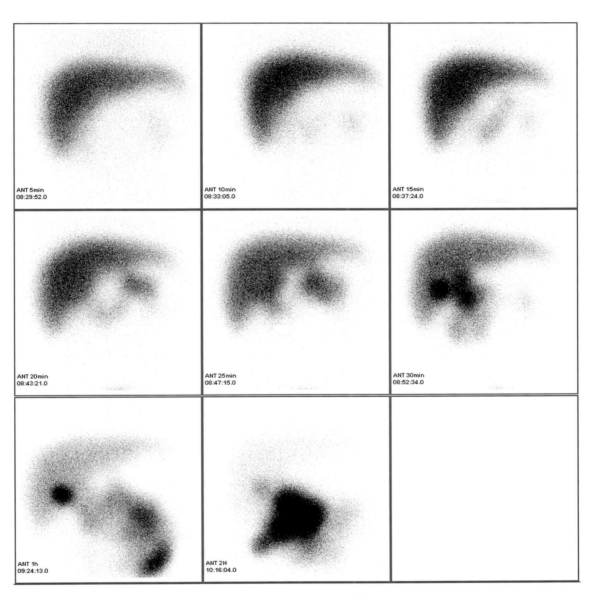

图 8-16　患儿男,出生后 45 天,黄疸不退
99mTc-EHIDA 肝胆动态显像示肝脏显像清晰,示踪剂从肝内逐步排泄至肠道,肝胆显像未见明显异常

两种疾病的临床表现、生化特点和组织学特点有很多相似之处,临床上往往都以黄疸为主要症状。目前临床常以超声作为胆道闭锁的首要检查方法,通过超声能否探及肝外胆道、胆囊以及其形态、分布进行诊断。而事实上,即使超声探测到胆囊,胆道闭锁也不能被排除。核医学肝胆动态显像通过模拟胆红素的生物学代谢过程,利用 SPECT 探测是否有胆道排泄及肠道排泄来评定胆道梗阻情况,进而对胆道闭锁进行诊断,其诊断效率优于超声检查。

可疑胆道闭锁时,延迟显像至少要观察到 24 小时。一旦肠道内出现显像剂分布,即可除外胆道闭锁(图 8-17)。如果肠道内持续未见显像剂分布,则提示胆道闭锁(图 8-18)。Gerhold 报道肝胆显像诊断胆道闭锁的准确性可达 91%,敏感性 97%,特异性 82%。

2. 胆总管囊肿 胆总管囊肿又称胆总管囊性扩张,以先天性发育畸形多见。约 1/3 患者临床表现为胆总管囊肿三联症,即间歇性上腹痛、右上腹肿块和黄疸。黄疸是最常见的症状,可为间歇性或进行性;婴儿进行性黄疸,需与先天性胆道闭锁相鉴别。但上述临床症状多出现于儿童和成年期。

胆总管囊肿图像表现为显像剂滞留于胆总管扩张部分,上腹部呈现椭圆形或梭形浓聚影,可在肝影、胆囊影消退甚至进餐后仍残存。腹部 B 超和肝

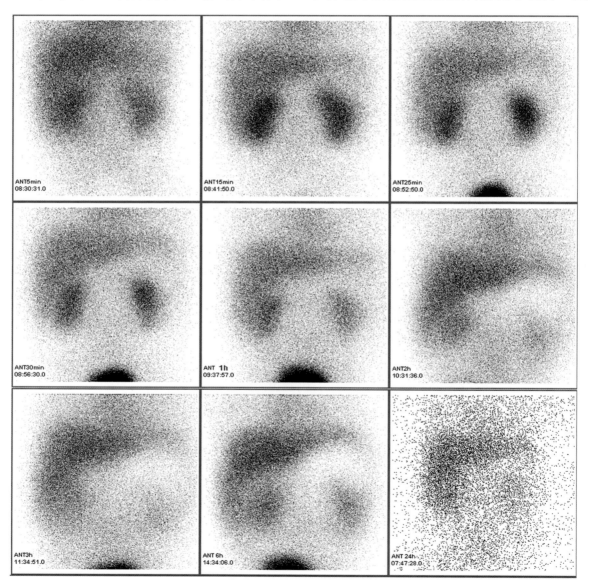

图 8-17 患儿女,2 个月,黄疸不退
99mTc-EHIDA 肝胆动态显像示肝脏显影较淡,心脏、肾脏同时清晰显影,注射后 6 ~ 24 小时肠道内见少量放射性,最终临床诊断为新生儿肝炎综合征

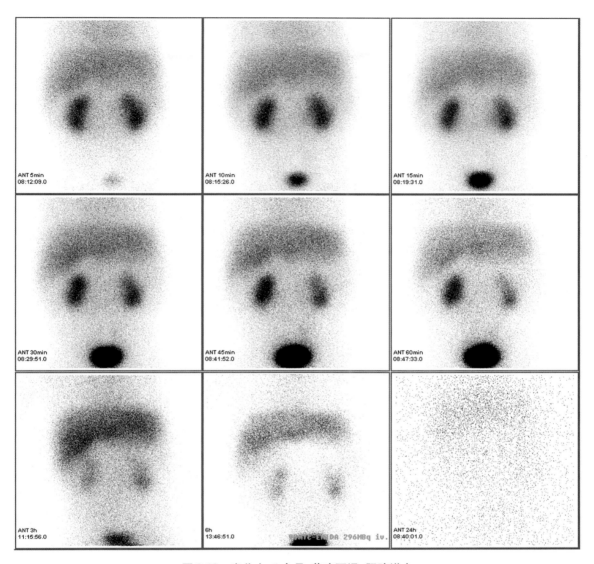

图 8-18　患儿女,6 个月,黄疸不退,肝脾增大
^{99m}Tc-EHIDA 肝胆动态显像示观察至注射后 24 小时,肠道内始终未见放射性出现,最终临床诊断为胆道闭锁

胆显像能对大部分病例作出诊断。

3. 胆囊炎　急性胆囊炎与胆管炎在小儿比较少见。急性胆囊炎特异的病理生理学表现为炎症、水肿等造成胆囊管梗阻。因此,急性胆囊炎肝胆显像时可观察到正常的肝脏影像、肝胆管显影,肠道排泄相正常,而胆囊持续不显影。相反,胆囊显影则有助于排除急性胆囊炎。

慢性胆囊炎小儿也较少见,更多见于年长儿童。病理生理上由于胆囊炎症反复发作,胆囊壁有炎性细胞浸润,严重者胆囊壁的正常结构破坏。肝胆显像时,85% ~90%的患者胆囊显影正常,其影像特征为胆囊 1~4 小时延迟显影。胆囊显影越滞后,诊断慢性胆囊炎的符合率越高。肠道先于胆囊出现显像剂分布是慢性胆囊炎患者的一个较特异性征象,而

在大部分正常人中,胆囊先于肠道显影。出现这一征象提示慢性胆囊炎的可能性在 75% 以上。

4. Caroli 病　Caroli 病是指发生于肝内胆管的先天性胆管扩张。本病的特点为单发或多发的肝内胆管囊性扩张,多发时肝内胆管呈节段性囊性扩张,常并发胆道感染和结石形成。超声和经肝胆管造影是诊断该病的主要方法,这两种检查可见广泛的扩张胆管。肝胆显像可显示扩张的胆管,同时显像剂分布从肝胆转运到肠道的时间是正常的,有时转运时间会延长但看不到梗阻。

5. 胆漏　胆漏是胆囊切除术或外伤的一种常见并发症,肝胆显像可高效地诊断胆漏。肝胆显像时可见直观地观察到显像剂漏入腹腔。这种检查方法灵敏度高,且不受周围组织或肠道气体的干扰。

腹部超声和 CT 能确定胆漏的存在,但不能确定胆漏是否在继续漏出。而肝胆显像通过动态观察不仅可显示胆道系统的完整性,而且还可以确定胆漏是否继续漏出,了解治疗效果。

（王振光　杨光杰）

参 考 文 献

1. 梁小燕,钟毓杰,刘忠民.头孢曲松钠相关性胆囊结石的机制研究进展.医学综述,2014,(6):1080-1082.

2. 李林,裴广华,王世城,等.婴儿胆道闭锁超声诊断价值.临床儿科杂志,2011,5:490-492.

3. 李士星,鞠浩,冯舒,等.超声检查胆囊及其收缩功能鉴别胆汁淤积性肝炎和胆道闭锁.中国介入影像与治疗学,2011,4:316-318.

4. 李妹云.头孢曲松钠致假性胆囊结石28例的超声表现和临床分析.中华医学超声杂志(电子版),2011,2:404-406.

5. 顾胜利,朱云开.超声引导下穿刺活检诊断小儿肝母细胞瘤.中华医学超声杂志(电子版),2012,2:142-145.

6. 邵剑波.小儿肝脏肿瘤的影像学诊断.放射学实践,2003,12:868-874.

7. 高解春.小儿胰腺肿瘤的发病特点与诊疗原则.中华小儿外科杂志,1997,2:125.

8. 王爱荣,姚成礼,王艳华,龚平明,刘凤阁.超声造影在肝脾外伤中的应用.临床超声医学杂志,2014,2:131-132.

9. 王艳芹,王秀丽.X-CT成像技术进展简述.中国医疗设备,2015,30(11):73-75.

10. 吴爽,黄伟.儿童腹部CT低剂量扫描的研究进展.中国中西医结合儿科学,2015,7(2):182-185.

11. 谢宝珊,詹汉英,梅万生.小儿严重性腹内脏器损伤49例分析.临床外科杂志,1995,3(6):315-316.

12. 赵明,吴华鲜,于志群,等.^{99m}Tc-EHIDA 显像诊断小儿先天性胆管囊肿及评价术后胆道功能.中华核医学杂志,1997,17(1):26-27.

13. 刘钧澄,李桂生,张志崇.影像学在婴儿阻塞性黄疸鉴别诊断中的应用.中华小儿外科杂志,1998,19(5):269-271.

14. 李桂生,刘钧澄,周李,等.胆道闭锁10年诊治经验.中华小儿外科杂志,1999,20(6):340-342.

15. 谢敬霞.胆系疾病影像学检查新进展.中国医学计算机成像杂志,1999,5(4):224-227.

16. 李仲荣,潘尹,陈肖鸣.小儿胆总管囊肿超声诊断的临床要求.肝胆胰外科杂志,1999,11(1):24-25.

17. 李索林,张道荣,牛爱国,等.胆总管囊肿手术前后肝脏血液动力学变化.中华小儿外科杂志,1999,20(3):140-142.

18. 周士俊,顾林根,沈瑞华,等.儿童胆囊炎与胆石症的诊治.世界华人消化杂志,2000,8(z1):18.

19. 王建峰,石正峰,崔彦北,等.先天性胆总管囊18例误诊原因分析.中国误诊学杂志,2001,1(10):1467-1468.

20. 韦立功.住院小儿肝脏疾病18年回顾调查.现代预防医学,2001,28(4):452-453.

21. 颜志平,张雪林,智发朝,等.HASTE序列磁共振胰胆管成像诊断胆管梗阻性疾病的价值.实用放射学杂志,2001,17(11):819-822.

22. 智发朝,颜志强,李晓林,等.磁共振胰胆管成像和直接胰胆管造影对胆胰疾病诊断价值自身对比的前瞻性研究.中华消化杂志,2001,21(10):605-607.

23. 余世耀,张弛,施诚仁,等.ERCP和MRCP在儿童胆胰疾病中的应用与评估.中华小儿外科杂志,2001,22(3):147-149.

24. 张文奇.肝门部胆管梗阻性疾病的影像诊断.中外医用放射技术,2001,(6):44-45.

25. 刘祥治,谢燕凤,谢昭雄,等.0.5T MR 单激发快速自旋回波在胆系梗阻性病变诊断中的应用.中华放射学杂志,2002,36(1):78-81.

26. 刘建滨,仲炜,易正湘,等.磁共振胰胆管造影临床应用价值评价磁共振胰胆管造影对梗阻性黄疸的诊断价值.中国医师杂志,2002,4(3):256-260.

27. 刘钧澄,李桂生,司徒升,等.影响胆道闭锁早期诊治的原因分析.中华小儿外科杂志,2002,23(3):220-221.

28. 李福玉,韦福康,周翔平,等.磁共振胰胆管成像在小儿胆道疾病诊断中的价值.中华小儿外科杂志,2002,23(4):327-328.

29. 黄顺根,郭万亮,汪健.儿童先天性胆管扩张症综合影像评价.临床小儿外科杂志,2014,13(6):534-536.

30. 黄顺根,汪健.核磁共振胆胰管成像在先天性胆管扩张症诊断中的应用.中华小儿外科杂志,2010,31(1):72-74.

31. 刘波,徐晔,彭雪华,等.三维磁共振胰胆管成像诊断婴幼儿胆道闭锁.中国医学影像技术,2010,26(9):1725-1727.

32. 刘伟,王塍名,曾泓泽,等.经内镜逆行胰胆管造影术在儿童青少年胆胰疾病诊治中的临床应用.中华儿科杂志,2014,52(5):328-332.

33. 吕涛,张筱凤.内镜下逆行胰胆管造影术在儿童胰腺疾病中的应用分析.中华儿科杂志,2013,51(5):367-370.

34. 陈跃,Hongming ZHUANG.儿科核医学.人民卫生出版社,2013.

35. 李少林,王荣福.核医学.第8版.人民卫生出版社,2013.

36. Darge K, Anupindi SA, Jaramillo D. MR imaging of the abdomen and pelvis in infants, children, and adolescents. Radiology, 2011, 261(1):12-29.

37. Tran VT, Vasanawala S. Pediatric hepatobiliary magnetic

resonance imaging. Radiol Clin North Am,2013,51（4）: 599-614.

38. Chavhan GB,Shelmerdine S,Jhaveri K,et al. Liver MR Imaging in Children:Current Concepts and Technique. Radiographics,2016,36（5）:1517-1532.

39. Langham MR Jr,Furman WL,Fernandez-Pineda I. Current Management of Neonatal Liver Tumors. Curr Pediatr Rev, 2015,11（3）:195-204.

40. Chavhan GB, Mann E, Kamath BM, et al. Gadobenate-dimeglumine-enhanced magnetic resonance imaging for hepatic lesions in children. Pediatr Radiol, 2014, 44（10）: 1266-1274.

41. Tamrazi A,Vasanawala SS. Functional hepatobiliary MR imaging in children. Pediatr Radiol, 2011, 41（10）:1250-1258.

42. Saito T,Terui K,Mitsunaga T,et al. Significance of imaging modalities for preoperative evaluation of the pancreaticobiliary system in surgery for pediatric choledochal cyst. J Hepatobiliary Pancreat Sci,2016,23（6）:347-352.

43. Chavhan GB, Babyn PS, Manson D, et al. Pediatric MR cholangiopancreatography: principles, technique, and clinicalapplications. Radiographics,2008,28（7）:1951-1962.

44. Egbert ND,Bloom DA,Dillman JR. Magnetic resonance imaging of the pediatric pancreaticobiliary system. Magn Reson Imaging Clin N Am,2013,21（4）:681-696.

45. Philpott C,Rosenbaum J,Moon A,et al. Paediatric MRCP: 10 year experience with 195 patients. Eur J Radiol,2013,82 （4）:699-706.

46. Sada DM,Vellody R,Liu PS. Magnetic resonance angiography of the pediatric abdomen and pelvis:techniques and imaging findings. Magn Reson Imaging Clin N Am,2013, 21 （4）:843-860.

47. Wallner BK,Schumacher KA,Weidenmaier W,et al. Dilated biliary tract:evaluation with MR cholangiography with a T2-weighted contrast-enhanced fast sequence. Radiology,1991, 181（3）:805-808.

48. Macaulay SE,Schulte SJ,Sekijima JH,et al. Evaluation of non-breath-hold MR cholangiography technique. Radiology, 1995,196（1）:227-232.

49. Laubenberger J,Büchert M,Schneider B,et al. Breath-hold projection magnetic resonance-cholangio-pancreaticography （MRCP）:a new method for the examination of the bile and pancreatic ducts. Magn Reson Med,1995,33（1）:18-23.

50. Bret PM,Reinhold C,Taourel P,et al. Pancreasdivisum: evaluation with MR cholangiopancreatography. Radiology, 1996,199（1）:99-103.

51. Johnson GK,Geenen JE,Johanson JF,et al. Evaluation of post-ERCP pancreatitis:potential causes noted during con-trolled study of differing contrast media. Midwest Pancreaticobiliary Study Group. Gastrointest Endosc,1997,46（3）: 217-222.

52. Kemppainen E,Hedström J,Puolakkainen P,et al. Increased serum trypsinogen 2 and trypsin 2-alpha 1 antitrypsin complex values identify endoscopic retrograde cholangiopancreatography induced pancreatitis with high accuracy. Gut, 1997,41（5）:690-695.

53. Adamek HE,Weitz M,Breer H,et al. Value of magnetic-resonance cholangio-pancreatography （MRCP） after unsuccessful endoscopic-retrograde cholangio-pancreatography （ERCP）. Endoscopy,1997,29（8）:741-744.

54. Miyazaki T,Yamashita Y,Tang Y,et al. Single-shot MR cholangiopancreatography of neonates, infants, and young children. AJR Am J Roentgenol,1998,170（1）:33-37.

55. Oezcueruemez-Porsch M,Kunz D,Hardt PD,et al. Diagnostic relevance of interleukin pattern, acute-phase proteins, and procalcitonin in early phase of post-ERCP pancreatitis. Dig Dis Sci,1998,43（8）:1763-1769.

56. Tham TC,Lichtenstein DR,Vandervoort J,et al. Role of endoscopic retrograde cholangiopancreatography for suspected choledocholithiasis in patients undergoing laparoscopic cholecystectomy. Gastrointest Endosc,1998,47（1）:50-56.

57. Harrell DJ,Vitale GC,Larson GM. Selective role for endoscopic retrograde cholangiopancreatography in abdominal trauma. Surg Endosc,1998,12（5）:400-404.

58. Ueno E,Takada Y,Yoshida I,et al. Pancreatic diseases: evaluation with MR cholangiopancreatography. Pancreas, 1998,16（3）:418-426.

59. Emery KH. Cross-sectional imaging of pediatric biliary disorders. Pediatr Radiol,2010,40（4）:438-441.

60. Morgan DE,Logan K,Baron TH,et al. Pancreas divisum: implications for diagnostic and therapeutic pancreatography. AJR Am J Roentgenol,1999,173（1）:193-198.

61. Hiramatsu T,Itoh A,Kawashima H,et al. Usefulness and safety of endoscopic retrograde cholangiopancreatography in children with pancreaticobiliary maljunction. J Pediatr Surg, 2015,50（3）:377-381.

62. Kim JH,Kjm MJ,Kim HY,et al. Radiation dose reduction and image quality in pediatric abdominal CT with kVp and mAs modulation and an iterative reconstruction technique. Clin Imaging,2014,38（5）:710-714.

63. Yu L,Fletcher JG,Shiung M,et al. Radiation dose reduction in pediatric body CT using iterative reconstruction and a novel image-based denoising method. AJR Am J Roentgenol, 2015,205（5）:1026-1037.

64. Siegel MJ. Gallbladder and biliary tract. In:Siegel MJ e ed. Pediatric sonography. Philadephia:Lippincott Williams &

Wikins,2002. 275-304.

65. Rosenberg HK, Markowitz RI, Kolberg H, et al. Normal splenic size in infants and children:sonographic measurements. AJR Am J Roentgenol,1991,157(1):119-121.

66. Valayer J. Conventional treatment of biliary atresia:long-term results. 1996,31(11):1546-1551.

67. Baumann U,Ure B. Biliary atresia. 2012,36(3):257-259.

68. Lee SM,Cheon JE,Choi YH,et al. Ultrasonographic Diagnosis of Biliary Atresia Based on a Decision-Making Tree Model,2015,16(6):1364-1372.

69. Haafiz AB. Liver fibrosis in biliary atresia. Expert Rev Gastroenterol Hepatol. 2010,4(3):335-343.

70. Westheim BH,Østensen AB,Aagenæs I,et al. Evaluation of risk factors for bleeding after liver biopsy in children. J Pediatr Gastroenterol Nutr,2012,55(1):82-87.

71. Siegel MJ. Pediatric liver imaging. Semin Liver Dis,2001,21 (2):251-269.

72. Lowe LH. Imaging hepatobiliary disease in children. Semin Roentgenol,2008,43(1):39-49.

73. Siegel MJ. Adrenal glands,pancreas,and other retroperitoneal structures. In:Siegel MJ ed. Pediatric sonography. Philadelphia:Lippincott Williams and Wilkins,2002. 458-538.

74. Chiorean L,Cui XW,Tannapfel A,et al. Benign liver tumors in pediatric patients-Review with emphasis on imaging features. World J Gastroenterol,2015,21(28):8541-8561.

75. Özmen E,Adaletli I,Kayadibi Y,et al. The impact of share wave elastography in differentiation of hepatic hemangioma from malignant liver tumors in pediatric population. Eur J Radiol,2014,83(9):1691-1697.

76. Bouyn CI,Leclere J,Raimondo G,et al. Hepatic focal nodular hyperplasia in children previously treated for a solid tumor. Incidence,risk factors,and outcome. Cancer,2003, 97(12):3107-3113.

77. Dietrich CF,Cui XW,Schreiber-Dietrich DG,et al. EFSUMB guidelines 2011:comments and illustrations. Ultraschall Med,2012,33 Suppl 1:S11-21.

78. Donnelly LF,Bisset GS. Unique imaging issues in pediatric liver disease. Clin Liver Dis,2002,6(1):227-246.

79. Gerhold JP,Klingensmith WC 3rd,Kuni CC,et al. Diagnosis of biliary atresia with radionuclide hepatobiliary imaging. Radiology,1983,146(2):499-504.

80. S. T. Treves M. D. Pediatric Nuclear Medicine. Springer New York:1995.

第九章

小儿肝胆外科疾病病理学

第一节 小儿肝肿瘤病理特点

一、肝母细胞瘤

肝母细胞瘤（hepatoblastoma）是儿童最常见的肝脏肿瘤，约占儿童恶性肿瘤的1%。该病起源于肝脏胚胎原基细胞，属上皮来源的肝脏恶性肿瘤。

（一）大体形态

肿瘤通常是孤立性的大肿块，直径可达25cm。肿瘤的切面通常是典型的分叶状，灰红色、黄色、棕色、绿色或者多种颜色混合。不同的颜色通常反映了肿瘤实质的不同成分。比如肿瘤细胞富含脂质则为黄色，如果有胆汁淤积多为墨绿色等。

（二）病理特征

过去依据组织学特征，将肝母细胞瘤分为上皮型（包含4种亚型）以及上皮间叶混合型两个大类。AFIP数据统计结果显示，超过半数的肿瘤为单纯的上皮型。其中又依据肿瘤的组织学形态，分为单纯的胎儿型（约占所有的31%）、胚胎型（约占19%）、粗梁型（约占3%）和小细胞未分化型（约占3%）。2011年3月，儿童肿瘤协作组（the Children's Oncology Group，COG）肝脏肿瘤委员会召集全球22位病理专家，通过复习50例儿童肝脏肿瘤病理，结合文献对肝母细胞瘤重新进行了亚型划分，并作出定义（表9-1），我们分别加以介绍。

表 9-1　肝母细胞瘤亚型

上 皮 型	定 义
胎儿型	
单纯的胎儿型，伴有少量核分裂象	高分化，细胞单一（直径 10～20μm），圆形核，核分裂数≤2/10HPF，可见造血
胎儿型，伴有多量高核分裂象	核分裂数>2/10HPF，核仁明显，肝内糖原较少
多形性，或低分化	中等程度不均匀的核增多，核浆比增高，间变样的核，核增大伴多形性，核深染，病理性核分裂象
胚胎型	细胞直径 10～15μm，核浆比增高，核成角，形成简单的小管结构，可见造血
小细胞未分化型	细胞直径 5～10μm，没有结构，非常少的嗜双色胞质，核圆形或卵圆形，核深染，有显著核仁，可见核分裂象
INI 阴性	
INI 阳性	
混合性上皮型	各种上皮成分任意比例混合
胆母细胞型	上皮岛的外围可见多量的，占绝大多数的小胆管结构
粗梁型	上皮特征（胎儿型或胚胎型），小梁厚度（肝板样结构厚度）>5 个肿瘤细胞
混合性上皮间叶型	
不伴有畸胎瘤样特征	可见梭形细胞（胚芽），骨样，骨骼肌，软骨
伴有畸胎瘤样特征	混合性成分中，可见原始内胚层，神经管样结构，黑色素，鳞状上皮和腺上皮成分

摘自 COG 肝母细胞瘤新分类

1. 上皮型肝母细胞瘤

（1）胎儿型（fetal epithelial pattern）：胎儿型肝母细胞瘤的病理特征包括：肿瘤细胞呈细梁状排列，小梁厚度1~2层细胞，类似于胎儿的肝细胞排列形态，细胞核小而圆，胞质丰富呈颗粒状，部分细胞质内可见多量糖原或脂质储积，导致低倍镜下肿瘤呈明区暗区交替的排列（"light and dark" pattern）。肿瘤细胞外，经常可见造血细胞增多。目前根据细胞分化、核分裂数量等指标将这一类型细分为3种亚型：

1）单纯的胎儿型伴少量核分裂象（pure fetal with low mitotic activity）：又称高分化肝母细胞瘤（well-differentiated fetal hepatoblastoma）。这一类型分化好，细胞单一（直径10~20μm），圆形核，核分裂数≤2/10HPF，通常可见造血，是胎儿型肝母细胞瘤中分化最好的，同时预后也是最佳的。

2）胎儿型伴多量核分裂象（fetal, mitotically active）：这一类型曾经用"拥挤的胎儿型"（crowded fetal）表述，与前述高分化肝母细胞瘤不同，其核分裂数>2/10HPF，核仁明显，肝内糖原较少，胞质不透明嗜双色，细胞排列相对拥挤。这种类型的形态学特点经常可在胚胎型或小细胞未分化型周围见到，提示这种类型可能是胎儿型与胚胎型的过渡。

3）多形性，或低分化型：该类型并非常见类型，通常为肿瘤化疗后表现。可以是在高分化胎儿型或伴有多量核分裂象的胎儿型基础上，出现细胞核多形性。表现为中等程度不均匀的核增多，核浆比增高，间变样的核，核增大伴多形性，核深染，病理性核分裂象增多等。

（2）胚胎型：组织学表现单纯的胚胎型并不多见，而是经常与胎儿型混合出现。胚胎型的组织特征表现为细胞呈单板和簇状。相比胎儿型，胚胎型细胞较小，直径10~15μm，圆形或伴随成角的不规则形。胞质稀少，即核浆比明显增大。胚胎型细胞还经常聚集成腺样、腺泡状和假腺样结构。

（3）粗梁型：粗梁型在组织学排列上显示出明显的粗梁结构，通常小梁厚度超过10个肿瘤细胞，与肝细胞瘤的粗梁型类似。但在肿瘤内一般可见一定数量的胎儿型或胚胎性肝母细胞瘤区域，不然与粗梁型肝细胞瘤难以鉴别。

（4）小细胞未分化型：弥漫性的"小蓝细胞"不形成小梁状结构，类似肾母细胞瘤的胚芽，或神经母细胞瘤的形态。同样在肿瘤内也应见一定数量的胎儿型或胚胎性肝母细胞瘤区域，以支持肝母细胞瘤的诊断。小细胞性未分化型肝母细胞瘤与横纹肌样瘤在组织学上难以鉴别，有观点认为两种类型可能存在共同谱系。该类型的肝母细胞瘤往往APF阴性，同时INI核阴性表达。同时如果完全由弥漫性小细胞未分化型细胞构成，应注意与肾母细胞瘤转移至肝脏等鉴别。

（5）混合性上皮间叶型：该类型分为不伴有畸胎瘤特征型和畸胎瘤特征型。

（6）胆管母细胞型肝母细胞瘤（cholangioblastic hepatoblastoma）：这一类型肿瘤中，可见肝细胞成分和胆管细胞成分。肝细胞成分呈梁状或腺泡状，不过胞质稀少，核分裂象较多，细胞表达GPC3。而在肝细胞上皮岛的外围可见多量区域呈小胆管结构，或胆管细胞分化。这些胆管成分上皮细胞呈立方状，核圆形伴有较粗的染色质，且同时表达胆管上皮标记（如CK7、CK19等）。通常需要与其他儿童胆管上皮肿瘤鉴别，如罕见的胆管盘状肿瘤，或发生于儿童的肝内胆管癌等。胆管盘状肿瘤通常靠近大胆管盘状结构，而后者常有明显的粗纤维结缔组织反应，这些可作鉴别点。

2. 上皮间叶混合型肝母细胞瘤

（1）不伴有畸胎瘤特征的混合型，即经典的混合性上皮间叶型：在这种类型中，除了可见典型的胎儿型或胚胎型上皮性肝母细胞瘤区域外，还可见各种成熟或不成熟的间叶成分，最常见的间叶成分是骨样组织和软骨组织。这些骨样组织由于免疫组织化学经常为CK阳性，提示这类骨样组织可能是肿瘤内上皮组织向间叶组织化生，而非真正起源于间叶组织。注意在接受过化疗的肿瘤切除标本中，除了可见广泛的坏死外，骨样组织成分会明显增加。

（2）伴有畸胎瘤特征的混合型：在这种类型中还存在肝母细胞瘤的畸胎瘤样亚型，指的是在肝母细胞瘤内，还可见到其他异源性成分，如横纹肌、骨、软骨、鳞状上皮、黏液上皮和黑色素细胞等多种成分，尤其是非肝细胞的上皮成分，这在经典的混合型中看不到。

（三）病理分级分期

目前使用最广泛的分期系统是CCSG（the Children's Cancer Study Group）和POG（Pediatric Oncology Group）联合推出的肝母细胞瘤分期系统。该分期系统通过对术后的临床病理资料进行评估，将肝母细胞瘤分为4期：Ⅰ期（完整切除）；Ⅱ期（镜下肿瘤残留）；Ⅲ期（肉眼可见肿瘤残留）；Ⅳ期（远处转移）。大约38%患者为Ⅰ期，9% 为Ⅱ期，24%为Ⅲ期，29%为Ⅳ期。

（四）免疫组织化学指标

肝母细胞瘤是起源于肝细胞的恶性肿瘤，尤其是其上皮成分，免疫组织化学同样表达 HerPar1 和 Glypican-3，可作为与其他转移性肿瘤的鉴别。

GPC3 是临床鉴别肝细胞性肝癌和肝腺瘤，局灶性结节性增生等良性肝细胞肿瘤的重要标记，同时，它在鉴别肝母细胞瘤的亚型中也有价值。GPC3 在伴高核分裂象的胎儿型肝母细胞瘤中高表达，而低核分裂象的胎儿型为阴性或散在阳性。如前所述，部分小细胞未分化型可有 INI1 核表达缺失，与横纹肌样瘤不易鉴别。其余标记，详见表9-2。

表 9-2　肝母细胞瘤各亚型免疫组织化学表达情况

上皮型	GPC3	βcat	GS	Hep-Par-1	Cyclin D1	CK7	CK19	CD34	Vim	INI1
胎儿型										
单纯的胎儿型,低核分裂象	少许	+ ~ +++	+++	+++	–	–	–	+	–	+++
单纯的胎儿型,高核分裂象	+++	+ ~ +++	+++	+++	+-++	–	–	+	–	+++
多形性,或低分化	++	+ ~ +++	可变	可变	+ ~ +++	–	–		–	+++
胚胎型	+++	+ ~ +++	可–	可变			–			+++
小细胞未分化型	–	+++	–	–	+/++	–/+	+/++		+/++	–
胆管细胞型	–	可变	–	–		+++	+++		–	+++
混合性上皮间叶型	–	+++					–		+++	+++

摘自 COG 肝母细胞瘤新分类

二、肝细胞癌

（一）大体形态

儿童或青少年也可发生肝细胞癌,病理特征上与成人的肝细胞癌无显著差别。通常表现为孤立性结节、多结节或弥漫性浸润性,其中弥漫浸润型最罕见。与大多数肝恶性肿瘤不同,肝细胞癌常由于缺乏间质反应而质地非常软。切面常为褐色或黄色,如有胆汁淤积可表现为绿色。肝细胞癌的最常见转移方式是肝内转移和血管侵犯,尤其是门静脉或肝静脉癌栓常见。肿瘤周围可以出现纤维包膜。

（二）病理特征

镜下,肿瘤细胞的形态变化很大:从与肝细胞腺瘤相似的高分化肿瘤细胞,到很难辨认肝细胞起源的低分化肿瘤均可出现。对鉴别肝细胞癌与其他肿瘤的最有益的组织学方法,是通过免疫组织化学发现毛细胆管结构,或在肿瘤细胞内发现胆汁分泌。除此之外,还可见其他类似正常肝脏储积物,如脂肪、糖原、Mallory 小体、铜颗粒等。在分化性肝细胞癌中,肿瘤细胞通常形成类似于正常肝组织的窦索样结构,但小梁的厚度往往超过3层肝细胞,细胞核密度增加,细胞核出现不同程度的异型性。当小梁细胞层次显著增厚(可达 10 ~ 20 层细胞)时,称为粗梁型肝细胞癌。该类型与粗梁型肝母细胞瘤难以鉴别,但一般肝母细胞瘤中其他区域可见典型的胎儿型或胚胎性肝母细胞瘤区域。

三、肝脏纤维板层癌

肝细胞癌的一种特殊类型,其典型的病理形态表现为平行的纤维层与肿瘤细胞交替排列,绝大多数见于年轻人或儿童,背景无明显的肝硬化

（一）大体形态

肿瘤体积较大,常为单发。约90%的病例巨检表现为边界清楚但无明显包膜的肿块,约10% ~ 15%肿瘤伴有卫星灶,约5%肿瘤为2个大小近似的病灶。由于多量胶原纤维沉积,切面可见明显的纤维状瘢痕或纤维间隔,肿瘤呈边界清楚的小叶状分布。纤维瘢痕中可有钙化形成。

（二）病理特征

镜下,肿瘤呈条索状、巢状或片状排列,被层状的纤维包绕或分割。肿瘤细胞为大的多边形,胞质高度嗜伊红,颗粒状,常包含透明小球(a_1-抗胰蛋白酶阳性)或苍白小体(纤维原或白蛋白)。胞质嗜伊红主要由于包含多量线粒体。细胞核核仁显著。肿

瘤周围的肝背景组织通常无明显的慢性肝病,也无肝硬化或肝纤维化。

（三）分子病理

2014 年,Honeyman JN 等首先报道在 15 例纤维板层肝癌中,全部检测到 *DNAJB1-PRKACA* 融合基因。该融合基因的发现可能为纤维板层肝癌的肿瘤形成机制、鉴别诊断与靶向治疗指明方向。

四、胚胎性横纹肌肉瘤

（一）大体形态

胚胎性横纹肌肉瘤巨检和组织学形态类似于其他部位的胚胎性横纹肌肉瘤。通常体积较大,可达 8~20cm。可呈息肉状或葡萄状突入胆管腔内,类似膀胱或阴道内的胚胎性横纹肌肉瘤(葡萄状肉瘤)。肿瘤通常累及肝外胆管,但可以起源于或沿胆管浸润至肝内胆管,并侵犯肝组织。肿瘤切面通常呈鱼肉样,并有囊性结构。

（二）病理特征

胚胎性横纹肌肉瘤当呈息肉状生长,并突入胆管腔内时,镜下可见肿瘤组织包绕一层胆管上皮,上皮立方状,无明显异型性。胆管上皮下可见一层幼稚的排列紧密的间叶细胞聚集,该细胞较小,核浆比较高,即为所谓的"生发层"。生发层下可见圆形或梭形横纹肌母细胞,稀疏排列,伴有黏液样基质。横纹肌母细胞可见特征性的横纹。这些细胞均表达骨骼肌分化标记物,尤其是 desmin,myogenin 和 MyoD1 等,而这些标记物在未分化胚胎性肉瘤中多为阴性。

五、未分化胚胎性肉瘤

一种只发生于肝脏的高度恶性肿瘤,罕见且生长迅速。同义词包括未分化肉瘤、间质肉瘤等。

（一）大体形态

肿瘤体积较大(10~20cm),可伴有囊性变或广泛坏死。切面可多种颜色,可亮白色或灰白色,粘冻样,囊性成分可伴有出血或多量坏死。有纤维性包膜。

（二）病理特征

纤维或大量黏液间质中可见肿瘤细胞紧密地或疏松排列。肿瘤细胞呈星型或梭形,边界模糊,核深染,核分裂象较多见。常可见奇异的瘤巨细胞或巨核细胞。一个重要的组织学特征是胞质内可见嗜伊红小球(通常 PASD 染色阳性)。灶性区域可以出现席纹状排列,小的未分化细胞,血管外皮瘤的分支状

血管或骨化等不典型结构。肿瘤内可伴有多量坏死或出血区域,肿瘤外围可见肿瘤组织包绕的正常胆管或肝细胞。

（三）免疫组织化学指标

肿瘤细胞可表达 a-AT、a-ACT、desmin、a-SMA 等。

六、间叶性错构瘤

儿童肝脏间叶性错构瘤是一种儿童良性肝脏肿瘤,由各种间叶成分构成,大多数病例中发生在 2 岁以内,个别病例可超过 5 岁。

（一）大体形态

肿瘤体积大小不一,较小的为数厘米,较大的可达 30cm。肿瘤往往呈多囊性改变,其内可见透明、淡黄色液体或凝胶状物。

（二）病理特征

镜下可见各种成分的间叶组织包绕胆管或肝组织,疏松的胶原或黏液样组织中可见梭形细胞。

七、婴幼儿血管内皮瘤

这是一种好发于婴幼儿的良性血管瘤,组织学类似于皮肤或黏膜的毛细血管瘤。然而这一好发于肝脏的肿瘤也可由于破裂出血,或肝脏衰竭而导致患者死亡。这是 3 岁以内幼儿第二常见的肝脏原发性肿瘤(第一常见的是肝母细胞瘤)。

（一）大体形态

大体上,可以是单个,也可以多发。肿瘤过大,或数量过多时,手术较为困难。肿瘤边界不清楚,切面红色、棕色或白色,伴有实性和囊性区域。一些病例可有中央瘢痕或纤维分割。

（二）病理特征

镜下,在实性区域可见多量小的不规则的脉管结构,类似毛细血管网,管壁被覆卵圆形的血管内皮肿瘤细胞。肿瘤细胞核较一致,圆形或卵圆形,无明显异型性,且核分裂象少见。但部分区域可以细胞较拥挤,细胞核排列紧密,同时无明显管腔。肿瘤内有稀疏的纤维间质细胞,肿瘤边缘区域可见肿瘤细胞包绕肝细胞团或胆管,也可见肿瘤内髓外造血细胞聚集。在中央瘢痕区域可见纤维聚集伴钙化,同时可见出血后的退行性变。

（三）免疫组织化学指标

肿瘤细胞表达血管内皮标记物,CD31,CD34,Ⅷ因子等均阳性。

八、肝脏腺瘤

肝细胞肿瘤，多数为良性，少数可恶变为肝细胞癌（约6%~10%），好发于年轻女性，与口服避孕药或激素类药物有关。

（一）大体形态

多为孤立性肿块，实性，膨胀性生长。肿瘤与周围肝组织边界清楚，过去认为包膜是肝腺瘤的特征，近年来观察到部分肿瘤可以无包膜，肿瘤细胞与周围肝组织直接接触。肿瘤通常为棕色，比周围肝组织颜色略深。部分肿瘤内可见多量出血。

（二）病理特征

镜下，肿瘤细胞的排列与周围肝组织相似，但缺乏正常的汇管区结构，通常为不伴有胆管的血管孤立存在。有时需要仔细辨认肿瘤与正常肝组织的边界。肿瘤肝板厚度通常为2~3层细胞，肿瘤细胞可伴有脂肪变性。肿瘤内可出现血管扩张或紫癜样改变。

（三）分子病理

近年来，根据肿瘤的发病机制和分子生物学改变，将肝脏腺瘤分为：①炎症型（约占50%），②肝细胞核因子1a（HNF1a）激活型（约占35%~40%）；③βcatenin激活型（约占10%）和④未分类型（约占10%）。其中重点关注βcatenin激活型，其癌变风险显著高于其他类型，特点是男性多见，多与雄激素使用和糖原储积症相关，组织学可出现假腺样结构和细胞学异型，免疫组织化学β-catenin及谷氨酰胺合成酶（GS）表达升高。

九、局灶性结节性增生

局灶性结节性增生，是一种良性的非肿瘤性的肝细胞性瘤样病变。通常周围没有肝硬化背景。

（一）大体形态

大约2/3病例为孤立性，少数为多发。病变边界清楚，实性，切面深棕色，多数病例切面可见灰白色中央瘢痕，典型的瘢痕呈星状或放射状，不典型时可见少量灰白色不规则纤维瘢痕。

（二）病理特征

镜下可见肝组织被多少不等的纤维分割，病变内通常没有典型的肝小叶结构，看不到典型的汇管区（即由门静脉、肝动脉和小叶间胆管构成）。典型的纤维瘢痕由胶原纤维束构成，病变中央纤维聚集较多，越往病变周围，纤维束越细，呈放射状。纤维组织内可见肌性小动脉增生和小胆管反应性增生，但缺乏与动脉伴行的门静脉分支，胆管通常为反应性胆管增生，胆管成簇分布相互吻合，缺乏正常的小叶间胆管。肝组织排列与正常肝组织相似，肝板通常为2层，细胞核无显著异型性。部分病例中可见局部出血，肝板受压，肝细胞变性。

（三）免疫组织化学指标

谷氨酰胺合成酶（GS）是用来鉴别局灶性结节性增生的标记物，它在FNH中呈特征性的肝细胞斑片状或地图状阳性，不同于正常肝组织（中央静脉周围少量肝细胞阳性），也不同于肝细胞癌（通常肿瘤细胞弥漫性阳性）。

十、肝脏炎性肌成纤维细胞瘤

炎性肌成纤维细胞瘤（inflammatory myofibroblastic tumor，IMT）是一种良性为主的肿瘤，近年来文献报道增多。肿瘤可发生在全身各处，最早在肺内报道，随后在肝、骨、软组织、消化道等处均有报道。过去肝内的炎症性肿块往往使用"炎性假瘤"这一模糊的名词，可包括炎性肌成纤维细胞瘤、肝脓肿、孤立性坏死结节等病变，目前病理已将这些进行区分，不建议使用"炎性假瘤"这一诊断术语。炎性肌成纤维细胞瘤多发生于儿童或青年，成人也可发生，但老年人少见。

（一）大体形态

IMT肿瘤大小2~14cm不等，>90%为单发。

（二）病理特征

炎性肌成纤维细胞瘤的组织学特征是增生的梭形细胞伴有多量炎细胞浸润，炎细胞包括浆细胞、淋巴细胞和组织细胞。增生的梭形肌成纤维细胞呈束状或漩涡状排列，部分病例中，细胞可不规则型或伴有奇异核，核内可有大核仁。炎细胞均为成熟的浆细胞、淋巴细胞，可见生发中心形成，少数可见中性粒细胞浸润。

（三）免疫组织化学指标

梭形细胞弥漫性表达vimentin，可表达aSMA，少数病例可表达CK。约50%病例表达ALK。

（四）分子病理

约50% IMT肿瘤可发生 ALK 基因异常。

十一、肝脏畸胎瘤

畸胎瘤的定义是包含至少2个或2个以上胚层组织或结构的肿瘤。肿瘤起源于原始胚基细胞，呈现向不同胚层分化的表现。分为成熟畸胎瘤（即良性畸胎瘤）和未成熟性畸胎瘤（恶性畸胎瘤）。

（一）大体形态

原发于肝脏的畸胎瘤，女性多见，多发生于肝右叶。肿瘤通常包膜完整，较容易从肝实质中分离。与卵巢或其他部位类似，肿瘤通常为囊性，其内可见多量毛发和油脂，并可见头节形成，头节内可有骨组织。

（二）病理特征

镜下，诊断畸胎瘤时，肿瘤中至少要观察到2个或2个以上胚层的组织，常见的组织包括骨、头发、皮肤、脂肪、肌肉、神经组织甚至胰腺、甲状腺组织等。但出现多量神经胶质成分时，应当注意有无恶性原始神经外胚叶成分。后者通常为小蓝细胞，核浆比高，核染色质积聚，细胞核具有异型性，此时需诊断为恶性畸胎瘤。除此之外，恶性畸胎瘤也可以是其他恶性成分，如纤维肉瘤、横纹肌肉瘤或恶性上皮源性肿瘤，但相对少见。

（陈　骏）

第二节　小儿肝硬化病理特点

一、概论

小儿肝硬化是一种慢性弥漫性进行性肝病。在病理学上，是由肝实质细胞变性、坏死、间质纤维结缔组织增生及肝细胞结节状再生，三种病变反复交错运行，使肝脏的正常小叶结构逐渐被改建的假小叶和肝细胞的再生结节所取代，最终使肝脏萎缩变硬而形成。一般认为由各种不同原因引起的肝实质细胞损害，为导致肝硬化的原发性变化，间质纤维结缔组织增生和肝细胞结节状再生为继发性变化。

本病小儿比成人发病率低，但近年来越来越多的资料表明，小儿肝硬化的发生率虽不如成人高，但也并非少见。小儿肝硬化可由肝脏本身疾病所致，也可以是全身系统性的疾病的一部分表现。

感染是导致小儿肝硬化的主要病因，如儿童乙型或丙型肝炎病毒感染所致的慢性病毒性肝炎、肝硬化和亚急性重型肝炎转变而来的坏死后性肝硬化；其他病毒如人巨细胞病毒、风疹病毒、单纯疱疹病毒及黄热病毒均可侵犯肝脏，发展为新生儿肝炎及肝硬化；寄生虫病中的晚期血吸虫病、华支睾吸虫病、弓形虫病及疟疾均可导致肝硬化。

先天性代谢缺陷和遗传病也是小儿肝硬化较常见的病因，如肝豆状核变性、α_1-抗胰蛋白酶缺乏症、糖原沉积症、先天性酪氨酸血症、类脂质沉积症、含铁血黄素沉着症等，以上情况与遗传代谢缺陷有关，肝细胞内可见铜结合蛋白、含铁血黄素、糖原、脂质等不同物质的沉积，后期可导致肝纤维化、肝硬化。后天性代谢异常如酒精代谢损害、药物中毒性肝损害等也可引起肝实质细胞变性、坏死，纤维结缔组织增生而导致肝纤维化、肝硬化。

自身免疫异常如自身免疫性肝炎早期就可以导致肝脏严重的细胞损害和炎症反应及肝内瘢痕形成；小儿原发性硬化性胆管炎等可导致肝内小胆管和胆道的慢性弥漫性非化脓性炎症和纤维化，胆道破坏、阻塞，继发胆汁淤积，肝细胞损害坏死导致原发性胆汁性肝硬化；先天性肝及胆管囊性疾病、胆道系统肿瘤、先天性胆道闭锁及胆道狭窄等，长期胆道阻塞，导致肝脏长期淤胆，肝细胞变性坏死，纤维结缔组织增生，最终形成继发性胆汁性肝硬化等。

二、肝硬化的类型

肝硬化由于病因、症状和病理形态复杂多样，严格分类较为困难。至今尚无统一分类方法。一般按病因或依据形态结节的大小进行分类。国际形态分类将肝硬化分类为小结节型、大结节型、大小结节混合型及不全分隔型（为肝小叶结构尚未完全改建的早期肝硬化）。我国常用的分类为结合病因、病变特点及临床表现综合分类，可分为门脉性、坏死后性、胆汁性、淤血性、寄生虫性和色素性肝硬化等。以下介绍我国分类法中的几种常见肝硬化类型。

（一）门脉性肝硬化

1. 病理变化　肉眼所见，肝体积显著缩小，质地变硬，表面呈小颗粒状或小结节状，结节大小相仿，最大结节直径不超过1cm。切面见肝实质由密集的大小不等的岛屿状结节构成，周围为纤维组织条索包绕。结节为圆形，界限较分明，切面上的纤维梁索，实为间隔的横断面，纤维间隔为灰白色。肝包膜显著增厚。

镜下所见，正常肝小叶结构完全被破坏，由广泛增生的纤维结缔组织将肝小叶分割包绕成大小不等、圆形或椭圆形肝细胞团，即假小叶。假小叶内肝细胞索排列紊乱，小叶中央静脉缺如、偏位或有两个以上,有时还可见被包绕进来的门管区。增生的纤维结缔组织内残留的肝细胞增生肥大,所形成的再生肝细胞结节内肝细胞排列紊乱并不具有中央静脉,肝细胞胞体较大,核大染色较深,常出现双核肝细胞。纤维性间隔内常有多少不等的炎细胞浸润。此外尚可见新生的小胆管和无管腔的"假胆管"。

2. 临床病理联系　由于肝细胞坏死、纤维结缔组织增生和假小叶形成,相应地破坏并改建肝内肝血管网系统,导致异常吻合枝的形成和血管网的减少,从而造成门静脉血流淤滞和血压增高,引起脾大、胃肠淤血水肿及侧支循环形成,再加上肝功能受损,肝细胞合成白蛋白功能降低。肝灭活作用降低,血中醛固酮、抗利尿素水平升高,引起水、钠潴留和腹水。本病患者往往可并发急性感染性疾病、慢性传染病、肝性脑病、食管下段静脉曲张,破裂出血而死亡。

(二) 坏死后性肝硬化

1. 病理变化　肉眼所见,肝体积缩小,重量减轻,质地变硬,表面有较大且大小不等的结节,最大结节直径可达 5～6cm。肝变形较明显,有时右叶完全萎缩,右叶不规则隆起成为巨块。

镜下所见,假小叶大小不等,形态颇不规则。这是由于肝组织发生带状、灶状甚至大块坏死后,纤维结缔组织增生,形成的纤维间隔将原有肝小叶重新划分改建的结果。假小叶内肝细胞常有不同程度的变性和胆色素沉积。假小叶间的纤维间隔较宽且厚薄不均。在坏死较重区域,假小叶中肝细胞不再呈放射状肝索排列,而纤维间隔中时可见到由于肝实质大块坏死后而互相靠拢的几个门管区和中央静脉,纤维间隔内炎性细胞浸润及小胆管增生均较显著。而在坏死较轻区域,假小叶内又可见仍保持正常结构的肝小叶。这些均与小结节型肝硬化不同。严重的药物中毒,也可引起此型肝硬化。

2. 结局　坏死后性肝硬化因肝细胞坏死较严重,病程也较短,因而肝功能障碍较门脉性肝硬化明显且出现较早,而门脉高压症状较轻且出现晚。本型肝硬化的癌变率也较门脉性肝硬化高。

(三) 胆汁性肝硬化

此型肝硬化的发生与胆汁淤积有关。根据病因不同,可分为原发性和继发性肝硬化。

肉眼所见,肝脏一般缩小不明显,有些病例早期反而增大,肝脏质地中等硬度,肝被胆汁染成非常鲜明的绿褐色或深绿色,表面平滑或细颗粒状。

镜下所见,原发性胆汁性肝硬化肝内增生的纤维结缔组织条索相互连接形成纤维间隔,最终将肝小叶重新划分改建形成假小叶,假小叶呈不完全分割型。小叶间胆管的数目更少,间隔中淋巴细胞浸润,淤胆明显。在假小叶和再生结节边缘带,可见多数小胆管增生,但真性小胆管则不易找到。原发性胆汁性肝硬化的诊断要点是:一半以上的门管区缺乏分化成熟的胆管;肝小叶周围性淤胆;门管区内上皮样肉芽肿;血清碱性磷酸酶增高。由于此型肝硬化时有碎片状坏死,因此,与慢性活动性肝炎的鉴别颇为困难。

继发性胆汁性肝硬化镜下所见门管区胆管扩张,其周围的结缔组织增生特别明显。增生结缔组织中,夹杂着一些新生胆管及少数炎细胞浸润。邻接的肝细胞陷于萎缩消失,但小叶结构仍见保存。增生的纤维结缔组织,也可向小叶间及小叶内滋长形成假小叶,但肝细胞的结节状再生肥大,一般很少出现。可见毛细胆管极度扩张,内有浓缩胆汁(胆栓),毛细胆管破绽后,可形成胆汁湖。肝细胞及 Kupffer 细胞胞质内,常有较多量的胆色素颗粒沉着。邻接胆栓及胆汁湖的肝细胞,因胆色素沉着往往极度肿胀,胞质变成疏松透亮丝网状,核浓缩,称为羽毛样变性。此种变性坏死可散在发生,亦可呈片团出现(网状坏死灶)。到后期,增生结缔组织,往往包绕几个假小叶构成花环样图像。

(四) 色素性肝硬化

该疾病是一种少见的常染色体隐性遗传性铁贮积病,患者先天性铁代谢异常,肝脏病变为全身病变的一部分,肝组织内有可染铁的色素沉着。由于铁在胃肠道中过量地被吸收,肝脏内的含铁量,可较正常增加 50～100 倍,肝细胞由于含铁血黄素沉着过多,逐渐发生坏死而继之以纤维化。临床上患者表现为进行性小结节型肝硬化,肝功能异常,由于血红蛋白沉积而使胰腺实质进行性纤维化,由此而引起糖尿病及皮肤真皮内含铁血黄素大量沉积,合称所谓青铜色糖尿病。部分患者可见心肌病,伴心肌纤维化。

病理变化　肉眼所见,肝脏增大变硬,表面及切面都呈铁锈色和颗粒状。镜下见肝细胞中有大量的含铁血黄素沉积,于肝小叶内弥漫分布,或分布于门管区周肝细胞内,其色素颗粒主要聚积于毛细胆管周围,为黄褐色及金黄色颗粒,具有折光性。除非变性、坏死的肝细胞被吞噬,一般 Kupffer 细胞缺少铁沉积。含铁血黄素常沉积于纤维间隔中及增生的胆小管上皮细胞中,炎性细胞浸润不明显。小叶内炎症、淤胆及碎片坏死均不常见。后期伴有肝纤维化或肝硬化。

(五) 血吸虫病性肝硬化

肝血吸虫病在我国主要流行于长江流域,病原为日本血吸虫。中度、重度慢性血吸虫病病例的肝脏,因发生明显纤维化而变硬、变小,导致通称的血吸虫病性肝硬化。

肉眼所见,肝脏表面不平,由浅沟划分成多数直径 3 ~ 5cm 的不规则分区,分区微隆起。少数为结节型,其外观与重症肝炎后肝硬化相似,为直径 0.5 ~ 1.8cm 的圆凸结节。切面纤维结缔组织沿门静脉分枝增生而呈树枝状分布,故有干线型肝硬化之称。这种典型的改变仅在少数分叶型中出现,多数可见大门管区与大门管区,或大门管区与肝静脉之间有桥接纤维带;较大的门静脉壁增厚,并伴有炎性变化或可有血栓形成。结节型切面结节较清晰,结节周边结缔组织较宽。

镜下所见,门管区和小叶间有不等量、散在的慢性虫卵结节和被胶原纤维包绕的钙化虫卵。门管区和小叶间以及门静脉周围明显结缔组织增生,并可伴有小胆管增生和慢性炎细胞浸润,肝小叶结构破坏不严重,故不形成明显的假小叶。门静脉分支和肝动脉分支的管壁显著增厚,其内膜和中膜及外膜平滑肌肥大、增生。病变处肝细胞萎缩,并可出现非塌陷性空网架样坏死,其常呈桥接样,炎性细胞浸润少。

腹水常出现于晚期患者,形成机制较复杂。血吸虫卵主要栓塞于小叶间和门管区的门静脉小分支,使肝内门静脉分支阻塞或受压,影响门静脉和肝动脉血液流入肝血窦,加剧门脉高压的发展。临床上常出现腹水、巨脾、食管静脉曲张等严重后果。

(六) 肝豆状核变性

1. 病因及发病机制　肝豆状核变性又称威尔逊病(Wilson's disease),本病是一种第 13 号常染色体隐性遗传性铜贮积疾病。患者自出生时起,就不能维持正常铜代谢恒定。排泄于胆汁的铜和以铜蓝蛋白进入血液的铜量,都较正常减少。这种过量的铜离子在组织内沉积,如肝脏、脑核(豆状核、壳核等)、虹膜等处,从而损害中枢神经系统。肝实质发生广泛坏死引起肝功能不全,铜在虹膜沉着,可形成绿褐色色素环(Kayser-Fleischer 环),对该病具有诊断意义。

2. 病理变化　早期患者肝内仅见肝细胞脂肪变性及糖原性核空泡,随病变发展肝实质发生灶状、带状或广泛性坏死,而出现类似急性、慢性或重症型病毒性肝炎的病变。继之以肝实质塌陷,炎性细胞浸润,纤维结缔组织增生,肝细胞再生结节形成,终于演变成肝硬化。肝硬化常为大结节性,也可呈小结节性或混合性。电镜下肝细胞线粒体大小及形态不一,基质电子密度增高,溶酶体增多,可见 Mallory 小体。显示铜的组织化学染色对确定肝豆状核变性病的诊断有一定的帮助。此外,临床资料、肝穿刺活检、电镜检查均有助于与其他疾病鉴别。

(七) 淤血性肝硬化

淤血性肝硬化常见于心包炎、慢性心瓣膜病及慢性充血性心力衰竭。肝脏因长期淤血缺氧,肝小叶中央区肝细胞陷于萎缩、消失、变性、坏死后,网状支架塌陷,进而纤维化(无细胞性硬化)。如淤血持续存在,则肝小叶中央区的纤维化,可逐渐扩延并与肝静脉间及部分门静脉与肝静脉间的间隔形成,破坏肝小叶结构而形成肝硬化。肉眼观,肝较正常缩小,硬度增加,表面也可呈细颗粒状。

(周　璇)

第三节　胆道闭锁病理特点

胆道闭锁(biliary atresia, BA)是一种发生于婴幼儿早期的胆管系统病变,以肝内、外胆管进行性炎症和纤维化梗阻为特征,是婴幼儿期致死性的肝胆系统疾病。肝活检病理学诊断被认为是胆道闭锁诊断的可靠标准,也是判断预后的重要因素。

一、胆道闭锁的病理形态变化

1. 胆管反应　胆管反应指胆管细胞肿胀、增生。胆道闭锁中的胆管反应主要表现为汇管区胆管细胞增生及汇管区周围和肝实质中肝内胆管细胞的不规则增生,管壁周围间质中成纤维细胞及成纤维细胞增生,并可出现不同程度的炎细胞浸润。此外,还可出现肝外胆管内衬上皮部分或全部脱落,管壁广泛纤维化以及灶性炎症反应。

2. 胆汁淤积及胆栓形成　汇管区胆管增生、迂曲、胆汁淤积,导致胆栓形成,常见于汇管区胆管或者扩张增生的小胆管内。光镜下,肝细胞胞质内、毛细胆管及小胆管内可有不同程度的淤胆和胆栓形成。

3. 汇管区炎细胞浸润　汇管区出现以淋巴细胞和单核细胞为主的炎细胞浸润,炎细胞也可散在性或灶状浸润于肝小叶内。其他炎细胞,如嗜酸性粒细胞、浆细胞、巨噬细胞、中性粒细胞等也可少量出现。

4. 汇管区纤维化及桥接坏死　汇管区纤维化是胆道闭锁一个典型的病理改变。桥接坏死是指肝小叶中央静脉与汇管区间、两个肝小叶中央静脉间或两个汇管区间肝细胞的融合性坏死,坏死处纤维组织增生并逐渐发展成桥接纤维化将部分肝组织分割,进一步进展可形成肝假小叶,从而形成肝硬化的基本病理表现。

5. 胆管板畸形　胆管板是胚胎期原始肝内胆管的形态,中央为血管,周围围绕着双排胆管样细胞,伴有小胆管扩张,作用是连接毛细胆管网和肝内存在的胆汁引流系统。胚胎期多种因素影响胆管上皮细胞与间质的相互作用,干扰肝内胆管发育,过多胚胎状态的胆管结构持续存在于肝门区,形成胆管板畸形。肝外胆道闭锁可以合并胆管板发育畸形。

二、胆道闭锁的超微结构变化

胆道闭锁肝脏组织电镜下可见汇管区成纤维细胞活跃、毛细胆管上皮微绒毛缺失、肝细胞及肝血窦内电子致密物质增多。汇管区成纤维细胞内的粗面内质网、Golgi 体、线粒体等细胞器功能旺盛,可见密集的微丝和密体;正常胆管上皮表面的微绒毛发达而规则,微绒毛的缺失或形态异常易引起胆汁排泄不畅从而导致胆汁淤积、纤维化等;桥粒是常见的一种细胞连接结构,胆道闭锁病例的毛细胆管上皮细胞桥粒增多,肝细胞及毛细胆管内发现密度不均的电子致密物增多,可能与胆道梗阻、胆汁淤积有关。

三、胆道闭锁的病理诊断标准

2011 年美国全国卫生研究所(National Institutes of Health,NIH)下属胆道闭锁研究协会的病理学专家对 97 例胆汁淤积症患儿的肝脏标本进行病理回顾性分析,总结出 16 项对鉴别诊断有意义的病理学特征:胆管增生、胆栓形成、肝细胞气球样变、脂肪变性、假小叶形成、肝细胞多核样变、肝细胞坏死、髓外造血、肝小叶纤维化、汇管区水肿、汇管区纤维化的程度、汇管区炎细胞浸润、急性胆管炎、胆管周围中性粒细胞浸润、胆管内单核炎细胞积聚和胆管板发育异常。其中,区分胆道闭锁和非胆道闭锁最有价值的病理特征是能够提示梗阻的一些改变,包括:胆管及胆小管内胆栓形成、汇管区纤维化严重程度以及胆管增生情况。

（孙玲玲）

第四节　先天性胆管扩张症病理特点

先天性胆管扩张症(congenital biliary dilatation,CBD)又常称为先天性胆管囊肿(congenital choledochal cyst,CCC),多见于儿童或婴幼儿,是最常见的一种先天性胆道畸形。该病最常发生于胆总管,可具有多种形态,包括球状、梭状及憩室状等,部分可伴有肝内胆管扩张和胰胆管合流异常。临床上主要表现为腹痛、腹部包块和黄疸。

一、扩张胆管的病理变化

扩张胆管的病理改变与病变时间长短、扩张类型及远端梗阻的严重程度密切相关。一般来说,囊性扩张型较索状扩张型病理改变较为严重,出现临床症状的时间也较早。病变早期,胆管壁结构大致正常,黏膜及黏膜下间质可见以淋巴细胞、浆细胞为主的慢性炎细胞浸润。随着病情发展,有些黏膜层

上皮细胞部分或全部脱落(图 9-1、图 9-2),可有溃疡形成、炎性肉芽组织增生,有时可见胆色素沉淀物形成,另外有些黏膜上皮在胆汁淤积逐渐加重并反复感染的刺激下,可以出现黏液腺化生及不同程度的非典型增生(图 9-3);黏膜下间质纤维、胶原增生明显致扩张胆管壁增厚(图 9-4),少数患儿可伴有灶状钙化,周边多量急慢性炎细胞浸润,血管增生伴扩张充血;此外,胆管扩张导致周边炎症反应加重,与周围纤维结缔组织粘连,加之胆管壁胶原纤维增生、弹力纤维减少,胆管壁脆性增加,使得手术中剥离囊肿的难度加大,因此尽早明确诊断并及时手术是十分有必要的。

二、肝内胆管病理

肝内胆管黏膜呈慢性炎,胆管壁间质纤维增生

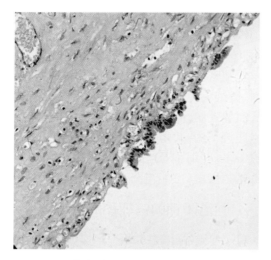

图 9-1　胆总管囊肿黏膜上皮,部分可见脱落(×40)

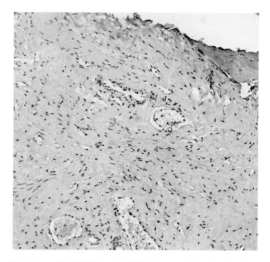

图 9-4　间质纤维、胶原增生,血管扩张,慢性炎
细胞浸润,管壁增厚(×40)

伴胆管腔扩张,扩张的形式主要表现为两种:一种为自扩张的肝总管向肝内胆管起始端逐渐变细的锥形扩张;另一种为肝内胆管在汇入肝总管的开口处存在瓣膜状或隔膜状狭窄导致肝内胆管囊性扩张,后者对胆总管囊肿术中处理原则和避免术后相关并发症的发生具有重要意义。文献报道,单纯性胆总管囊肿切除而未解除肝总管开口处狭窄的情况,可导致术后胆汁在肝内胆管淤积形成结石并引发胆管炎。

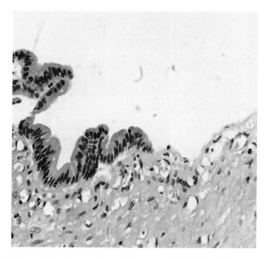

图 9-2　胆总管囊肿黏膜上皮,部分可见脱落(×100)

三、肝脏病理

胆总管囊肿患者,由于胆管长期慢性不全梗阻,胆汁淤积和反复炎症发作,可造成肝脏损害,其损害情况与病程长短、梗阻程度密切相关:轻者镜下见肝小叶结构大致正常,肝细胞轻度水肿,汇管区少许慢性炎细胞浸润,没有或仅有少量纤维组织增生;严重者肝小叶正常结构消失并破坏,中央静脉偏位或缺如,肝细胞水肿、淤胆明显(图 9-5),部分可见变性坏死,汇管区大量纤维组织增生,可见多量以淋巴细胞为主的慢性炎性细胞浸润,小胆管增生扩张,假小叶形成,逐渐呈现出肝硬化改变(图 9-6)。

四、胰腺病理

胆总管囊肿可合并急、慢性胰腺炎,特别是在胰胆共同通道内形成胆栓或结石时会因梗阻导致急性胰腺炎发作。肉眼见胰腺组织呈灰红色,质地变硬,严重者可见灰褐色坏死区,坏死周围的肠系膜或大网膜上见多灶灰黄色皂化点;镜下可见胰腺导管扩张,部分管腔内见蛋白栓形成,腺泡轻度萎缩,间质

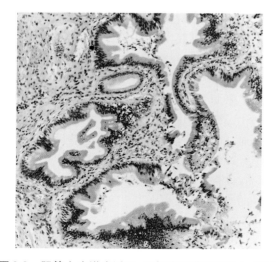

图 9-3　胆管上皮增生活跃,呈轻度不典型增生(×100)

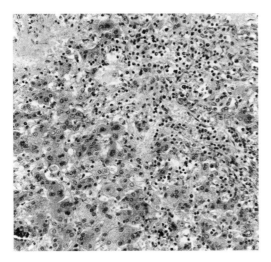

图 9-5　肝细胞严重水肿、淤胆，汇管区多呈急慢性炎细胞浸润（×100）

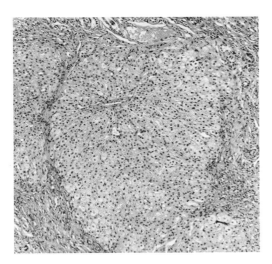

图 9-6　胆管囊肿导致肝硬化（汇管区纤维增生，假小叶形成）（×40）

纤维增生，血管增生扩张，多量淋巴细胞、浆细胞及中性粒细胞等急慢性炎细胞浸润。

五、胆总管囊肿与胆管癌

胆总管囊肿是胆管癌发生的高危因素，目前更倾向于是一种癌前病变。研究发现，胆总管囊肿的恶变率约 2.5%～28%，是正常人群的 25～40 倍，

而且其癌变率随年龄增长而增长。胆总管囊肿恶变后病理类型以腺癌最为多见（图 9-7、图 9-8），其他类型相对少见，包括腺棘皮癌、鳞状细胞癌、未分化癌及肉瘤等。关于胆管囊肿癌变原因尚不明确，目前学术界主张的有胰液逆流破坏学说、胆汁中致突变物致癌学说等机制。

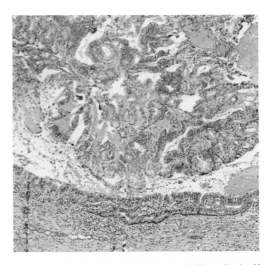

图 9-7　胆管囊肿上皮结构紊乱，腺体呈共壁、筛孔状，发生癌变-胆管腺癌（×100）

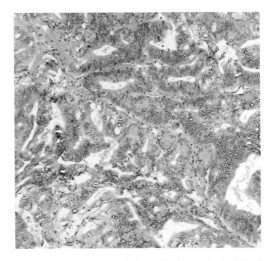

图 9-8　胆总管囊肿癌变-胆管腺癌，上皮结构紊乱，细胞核大、深染，核浆比例失调（×200）

（侯　峰）

第五节　小儿胰腺肿瘤病理特点

一、概述

小儿胰腺肿瘤十分罕见，仅占所有儿童肿瘤的

0.6%～0.8%，发病率位于胰管畸形引起的胰腺疾病和胰腺外伤之后，居小儿胰腺疾病的第三位。肿瘤多发生于学龄期或青春前期儿童，诊断时平均年

龄为(7.9±4.6)岁；男孩略少于女孩，男、女之比为1:1.2。

与其他小儿恶性肿瘤的发病特点相似，小儿胰腺肿瘤的发病规律符合遗传性肿瘤的特点，生物特性多支持 Kundson 的二次体细胞突变学说，近年应用组织形态和免疫组织化学等手段证实，最常见的胰母细胞瘤和乳头状囊腺瘤组织形态中存在较为典型的鳞状上皮结节的组织形态，提示其发生早于胚胎 14 周，即胰腺胚基发育时期即有异常。此类携带突变细胞的个体组织细胞可能在某些因素作用下发生第二次突变而发生单个或多发肿瘤，因此胰母细胞瘤和胰腺乳头状囊腺瘤或囊腺癌常在临床上表现为生长缓慢、病程较长，再加上家长和临床医师对小儿胰腺肿瘤的忽视，确诊肿瘤已较大，但发生转移者甚少。

小儿胰腺肿瘤由于多数发生于胰腺的体部或尾部，临床表现很少，常无黄疸。最常见的主诉为腹痛。家长或体格检查时发现有腹块、黄疸以及消化道症状，如食欲差、腹泻和呕吐。有的患儿还可有贫血、便血和呕血。甚至一开始即主诉发热、体重下降。

小儿胰腺肿瘤种类与成人相似，既有囊性肿瘤又有实性肿瘤，既可分为内分泌型肿瘤又可分为外分泌型肿瘤。儿童与成人相比较，各种胰腺肿瘤的发生率有显著差异，如成人胰管癌占胰腺恶性肿瘤的90%，而该肿瘤虽然也是儿童常见的病理类型之一，但仅占儿童胰腺恶性肿瘤的50%以下且预后较差。有些肿瘤特异性地发生在儿童期，如胰母细胞瘤。在儿童多数胰腺肿瘤是恶性的。小儿胰腺肿瘤的预后明显优于成人。

二、恶性外分泌胰腺肿瘤

（一）胰母细胞瘤

胰母细胞瘤又称为婴儿型或儿童型胰腺癌，是儿童最常见胰腺肿瘤。

1. 大体观察　肿瘤通常为较大的孤立性肿块，分界清楚，可达 7～10cm 以上，发生于胰腺各部，多累及胰头及胰体。肿瘤质软，切面为黄色、浅褐色，似鱼肉样分叶；可见片状坏死、囊变及沙样钙化。

2. 镜下观察　镜下肿瘤由上皮成分和间叶成分构成。上皮成分为比较一致的多角形细胞，形成巢状、条索状、管状或腺泡状结构。常可见鳞状小体

结构，鳞状小体为其特征性结构。鳞状小体的密度和分布在不同的病例和同一病例不同的区域差异大，但作为定义中必须存在的特点，用来鉴别腺泡细胞癌及其他病变。间叶成分包括疏松排列的梭状细胞、透明纤维血管间质或软骨等。

3. 电镜观察　胰母细胞瘤仅有极少数做过电镜检查。肿瘤有腺泡细胞分化，细胞器发育好，有明显的粗面内质网和大量酶原颗粒。另外，腺泡细胞癌特征性的大的不规则纤维酶原颗粒也可见。小的有致密核心的神经内分泌颗粒和大的黏液颗粒的腺样细胞常见。鳞状小体细胞有大量桥粒，但仅局灶有发育良好的桥粒-张力原纤维复合体，这些细胞无提示分化方向的典型特点。

4. Horie 分类　Horie 等建议胰母细胞瘤分为腹侧和背侧两种类型。腹侧型来源于胰头，有完整的包膜，缺乏内分泌分化，预后好。背侧型来源于胰尾，没有包膜，含内分泌成分，预后差。

5. 免疫组织化学　表达角蛋白，包括 CK7、CK8、CK18、CK19。有腺泡分化方向的细胞 PAS 和消化后 PAS 阳性，免疫组织化学表达胰酶，如胰蛋白酶、糜蛋白酶和脂肪酶，这些标志物局灶阳性，有时仅局限在腺泡形成的区域。超过三分之二的病例至少局灶出现神经内分泌标记物（突触素和 CgA）阳性。特异性肽激素酶常不表达。超过半数病例导管分化标记物如 CEA、DUPAN-2 和 B72.3 可阳性。大多数时候，表达腺泡分化的比例要超过导管和神经内分泌分化的比例。20% 有 AFP 阳性，特别是血清学 AFP 升高的病例。免疫组织化学不能帮助界定鳞状小体的分化方向。鳞状小体细胞核内有丰富的生物素，可非特异性标记许多免疫组织化学标记物，可以使鳞状小体更明显。高达 22% 的胰母细胞瘤有 SMAD4 表达缺失，p53 阴性。肿瘤发生与 WNT 通路有关，β-catenin 核阳性，部分病例局灶阳性或局限在鳞状小体内，下游 cyclinD1 也过表达。

6. 基因研究　到目前为止已知的最常见的遗传学异常是 11p 染色体短臂杂合性缺失，缺失的等位基因来自父系。50%～80% 的胰母细胞瘤有 β-catenin/APC 通路改变。大部分病例有 β-catenin 基因突变，导致 β-catenin 蛋白核内聚集。

7. 胰母细胞瘤的起源　胰母细胞瘤可能起源于原始多潜能干细胞，其来源仍不十分清楚。Klim-stra 研究显示，胰母细胞瘤具有向成人胰腺癌三种主

要细胞类型分化（腺泡、导管、内分泌）的能力，腺泡分化最常见，导管分化为次之，内分泌分化为半数。虽然腺泡分化是最常见的类型，但多方式的分化是胰母细胞瘤的主要征象，即它的"分裂球"征象。

（二）导管腺癌

为成人最常见的胰腺恶性肿瘤，小儿发病率极低。小儿多为胰管癌，腺泡癌少见。肉眼观，导管癌为硬的边界不清的肿瘤，常发生在胰头部，但也可侵犯胰腺其他部位。免疫组织化学上，几乎所有的癌胚抗原为阳性；组织学上，导管癌细胞富含黏蛋白颗粒而缺乏酶原颗粒。

（三）胰腺实性-假乳头瘤

此肿瘤既往还有一些其他名称：乳头状上皮瘤、乳头状囊性瘤、实质性和囊性肿瘤以及 Frantz 瘤等，现已不再使用。肿瘤可发生在胰腺的任何部位，在胰腺头、体、尾部的分布大致相等。

1. 大体观察　瘤体呈球形或卵圆形，外附较厚的纤维包膜，与周围胰腺组织分界清楚。多数肿瘤体积较大，切面呈分叶状，剖面瘤体中心可见明显的出血、坏死，大的坏死灶可形成假囊，其内充满血性或胶冻样物，构成囊实相间的结构；散在的小坏死灶使其呈现出海绵状外观。20% ~ 30% 的肿瘤伴有不同程度的钙化。

2. 镜下观察　光镜下乳头状结构和实性区相互交替，实性区由均匀一致的瘤细胞构成，并常因坏死而出现囊性区域。实性区域可以见到小团泡沫样胞质的肿瘤细胞或由异物巨细胞环绕的胆固醇结晶。瘤细胞胞质透明或嗜酸性，部分肿瘤细胞胞质中可见到大小不等的淀粉酶消化后 PAS 阳性的嗜酸性小球。肿瘤细胞核圆形或卵圆形，染色质细腻，常有核沟或呈锯齿形，核仁不明显，核分裂罕见。肿瘤间质常有不同程度的透明变、黏液变，期间可见薄壁血管或血窦。肿瘤细胞围绕纤维血管蒂呈复层排列成假乳头结构。

3. 电镜检查　肿瘤细胞胞质丰富，富于线粒体。大小不等的酶原样颗粒很明显。这些颗粒的成分通常不完整，形成多层囊泡状或脂滴状。

4. 免疫组织化学　几乎所有的胰腺实性-假乳头瘤均阳性表达 α_1-抗胰蛋白酶，α_1-抗糜蛋白酶，NSE，vimentin，孕激素，CD10，CD56，claudins 5 及 7，galectin 3，cyclin D1 及核/浆 β-catenin。肿瘤细胞对 α_1-抗胰蛋白酶，α_1-抗糜蛋白酶的反应较强，但仅出现小灶或单个细胞阳性，这是该肿瘤的特征之一，且阳性细胞的分布情况与嗜酸性小球的分布情况相一致。相反，NSE 及 vimentin 常呈弥漫阳性。E-cadherin 细胞外片段免疫组织化学标记成完全阴性反应，而对其细胞内片段进行标记则显示异常的核/浆表达。肿瘤细胞不表达 CgA、外分泌胰酶（胃蛋白酶、糜蛋白酶及脂肪酶）、胰腺激素、ER-a 及 AFP。鉴于胰腺实性-假乳头瘤表达如此多样的抗原，β-catenin、CD10、CgA 及 vimentin 这四种抗体常作为一组核心抗体来确立其诊断。

5. 起源　仍有争议。目前，多数人认为肿瘤具有与终末导管、腺泡细胞和胰岛细胞共同的胚胎来源，它可能发自整个潜在干细胞，有些表现有外分泌或内分泌分化。

6. 基因研究　几乎所有的胰腺实性-假乳头瘤都具有编码 β-catenin 蛋白的 CTNNB1 基因 3 号外显子的体细胞突变。这种突变导致 β-catenin 蛋白逃脱胞质内磷酸化不被降解，进而与 Tcf/Lef 相结合。β-catenin-Tcf/Lef 复合体进一步异常转运至细胞核，在免疫组织化学上 β-catenin 表现为细胞核阳性。在细胞核中，β-catenin-Tcf/Lef 复合体进一步激活多个癌基因如 MYC 及 cyclin D1 的转录。这使得 Wnt/β-catenin 通路被激活。在其他肿瘤中，这种激活往往导致增殖，但在胰腺实性-假乳头瘤中，此传导通路的激活可能被未知原因的 p21 及 p27 的表达所阻断，使得其增殖活性较低。

（四）腺泡细胞癌

此型肿瘤为有腺泡细胞分化特征的上皮性肿瘤。男性多于女性。发病年龄从 3 岁至 90 岁均有报道。肿瘤为一境界清楚的结节状肿块，在胰腺各部的发生率没有明显差异。

（五）浆液性囊腺癌

此型肿瘤极为罕见，在小儿未见报道。

（六）黏液性囊腺癌

此型肿瘤的临床和病理特点与黏液性囊腺瘤相同，发病率仅有后者的一半。该瘤的扩散方式与导管腺癌相同。如果能完整切除，则预后良好。

三、良性外分泌胰腺肿瘤

（一）浆液性囊腺瘤

浆液性腺瘤有两种类型，即浆液性小囊性腺瘤和少浆液的少囊腺瘤，在儿童都罕见。

（二）黏液性囊腺瘤

这种囊腺瘤由黏蛋白分泌性的上皮组成。虽然这型腺瘤为良性，但属于黏液囊肿家族中的一种，而该家族中包括了黏液囊腺癌，因此该腺瘤具有明确的恶性潜质。该型肿瘤好发于女性，常见于胰尾，常为单发，通常具有一个单房的囊腔，含有稠厚的胶冻状的黏蛋白物质。

（三）成熟囊性畸胎瘤

胰腺成熟畸胎瘤罕见。

四、胰腺神经内分泌肿瘤

（一）胃泌素瘤

胃泌素瘤是胰腺较为常见的功能性内分泌肿瘤，但儿童少见。胃泌素瘤发生在胰腺各部，以胰头和胰尾部位较多见。肿瘤的直径可在 0.2 ~ 10cm，但大多<1cm。约10%的患者具有典型的临床表现，但未发现肿瘤，而只见胰岛非 β 细胞弥漫性增生和巢样或灶性的微小腺瘤（microadenoma）。约有60%胃泌素瘤属恶性，转移主要在肝脏，也可转移至局部淋巴结、脾、腹膜、纵隔、骨及皮肤等处。从显微镜所见，不能区别肿瘤的良性和恶性。确定恶性的唯一方法是发现转移。

1. **大体观察**　一般肿瘤边界清楚，没有完整胞膜，直径在 2cm 以上，质地软硬不等，取决于纤维间质的含量。

2. **镜下观察**　梁状和实体性结构的混合并伴有不同量的间质。不常见坏死。肿瘤细胞多为一致的圆形和卵圆形核伴很少的非典型核，胞质含淡嗜酸性颗粒。核分裂象不常见。

3. **免疫组织化学**　肿瘤细胞促胃液素呈大部分弥漫或散在或成团免疫反应阳性。

4. **电镜观察**　显示不等量的细胞成分，有的没有颗粒或没有诊断性颗粒，实际上电子显微镜没有诊断价值。

（二）血管活性肠肽瘤

为主要在胰腺发生的内分泌肿瘤，有多种名称如胰霍乱、胰腺腹泻瘤、WDHA 综合征（watery diarrhea, hypokalemia, achlorhydria syndrome），又称 Verner-Morrison 综合征，系 Verner 和 Morrison 两人于1958 年首先报道。在儿童极为罕见，有显著的恶性潜质，有报道在 50% 的病例中发现时即为恶性。

肠肽瘤 80% 发生于胰岛 D1 细胞，20% 发生于

神经节母细胞，后者多发生于儿童。

血管活性肠肽瘤最常见于尾部，其次是头部和体部。

1. **大体观察**　肿瘤边界清楚，但无胞膜，直径范围 2 ~ 20cm。切面红棕色或灰白色，可呈灶性出血、纤维间隔、囊性变，甚至大片钙化。

2. **镜下观察**　显微镜下形态没有特征性。肿瘤细胞圆形或多角形，伴中等量分界清楚的细颗粒型嗜酸性胞质。核形规则，但常呈轻度或偶尔中度的多形性；核深染或点状染色质形态，核仁不明显。肿瘤细胞呈器官样生长，排列呈实性、梁状或管泡状。穿插的间质宽度不等，从纤细的细微血管间隔到宽的富于血管的胶质纤维束。

3. **免疫组织化学**　大约90%的肿瘤对一般的内分泌标记如 Syn、嗜铬粒蛋白等呈阳性反应。

（三）胰岛素瘤

胰岛素瘤是最常见的功能性胰腺内分泌肿瘤。由 β 细胞构成，大多为局限性良性肿瘤，有完整包膜，肿瘤可大可小，肿瘤通常较小而易在超声检查中遗漏。多数为单发性，10% ~ 20% 是 2 个以上多发，儿童发病年龄以 4 ~ 15 岁多见，亦有个别报道见于新生儿期。

1. **大体观察**　境界清楚，比周围胰腺组织软，切面呈红棕色。含丰富间质和淀粉样变的肿瘤质地较硬。一般不常见变性坏死和囊性变。

2. **镜下观察**　胰岛素瘤主要呈现四种组织学形态，包括实体性、梁状、腺样，和几种形态的混合。肿瘤细胞常呈良善的细胞形态，罕见大的、多形核细胞。

3. **免疫组织化学**　胰岛素和胰岛素原阳性，而免疫反应的强度和范围与血液循环中的胰岛素水平无相关关系。

五、其他罕见胰腺肿瘤

（一）胰腺非上皮性肿瘤

包括良性非上皮性肿瘤和恶性非上皮肿瘤，前者主要有纤维组织细胞瘤、幼年型血管内皮瘤和淋巴管瘤，为儿童常见胰腺肿瘤。而后者主要有横纹肌肉瘤、淋巴肉瘤（lymphosarcoma）和恶性淋巴瘤（lymphoma）。

（二）胰腺继发肿瘤

上皮和非上皮性肿瘤均可转移到胰腺，从远处器官直接侵犯，或经淋巴管和血管转移。壶腹部、十二指

肠和胆总管远端发生的癌可直接侵犯到胰腺。远处转移到胰腺的肿瘤包括肾细胞癌,黑色素瘤,结直肠癌,乳腺癌及肉瘤。而这些肿瘤在儿童原本就少见。

（三）外分泌胰腺肿瘤样病变

这些包括胰腺囊肿、慢性胰腺炎、导管病变(如鳞状化生、黏液细胞肥大、导管乳头样增生以及腺瘤样导管增生)、腺泡病变(如灶性腺泡变异)、异位胰腺、胰腺中异位脾脏、错构瘤、炎性假瘤等。炎性假瘤在诊断和治疗中较为困难。

（四）内分泌胰腺肿瘤样病变

包括胰岛增生、胰岛发育不良和婴儿持续性高胰岛素血症性低血糖症(以前称为胰岛细胞增生症)。这些超过了本章讨论范围,不再赘述。

（**王丽丽　邢晓明**）

参 考 文 献

1. 董蒨,江布先,张虹等.先天性胆管扩张症合并肝内胆管扩张及复杂胆道畸形的诊断与治疗对策[J].中华小儿外科杂志,2005,26(6):285-288.

2. 佘亚雄,应大明.小儿肿瘤学.上海:上海科学技术出版社,1997.

3. 张金哲.现代小儿肿瘤外科学.科学出版社,2009.

4. 薛萍,郑珊,陈功.胆道闭锁病理特征与诊断价值的研究进展[J].中华小儿外科杂志,2013,34(12):944-947.

5. 张金山,李龙,邹继珍等.胆道闭锁肝胆病理改变与预后的关系研究[J].中华小儿外科杂志,2011,32(8):590-594.

6. 赵勇,翟立斌,卢宇等.先天性胆管囊肿术后胆管癌再次手术分析[J].中国实用外科杂志,2006,01:74-75.

7. 王燕霞.先天性胆总管囊肿的病因、病理及诊断研究现状[J].中国实用儿科杂志,1999,14(9):518-519.

8. Asai A,Miethke A,Bezerra JA. Pathogenesis of biliary atresia:defining biology to understand clinical phenotypes[J]. Nat Rev Gastroenterol Hepatol,2015,Jun,12(6):342-352.

9. Lakshminarayanan B,Davenport M. Biliary atresia:A comprehensive review[J]. J Autoimmun,2016,73:1-9.

10. Sugiyama M,Haradome H,Takahara T,et al. Anomalous pancreaticobiliary junction shown on multidetector CT[J]. AJR Am J Roentgenol,2003,180(1):173-175.

11. Lee KF,Lai EC,Lai PB. Adult choledochal cyst[J]. Asian J Surg,2005,28(1):29-33.

12. Ando H,Ito T,Kaneko K,et al. Congenital stenosis of the intrahepatic bile duct associated with choledochal cysts[J]. J Am Coll Surg,1995,181(5):426-430.

13. Tsuchida Y,Takahashi A,Suzuki N,et al. Development of intrahepatic biliary stones after excision of choledochal cysts[J]. J Pediatr Surg,2002,37(2):165-167.

14. Tyson GL,EL-Serag HB. Risk factor for cholangiocarcinoma[J]. Hepatology,2011,54(1):173-184.

15. Visser BC,Suh I,Way LW,et al. Congenital choledochal cysts in adults[J]. Arch Surg,2004,139(8):855-860.

16. Lopez-Terrada D,Alaggio R,de Davila MT,et al. Towards an international pediatric liver tumor consensus classification:proceedings of the Los Angeles COG liver tumors symposium. Modern pathology:an official journal of the United States and CanadianAcademy of Pathology, Inc. 27(3). United States,2014. 472-491.

17. von SD,Gluer S,Mildenberger H. Liver tumors in neonates and very young infants:diagnostic pitfalls and therapeutic problems. European journal of pediatric surgery:official journal of Austrian Association of Pediatric Surgery,et al. Zeitschrift fur Kinderchirurgie. 5(2). United States;1995. 72-76.

18. Levy AD. Malignant liver tumors. Clinics in liver disease. United States;2002.

19. Honeyman JN,Simon EP,Robine N,et al. Detection of a recurrent DNAJB1-PRKACA chimeric transcript in fibrolamellar hepatocellular carcinoma. Science(New York,N.Y.). 343(6174). United States,2014. 1010-1014.

20. Bioulac-Sage P,Balabaud C,Zucman-Rossi J. Subtype classification of hepatocellular adenoma. Digestive surgery. 27(1). Switzerland,2010. 39-45.

21. Nagarajan S,Jayabose S,McBride W,et al. Inflammatory myofibroblastic tumor of the liver in children. Journal of pediatric gastroenterology and nutrition. 57(3). United States,2013. 277-280.

22. Winter TC 3rd,Freeny P. Hepatic teratoma in an adult. Case report with a review of the literature. Journal of clinical gastroenterology. 17(4). United States,1993. 308-310.

23. Klimstra DS,Wenig BM,Adair CF,et al. Pancreatoblastoma. A clinicopathologic study and review of the literature. Am J Surg Pathol. 1995,19(12):1371-1389.

24. Kohda E,Iseki M,Ikawa H,et al. Pancreatoblastoma. Three original cases and review of the literature. Acta Radiol,2000,41(4):334-337.

25. Hackeng WM,Hruban RH,Offerhaus GJ,et al. Surgical and molecular pathology of pancreatic neoplasms. Diagn Pathol,2016,11(1):47.

26. Jun SY,Hong SM. Nonductal Pancreatic Cancers. Surg Pathol Clin,2016,9(4):581-593.

27. Russo P, Magee JC, Boimott J, et al. Design and validation of the biliary atresia research consortium histologic assessment system for cholestasis in infancy [J]. Clin Gastroenteroi Hepatol, 2011, 9(4):357-362.

28. Haafiz AB. Liver fibrosis in biliary atresia [J]. Expert Rev Gastroenterol Hepatol, 2010, 4(3):335-343.

29. Stahlschmidt J, Stringer MD, Wyatt J, et al. Histologic oddities at the porta hepatis in biliary atresia [J]. J Pediatr Surg, 2008, 43(7):1328-1332.

第十章

小儿肝胆外科常用内镜技术

第一节　腹腔镜技术

腹腔镜技术是将传统的外科手术操作与现代高科技成果完美融合所形成的一种新的诊断和治疗手段，是以套管作为进入体腔的通道，用 CO_2 充气形成观察和操作空间，借助腹腔镜及摄像系统显示手术视野，采用专用手术器械来完成手术的操作。20 世纪 70 年代，美国 Gans 和 Berci 诊断胆道闭锁标志着小儿腹腔镜外科的起步。1987 年 Mouret 完成世界首例腹腔镜胆囊切除术后，随着光学技术的改进和电视腹腔镜在成人外科的广泛应用，镜下分离、结扎、缝合等基本技术的逐渐成熟以及高频电刀和超声刀的研发，使腹腔镜微创技术也在小儿肝胆外科得到快速开展。腹腔镜技术作为一种微创外科的杰出代表，具有"切口小、损伤轻、痛苦少、恢复快"的优点，特别是在小儿外科疾病的诊断和治疗中显示出特有的优越性。

一、小儿腹腔镜技术的特点

小儿解剖生理特点与成人有许多不同之处，由于许多器官发育尚未成熟，组织器官耐受性差，小儿腹腔镜外科技术具有以下特点。

1. 小儿体腔小，操作空间小，特别是腹腔内胃多呈水平方向横跨于上腹部且哭闹或梗阻原因易致胃腔积气，膀胱常从盆腔延伸至下腹部。因此，为最大限度地利用有限空间，置入套管时避免意外损伤，术前须置胃管和导尿管，缩小胃和膀胱的体积，甚至需要开塞露或洗肠排出结直肠内容物。

2. 小儿体壁肌肉比较松弛，较低压力即可使体壁隆起满足手术要求；呼吸以腹式为主，腹膜吸收

及弥散 CO_2 较快易致高碳酸血症，术中 CO_2 压力不要超过 12mmHg，婴幼儿要控制在 9mmHg 以下；必要时可使用肌肉松弛剂使腹壁充分松弛，以增大腹腔操作空间。

3. 小儿体壁薄，切口处极易漏气，切口时不宜过大，以稍小于套管外径为好；对漏气切口必须及时缝闭，以免过快的气体交换会带走病儿的热量，导致低体温并发症。另外使用金属套管时，由于重力作用，套管极易自动移位或脱落，最好缝合固定，有条件者宜选一次性使用轻便的塑料套管。

4. 小儿腹内脏器稚嫩且后腹壁与前腹壁之间的距离较小，插入气腹针易造成损伤，第 1 个套管放置宜在直视下进行，其余套管在腹腔镜监视下穿置，避免意外损伤。此外，新生儿和小婴儿的脐静脉尚未完全闭锁易受损伤，故不宜选择脐窝上缘切口放置套管。

5. 与开放手术不同，腹腔镜镜头和操作器械至病变的部位之间需要有一定的距离，距离越大，视野包括的范围越大，操作空间越大。比如小儿腹腔小，为增大视野范围和操作空间，便于操作，根据病变部位依"菱形法则"需要选择不同位置放入套管，同时注意避开脐中韧带和腹壁血管以免损伤，肝胆胰脾等上腹部手术常采取中下腹部置入套管。

6. 小儿体腔不大，使用 3～5mm 的镜头和器械比较合适，术中最好使用同一大小的套管，便于镜头从各个套管交替置入，显示术野的各个角度，使术者对病变处器官组织的解剖关系有一个立体的、全面的了解，克服腹腔镜二维显像的局限性。

7. 小儿组织器官和成人相比，体积小、质量轻、

质地柔软,可以适当地采用经体壁缝合牵引、提拉等办法帮助显露视野,以减少一些辅助器械的插入。如悬吊肝圆韧带可良好显露肝门。

二、腹腔镜设备与器械

随着腹腔镜技术的广泛开展,应用领域日益扩大,相应的腹腔镜手术设备的改进和发展也十分迅速。摄像系统由单晶片发展到三晶片,为术者提供了清晰、高质量的图像。三维图像系统的出现使腹腔镜手术医生更能适应这种间接视野下的操作。全自动高流量气腹机可以及时补充腹腔内的气体,保证了良好的视野。新型的腹腔镜控制系统可以使术者在术中随意调整设备的参数,方便了手术的进行。各种结扎夹的出现缩短了手术时间,提高了效率。双极电凝钳和超声刀的出现解决了腹腔镜手术中止血的难题,使得腹腔镜手术的进行更加方便。

(一) 腹腔镜基本设备

腹腔镜系统所需基本设备主要包括摄像系统、腹腔镜、冷光源和监视器组成的视频设备,以及气腹机和电外科工作站等基本设备。

1. 摄像系统 包括摄像头和摄像主机。摄像头应用1/2英寸(1英寸=2.54厘米)大小的三晶片硅偶电装置将影像转变成分散的像素,经摄像主机采集传输到监视器。

2. 腹腔镜 现代腹腔镜起源于 Hopkins 1952年发明的杆状透镜系统的膀胱镜,由光纤把光线经腹腔镜传递到腹腔,再把来自腹腔内的图像聚焦、传递给摄像机。腹腔镜有不同直径和视角,婴幼儿多用3~5mm 直径的腹腔镜,较大儿童可用 10mm直径的腹腔镜,长度 170~310mm 不等,30°腹腔镜有较宽广的视角,比较常用。

3. 冷光源 用于腹腔镜系统的照明,由于光源距离腹腔镜有一定距离,需要通过光纤传导来完成。

4. 监视器 是视频系统中的最后一环,供手术人员监视操作,对其质量要求应与摄像机相同,高分辨率的图像要有良好的对比度和色彩且不能频闪,以免造成手术人员视疲劳。同时,可配备录像设备或采集系统,腹腔镜手术操作可以记录在录像带或数据工作站上供教学和交流之用。

5. 可加温气腹机 腹腔镜手术时需要建立手术空间,气腹机是建立和维持手术空间的基本设备。开展小儿腹腔镜外科手术最好配备可加温气腹机,使气体加热、湿化或再循环,以免在高流速下灌注气体时导致明显的体温下降。

6. 冲洗吸引设备 腹腔镜手术时必须要配备良好的冲洗吸引设备。冲洗流速最少应达到 1L/min,以便吸出烟雾、液体或凝血块。吸引头应有多个侧孔,以便快速吸出血块和大量液体。腹腔内冲洗要用温热的生理盐水或乳酸林格液,以免小儿体温下降。

7. 电外科工作站 高频电刀是腹腔镜外科手术主要的解剖止血工具。单极电凝是腹腔镜手术中应用最早、最广泛的止血分离手段,电凝钩和电凝铲用于电切分离和电凝止血;几乎所有的腹腔镜器械都有单极电凝接头,可以在分离或剪切的同时使用电凝。双极电凝钳具有组织损伤轻、止血可靠等特点,可用于较粗血管的止血,双极电凝钩用于切割分离辐射小、止血也比较可靠。

8. 超声刀设备 超声刀设备由主机、连接线、操作器械和推车等组成。超声刀的使用是腹腔镜外科发展的重要里程碑,它极大地提高了腹腔镜手术的操作效率。小儿常用5mm 超声多用剪,其工作端类似于分离钳。

(二) 小儿腹腔镜技术常用器械

由于腹腔镜手术时抵达操作部位的途径受限,其器械的设计也需要满足一些人体工程学的特点。这些器械应该设计得很舒适、轻巧,足以完成时间长、精细和重复的操作,并且用一只手可以完成其所有功能。腹腔镜手术器械表面应该不反光,而且能够向各个方向自由旋转。腹腔镜手术器械中一类是常规开腹手术器械的延长,如分离钳、剪,各种抓钳、持针器等,其头端工作部与普通手术器械相似;另一类是专门为腹腔镜手术而设计的特殊器械,如电凝钩、棒,线性切割吻合器、扇形拉钩等。

1. 气腹针 Veress 针是穿刺法建立气腹时使用的最普遍、最安全的器械。Veress 针由钝头、带有弹簧的内芯和锐利的外套针组成。当外套针穿过腹壁较硬组织时,钝性内芯向后退回,使得尖锐的外套针易于穿透腹壁。穿刺针一旦刺入腹腔,组织阻力消失,内芯中的弹簧使其向外退出,原来尖锐的针头成为钝性,避免腹腔内肠管的组织损伤。其钝头内芯中有一个侧孔,用于灌注气体,建立气腹。

2. 穿刺锥和套管 套管是器械出入的通道,根据腹腔镜手术中置入不同器械的需要,设计了不同形状和大小的穿刺套管。穿刺套管上都安装有与气腹机进气管连接的接头,置入套管后通过这个接头继续灌注气体,以维持腹压。理想的穿刺套件应该满足下列条件:首先是要安全、易于控制、较少创伤,这在盲法置入第一个套管时尤为重要;其次是置入腹壁的套管要有良好的固定,在快速更换器械时不至于连同套管一起拔出;再者是套管要密封良好,防止过多气体泄漏,用于放置操作器械的套管要有通用密封装置,便于插入不同直径的器械。

3. 抓持器械　抓持器械是腹腔镜手术最常使用的器械。通常由把手、可旋转的器械轴和各种工作头部组成,当手术者操作把手张开和闭合时通过中心传动轴带动器械头部作相应运动。抓钳的轴应能顺其长轴旋转360°,这样才能使其头端自由转换方向,方便腹腔内的操作。根据器械头端的形状和对组织是否造成损伤,抓持器械可分为有创和无创两类,有创伤性抓钳用于抓持大网膜、肠系膜或粘连带,而无创性抓钳则用于抓持肠管。一般小儿用抓钳的长度为25~31cm,直径3~5mm,其外层被覆一层绝缘材料,以免使用电凝时损伤皮肤。

4. 分离剪　分离剪也是腹腔镜手术中常用的器械,其接触面是锐性的,顶端是钝性的,既可用于锐性分离,又可用其顶端进行钝性分离。分离剪的规格同分离钳一样,钳身绝缘良好,可以方便地同时进行电凝操作。用示指拨动把手上的旋转盘,可以使器械杆沿其长轴自由旋转。有时可用分离剪背侧进行电凝止血,但是过多使用分离剪进行电凝会使其剪刀变钝。

5. 持针器　持针器是高级腹腔镜手术中较常用的器械之一,头端一侧是固定的,利用另一侧张开和闭合来夹持缝合针,根据头端不同用途设计有直型、弯型和自动归位持针器,常用手柄类似于普通针持,有3mm和5mm两种规格,特别是小儿胆道重建手术需要利用持针器完成镜下缝合吻合操作。

6. 止血器械　腹腔镜手术止血用器械主要包括单极电凝器械、双极电凝钳、止血夹和施夹钳、氩气刀、超声刀等。单极电凝是腹腔镜手术中应用最早、最广泛的止血手段。电凝钩用于剥离和其他组织的分离。电凝棒用于创面止血。几乎所有的腹腔镜器械都有单极电凝接头,可以在分离或剪切的同时使用电凝。双极电凝钳具有组织损伤轻、止血

可靠等特点,可以用于较粗血管的止血。内镜操作下用止血夹比缝合和打结要快得多。止血夹由不同材料做成,有金属钛夹和生物合成的可吸收夹。使用止血夹前,必须使血管两侧充分游离,待夹闭的血管应该被张开的止血夹钳口完全包含,保证止血夹钳闭合后能完全夹闭血管,否则就有可能夹闭血管不完全,造成术后出血。

三、小儿腹腔镜手术适应证的选择

腹腔镜外科深深地根植于传统外科,是传统外科的延伸和发扬光大。其手术原则和目的非但没有变,而且应该要求更强更高。腹腔镜外科作为微创外科领域的主导力量,理当在观念上更新、技术上更强、坚持原则上更好。腹腔镜外科总的应用准则是严格遵循外科基本原则的基础上,积极探索腹腔镜手术特定条件下的行为准则,切实做到"安全、有效、快捷"。应辨证地选择手术适应证,充分考虑切口创伤与手术本身内在创伤的比值,先选一些单纯胆囊置管造影、冲洗或胰腺假性囊肿引流等简单手术,达到一定熟练程度后再进行胆囊切除、脾切除等比较复杂手术,最后进行胆总管囊肿切除、胆道重建、胰十二指肠切除等高难度复杂手术,手术适应证既相对于患者的病情,也相对于术者的临床技能;还要正确地把握中转开放手术时机,腹腔镜手术的中转开放只是手术方式由首选向次选的转变,并非手术治疗的失败,能在发生严重并发症被迫中转之前及时、果断地把握时机主动中转,是一名腹腔镜外科医生成熟的标志。因此,随着小儿外科医师镜下操作技术的进步和经验的积累,以及腹腔镜器械的不断改进和发展,腹腔镜技术在小儿肝胆外科的诊治适应证会越来越广。

四、小儿腹腔镜基本操作技术

腹腔镜手术与传统开放手术在基本操作技术方面相比,既有共性,也有其不同之处。同样无外乎暴露、分离、止血、结扎、缝合等基本技术,但腔镜手术失去了用手直接触诊的"第二眼睛"功能,变成了以专用器械远距离操作,需要在体腔内创造一个视野清晰、便于操作的宽广的手术空间,以及通过患者的体壁通道将手术器械安全地送达,这就要求有一个合理的患者体位和手术组的布局、良好的气体空间和满意的体壁器械通道的建立以及规范的

结扎缝合技术。

（一）病儿体位

腹腔镜手术由于失去了手和拉钩直接暴露的作用,因而依靠病儿体位的变换来显露靶器官就显得尤为重要。一般原则是变动体位抬高靶器官使其周围脏器因重力作用而远离,手术野处于高位,便于显露操作。比如上腹部手术需要采用头高足低体位。此外,还要经常结合左倾或右倾体位抬高患侧,如胆总管囊肿手术一般采用头高右侧高的体位。

（二）手术人员站位

手术人员站位因手术种类而异。不像开放手术手术者站于手术部位一侧,一般腹腔镜手术者和持镜者站在手术部位的对侧面。以腹腔镜脾切除术为例,病儿仰卧头高左侧抬高,术者站在病儿的两腿之间,助手站在患者的右尾侧,器械护士站在病儿的左侧。

（三）建立气体与放置套管

腹腔镜手术需要创造一个视野清晰、便于操作的宽广手术空间,同时需要经过体壁通道将手术器械安全地送达操作部位,这就要求建立一个良好气体充盈的操作空间和放置准确部位的套管通道。小儿特别是新生儿和小婴儿,由于腹壁薄弱、相对腹胀、组织质嫩,后腹壁与前腹壁之间的距离又小,为保证安全,最好采取开放式建立气腹和放置套管;较大儿童可以采用气腹针式建立气腹。

1. 气腹的建立

（1）开放式建立气腹:一般选择脐窝处。根据置入套管大小,沿脐窝边缘弧形或脐中心切开皮肤及皮下组织,提起筋膜和腹膜继续切开直接进入腹腔,直视下放入套管,然后切口两侧经皮下和筋膜缝合一针丝线,再提起缝合线结扎固定在套管上以免漏气,连接气腹机注入 CO_2 建立气腹。

（2）气腹针式建立气腹:检查气腹针腔道是否通畅,弹簧推进是否正常。沿脐环弧形切开皮肤筋膜,以执笔式用拇指、示指捏住气腹针筒中下部,腕部用力捻转插入气腹针,滴入几滴生理盐水被吸入消失或连接气腹机显示负压,表明气腹针已在腹腔内,注入 CO_2 形成气腹,否则再调节针尖位置穿刺;形成气腹后,拔出气腹针,从原切口处穿刺置入第一个套管,连接气腹机维持气腹压力。

2. 套管的放置　一般情况下,套管取位本着以病变为中心的"菱形法则"放置,即镜头正对着病变中心,入镜点与病变点的连线为菱形的长轴,两个操作孔套管取位于腹腔镜戳孔的两侧,分别插入手术者左手和右手的操作器械,其与中间腹腔镜戳孔的位置不宜靠得太近,以免阻挡视野和互相发生干扰;三个套管位置最好不放在一条直线上,第四个套管为助手辅助手术控制,位置选择需要根据具体的手术情况和目的而定。

3. 套管置入注意事项

（1）小儿腹壁薄、弹性好、张力低,气腹针或套管容易穿透腹壁进入腹腔,但是这也易误伤腹腔或腹膜后器官。初学者最好使用开放式置入第一个套管,气腹形成后,在腹腔镜观察下置入第二、三个套管,使用尖端带保护装置的套管会增加手术的安全性。

（2）只有明确气腹或套管位于腹腔内,才能向腹腔内充气,如果误向大网膜和腹膜外脂肪间隙充气后很难再找到游离腹腔间隙。

（3）切口一定要严格密闭,漏气会导致气体过快流通,造成视野不良和低体温。

（4）小儿腹壁薄,5mm 以上的放置套管切口的肌层或筋膜层一定要缝合,以防切口疝发生。

（四）悬吊牵引技术

良好的术野暴露对完成小儿腔镜手术极为重要,小儿虽体腔小、耐受气压低,但脏器也轻小,特别是采用经腹壁悬吊缝合方法可有效地起到组织牵引和术野暴露的目的,甚至可以代替辅助器械,此法简单易行,费用低廉;同时也可减少套管的放置数目,更能体现其微创手术效果。

在腹腔镜监视下,用直式或雪橇缝合针线(2-0),从术野的正上方垂直穿透体壁进入体腔,然后从体腔内将针线拉入,而把线尾留在体外;在体腔内用持针器握针将其穿过所要牵引的组织或器官,再将针从体壁穿出,出针点根据需要选择;体外缓慢提拉线的两端,待牵引组织达到暴露所需术野后,暂时活扣结扎两端缝线,手术结束后将缝线剪断牵出。注意在提拉牵引缝线时,一定要在腔镜监视下进行,避免过度用力使缝线撕裂组织或器官。

1. 悬吊肝圆韧带　用扳直的缝合针线,从剑突下肝镰状韧带的左侧垂直穿透腹壁进入腹腔,然后从腹腔内将针线拉入,而把线尾留在腹壁外;在腹腔内用持针器握针将其贯穿缝挂靠近肝脏的肝圆韧带,为避免牵拉力度不够,可再贯穿缝合一针,然后,持针从肝镰状韧带右侧的腹壁穿出,提拉缝线将肝脏悬起,显露肝门。

2.悬吊脾下极　经胸壁左腋中线季肋部穿入带针缝线入腹,绕过脾下极,然后经锁骨中线胸壁肋间穿出牵拉脾脏下极显露脾门,更有助于解剖脾门血管完成单切口脾切除术。

（五）分离技术

腹腔镜手术与开放手术相同,分离技术是腹腔镜外科手术中的最基本操作之一。通过分离把欲切除的病变组织与周围正常组织分开。

1.钝性分离　钝性分离又称撕剥分离,分离钳是腹腔镜手术最常用的组织分离器械,常用于脏器被膜、粘连和各种管道组织的分离,如胆囊切除术中可将Calot三角区的前后浆膜与疏松结缔组织撕开显露出管状结构、脾切除术中脾蒂血管的分离等。

2.锐性分离　腔镜手术的锐性分离主要是用剪刀进行,常用于精细组织和病变的分离,如胆囊动脉和胆囊管的离断。一些粘连紧密或解剖精细的分离可用微型剪刀,因其前端尖细,必须监视下进入体腔和手术野,应特别注意勿误伤其他组织,不能盲目插入,不用时退出套管,养成良好的习惯。

3.电凝分离　腔镜外科手术中分离组织的同时要解决止血的问题,因此,电凝分离是最常用的分离方法。电凝器又分为单极和双极两种,单极电凝钩最方便、灵活,可通过钩、挑、压、推、拨等动作有效地分离各种组织,如胆囊床的剥离、粘连带的松解、肌系膜的游离等都可用电钩分离操作。双极电凝抓钳,主要用于管道凝结、血管止血或阑尾夹凝后剪开。由于电凝分离会产生电热效应,容易损伤组织,使用时应注意以下几点:①在荧屏监视下确保要分离的组织无误方可通电;②一次通电不可过长,以防电热辐射灼伤周围组织;③分离组织用力适度,避免电钩弹跳伤及附近脏器;④在解剖结构不清、靠近大血管或重要管道的部位,慎用电凝分离,以免发生意外损伤。

4.超声刀分离　随着超声刀在腔镜外科手术中的应用,分离效果更为安全、精确和有效。因其少烟、少焦痂使手术视野清晰,无能量导向机体或通过机体,可以在大血管附近进行分离,比如可用于重要脏器如胰十二指肠、肝、脾的切除。系膜游离也常用超声刀分离,兼有切割、凝固止血多功

能于一体,3mm以下血管无需结扎或夹闭,既减少了术中器械更换,又省时、省力。在使用超声刀时要注意凝固与切割的平衡,根据拟切割组织类型及其内血管的大小来正确选择能量输出,要在保证确切凝血效果的基础上追求速度。注意超声刀的操作面积较大,凡是被超声刀夹住的组织在启动之后皆可被凝固切割,如不准确也可造成内脏损伤、发生穿孔或出血。

（六）止血技术

腹腔镜手术要求无血操作,小出血可使手术野显露不清,出血较多不但影响操作且处理也较困难,甚至需要中转开放手术。因此,预防出血和及时止血尤为重要。一般处理原则是小血管先凝固后切断,大血管则先夹闭后离断。

1.电凝止血　电凝止血是最常用的凝固止血方法,常用于剥离和撕脱面的渗血、小血管出血的止血。常用器械有电凝钩、电铲、抓钳、分离钳等。新型电凝器上有喷凝装置,喷洒电凝的优点是不解除组织,不易形成焦痂。电凝止血仅适用于小血管的出血和渗血,其最大缺陷是烧灼组织产生的烟雾会影响手术视野的清晰,排出烟雾又要延长手术时间,因此,在电凝的过程中一边充气一边放气可节省手术时间,弥补不足。

2.夹闭止血　不能用电凝止血的较大血管常用夹闭方法止血。目前临床上常用的止血夹有金属钛夹和带锁扣的生物夹或可吸收夹。施夹器有单夹施夹器和连发施夹器两种,单夹施夹器每施一个夹后需拔出体外临时再安装一个止血夹;连发施夹器是一次性使用,内装有10个或20个结扎夹,使用方便,止血更及时,但价钱昂贵。在施夹过程中术者的操作要稳准,避免因施夹器活动幅度过大而切断或撕裂血管。

3.超声刀止血　超声刀止血是目前临床上最为理想的切割止血器械,常用于脾切除、肠系膜游离以及水肿炎症胆总管囊肿的剥离,作用远高于电凝,并且对深部组织损伤小,适用于创面渗血及小血管出血,使用比较安全和方便,无电流作用,但不适用于较大的血管止血。

4.压迫止血　胆总管囊肿切除时,毗邻大血管,创面渗血时应用电凝止血比较危险,使用钛夹或结扎又很困难,此时可用浸有凝血酶或肾上腺素盐水的纱布条由套管送入腹内局部压迫止血,能起

到良好的效果。

（七）结扎技术

结扎也是小儿腹腔镜外科基本技术的重要组成之一,也是一种有难度的操作技巧,需要加强训练、熟练掌握。按打结操作部分分为腔外打结和腔内打结,腔外打结一般采用滑结技术推扎,腔内打结多用外科结。体外结扎有预制 Roeder 结套扎器、Roeder 外打结或渔翁结推扎等,但这种打结方法不利于精细的缝合或吻合后结扎,因此,要提高腹腔镜技术,需要掌握腔内打结技术。腔内打结方法与开放手术中的传统持针器打结方法一样,取 8～10cm 一段结扎线环绕管腔或 10～12cm 针线缝合组织后,左手用弯钳端夹住一端线尾或缝合针,线尾或针头位于弯钳的外弧侧,右手握持针器用其尖端在左手弯钳的内弧侧环绕结扎线 1 周或 2 周后,用持针器夹住另一端线尾,向相反的方向拉紧缝线即成第一个单结;然后右手持针器放松线尾,再反方向环绕左手缝线 1 周后重复钳夹住线尾拉紧成方结或外科结。腔镜手术中,由于立体视觉变成平面视觉,传统器械变成远距离操作器械等不利因素影响,致使这种打结技术需要较长时间的训练方能应用自如。结扎时,尽量将管道周围组织游离干净,第一结环绕 2 周打外科结,这样可以保证结扎管道确切。结扎线粗细选择要合适,不可过粗以防结扎不实,最好选择摩擦力较大的多股编织线,这样线结不易松动。

（八）缝合技术

缝合技术是腔镜手术的重要环节。由于腔镜下进行缝合吻合操作比较困难且费时费力,需要经过耐心的训练。

1. 间断缝合　将缝合针线经体壁穿入或持针器经对侧套管穿出体外,夹住缝合针线经套管导入腔内进行缝合,缝合中可用左手持弯钳夹住针体,两手配合,使右手持针器夹住缝针的后 1/3 处,将针尖以适当的角度刺入进针点,右手腕按顺时针方向旋转使缝针穿过组织,再用左手弯钳钳夹针尖拔出,按上述双钳打结方法完成体内结扎,剪断缝线,多余的线头经套管取出。再寻找缝针,持针器夹住缝针依次进行间断缝合结扎,最后钳夹剩余靠近针尾部的缝线连同较小缝针一起剪掉经套管移出体外,经套管取出时一定夹牢,以防脱落在体腔内寻找困难。加大缝针可经体壁穿出。

2. 连续缝合　连续缝合的第一针与间断缝合一样,先缝合起始端予以双钳内结扎法进行结扎,然后右手持针器夹住缝针进行连续缝合,每缝合一针都要确保缝线拉紧,助手也可使用抓钳帮助拉紧缝合线,注意缝合过程中,持针器一旦夹紧缝针后要保持在视野内活动,以免刺伤或撕伤周围组织,缝合时持针器一定要扣紧固定缝针,避免其针尖转动偏离缝合方向。连续缝合结束时助手牵拉前一针缝线,术者用左手弯钳端夹住缝合针,右手握持针器用其尖端在左手弯钳的内弧侧环绕线尾 2 周,用持针器夹住助手提拉的双折叠线,向反方向拉紧缝线打外科结。

（九）标本的取出

腹腔镜外科采用小戳孔完成手术,使得如何从小戳孔取出腔内标本也是腹腔镜外科手术基本技能之一。标本取出力求过程顺利,避免延长手术时间,同时要注意炎症或恶性病变组织污染戳孔。根据标本性状不同,可有不同的解决办法。

1. 扩大戳孔取出标本　如果标本稍大,可将套管拔出后用分离钳或切开扩大戳孔,再取出标本。如胆囊切除后,可用抓钳夹住胆囊颈部推入脐部,扩大戳孔露出胆囊小部分后穿刺吸出胆汁、或切开取出结石使胆囊空虚便于取出。

2. 取物袋取出标本　被污染或感染组织标本需要放入取物袋内取出,以免污染戳孔使炎症扩散。感染的胆囊需装入指套或避孕套中,结扎套口后经扩大戳孔取出。像脾脏、肝脏等较大实质脏器或组织,延长较大切口取出失去微创意义,一般将标本袋放入腹腔内,将切下脏器或组织装入袋内收紧袋口,从扩大戳孔提出袋口,较脆组织可伸入手指粉碎后一块一块取出,坚硬组织可用剪刀或粉碎器分割后逐块取出,取完后随之将标本袋移出。

（十）冲洗与吸引

腹腔镜外科手术中,为保持术野清晰、防治体腔内感染、减少并发症发生,应及时清除腔内积血和积液。腹腔镜下冲洗与吸引有一定优势,比如腹腔镜下可以冲洗腹腔的各个部位,操作比较精细,对腹腔深部、隐藏部位的各个角落冲洗效果都比较好,通过较长的冲洗管可以有效冲洗干净积脓、积血,同时对腹腔其他脏器干扰小,冲洗液体也不会污染腹壁的切口;但腹腔镜外科手术的冲洗与吸引技术与传统开放手术也不尽相同,在吸引积血积液

的同时会将 CO_2 气体吸出,要求术者必须掌握好冲洗吸引技术。

(十一) 放置引流

腹腔镜手术时渗血较多、止血不满意,病变炎症明显或有炎性液体溢出污染,空腔脏器切开修补后可能发生外漏,以及术中解剖不清、可能有误伤需要观察等情况时,需要放置引流。可在腔镜监视下,将抓钳从放置引流管处的套管拔出时穿出体外,夹住已修剪好的引流管,从拔出套管戳孔拉入体内,摆放于合适位置,体外皮肤缝合固定。

五、小儿腹腔镜手术并发症的预防和应急处理

小儿腹腔镜手术并发症的发生主要与术者的腹腔镜操作熟练程度及开放手术经验有关。既有腹腔镜手术的特有并发症,也有与传统开放手术相同的并发症。特有并发症主要包括与穿刺有关的并发症如血管损伤、内脏损伤及切口疝等,与体腔充 CO_2 气体有关的并发症如高碳酸血症、呼吸循环功能改变、低体温等;即使与传统手术一致的并发症,但在腹腔镜手术中其发生的原因、几率、严重程度、处理办法及转归却又不尽相同。

(一) 与腹壁穿刺相关的并发症

建立气腹过程中,第一个套管盲穿(包括气腹针穿刺)是腹壁穿刺过程中最容易发生损伤并发症的环节。

1. 出血与腹壁血肿　腹壁切口出血、血肿可发生在皮下组织、肌肉组织和腹膜外组织,可以是单独的,也可以是两个以上部位同时出血。穿刺时注意避开血管、结束腹腔镜手术前仔细检查腹壁戳孔的内外两侧有无活动性出血并做好戳孔的缝合,是避免术后戳孔出血和血肿的有效办法。特别是新生儿脐静脉尚未完全闭锁易受损伤,故不宜选择脐窝上缘切口放置套管。

2. 戳孔疝　因小儿腹壁薄弱,肠管细小,大于5mm 的腹壁戳孔容易发生戳孔疝。尽量选用小直径套管穿刺,避免过分延伸戳孔以减少腹壁缺损,术毕用可吸收缝线在直视下全层间断缝合戳孔,在排空气腹后应摆动腹壁,避免肠管或大网膜嵌入切口内。疝内容物为大网膜或脂肪组织,可暂作观察;如腹壁包块逐渐增大,症状进行性加重甚至出现肠梗阻应及时再手术探查,将疝内容物回纳腹腔

或切除,逐层缝合腹壁缺损。

3. 内脏或大血管损伤　是腹腔镜手术严重危及生命的并发症。最危险的腹膜后大血管是腹主动脉,其次是下腔静脉、髂动、静脉等大血管;还有腹腔内的肠系膜和网膜血管以及穿刺区域的较大血管。受损器官大多为空腔脏器,少数为实质性器官。腹壁暴力穿刺和显露术野不当盲目穿刺是发生内脏或血管损伤的主要原因。因此,腹壁穿刺第一套管最好开放式放置,其余套管必须在腹腔镜监视下穿置,腹腔镜术中一旦发生镜下难以控制的血管损伤或脏器破裂时,应即刻行直接压迫止血或剖腹探查手术处理。

(二) 与 CO_2 气腹有关的并发症

1. 高碳酸血症　小儿腹膜菲薄,相对弥散面积较大, CO_2 充气后经腹膜大量吸收和影响膈肌运动容易导致高碳酸血症和减少潮气量,特别是在新生儿增加充气压到 10mmHg 将影响潮气量 30%,交感神经反射刺激可引起心律不齐如窦性心动过缓、房室分离和结性心律等并发症。因此,充气压力应控制在 8～10mmHg 以下,术中应严密监测呼吸、循环参数,采用浅全麻、气管内插管和硬膜外麻醉可获得较好腹肌松弛的效果,高流量给氧以减轻气腹对通气的抑制。对于高难度或时间较长的手术,一旦发生高碳酸血症和呼吸循环不稳定,可暂停手术,放掉腹内 CO_2 气体,待病儿平稳后再继续充气手术。如出现较重度的 CO_2 滞留时,应尽早结束手术,适量应用碱性药物。对无法纠正的高碳酸血症和呼吸性酸中毒,必须中转开腹手术。

2. 皮下气肿　气腹针穿刺时位置不当,建立气腹时气体注入腹膜外间隙;穿刺针或套管偏离原穿刺部位,在腹壁上形成多个创道, CO_2 经创道进入皮下;术中腹腔内 CO_2 经套管周边进入皮下组织;使用扩张器或其他方法扩张戳孔后,再次放置套管与腹壁间密闭性减退,气体从腹壁与套管间的缝隙向皮下组织弥散。严重而广泛的皮下气肿可压迫胸廓和上呼吸道,使肺顺应性下降,气道阻力增高,严重者产生 CO_2 蓄积甚至低氧血症。轻度的皮下气肿对机体的影响不大,不需做特殊处理;严重而广泛的皮下气肿,因其对心肺的负面影响,须在手术中做密切的监测,适当降低腹内压,麻醉师采用过度换气,向戳孔处挤压气肿,有助于减轻气肿的不良作用并延缓气肿的蔓延。难以纠正的皮下气肿引起

的心肺功能改变或高碳酸血症,应放弃腹腔镜手术。

3. 气体栓塞(简称气栓)　在各种气体介质中,CO_2发生气栓的危险性最低,是气腹的少见并发症,但它的后果却非常严重,一般都是致死性的。栓塞的部位可发生在右心房、肺动脉、冠状动脉和脑动脉。推测气栓形成有以下几个途径:①气腹针误入腹腔内静脉,大量气体短时间内直接冲入血液;②组织分离时创面上断裂或破损的静脉成为高压气体进入循环的门户;③溶解在血液中的气体像减压病一样再形成气泡。发生气栓时需立即解除气腹,终止气体栓塞来源;左侧卧位使气体不易进入右心室;快速中心静脉置管吸出右心房、右心室及肺动脉内的气泡;紧急时可行右心房直接穿刺抽出气泡,吸入纯氧;呼吸心搏停止者行心肺脑复苏;后续高压氧治疗。

4. 肩部疼痛　诱因可能是腹腔内CO_2对膈神经的刺激所致。发生率高达35%。术后症状轻一般不做特殊处理;较重的患儿可对症处理。

5. 心律失常、心搏骤停　心律失常与气腹建立初始时CO_2流量过大有关,低温的CO_2气腹也是导致心律失常的可能原因。预防措施包括建立气腹时以低流量开始,再逐渐增加到较高流量并以高流量维持。

6. 体温下降　婴儿、新生儿使用未加温的CO_2充气,或腹腔内过量CO_2置换可造成病儿体温下降。因此,对小儿腹腔镜手术应在手术中严密观察体温变化,为防止小儿术中低体温,使用加温床垫或注意保暖,最好选用可加温气腹机。

(三) 与专用手术设备和器械相关并发症

实施腹腔镜手术需要专用的摄像采集传输设备和特殊的操作器械。所需设备主要包括摄像、腹腔镜、光源、监视器组成的视频设备,以及气腹机、冲洗吸引泵、电外科能量平台等基本设备。手术操作器械一类是常规器械的延长,如分离钳、手术剪、抓钳、持针器等;另一类是专门为腹腔镜手术而设计的特殊器械,如气腹针、套管、电凝钩铲、超声刀、LigaSure等。随着科学技术的进步,虽然相应设备和器械的性能得以改进,使得腹腔镜手术的操作更加方便,但所有设备和器械都有固有的不足之处,因此,为减少术中意外并发症,这就要求手术者只

有在感觉到各种设备和器械功能良好时,才宜进行手术。

1. 光源灼伤　小儿皮肤稚嫩,耐热辐射差,小儿腹腔镜较细,导光差,为增强手术视野亮度,常需将光源光亮度调大,如果操作疏忽,容易造成光源灼伤。因此,手术准备时,在光纤未连接腹腔镜之前勿开启光源;手术时勿将腹腔镜头端接触腹内脏器;手术结束时及时关闭光源,切忌将腹腔镜头端或光纤连接部接触病儿身体。

2. 医源性烟雾中毒　单极高频电刀是最常规的配套器械。优点是操作方便,切割止血可靠,手术创面干净、经济;但缺点是电凝温度高,易产生烟雾。腹腔镜操作中,电外科器械产生的烟雾可导致腹腔内污染和手术室空气污染。烟雾中的化学毒物可经腹膜吸收、损伤腹膜细胞、激活巨噬细胞释放肿瘤坏死因子甚至导致中毒。因此,气腹中的烟雾需要持续或间断经套管侧孔接吸引器排出。此外,手术室内应有良好的通风设备,不宜在通风不良的环境中长时间工作。

3. 内脏损伤　由于绝缘物失败、电容耦联、电流直接耦合等原因,单极电凝设备可导致肠管、脏器和腹壁的意外烧灼伤,可发生在腹腔镜视野内和视野外。为预防和降低腹腔镜手术各种并发症,强调腔镜医师的规范化培训,具有娴熟的手术基本功和操作技巧,术前做好手术难度的预测及缜密合理的手术设计,充分认识腹腔镜手术的内在缺陷,熟悉手术器械性能和正确的使用方法,掌握腹腔镜下血管解剖的特点和脏器解剖特点,重视手术前的充分准备评估和结束前的全面检查。特别是新生儿和小婴儿腹腔操作空间更小,脏器稚嫩,所用器械纤细锐利(2mm),因此,各种器械放入及操作一定要在监视下进行,电凝电切功率要控制在20～30W以下,必要时将塑料套管推进仅露器械尖端放电,避免副损伤。由于电热辐射损伤肠管延迟穿孔容易延误诊断,术后出现的腹膜炎又常被当做术后正常反应,其后果往往是严重的。一旦出现腹膜炎体征,应急症剖腹探查,及时处理。

(李索林)

第二节　胆道镜技术

胆道镜(cholangioscopy)及胆道镜技术在临床上广泛应用,已经成为肝内外胆道疾病最重要的诊断和治疗方法之一,业已成为胆道外科最为重要的微创技术手段之一。经典或最常用的胆道镜技术是应用于胆道手术中和胆道手术后经 T 管通道的肝内外胆管探查或残留结石取除。然而,随着微创医学理论体系与微创技术的发展,各学科之间的不断相互整合与融合,传统的胆道镜技术已经有了新的发展,应用范围扩展至术前胆道镜、术中胆道镜以及术后胆道镜。治疗的病种由单一的胆道镜取胆总管结石扩展为胆道镜治疗肝内外胆管结石、胆囊结石、胆管狭窄、胆道蛔虫、胆道肿瘤、胆管内异物、肝包囊虫等,并且随着微创技术方法如激光、微波、液电碎石、等离子体冲击波碎石、高频电流技术等在胆道镜技术方面的应用,胆道镜技术还扩展到泌尿外科、胸外科和胆道以外腹部疾病中,适应范围更为广泛。

一、胆道镜的类型

胆道镜根据其应用分为经口胆道镜和标准胆道镜两种。特殊情况下,根据实际需要,如需要大工作通道(2.8mm)时,可以选用纤维支气管镜;要求镜身更细时可选用纤维输尿管镜替代标准胆道镜。标准胆道镜包括诊断型和治疗型两种,镜身长度均为670mm,但是,工作通道直径有所不同,诊断型为2.2mm,治疗型则为2.6mm,操作旋钮为单螺旋。纤维胆道镜,有光学性或电子性两种。目前普遍使用的是光学纤维镜,电子胆道镜的最大优势是视野清楚。

二、胆道镜技术的类型

根据胆道镜的入路途径,可以将胆道镜及其技术分为以下六种类型。

1. 经口胆道镜技术　此技术的优点是可以经口途径,实现胆道内直接内镜探查和镜下完成一定的治疗,从而避免开刀手术;不足是技术操作复杂,对内镜医生的技术要求非常高。其也是最为复杂的消化内镜外科技术。

2. 经手术切口胆道镜技术　开腹进行胆道手术时,对胆道的探查是通过术者用手触摸或用胆道探子进行。当术者无法明确胆管内部情况,尤其是肝内胆管情况和乳头内侧情况时,或要排除胆管结石是否取干净,在手术过程中施行胆道镜将具有重要的价值。该技术的优点是,在术中延伸了手术医生的眼睛,清楚了解胆道内情况。

3. 经腹腔镜入路胆道镜技术　也是术中胆道镜的一种形式,不同的地方是胆道镜经过腹腔镜时的套管进入腹腔,其准确性更高并能进行一些操作。

4. 经窦道胆道镜技术　该技术为术后胆道镜技术,其实现的前提是必须有手术留置的与胆道相通的窦道。

5. 经皮经肝胆道镜技术(PTCS)　当无胆道引流管(如 T 管)置放或 ERCP 途径失败,该技术则是非开刀方法进入胆道的唯一途径与微创技术。

6. 经皮-腹腔/实质性脏器坏死腔内镜技术　该技术是指采用胆道镜技术,应用胆道镜(当然也可以使用其他合适内镜,如纤维支气管镜或纤维膀胱-输尿管镜),对腹腔内局限性病灶内的或实质性脏器内限局性坏死病灶的探查与清创。

三、胆道镜技术的适应证与禁忌证

早期的胆道镜技术主要用于术中探查和术后经 T 形管探查取出胆道残留结石。目前,其主要适应证包括胆总管巨大结石(常规治疗 ERCP 技术直接取石、胆道内机械碎石失败并不能够手术者)、Mirizzi 综合征、胆肠吻合口狭窄伴肝内胆管结石、肝内胆管结石、肝移植术后胆道并发症(吻合口狭窄-肝内胆管胆树型异物-肝管狭窄-肝脏灶性坏死、腹部手术-腹腔引流不畅局限性脓肿形成)等。

胆道镜技术的禁忌证是胆道广泛性出血或管壁新鲜坏死。

四、胆道镜技术的应用

1. 胆管结石　尽管肝胆管结石的外科治疗已经取得了长足的进步,但肝胆管弥漫性多发性结石的治疗仍然是胆管外科的难点之一,主要因为术后胆管残留结石是一个普遍性问题。临床实践证明,电子胆管镜技术在肝胆管结石的诊治中已起到重要的作用,成为治疗肝胆管结石的重要辅助工具。用胆管镜进入胆管,检查左右胆管,可以清楚地看到肝内二级胆管及结石情况,然后检查肝总管、胆总管全段并取石。在用胆管镜检查胆总管下段时,胆管镜可以进入十二指肠,并可以看到奥狄括约肌规律性的收缩和舒张,术中胆管镜取石的优点:①直观、直视下取石,先上后下,上可到二级胆管,下可达十二指肠乳头,对结石的大小、数目清晰可见,而且可以多次检查,对胆管结石、胆管的狭窄及增生、肿瘤等情况还可以做活检。②可以避免盲目取石造成的胆管出血、胆管及十二指肠损伤、结石残留。③术中胆管镜取石及检查,操作简单、易行,不需游离十二指肠降部及切开后腹膜。

术后经过 T 形管窦道或者肠袢造瘘口,可以顺利进入胆道,对残余结石进行清理,扩张狭窄的胆管,液电或者机械碎石可以帮助取出较大结石,避免再次开刀的痛苦,同时避免再次手术的高风险及并发症。

2. 中高位胆管癌　无手术适应证情况下,为了实现对中高位胆管癌的直接探查与治疗,可以采用 PTCS 技术。

3. 肝脏局限坏死-脓肿形成　通常是采用手术方法解决,但是当患者无法进行手术治疗时可以选择内镜技术。

4. 胆肠吻合口狭窄　胆道手术后胆肠吻合狭窄伴发有肝管结石及反复发作性发热,其核心是吻合狭窄导致胆汁引流不通畅,采用 PTCS 技术,可以有效地微创化清除结石、解除狭窄。

5. 胆总管结石及 Mirizzi 综合征　对于嵌顿于胆囊管起始部并引发胆总管梗阻的巨大结石(Mirizzi 综合征),经口胆道镜碎石技术是非手术方法破碎并解除结石梗阻的唯一有效的微创技术。

6. 肝移植术后胆道并发症　目前,处理肝移植术后胆道并发症的技术方法是十分有限的,胆道镜技术是目前清除胆道内排异异物的少有选项之一,也是效果肯定的微创技术。

7. 腹部内脏穿孔-腹腔限局性脓肿形成　非常少有的情况下,如腹腔空腔脏器穿孔、多次手术修补失败后,腹腔内局部形成局限性感染灶、有常规硅胶引流管或"烟卷引流管"但引流不通畅伴感染症状(血象高、体温高、心律快等)、无再手术的适应证时,可以使用胆道镜技术,拔除腹腔引流管,对局部进行探查、冲洗和清除坏死异物(胆道镜下病灶清创术)。

（侯森林）

第三节　超声内镜技术

超声内镜(endoscopic ultrasonography,EUS)是将超声波探头微型化并安置在内镜的前端,当内镜进入体腔后,通过内镜直接观察腔内形态,同时又可进行内镜可视部位的超声检查,以获得管道壁层次的组织学特征及周围邻近脏器的超声图像,由于插入的超声探头接近病变,缩短声路而降低声衰减,故可采用高频技术。可明显提高图像分辨率,以发现细小病灶,这些性能在常规超声检查中是无法达到的。随着设备和检查技术的不断改进,在术前能提供病变大小、范围、浸润深度、血供情况及与周围重要脏器、血管等的位置关系,目前可以认为 EUS 是胰腺肿瘤最好的检查方法,其敏感性超过 95%。

超声内镜由内镜系统和超声系统组成。根据临床应用的不同,可分为环行扫描超声内镜、引导穿刺专用超声内镜以及超声微探头。环行扫描超声内镜是指超声内镜扫描时扫描图像以内镜前端为圆心,在垂直于镜身的方向上做 360° 环行扫描,能清晰地显示消化道管壁的各层结构,适合大范围的检查。穿刺专用超声内镜是指有线阵扫描及扇形扫描两种方式,扫描平面均与镜身平行,且穿刺针能在超声视野中得到显示,便于实时监测。超声微探头是指应用超声微探头可在内镜检查中随时检查,不必更换内镜,减少了患者的痛苦和检查时间。

(一)适应证与禁忌证

适应证较广,即一切肝胆胰病变,当需要了解其病变深度、范围或需要鉴别是黏膜下病变还是外压性改变,以及常规超声无法显示或显示不清的胃十二指肠周围脏器的微小病变。包括胆胰管梗阻、胆囊炎、胆囊占位、慢性胰腺炎、胰腺结石、胰腺占位以及部分肝脏、脾脏疾病。

超声内镜除镜身较常规内镜略粗、前端不可弯曲部分略长外,与常规内镜检查无更多的区别,其禁忌证可参照普通内镜检查的禁忌证。相对禁忌证:①有可能诱发胃肠道穿孔的病变;②严重的心、肺疾病无法承受 EUS 检查者。

(二)术前准备

同胃肠内镜检查,除非特殊情况一般不需要术前用药。对于需进行介入 EUS 检查的病例,术前应备血和履行家属签字等手续。EUS 检查前,最好有相关的内镜资料及录像带,以便于检查中识别及寻找病灶,如无上述资料应先做胃镜或十二指肠镜检查再做 EUS。

(三)检查方法

1. 检查程序 检查程序通常有两种:①全面扫查,如上消化道 EUS 检查从十二指肠降段至食管上段逐一扫查。该法耗时较多,受检时间较长,除操作很熟练一般不用该检查程序。②病变部位重点扫查,即将超声探头直接送达病变处扫查,这样重点突出,耗时短,受检者痛苦小,是较常用的检查程序。

2. 常用的方法 ①水囊法:经注水孔道向探头前端的水囊注入适量的无气水,使其接近病变位置,可排除气体的干扰,使病变或正常器官得到显示。②浸泡法:通过向消化道内注入无气水使病变和内镜前端均浸泡在水中,同样可达到较好的效果。③水囊法加浸泡法:将前两者结合使用在某些特定的部位。④接触法:即直接将超声探头置于病变部位的黏膜之上,使病变得到显示。

(四)超声内镜在肝胆胰疾病诊治中的应用

1. 诊断性超声内镜的应用 食管胃底静脉曲张呈低回声,注射硬化剂后呈强回声。胆石症呈强回声伴声影。胆管癌和胆囊癌呈低回声。胰腺肿瘤呈低回声或混合型囊实相间高低回声,可见胰管扩张。胰腺炎呈中粗光点,回声不均。

2. 超声内镜引导细针抽吸活检 可适用于壶腹部占位、胰腺囊性病变、肝脏病变或转移瘤等。

3. 超声内镜引导下胰胆管造影技术及内引流治疗 超声内镜引导下胰胆管造影技术(endosonography guided cholangiopancreatography,EGCP)是超声内镜引导下细针穿刺技术的一种类型,主要是针对 MRCP 显示胆管病变不理想、ERCP 插管不成功的情况下,直接对胆胰管穿刺造影,以了解患者胰胆管狭窄严重程度的一种技术。通过穿刺造影不仅可以显示胆胰管结构,还可以实现梗阻性黄疸的内引流治疗。

4. 超声内镜引导下胰腺假性囊肿置管引流术 内镜治疗胰腺假性囊肿与外科内引流相似,它通过内镜在假性囊肿与胃肠道之间造瘘并放置内支架,使囊肿内容物通过支架引流至胃肠道从而达到治疗目的。超声内镜引导下胰腺假性囊肿穿刺技术是胰腺假性囊肿的重要非手术治疗方法。在 EUS 引导下,可以选择最佳的位置进行囊肿的穿刺造瘘,并放置内引流支架,将胰液和炎性液体引流至消化道,使囊肿在短时间内消退,并且复发率很低。

5. 超声内镜引导下胰腺肿瘤的治疗 随着分子生物学的进展,使人们认识到胰腺癌具有多种癌基因和抑癌基因的改变。因此有人将治疗方法转向基因治疗或免疫治疗等新兴手段。超声内镜则成为这些治疗的辅助工具。目前已经在进行超声内镜引导的免疫治疗和病毒载体的安全性和可行性的 I 期和 II 期临床试验。主要适用于晚期胰腺癌无法手术者。

(五)局限性与副作用

诊断性超声内镜的检查相对容易,但引导穿刺的风险大,而穿刺专用超声内镜的检查视野较小,且超声探头的移动要通过内镜操作,移动的精确性受限。因此,在发现小的病灶方面检出率较低。另外由于超声的频率较高,穿透性受限,故不能对远离肠道的组织进行检查。在穿刺时,由于穿刺针较长以及针尖的锋利性等方面有时导致穿刺困难,因此尚需进一步在材料和设计上进行改进。

(侯森林)

第四节 经内镜逆行胰胆管造影术(ERCP)

消化内镜微创诊疗技术的顶峰是对胆道疾病、胰腺疾病的内镜诊治。1968 年 Mecune 开展了首例 ERCP,时隔 6 年,Classen(德国,1974)和 Kawai(日本,1974)相继开展了内镜下十二指肠乳头括约肌切开术(EST),而 Soehendra(德国,1979)开展了内镜下鼻胆管引流术(ENBD)。小儿 ERCP 在 20 世纪70年代首次应用,但在小儿的临床应用报道较少。这与小儿的解剖特点、内镜的规格以及小儿胆道疾病的范围都有一定关系。

儿童胰胆管疾病病因多样,通常的诊断方法如X线及超声均为间接性的影像,只能对疾病作出粗略的评估,给诊断带来困难。尽管MRCP逐渐取代诊断性ERCP,但在直接注射造影剂高清显影的帮助下仍是发现早期病变的最好诊断方式。ERCP的优点在于通过将造影剂直接注入胰管或胆管,可以连续、动态地观察胰、胆管的细微结构和造影剂的排泄,获得胰管和胆系的图像全貌,对胰胆管扩张、狭窄等病变的部位、范围、性质作出正确的诊断。诊断性ERCP提供详细胰胆管系统的解剖和功能信息,为手术方案的制订可提供准确而详细的资料。如在胆总管囊肿中,尽管超声能作出诊断,但ERCP能提供更多的关于解剖方面的信息,可以清晰显示胆管扩张的范围、大小、形状、有否胰胆管合流异常,而胰胆管合流异常目前被认为是胆总管囊肿的病因。同样,ERCP使新生儿胆道闭锁的诊断率得到明显提高,以往的胆管造影的诊断率只有43%,假阳性率也高,而ERCP能清楚地显示胆道闭锁与否,提高了该病的诊断率。Perkx等认为对新生儿高胆红素血症应用ERCP检查来鉴别新生儿肝炎与胆道闭锁,可避免不必要的手术探查。

小儿ERCP和成人主要区别与以下因素有关:①小儿不配合操作,需要在麻醉下进行;②小儿咽喉、食管、幽门、胃肠腔比较细小,十二指肠乳头开口较狭小,最好使用小儿专用的十二指肠镜,但目前此类器械较缺乏;③小儿胃肠道黏膜较脆弱,容易水肿,甚至穿孔,增加并发症的发生。针对以上情况,通常采用气管插管全身麻醉,检查中监护患儿的生命体征,尽量缩短插管时间,减少反复注射造影剂,避免十二指肠乳头水肿及对胰腺的刺激。ERCP是一种有创性检查,在小儿可出现消化道出血、穿孔,胆道感染和急性胰腺炎等并发症。

（一）器械的准备

一般来说,大于2岁的幼儿即可用直径在10mm左右的十二指肠镜。小于1岁的婴儿建议应用7~8mm的十二指肠镜,这样才能顺畅通过幽门并且摆正十二指肠乳头位置。

（二）内镜医师的要求

儿科的ERCP操作需要高超的技术和足量的临床经验才能实现最优的结果。这可能涉及成人和儿科医学专家的合作努力。治疗性ERCP要求内镜医师超过90%的成功率能造影成功,这才能进行下一步的干预措施如支架置入术、括约肌切开术、取石术等。但是这样的成功率就要求平均每年200多例ERCP经验来实现。

（三）适应证

1. 新生儿胆汁淤积 新生儿胆汁淤积的常见病因是特发性新生儿急性肝炎和全肠外营养,多与早产、先天畸形的手术治疗和一些新生儿急性病有关。与先天性胆道闭锁难以鉴别。当诊断不确定但又无法排除此疾病时,ERCP就显得很有价值,它可以避免不必要的剖腹探查。新生儿必须使用专用的十二指肠镜。支持此诊断的ERCP表现十二指肠内看不到胆汁,胰管显影但胆道不显影。然而大部分儿科医师在诊断胆道闭锁时依然靠临床症状表现、B超、胆道闪烁显影和肝组织学检查诊断,从而确定是否进行剖腹探查,而不是依赖ERCP检查。

2. 胆石症 胆管结石通常伴有胆囊结石,是小儿行ERCP的主要适应证。婴儿的胆管结石以黑色的胆色素结石常见,青少年胆管结石则以淡颜色的胆固醇结石常见,主要病因为Oddi括约肌的协同作用出现障碍,如胆囊畸形的胆汁储存、浓缩、输出发生变化。也有作者认为可能也与遗传有关。内镜下取石术已部分甚至完全代替外科手术治疗,是安全而有效的治疗方法。

3. 胆总管异常 先天性胆总管囊肿当胆道梗阻引起胆道炎或胆源性胰腺炎而不宜马上外科手术、或病情较重不能耐受外科手术时,可先行鼻胆管引流,胆汁可得到充分的引流,其临床症状可及时得到改善,病情稳定后再择期手术,为手术治疗创造条件。对急性梗阻性化脓性胆管炎患者行急诊ENBD可迅速引流胆汁和脓液,可迅速控制胆道感染,免于急诊手术,降低急诊手术所带来的高并发症和死亡率。同时经鼻胆管引流可以观察引流物的质量和数量,应用抗生素进行胆管冲洗,对引流胆汁可进行细菌培养及药敏试验,更好地控制胆道感染。另外,胆漏是胆外伤、外科手术后以及肝移植后的常见而又非常棘手的并发症,胆漏的确切部位与原因并不清楚,临床症状体征及常规检查也不能提供准确的诊断。由于不同类型胆漏的处理方案完全不同,因此,对胆漏的准确诊断有非常重要的意义,ERCP 不仅可对胆漏作出较准确的诊断,ENBD 还是胆漏非常有效的非手术治疗方法。

4. 胆管狭窄 儿童胆管狭窄大多是由于硬化性胆管炎引起的。对于伴有胆管狭窄的晚期硬化性胆管炎患者并不适用内镜下扩张治疗。硬化性胆管炎典型表现是存在细微、弥漫且不规则的肝内胆管扩张,其壁薄不均匀。其发病多认为与感染、肠毒素吸收、遗传、免疫、胆管缺血因素有关。胆总管造影技术对硬化性胆管炎患者鉴别诊断意义明确。

5. 罕见胆管感染 与人类免疫缺陷病毒(HIV)相关的胆管疾病在儿童中有报道。和成人一样,这种疾病的胆管异常包括肝内胆管轮廓和口径的不规则及乳头狭窄,可能与巨细胞病毒和隐孢子虫所致的机会性感染有关。

6. Oddi 括约肌功能异常 当儿童出现不明原因的胆绞痛时,有时需要考虑到 Oddi 括约肌功能障碍。尽管没有确定儿童的正常压力值,但一些专家参照成人标准,对基础压力值超过 40mmHg 的儿童实施介入治疗,如括约肌切开术。

7. 急性胰腺炎 急性胰腺炎很少应用 ERCP 治疗。和成人一样,只有胆源性胰腺炎合并重症胆管炎时,才考虑应用 ERCP 治疗。儿童的胆源性胰腺炎很常见,尽管胆管引流对胰腺炎的作用不大,但及时引流能快速改善全身情况。

8. 慢性胰腺炎 对于久治不愈的复发性胰腺炎,ERCP 是查找原因的一种重要方法。但是为了避免不必要的风险,在进行 ERCP 之前需要详尽询问病史、进行无创影像学检查,全面评估患儿病情。

(四) 禁忌证

禁忌证同普通内镜检查禁忌证。碘过敏者为相对禁忌,可选用非离子剂,并在造影前后使用类固醇激素。上消化道梗阻,急性非胆源性胰腺炎或慢性胰腺炎急性发作,胆道狭窄或梗阻而不具备胆道引流技术条件时应列为禁忌证。

(五) 并发症

小儿 ERCP 操作并不比成人难,插管成功率达 92%～96%,并发症甚至比成人还少,主要包括胰腺炎、感染及穿孔,而在长期胰管支架引流者,可能发生支架和胰管阻塞。Putnam 等在对 38 例患儿操作中,3 例术后表现为腹痛,血淀粉酶及脂肪酶升高,经保守治疗后缓解,无一例发展为胆管炎。Buckley 等报道儿童并发症为 4.8%。无相关死亡发生。

总之,小儿胰、胆管疾病内镜诊断和介入治疗应用前景广阔。相对于外科手术,小儿 ERCP 并发症少、死亡率低、重复性好。相信随着小儿内镜发展,对小儿 ERCP 的认识和应用会不断提高,使小儿 ERCP 操作水平、长期疗效、应用范围接近或达到成人水平。

(侯森林)

第五节 经内镜十二指肠乳头括约肌切开术(EST)

经内镜十二指肠乳头括约肌切开术(EST)是利用 ERCP 技术,在内镜下用高频电刀切开十二指肠括约肌,用以扩大胆管开口。

(一) 适应证

1. 十二指肠乳头疾病 壶腹周围病变、良性乳头狭窄、Oddi 括约肌功能障碍。

2. 胆道疾病 胆管结石、胆道寄生虫病、胆管炎、胆总管囊肿。

3. 胰腺疾病 急性胆源性胰腺炎、复发性胰腺炎、慢性胰腺炎。

4. 配合内镜操作 为便于内镜治疗操作,扩大十二指肠乳头开口,如胆道内支架术、网篮取石术等。

(二) 禁忌证

1. 上消化道梗阻,十二指肠镜不能达十二指肠乳头处。

2. 严重心、肺疾患,肝肾衰竭。

3. 凝血功能障碍及出血性疾病。

(三) 操作方法

1. 常规切开 完成 ERCP 后将切开刀深插入胆管,缓慢退出切开刀至刀丝露出,轻收刀丝成弓形,用抬钳器控制切开刀,以防止其滑出胆管,切开刀的位置最好是刀丝的前端 0.3～0.5mm 位于乳头内,视野中并可见刀丝尾端,刀丝与乳头黏膜垂直于 11～12 点钟位置,利用抬钳器逐渐上举进行切开,切开愈趋于完成时,胆管内刀丝应愈少。

2. 导丝辅助切开 完成插管造影后,通过造影导管置入绝缘导丝,利用双腔或三腔切开刀(同时可注入造影剂)进行切开。其优点是可避免重复插管,且切开刀从胆管脱出后可循导丝再插入胆管,也不会误入胰管,但助手要注意导丝的位置,随时推进导丝,防止导丝与切开刀一起脱出。

3. 预切开　①针型刀乳头切开法:ERCP 未成功、乳头部黏膜水肿、壶腹部狭窄或壶腹部结石嵌顿,可用针型切开刀行预切开。调整乳头位置呈"低头位",利用抬钳器自乳头隆起最高位向开口处逐层切开。通常打开十二指肠乳头黏膜及黏膜下组织后即可见胆胰壶腹括约肌,继续切开可进入胆管,可见胆汁流出,将针刀插入胆管。必要时更换为十二指肠乳头切开刀,扩大切口,完成治疗。能通过导丝的双腔针式开刀,可使附件更换更加容易。用针刀行十二指肠乳头切开时忌一点式切开,应尽量较多地打开黏膜,使其呈扇形分开,容易发现白色的胆胰壶腹括约肌。乳头部水肿时,水肿的黏膜较厚,不易掌握深度,较难发现胆管肌层,切开过深容易引起穿孔,故要慎重操作。②推进刀切开法:将犁状乳头切开刀或超短鼻乳头切开刀置于乳头开口处,顶住开口,沿胆管方向向上推进切开,同时切开主乳头黏膜及胆胰壶腹括约肌,切开过程中要靠抬钳器轻轻沿乳头隆起平行推进切开刀,防止其滑脱或深切,避免造成十二指肠黏膜损伤或穿孔。③经胰管胆管切开法:胰管深插成功而胆管不显影,可将切开刀插入胰管,向胆管方向(11 点钟处)做小切开后,于切开口左上方插入胆管,可根据情况进一步扩大切口。

(四) 并发症

1. 出血　乳头切开过快,局部电凝不完全;各种原因引起的凝血功能障碍;切口位置偏于右侧,损伤十二指肠后动脉小分支;血管畸形,切开部位有变异血管通过等都可导致出血。①涌血:应立即行局部冲洗或气囊压迫(压迫 3 ~ 5 分钟),出血停止后可继续治疗。若出血仍不能控制,用 1∶10 000 肾上腺素生理盐水局部注射,注意避开胰管开口处注射,EST 后胰管开口多位于 4、5 点钟的位置,注射时可于 8 点、10 点、12 点、1 点位置注射,每点位置注射 0.3 ~ 0.5ml;或用血管夹直接钳夹出血处。出血停止后尽量行鼻胆管引流术,密切观察 48 小时,若无继续出血,可进行下一步治疗。②喷血:若小动脉出血,应立即行血管夹或局部注射治疗止血,若无效,应紧急开腹手术止血。③迟发性出血:多发生于 EST 后 4 ~ 12 小时,早期症状不明显,出

血量多时出现呕血,甚至便血,要正确估计出血量,应及时输血,紧急内镜下止血,无效应紧急介入止血或开腹手术止血。

2. 穿孔　乳头周围有憩室、切开过大、用针型刀或犁状刀切开过深均可致穿孔。因此,行 EST 时切开刀插入胆管后,调整好乳头位置,使切开刀刀丝与黏膜成垂直位置,轻收刀丝成弓形,此时抬钳器的位置在下,边切开边缓慢上举抬钳器,利用刀丝的前 1/3 进行切开(刀丝长度 2.5mm 时)。不要过度收紧切开刀来完成切开,尤其是使用长刀丝切开刀行 EST,可使黏膜与刀丝过度接触,切开时不易控制切开速度和长度,切开过大可引起穿孔;切开的过程中不要上旋钮,因上旋钮时内镜先端靠近乳头部,可使切开刀深入胆管,增加穿孔的机会。对于结石嵌顿的十二指肠乳头进行预切开时,要注意切开过程中针式切开刀针头长度的变化,针式切开刀的针头伸出的长度可随导管的弯曲和移动而变化,应不断调节,即使固定了有效长度,操作中仍可变化,不熟练者及助手较难控制其操作,切开时针头伸出过长并深入黏膜中不能被发现,造成深切引起穿孔。EST 造成的十二指肠穿孔绝大部分是很小的穿孔,可经非手术治愈,内镜治疗过程中发现穿孔,应立即行 ENBD/胆管支架,猪尾型鼻胆引流管因其于胆总管内盘曲不易脱出。内镜治疗术后发生穿孔则不再行内镜治疗,并按上消化道穿孔进行治疗,禁食、补液、胃肠减压,腹膜后积液可在 B 超引导下穿刺引流,非手术治疗无效或腹内积液过多并继发感染者,应手术治疗。

3. 胰腺炎　常发生于不能有效地进行乳头切开时,于乳头开口部位过度电凝,导致胰管开口水肿,胰液排出受阻。因此,行 EST 时尽量将切开刀置入胆管内,避免开口部位的无效操作,将切开刀尽可能地插入足够深度(刀丝与组织至少有 0.5cm 的接触),再进行切开,否则用其他方法进行切开。在行 ERCP 时避免胰管过度充盈或反复多次胰管显影,以减少术后胰腺炎的发生。胰管开口损伤,或术中估计术后胰液引流障碍,应做胰管引流、ENPD 或胰管内支架术。

(侯森林)

参 考 文 献

1. 李龙,李索林. 小儿腹腔镜手术图解. 第二军医大学出版

社,2005.

2. 王果,李振东. 小儿外科手术学. 第 2 版. 人民卫生出版社,2010.

3. 李索林,徐伟立,韩新峰. 腹腔镜技术在新生儿和小婴儿外科中的应用. 中国微创外科杂志,2004,4(5):370-372.

4. Bax NMA, Georgeson KE, Rothenberg SS, et al. Endoscopic surgery in Infants and Children. Springer,2008,39-54.

5. Attila T, Adler DG, Hilden K, et al. EUS in pediatric patients. Gastrointest Endosc,2009,70:892-898.

6. Al-Rashdan A, LeBlanc J, Sherman S, et al. Role of endoscopic ultrasound for evaluating gastrointestinal tract disorders in pediatrics:a tertiary care center experience. J Pediatr Gastroenterol Nutr,2010,51:718-722.

7. Jazrawi SF, Barth BA, Sreenarasimhaiah J. Efficacy of endoscopic ultrasound-guided drainage of pancreatic pseudocysts in a pediatric population. Dig Dis Sci,2011,56:902-908.

8. Aabakken L, Aagenaes I, Sanengen T, et al. Utility of ERCP in neonatal and infant cholestasis. J Laparoendosc Adv Surg Tech A,2009,19:431-436.

9. Jang JY, Yoon CH, Kim KM. Endoscopic retrograde cholangio-pancreatography in pancreatic and biliary tract disease in Korean children. World J Gastroenterol,2010,16:490-495.

10. Otto A, Neal M, Slivka A, et al. An appraisal of endoscopic retrograde cholangiopancreatography(ERCP) for pancreaticobiliary disease in children:our institutional experience in 231 cases. Surg Endosc,2011,25:2536-2540.

第十一章

数字医学与计算机辅助手术在小儿肝胆外科中的应用

数字医学(digital medicine)是现代医学与数字化技术相结合、以医学为主体,涵盖计算机科学、数学、信息学、机械工程学、生物医学工程学等多学科的一门前沿交叉学科;是以现代数字化技术为工具,解释医学现象,解决医学问题,探讨医学机制,提高生存质量的科学;其基本内涵是采用数字化技术提高临床诊疗水平。

第一节 数字医学、计算机辅助手术的概念及
对精准外科的推进

数字医学是当代医学领域最活跃的新兴学科之一,从起步到现在的短时间内已经迅速交叉渗透到了整个医学科技领域。随着数字化进程的快速推进,传统医学正朝着以"精确化、个性化、微创化和远程化"为主要特征的现代医学方向发展,因此,数字医学正在成为 21 世纪医学发展的一个重要方向。数字医学的研究内容包括医学影像学研究、数字人与数字解剖学的相关研究、外科手术导航、计算机辅助设计/制造/分析技术在临床的应用研究、数字化智能化医院的建设与管理、区域医疗协同与信息资源共享数据库的构建、远程医疗会诊与远程医学教育、有创诊疗手段的虚拟仿真、3D 打印技术等各个分支学科。

计算机辅助外科手术(computer assisted surgery 或 computer aided surgery,CAS)是一个新的外科手术概念,指利用计算机技术进行手术前规划,并指导或辅助进行外科手术。一般认为 CAS 包括:①创建虚拟的患者的图像;②患者图像的分析与深度处理;③诊断、手术前规划、手术步骤的模拟;④手术导航;⑤机器人手术。是一种基于计算机对大量数据信息的高速处理及控制能力,通过虚拟手术环境为外科医生从技术上提供支援,使手术更安全、更准确的一门新技术。通过计算机辅助外科相关技术,对传统的 CT、MRI 等二维图像信息进行三维图像重建,从而可以为外科医生进行手术模拟、手术导航、手术定位、手术规划等提供客观、可视、立体、量化的信息参考。其中目前临床应用最广泛的是计算机辅助手术规划系统(computer-assisted operative planning system),即基于三期增强 CT 薄层扫描获得 DICOM 格式数据并输入计算机,在相应软件支持下进行自动配准以及人机交互式图像分割,进而可以在数分钟到数小时内获得肝脏脉管系统三维图像,再通过虚拟切割选择最佳手术切面,计算剩余肝脏体积,最终通过综合评估,实现手术方案的优化。计算机辅助手术规划系统使手术可行性评估更加精准,术前准备更加充分,手术方案的制订更加科学、合理。计算机辅助手术的兴起,推动了精准外科的快速发展。精准外科是以多维外科价值观为引领,以现代科学技术为支撑,以确定性的外科法则和技术手段为路径,实现传统外科与现代科技的融合、集成和优化,形成低耗、高效、优质的现代外科理论和技术体系,以实现最小创伤侵袭、最大脏器保护和最低医疗耗费获得最佳治疗效果的目标。精准外科立足于手术安全性、治疗有效性、干预微创化三个维度的交集上,精确定位三者的最佳平衡点并给予准确的干预,以实现外科实践

最优化和患者获益最大化。

对于外科手术的患者,利用计算机辅助手术系统进行术前规划,利用患者 CT/MRI 影像进行病变部位的三维重建,在立体空间显示病变与周围器官结构的解剖关系,辅助制订手术方案;术前模拟手术切除,熟悉手术流程,相互协调配合;术前采用 3D 打印技术,更加确切地了解解剖结构及制订精准手术方案;术中实时手术导航,与术中实际解剖结构对比,实时指导手术顺利进行;另外,也可以在虚拟手术系统上进行外科医生的临床技能培训等。通过以上技术及手段,数字医学使外科手术由"切开来看"转变为"看准再切",主刀医师能有根据地制订出更加精密的手术方案,大大减少了术中手术方案修正,缩短了术中决策时间,使手术实施更加高效;其次,通过数字医学可视化技术构建的清晰、直观、个体化的三维解剖学图像,便于参与手术成员在手术前进行交流,制订精确且具有针对性的手术方案;还可以通过虚拟现实交互系统来进行手术模拟,预判手术中可能出现的情况,做出相应的应对措施,降低手术风险。

计算机辅助手术在我国肝胆外科领域和其他临床医学领域均有探索。南方医科大学方驰华教授、中国人民解放军总医院董家鸿教授分别联合影像学专家和计算机专家等组成团队,开发完成了腹部医学图像三维可视化系统,对患者肝胆胰等器官的断层 CT 个体化数据进行快速自动分割和三维重建为实时图像,观察患者病灶、肿瘤与内部动脉、静脉和胆管等管道系统的详细毗邻关系,并通过三维重建模型进行仿真手术,在可视化虚拟环境下,进行术前手术预设、术中指导手术等研究。计算机辅助手术在肝胆外科的应用极大地推动了肝胆外科精准手术的发展。

在青岛大学附属医院董蒨教授领衔的国家"十二五"科技支撑计划课题"小儿肝脏肿瘤手术治疗临床决策系统开发(2013BAI01B03)"和青岛市重大科技专项重点支持下,青岛大学附属医院与海信集团(海信医疗设备股份有限公司)的临床教授团队和计算机专家团队联合成功研发具有完全自主知识产权的海信计算机辅助手术系统(海信 CAS)和

海信外科智能显示系统(海信 SID)。该系统基于 CT 的 Dicom 数据,针对腹腔(肝胆、脾胰、肾脏等)器官的 CT 影像进行预处理和分割,精确输出三维重建结果,并提供多种模拟手术工具进行 3D/2D 切割与流域分析,对肿瘤及毗邻的腹腔器官系统的关系进行精确定位和判断,并进行手术规划和术式设计。其交叉融合 CT 数据三维重建、虚拟仿真、数字肝脏大数据分析等多学科技术,配合手术控制智能显示术中导航,为小儿外科患儿提供精准、微创、个性化手术解决方案。可以实时、三维动态观察病变与血管、脏器的关系,精确计算脏器体积、清晰显示肝脏内脉管系统的走行及解剖关系,还原病灶与其周围脉管结构的立体解剖构象,准确地对病变进行定位、定性和评估,制订合理、定量的手术方案,实施个体化的肝脏血管取舍分配方案。还可以实施虚拟手术切除,确定最佳手术切除线。

由于本系统最初是基于小儿肝脏肿瘤的研究,而小儿肝脏血管支的精细则要求该系统计算机算法更加精准和细致,决定了 Hisense CAS 是可以广泛应用于成人和儿童的、具备良好的实用性高品质计算机手术辅助系统。自主创新的 Hisense CAS 成功研发和已经较多量的临床应用极大地推进了我国小儿肝胆外科乃至整个外科的发展。术中借助海信外科智能显示系统(海信 SID)可以通过手势控制,从不同视角、全方位进行精准的三维成像观察;并实时导航,降低手术风险,减少患者术中出血量,达到患者损伤最小化,实现了数字化精准外科手术的实际应用,为患者的精准外科手术提供高效、精准的三维重建及量化模拟分析和整体解决方案。本章将着重介绍数字医学与可视化三维技术在小儿肝胆外科中的应用。

视频 1　计算机辅助手术系统与外科智能显示系统参加国家"十二五"科技创新成就展

（魏宾　董蒨）

第二节 计算机辅助手术系统在小儿肝胆疾病术前评估、个体化分析及预后的评判中的应用

传统上外科医生根据超声、CT 或 MRI 检查等二维影像学检查，医生在自己的大脑中进行三维构想和手术模拟，根据个人的临床经验设计手术方案，手术效果差异较大。而计算机辅助手术系统利用可视化三维重建技术，将肝脏二维断层图像数据重建成数字化三维可视肝脏模型，进而对肝胆胰脾解剖结构和病变特征进行精确定位、定量分析，为外科医师设计和优化手术方案提供客观的决策依据。计算机辅助手术系统使术者能从容地应对各种复杂解剖关系及血管变异等情况，这对于复杂、困难的肝切除手术显得尤为重要。

计算机辅助手术系统在肝胆外科的应用主要涉及术前解剖影像学评估、模拟脏器切除、残余脏器功能评估和术中实时导航、预后评判等方面，在肝脏相关手术价值尤为突出。解剖影像学评估主要包括对肝脏、胆道、胰腺、脾脏的解剖学评估、对病灶分布的评估、对病灶与周围重要脉管毗邻关系的评估；模拟脏器切除是基于脏器的解剖基础，并针对病变的性质确定治疗策略，术前准确评估病变的位置与范围，以及病变与周围重要脉管的毗邻关系，术前可实现根据肝脏脉管流域的精准解剖性肝段模拟切除，并对术中可能遭遇的困难情况有所准备，将显著提高肝切除的安全性和精准性；残余脏器功能评估即全面系统评价肝脏的储备功能，防止由于残余肝脏功能性肝体积过小而导致术后肝功能衰竭；同时要保证预留肝脏入肝和出肝的重要脉管结构完整，避免大块的缺血或淤血。

一、术前解剖影像学评估

1. 肝脏病变评估 增强 CT/MRI 可明确肿瘤大小和数目，有无卫星结节、门静脉和肝动脉是否受累以及是否存在癌栓等。在肝脏肿瘤患者，基于可视化三维重建技术的计算机辅助手术系统可以立体透视肝脏解剖、精确掌握肝段的边界、精确测算肝段乃至任意血管所支配的功能体积、准确定位病灶及其与邻近血管的解剖关系，最终对不同手术方案进行比较、筛选和优化。在肝门胆管癌或梗阻性黄疸患者，可通过三维重建，将胆道影像和血管影像放在一个图中进行展示，同时对胆管侵犯和血管侵犯进行评估，并计算出其受累的长度，从而为术中的血管重建做好充分准备，在术前精确掌握胆道解剖，提高对于术中情况的预见性，有助于保证手术安全。而且，经过计算机辅助手术系统评估往往有助于提高肝门部胆管癌的根治切除率。

2. 肝脏内脉管解剖变异评估 熟悉肝脏内 Glisson 系统、肝门区、胰腺周围相关部位的解剖结构，尤其是肝内相关段、叶的脉管和肝门区管道的结构特点及变异，将有助于提高手术切除的彻底性和安全性。Couinaud 分段是基于少量病例，实际个体的肝内门静脉和肝静脉分支经常存在差异，每个肝段的位置、形状和体积存在很大的个体差异，不能完全纳入 Couinaud 分段。在肝叶水平上，17%门静脉分支存在变异，32%胆道分支存在变异，21%肝动脉分支存在变异，整体而言，肝脏管道存在变异的发生率达 67%。目前提倡的精准肝脏外科要求最大化病灶去除、最大化脏器保护、最小化创伤侵袭等多策略的均衡，实现手术安全化、治疗高效化和干预微创化的多目标优化。利用计算机辅助手术能够辅助实现基于 Glisson 系统的门静脉流域及肝静脉回流的解剖性精准肝切除术，缩短手术时间，减少术中出血量，提高肿瘤患者的预后。

3. 肝脏体积测算及残肝功能储备评估 充足的残余肝脏体积对于保证术后肝脏迅速再生、避免肝脏功能衰竭发生非常重要。精准肝切除要求准确掌握肝切除量和剩余肝脏体积。三维方法可以计算出每个肝段的体积，因此测量更加精确；而二维方法在测量大的肝脏分区体积时较为方便，但是无法实现肝段体积测量。依靠二维方法计算的肝脏体积较术后实际标本质量可能偏大或者偏小，人为因素依赖较多。由于肝癌具有沿荷瘤肝段的门静脉分支在肝内播散的生物学特性，解剖性肝切除可能较不规则肝切除更加有利于实现肝癌根治。

总之，基于可视化三维重建技术的计算机辅助手术系统可以立体透视肝脏解剖、精确掌握肝段的边界、精确测算肝段乃至任意血管所支配的功能体积、准确定位病灶及其与邻近血管的解剖关系，最

终对不同手术方案进行比较、筛选和优化。因此,计算机辅助手术规划系统是实现精准肝切除的有力辅助工具。术前精准评估对于提高手术的精准性和安全性将大有裨益。

视频 2　正常肝脏可视化三维重建

二、术前模拟肝脏切除

一例手术的成功不仅取决于手术技巧,更取决于手术决策。基于可视化三维重建技术的计算机辅助手术系统可以立体透视肝脏解剖、精确掌握肝段的边界、精确测算肝段乃至任意血管所支配的功能体积、准确定位病灶及其与邻近血管的解剖关系,最终对不同手术方案进行比较、筛选和优化。因此,计算机辅助手术规划系统是实现精准肝切除的有力辅助工具,是未来数字外科、精准外科等 21 世纪外科新理念的重要技术支撑。

海信计算机辅助手术系统(海信 CAS)和海信外科智能显示系统(海信 SID)具有良好的操作可行性、计算准确性和三维显示效果,可半透明、交互式显示真实的肝内立体解剖关系和空间管道变异,准确计算肝内管道的直径、走行角度,两点间的垂直距离,和任意血管的支配或引流范围等传统二维影像无法获取的信息,有助于实施个体化手术,提高了手术的确定性、预见性和可控性。计算机辅助手术规划系统可直观显示预留肝脏的结构和功能,并可通过虚拟切割功能辅助术者对手术方案进行筛选和优化,系统评估手术风险和制订对策,改变了部分二维规划的术式和切除范围,使部分二维规划认为不能切除的患者成功手术,提高了手术的根治性、安全性和病变的可切除性,更加符合精准肝脏外科的术前规划要求。我们推荐其常规应用于复杂肝切除的术前规划。对于部分非复杂肝切除术如肝左外区切除术,计算机辅助手术规划系统对肝内立体解剖的精确测量有助于制订标准化手术,提高了手术的微创性和规范化。计算机辅助手术规划系统可纠正部分外科医师二维阅片和空间想象的思维误区,显著提高外科医生的二维阅片水平和空间构象能力。

肝切除术不仅需要考虑获得足够的无瘤切缘,也要考虑避免肝实质离断过程中损伤重要供血及

回流脉管结构。计算机辅助手术系统下进行模拟切除,可以对切面累及的解剖结构进行进一步精细分析,从而优化选择一个最佳切面。切面确定后,可通过计算机辅助手术规划系统评估剩余肝脏所存在的缺血或淤血,从而更加精确评估预留肝脏的功能体积。

三、术中实时导航

海信外科智能显示系统(Hisense Surgical Intelligent Display System,海信 SID)为完全自主研发,具有智能识别功能的术中手势控制三维显示系统,可识别医生手臂动作,直接操作计算机辅助手术系统,不需要再通过助手的帮助对系统进行操作。海信 SID 保证了操作环境无菌无污染,符合手术要求,可以将医疗器械的污染对患者造成的危险降低到最低程度,并且进一步地提高了手术的效率和精度,降低手术风险。海信 SID 还可作为二维 CT 数据读片、自手术室中可以作为腹腔镜、胸腔镜、达芬奇机器人手术的高清手术显示器,作为手术室护士、麻醉科的学术应用、学术活动的多功能、高端一体式工作站。

视频 3　术中应用 SID 显示三维重建

利用海信 CAS 系统对二维 CT/MRI 数据进行三维重建,将三维重建及模拟切除结果导入到海信 SID 中,与术中解剖结构实时对比,达到术中导航的作用,能够辅助主刀医生快速手术,明显降低手术风险。此外,术前三维重建图像可以导入到 iPad 等媒介中,用于术中实时解剖结构对比,指导手术顺利进行。

四、预后的评判

肝、胆、胰作为人体重要器官,其功能对儿童的正常成长至关重要,小儿肝胆疾病的预后是临床医生以及患儿家属着重考虑的内容。由于发生于儿童的肝、胆、胰病变多巨大,受累器官功能破坏严重,如何保护残存器官功能,治疗后促使器官功能达到正常,能够支持儿童正常生长发育,是摆在小儿外科医生面前的难题。如发生于新生儿的巨大肝母细胞瘤,化疗往往可使肿瘤明显缩小,无疑可降低手术风险,但如果诊断不明,贸然使用化疗甚至栓塞化疗则可能适得其反。对于一期切除困难时可以选择开腹或腹腔镜取得活检明确诊断后,进

行化疗,然后选择手术,但新生儿的化疗存在较大的争议。

另外鉴于我国患儿目前社会健康意识和经济状况,坚决要求仅接受一期手术的家长也不在少数。即使根据影像学和 AFP 检查结果高度怀疑为恶性肿瘤,在未获得病理结果而直接进行化疗时,也要面对可能的医疗纠纷问题,应引为注意。当前,应用可视化三维重建技术估算残肝体积、评估残肝功能,预测手术疗效,在提高手术成功率、改善预后的同时,还可对预后进行先期评判。

在肝胆疾病患儿术后随访中,可利用术后不同时期的 CT 结果进行再次可视化重建,与术前进行对照分析,进一步了解手术方式对疾病的影响、治疗后病理生理学改变、儿童手术脏器再生情况等,为患儿进一步的治疗提供影像学支持,准确评估患者预后,提高临床治愈率。

第三节　数字医学及计算机辅助手术在小儿肝胆疾病中的应用

小儿肝胆疾病特别是先天性肝胆疾病在亚洲非常常见,发病率远高于欧美国家。因此小儿肝胆外科学的发展对于广大人民群众特别是我国儿童的健康、医疗非常重要,对于我国该领域的学术研究也具有极为重要的意义。近年来,我国小儿外科在肝脏外科、胆道外科、小儿肝移植等相关疾病的诊断、治疗和临床学术研究等方面均取得了新的进展,对于促进儿童健康具有极为重要的意义。

一、计算机辅助手术系统对小儿肝胆外科精准手术的支持

小儿肝脏肿瘤的首选治疗方法仍为根治性肿瘤切除,然而,由于小儿肝脏解剖结构精细复杂,小儿肝脏肿瘤多表现为瘤体巨大,生长较快、病理种类多、部位复杂,不同年龄患儿肝脏容积差别大等特点,手术难度较大,手术前准确判断肿瘤的具体位置、累及范围及其与周围血管的毗邻关系尤为重要,小儿复杂肝脏肿瘤精准手术难度大。精准外科理念在肝脏外科的演绎即精准肝脏外科,旨在通过最大化病灶去除、最大化脏器保护、最小化创伤侵袭等多策略的均衡,实现手术安全化、治疗高效化和干预微创化的多目标优化,"精准"理念贯穿于精密术前规划、精工手术操作和精良术后护理的围术期全过程,而精密的手术规划是实现精准肝脏手术的先决和保障。精准肝脏外科手术规划的要点主要包括:确定目标病灶的病理边界和必要切除范围;确定必需功能性肝体积和必需保留范围;确定预留肝脏的脉管结构、功能和剩余功能性肝体积;确定最佳的肝切除术式及最佳的肝实质离断层面;确定需要切除重建的管道及相关术中注意事项。

传统的小儿肝脏肿瘤手术术前规划依靠解剖学知识、B 超、CT 等二维影像资料,需要凭借二维影像在头脑中重建出三维构象,限于外科医师的经验难免存在构象的误区,且术前无法进行验证,有时甚至需开腹探查才能决定最终手术方案。这使得二维规划下的小儿肝胆肿瘤手术在术前规划、术中操作和术后恢复上都存在极大的不确定性,包括:肿瘤的侵及范围、血液供应及与周围血管的毗邻关系,肝内管道走行及是否存在变异,肿瘤能否手术完整切除、切除范围及切除方式等。随着计算机技术及影像检查技术的不断发展,以精确的术前影像学和功能评估、精细的手术操作为核心的精准肝切除技术日益受到重视。基于数字医学的计算机辅助手术技术(computer-assisted surgery,CAS)则是实现肝脏精准手术操作的基础。计算机辅助手术系统(CAS)可将术前二维(two dimensional,2D)的 CT/MRI 影像数据进行三维(three dimensional,3D)重建,建立个体化的肝脏三维解剖模型,清晰显示肝脏内脉管系统的走行及解剖关系,还原病灶与其周围脉管结构的立体解剖构象,准确地对病变进行定位、定性和评估,制订合理、定量的手术方案,实施个体化的肝脏血管取舍分配方案及实施精准肝脏手术。一般认为 CAS 包括:创建虚拟的患者的图像;患者图像的分析与深度处理;诊断、手术前规划、手术步骤的模拟;术中实时导航。

二、计算机辅助手术系统在小儿肝脏肿瘤中的应用

小儿原发性肝脏肿瘤类型较多,其中恶性肿瘤为多,约占 60%,占全部小儿恶性实体肿瘤的第三位,常见的为肝母细胞瘤、肝细胞癌、恶性肝脏间叶瘤和横纹肌肉瘤。良性肿瘤约占全体 40%,主要以血管瘤、肝脏错构瘤、肝细胞腺瘤等为主。小儿肝脏

肿瘤的治疗是一个综合治疗的过程,其中根治性手术切除仍是治疗的最重要环节,然而,由于小儿肝脏解剖结构精细复杂,小儿肝脏肿瘤多表现为瘤体巨大,生长较快、病理种类多、部位复杂,不同年龄患儿肝脏容积差别大等特点,手术难度较大,手术前准确判断肿瘤的具体位置、累及范围及其与周围血管的毗邻关系尤为重要,通过计算机辅助手术系统可将术前二维CT/MRI影像进行三维重建,还原肿瘤与周围脉管结构的真实立体解剖构象,半透明、交互式显示真实的肝内立体解剖关系和空间管道变异,准确计算肝内管道的直径和任意血管的支配或引流范围、肝脏体积、肿瘤体积等传统二维影像无法获取的信息,通过虚拟切割功能自动计算功能性残肝体积,辅助术者对手术方案进行筛选和优化,系统评估手术风险和制订对策,提高了手术的根治性、安全性和病变的可切除性,降低肝衰竭等并发症的发生率。

视频05

视频5　肝脏巨大错构瘤

利用 Hisense CAS 实施精细的术前决策、精密的手术方案、精准的手术模拟从而获得精美的手术效果,更加符合精准小儿肝脏外科的要求。应用 Hisense CAS 进行三维重建的整个过程耗时约20分钟,普通外科医生即可独立完成操作,且不受地点限制,在病房、手术室显示屏、移动电脑上均可显示,立体直观的图像便于无医学知识的患儿家属理解病情,有利于医患沟通。

能直观显示小儿肝脏肿瘤对肝脏解剖结构、功能的影响;通过可复性虚拟肝切除,可为临床医师提供交流、学习平台,有助于制订最优的手术计划。可视化三维重建提供的个体化解剖肝段/肝叶切除手术方案以及术中导航功能,能使手术操作更具目的性、准确性,可有效缩短手术治疗肝母细胞瘤的手术时间,减少术中出血量,从而控制手术创伤并缩短术后住院时间,改善小儿肝脏肿瘤的预后(图11-1~图11-6)。

视频04

视频4　肝母细胞瘤三维重建

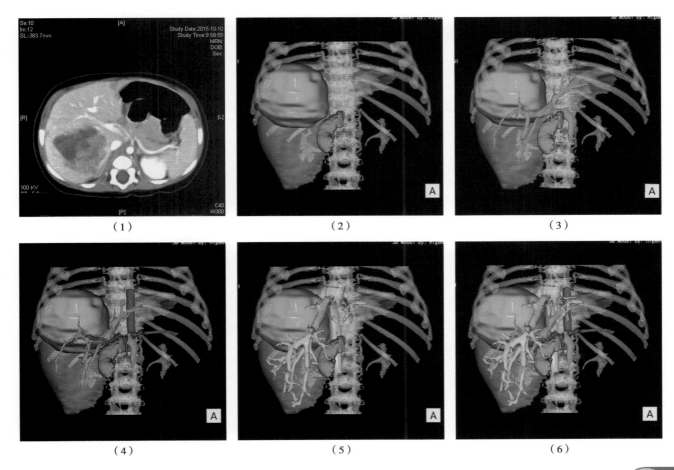

（1）　　　　　　　　（2）　　　　　　　　（3）

（4）　　　　　　　　（5）　　　　　　　　（6）

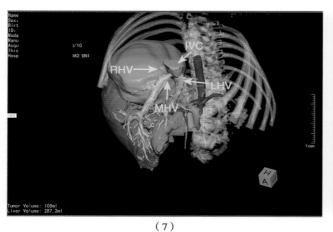

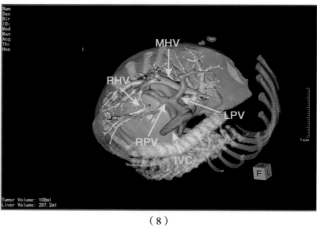

（7）   （8）

图 11-1   肝脏的可视化三维重建

（1）将 CT 原始数据的 Dicom 格式文件导入 Hisense CAS 系统;（2）~（6）分别对肝实质、肝母细胞瘤、肝静脉等进行三维重建;（7）~（8）多方位观察肝母细胞瘤与肝脏血管间的关系,右肝静脉被其侵袭包裹。软件自动计算患儿功能肝脏体积为 287.2ml,肝母细胞瘤体积达 108ml

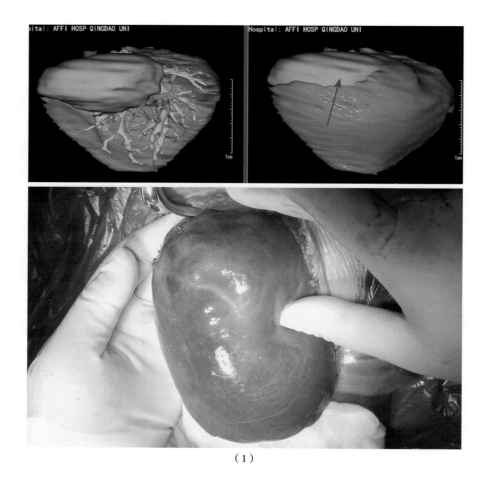

（1）

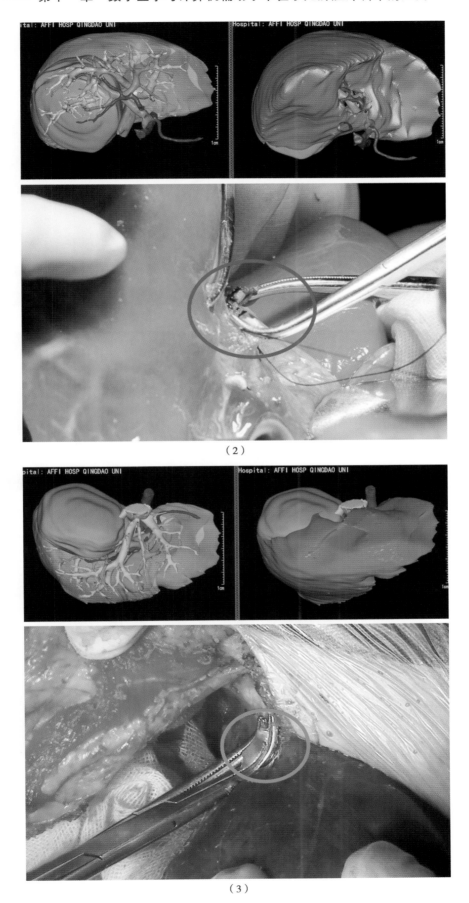

（2）

（3）

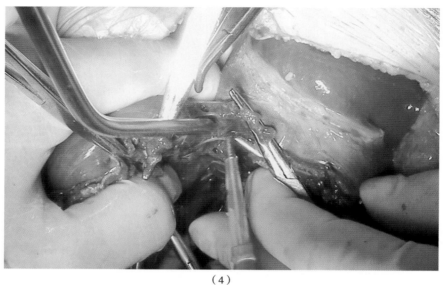

（4）

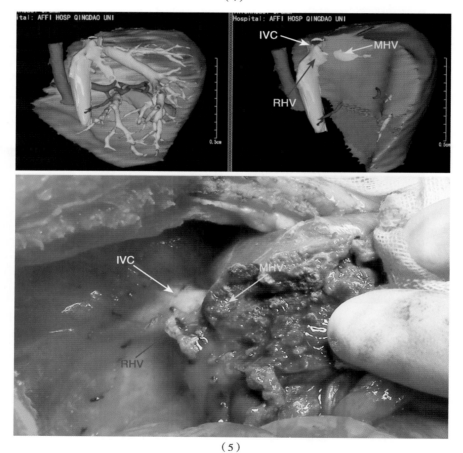

（5）

图 11-2　根据虚拟手术制订的手术方案在实际手术中的应用
（1）肝母细胞瘤的定位；（2）解剖并结扎肝右动脉、肝右胆管、门静脉右支；（3）显露并结扎右肝静脉；（4）用 CUSA 系统对肝实质进行分离；（5）完整切除肝母细胞瘤所在的右半肝。剩余肝脏约 170.3ml，保留了 59.3% 的功能性肝脏

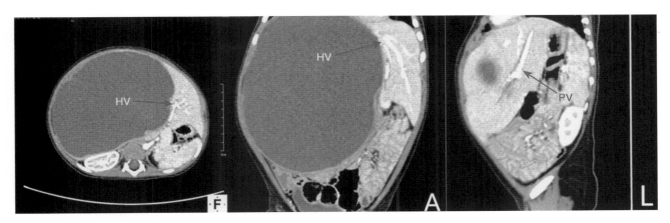

图 11-3　肝间叶性错构瘤的 CT 表现

肝右叶巨大囊实性病变,囊性病变未见明显强化,其内可见分隔,实性部分明显强化,病变大小约 150mm×106mm,肝内血管及腹腔内肠管向左侧推移,未能显示肝血管系统变异情况。HV:肝静脉,PV:门静脉

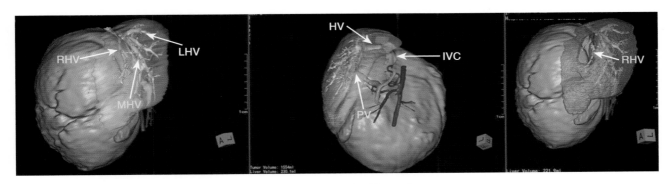

图 11-4　三维重建及模拟手术

CAS 三维重建系统清晰显示肝脏、胆囊、肿瘤及周围血管,肝静脉总干发生变异:左、中、右支肝静脉汇成短干后进入下腔静脉,肝静脉、门静脉及其右侧分支、下腔静脉均被肿瘤挤压移位,无明显的浸润、包裹,肝脏体积为 230.1ml,肿瘤体积为 1554ml;RHV:肝右静脉,MHV:肝中静脉,LHV:肝左静脉,HV:肝静脉,IVC:下腔静脉

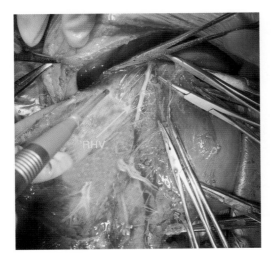

图 11-5　术中所见与三维重建结果无明显差异,RHV 与模拟肝切除所示 RHV 位置相同,胆囊及 RHV 均得以保留

RHV:肝右静脉

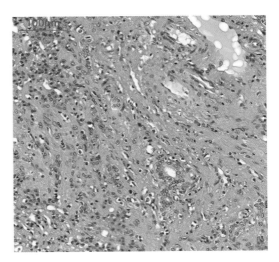

图 11-6　病理检查

肿物呈囊实性,实性区构成于增生的纤维结缔组织及血管组织,其内见大量增生的小胆管成分;囊性区囊壁构成于疏松纤维结缔组织,符合肝脏间叶性错构瘤改变

三、计算机辅助手术系统在先天性胆管扩张症中的应用

先天性胆管扩张症为临床上最常见的一种先天性胆道畸形，主要是指胆总管呈囊状或梭状扩张，部分病例合并肝内胆管扩张等表现。因该病胆道系统病理形态复杂多异，若诊治不当，会发生较多术后并发症，如反复胆道感染、胆道结石甚至胆道系统癌变等，近年来数字医学技术的兴起和人体脏器三维可视化技术的临床应用，为先天性胆管扩张症的诊治带来了新的思路。

先天性胆管扩张症的诊断多借助于 CT/MRI 等影像学检查手段。CT 可以大体明确胆总管扩张的部位、程度、形态以及有无肝内胆管扩张，但难以显示胆总管远端、胰胆管合流情况的详细特征；MRCP 是目前较为理想的无创性胆道成像方法，临床运用已得到一定的普及，但水成像的原理决定了胆道内积气和胃肠道液体对于检查结果干扰较大，且检查时间长，需患儿的呼吸配合等；ERCP、PTC 等为侵袭性检查方法，有诱发出血、胆管炎、胰腺炎等并发症的风险，且对于狭窄胆道远端仍无法清晰显示，应用价值有限。术中胆道造影，可比较详细地了解整个胆道系统的解剖结构，判断有无胰胆管合流异常，对手术有重要的指导意义，但该检查有放射性

损伤，延长手术及麻醉时间，且对比剂的注入量无客观标准，易造成假阳性和假阴性结果，因此在临床应用上有一定的局限性。

通过应用计算机辅助手术系统对肝脏及胆管和血管系统进行精准分割，三维重建后能直观、清晰、准确地显示肝内胆管扩张程度、范围、扩张胆管的整体走行以及扩张的胆管末端与胰腺的关系，并可任意角度观察胆管与周围门静脉、肝静脉等重要管道的解剖关系，大大提高了外科医师在术前对肝脏内部各管道结构及其变异判断的精确性和可靠性。但对于不扩张的胆管、胰管等精细管道组织无法精准显示（图 11-7）。

视频 6　先天性胆管扩张症三维重建（梭状型）

视频 7　先天性胆管扩张症三维重建（囊肿型）

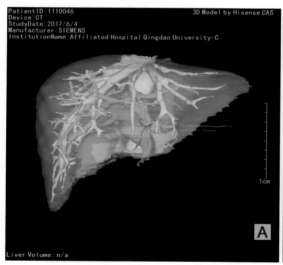
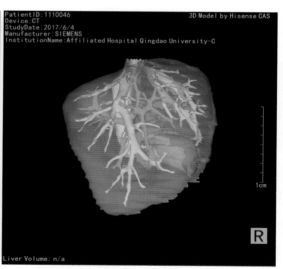

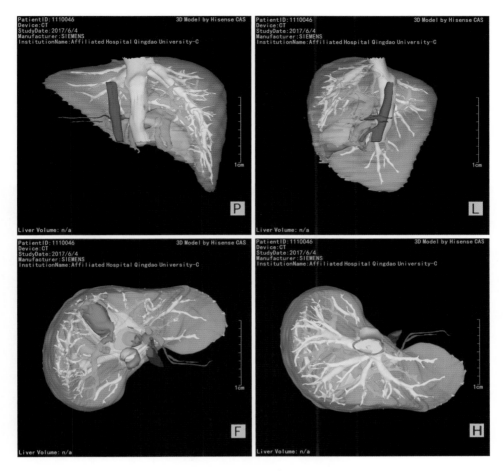

图 11-7　先天性胆总管囊肿可视化三维重建

四、计算机辅助手术系统在小儿胰腺肿瘤中的应用

小儿胰腺肿瘤较为少见,仅占儿童肿瘤的0.6%~0.8%。肿瘤多发生于学龄期或青春前期儿童,男孩多于女孩。恶性肿瘤占80%以上,以胰母细胞瘤、乳头状囊腺癌多见,其次为胰腺癌、胃泌素瘤和其他胰腺肉瘤。良性肿瘤以乳头状囊腺瘤最多见,但恶变率甚高。临床诊断主要依据就诊症状、腹部 B 型超声和 CT 等辅助检查,肿瘤根治性手术是小儿胰腺肿瘤的首选治疗。通过计算机辅助手术系统对胰腺及胰腺周围重要结构进行三维重建,创建全新的三维可视化胰腺解剖,术者可全方位、立体、直观地观察肿瘤形态、血管形态及走行情况,弥补了二维 CT 的不足,对全面判断肿瘤对胰周大血管、胆管、胰管压迫或浸润侵犯以及导致梗阻扩张的范围及程度,术前对胰周血管的三维重建可及时提示胰周血管存在的复杂变异情况,使可切除评估与血管变异相结合,使其更加科学、客观。随

着计算机辅助手术技术的进一步发展,对于胰腺疾病的诊断更加智能化,对于胰腺肿瘤的可切除评估更加精准、客观。

随着现代影像学技术的不断发展,胰腺外科解剖认识的深入,计算机辅助手术系统的临床应用,胰腺切除理念已转化为精准的解剖性胰腺切除模式。具体术式主要根据胰腺切除的部位来界定,包括:①保留十二指肠的胰头切除术。②保留十二指肠和胆管的胰头切除术。③胰腺颈体部中段切除。④保留脾脏及脾脏血管的胰腺体尾部切除。⑤胰腺的局部切除。与传统手术相比,精准胰腺切除术缩小了手术范围,保存了消化道解剖和生理功能的完整性,减少了机体损伤,降低术后并发症,改善术后患者的生活质量。随着证据的积累和丰富,尤其是循证医学已证实某些扩大手术并不能实质性提高疗效及生存质量,适宜性缩小手术是必然的选择,符合未来外科功能化、微创化的发展理念和趋势。

胰十二指肠根治手术是小儿胰头部肿瘤的根

治性方案,但胰腺位置深,完整安全切除肿瘤,难度非常大,传统手术方法往往手术切除范围大,创伤大,胰腺组织功能受创大。青岛大学附属医院小儿外科开展的小儿胰腺肿瘤的精准切除的新技术,充分利用 Hisense CAS 进行三维成像,术前对胰腺肿瘤进行全面精确分析,明确肿瘤所在的精准位置,制订个体化手术方案,避免或尽可能减少对胰管的

损伤,对肿瘤进行精准切除,明显提高了胰腺肿瘤的可切除率,并取得良好效果(图11-8,图11-9)。

视频08

视频 8　胰腺肿瘤三维重建

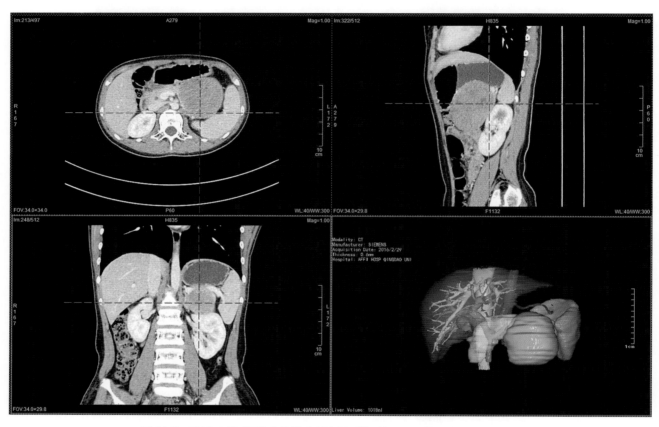

图 11-8　胰腺实性-假乳头状肿瘤(低度恶性)的 CT 及其可视化三维重建

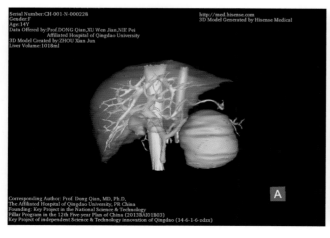
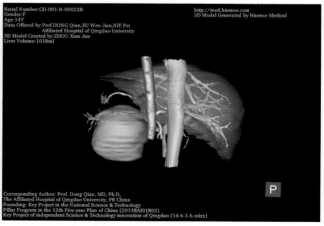

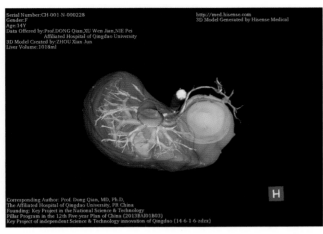
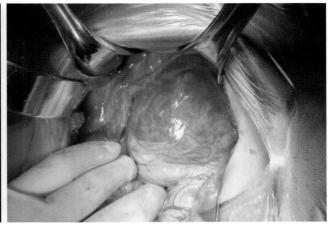

图 11-9　可视化三维重建结果及术中所见

五、计算机辅助手术系统在小儿肝移植中的应用

我国是先天性肝脏疾病和胆道畸形的高发国家，肝移植是治疗小儿终末期肝病的有效方法，由于肝脏解剖结构复杂，内有肝静脉系统及 Glisson 系统，肝移植手术风险极高。由于血管复杂性和变异性易引起手术大出血，术前准确的血管影像学检查及精确的手术技术是小儿肝移植成功的关键。通过计算机辅助手术系统进行三维重建得到的数字化模型立体全方位显示肝脏及其内部管道结构的位置、形态及其与周围大血管等结构的解剖关系，有利于个体化肝移植手术方案的设计。肝静脉解剖变异的发生率约为 20%，通过三维重建明确血管变异情况，模拟手术过程，找到合理的处理方法，避免术中不必要的意外。肝动脉解剖变异的发生率约为 20%～50%，肝动脉的血供是保证移植肝脏存活的必要条件，故术前了解肝动脉血供对外科医生制订最合理的动脉重建计划、保证肝脏供氧和胆管树的灌注有重要意义。

儿童活体肝移植通过对供体肝脏进行三维重建得到数字化肝脏模型，术前精细了解血管系统在肝内走行，评估供体肝脏体积，结合供体和受体情况，比较不同切割层面效果，经过术前手术规划设计，评估不同切取平面是否满足术后肝脏功能代偿需要，最终制订科学的供肝切取方案，降低了损伤血管和胆管的危险，减少出血量，同时完整地保留了供肝和残肝的血液循环，最大限度地减少了无效肝组织量。总之，随着精准外科理念的发展，计算机辅助手术系统更加广泛地应用于儿童肝移植，有助于医生制订手术方案、降低术后并发症的发生率，使肝移植手术更加精细、准确。

随着数字医学技术的不断进步和计算机辅助手术的进一步发展，通过学科的整合，对于肝、胆、胰疾病的治疗更加智能化，作为产学研合作典范的海信计算机辅助手术系统和海信外科智能显示系统的成功研发和广泛临床应用，切实推动小儿肝、胆、胰外科向个性化、精准化、微创化、远程化发展，解决临床疾病诊疗中的难题，迎接小儿肝、胆、胰外科发展的未来。

（张刚　朱呈瞻　董蒨）

第四节　海信计算机辅助手术系统海信 CAS 的研发及临床应用

随着信息时代的来临，外科正在经历着第三次生命科学革命的洗礼，医学与生物学以及计算机科学的深入融合推动着外科进入一个以精准为特征的新时代。精准手术作为一种全新的外科理念和技术体系，旨在通过精确术前评估、精密手术规划、精工手术作业和精良术后处理，追求以最小创伤侵袭和最大器官保护及最大效费比率获取最佳康复效果的理想目标。精准外科理念是推动外科实现最佳临床实践以满足当代社会对健康越来越高需求的重要途径，将在全球范围内引发外科领域的技术革命，促进外科治疗效果发生质的飞跃。目前，国际上精准外科手术已经作为外科的发展趋势开始普及，而国内也处于快速起步发展阶段。

一、海信计算机辅助手术系统海信 CAS 的研发启动

现有的二维 CT 图像存在很多局限性，而三维重建可以提供这些医生迫切需要的功能。它可以三维观察病变与血管、脏器关系；可以精确计算脏器、病变体积；可以实施虚拟手术切除，确定最佳手术切除线。进行精准外科手术必须事先进行相关器官的医学影像三维重建和手术模拟分析，伴随着国内外精准外科手术的普及，对医学影像三维重建和手术模拟产品的需求也将产生飞跃。

青岛大学附属医院董蒨教授与海信医疗的陈永健博士领衔的临床医疗和计算机研发团队密切合作，在国家"十二五"科技支撑计划课题"小儿肝脏肿瘤手术治疗临床决策系统开发（2013BAI01B03）"和青岛市重大科技专项重点支持下，成功研发具有完全自主知识产权的海信计算机辅助手术系统（海信 CAS）和海信外科智能显示系统（海信 SID）。该系统基于 CT 的 Dicom 数据，针对腹腔（肝胆、脾胰、肾脏等）器官的 CT 影像进行预处理和分割，精确输出三维重建结果，并提供多种模拟手术工具进行 3D/2D 切割与流域分析，对肿瘤及毗邻的腹腔器官系统的关系进行精确定位和判断，并进行手术规划和术式设计。其交叉融合 CT 数据三维重建、虚拟仿真、数字肝脏大数据分析等多学科技术，配合手术控制智能显示术中导航，为小儿外科患儿提供精准、微创、个性化手术解决方案。可以实时、三维动态观察病变与血管、脏器的关系，精确计算脏器体积、清晰显示肝脏内脉管系统的走行及解剖关系，还原病灶与其周围脉管结构的立体解剖构象，准确地对病变进行定位、定性和评估，制订合理、定量的手术方案，实施个体化的肝脏血管取舍分配方案。还可以实施虚拟手术切除，确定最佳手术切除线。

由于本系统最初是基于小儿肝脏肿瘤的研究，而小儿肝脏血管支的精细则要求该系统计算机算法更加精准和细致，决定了 Hisense CAS 是可以广泛应用于成人和儿童的、具备良好的实用性高品质计算机手术辅助系统。自主创新的 Hisense CAS 成功研发和已经较多量的临床应用极大地推进了我国小儿肝胆外科乃至整个外科的发展。术中借助

海信外科智能显示系统（海信 SID）可以通过手势控制，从不同视角、全方位进行精准的三维成像观察；并实时导航，降低手术风险，减少患者术中出血量，达到患者损伤最小化，实现了数字化精准外科手术的实际应用，为患者的精准外科手术提供高效、精准的三维重建及量化模拟分析和整体解决方案。

【海信计算机辅助手术系统 CAS 的总体方案】

计算机断层显像（CT）作为现代医学影像检测手段之一，对于帮助医生诊断疾病具有不可或缺的作用。临床医生亟需一款利用低剂量、高清晰度 CT 图像来指导手术的模拟软件，在降低患者辐射量的同时，清楚显示内脏的结构、血管走行和肿瘤的位置，指导手术入路，减少术中出血，降低手术风险。但是现有的 CT 工作站容积成像渲染的三维重建技术对肿瘤、病变和血管不能有效区分，不利于医生判断病变组织与周围组织的相互关系，不能精确计算各组织体积，无法实现模拟手术。

海信 CT/MR 图像三维重建和手术模拟系统通过医学图像预处理和分割技术，只需在一幅图像上设定相应参数和少量人工辅助，算法可以自动精确地在一系列 CT 图像上分割出肝脏、血管、肿瘤、胆囊以及其他肝脏组织。然后，通过滤波、CT 层间自适应对应点插值、形态学、模式识别等算法处理分割结果，追踪肝脏三期图像上肝动脉，门静脉，肝静脉的血管走行，并利用三维配准算法对三期肝脏数据进行立体配准，精确地三维重建肝脏、肿瘤、三种血管和胆囊等器官。它可以三维观察病变与血管、脏器关系；可以精确计算脏器、病变体积和门脉、静脉各分支供血区域；可以实施虚拟手术切除，确定最佳手术切除线。

本系统采用 Windows 操作系统，采用的平台是微软自带的 net framework4.5 平台，大部分的接口都是在这个平台的基础上来完成的，显示图像的接口大部分是在 OpenGL 和 directx 这两个平台的基础上完成。部分与底层接口的文档，直接调用底层的驱动来完成，主要调用 Win32 API。算法采用显卡 GPU 加速平台 CUDA7.5 开发完成。

本系统开发项目利用以下具体技术和理论：

（1）低质量或普通质量 CT 图像高清增强技术：低剂量 CT 技术是一种 CT 图像后期处理软件技术，可以不对现有 CT 设备做结构性更改，利用独有的 CT 图像噪声统计特性，将低辐射量低质量的 CT 图像还原成高质量图像。该系统可以减少 50% ～ 80% 有害照射剂量（从 300mAs 降到 60mAs），仍达到同样质量的成像效果。在基于 CT 图像噪声统计

特性的图像增强算法,高清成像技术等技术的基础上,利用海信提供的 CT 数据,与海信联合开发特定人体器官,病变组织,特定病例的 CT 图像高清增强技术。具体包括:利用大量各种各样的真实临床数据,分别针对肝脏、大脑、肺部、乳腺、胰腺、肠道、骨骼以及血管等各种人体器官和组织的 CT 原始图像做优化,在不损伤病情信息的基础上,得到最优化的各器官 CT 图像高清增强算法。

(2) 医学图像分割技术:在大量 DICOM 标准的 CT 腹部扫描图像上,根据灰度、纹理等特征把二维图像分割为不同的部分,找到分界线(如器官外沿、肿瘤外沿、血管外壁)等。真实精确地找到不同组织分界线,是后续工作的基础。

(3) 建模,图像追踪技术:追踪多幅图像上肝动脉、门静脉、肝静脉三期的血管造影图像的 CT 强度变化,建立自学习拓扑模型将每幅图像中代表血管的 CT 值变化连接起来,形成血管走向信息。

(4) 模式识别技术:将分割出的不同组织分类、识别。

(5) 三维可视化,三维图像配准技术:同期不同图像间,不同期不同图像间的配准,建模;不同组织或功能区成像的容量渲染,着色;透明显示,任意断面显示,多平面显示。

(6) 定性定量分析,模拟手术技术:器官和内部组织的参数测量,定性定量计算,及手术建议。

海信集团通过和著名医院、大学合作,做出一款三维重建和模拟手术软件,在最难的肝部成像领域重建 3 级以上血管,区分 1cm 的肿瘤与血管间距,肿瘤体积估算达到 90% 的精确度。如果应用以色列的高清成像处理技术,通过以上几个方面取得的技术突破和算法性能改善,则可以大幅降低 CT 诊断的有害辐射剂量,重建 4 级以上血管,区分 0.5cm 的肿瘤与血管间距,肿瘤体积估算达到 95% 的精确度,极大地满足医生的临床需要。

软件总体设计和算法总体设计方案如下(图 11-10 ~ 图 11-12):

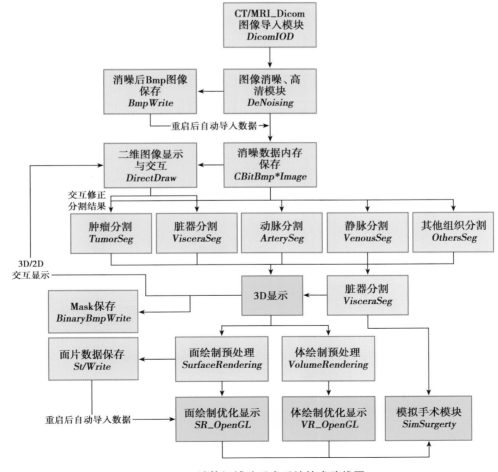

图 11-10　计算机辅助手术系统技术路线图

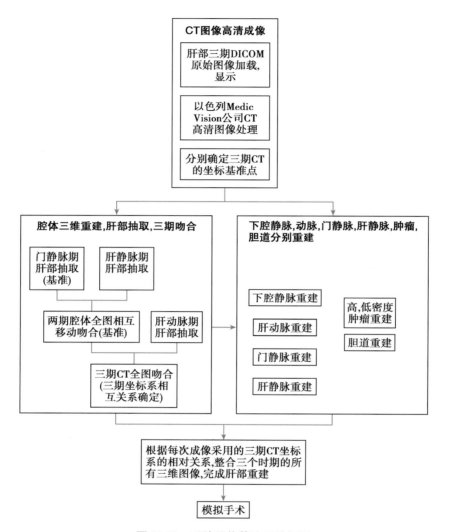

图 11-11　系统总体算法设计框图

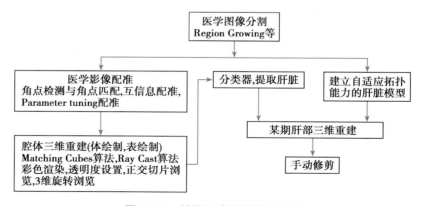

图 11-12　某期肝脏抽取算法框图

二、三维重建中 DICOM 文件完整性判断技术

医学数字成像和通信（digital imaging and communications in medicine，DICOM），是医学图像和相关信息的国际标准。它定义了质量能满足临床需要的可用于数据交换的医学图像格式。

DICOM 图像文件内容由两个部分组成：保存参数信息的文件头（header）和图点数据（pixel data）。每个 DICOM 文件都必须包括该文件头。文件头的最开始是文件前言，它由 128 个字节 00H 组成，接下来是 DICOM 前缀，它是一个长度为 4 字节的字符串"DICM"，可以根据该值来判断一个文件是不是 DICOM 文件。文件头中还包括其他一些非常有用的信息，如文件的传输格式、生成该文件的应用程序等。图像像素则描述图像的每个点的亮度值。DICOM 包含 4 个内容层次：① Patient（患者）；② Study（检查）；③ Series（系列）；④ Image（图像）。尽管前面几层的内容在很多图像里是相同的，但它们在每个图像文件里都有。图像由多个信息实体（information entity）组成；信息实体又细分成模块（module）；每个模块（module）里面的最小单元叫做一个属性（attribute）或数据元素（element）。在 DICOM 文件中，每一个数据元素的位置都存放在固定的位置，因此只要知道该文件在内存中存放的首地址，就可以根据存放位置的偏移量找到对应的数据元素。

患者去医院做检查，设备将扫描结果保存为符合 Dicom 标准格式的图片，并通过网络上传到 PACS 系统，医生通过影像终端访问服务器进行阅片。Dicom 标准规定了单幅 Dicom 图像的组成格式，设备和 PACS 系统都要遵循这一标准设计。但 Dicom 标准没有规定一组图像的命名和排列格式，因此各厂家可自定义图像的命名和排列格式。

CT 图像有不同的层间距。图像按切面分为横截面、矢状面、冠状面。每个面分为静脉期、动脉期、平衡期等。每个期同属一个系列。即一个系列的图像是同一个厚度、同一个切面、同一个期。同一个系列中的各图像的实例号大小代表按扫描生成前后顺序。患者做 CT 检查，一般会生成不同厚度，不同切面，不同期的图像，以便医生挑选合适的图像进行医学观察。

医学三维重建要求一组图像为同一个系列的图像。医生根据三维重建后的立体图像，判断病灶的大小和位置，进行病情分析。而三维重建结果依赖于二维 DICOM 的质量，包括层间距等信息。理论上，层间距越小，三维重建效果越好，而层间距越小，扫描同一区域产生的图像数量越多。一般情况下，一个系列的 CT 图像数量为几百张。

通常情况下，医生在获取同一系列的一组图像后，首先浏览此系列图像，观察病情。如果病情复杂，通过二维 DICOM 较难判断，则进行三维重建操作，通过对立体图像旋转、切割、放大等操作观察。

如果文件完整，则进行三维重建操作。医生将此系列图像导入三维重建系统后，系统先进行文件完整性验证，如果验证通过，则进行三维重建操作，验证失败，则提示医生文件缺失，并显示缺失文件实例号。医生通过实例号，快速定位文件，通过浏览二维图像，确认图像是否缺失。

【优点】

1. 保证输入源头正确性，保证三维重建准确性　在三维重建操作开始前，对 DICOM 图像进行文件完整验证，是非常关键的步骤，影响到三维重建结果的真实性和正确性，直接影响医生的判断。

2. 定位缺失文件，快速回溯验证　三维重建的图像层间距通常为 0.5mm，相邻几张图像的差别细小，即使中间缺少几张图像，肉眼也很难发现，三维重建结果错误不明显。一旦丢失的文件包含了病灶的关键信息，将导致严重误判。而且由于一个系列的图像数量通常为数百张，人工排查工作量很大。通过实例号定位丢失文件，医生可快速浏览 DICOM 图像，验证文件缺失。

三、基于全卷积深度神经网络的 CT 图像肝脏和肾脏自动精准分割技术

从医学影像中将肝脏组织准确地分割出来，是进行肝脏图像的三维重建、肝脏容积的测量的重要前提条件。由于肝脏组织与周边相邻器官之间高度的亮度相似性、肝脏形状的高度差异性、病灶的存在等，从 CT 图像中将肝脏分割出来是一项具有挑战性的任务。目前临床应用的系统普遍采用手动分割，但是手动分割耗时耗力，并且由于不同人对组织器官的分割经验不同，很容易造成肝脏的分割不精确。由于医学图像分割的数据量很大，分割要求比较高，传统的分割方法采用半自动的分割方法或者全手工的分割方法，速度慢，一致性不高。

因此寻找一种适合临床应用,快速准确的三维 CT 肝脏全自动分割或交互式分割方法的研究是非常有意义的(图 11-13)。

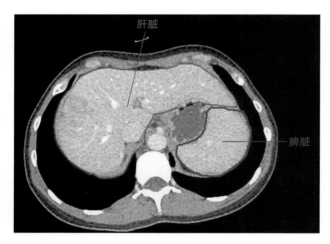

图 11-13　肝脏与脾脏较难分割的图像

本技术主要解决的问题:简化了传统分割方案需要人机交互的操作步骤的复杂性,解决传统分割方法对好的图像质量分割效果较好,对质量不好的分割图像分割效果不佳的问题。

本技术主要包括训练阶段和分割阶段两部分:

1. 训练阶段步骤如下:

（1）读取 DICOM 图像及相关信息,对 DICOM 图像进行预处理。其中预处理方法包括:

1）读取 DICOM 图像窗宽记为 W、窗位信息记为 M。

2）根据窗宽窗位信息求取 DICOM 图像中肝脏图像的灰度值分布范围。

$\alpha = C - W/2$;

$\beta = C + W/2$;

其中 α 代表 DICOM 图像中肝脏像素最小值。β 代表 DICOM 图像中肝脏像素最大值。

3）对 DICOM 图像进行灰度值变换。其中 D(i,j)代表 DICOM 图像第 i,j 点的 DICOM 图像灰度值,经过变换以后图像灰度值为:

$$D(i,j) = \begin{cases} 0 \\ ((D(i,j)-\alpha)/W) \times 255 \\ 255 \end{cases}$$

$$D(i,j) < \alpha \qquad\qquad \alpha < D(i,j) < \beta$$

4）对上述处理好的图像数据进行预处理,包括:①对图像做膨胀操作;②求取该图像的联通区域,并选择该图像最大的联通区域;③对图像按照最大的联通区域进行裁切;④将图像比例缩放到合适大小,在本案例中缩放到 301 像素×400 像素尺寸大小。

（2）建立图像样本库:获得带有肝脏图像的 DICOM 图片,并将获得的图片进行 1 步骤预处理,最后将处理好的图片打包生成 BMP 格式的图片,形成肝脏样本库。

（3）建立图像标签样本库:获得的带有肝脏的 BMP 格式的图片进行手工分割,也可以用相关软件进行分割,并生成标签 BMP 图像,在标签 BMP 图像的是肝脏的部位的像素值为 1,不是肝脏的部位的像素值为 0。该图像命名与肝脏样本库图像一致。

（4）建立全卷积神经网络模型:利用 2 步骤生成的肝脏样本库和标签样本库对全卷积神经网络进行训练。

神经网络结构如图 11-14 所示:

（5）采用前馈反向传播算法对神经网络进行训练。

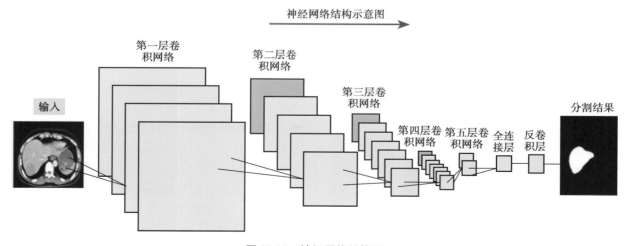

图 11-14　神经网络结构图

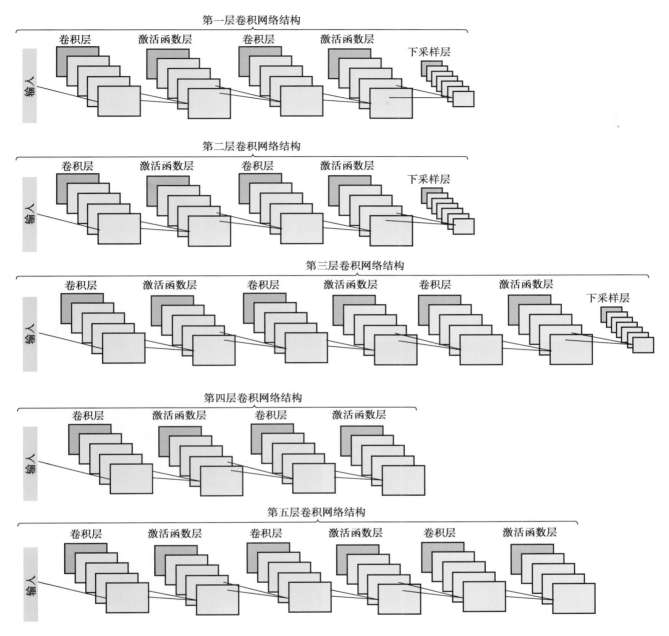

图 11-15　各层神经网络的内部结构

（6）训练使神经网络模型收敛。并存储训练模型参数。

2. 分割阶段步骤（图 11-16，图 11-17）

（1）读取 DICOM 图像及相关信息，对 DICOM 图像进行预处理。其中预处理方法包括：

1）读取 DICOM 图像窗宽记为 W、窗位信息记为 M。

2）根据窗宽窗位信息求取 DICOM 图像中肝脏图像的灰度值分布范围。

$$\alpha = C - W/2;$$

$$\beta = C + W/2;$$

其中 α 代表 DICOM 图像中肝脏像素最小值。
β 代表 DICOM 图像中肝脏像素最大值。

3）对 DICOM 图像进行灰度值变换。

4）对上述处理好的图像数据进行预处理，调取训练阶段生成的神经网络模型。

（2）将待分割的图片输入神经网络进行神经网络前向计算，直接得到分割结果。

（3）对分割结果进行判断，对肝脏和非肝脏像素分别赋值。

（4）对判断好的数据进行还原。

```
┌─────────────────────────────┐
│            开始              │
└─────────────────────────────┘
              ↓
┌─────────────────────────────┐
│   DICOM图像预处理并进行裁切   │
└─────────────────────────────┘
              ↓
┌─────────────────────────────┐
│    调入训练生成的神经网络模型   │
└─────────────────────────────┘
              ↓
┌─────────────────────────────┐
│  将图像输入神经网络进行前向计算  │
└─────────────────────────────┘
              ↓ 是
┌─────────────────────────────┐
│      对分割结果进行判断        │
└─────────────────────────────┘
              ↓
┌─────────────────────────────┐
│      还原原始图像尺寸         │
└─────────────────────────────┘
```

图 11-16　图像分割阶段流程图

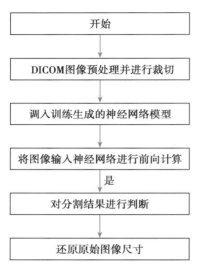

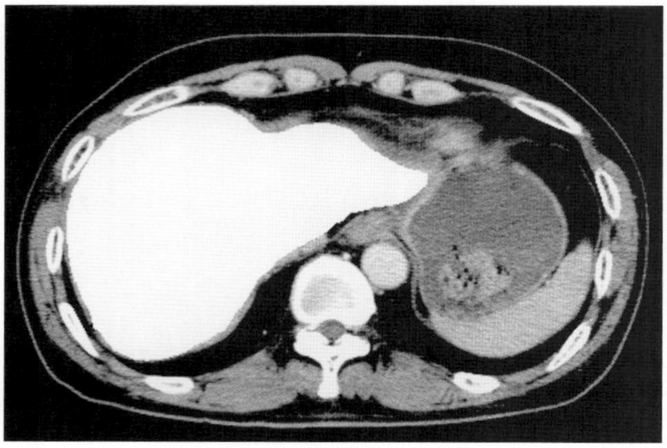

图 11-17　神经网络自动分割效果图

四、血管分割和自绘制技术

血管的三维生成在治疗较重疾病比如肝癌,了解血管的空间位置对医生在手术前设定手术预案有很大帮助。从二维的图像信息,很难精确地掌握血管的分布情况。在肝脏肿瘤的切除过程中,由于对血管的空间位置不清晰,无法精准地了解脉管分布及其与肿瘤的解剖结构关系,无法对切除的肝脏组织以及其所涉及的区域做出科学客观的评价。所以人体内部三维血管的提取在计算机辅助系统中扮演着很重要的角色,对器官疾病的诊疗意义重大。

由于组织器官具有复杂的形态结构,所以目前的血管三维重建技术并不能实现完全的自动化操作。想要获得良好的三维重建模型,对二维原始数据的质量就有了一定的要求,但是鉴于某些客观现实存在,比如:有些血管较小,在 CT 或磁共振图像上不易成像,或者对患者的拍摄效果较差,有些血管没有在 CT 或磁共振图像上显示,使血管三维生成变得困难。并且在血管提取过程中,小血管也扮演着很重要的作用,但是由于小血管的低灰度值和断落往往让效果不尽人意。血管的 CT 或 MRI 图像在某些层有显示、但是在某些层没有显示,生成的血管三维图像产生断层的现象。本技术是一种血管分割和自绘制的方法,通过人为干预,使不连续的血管连续起来,或者根据生理解剖学知识绘制新的血管。

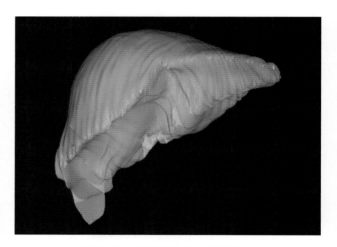

图 11-18　肝脏的分割三维效果图

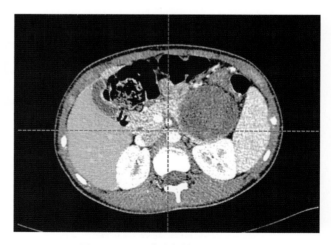

图 11-19　肝脏分割的二维效果图

首先对每一张图片进行肝脏分割,得到如图 11-19 的红色区域部分,下一步会在红色部分(红色区域为该张图片的肝脏部分)中寻找血管(图 11-20)。

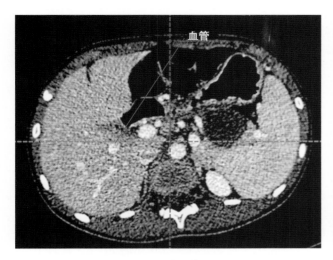

图 11-20　肝脏血管示意图

由于图片获取的条件不同,有时细小血管在 CT 图像上会出现断断续续的情况,使软件自动生成血管网络不连续。对血管进行自动生成。生成的效果如图 11-21 所示:

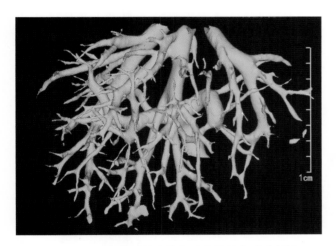

图 11-21　一个典型的人体肝脏血管的自动分割图

观察生成效果,若出现有血管断裂不连续等情况时,下面进行血管自绘制。具体实现步骤如下:

在 CT 图像中找到血管不连续的那根血管在图像中出现的位置。如图 11-22 所示:

绿颜色的那根支流血管由于各种原因(例如:图片质量不好),无法全部生成,产生断裂的情况。对绿色血管断裂部分使用自绘制方法,使其与主血管连接。

(1)首先找血管断裂的位置在 CT 图像上的对应位置。方法有以下两种:第一种方法从血管 3D 图到 CT 图像的标记方法。选择画笔大小。画笔大

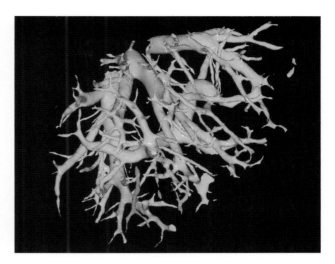

图 11-22　自动生成血管后不连续血管示意图

小(画笔半径)可以设定。

(2)用画笔画出每张图片中断裂血管应该出现的位置,如图 11-23 所示:

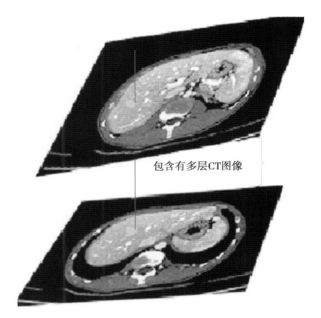

图 11-23　画笔标识每张血管示意图

对每张图片或者每隔几张图片绘制血管出现的位置。如图 11-23 所示:在血管不连续的部位手动画出血管位置,图 11-23 黄点代表血管位置,血管走向可能是竖直的也可能倾斜。人为对不连续的血管位置进行标示。

(3)人为标定血管完毕后,对血管进行自绘制。绘制方法为得到血管的中心线数据和半径,绘制血管管状曲面。完成血管自绘制。形成的血管

图如图 11-24 所示：

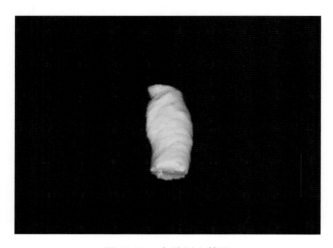

图 11-24　自绘制血管图

本技术的优点：

血管自绘制的方法是对血管自动生成方法的一个补充，可以通过人为操作绘制血管，使血管更连续细致。使用本方法绘制的三维血管图像能够更加细致地描述出血管形态，并且能够得出更为细致的血管信息，为计算机辅助诊断提供充足的数据基础。使用本方法绘制的血管图像分割结果更为准确，使系统适应范围更广，给医生提供更强有力的指导。

五、海信计算机辅助手术系统海信 CAS 的功能介绍与临床应用

海信计算机辅助手术系统（海信 CAS）为腹腔（肝、胆、脾、胰、泌尿等）精准外科手术提供高效、精准、简洁的影像重建及量化模拟分析系统和整体解决方案。该系统通过和医院 PACS 系统即时连通，提供面向临床医生的智能、人性化操作界面，同时在自动化处理基础上给予不同医生自主操作空间。针对腹腔组织器官的 CT/MR 影像进行预处理和分割，精确输出肝胆胰、肿瘤、血管及周边累及器官组织的清晰边界和重建结果，并提供多种模拟手术规划方式和手术相关参数计算，如 3D 器官切割、2D 映射切割、供血回血流域分析，射频介入手术方案规划等，为临床医生快速精准地进行诊断和制订方案提供有力辅助工具。本产品不但适用于成人患者手术规划，同时也适用于婴幼儿患者。产品已获得 CFDA 认证，编号：鲁械注准 20152700295（图 11-25）。

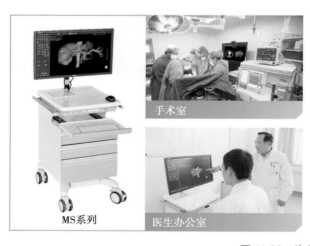

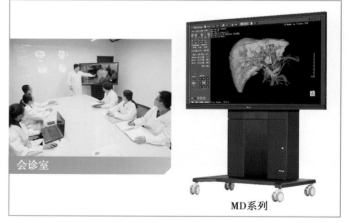

图 11-25　海信 CAS 应用场景形态

1. 病例管理　系统与医院 PACS 系统无缝对接，可实现检索、下载、分期、加载、浏览等功能（图 11-26）。

2. 二维阅片分析　可以进行影像科常规 CT/MR 影像阅片操作，具备窗宽位调节、测量工具、MPR、任意斜面阅片等工具（图 11-27）。

3. 3D 重建　系统提供腹腔 CT/MR 影像的三维重建功能，通过人性化简洁操作，并提供个性化操作工具适应不同影像，可将腹腔内肝脏、胆、脾、胰、相关脉管系统（动静脉、胆管）、病变肿瘤、周围骨骼及累及占位组织如胃、十二指肠进行精确分割重建；便于用户观察，系统将生成模型中各个组织器官区分不同颜色、透明度显示，并可以将各组织器官组合显示或逐个隐藏，对模型进行 360°任意角度旋转、放大缩小等操作（图 11-28）。

4. 模拟手术　系统提供模拟手术功能，进行术前方案规划。包括非解剖性切除（3D 切除/二维 CT/MR 影像画切割线得到立体模型切除效果及体积）及解剖性切除（流域分析及分段）。非解剖性切

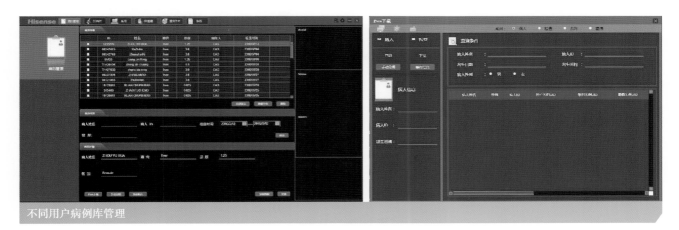

图 11-26 病例管理

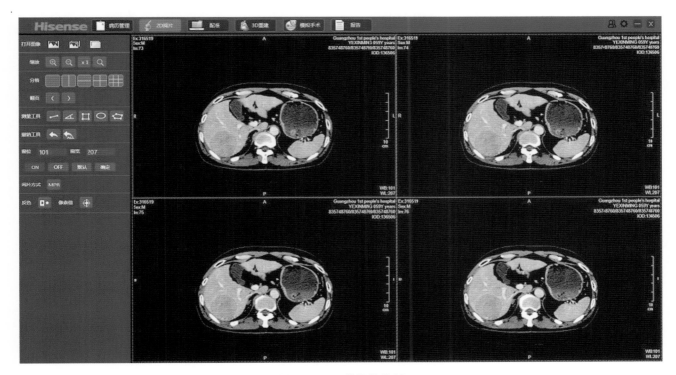

图 11-27 二维阅片分析

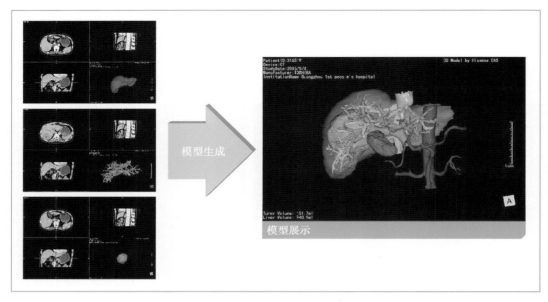

图 11-28　3D 重建

除可直接在模型上进行 3D 切割，也可以在一系列 CT 图像上进行 2D 切割同时映射于 3D 模型；解剖性切除是根据血管流域进行分析。模拟手术提供多种工具供用户进行手术规划，并实时自动提供各段体积（图 11-29 ~ 图 11 ~ 31）。

5. 报告功能　报告内可添加患者模型结果，编辑、打印报告，提供截图和录像功能，便于更好地进行交流（图 11-32）。

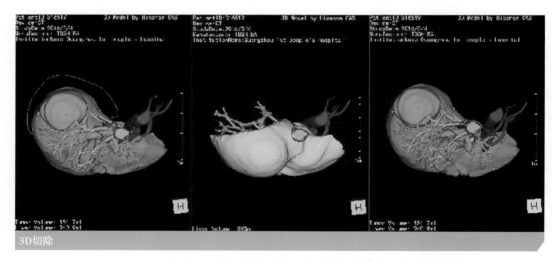

图 11-29　海信计算机辅助手术系统虚拟肝脏切除

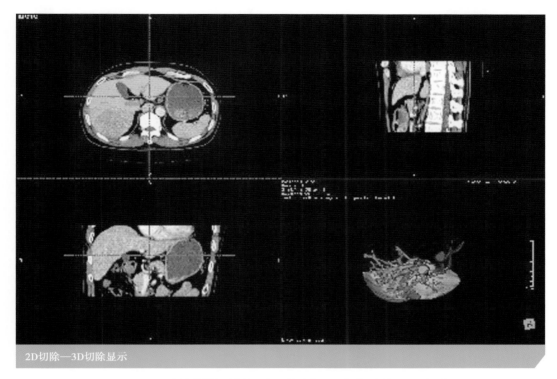

图 11-30　海信计算机辅助手术系统虚拟 2D 切割映射 3D 肝切除

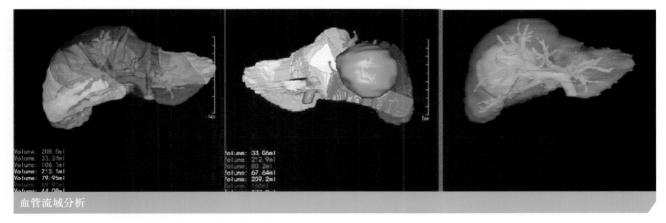

图 11-31　解剖性肝切除及供血回血流域分析和体积计算

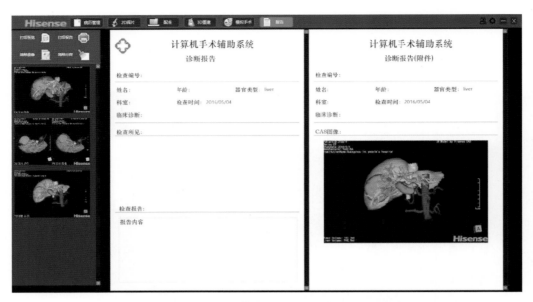

图 11-32　海信计算机辅助手术系统重建结果报告

【临床病例展示】

以下是应用该系统在临床中实际完成的一些病例展示（图 11-33 ~ 图 11-40）：

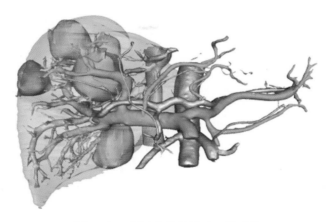

图 11-33　肝脏多发性肿瘤三维成像

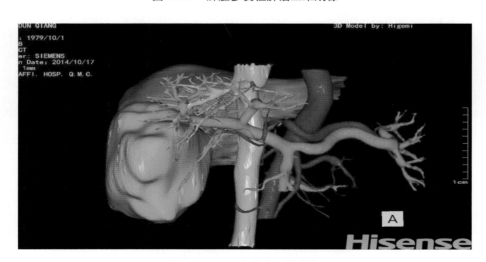

图 11-34　肝脏肿瘤三维成像

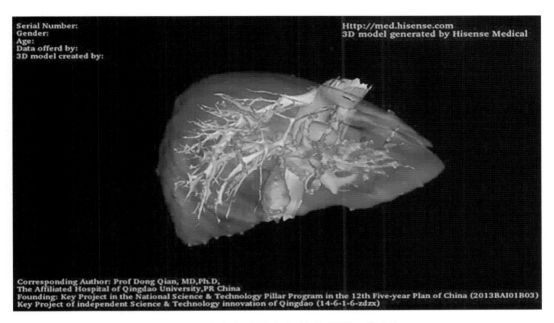

图 11-35　肝门部胆管癌、门静脉、胆道三维成像

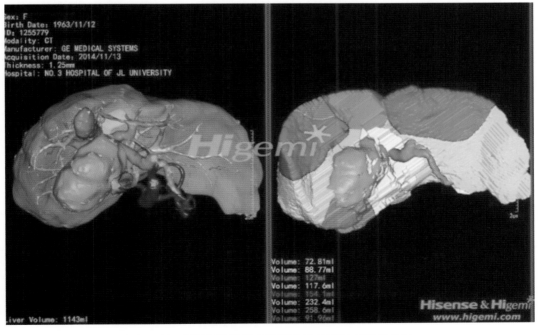

图 11-36　肝脏门静脉供血流域分段(体积)与肿瘤关系

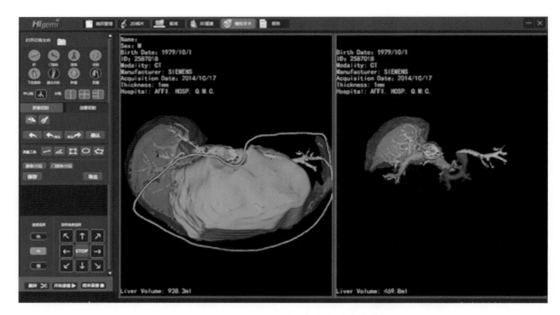

图 11-37　ALPPS 肝切除术分阶段规划

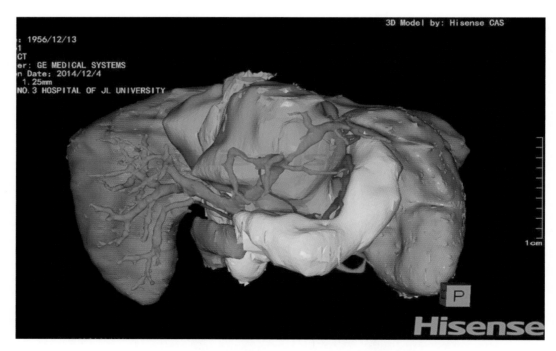

图 11-38　腹膜后肿瘤、肝胆胰脾、十二指肠、胃成像

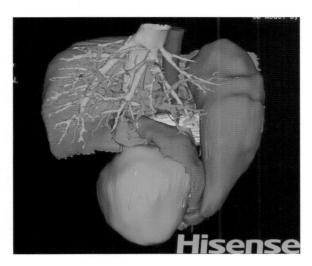

图 11-39　胰头胰体癌、肝胆、十二指肠、胃三维成像

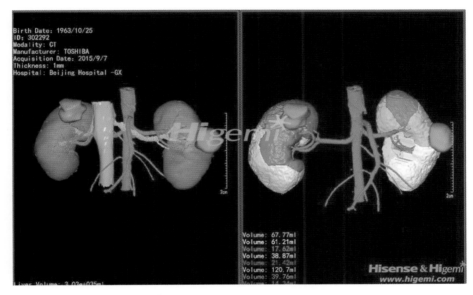

图 11-40　肾脏动脉供血流域分段(体积)与肿瘤关系

（陈永健　田广野　王立　陈宗喜）

参 考 文 献

1. 段于河,董蒨.CT 三维重建及模拟手术系统在小儿肝脏外科中的应用[J].中华小儿外科杂志,2015,36(4):317-320.
2. 赵静,董蒨,江布先等.CT 三维重建及肝脏体积测定在小儿肝脏肿瘤手术中的应用[J].临床小儿外科杂志,2009,4:13-16.
3. 董蒨,陈永健,卢云等.数字医学与计算机辅助手术的发展及临床应用[J].中国信息界(e 医疗),2013,09:58-61.
4. 苏琳,董蒨,张虹等.计算机辅助手术系统在先天性胆管扩张症诊治中的应用[J].临床小儿外科杂志,2016,15(2):140-143,155.
5. 苏琳,董蒨,张虹等.3D 可视化技术在婴幼儿复杂肝肿瘤精准肝切除中的应用[J].中华肝脏外科手术学电子杂志,2015,5:274-278.
6. 周显军,苏琳,董蒨等.计算机辅助手术系统在小儿复杂性肝脏肿瘤精准手术中的应用[J].中华小儿外科杂志,2015,36(4):244-248.
7. 陈永健,董蒨,高川等.数字医学与计算机辅助手术设备的发展趋势[J].中国信息界(e 医疗),2014,4:50-53.
8. Nakayama K,Oshiro Y,Miyamoto R,et al. The Effect of Three-Dimensional Preoperative Simulation on Liver Surgery.

World J Surg,2017,41(7):1840-1847.

9. Takamoto T,Hashimoto T,Ogata S,et al. Planning of anatomical liver segmentectomy and subsegmentectomy with 3-dimensional simulation software. Am J Surg,2013,206(4):530-538.

10. Hallet J,Gayet B,Tsung A,et al. Systematic review of the use of pre-operative simulation and navigation for hepatectomy:current status and future perspectives. J Hepato-Bil-Pan

Sci,2015,22(5):353-362.

11. Uchida M. Recent advances in 3D computed tomography techniques for simulation and navigation in hepatobiliary pancreatic surgery. J Hepato-Bil-Pan Sci,2014,21(4):239-245.

12. Zhang G,Zhou XJ,Zhu CZ,et al. Usefulness of three-dimensional(3D) simulation software in hepatectomy for pediatric hepatoblastoma. Surg Oncol,2016,25(3):236-243.

第十二章

肝脏分段的发展历史及 Dong's 数字肝脏分型体系

第一节 前 言

肝脏是脊椎动物和许多高级非脊椎动物机体内重要的器官。对于人类,肝脏是人体内最大的实质性脏器和消化腺体,负担着极复杂的生理功能,在维持生命和人体的基本功能中起到非常重要的作用。

肝脏是人体内代谢最活跃的器官,具有多种多样的功能。因此也就造就了肝脏极具特色的血供系统和胆道系统。肝脏由肝实质和一系列管道结构组成。肝内有四套功能不同的管道系统,分别为肝动脉系统、肝门静脉系统、肝胆管系统和肝静脉系统。其中肝动脉、门静脉和肝胆管三者被包裹在结缔组织鞘(Glisson 鞘)内,经肝门(也称第一肝门)处出入肝实质内,它们不论在肝门附近或是肝内,都走行在一起。肝静脉系统即肝内血液的流出道,它的主干及其属支位于 Glisson 系统的叶间裂或段间裂内,收集肝脏的回心血液,经肝脏后上方的腔静脉窝(也称第二肝门)注入下腔静脉。尚有一些短小肝静脉注入肝后侧的下腔静脉(第三肝门)。几乎每 5 分钟全身的血量就会流经肝脏一次。对于一个成人,每 5 分钟大约 5000ml 血液会流经肝脏。成人每克肝组织血流量约有 100~300ml/min,门静脉血占肝血供的 70%~75%,肝动脉血占 25%~30%。而肝内血流最终经肝静脉流出进入下腔静脉。

现代肝脏外科手术是建立在对肝脏外科解剖,特别是肝内管道系统充分研究和正确认识基础之上得以快速发展的。近代外科发展之初,对于外科医生,肝脏长期以来被警告为"不要碰肝脏"[Noli Me Tangere(Touch Me Not)-for surgeons]。但半个多世纪以来,对于肝脏解剖的认识取得了迅猛的发展,肝脏外科也因此一次次突破所谓的手术禁区。每一次肝脏解剖有新的认识都会引起肝脏外科技术理论的革新。特别是近年随着数字医学、数字解剖学、数字精准外科的技术和理论的快速发展,对肝脏分叶、分段解剖及其应用的认识也在不断更新,也使得基于数字肝脏大数据分析的"Dong's 数字肝脏分型体系"的提出成为可能。而在全球最大数字肝脏数据库开放平台大数据支持下完成的"Dong's 数字肝脏分型体系"将对人类了解自己的肝脏,推进科研、教学以及"精准肝外科"的发展起到极为重要的作用。

第二节 肝脏解剖及肝段分型的发展

1654 年英国学者 Francis Glisson 在其著作 Anatomia hepatis 中首次提出肝段解剖学概念,由于其最初对肝脏解剖学的巨大贡献,以其名字命名的 Glisson 鞘广为后人所用。1891 年德国人 Rex、英国人 Cantlie 提出肝左、右叶分界线为 Rex-Cantlie 线。进入 20 世纪 50 年代,肝脏外科进入了解剖学与外科学相结合而推动肝脏外科发展的时代,而后各国学者相继提出了多种肝脏分叶、分段方法,其中,相对经典且应用较为广泛的主要是 Healey 等以肝动脉、胆管走行为基础分段法(北美分段法)和 Couinaud、Bismuth 等以门静脉、肝静脉走行为基础分段法(法国分段法)。

一、Hjortsjo 分段法

1951 年瑞典学者 Hjortsjo 通过对肝脏管道铸型腐蚀标本和胆道造影结果的观察,将肝脏以主裂为界分为左、右两半肝。左半肝以附裂为界(相当于镰状韧带与左矢状裂)分为中部分、外侧部分,外侧部分又以段间裂（平行于右段间裂）分为背外侧段与腹外侧段，右肝以背段裂和腹段裂分为背尾侧段、中段、腹头侧段。

二、Healey 分段法

1953 年美国学者 Healey 等进一步观察研究肝脏局部解剖与肝动脉、胆管系统，提出了以 Rex-Cantlie 线将肝脏分为左、右两叶；以右段间裂将右叶分为前、后两段，以左段间裂将左叶分为中段、外侧段，尾状叶作为一个独立的部分单独称为一个叶。左、右叶的 4 个段中，每个肝段根据其胆管引流情况又各自分为上、下两区，尾状叶根据其胆管引流情况被划分为 3 个部分，分别是尾状突、左尾状叶部分、右尾状叶部分。

三、Couinaud 分段法

Claude Couinaud（1922 年 2 月 16 日，生于法国巴黎西部的 Neuilly-sur-Seine，2008 年 5 月 4 日因病去世）是著名的法国外科医生和解剖学家，生前在肝胆外科领域做出巨大贡献。20 世纪 50 年代通过对 100 多个离体肝脏的门静脉、肝固有动脉、胆管系统进行解剖研究，研究了门静脉、肝动脉、胆管系统组成的 Glisson 鞘在肝内的走行。以门静脉的走行为基础，以肝静脉的 3 个主要分支为分区界线，同时结合肝的自然沟、裂、窝和韧带，提出了以肝静脉三个主要分支为界，将肝脏划分为左外、右外、左旁正中、右旁正中 4 个扇区，而后每个扇区又被门静脉左、右支的水平切面分成上、下两半。综合考虑肝

脏门静脉供血和肝静脉回流而提出的功能性肝脏分段，即著名的 Couinaud 肝脏 Ⅰ～Ⅷ 分段。Couinaud 提出肝脏的各段均有 Glisson 系统的一个主要分支血供及胆道系统，而位于各段之间的肝静脉则会发出分支引流相应肝段的回流血液。Couinaud 肝脏分段被世界各国的医生广为参考应用，时至今日仍被视为肝脏外科界和解剖学界的"圣经"，特别在欧洲、我国、日本及其他亚洲国家广泛采用。他的学术专著 Le Foie：Études anatomiques etchirurgicales〔The Liver：Anatomical and Surgical Studies〕（in French）〔Paris：Masson（1957）〕奠定了 20 世纪肝脏外科肝脏解剖学的基础而影响深远。

即使在其晚年，Couinaud 仍然笔耕不辍。由于尾状叶的特殊性，最初 Couinaud 将其定义为单独的 Ⅰ 段，后来对于尾状叶认识不断深入，分别于 1989 年和 1991 年出版新的著作，Surgical Anatomy of the Liver Revisited（in French）（1989），Partition Règlée du foie pour Transplantation：Contraintes Anatomiques（Controlled partition of the Liver for Transplantation：Anatomical Limitations）（in French）（1991）。Couinaud 将其重新定义，称其为背扇区。1994 年又将背扇区分为 Ⅰ、Ⅸ 两个段，而提出在传统的 Couinaud 肝脏分段的基础上增加第 Ⅸ 段，即九段分类法。但由于 20 世纪 50 年代提出的传统的 Couinaud 肝脏八分段分类方法影响深远，而第 Ⅸ 段在肝脏整体所占比例较小，新近提出的增加了第 Ⅸ 段即九段分类法反而鲜为广大外科医生所知（图 12-1）。

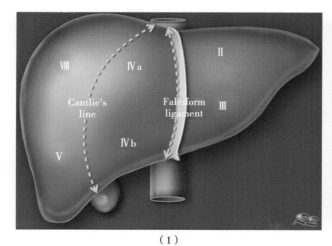

（1）

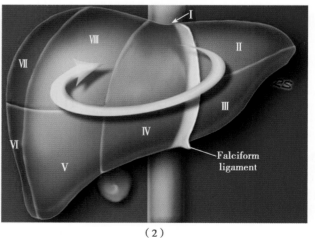

（2）

图 12-1　Couinaud 肝脏分段法

四、Bismuth 分段法

1982 年法国学者 Bismuth 结合 Goldsmith 和 Woodburne 分段法与 Couinaud 分段法,他根据三条肝主静脉所形成的平面和通过左右门静脉的一水平平面,将肝脏分为左、右半肝,右半肝分为前内、后外两个扇区,每个扇区分成为上下两个段(这与 Goldsmith 和 Woodburne 分段法相同,而且适合超声和 CT 等放射学分段)。左半肝分为左前、左后两个扇区(这与 Couinaud 门静脉分段法分法相同,是体外肝脏平面分段法),并且将Ⅳ段分为Ⅳa 段和Ⅳb 段两个亚段。

五、高崎健(Takasaki K)分段法

1986 年日本学者 Takasaki 从临床手术的角度,根据肝脏血供来源于 Glisson 系统的三个二级分支,每个二级分支供应一个肝段,同时加上一个直接接受一级分支营养的尾状叶,然后又将各肝段按三级分支分成 6~8 个单元(即锥状单元),提出了将肝脏分为肝左段(Couinaud S2、3、4)、肝中段(Couinaud S5、8)、肝右段(Couinaud S6、7)三段和一个尾状叶(Couinaud S1、9)的 Takasaki K 分段法。

六、竜崇正(Akihiro Cho)分段法

1999 年日本学者竜崇正(Cho A)等以门静脉走行、肝静脉回流为基础,结合影像学、胚胎学提出将肝脏分为左肝的外上段、外下段和内侧段,右肝分为前腹段、前背段、后段,尾状叶看成一段,共 7 段的分段法,并且提出了一个新的概念——隐藏在肝里的第 3 扇门:前裂,在这个前裂内走行着一支前裂静脉。并在其论著中指出门静脉是左、右对称的,后段对应 Couinaud S2,前背段对应 Couinaud S3,前腹段对应 Couinaud S4,门静脉右前主干对应左门静脉脐部。肝静脉也是对称的,以肝中静脉为中轴,肝右静脉相对肝左静脉,脐裂静脉相对前裂静脉。

肝脏分段的最初研究基于尸体解剖的离体肝脏标本进行,通过对肝脏标本进行灌注来观察肝内管道系统的走行情况,从而进行肝脏分段的研究。肝脏解剖学虽然有多种分段方法,目前普遍使用的是 Couinaud 门静脉分段法。但由于当年血管灌注解剖技术水平和解剖尸体例数所限,每一种分段法不可避免存在局限性,并存有不同的争议。比如,对于被广泛应用的 Couinaud 分段法,真实的解剖结构与理论上的肝段分界有一定的差异,且更为复杂;这一点在通过数字医学研究获得的活体肝脏血管三维影像大数据量的分析统计结果面前显得尤为明显。又比如,基于临床手术的研究而提出的 Takasaki 分段法,在临床实践中起到了十分积极的作用,然而该分段法分段时只到达门静脉的二级结构,而不能满足精准肝脏外科的需要。

第三节 Dong's 肝脏分段体系

随着影像学技术的发展、三维重建技术的进步、肝脏外科技术的革新以及"精准肝切除"概念的提出,针对人类活体真实情况采集的肝脏及内部管道系统图像数据对肝脏分段的发展提供了具有划时代意义的支持。因而伴随数字医学时代发展的"Dong's 肝脏分段体系(Dong's liver classification system)"则应运而生。董蒨教授利用海信 CAS 计算机辅助手术系统对各年龄段人类正常肝脏的增强 CT 的原始 Dicom 文件进行全自动分析,三维重建出肝脏、肝内血管系统和胆囊,然后进行血管分析和肝脏的分段。

根据 1260 例正常人类数字肝脏的三维重建影像,以精准肝脏外科基本要求的功能性肝脏单位的门静脉走行及分支为基准进行 Dong's 肝脏分段。

【Dong's 肝脏分段简介】

A 型(8 段型):根据肝内门静脉走行及分支分为 8 段,占 42.62%。

B 型(9 段型):根据肝内门静脉走行及分支分为 9 段,占 36.83%。

C 型(RP 弓状型):门静脉右后支呈弓状型,根据肝内门静脉走行及分支分为 7 段(C-a)或 8 段(C-b),占 8.10%。

D 型(特殊变异型):包含较多特殊变异,占 12.46%。

根据人类正常肝脏及血管系统的三维重建影像,以精准肝脏外科要求的基本功能性肝脏单位的门静脉走行及分支为基准进行 Dong's 肝脏分段。按照这一准则及大数据量的人类数字肝脏的肝

门静脉不同类型,制订如下原则:

(一)肝脏门静脉分支及血管分级的命名

一级门静脉血管:肠系膜上静脉与脾静脉合流后进入肝门至第一级分支处的血管。

二级门静脉血管:自第一级分支至第二级分支处,为二级门静脉血管。门静脉左支自第一级分支至门静脉脐部(umbilicalportion,胚胎期为脐静脉汇入处)为二级门静脉。

三级门静脉血管:自第二级分支分出至第三级分支的门静脉。对于左肝,自门静脉脐部(为胚胎期及生后初期二级分支处)至下一级分支处为三级门静脉。

四级门静脉血管:第三级分支发出的门静脉血管为四级门静脉,四级门静脉血管供应的区域往往作为精准肝脏外科切除的基本单位,故 Dong's 肝脏分段体系将四级门静脉支配领域作为肝脏分段的判定标准。

四级门静脉会继续分出五级、六级门静脉血管分支。但五、六级门静脉供血区域面积过小,远端的血管在肝段切除时意义就小得多。

视频09

视频9　三维重建显示肝脏门静脉各级血管

(二)Dong's 肝脏分段基本原则

1. 以精准肝脏外科要求的基本功能性肝脏单位的门静脉走行及分支为基准进行 Dong's 肝脏分段。

2. 四级门静脉血管供应的区域往往作为精准肝脏外科切除的基本单位,故 Dong's 肝脏分段体系将四级门静脉支配领域作为肝脏分段的判定标准。

3. 肝脏尾状叶区域拥有较为特殊的门静脉血供,变异也较大。在一级门静脉分支后,自二级门静脉血管的门静脉左、右支主干往往直接发出 3~6 支小的血管分支供应肝脏尾状叶区域,而血液回流多为 5~8 支肝短静脉。在精准肝脏外科切除时无法像其他肝段一样阻断一支三级或四级肝门静脉及动脉就可以解决门静脉问题,故我们主张该区域定义为一段更有利于外科手术的指导。

4. 按照尽量尊重传统习惯、易于记忆的原则,

将尾状叶为主的区域定义为Ⅰ段。然后从肝脏左外叶开始,按照顺时针旋转的原则将肝脏定义为Ⅱ~Ⅸ段。

5. 根据预实验的数据分析,发现人类肝脏的血管结构并不完全相同,肝脏左叶门静脉分支及供应相对一致,分为Ⅱ、Ⅲ、Ⅳ段。而肝脏右叶则变化较多,无法用一种分段方法来全部包含。根据对数字肝脏的门静脉血管形态、走行、支配肝脏区域进行分析,以精准肝脏外科基本要求的功能性肝脏单位的门静脉分支为基准,我们提出 Dong's 肝脏分段并分为四种类型:

A 42.62%,B 36.83%,C 8.10%(C-a 4.52%,C-b 3.57%),D 12.46%。

(1) A 型:8 段型,根据门静脉血供分为 8 段,占 42.62%(图 12-2)。

Ⅰ段(3~6 支 P1 门静脉支配):尾状叶为主的区域,二级门静脉血管的左、右支主干往往直接发出 3~6 支小的血管分支(P1 门静脉)供应肝脏尾状叶区域为Ⅰ段。

Ⅱ、Ⅲ段(P2、P3 门静脉支配):门静脉左支在三级分支后在肝左叶外上方和外下方分别发出四级门静脉分支(P2、P3 门静脉),其血供应的区域定为Ⅱ、Ⅲ段。

Ⅳ段(P4 门静脉支配):门静脉左支在三级分支后在肝左内叶发出四级门静脉分支(P4 门静脉),其血供应的区域定为Ⅳ段。

Ⅴ段(P5 门静脉支配):门静脉右支在二级分支后分为右前与右后支,右前支三级分支后向肝右叶内下方发出四级门静脉血管(P5 门静脉)供应的区域为Ⅴ段。

Ⅵ段(P6 门静脉支配):门静脉右支在二级分支后分为右前与右后支,右后支在三级分支后向肝右叶外下方发出四级门静脉血管(P6 门静脉)供应的区域为Ⅵ段。

Ⅶ段(P7 门静脉支配):门静脉右支在二级分支后分为右前与右后支,右后支在三级分支后向肝右叶外上方发出四级门静脉血管(P7 门静脉)供应的区域Ⅶ段。

Ⅷ段(P8 门静脉支配):门静脉右支在二级分支后分为右前与右后支,右前支在三级分支后向肝右叶上方及内上方发出四级门静脉血管(P8 门静脉)供应的区域Ⅷ段。

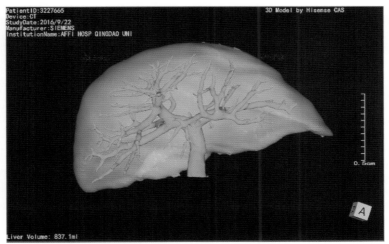

（1）

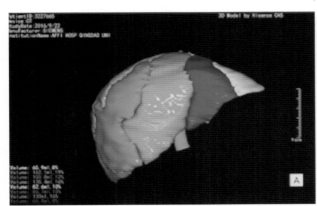

anterior view

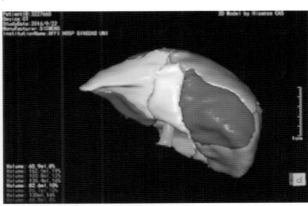

inferior view

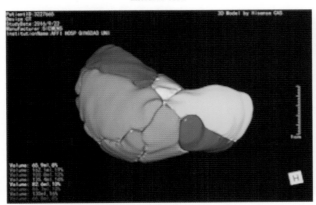

superior view

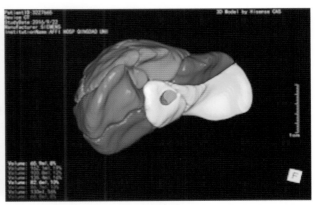

antapical view

（2）

图 12-2

（1）Dong's 肝脏分段 A 型门静脉数字模型；（2）Dong's 肝脏分段 A 型各面观

视频 10

视频 10　Dong's 肝脏分段 A 型

Ⅰ段（segment Ⅰ）：尾状叶为主的区域，二级门静脉血管的左、右支主干往往直接发出 3~6 支小的血管分支供应肝脏尾状叶区域为Ⅰ段。占全肝体积 7% 左右（图 12-3）。

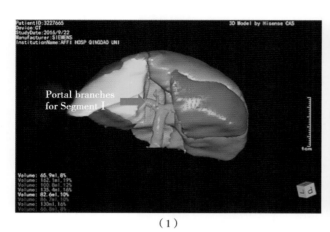
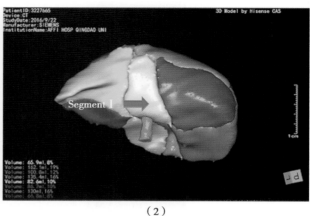

（1）　　　　　　　　　　　　　　（2）

图 12-3
（1）Dong's 数字肝脏模型 A 型Ⅰ段门静脉供应血管；（2）Dong's 数字肝脏模型 A 型Ⅰ段

Ⅱ段（segment Ⅱ）：门静脉左支在三级分支后在肝左叶外上方发出四级门静脉血管供应的区域。占全肝体积 10% 左右（图 12-4）。

Ⅲ段（segment Ⅲ）：门静脉左支在三级分支后在肝左叶外下方发出四级门静脉血管供应的区域。占全肝体积 8% 左右（图 12-5）。

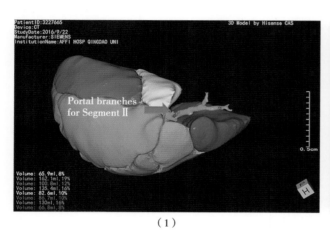
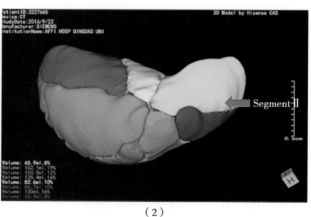

（1）　　　　　　　　　　　　　　（2）

图 12-4
（1）Dong's 数字肝脏模型 A 型Ⅱ段门静脉供应血管；（2）Dong's 数字肝脏模型 A 型Ⅱ段

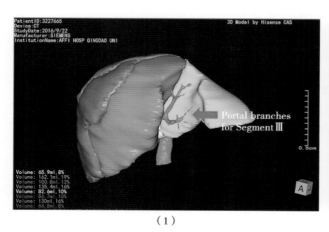
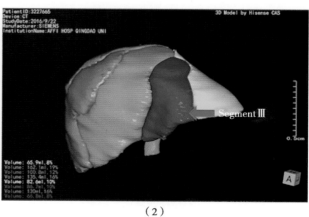

（1）　　　　　　　　　　　　　　（2）

图 12-5
（1）Dong's 数字肝脏模型 A 型Ⅲ段门静脉供应血管；（2）Dong's 数字肝脏模型 A 型Ⅲ段

Ⅳ段（segment Ⅳ）：门静脉左支在三级分支后向肝左叶内侧发出四级门静脉血管供应的区域。占全肝体积 16% 左右（图 12-6）。

Ⅴ段（segment Ⅴ）：门静脉右支在二级分支后分为右前与右后支，右前支三级分支后向肝右叶内下方发出四级门静脉血管供应的区域。占全肝体积 16% 左右（图 12-7）。

Ⅵ段（segment Ⅵ）：门静脉右支在二级分支后分为右前与右后支，右后支在三级分支后向肝右叶外下方发出四级门静脉血管供应的区域。占全肝体积 12% 左右（图 12-8）。

Ⅶ段（segment Ⅶ）：门静脉右支在二级分支后分为右前与右后支，右后支在三级分支后向肝右叶外上方发出四级门静脉血管（P7 门静脉）供应的区域。占全肝体积 10% 左右（图 12-9）。

Ⅷ段（segment Ⅷ）：门静脉右支在二级分支后分为右前与右后支，右前支在三级分支后向肝右叶上方及内上方发出四级门静脉血管（P8 门静脉）供应的区域。占全肝体积 19% 左右（图 12-10）。

（2）B 型：9 段型，根据门静脉分支血供分为 9 段，占 36.83%（图 12-11）。

Ⅰ段（3~6 支 P1 门静脉支配）：尾状叶为主的区域，二级门静脉血管的左、右支主干往往直接发出 3~6 支小的血管分支（P1 门静脉）供应肝脏尾状叶区域为 Ⅰ 段。

Ⅱ、Ⅲ段（P2、P3 门静脉支配）：门静脉左支在三级分支后在肝左叶外上方和外下方分别发出四级门静脉分支（P2、P3 门静脉），其血液供应的区域定为 Ⅱ、Ⅲ段。

Ⅳ段（P4 门静脉支配）：门静脉左支在三级分支后在肝左内叶发出四级门静脉分支（P4 门静脉），其血供应的区域定为 Ⅳ段。

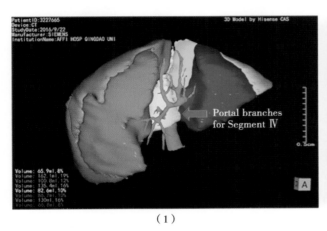
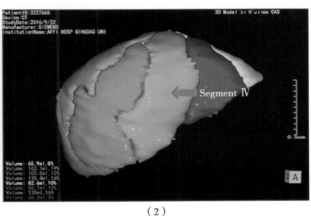

图 12-6
（1）Dong's 数字肝脏模型 A 型Ⅳ段门静脉供应血管；（2）Dong's 数字肝脏模型 A 型Ⅳ段

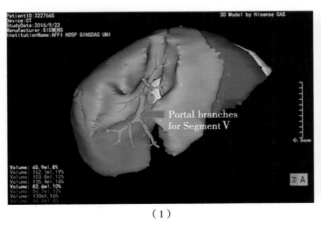
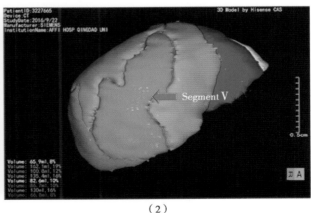

图 12-7
（1）Dong's 数字肝脏模型 A 型Ⅴ段门静脉供应血管；（2）Dong's 数字肝脏模型 A 型Ⅴ段

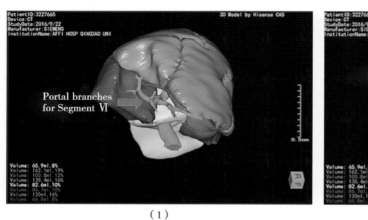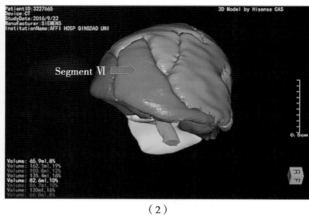

（1）　　　　　　　　　　　　　　　　　（2）

图 12-8
（1）Dong's 数字肝脏模型 A 型Ⅵ段门静脉供应血管;（2）Dong's 数字肝脏模型 A 型Ⅵ段

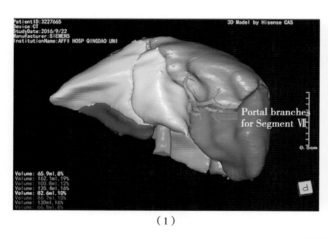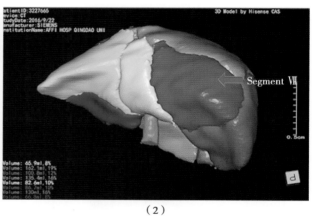

（1）　　　　　　　　　　　　　　　　　（2）

图 12-9
（1）Dong's 数字肝脏模型 A 型Ⅶ段门静脉供应血管;（2）Dong's 数字肝脏模型 A 型Ⅶ段

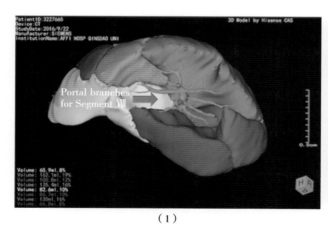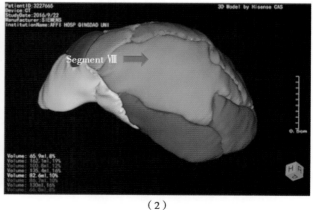

（1）　　　　　　　　　　　　　　　　　（2）

图 12-10
（1）Dong's 数字肝脏模型 A 型Ⅷ段门静脉供应血管;（2）Dong's 数字肝脏模型 A 型Ⅷ段

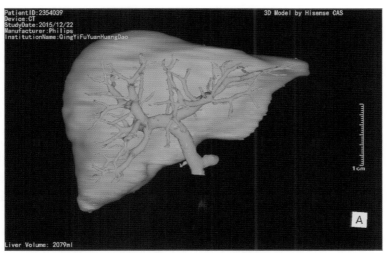

（1）

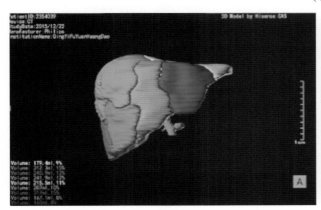

anterior view

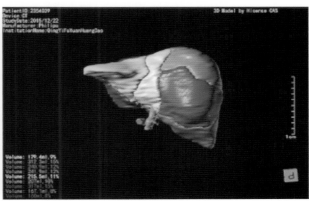

inferior view

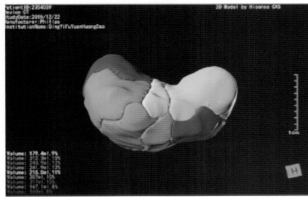

superior view

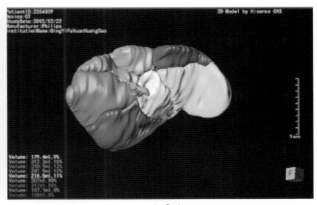

antapical view

（2）

图 12-11

（1）Dong's 数字肝脏分段 B 型门静脉数字模型；（2）Dong's 数字肝脏分段 B 型各面观

视频 11　Dong's 肝脏分段 B 型

Ⅴ 段（P5 门静脉支配）：门静脉右支在二级分支后分为右前与右后支，右前支三级分支后向肝右叶内下方发出四级门静脉血管（P5 门静脉）供应的区域为 Ⅴ 段。

Ⅵ 段（P6 门静脉支配）：门静脉右支在二级分支

后分为右前与右后支,右后支在三级分支后向肝右叶外下方发出四级门静脉血管(P6 门静脉)供应的区域为Ⅵ段。

　　Ⅶ段(P7 门静脉支配):门静脉右支在二级分支后分为右前与右后支,右后支在三级分支后向肝右叶外上方发出四级门静脉血管(P7 门静脉)供应的区域为Ⅶ段。

　　Ⅷ段(P8 门静脉支配):门静脉右支在二级分支后分为右前与右后支,右前支在三级分支后向肝右叶上方发出四级门静脉血管(P8 门静脉)供应的区域为Ⅷ段。

　　Ⅸ段(P9 门静脉支配):门静脉右支在二级分支后分为右前与右后支,右前支在三级分支后向肝右叶内上方发出四级门静脉血管(P9 门静脉)供应的区域为Ⅸ段。该段的血液回流往往是由肝中静脉发出的分支回流。

　　Dong's 肝脏分段 B 型,9 段型(Dong's liver segments,Type B,9 Segments Type)

　　Ⅰ段(segment Ⅰ):尾状叶为主的区域,二级门静脉血管的左、右支主干往往直接发出 3～6 支小的血管分支供应肝脏尾状叶区域。占全肝体积 9% 左右(图 12-12)。

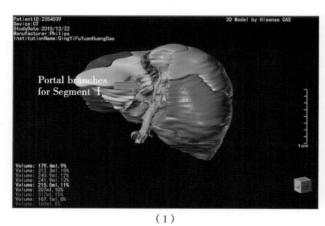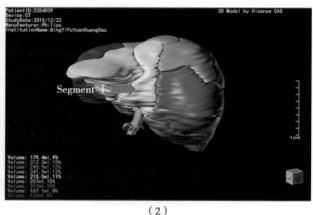

（1）　　　　　　　　　　　　　　　　　　（2）

图 12-12
（1）Dong's 数字肝脏模型 B 型 Ⅰ段门静脉供应血管;（2）Dong's 数字肝脏模型 B 型 Ⅰ段

视频 12

视频 12　Dong's 肝脏分段 B 型 Ⅰ段

　　Ⅱ段(segment Ⅱ):门静脉左支在三级分支后在肝左叶外上方发出四级门静脉血管供应的区域。占全肝体积 11% 左右(图 12-13)。

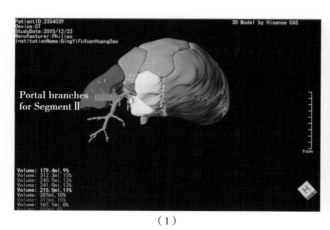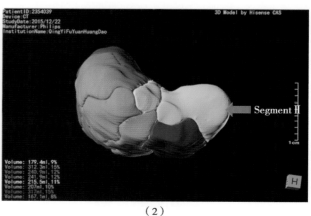

（1）　　　　　　　　　　　　　　　　　　（2）

图 12-13
（1）Dong's 数字肝脏模型 B 型 Ⅱ段门静脉供应血管;（2）Dong's 数字肝脏模型 B 型 Ⅱ段

视频 13　Dong's 肝脏分段 B 型
Ⅱ段

Ⅲ段（segment Ⅲ）：门静脉左支在三级分支后在肝左叶外下方发出四级门静脉血管供应的区域。占全肝体积8%左右（图 12-14）。

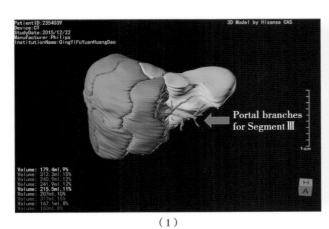

（1）

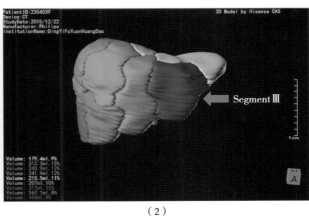

（2）

图 12-14
（1）Dong's 数字肝脏模型 B 型Ⅲ段门静脉供应血管；（2）Dong's 数字肝脏模型 B 型Ⅲ段

视频 14　Dong's 肝脏分段 B 型
Ⅲ段

Ⅳ段（segment Ⅳ）：门静脉左支在三级分支后向肝左叶内侧发出四级门静脉血管供应的区域。占全肝体积8%左右（图 12-15）。

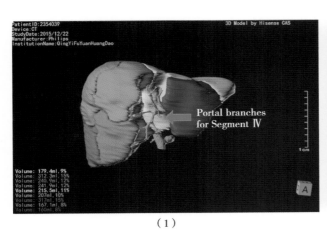

（1）

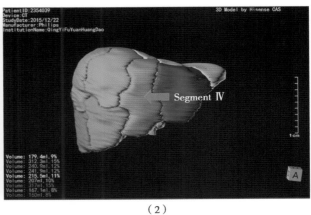

（2）

图 12-15
（1）Dong's 数字肝脏模型 B 型Ⅳ段门静脉供应血管；（2）Dong's 数字肝脏模型 B 型Ⅳ段

视频 15　Dong's 肝脏分段 B 型Ⅳ段

Ⅴ段(segment Ⅴ):门静脉右支在二级分支后分为右前与右后支,右前支三级分支后向肝右叶内下方发出四级门静脉血管供应的区域。占全肝体积 12.2% 左右(图 12-16)。

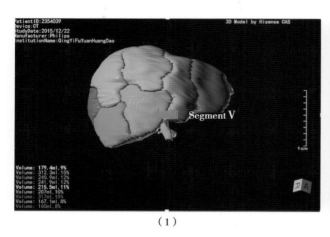
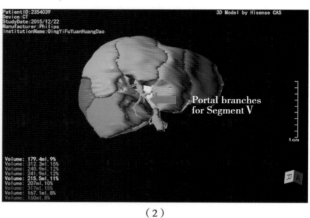

（1）　　　　　　　　　　　（2）

图 12-16
（1）Dong's 数字肝脏模型 B 型Ⅴ段门静脉供应血管;（2）Dong's 数字肝脏模型 B 型Ⅴ段

视频 16　Dong's 肝脏分段 B 型Ⅴ段

Ⅵ段(segment Ⅵ):门静脉右支在二级分支后分为右前与右后支,右后支在三级分支后向肝右叶外下方发出四级门静脉血管供应的区域。占全肝体积 12% 左右(图 12-17)。

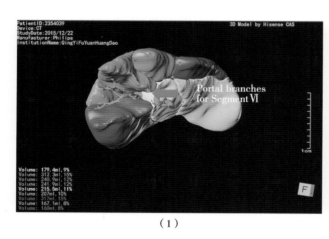
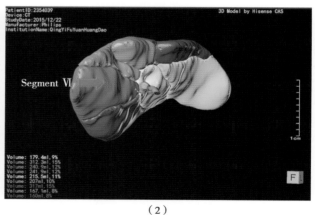

（1）　　　　　　　　　　　（2）

图 12-17
（1）Dong's 数字肝脏模型 B 型Ⅵ段门静脉供应血管;（2）Dong's 数字肝脏模型 B 型Ⅵ段

视频 17　Dong's 肝脏分段 B 型Ⅵ段

Ⅶ段（segment Ⅶ）：门静脉右支在二级分支后分为右前与右后支，右后支在三级分支后向肝右叶外上方发出四级门静脉血管供应的区域。占全肝体积 15% 左右（图 12-18）。

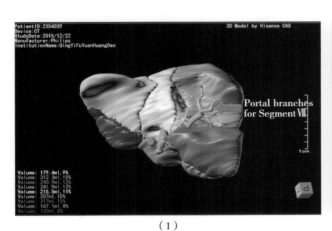 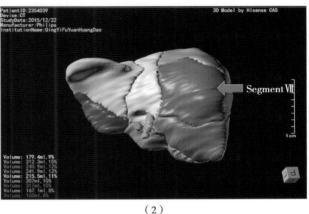

（1）　　　　　　　　　　　（2）

图 12-18
（1）Dong's 数字肝脏模型 B 型Ⅶ段门静脉供应血管；（2）Dong's 数字肝脏模型 B 型Ⅶ段

视频 18　Dong's 肝脏分段 B 型Ⅶ段

Ⅷ段（segment Ⅷ）：门静脉右支在二级分支后分为右前与右后支，右前支在三级分支后向肝右叶上方发出四级门静脉血管供应的区域。占全肝体积 15% 左右（图 12-19）。

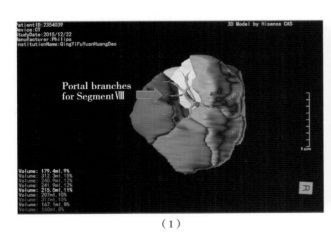 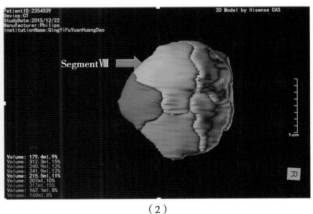

（1）　　　　　　　　　　　（2）

图 12-19
（1）Dong's 数字肝脏模型 B 型Ⅷ段门静脉供应血管；（2）Dong's 数字肝脏模型 B 型Ⅷ段

视频19

视频 19　Dong's 肝脏分段 B 型
Ⅷ段

Ⅸ段（segment Ⅸ）：门静脉右支在二级分支后分为右前与右后支，右前支在三级分支后向肝右叶内上方发出四级门静脉血管供应的区域。占全肝体积10%左右（图12-20）。

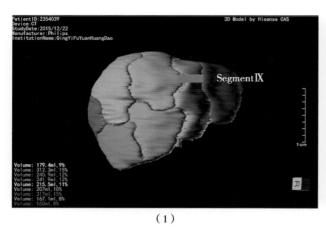
（1）

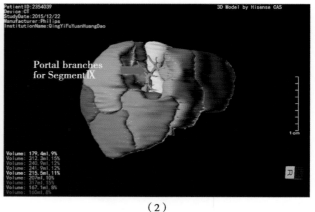
（2）

图 12-20
（1）Dong's 数字肝脏模型 B 型Ⅸ段门静脉供应血管；（2）Dong's 数字肝脏模型 B 型Ⅸ段

视频20

视频 20　Dong's 肝脏分段 B 型
Ⅸ段

（3）C 型：RP 弓状型，根据门静脉血供分为7段或8段，占8.10%。肝右叶门静脉后支没有像 A、B 型那样分为两主支，而是以一条弓型主干发出5～11 支呈扇形分布的门静脉分支供血肝脏右后区域，在行精准肝段切除时无法像 A、B 型那样单独切除Ⅵ段、Ⅶ段。占比不高，但具有重要的精准外科意义。合并 P8 门静脉者为 C-a 型，同时合并 P8、P9门静脉者为 C-b 型。

Ⅰ段（3～6 支 P1 门静脉支配）：尾状叶为主的区域，二级门静脉血管的左、右支主干往往直接发出 3～6 支小的血管分支（P1 门静脉）供应肝脏尾状叶区域为Ⅰ段。

Ⅱ、Ⅲ段（P2、P3 门静脉支配）：门静脉左支在三级分支后在肝左叶外上方和外下方分别发出四级门静脉分支（P2、P3 门静脉），其血供应的区域定为Ⅱ、Ⅲ段。

Ⅳ段（P4 门静脉支配）：门静脉左支在三级分支后在肝左内叶发出四级门静脉分支（P4 门静脉），其血供应的区域定为Ⅳ段。

Ⅴ段（P5 门静脉支配）：门静脉右支在二级分支后分为右前与右后支，右前支三级分支后向肝右叶内下方发出四级门静脉血管（P5 门静脉）供应的区域为Ⅴ段。

RP（right posterior，Ⅵ段+Ⅶ段，P-RP 门静脉支配）段：肝右叶门静脉后支没有像 A、B 型那样分为两主支，而是以一条主干发出 5～11 支呈扇形分布的门静脉分支供血肝脏右后区域，在行精准肝段切除时无法像 A、B 型那样单独切除Ⅵ段、Ⅶ段。占比不高，但具有重要的精准外科意义。

Ⅷ段（P8 门静脉支配）：门静脉右支在二级分支后分为右前与右后支，右前支在三级分支后向肝右叶上方发出四级门静脉血管（P8 门静脉）供应的区域为Ⅷ段。

仅合并Ⅷ段者为 C-a 型。

Ⅸ段（P9 门静脉支配）：门静脉右支在二级分支后分为右前与右后支，右前支在三级分支后向肝右叶内上方发出四级门静脉血管（P9 门静脉）供应的区域为Ⅸ段。该段的血液回流往往是由肝中静脉发出的分支回流。

同时合并Ⅷ段、Ⅸ段者为 C-b 型。

Dong's 肝脏分段 C 型（Dong's liver segments，Type C）

RP（right posterior，Ⅵ段+Ⅶ段，P-RP 门静脉支配）段：肝右叶门静脉后支没有像 A、B 型那样分为两分支,而是以一条主干发出 5～11 支呈扇形分布的门静脉分支供血肝脏右后区域,在行精准肝段切除时无法像 A、B 型那样单独切除Ⅵ段、Ⅶ段。占比

不高,但具有重要的精准外科意义。占全肝体积 20% 左右(图 12-21)。

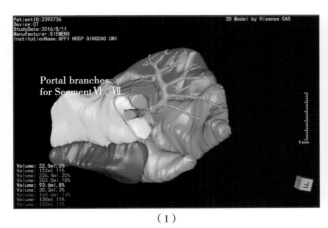

（1）

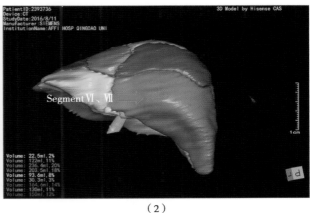

（2）

图 12-21

（1）Dong's 数字肝脏模型 C 型 RP 段门静脉供应血管;（2）Dong's 数字肝脏模型 C 型 RP 段

视频 21　Dong's 肝脏分段 C 型

（4）D 型:特殊变异型,占 12.46%,包含较多特殊变异。较多见类型为肝脏右叶门静脉前支由门静脉左支主干发出(51.95%)、门静脉右前支同时发出 4～8 支几乎等粗的分支支配右肝内侧(25.97%),还包含 P6 来自于右前支,P2、P3 共干,右前支发自门静脉左支囊部等类型(图 12-22)。

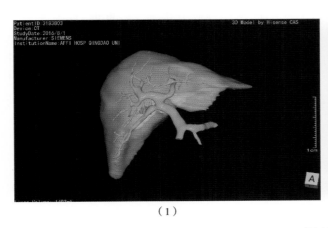

（1）

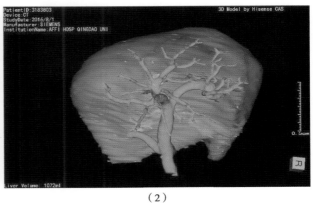

（2）

图 12-22

（1）肝脏右叶门静脉前支由门静脉左支主干发出;（2）门静脉右前支同时发出 7 支几乎等粗的分支支配右肝内侧

视频 22　肝脏右叶门静脉前支由门
静脉左支主干发出

视频 23　门静脉右前支同时发出 7
支几乎等粗的分支支配右肝内侧

（周显军　朱呈瞻　董蒨）

第四节　肝静脉系统及分型

肝静脉是肝脏血液的流出道,包括左、中和右三大支静脉,静脉的压力低,管腔大而壁薄,另外有直接汇入下腔静脉的分散的小肝静脉,包括引流尾状叶的静脉,临床称之为肝短静脉和肝背静脉系统。在肝胆外科手术中肝右静脉位置较深,是手术的难点,如术中处理不好,容易造成难以控制的出血。肝中静脉位于肝脏的正中裂内,接收来自左右肝的血液,位置不深,沿 Cantile 线分离肝组织,切断一些细小的管道分支,可看到肝中静脉的前方。肝左静脉的近侧部分位于左叶间裂内,引流肝左外叶的全部和左内叶的一部分血液(图 12-23,视频 24)。

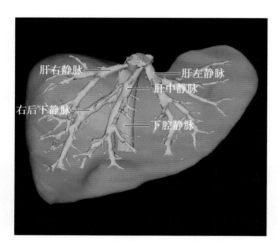

图 12-23　肝静脉血管分布

视频 24　肝静脉血管分布

有资料表明肝脏切除范围越大、出血量越多、手术时间越长对术后肝功能的损害越明显。肝切除率与肝脏再生能力呈负相关,而与术后肝功能损害呈正相关。肝静脉是肝血液的流出道,一旦发生阻塞,相应出现肝淤血、肝大等改变,继而影响肝功能。避免肝静脉流出道梗阻,保证足够的静脉引流是减少术后肝功能不全的有效措施之一。术中通常会切除病变部位周围部分正

常的肝组织,以防术后这部分正常肝组织淤血、坏死。肝硬化的患者,为防止术后肝衰竭,需要尽可能多保留正常的肝组织,以防止残余肝脏储备功能不足。因此,术前掌握患者肝静脉走行对手术方案的制订、最大限度保留正常肝组织、减少并发症有重要意义。

一、肝静脉发生胚胎学

人体肝脏的左外叶沿着左卵黄肠系膜静脉发育,右后叶沿着右卵黄肠系膜静脉发育,于受精 3 周末,左卵黄肠系膜静脉在肝内逐渐消失,开始形成类窦网。然后新的左脐静脉进入,为肝提供血液,尚存的右卵黄肠系膜静脉时闭时开,逐渐消失。从脐窝在左肝形成 2 支永久的血管,就是肝左静脉和左外叶门静脉。胚胎期 5 周之间,右卵黄肠系膜静脉消失,形成与脐静脉连接的静脉管,以后成为肝右静脉与右后支门静脉。进而可以识别肝形成的左右叶,左肝通过脐静脉回流而变大,右肝逐渐变小。5 周末,左内叶及右后叶开始发育,右腹侧叶也开始发育,从门静脉分出前支。此时,能看到肝中静脉,在发育的肝右及肝中静脉之间右前支开始上行,肝左静脉也逐渐发育完全。右肝变得很大,肝中静脉也分为左支与右支两大支。24mm 的胎儿已经发育完成所有的重要门静脉及与之对应的肝静脉。

二、肝静脉数字分型

近年来,随着数字影像学技术的飞速发展,医学三维可视化技术作为一种新的手段,在术前评估及手术规划中发挥重要作用,逐渐为外科医师接受并采用。计算机辅助外科手术(computer assisted surgery,CAS)是一个新的外科概念,指利用计算机技术进行手术前规划,并指导或辅助进行外科手术。本章节运用海信 CAS 对 570 例患者进行腹部增强 CT0.625mm 薄层扫描,提取原始 Dicom 文件,进行肝脏及血管三维重建,能清晰立体观察肝静脉汇入部位、走行、形态及测量相应的体积,并进行分型(图 12-24,视频 25)。

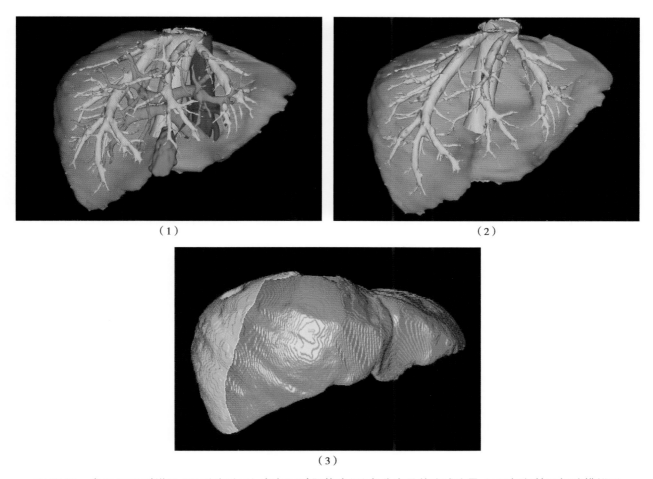

（1）　　　　　（2）

（3）

图 12-24　应用 CAS 对增强 CT 重建后（1），根据肝脏肝静脉（2）各分支及其流域边界，运用解剖性肝切除模拟手术模块，对三支肝静脉以不同颜色显示（3），自动计算各肝静脉分支体积

视频 25　肝静脉各支回流肝脏体积

（一）肝静脉主干分型及各肝静脉分支回流体积

Rex 分析肝脏铸型发现，肝静脉汇入下腔静脉主要有两种：一种是肝左静脉和肝中静脉形成短共干再汇入下腔静脉；另一种是三支肝静脉分别汇入下腔静脉。应用海信 CAS 三维重建大数据分析，可将其分为三型（图 12-25，视频 26）：Ⅰ型：肝右静脉单独汇入下腔静脉，肝左静脉与肝中静脉先汇合后共干或共同开口于下腔静脉，共 270 例，占 47.4%。Ⅱ型：肝右静脉、肝中静脉及肝左静脉分别单独汇入下腔静脉，共 294 例，占 51.6%。Ⅲ型：肝左静脉单独汇入下腔静脉，肝右静脉与肝中静脉汇合后共干或共同开口于下腔静脉，共 6 例，占 1%。笔者发现一名肝肿瘤患儿，三支肝静脉共干汇入下腔静脉，手术时应注意此型的存在。

据统计，131 例患者中，肝左静脉回流体积（24.95±6.60）%，肝中静脉回流体积（34.80±9.50）%。68 例不伴有右后下静脉的患者，肝右静脉回流体积（40.68±8.61）%。63 例伴有右后下静脉的患者，肝右静脉回流体积（25.14±11.60）%，右后下静脉回流体积（14.71±7.38）%（表 12-1）。根据三支肝静脉回流肝体积的大小，可术前大体评估手术可行性及设计相应手术方案。

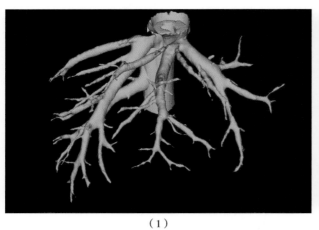

（1）

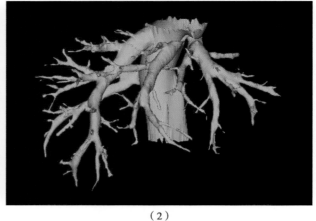

（2）

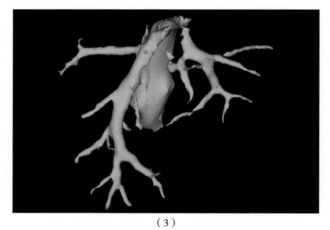

（3）

图 12-25 肝静脉主干分型

视频26

视频 26 肝静脉主干分型（Ⅰ型）

表 12-1 肝静脉各分支回流体积

	患者数量 （例）	分支体积所占 肝脏比例（%）
肝左静脉	131	24.95±6.60
肝中静脉	131	34.80±9.50
肝右静脉及肝短属支（无右后下静脉）	68	40.68±8.61
肝右静脉（伴右后下静脉）	63	25.14±11.60
右后下静脉及肝短属支	63	14.71±7.38

（二）肝左静脉分型

肝左静脉引流左外区和小部分左内区，多由横

行走向的左外叶上部静脉支与纵行走向的左外叶下部静脉支汇合成干，还有其他重要属支。最早关于肝静脉的研究来源于尸体解剖学和肝脏铸型标本的观察。Reichert 等将肝左静脉分为三型（图 12-26，视频 27），应用大数据进行统计：Ⅰ型：左外叶上、下部肝静脉支在脐裂处汇合为肝左静脉主干，主干沿途接收左内叶上部静脉支，共 190 例，占 33.4%；Ⅱ型：左外叶上、下部静脉支沿途会接收左内叶上部小的静脉支，在接近第二肝门处才汇合为肝左静脉，共 79 例，占 13.9%；Ⅲ型：呈单一主干，汇集细小的多支左外叶上、下部静脉支，共 301 例，占 52.8%。竜崇正和赵明浩分类方法基本同上，统计数据与竜崇正相近。

（三）肝中静脉分型

肝中静脉引流右前区和左内区大部分，一般由左内叶下部静脉支与右前叶下部静脉支汇合成干，再从左、右方接收多支细小的左内叶上部静脉支和右前叶上部静脉支回流。根据肝中静脉的形态及

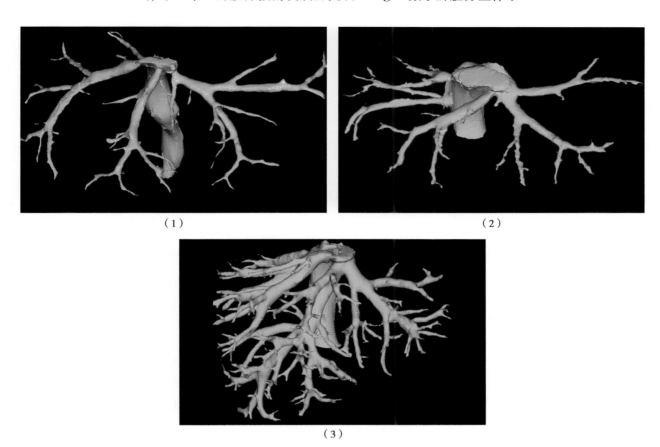

（1）   （2）

（3）

图 12-26 肝左静脉分型

视频 27 肝左静脉分型（Ⅰ型）

引流情况,Masselot 等将其分为三型(图 12-27,视频 28),根据统计:Ⅰ型:由起源于左内叶下部和右前叶下部的大小相等的 2 支静脉汇合成干,多支源于左内叶上部和右前叶上部的静脉汇入主干,共 313 例,占 54.91%;Ⅱ型:呈单一主干,全程接收邻近组织的回流静脉,共 174 例,占 30.53%;Ⅲ型:形态上与Ⅰ型类似,但静脉支深入到右后叶,共 83 例,占 14.56%。竜崇正研究 CT 图像发现,肝中静脉是走行于肝左叶和肝右叶交界处的静脉,主干的基本形态是由左内叶下部和右前叶下部静脉合流呈"人"字形,再分别从右侧汇入右前叶上部静脉支和从左侧汇入左内叶上部静脉支,最终为 2 个纵行的"人"字叠加而成的形态。

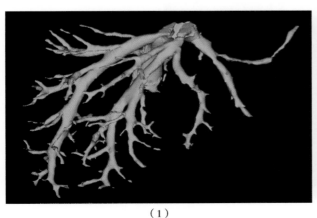

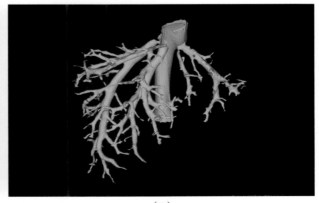

（1）   （2）

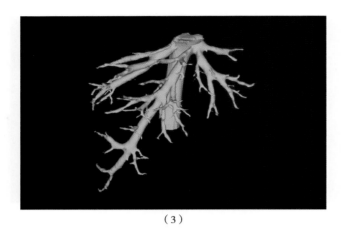

（3）

图 12-27　肝中静脉分型

视频 28　肝中静脉分型（Ⅰ型）

（四）肝右静脉分型

肝右静脉主要引流右后区和小部分右前区，一般呈双侧有多支较粗静脉汇入的主干。肝右静脉的分支类型、粗细和分布范围变化较大，与肝中静脉和右后侧肝静脉大小的关系密切。1981 年，Nakamura 和 Tsuzuki 提出其分型，是国际上比较公认的分型方法，他将其分为三型（图 12-28，视频 29）：

Ⅰ型：有粗大的肝右静脉引流肝右叶的大部分，伴有小的肝右后静脉引流肝右叶的后下小部分静脉；Ⅱ型：有中等大小的肝右静脉和中等大小的肝右后静脉引流肝右后叶下部；Ⅲ型：只引流右后叶上部的短小的肝右静脉，伴随较粗大的肝中静脉和粗大的肝右后静脉引流肝右后叶静脉。笔者三维重建统计 570 例患者，Ⅰ型有 456 例，占 80.0%；Ⅱ型有

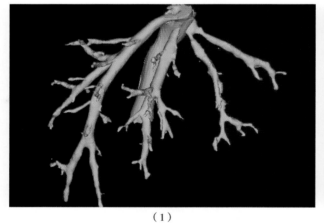

（1）

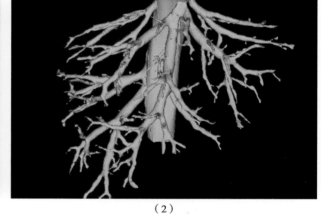

（2）

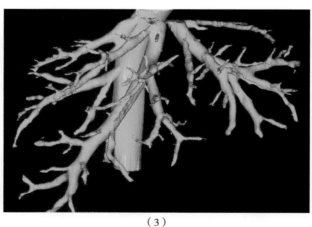

（3）

图 12-28　肝右静脉分型

视频29

视频 29　肝右静脉分型（Ⅲ型）

79 例,占 13.9%；Ⅲ 型有 35 例,占 6.1%。4%~6% 右上静脉支直接汇入下腔静脉,获取右后区或不带肝中静脉的右半肝移植物时离断后需重建。

三、临床应用及意义

肝脏是人体最大的消化器官,也是人体内唯一包含四套管道(肝静脉、肝动脉、门静脉、胆管)的器官,肝脏有两套血管供血,但却只有一套血液流出管道。肝静脉的体积较大,血容量较多,其管壁较薄,不像 Glisson 系统外面包裹 Glisson 鞘,又没有静脉瓣,静脉被固定于肝实质中,破裂后不易收缩止血,一旦堵塞或切除较多,会相应出现肝淤血、肝大、巴德-吉(基)亚利综合征等改变,逐步发展为肝衰竭。因此,决定残留肝脏术后能否正常生长而避免萎缩、淤血等情况存在的往往不是血供是否充分,而是是否存在充足的血液回流管道。

最早研究肝脏血管来源于尸体解剖,解剖学研究因尸体来源困难受限,铸型标本很难任意角度立体观察,然而,海信 CAS 系统能立体直观显示肿瘤位置、对周围组织压迫及血管系统变异情况,弥补了 CT 等二维影像学资料对本病诊断及治疗上的不足,可立体显像在术前发现肝内各种脉管结构的走行与解剖变异,根据变异情况实现对不同病例术前进行评估,可测量肿瘤和管道系统的距离及计算残肝体积,进行术前虚拟肝脏切除,确定最佳手术切界,制订相应的手术方式,确保剩余功能性肝脏组织最大化,避免术后肝衰竭,提高了手术的安全性及可控性,减少并发症的发生。

随着影像学技术的发展、三维重建技术的进步、肝脏外科技术的革新以及"精准肝切除"概念的提出,基于海信 CAS,Dong's 数字肝脏分型体系应运而生,前期已研究肝脏门静脉解剖分型及肝脏总体积随年龄、身高、体重、体表面积变化规律,肝静脉血管分型的研究,进一步完善了 Dong's 数字肝脏分型体系。

（崔楷悦　董蒨）

参 考 文 献

1. 陈铁军,唐云强,唐辉等.3D 技术指导下个体化肝静脉分型及其在肝脏肿瘤切除中的应用.世界华人消化杂志.2013(32):3479-3485.

2. 竜崇正.肝脏的外科解剖.辽宁科学技术出版社,2012.

3. 董蒨,苏琳.我国小儿肝胆外科的发展与展望.中华小儿外科杂志,2015,36(4):241-243.

4. 牛朝诗,韩卉.下腔静脉与肝静脉的外科应用解剖.肝胆外科杂志,1996(1):36-39.

5. 竜崇正,赵明浩.肝脏的外科解剖.辽宁科学技术出版社,2012.

6. 吴萤,周显军,孙兆旭,等.计算机辅助手术系统在小儿巨大肝间叶性错构瘤诊治中的应用.临床小儿外科杂志,2016,15(4):379-382.

7. 赵静,董蒨,江布先,等.CT 三维重建及肝脏体积测定在小儿肝脏肿瘤手术中的应用.临床小儿外科杂志,2009,8(4):13-16.

8. 吴萤,朱呈瞻,周显军,等.小儿门静脉分型及肝脏体积测量的数字化研究.中华小儿外科杂志,2016,37(11):804-809.

9. Reichert PR, Renz JF, D'Albuquerque LA, et al. Surgical anatomy of the left lateral segment as applied to living-donor and split-liver transplantation: a clinicopathologic study. Annals of Surgery,2000,232(5):658-664.

10. Neumann JO, Thorn M, Fischer L, et al. Branching Patterns and Drainage Territories of the Middle Hepatic Vein in Computer-Simulated Right Living-Donor Hepatectomies. American Journal of Transplantation Official Journal of the American Society of Transplantation & the American Society of Transplant Surgeons. 2006,6(6):1407-1415.

11. Nakamura S, Tsuzuki T. Surgical anatomy of the hepatic veins and the inferior vena cava. Surgery Gynecology & Obstetrics,1981,152(1):43-50.

12. Dong Q, Xu W, Jiang B, et al. Clinical applications of computerized tomography 3-D reconstruction imaging for diagnosis and surgery in children with large liver tumors or tumors at the hepatic hilum. Pediatric Surgery International. 2007,23(11):1045-1050.

13. Glisson F. Anatomia hepatis. London:Pullein,1654.

14. Cantlie J. On a new arrangement of the right and left lobes of the liver. J Anat Physiol,1898,32:Ⅳ-Ⅸ.

15. Healey JE, Schroy PC, Sorensen RJ. The intrahepatic distribution of the hepatic artery in man. J Int Coll Surg,1953,20:133-148.

16. Healey JE, Schroy PC. Anatomy of the biliary ducts within

the human liver; analysis of the prevailing pattern of branchings and the major variations of the biliary ducts. AMA Arch Surg,1953,66:599-616.

17. Healey JE. Clinical anatomic aspects of radical hepatic surgery. J Int Coll Surg,1954,22:542-550.

18. Couinaud C. Intrahepatic anatomy. Application to liver transplantation. Ann Radiol (Paris),1994,37:323-333.

19. Bismuth H. Surgical anatomy and anatomical surgery of the liver. World J Surg,1982,6:3-9.

20. Strasberg SM,Phillips C. Use and dissemination of the brisbane 2000 nomenclature of liver anatomy and resections. Ann Surg,2013,257:377-382.

第十三章

人类各年龄段肝脏体积大数据
分析及临床意义

肝脏是身体内最大的实质性器官,负担着复杂的生理功能。我国成年人肝的重量,男性为1230~1450g,女性为1100~1300g,约占体重的1/40~1/50。小儿肝脏较大,约占体重的1/20~1/16,年龄越小,所占比例越大。在儿童阶段,其绝对重量和体积虽不断增大,但其相对体积和重量却不断减小。5岁时肝重约650g,占体重的3.3%,到青春期,重约1200g,只占体重的2.5%~3.0%。

一、肝脏体积研究的发展史

(一)纵观历史长河,临床医师们对于肝脏功能的衡量和判断经历了比较长的发展历程

早在1888年德国人Langenbuch成为实施肝脏实体肿瘤切除的第一人。随后的1890年美国的Tittany完整报道了一例肝脏炎性包块切除术。1899年,Keen在美国已完成76例肝切除术。Wendell在1911年采用肝门结扎法完成了首例右半肝切除。1952年,Lortat-Jacob和Robert在阻断血流的前提下实现了解剖性肝切除。成年人肝脏体积的测量是目前临床和科研上比较热门的一个领域,而对于未成年人甚至是婴幼儿肝脏体积的测量工作至今在全球范围内鲜有开展。

(二)作为反映肝脏功能的重要指标之一,肝脏体积的精准测量在临床上具有十分重要的意义

现今,用于测量离体肝脏体积的金标准是"水测法",但是该方法不能应用于活体。很多影像学检查如B超、CT、MR和SPECT等都已经被广泛应用于肝脏体积的测量研究中,据文献报道称,上述几种方法均能准确测量肝脏体积,每种方法都有其独特的特点,20世纪60、70年代,Kardel等人利用B超设备进行肝脏体积的测量,结果显示健康成年人肝脏体积均值为1611cm³。而Gladisch等人在测量了70例健康成年人肝脏体积后得出男、女体积均值分别为1402cm³和1257cm³。在1982年,Georgr

WRylance等人应用B超扫描对14例健康儿童的肝脏体积进行的测量,包括5个男孩和9个女孩,年龄范围为5月龄至14岁不等,而后又随机挑选其中4名儿童进行多次测量来验证结果,得出6岁儿童的肝脏体积均值为(401±9)cm³,8岁儿童为(215±25)cm³,9岁儿童为(1071±106)cm³,13岁儿童为(1322±59)cm³。尽管存在技术的局限性和样本量的限制,但这是比较早的对儿童期肝脏体积的测量工作,具有十分重要的历史意义。1979年Heymsfield运用CT对离体肝脏进行了体积测量。20世纪90年代,螺旋CT被应用于肝脏体积的精确测量中,Stapakis等人用螺旋CT分别测量22例终末期肝病患者的体积结果为(1328±405)cm³。Kawasaki等测量肝左叶体积为310~490cm³,肝脏体积占比为23.2%~35.9%。竜崇正(Akihiro Cho)等的测量结果为右叶全体是(876±204.9)cm³。Abdalla等测量102例正常成年人(无肝胆系统相关疾病以及无已知肝脏疾病如肝硬化、肝脏纤维化和脂肪肝),得出的结果为该研究队列中肝脏总体积的均值为(1518±353)cm³。肝右叶体积为(997±279)cm³,肝脏体积占比为49%~82%,肝左叶体积为(493±127)cm³,体积占比为17%~49%,Couinaud分段法中的Ⅳ段体积为(251±70)cm³,体积占比为10%~29%,Ⅱ段+Ⅲ段体积为(242±79)cm³,体积占比为5%~27%。Ⅰ段体积为(28±9)cm³,体积占比为1%~3%。对于肝脏功能储备量的精准测量计算在肝胆外科学中具有非常重要的意义。

二、海信CAS进行三维重建和体积测量

随着医学影像的发展及其在肝胆外科的应用扩展,不同年龄段性别的国人正常肝脏的体积与年龄性别的统计学关系通过数字肝脏大数据分析初步得出。借助青岛大学附属医院与海信集团联合研发的海信计算机辅助手术系统(海信CAS),

科研人员对 1456 例不同年龄段国人上腹部增强 CT 或腹部平扫进行肝脏三维重建,分析大数据,得出所研究正常人群肝脏体积与各自年龄性别的关系。研究人员搜集了因肝脏以外的其他系统疾病(以下简称正常人),需要行上腹部增强 CT 或腹部平扫检查的患者 1456 例,男 723 例,女 733 例。纳入标准:①其他系统疾病如胸腔肿瘤、肾脏肿瘤、肾积水、肾结石等,需要行上腹部增强 CT 或腹部平扫检查,未发现肝脏异常,既往无肝脏疾病、

肝脏手术史;②肝周肿瘤未造成肝脏挤压变形如腹腔囊肿、腹腔内畸胎瘤等;③增强 CT 四期成像质量好,薄层扫描的扫描精度高,能清晰显示血管分支。腹部平扫肝脏扫描完整并与周围脏器对比成像明显;④肝功能检查正常。搜集资料后我们利用海信公司开发的 CAS 软件将二维的 CT 影像重建出三维图像。

以下是研究人员基于海信 CAS 系统测量得出的肝脏体积值,结果见表 13-1,图 13-1。

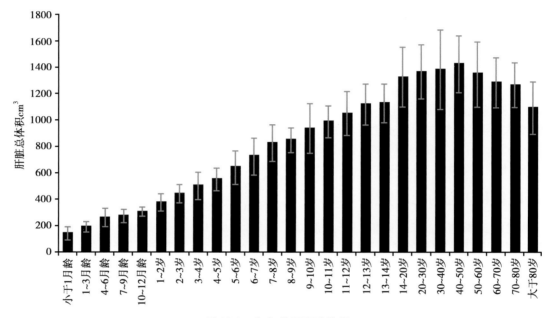

图 13-1　各年龄段肝脏体积

表 13-1　基于海信 CAS 系统测得的肝脏体积值

年龄组别	样本数(N)	体积(cm³)	年龄组别	样本数(N)	体积(cm³)
小于 1 月龄	28	140.0339±50.0707	10～11 岁	29	985.0464±121.0802
1～3 月龄	26	191.1462±38.9132	11～12 岁	27	1048.9250±167.5279
4～6 月龄	31	261.5065±70.9437	12～13 岁	29	1118.4593±155.2817
7～9 月龄	22	273.1917±50.0732	13～14 岁	22	1125.0250±147.9899
10～12 月龄	33	305.4692±36.3323	14～20 岁	36	1323.8862±226.3454
1～2 岁	56	374.3617±65.8447	20～30 岁	36	1361.8682±205.3783
2～3 岁	66	440.8111±71.4779	30～40 岁	74	1381.1037±300.3834
3～4 岁	58	500.0037±103.2837	40～50 岁	139	1423.7647±216.9305
4～5 岁	49	549.4533±84.6325	50～60 岁	197	1343.2768±246.6878
5～6 岁	33	639.4677±126.7067	60～70 岁	181	1284.4183±190.7129
6～7 岁	44	722.0357±140.8796	70～80 岁	106	1263.1282±170.2464
7～8 岁	44	824.6372±137.9766	大于 80 岁	21	1089.3429±199.0259
8～9 岁	32	844.4633±93.6353	总量	1456	
9～10 岁	37	935.8571±189.1018			

注:按照年龄分成 26 组,图中各组样本量,各组体积以均值±标准差表示,样本总量 1456

我们用月龄来表示0~72月龄受试者,组内进行男女性别差异的比较,结果差异无统计学意义($P>0.05$),年龄x(月)与肝脏体积y(cm^3)的正相关关系极其明显($P<0.05$,$R=0.9005$),回归方程 $y=6.9452x+229.53$。6~18周岁受试者,组内进行男女性别差异的比较,结果差异无统计学意义($P>0.05$),年龄x(年)与肝脏体积y(cm^3)的正性相关关系极强($P<0.05$,$R=0.8998$),回归方程 $y=68.975x+303.44$。40~50岁大致为肝脏体积均值的年龄峰区间。18岁~45周岁受试者,组内进行男女性别差异的比较,结果差异有统计学意义($P<0.05$),男性肝脏体积大于女性肝脏体积,年龄x(年)与肝脏体积y(cm^3)的相关关系不明显($R=0.1755$)可忽略。45~60周岁受试者,组内进行男女性别差异的比

较,结果差异有统计学意义($P<0.05$),男性肝脏体积大于女性肝脏体积,年龄x(年)与肝脏体积y(cm^3)的相关关系不明显($R=0.0141$),可认为无相关关系。60~100周岁受试者,组内进行男女性别差异的比较,结果差异有统计学意义($P<0.05$),男性肝脏体积大于女性肝脏体积,年龄x(年)与肝脏体积y(cm^3)的负性相关关系较明显($P<0.05$,$R=0.7988$),回归方程 $y=-15.301x+2231.5$(图13-2~图13-7)。

为了证明本系统测量肝脏体积的准确性,研究人员前期进行了大量的猪肝脏的动物实验及临床实际应用,将计算机手术模拟系统测得平均切除瘤肝体积与术中实际平均切除瘤肝体积对比,差异无统计学意义($P<0.05$)。很好地证明了该系统在测量肝脏体积方面的准确性。

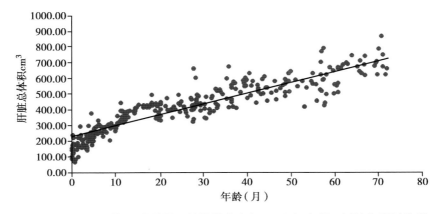

图13-2　0~72月龄:男女差异无统计学意义($P>0.05$),年龄x(月)与肝脏体积 y(cm^3)的正相关关系极其明显,回归方程 $y=6.9452x+229.53$($P<0.05$,$R=0.9005$)

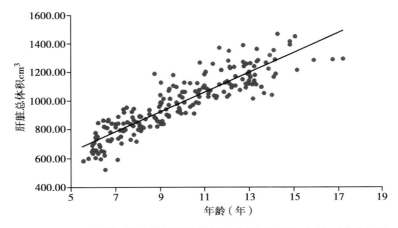

图13-3　6~18周岁:男女差异无统计学意义($P>0.05$),年龄x(年)与肝脏体积y(cm^3)的正性相关关系极强,回归方程 $y=68.975x+303.44$($P<0.05$,$R=0.8998$)

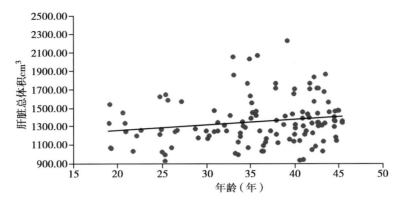

图 13-4 18～45 周岁:男女差异有统计学意义($P<0.05$),男性肝脏体积大于女性肝脏体积,年龄 x(年)与肝脏体积 y(cm³)的相关关系不明显($R=0.1755$)

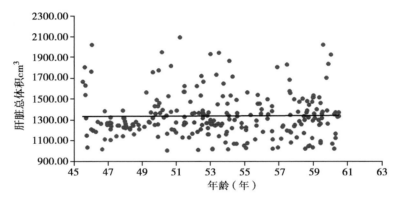

图 13-5 45～60 周岁:男女差异有统计学意义($P<0.05$),男性肝脏体积大于女性肝脏体积,年龄 x(年)与肝脏体积 y(cm³)的相关关系不明显($R=0.0141$)

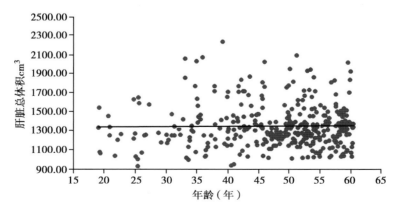

图 13-6 18～60 周岁:男女差异有统计学意义($P<0.05$),男性肝脏体积大于女性肝脏体积,年龄 x(年)与肝脏体积 y(cm³)的相关关系不明显($R=0.0173$)

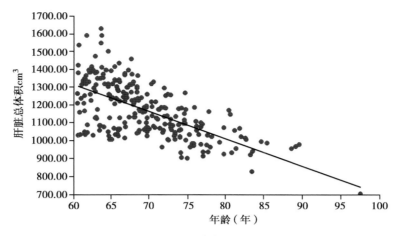

图 13-7　60~100 周岁：男女差异有统计学意义（$P<0.05$），男性肝脏体积大于女性肝脏体积，年龄 x（年）与肝脏体积 y（cm^3）负性相关关系较强，回归方程 $y = -15.301x + 2231.5$（$P<0.05, R=0.7988$）

三、肝脏体积测量对肝脏外科手术的意义

肝脏体积是衡量肝脏储备功能的一项重要指标。"Child-Pugh 标准"是现在肝胆外科在实际临床工作中使用比较广泛的肝脏功能评价标准。随着对肝脏研究的不断进展和深入，越来越多的国内外专家学者认为，肝脏体积可以作为评估肝功能的一个重要的独立指标，它可以真实地反映肝脏的大小和容量，也间接反映肝脏的血流灌注和再生能力，使得临床大夫能够直观地估计患者对肝脏手术的耐受能力，从而引导医生制订最佳的手术方案，来达到患者最佳的预后效果。根据文献报道，对于成年人来说，保留 30%~35% 的肝脏对于手术是安全的，当切除比例大于 75% 时，各种术后并发症的发生率就会大大增加；小儿肝脏左叶比右叶大，肝脏再生能力远比成人旺盛。尤以新生儿为甚。小儿在肝脏广泛切除手术后，反应较轻。术后肝脏再生率与术后体重增长率同步增长。术后 6 周内小儿肝脏再生速率相当于成人的 4 倍，术后 2 个月可恢复到术前肝脏的体积。有文献报道，只要保存 20% 以上的肝脏组织就能维持患儿的生命。

四、肝脏体积测量对肝移植的意义

在肝移植中，肝脏移植体的大小已经成为决定肝移植术后患者预后的重要指标。如果供体肝脏体积过大，对于受者来说会导致移植后的肝脏灌注不良。相反地，如果供体肝脏体积过小，可能会造成受者术后肝衰竭或者原发性肝脏无功能，尤其是当移植体的存活度可能不佳的情况下。近年来，劈离式肝移植或者活体部分肝移植已经在很多医学中心设计完成。然而，移植入受者体内的不完整肝脏往往不能充分满足受者的代谢需求，因为肝移植手术者往往凭借经验或者仅仅根据受者的身材大小，而没有在术前对供体肝脏进行准确的体积测量，而且肝段体积具有鲜明的个性化差异。另外，活体肝移植中应严格考虑供体的生命安全来决定最小供肝体积，因此在活体肝移植术前对供体肝脏进行精准的体积测量具有十分重要的意义。

（耿耿　董蒨）

参 考 文 献

1. 董蒨. 小儿肝胆外科学［M］. 人民卫生出版社，2005.
2. 陈孝平. 肝脏外科的发展历程与展望［J］. 中华消化外科杂志，2015，14（1）：前插 9-前插 10.
3. 吴莹，朱呈瞻，周显军等. 小儿门静脉分型及肝脏体积测量的数字化研究［J］. 中华小儿外科杂志，2016，37（11）：804-809.
4. 陈永健，董蒨，高川等. 数字医学与计算机辅助手术设备的发展趋势［J］. 中国信息界：e 医疗，2014，（4）：50-53.
5. Dong Q, Xu W, Jiang B, et al. Clinical applications of computerized tomography 3-D reconstruction imaging for diagnosis and surgery in children with large liver tumors or tumors at the hepatic hilum［J］. Pediatric Surgery International, 2007, 23（11）:1045.
6. Dong Q, Jiang B, Lu Y, et al. Surgical Management of Giant Liver Tumor Involving the Hepatic Hilum of Children［J］. World Journal of Surgery, 2009, 33（7）:1520-1525.
7. Dong Q, Jiang B X, Zhang H, et al. Use of three-dimensional computerized tomography reconstruction in giant liver tumors

in children[J]. Chinese Journal of Pediatric Surgery,2006, 27(1):6-9.

8. Su L,Dong Q,Zhang H,et al. Clinical application of a three-dimensional imaging technique in infants and young children with complex liver tumors.[J]. Pediatric Surgery International,2016,32(4):387.

9. Caldwell S H,de Lange E E,Gaffey M J,et al. Accuracy and significance of pretransplant liver volume measured by magnetic resonance imaging.[J]. Liver transplantation and surgery:official publication of the American Association for the Study of Liver Diseases and the International Liver Transplantation Society,1996,2(6):438.

10. Abdalla E K,Denys A,Chevalier P,et al. Total and segmental liver volume variations:implications for liver surgery [J]. Surgery,2004,135(4):404-410.

11. Kubota K,Makuuchi M,Kusaka K,et al. Measurement of liver volume and hepatic functional reserve as a guide to decision-making in resectional surgery for hepatic tumors[J]. Hepatology(Baltimore,Md.),1997,26(5):1176-1181.

12. Wheatley J M,Rosenfield N S,Berger L,et al. Liver regeneration in children after major hepatectomy for malignancy—evaluation using a computer-aided technique of volume measurement[J]. Journal of Surgical Research,1996,61 (1):183.

13. Kawasaki S,Makuuchi M,Matsunami H,et al. Preoperative measurement of segmental liver volume of donors for living related liver transplantation[J]. Hepatology,1993,18(5): 1115-1120.

14. Rylance G W,Moreland T A,Cowan M D,et al. Liver volume estimation using ultrasound scanning.[J]. Archives of Disease in Childhood,1982,57(4):283-286.

15. Schiano T D,Bodian C,Schwartz M E,et al. Accuracy and significance of computed tomographic scan assessment of hepatic volume in patients undergoing liver transplantation [J]. Transplantation,2000,69(4):545.

16. Harada N,Shimada M,Yoshizumi T,et al. A simple and accurate formula to estimate left hepatic graft volume in living-donor adult liver transplantation[J]. Transplantation,2004, 77(10):1571-1575.

17. Nanashima A,Abo T,Tobinaga S,et al. Correlation between morphological and functional liver volume in each sector using integrated SPECT/CT imaging by computed tomography and technetium-99m galactosyl serum albumin scintigraphy in patients with various diseases who had undergone hepatectomy.[J]. Nuclear Medicine Communications, 2013,34(7):652-659.

18. De G W,van Lienden K P,van Gulik T M,et al. (99m)Tc-mebrofenin hepatobiliary scintigraphy with SPECT for the assessment of hepatic function and liver functional volume before partial hepatectomy.[J]. Journal of Nuclear Medicine,2010,51(2):229.

19. Fischer L,Thorn M,Neumann J O,et al. The segments of the hepatic veins-is there a spatial correlation to the Couinaud liver segments?[J]. European Journal of Radiology, 2005,53(2):245-255.

20. Rong Tu,Li-Ping Xia,An-Le Yu,et al. Assessment of hepatic functional reserve by cirrhosis grading and liver volume measurement using CT[J]. World Journal of Gastroenterology:WJG,2007,13(29):3956.

21. Vauthey J N,Chaoui A,Do K A,et al. Standardized measurement of the future liver remnant prior to extended liver resection:methodology and clinical associations. Surgery. 2000,127(5):512-9[J]. Surgery,2000,127(5):512-519.

22. Shoup M,Gonen M,D'Angelica M,et al. Volumetric analysis predicts hepatic dysfunction in patients undergoing major liver resection.[J]. Journal of Gastrointestinal Surgery Official Journal of the Society for Surgery of the Alimentary Tract,2003,7(3):325-330.

23. Kan M K,Hopkins G B. Measurement of liver volume by emission computed tomography[J]. Journal of Nuclear Medicine Official Publication Society of Nuclear Medicine, 1979,20(6):514-520.

24. Yoneyama T,Katsuhiro Asonuma †,Okajima H,et al. Coefficient factor for graft weight estimation from preoperative computed tomography volumetry in living donor liver transplantation[J]. Liver Transplantation,2011,17(4):369-372.

25. Ogasawara K,Une Y,Nakajima Y,et al. The significance of measuring liver volume using computed tomographic images before and after hepatectomy.[J]. Surgery Today,1995,25 (1):43.

第十四章

小儿外科性黄疸

黄疸,即高胆红素血症,是指肝脏胆红素代谢障碍,血清胆红素浓度升高,临床上出现黄疸。按病因可分为溶血性、肝细胞性、代谢性和阻塞性;按发病机制可分为胆红素产生过多性、滞留性和反流性;按病变发生的部位可分为肝前性、肝性和肝后性。(现在认为比较合理的分类方法是按血中升高的胆红素类型,将胆红素血症分为高结合胆红素血症、高未结合胆红素血症和混合性胆红素血症)。需要外科治疗的黄疸称为外科性黄疸,主要指阻塞性黄疸(表14-1)。

表 14-1 小儿时期可以引起肝内外胆道梗阻及胆汁淤滞的疾病

分类	疾病
1. 感染性疾病	
(1) 败血症	各型细菌性败血症
(2) 病毒性肝炎	甲型肝炎、乙型肝炎、丙型肝炎、丁型肝炎、戊型肝炎、巨细胞病毒、风疹病毒、单纯疱疹病毒、带状疱疹病毒、人疱疹病毒 6 型(HHV6)、柯萨基病毒、埃可病毒、微小病毒 B19、HIV、水痘、呼肠病毒(reovirus)
(3) 其他	弓形虫、梅毒、结核
2. 遗传代谢异常	
(1) 氨基酸代谢异常	遗传性高酪氨酸血症、维生素 P 缺乏导致的肝内胆汁淤积
(2) 脂质代谢异常	Wolman 病、Niemann-Pick 病、Gaucher 病
(3) 糖代谢异常	果糖不耐受症、半乳糖血症、肝糖原病Ⅳ型
(4) 胆汁酸代谢异常	3-oxo-Δ^4-steroid 5β-reductase 缺乏 3β-hydroxy-Δ^5-C_{27}-steroid dehydrogenase/isomerase 缺乏
(5) 其他代谢异常	α_1 抗胰蛋白酶缺乏症、胰囊泡性纤维症、垂体功能低下、甲状腺功能低下、Zellweger 综合征、新生儿血红蛋白沉着症、乳儿期铜摄取过剩、家族性噬红细胞性淋巴组织增生症、精氨酸酶缺乏症、线粒体肝病、18 三体综合征、Down 综合征、Donahue 综合征(leprechaunism)
3. 原因不明	新生儿肝炎(特发性)、Alagille 综合征
4. 非症状性肝内胆管减少症	进行性家族性肝内胆汁淤积症(Byler 综合征)

一、胆红素的代谢

详见第三章小儿肝、胆、脾、胰的代谢与生理特点。

二、阻塞性黄疸发生机制

阻塞性黄疸是由各种原因引起胆道梗阻所致。当肝外胆管阻塞时，梗阻近端的胆管腔内压力增高，胆管扩张，可使肝内小胆管破裂，含结合胆红素的胆汁直接或由淋巴管反流入血液循环，而引起黄疸。当肝内胆管阻塞，小胆管及毛细胆管受到损伤，使其通透性改变，胆汁的水分外溢，胆汁浓缩黏稠，容易形成胆管内胆栓，加上胆汁外溢，引起胆小管和胆小管周围的炎症，胆流受阻，反流而形成黄疸。此外，肝细胞索肿胀、肝细胞坏死及再生结节等，也是胆管阻塞的原因。

随着病变的进展，患者的黄疸常不是单一的原因所致。如肝外梗阻性黄疸，梗阻时间较长或并发胆管系统感染时，则黄疸发生的机制除梗阻因素外，还有肝细胞损害的因素。严重感染还可直接破坏红细胞而发生溶血，使黄疸的产生原因更加复杂。在溶血性黄疸时，长期贫血、缺氧，红细胞破坏的产物及溶血因素的毒性作用，可引起继发性肝细胞损害。长期反复溶血，胆汁中胆红素、脂类等含量增加，易发生结石，如结石阻塞胆管，可引起梗阻性黄疸。新生儿溶血时由于血流缓慢及胆汁浓缩黏稠，又可继发阻塞性黄疸。

小儿外科性黄疸并非少见，多数为先天性胆道系统发育异常所致的梗阻性黄疸，梗阻时间越长，肝脏功能受损越严重，晚期可导致不可逆性胆汁淤积性肝硬化。因此，要早期鉴别小儿内、外科性黄疸，以免延误手术治疗的时机。

三、常见的小儿外科性黄疸疾病

先天性胆道闭锁在新生儿或婴儿期表现为完全性阻塞性黄疸，黄疸深、重，病变进展快。胆道发育不全及胆总管囊肿引起的胆道不全梗阻或感染（如自发性胆总管穿孔、急性胆囊炎、急性梗阻性毛细胆管炎、肝脓肿）所致的黄疸可见于婴幼儿或较大儿童，黄疸表现为渐进性，部分病例可呈波动性。胆道系统结石、胆道寄生虫及胆管肿瘤多见于学龄期儿童。遗传性球形红细胞增多症，是由于红细胞形态异常使得红细胞在脾脏内破坏过多而出现高未结合胆红素血症，可以通过手术切除脾脏而得到有效治疗。

四、诊断及鉴别诊断

阻塞性黄疸除原发病外，主要临床表现还有：

1. 黄疸　与胆道阻塞的程度及持续时间有关。色泽由浅到深，呈淡黄色、金黄色至黄绿色。胆道闭锁所致黄疸在生后 1~2 周出现，多被认为是生理性黄疸，持续性加重。胆道发育不全病儿的黄疸呈慢性持续性，较为恒定。约半数胆总管囊肿病儿有黄疸史，黄疸呈间歇性，程度较轻。婴幼儿或儿童黄疸伴有高热及右上腹肌紧张及压痛，应考虑到急性胆道系统感染。黄疸婴儿突然发生急性腹膜炎，应考虑到胆总管自发性穿孔的可能。先天性胆总管囊肿病儿同时出现黄疸、腹痛和右上腹肿块者，约占 50%，腹部可触及包块者占 80%~90%，包块位于右上腹，呈囊性，非感染期无明显压痛，边界清楚。胆总管远端梗阻时，如炎性狭窄、结石、肿瘤等，除近端胆总管扩张外，多伴有胆囊肿大。急性胆囊炎、胆囊积脓时胆囊肿大并有压痛。后天性阻塞性黄疸常同时有肿大的胆囊及增大的肝脏。

2. 粪便的颜色　因为胆道梗阻，胆汁不能排入肠腔或量减少，粪中无胆红素和尿胆原，粪便色淡或呈白陶土色，尿中出现胆红素，将尿布染成黄色。但是重度梗阻性黄疸的病儿的粪便呈黄色，这是血液中胆红素浓度过高，胆红素通过肠壁毛细血管渗入肠腔所致，病儿的泪水、组织液均呈黄色。胆总管囊肿病儿在出现黄疸时，粪便可呈灰白色，炎症及寄生虫所致的梗阻性黄疸，黄疸一般较轻，粪便多无色泽的改变。当有严重梗阻性胆管炎或有寄生虫所致胆道完全性梗阻，粪便始变淡呈陶土色。

3. 皮肤瘙痒　为胆盐在血液中潴留，刺激皮肤神经末梢所致。

4. 肝、脾大　胆道闭锁病儿随日龄增长，肝脏渐增大质硬、边缘钝，病变晚期可以触及肿大的脾脏，是肝硬化后门静脉高压所致充血性脾肿大并可出现凝血机制障碍及腹水。如病变的早期（3周以内）可以触及肿大的脾脏，可能是肝内原因。由于胆汁排出不畅可继发性胆汁淤滞性肝硬化改变。部分胆总管囊肿病儿的肝脏可轻度增大，少数可并发门静脉高压。

5. 脂肪泻及脂溶性维生素（维生素 A、维生素 D、维生素 E、维生素 K）缺乏　肠道内缺乏胆盐，影响脂肪的消化及脂溶性维生素的吸收，表现为出血倾向、骨质疏松等。

五、小儿外科性黄疸的诊断

1. 明确黄疸的类型　依据病史、黄疸的症状及伴随的临床表现、实验室检查及其他辅助检查鉴别小儿内、外科性黄疸。小儿内科性黄疸多为非结合性胆红素血症，除先天性胆红素代谢缺陷外，溶血性疾病、败血症、严重缺氧状态、低血糖症、半乳糖血症、重度脱水、α-抗胰蛋白酶缺乏、药物等因素均可引起。小儿外科性黄疸多为结合性胆红素血症，统称为阻塞性黄疸，可分为肝内淤滞性黄疸和肝外梗阻性黄疸。肝内淤滞性黄疸的病变位于肝内胆小管以上，在小儿可见于病毒性肝炎、肝内毛细胆管炎及肝硬化等。肝外阻塞性黄疸是 1～2 级胆管以下的机械性梗阻，可见于先天性胆道系统发育异常及肝外胆管后天性梗阻。

皮肤脂瘤性纤维瘤：不常见，是胆道阻塞后胆固醇等脂质长期在血液中潴留所致。

2. 实验室检查　新生儿时期黄疸较其他任何年龄常见，病因复杂，主要是先天性胆道闭锁与新生儿肝炎综合征的鉴别，因为两者临床表现相似，但治疗方法不同，胆道闭锁需尽早手术治疗，手术时间在日龄 60 天以内，术后胆汁排出率可达82%～90%，黄疸消退率为 55%～66%，手术时间延迟，手术效果越差。随病儿日龄增加，肝内病变继续进展，肝细胞变性及肝内胆管系统的损害，可以从组织学上观察到日龄在 60～100 天的病儿肝脏小叶间胆管数显著减少，黄疸消退不显著。因此对每个黄疸病儿应尽快明确病因，选择适当的治疗手段，给予及时治疗。常用的实验室检查方法有：

（1）胆红素的动态观察：每周测定血清胆红素，如胆红素量随病程趋向下降，则可能是新生儿肝炎。若持续上升则提示为胆道闭锁，但重症肝炎伴有肝外胆道闭锁时，也可能表现为持续上升，鉴别困难。

（2）血清胆汁酸分析：胆道闭锁的总胆酸显著升高，血清内鹅脱氧胆汁酸（CDC）占优势，且与胆酸（C）的比值（C/CDC）小于 1。而新生儿肝炎

病儿血清内胆酸占优势，C/CDC 大于 1。应用干燥血液滤纸作血清总胆酸定量法，正常新生儿血清总胆汁酸浓度为 $70.9 \pm 6.0 \mu mol/L$。与传统的肝功指标如血清胆红素、酶学指标相比，作为肝功指标，血清总胆酸更敏感，可以作为判断肝功损害程度的指标。

（3）脂蛋白-X（LP-X）定量测定：脂蛋白-X 是一种低密度脂蛋白，在胆道梗阻时升高。据研究，所有胆道闭锁病儿 LP-X 均升高，且在日龄很小时已呈阳性。新生儿肝炎病儿早期虽为阴性，但随日龄增加也可能转为阳性。若出生已超过 4 周而 LP-X 阴性，可除外胆道闭锁。如 LP-X>500mg% 则胆道闭锁的可能性大。可以服用胆酪胺（cholestyramine，降胆敏）4g/d，共 2～3 周，比较用药前后的指标，如 LP-X 含量下降，则支持新生儿肝炎综合征的诊断；若 LP-X 继续上升，则支持胆道闭锁的诊断。

（4）十二指肠液检查：应用十二指肠引流管收集十二指肠液进行胆红素分析和胆汁酸分析。根据十二指肠引流管无胆汁流出和十二指肠液中胆汁酸缺如可诊断胆道闭锁。国内报告十二指肠液诊断标准，胆红素定量≥20.52μmol/L，胆汁酸定性阳性为胆汁阳性，胆红素<6.84μmol/L，胆汁酸阴性为胆汁阴性。介于两者之间为可疑。确诊率可达90%。但是可以发生假阴性和假阳性，必要时应作复查。

六、辅助检查

1. 超声检查　为常用的无创检查。可以确定胆囊的有无及大小，若有正常胆囊且收缩功能良好则支持新生儿肝炎。若未见胆囊或见有小胆囊（1.5cm 以下）则提示胆道闭锁。肝内胆管梗阻不引起胆囊扩张，胆总管下端梗阻可有胆囊扩张。并可观察胆总管的口径，有无扩张及程度。结石多呈强回声光团，有时胆总管结石与胆管壁之间呈一圈液性暗区。

2. 穿刺病理组织学检查　一般主张经皮肝穿刺活检或经皮肝穿刺造影及活检。文献报道肝穿刺没有严重的并发症。新生儿肝炎的特点是小叶结构排列不整齐，肝细胞坏死，巨细胞性变和门脉炎症。胆道闭锁主要表现为胆小管明显增生和胆汁栓塞，门脉周围纤维化，但有的标

本亦可以见到多核巨细胞。因此,肝活检有时会发生诊断困难,甚至错误,有 10%~15% 病例不能凭此作出诊断。

3. 肝胆动态核素显像　应用新的显像剂,如氮亚胺醋酸(IDA)及其同类物 ^{99m}Tc-DIDA、[99m]Tc-PIPIDA 等,有较高的肝细胞提取率,用于诊断由于结构异常所致的胆道不全性梗阻,如胆总管囊肿或肝外胆管狭窄。当完全梗阻时,则扫描时肠道未见显影,可作为重症肝内胆汁淤积的鉴别。在胆道闭锁早期,肝细胞功能良好,注射后连续追踪扫描,5分钟显现肝影,但以后未见胆道显影,甚至 24 小时后亦未见胆道显影。当新生儿肝炎时,虽然肝细胞功能较差,但肝外胆道通畅,因而肠道显影。诊断胆道闭锁的敏感性 97%,特异性 82%,准确性 91%。近年,随着影像学的进展,可以应用 ^{99m}Tc-Phytate 肝扫描,计算肝/脾比率以估计肝硬化的严重程度。[99m]Tc-PTM 肝胆扫描,计算胆流值,判断胆汁流出状况。

4. 逆行性胰管胆管造影(ERCP)　在十二指肠镜下进行逆行性胰管胆管造影,能够正确诊断胆道闭锁。高度怀疑胆管扩张,且原因不明者,ERCP 为有价值的检查方法。但检查是侵袭性的,必须在麻醉下进行,有一定的技术难度,且具有危险性。

5. 磁共振胰胆管造影(MRCP)　有助于了解胆管、胰管的关系、是否有畸形、扩张程度等,属无创检查,但检查时间长、噪声大,有时需要用镇静剂。

6. 强化 CT、三维重建　可以更加清晰地了解肝脏、肝门部结构及相互关系,对于诊断及手术有指导意义。

7. 纤维腹腔镜检查　在镜下观察肝脏形态、大小及表面情况,了解胆道走向,管径及有无畸形。当腹腔镜查见无胆囊或有体积小而发育不良的胆囊时,可高度怀疑胆道闭锁。在直视下穿刺胆囊或胆囊床下的肝实质,注入造影剂,在透视下观察有无正常肝内胆管及造影剂能否进入胆囊或十二指肠,可为诊断提供可靠依据。

七、小儿外科性黄疸的外科治疗

1. 外科治疗的目的　进一步明确胆道梗阻的原因,消除胆道梗阻的病因,重建、疏通或恢复胆道,改善肝脏淤胆状态。对于新生儿期梗阻性黄疸,通过临床及以上辅助检查方法仍难以作出诊断及鉴别诊断的,宜尽早手术探查,以免影响治疗效果。

2. 外科手术治疗的原则　①消除胆道梗阻的病因,如先天性胆道畸形、结石、肿瘤及压迫胆道的因素。②胆道重建的原则:疏通胆汁向肠道排泄,尽量符合生理要求。③通过抗反流手术措施,尽可能防止消化道内容物的反流,避免上行性胆道感染。

3. 手术治疗方法的选择　①根治性手术:彻底切除病灶或矫正先天性畸形,建立通畅的胆路,如先天性胆道闭锁时需行肝门空肠吻合术,胆总管囊肿切除、肝总管空肠吻合术等。②胆道引流术:用于梗阻性黄疸病儿,以暂时性减轻黄疸,有助于肝脏功能的恢复及全身情况的改善,为根治性手术作准备或作为姑息性治疗。③肝脏移植:随着小儿肝移植的进展,活体肝移植以胆道闭锁为受体者在半数以上,据报道术后第一年生存率 70%~90%。移植后病儿生活质量提高,因此肝移植治疗胆道闭锁的价值已经明确,但对其最佳移植时期的选择仍有待商讨。目前认为 Kasai 手术与肝移植术两者是相辅相成的关系,肝门空肠吻合术用于胆道初期的处理,如果手术效果差、预后不良,则宜选择肝移植。术前血清透明质酸>200μg/L 患儿,多在 5 岁前死亡或需要接受肝脏移植,此项预测的阳性率为 88%;而术后 HA 的纵向变化可以反映每个患儿的临床状况。这对于制订 EHBA 的治疗计划是无价的,能使预后不良的患儿及其家人有充足的时间为肝脏移植做准备,并且能选择最佳时机进行肝脏移植。

(张　虹)

参 考 文 献

1. 童尔昌,季海萍. 小儿腹部外科学. 北京:人民卫生出版社,1991.
2. 段恕诚,董永绥,朱启榕. 小儿肝胆系统疾病. 北京:人民卫生出版社,2002.
3. Thielemans L,Trip-Hoving M,Bancone G,et al. Neonatal Hyperbilirubinemia in a Marginalized Population on the Thai-Myanmar Border:a study protocol. BMC Pediatr,2017,17(1):32.
4. Redkar R 1,Karkera PJ,Raj V,et al. (2017) Outcome of Biliary Atresia After Kasai's Portoenterostomy:A 15-year Experience. Indian Pediatr,2017,54(4):291-294.

5. M Hussain, N Alizai, B Patel. Outcomes of Laparoscopic Kasai Portoenterostomy for Biliary Atresia: A Systematic Review. J Pediatr Surg, 2017, 52(2):264-267.

6. 松井陽. 黄疸および肝胆道疾患のスクリーニング. 周産期医学, 1998, 28:595-599.

7. 虻川大、田澤雄作. 胆汁うっ滞. 大藤澤知雄、友政剛編. 小児消化器肝臓病マニュアル. 日本東京:診断と治療社, 2003.

第十五章

小儿肝胆外科相关的寄生虫性疾病

第一节　胆道蛔虫症

小儿胆道蛔虫症(biliary tract ascariasis)是小儿肠道似蚓蛔线虫感染的主要并发症之一。似蚓蛔线虫(*Ascaris lumbericoides*)简称人蛔虫,是寄生于人体肠道最大的线虫,可引起蛔虫病(ascariasis)。

【形态与生活史】

成虫外形似蚯蚓,长圆柱形,头尾两端较细,活时略带粉红色或黄色,位于虫体顶端的口孔周围有三个呈"品"字形排列的唇瓣。雌虫长 20～35cm,尾端直;雄虫长 15～31cm,尾端向腹面弯曲。虫卵分受精卵和未受精卵。受精卵呈宽椭圆形,大小为(45～75)μm×(35～50)μm,外被一层棕黄色颗粒状的蛋白质膜。卵壳较厚,自外向内分别为受精膜、壳质层和蛔苷层。卵内含一个卵细胞,卵细胞两端与卵壳之间形成新月形空隙。未受精卵呈长椭圆形,大小为(88～94)μm×(39～44)μm,蛋白质膜与卵壳均较薄,无蛔苷层,卵内充满大小不等的屈光颗粒。受精卵与未受精卵上的蛋白质膜可脱落,变成无色的脱蛋白质膜卵。

成虫寄生于人体小肠,以空肠为多见,雌雄成虫交配后,雌虫产出的虫卵随粪便排出体外。在温度25～30℃、潮湿、阴暗、氧气充分的泥土中,受精卵约经 2 周发育为含蚴卵,卵内幼虫经蜕皮成为感染期卵(egg of infective stage),这时对人体具有感染性。感染期卵污染食物被人吞食后,在小肠卵内幼虫孵出,幼虫侵入小肠黏膜和黏膜下层小静脉,经肝、右心至肺,穿过肺泡壁毛细血管进入肺泡,此外,幼虫也可通过小淋巴进入体循环。幼虫在肺泡内停留约10 天,蜕皮 2 次,然后沿支气管、气管逆行至喉、咽、被吞咽入食管,经胃至小肠,在小肠内经第 4 次蜕皮遂发育为成虫。自经口感染到雌虫产卵约需 60～70 天,成虫在人体内的寿命约 1～2 年。

【致病机制】

蛔虫的幼虫在人体内移行及成虫在小肠内寄生均可引起不同程度病理变化和临床表现,但多数感染者可没有症状或仅有轻度腹痛而被忽略。

1. 幼虫期　幼虫移行过程所累及的组织均可受到损伤,并可释放免疫原性物质引起机体局部和全身超敏反应。尤其是当幼虫移行到肺部时,约在感染后 3～7 天可出现肺部症状,表现为咳嗽、哮喘、呼吸困难,甚至发绀,并可伴有全身反应,如发热,血中嗜酸性粒细胞增多及 IgE、IgM 升高。肺部听诊有干、湿性啰音和捻发音。X 线检查可见点状或絮状阴影,病灶呈游走性,一般在 1～2 周自行消失。病情多在 2～3 周内缓解,临床称为肺蛔虫症,亦称Loeffer 综合征。机体的变态反应可表现发热、荨麻疹等。

2. 成虫期　蛔虫对人体的危害主要由成虫引起,大致情况有以下三个方面:

(1) 损伤肠黏膜和掠夺营养:成虫寄生于小肠可损伤肠黏膜,除机械性损伤外,蛔虫的代谢产物也可刺激局部肠黏膜,引起痉挛性收缩和平滑肌的局部缺血,肠绒毛变宽而短。患者可有纳呆、恶心、呕吐等胃部症状和脐周阵发性腹痛等。由于蛔虫以人体肠腔内半消化食物为食且破坏肠黏膜,常可引起宿主营养不良。儿童因蛋白质、脂肪、碳水化合物及维生素 A 吸收障碍,出现营养不良和发育障碍。

(2) 引起超敏反应:蛔虫病患者可出现荨麻疹、哮喘、结膜炎、血管神经性水肿等,这是由于 I 型超敏反应所致。

(3) 并发症:蛔虫有钻孔习性,可侵入胆道、胰腺和阑尾,分别引起胆道蛔虫病、胰腺炎和阑尾炎等并发症。当寄生环境发生改变时,如发热、胃肠病变、进食过多的辛辣食物或驱虫不当时,蛔虫受到刺激后活动力增强,更容易引起上述并发症。

【流行与防治】

蛔虫呈世界性分布。在经济落后、生活水平低、环境卫生差的地区,人群感染率较高。无论男女老少均可感染,但儿童感染率高于成人,农村感染率高于城市。大多数感染者体内寄生的虫体较少,少数人体内寄生的虫数可达上千条。人体蛔虫感染与当地的季节气候条件、生产状况和生活习惯有关,但蛔虫病无明显季节性。

人体感染蛔虫的主要方式是经口生食被感染期卵污染的未洗净瓜果、蔬菜及饮水,虫卵污染的手指也易将卵带入口中。蛔虫传播范围广泛的主要原因是:①蛔虫产卵量大;②生活史简单:不需要中间宿主,人体从环境中直接获得感染;③蛔虫卵的抵抗力强:受精蛔虫卵的蛔苷层能防止卵内水分外漏及外界水溶性化合物渗入卵内,故对外界的理化因素具有很强的抵抗力;④蛔虫卵的广泛散播:使用未经无害化处理的人粪施肥,蛔虫卵易被鸡、犬、鼠、蟑螂、苍蝇携带播散或附在果蔬被带进居室;⑤人体对蛔虫易感:因人体缺乏对蛔虫的有效获得性免疫。

蛔虫病的防治工作应当采取综合措施,包括卫生宣传教育,查治患者和带虫者,管理好粪便和饮水,预防感染。加强宣传教育,普及卫生知识,注意饮食卫生和个人卫生,做到饭前便后洗手,不食未洗净的蔬菜、瓜果,不饮生水以减少感染机会。使用无害化人粪作肥料,防止粪便污染环境是切断蛔虫传播途径的重要措施。

对患者和带虫者进行驱虫治疗,是控制传染源的重要措施。在感染率达50%以上的地区,可采用集体驱虫治疗,治疗时间可选在感染高峰的2~3个月后进行,为防止回升,在间隔一段时间后,对粪检阳性者再进行驱虫治疗。常用驱虫药为阿苯达唑(肠虫清),每片200mg,3岁以上400mg临睡前顿服,3岁以下儿童减半,疗效明显,一般无明显不良反应,少数人可见头痛、恶心、呕吐、腹泻等,妊娠妇女忌用。甲苯达唑:成人300~500mg临睡前顿服,3岁以下儿童100mg顿服,驱虫效果良好,不良反应轻微,个别人可在服药后2~3天出现轻微头昏、上腹不适等,不予处理可自行消失。该药作用较缓慢,有时可引起蛔虫游走与骚动,或吐虫现象。随着生活水平的提高,肠道寄生虫的感染越来越少,一旦感染就有发生胆道蛔虫症的可能。

【病因和病理】

小儿肠道内常有蛔虫寄生,但一般不出现症状,当饥饿、高热、胃肠道术后或服用驱虫药剂量不当时,机体的正常环境改变,胃肠道功能紊乱,内在环境改变,加上蛔虫有钻孔的习性,蛔虫就可以窜到十二指肠。当胆道下端 Oddi 括约肌松弛、功能不全、胆道扩张时,嗜碱性的蛔虫容易钻入胆道。钻入蛔虫的数目可为1条至数条。王兴华(1994年)报道,从胆总管、胆囊、肝总管、左右肝管内共取出蛔虫119条。蛔虫进入胆道后的机械性刺激使胆道口括约肌痉挛,也带来了胆道感染。小儿胆道短、管腔细小,蛔虫钻入后易引起胆道内膜的损伤和梗阻。解剖上,右肝管与胆总管所构成的角度较大,进入右肝管的蛔虫不易退出。蛔虫头部进胆总管后,体部仍悬垂在十二指肠内。由于虫体有卷曲动作,当胆道内压力增高或管壁强力收缩时,蛔虫就能在胆道口括约肌痉挛间歇期退出胆道。即使蛔虫全部进入胆道后,也能返折退出,因此胆道蛔虫症大多可用非手术疗法治愈,仅少数需手术治疗。胆道内蛔虫可引起胆道感染、胆道结石等并发症。

【临床表现】

起病急骤,出现右上腹及剑突下阵发性腹痛并向右肩、背部或下腹部放射,患者辗转不安、以致不能安睡、哭闹、面色苍白、精神不振、食欲不佳。有时呕吐伴有蛔虫。腹痛缓解时安静入睡,仅有腹部轻压痛而无肌紧张及反跳痛。直到再次发作时,又转为剧烈腹痛。疼痛与蛔虫的数目无关,而与蛔虫的活动有直接关系,如蛔虫退出胆道或死在胆道内则疼痛消失。胆道蛔虫症的体征主要是在右上腹部或剑突下有限局性压痛,少有肌紧张、反跳痛。如无合并症,亦无其他体征,黄疸亦罕见。影像学可以通过活体成像直接观察胆道内虫体结构,是目前诊断胆道蛔虫病的主要手段。主要的影像学检查有:超声、CT、MR等。

【并发症】

胆道蛔虫症的并发症主要有:①胆道感染,多为大肠埃希菌感染。病儿发热、右上腹压痛,肌紧张范围扩大,且持续存在,有时可扪及肿大的胆囊,末梢血象中白细胞增高;②胆道坏死穿孔致胆汁性腹膜炎;③肝炎,肝脓肿;④胰腺炎;⑤胆道出血;⑥胆石症:在胆道内的蛔虫卵或蛔虫残体均可成为结石核心,形成结石,是胆道蛔虫远期并发症。

【诊断】

胆道蛔虫症的诊断主要是依据典型的临床表现，即阵发性剧烈的腹痛，间歇期安静无不适，腹部检查在右季肋部及剑突下有局限性压痛，无肌紧张及反跳痛，症状与体征不相符为其特征，如有驱虫史或便虫史、吐虫史，可作为诊断的参考。B 型超声，可于胆道内发现蛔虫影，有助于诊断。实验室检查，粪便中有虫卵。由于蛔虫产卵量大，每条雌虫每天产卵约 24 万个，因而粪便中虫卵密度大，可采用生理盐水直接涂片法，也可采用改良 Kato 法或饱和盐水浮聚法，检出率更高。

【治疗】

小儿胆道蛔虫症，目前一般用非手术疗法多可在一周内治愈。治疗方法：禁食补液、解痉止痛、预防感染、及时驱蛔。常用哌替啶与阿托品；复方氯丙嗪与阿托品交替使用。利胆用 33% 硫酸镁口服。驱蛔目前常用的药物有：阿苯达唑（肠虫清），甲苯达唑，左旋咪唑，枸橼酸哌哔嗪（驱蛔灵），噻嘧啶等。

1. **手术适应证**　①经保守疗法系统治疗，症状尚未好转，甚至恶化，如上腹部绞痛频繁、剧烈或转为持续性，高热不退，出现明显的梗阻性黄疸。②有严重的并发症，如出现急性梗阻性化脓性胆管炎，胆囊或胆总管穿孔，肝脓肿、胆道出血、重症胰腺炎或中毒性休克时，应早期手术，甚至急诊手术。

2. **手术要点**　手术取右上腹经腹直肌切口，进入腹腔后应探查肝脏、胆囊及胆总管，在胆总管扪及索条状物时，应考虑有蛔虫钻入，切开胆总管取出蛔虫，冲洗胆管，探查左右肝管有无蛔虫，注意勿损伤胆总管黏膜，并常规行 T 形管引流。术中是否应作胆囊切除，应依胆囊的病变而定。除胆囊炎严重伴穿孔应考虑作胆囊切除外，一般无并发症的胆道蛔虫症不应切除胆囊。术后如果蛔虫再次进入胆道，应先采用非手术疗法，严密观察，T 形引流管暂不拔出，如保守疗法无效，则需再次手术切开胆道取虫。

第二节　肝棘球蚴病

肝棘球蚴病（hydatid cyst of liver）又名肝包虫病，是由细粒棘球绦虫侵入肝脏引起的病变，本病在 1782 年由 Goeze 首次报告，仅为单房性，直到 1885 年 Virchow 提出肝棘球蚴病尚有多房性者，Vogel（1955 年）、Rausch（1957 年）证实，棘球绦虫中感染人畜者有细粒棘球绦虫和多房性棘球绦虫，细粒棘球绦虫比较常见。为畜牧区常见疾病之一，在我国西北部、内蒙古、西藏等地较为流行，华东地区及南方较少见。

【形态与生活史】

成虫是绦虫中最小的虫种，体长仅 2～7mm，分头节、幼节、成节和孕节，因寄生在终宿主的肠道内而难以见到。虫卵与带绦虫卵相似，难以区别。

棘球蚴为囊状体，圆形，直径从几毫米至数十厘米不等，随寄生时间长短、寄生部位和宿主种类而异。囊壁分两层，外层是乳白色的角皮层，厚约 1mm，无细胞结构，脆弱易破裂；内层是具有生发作用的胚层，亦称生发层，具有许多细胞核和少量肌纤维，厚约 10～25μm。囊腔内充满囊液（hydatid fluid）。囊液内含多种蛋白质，可诱发人体产生超敏反应（hypersensitivity）。

胚层向囊内长出许多原头节（protoscolex）和生发囊（brood capsule）。原头节与成虫的头节相似，但较小。生发囊具有一层生发层，由生发层的有核细胞发育而来。生发层可分泌出角皮层，形成与母囊结构相似的子囊（daughter cyst），子囊又可长出原头节、生发囊及与子囊结构相似的孙囊（grand daughter cyst）。有的棘球蚴囊内无原头节和生发层，称为不育囊。棘球蚴囊内的有形成分可悬浮在囊液中，称棘球蚴砂（hydatid sand）。

细粒棘球绦虫的成虫寄生在终宿主犬、狼等食肉动物的小肠内，虫卵或孕节随粪便排出体外，污染牧草、蔬菜、水源等，如被中间宿主羊、牛、骆驼、马等偶蹄类中间宿主食入后，虫卵在其肠内孵出六钩蚴，钻入肠壁随血流到达肝脏或其他脏器，约经 5 个月发育成棘球蚴。含棘球蚴的羊、牛等动物内脏被犬、狼吞食，囊内原头节散出，在终宿主小肠内发育为成虫。当人误食虫卵后，可在人体内发育为棘球蚴，引起人的棘球蚴病。

【病因及致病机制】

细粒棘球绦虫最早常见的宿主为犬、人和各种家畜，均可为中间宿主，以羊为最常见。成虫生活在犬的肠道内，从粪便中排出虫卵，被人接触而误吞入消化道后，在十二指肠孵化成蚴，穿过肠壁而达门静脉系统。肝脏为主要被感染器官,可经血流散布到肺、脑、脾、肾等各处形成囊肿。六钩蚴进入组织后可引起炎症反应,出现细胞浸润杀死幼虫,若六钩蚴幸免于死,则可成囊。棘球蚴在人体的生长速度及大小随寄生部位而异。一般感染6个月后囊的直径达0.5~1.0cm,以后可逐渐增大至数十厘米,巨大的棘球蚴常见于腹腔。许多患者童年感染,成年才发病。棘球蚴在人体内可存活40年之久。

棘球蚴可寄生在人体的各个部位,引起棘球蚴病。根据国内15 298例患者分析,常见的寄生部位为肝脏(69.9%)和肺(19.3%),其次为腹腔、原发肝脏病变向各器官的转移、脑、脾、女性骨盆和骨等。

棘球蚴对人体的危害取决于幼虫的体积、数量、寄生部位和机体的反应性。有的患者虽感染棘球蚴,但无明显临床表现。由于棘球蚴的不断生长,压迫周围组织、器官,可引起组织细胞萎缩、坏死。同时因棘球蚴液的溢出引起机体出现超敏反应。

【流行病学】

本病是一种人兽共患寄生虫病。在一定的自然和社会环境中,终宿主和中间宿主形成固定的循环关系链。其流行有2种方式:①森林型,见于较寒冷地带,主要在犬、狼和鹿等野生动物之间传播;②畜牧型,分布于世界各地的畜牧区,主要在犬和偶蹄类家畜(如绵羊、牦牛、黄牛、猪)之间传播。我国主要流行在广大农牧区如甘肃、宁夏、青海、新疆、内蒙古和西藏等6个省区,其他地区亦有局部流行或散发病例。笔者治疗一例6岁女孩,生于新疆,3岁回青岛,6岁时因腹痛行B超检查,发现右肝有10cm×8cm、12cm×8cm两个棘球蚴囊肿。据近年普查,主要动物中间宿主绵羊的感染率在3.3%~90.0%,家犬的成虫感染率为7%~71%不等。在西北地区,人群患病率在0.6%~4.5%,患者中小儿为多。部分地区以农牧民为主。本病在西北各省区流行严重的因素主要有:

1. 虫卵污染环境　在流行区牧民多养犬看护畜群,家犬感染较严重,犬粪便易污染牧草、饮水等。虫卵在外界有较强的抵抗力,在干燥的环境中能生存11~12天,室温水中可活7~16天,在2℃环境中能存活2.5年,在0℃以下能生存4个月,因此经过严冬仍保持感染力。一般的化学消毒剂不能杀死虫卵。虫卵对外界的抵抗力增加了人畜受染的机会。

2. 人畜密切接触　牧区儿童多喜欢与犬亲昵,很易受到感染。成人感染多因生产活动而接触畜群,如剪羊毛、挤羊(牛)奶、加工皮毛等。虫卵经污染的食物、饮水、手指等感染亦很常见。

3. 病畜内脏喂犬　牧民常将病死的家畜内脏喂犬,或乱抛野外,任犬、狼吞食。内脏的棘球蚴中含有原头节,进入终宿主肠道发育为成虫,犬、狼的感染增加了羊、牛的感染机会。牧民因缺乏本病流行的常识,加上大量的个体分散屠宰和食品卫生监督不力,使本病流行愈趋严重。

【病理】

棘球蚴在肝脏先变成空囊,然后增大形成囊肿,囊壁分为内层(或发生层)与外层(或纤维层)。囊内含透明液体,其中有大量头节和子囊,每毫升可高达40万个。囊肿生长缓慢,多位于肝右叶,以单发性居多,其体积根据发病年限长短而异,其中液体多是几百到几千毫升。囊肿破裂入腹腔:大量囊液弥散于腹腔内,可引起严重的过敏性休克反应,甚至死亡;同时,头节和子囊污染腹腔,日后形成继发性感染;偶尔,囊肿可向胸腔、肺、心包、肾盂、下腔静脉等处破裂。如为急性破裂,通常发生过敏性休克,并出现腹部或胸部的急症体征。囊腔感染:细菌大多经胆道进入囊内,形成细菌性肝脓肿,但也有轻度感染而不形成脓肿者,临床上无特殊情况。囊肿的死亡:囊壁可因病程长久而变得过厚,发生营养缺乏,最后趋于死亡,囊壁钙化,囊内寄生虫发生干酪样变。

【临床表现】

肝棘球蚴病男性较女性为多,其比率为2:1。就诊年龄多在20~30岁,但感染此病多在童年时期,包虫卵常粘在犬毛或羊毛上,小儿误食被污染的食物后即可得病。李旭东等,1994年统计棘球蚴病1674例,其中小儿肝棘球蚴病188例,占11.23%。

1. 症状　在早期肝棘球蚴囊肿体积尚小,临床可以完全没有症状,当囊肿逐渐增大后始出现各种压迫症状,但也可能偶然发现上腹肿物而就诊。肝上部的囊肿,可将横膈抬高压迫肺脏,影响呼吸。肝下部者,可压迫胆道而产生黄疸或急性胆囊积液;压迫胃肠道,可诱发恶心和呕吐等症状;压迫门静脉可引起腹水,甚至脾大;压迫下腔静脉则可引起下肢水肿。

2. 腹部体征　主要为肝大,囊肿位于肝上部者,将肝脏向下推移,同时将横膈抬高,肝浊音界上升;位于肝下部的囊肿,则可能直接扪及圆形肿块,表面光滑而带弹性,随呼吸上下移动,但无触痛,用一手置于肿块上,另一手轻轻叩击时,可能感到深处震颤,此特征称为"包虫囊肿震颤"。

3. 全身情况　患棘球蚴囊肿小儿常有发育欠佳,并可有贫血、消瘦、体力衰弱、皮肤黄染,个别病儿可呈恶病质状态。在病程中还常有各种过敏反应症状,如荨麻疹、全身瘙痒、呼吸困难、咳嗽、发绀、呕吐和腹痛等。

4. 实验室检查及其他检查　常有血液嗜酸性粒细胞增高。粪便检查通常不能发现虫卵。几乎所有传统的免疫诊断方法,如卡索尼皮内试验、补体结合试验、间接血凝试验、间接免疫荧光抗体试验、免疫电泳和乳胶凝集试验,现在都已被酶联免疫吸附试验(ELISA)或免疫印迹法取代。目前,某些棘球蚴抗原已被提取并用于血清学诊断。源自细粒棘球蚴的包虫囊囊液抗原 B(AgB)和抗原 5(Ag5)被认为是囊性棘球蚴病免疫诊断的最有效天然抗原,但技术标准化及其他寄生虫病抗原与囊性棘球蚴病之间的交叉反应仍是免疫诊断主要的问题。

腹部超声检查是肝棘球蚴病的主要检查方法。被认为是定义囊肿数量、部位、大小、结构和包囊活力的"金标准",可查出 2cm 大的病灶,提高早期诊断率,并对治疗方案的评估起重要作用。国内影像学诊断依据《中华人民共和国棘球蚴病诊断标准(WS 257—2006 附录 B)》进行,与世界卫生组织(WHO)诊断标准基本一致。根据 WHO 关于囊性棘球蚴病 B 超分类原则,肝囊性棘球蚴病分为 6 型,即①囊性病灶型:囊壁不清晰,含回声均匀内容物,一般呈圆形或椭圆形;②单囊型(含单发或多发型):单发型图像显示肝内无回声液性暗区,圆形或椭圆形,边界清晰。囊壁呈"双层壁"结构。囊内后壁可有散在中强回声光点并随体位漂浮,后方有增强效应;多发型图像特征为肝内多个大小不等液性暗区,每个表现同单发单囊型;③多子囊型:图像特征为肝内一个或多个较大液性暗区。内有多个大小不等圆形液性暗区,无回声,排列成车轮状或不规则状;④破裂感染型:图像显示肝内液性暗区,边界不清晰,形态多不规则,壁增厚,内囊壁与外囊壁分离,内囊壁塌陷,囊液中可见不规则迂曲漂浮的强回声光带;⑤实变型:声像图表现为强回声肿块,病变有清楚的包膜。与周围肝组织分界明确,囊内显示密度强弱相间的实质性光团,B超检查显示密度强弱相间的"脑回征";⑥坏死钙化型:图像上表现为肝内混合性占位,壁增厚达 10mm 以上,形

状不规则,边界显示点片状强回声光团,后方有声影。肝囊性棘球蚴病的超声分型实际上反映其病程中不同阶段的病理改变。单纯囊型及多子囊型的包虫囊具有活力,是处于快速生长发育阶段的包囊,实变型被认为是失去活力的晚期包虫。而钙化型意味着包虫的死亡。

【诊断】

鉴于感染早期阶段通常无症状,肝囊性棘球蚴病的诊断经常存在偶然性,需要临床、流行病学的调查结果、影像技术、免疫学和血清学诊断等相结合。在流行病区,与牲畜接触并有囊性棘球蚴病症状存在,便支持对棘球蚴病的诊断。目前,对于肝囊性棘球蚴病的诊断,参照《中华人民共和国棘球蚴病诊断标准(WS 257—2006)》。

【鉴别诊断】

对小儿应特别注意先天性胆总管囊肿,此病表现亦为肝下区光滑之囊性肿块,但通常有发作性腹痛和发热等症状,继之则出现黄疸,肿块在黄疸消退后可能缩小,这些都有助于与肝包虫囊肿相鉴别。其他应与右肾积水、胰腺囊肿和肠系膜囊肿鉴别。必须注意,继发严重感染的包虫囊肿可误诊为肝脓肿。

【治疗】

肝包虫囊肿一旦形成,诊断明确,必须争取早期采用外科手术治疗。手术方式(通过开腹或者腹腔镜途径)有多种,常用的有:内囊取出后外囊缝合术、囊腔外引流术、外囊残腔大网膜填塞术、外囊残腔敞开术、肝脏切除术等。

根据囊肿有无继发细菌感染而采用不同的手术方法。为了预防万一在手术时囊肿破裂,囊液溢入腹腔引起过敏性休克,可在术前静脉滴注氢化可的松 100mg。

1. 包虫囊肿内囊摘除术　临床上最常用,适用于无继发感染者。显露包虫囊肿后,用厚纱布垫严密保护切口与周围器官,以免囊内容物污染腹腔。用粗针穿刺并尽量吸除内容物后,在无胆瘘的情况下,向囊内注入适量 30% 氯化钠溶液,等待 5 分钟以杀死头节,如此反复 2～3 次,再用吸引器将囊内容物吸尽,使内囊塌陷,易与外囊分离。如囊内容物过于黏稠或有大量子囊,可用匙掏尽。然后切开外囊壁,摘除内囊,并用浸有 30% 氯化钠溶液或 10% 甲醛溶液的纱布擦抹外囊壁,以破坏可能残留下来的生发层、子囊和头节,再以等渗盐水冲洗干净。最

后将外囊壁内翻缝合。如残囊腔较大,不易塌陷,可用带蒂大网膜填塞。如发现有胆瘘,应予缝合,并在缝合外囊壁残腔的同时,行残腔引流;胆瘘瘘口大或术前黄疸者,则除残腔置引流管外,最好再行胆总管切开引流术。

2. 包虫囊肿合并感染后,子囊和头节均死亡,可切开外囊壁,清除内容物,摘除内囊后用负压吸引引流;术后配合抗生素治疗。感染严重,残腔大,引流量多,外囊壁增厚而不能塌陷以消灭残腔时,可在彻底清除内囊及内容物后,行外囊与空肠作侧-侧 Y 形吻合建立内引流。

在下列情况下:手术后囊腔长期不闭合或残留胆瘘;多个囊肿局限于肝的一叶或巨大囊肿已将该叶肝组织严重破坏;局限于肝左外叶、囊壁坚厚或钙化而不易塌陷的较大囊肿或囊肿继发感染形成慢性厚壁肝脓肿等,可考虑作肝部分切除术或肝叶切除。

当发生包虫囊肿破入腹腔时,应尽量吸除腹腔内的囊液和囊内容物,并放置橡胶管引流盆腔数日。对囊肿破入胆管内伴有胆道梗阻的患者,应切开胆总管,清除包虫囊内容物,并作胆总管引流。手术中应同时探查肝,找寻包虫囊肿。

对不能外科手术治疗或经多次手术后复发不能根治者,可用阿苯达唑或甲苯达唑治疗。也可在手术前应用,以防止播散和复发。

肝囊性棘球蚴病的介入穿刺治疗:肝囊性棘球蚴病经皮穿刺治疗即采用经皮穿刺、抽吸、注射、再抽吸(PAIR)法对生发层产生破坏。进行靶向治疗或抽空全部的棘球蚴内囊。

PAIR 包括四个步骤:①使用超声定位下经皮穿刺囊肿;②囊肿液的抽吸;③注入 95% 的乙醇或 20% 氯化钠至少 15 分钟;④再次抽吸注入的液体。PAIR 是单囊型(CE1)和内囊破裂未感染型(CE3a)且囊肿直径>5cm 的适应治疗法;多子囊型(CE2)和破裂感染型(CE3b)囊肿通过 PAIR 治疗容易复发。PAIR 也用于拒绝手术或术后复发的患者。PAIR 的禁忌证:对于手术难以进入的囊肿、位于肝表面处于静止期的囊肿或钙化囊肿病灶。通过苯并咪唑类药

物的协同治疗可以减少继发性棘球蚴病发生;有实验表明,联合治疗(PAIR 和阿苯达唑)可能比单独使用化疗或 PAIR 治疗取得更好的效果。阿苯达唑的化疗服药时间通常在 PAIR 治疗前 4 小时和治疗后 1 个月,以减少疾病复发和腹腔感染扩散。目前,推荐 PAIR 在肝囊型棘球蚴病中的治疗是因为它的 3 个优点:①PAIR 是病原学诊断棘球蚴的唯一方法。单独的影像学及血清学检查都不足以确诊细粒棘球绦虫的感染;②PAIR 是外科手术有效的替代疗法,降低手术风险、缩短住院周期、减少费用等;③PAIR 与药物化疗联合治疗,缩短治疗周期,避免因长期单纯药物治疗而引起的药物耐受问题。不过值得注意的一点是 PAIR 法在实践过程中应避免用于胆道和囊肿相交通的患者,以防止发生硬化性胆管炎。对于 PAIR 法术后,肝囊性棘球蚴病患者的复发与相关脏器及部位的转移情况鲜有报道,值得进一步研究。

另一种少见的、由泡状棘球绦虫引起的肝泡球蚴病,肝明显肿大,表面呈葡萄状凹凸不平,极难与肝癌相鉴别,应予注意。病变局限者,可考虑行肝切除术。

无论采用哪种方法,都要注意务必将棘球蚴囊取尽,并避免囊液外溢,造成患者过敏反应性休克或继发性腹腔感染。笔者治疗一 6 岁女孩,3 年后盆腔又出现一 10cm×10cm 肿块而再次手术。为了防止囊液外漏引起扩散种植,术前需服用杀原头蚴的药物如阿苯达唑(albendazole,阿苯达唑)或吡喹酮。目前使用的药物首选阿苯达唑,适用患者为:①多器官或同一器官内多发性棘球蚴病;②继发播散性腹膜与胸膜囊型棘球蚴病;③手术后复发,患者不能耐受再次手术;④泡型棘球蚴病;⑤体检发现的早期较小的棘球蚴。常用剂量为 10~20mg/(kg·d)分 2 次口服,30 天为一疗程,间隔 2 周后行下一疗程,需长期服药。肝切除治疗肝包虫应慎重。陈家喻等报道 95 例小儿肝包虫手术治疗采取各种术式取得良好效果。随着腹腔镜的广泛应用,以后可考虑通过腹腔镜完成小儿肝棘球蚴病的治疗。

第三节　华支睾吸虫病

华支睾吸虫因成虫寄生于肝胆管内,又俗称肝吸虫(liver fluke),可引起华支睾吸虫病(clonorchiasis),又名肝吸虫病。本病在国内分布广泛,危害较

严重。

【形态与生活史】

1. 成虫　见于宿主的肝胆管内,形似葵花子

状,体薄,半透明,前端尖细,后端钝圆。虫体长10～25mm,宽3～5mm。口吸盘在前,腹吸盘在后。消化道包括口、咽、食管及分叉的肠支。雌雄同体。睾丸2个,呈分支状前后排列,可见椭圆形的受精囊。卵巢位于睾丸之前,边缘分叶。卵黄腺为颗粒状,分布于虫体两侧。在腹吸盘和受精囊之间可见盘曲的子宫,因内含大量的虫卵而呈黄色。

2. 卵　为粪便中查到的人体常见寄生蠕虫中最小的虫卵,在低倍镜下形似芝麻,黄褐色,大小为29μm×17μm。虫卵前端有盖,盖的两侧有肩峰样突起,后端有一结节样的突起称小疣,卵内含一毛蚴。

3. 囊蚴　见于第二中间宿主淡水鱼类,圆形或椭圆形,平均大小138μm×115μm,囊内虫体可见口吸盘和腹吸盘及暗黑色排泄囊。活的囊蚴具有感染性。成虫寄生于人或哺乳动物(如猫)的肝胆管内。虫卵随胆汁进入消化道,随粪便排出体外。当虫卵进入水中,被第一中间宿主淡水螺(如豆螺)吞食后,在其体内逐渐发育为尾蚴(cercaria)。尾蚴自螺体内逸出,在水中游动,如遇到第二中间宿主淡水鱼类(如草鱼、青鱼及麦穗鱼等)或淡水虾,则侵入鱼虾体内发育成囊蚴。当人或猫等食鱼动物食入含有活囊蚴的鱼、虾时,囊蚴在十二指肠内脱囊,脱囊后的童虫经胆总管移行至肝胆管,发育为成虫。成虫寿命约20～30年。致病患者感染华支睾吸虫后主要表现为肝脏的损害。由于虫体的机械性刺激、阻塞和分泌代谢产物的影响,胆管上皮脱落、增生、管壁变厚、管腔狭窄,引起胆汁滞留和胆管扩张,终致阻塞性黄疸。肝胆管周围纤维结缔组织增生,严重时附近的肝实质萎缩,甚至导致肝硬化。胆汁引流不畅,易继发细菌感染,发生胆管炎。虫卵、死亡的虫体及脱落的胆管组织碎片可在胆道内构成结石的核心,引起胆管或肝胆管结石。此外,国内外一些资料提示华支睾吸虫感染与胆管上皮细胞癌和肝细胞癌有一定关系。

【流行病学】

华支睾吸虫病主要分布在亚洲,如中国、日本、朝鲜、越南和东南亚国家。根据湖北省江陵县战国楚墓古尸的研究,本病在我国流行至少有2300多年的历史。目前已知我国除西北省区外,各地均有不同程度的流行,人群感染率在1%～30%之间。本病在华东、华南地区分布较为广泛。家猫的感染率很高,是该虫的重要保虫宿主和本病的传染源。此外猪、犬在本病流行中也应受到重视。

本病的流行与传染源的多少,河流、渠塘的分布,粪便污染水源的程度,第一中间宿主的种类和数量,第二中间宿主鱼虾的养殖及当地的气温等有关。但最重要的因素是流行区居民饮食习惯和对于本病的认识程度。

1. 第一中间宿主　在我国主要为豆螺,常见有纹沼螺、长角涵螺和赤豆螺等,生长在河塘、沟渠内。曾报道山东胶州和江西九江等地纹沼螺体内华支睾吸虫尾蚴检出率为1.0%～13.2%。

2. 第二中间宿主　常见的淡水鱼均可作为本虫的第二中间宿主,如鲤鱼、草鱼、鲫鱼、青鱼、鳊鱼、大头鱼等。野生小型鱼类如麦穗鱼等感染率较高。此外,淡水虾体内也可有囊蚴寄生。囊蚴的寄生部位大部分在鱼虾的肌肉内(占84.7%)。囊蚴在第二中间宿主体内的感染率和感染度因季节、水温而异,一般以夏秋季最高。

3. 人群感染　本病流行的关键在于当地居民有生吃或吃未煮熟的鱼虾的习惯。有两类人群易感染:一类是儿童及青少年,如山东、江苏、安徽及河南、北京等地调查,他们常到河沟坑塘捕捉小鱼,以烧、烤、焙、燎方式处理,未熟即食,或捕鱼时用口叼鱼与不洗手取食而造成感染;另一类是成年人感染为主,如广东的珠江三角洲一带、中国香港、台湾地区、江西省于都和东北朝鲜族居民,当地居民有喜食"鱼生"和"鱼生粥"的习惯,故感染的机会随年龄增长而增多。苏、鲁、豫、皖交界地区居民喜将小鱼外拖面粉后用油炸而食,也应警惕因囊蚴未能被杀死而造成感染。另外使用切过生鱼的刀和砧板未清洗又切熟食,也可引起人体感染。在某些特定条件下,尾蚴也可在螺体内发育成囊蚴,人或动物可否由吃螺获得感染也值得注意。

【临床表现】

本虫的致病及病变程度因感染轻重而异。潜伏期一般为1～2个月,轻者无明显临床症状,仅在粪便中查见虫卵。患者起病缓慢,表现为上腹部不适、腹痛腹胀、轻度腹泻、食欲减退倦怠无力、肝区隐痛、肝脏轻度肿大(左叶尤甚),右肋下可触及。严重感染患者急性期可出现寒战、高热、肝大伴压痛,部分患者有脾大。慢性期表现为消化不良、头晕、水肿和贫血等。晚期可造成肝硬化腹水,甚至导致死亡。部分患者出现水肿、夜盲及不规则发热。重度感染者可出现全身水肿、腹水、脾大、贫血等肝硬化症状,或营养不良、生长停滞等发育障碍。一次大量感染,可出现寒战、高热、肝区疼痛及轻度黄疸,转氨酶升高、血象嗜酸性粒细胞显著增高等。

【诊断】

主要依据上述流行病学特点和临床症状。凡有①慢性消化道症状;②肝脏肿大,左叶大于右叶且质地较硬;③周围血象中嗜酸性粒细胞明显升高,可作为疑似病例。如未能找到明确病因,都应询问是否来自华支睾吸虫流行地区,有无进食半生不熟的鱼虾史。如有上述情况者,应进一步检查。

1. 病史和临床特点 询问患者是否来自流行区,患者有生食或食入半生鱼虾的病史。在某些流行区儿童下河摸鱼时有用嘴叼鱼的习惯。在广东三角洲、港澳地区和东北朝鲜族居住区,当地居民有吃"鱼生粥"的习惯。临床表现和体征有助于本病的诊断。

2. 病原检查 发现虫卵是确诊肝吸虫病的依据。常用方法有:①粪便直接涂片法;②集卵法(如倒置沉淀法、水洗离心沉淀法、硫酸锌漂浮法、乙醚沉淀法等);③内镜胆汁离心沉淀法等。直接涂片法虽然简便易行,但因虫卵小,取粪便量少,当感染度低时很容易漏检,但一粪多检可提高检出率。倒置沉淀法简便易行,检出率较高。在做胃镜检查时,可从十二指肠壶腹部吸取胆汁,离心沉淀检查虫卵,此法检出率高。

3. 免疫学诊断 可作为本病辅助诊断方法,也可在流行病学调查时使用。常用方法有皮内试验(intraderminal test,IDT)、间接血凝试验(indirect heamagglutinationtest,IHA)、酶联免疫吸附试验(enzyme-linked immunosorbent assay,ELISA)、免疫胶体金标记技术(immunologic colloidal gold signature,ICS)等。检测物质可以是血清抗体,也可以是血液中的循环抗原。一般认为,免疫学方法在蠕虫感染诊断方面缺乏特异性,即在各种蠕虫感染之间易出现不同程度的交叉反应。但如果采用理想的抗原,如虫体纯化抗原、基因工程重组抗原等,当可解决上述问题。

4. 其他检查 患者轻度感染或感染早期无明显的肝功能异常,中度以上感染或感染的中、晚期可出现肝功能改变,B超提示肝脾大或肝硬化现象,供诊断参考。

【鉴别诊断】

华支睾吸虫应与下列疾病相鉴别。

1. 慢性肝炎肝硬化 华支睾吸虫病的一般病例大都有慢性消化道症状及肝大,极易误诊。但仔细进行观察,华支睾吸虫病的消化道症状较轻,精神食欲改变较小,而肝脏肿大明显,质地较硬,肝功能正常或改变较轻微。确诊方法取决于找到虫卵。

慢性消化不良:华支睾吸虫病常有腹泻,大便一日2~3次至7~8次,呈粘糊状,含有未消化的食物残渣或脂肪球,与慢性消化不良相似。如在华支睾吸虫病流行地区用一般助消化药物或肠道治菌剂不见效时,应考虑到华支睾吸虫病。如查获虫卵,经驱虫治疗,腹泻症状常在短期内消失。

2. 侏儒症 华支睾吸虫病引起的发育停滞应与其他原因的侏儒症鉴别。华支睾吸虫病患者除全身呈均匀性矮小外,可伴有程度不等的水肿、腹泻、肝大、贫血等症状,且智力发育无明显障碍。X线骨龄检查都在正常范围。

【预防及治疗】

1. 宣传教育 本病为食源性感染,预防的关键是把好"口"关,自觉不生食或半生食鱼虾。随着人们生活水平的提高和食谱的多样化,有些人在饮食上追求"鲜、奇、怪"而忽略了饮食的科学性。近年有不少餐馆推出"醉虾"等所谓"特色菜肴",其潜在的危险不容忽视。应大力搞好卫生宣传教育,提高群众的饮食文化修养,普及本病传播的知识,讲究饮食卫生,自觉不吃生鱼生虾。此外,应注意分开使用生食和熟食的刀具、砧板和盛器等。不用生鱼喂猫、犬。

2. 切断传播途径 积极搞好农村改水改厕,加强粪便管理,改变用粪便养鱼的习惯,同时结合渔业生产清理塘泥,这些都是预防肝吸虫传播的重要措施。

3. 药物治疗 积极开展普查普治是减少传染源的重要措施。治疗药物中,吡喹酮(praziquantel)效果最好。用法为:轻度感染者总剂量为75mg/kg,2日内分6次服用;重度感染者为150mg/kg,2日内分6次服用。该药为广谱驱蠕虫药,疗效高、疗程短、毒性低、代谢快。也有报道用阿苯达唑总剂量16mg/kg,日服两次,疗程5天,虫卵阴转率可达100%。

4. 外科治疗 晚期患者因肝硬化,出现门静脉高压症。需要针对门静脉高压症的并发症进行治疗。如食管胃底静脉曲张的治疗,脾亢的治疗。行肝移植是解决终末期肝病的最理想方法,但受条件限制,难以普及应用。

第四节　肝片形吸虫病

肝片形吸虫(*Fasciola hepatica*)是反刍动物尤其是牛、羊及其他哺乳动物胆道内的常见大型吸虫。人体亦可受感染,引起肝片形吸虫病(fascioliasis)。

【形态与生活史】

虫体扁平,形似树叶,大小为(20~50)mm×(8~13)mm,头呈锥形,口吸盘位于头锥的前端,腹吸盘位于头锥的基部。肠支呈树枝状。睾丸两个,前后排列,呈高度分支。卵巢分支细。虫卵大小为76~132μm,淡黄褐色,椭圆形,卵壳薄,一端有小盖。成虫在胆道内产出的虫卵随胆汁进入肠道,经粪便排出体外,入水孵出毛蚴。毛蚴进入中间宿主椎实螺类体内,经无性繁殖,产出大量尾蚴。尾蚴自螺体逸出,附着在水生植物上形成囊蚴。囊蚴被终宿主吞食后,在肠内脱囊,逸出童虫。童虫穿过肠壁,经腹腔侵入肝脏而转入胆道。有些童虫在移行途中可滞留在各组织脏器而不能到达适宜的寄生部位,造成异位寄生,引起严重损害。成虫在绵羊或人体内可存活10年以上。成虫每日产卵20 000个。

【致病机制】

肝片形吸虫病引起的损害主要有两个方面:

1. 童虫移行期　童虫移行可造成各个脏器的损害特别是肝脏组织的破坏,引起损伤性肝炎,出现急性症状如高热、腹痛及其他胃肠道症状,如呕吐、腹胀、腹泻或便秘等,也可有荨麻疹、肝大、血中嗜酸性粒细胞增多等。异位寄生见于皮下、腹壁肌肉、腹膜、脑、肺、眼等,以皮下组织较多见。

2. 成虫胆道寄生期　主要是虫体的长期机械性和代谢产物的化学性刺激,引起胆道炎症如慢性胆管炎、胆管上皮细胞增生、胆道周围纤维化。虫体产生的大量脯氨酸与胆管纤维化有关,胆管的纤维增生性病变可引起阻塞性黄疸;肝脏损伤可引起慢性肝炎,表现为血浆蛋白的改变,如低白蛋白血症及高球蛋白血症而出现白蛋白/球蛋白比例倒置等;由于胆管的增生扩大和压迫,可导致肝实质组织的萎缩和坏死,引起肝硬化。此外,晚期因血红蛋白减少而出现的贫血是慢性期最常见的特征之一。

【流行病学】

肝片形吸虫可寄生在数十种哺乳动物。牛、羊感染率达20%~60%,呈世界性分布,但大部分报告来自欧洲国家。终宿主的感染是由于食用带有囊蚴的水生植物媒介所致。在低洼的沼泽地,牛、羊的粪便污染环境,当地又有中间宿主椎实螺存在,牛羊吃草易引起感染。据调查,我国牛的感染率为10.17%。人体感染遍及各地,呈散发性。法国人因喜食野生水芹而感染率较高。我国已报告50余例人体感染。

【临床表现】

肝片形吸虫病主要症状是发热、出汗、乏力、食欲减退、厌油腻、恶心、呕吐、腹痛、腹泻、消瘦、贫血和水肿等。一般为不规则热,午后加重,严重者呈弛张热,可达40℃以上,往往有寒战。腹痛部位不固定,多在脐周,最后固定在右上腹,有时剧痛。肝片形吸虫进入胆道后,可使胆道阻塞致近端扩张。有的发生黄疸可误诊为胆道蛔虫而进行手术治疗。虫数增多时,胆道上皮因受侵蚀而糜烂,使虫体复回到肝组织去形成脓肿。病初肝大不明显,以后可进行性肝大,左叶尤为显著,压痛明显,很似肝脓肿。严重时有肝硬化。病初即可出现腹水,一般为渗出性液体,极易误诊为结核性腹膜炎,但腹水中有嗜酸性粒细胞增高。

【实验室检查及诊断】

血象可呈进行性贫血,白细胞增高,嗜酸性粒细胞增高,血沉增快,粪便和十二指肠液中能找到虫卵。患者的胆汁呈咖啡色或棕绿色,潜血阳性,可见夏克雷登结晶,为本病的特点。

流行病学资料和临床表现对诊断具有重要意义。本病确诊主要靠粪便或十二指肠液沉淀检查虫卵。找到虫卵是主要的诊断依据。虫卵检查应与姜片虫卵和棘口吸虫卵鉴别。对于急性期或异位寄生的病例,可使用免疫学方法辅助诊断,常用的有ELISA和IFA等。白细胞及嗜酸性粒细胞增高(eosinophilia)在急性感染期较明显。免疫血清学方法也有助于流行病学调查。

【预防及治疗】

防止人体感染应注意饮食卫生,不吃生菱角、生水芹等水生植物。治疗首选药物为硫氯酚(bithionol),又名别丁(bitin)。常用剂量为50mg/(kg·d),分3次隔日服用,15天为一疗程。

第五节　血 吸 虫 病

血吸虫（*Schistosoma*）寄生于人及哺乳动物的静脉血管中，引起血吸虫病（schistosomiasis）。寄生于人体的血吸虫除日本血吸虫（*Schistosoma japonicum*）外，主要还有曼氏血吸虫（*S. mansoni*）和埃及血吸虫（*S. haematobium*）。在我国流行的只有日本血吸虫。本节仅介绍日本血吸虫病。

【形态与生活史】

1. 成虫　雌雄异体。雄虫乳白色，体扁平，外形粗短，长 12～20mm，虫体前端有发达的口吸盘与腹吸盘，自腹吸盘以后，虫体两侧向腹面卷折，形成抱雌沟，雌虫常居留于抱雌沟内。雄虫的睾丸为圆形，一般为 7 个，串珠状排列。雌虫较雄虫细长，圆柱形，前细后较粗，长 20～25mm，口腹吸盘不如雄虫发达，雌虫肠管内含有消化宿主红细胞残留的黑褐色或棕黑色的色素，故雌虫呈黑褐色。雌虫子宫管状，开口于腹吸盘下方的生殖孔。雌虫与雄虫常呈合抱状态。

成虫的消化系统有口、食管、肠管。肠管在腹吸盘前分成两支，向后延伸到虫体后端 1/3 处汇合成盲管。成虫摄食血液，肠管内充满被消化的血红蛋白，呈黑色。肠内容物可经口排放到宿主的血液循环内。

2. 虫卵（egg）　虫卵为椭圆形，淡黄色，大小约 89μm×67μm，卵壳厚薄均匀，无卵盖，卵壳一侧有小刺（小棘），卵壳表面常粘有宿主组织残留物。成熟卵内含一毛蚴，毛蚴与卵黄膜之间，常可见圆形或长圆形大小不等油滴状物质，为毛蚴头腺分泌物。

3. 毛蚴（miracidium）　呈梨形或长椭圆形，平均大小为 99μm×35μm，周身被有纤毛。

4. 尾蚴（cercaria）　血吸虫尾蚴属叉尾型，由体部和尾部组成，尾部又分尾干和尾叉。长 100～150μm，尾干长 140～160μm，尾叉长 50～70μm，体部前端有特化的头器，其中央有一大的单细胞腺体，称为头腺。腹吸盘位于体后部 1/3 处，由发达的肌肉构成，具有较强的吸附能力。尾蚴体中后部有 5 对单细胞钻腺，5 对钻腺分别由 5 对腺管向体前端分左右两束伸入头器，并开口于顶端。

日本血吸虫的生活史比较复杂。生活史包括虫卵、毛蚴、母胞蚴、子胞蚴、尾蚴、童虫及成虫等阶段，呈现成虫在终宿主体内的有性生殖及幼虫在中间宿主钉螺体内的无性生殖的世代交替。日本血吸虫的成虫寄生于人及多种哺乳动物的门脉-肠系膜静脉系统。雌雄虫交配后，雌虫产卵于黏膜下层静脉末梢内，虫卵随血流至肝内和结肠肠壁静脉内。初产卵内含一个受精卵细胞及约 20 个卵黄细胞，约经 11 天，卵内的卵细胞发育为毛蚴。由于毛蚴分泌的溶细胞物质能透过卵壳，破坏血管壁，并使周围肠黏膜组织发炎坏死，加上肠蠕动、腹内压力增加，使肠壁坏死组织向肠腔溃破，虫卵随溃破组织落入肠腔，混于粪便内排出体外。

含有虫卵的粪便污染水体，在 25～30℃、低渗透压的水体、光照充足的条件下，毛蚴孵化。毛蚴孵出后遇到适宜中间宿主钉螺，主动侵入螺体。在钉螺体内经母胞蚴、子胞蚴的发育增殖，分批产生许多尾蚴。一个毛蚴钻入钉螺体内，经无性繁殖，产生数以万计的尾蚴。成熟尾蚴具有很强的活动力，陆续从螺体逸出，在水中游动，其寿命一般为 1～3 天。

人因生产和生活活动与水面的尾蚴接触时，尾蚴借助尾叉的活动推动，用吸盘附着在皮肤上，借助头器伸缩的探查作用，头腺和穿刺腺分泌蛋白酶类，降解终宿主皮肤，及全身肌肉运动的机械作用协同，脱去尾部和部分皮层，侵入表皮后成为童虫（schistosomulum）。

童虫进入真皮的淋巴管和（或）微血管，至静脉系统，随血流或淋巴液到右心，再到肺，穿过肺泡小血管到左心进入体循环，到达肠系膜上、下动脉，穿过毛细血管进入肝门静脉。童虫在此暂时停留并继续发育，当性器官初步分化时，遇到异性童虫即开始合抱，并移行到门脉-肠系膜静脉寄生，逐渐发育为成虫。虫体可逆血流移行到黏膜下层的小静脉末梢，合抱的雌雄虫在此交配产卵。每条雌虫每日产卵约 300～3000 个。所产的虫卵大部分沉积于肠壁小血管中，少量随血流入肝。从尾蚴侵入人体至成虫产卵，约经 30～40 天。日本血吸虫成虫平均寿命约 4.5 年，最长可活 40 年之久。

【致病机制】

日本血吸虫的不同发育阶段，尾蚴、童虫、成虫和虫卵除对宿主产生机械性损伤外，还由于成虫、虫卵抗原连续大量释放到血液或组织内，致敏免疫细胞，引起免疫应答及复杂的免疫病理反应，造成组织损伤。血吸虫病可视为一种免疫性疾病。

1. 尾蚴侵入皮肤引起皮炎　有部分感染史患者在尾蚴侵袭期可发生一过性皮炎,称尾蚴性皮炎(cercarial dermatitis)。患者局部出现瘙痒和丘疹,多次感染的患者奇痒难忍。病理变化为毛细血管扩张、充血,伴有出血、水肿、周围有中性粒细胞和单核细胞浸润。属Ⅰ型和Ⅳ型超敏反应。禽、畜等动物的血吸虫尾蚴也可以引起人尾蚴性皮炎。

2. 童虫移行所致病变　童虫在血管内移行,可引起所经过脏器的病变,以肺部病变较明显,发生肺脏点状出血和局部炎症,患者常出现咳嗽、咯血、发热、嗜酸性粒细胞增多、一过性肺部浸润及全身不适等临床表现,认为与脏器炎症、虫体代谢产物或崩解产物引起病变反应有关。

3. 成虫、循环抗原及免疫复合物所致损害　成虫在静脉内寄生,一般无明显致病作用,少数可引起轻度机械性损害,如静脉内膜炎和静脉周围炎。但成虫的代谢产物、分泌排泄物及成虫不断更新的表膜,以及可溶性虫卵抗原排入血液,成为循环抗原,与相应抗体结合形成循环免疫复合物。当免疫复合物形成过多不能被有效清除时,可在组织(血管、关节)内沉积,引起损伤组织的炎症反应,即Ⅲ型超敏反应。血吸虫病的肾小球病变与免疫复合物沉积有关。

4. 虫卵所致损害　虫卵是血吸虫的主要致病阶段。虫卵沉积在宿主的肝脏及肠壁等组织,在其周围出现细胞浸润,形成虫卵肉芽肿(granuloma)和组织纤维化,是血吸虫病的主要病变。

虫卵肉芽肿的形成和发展的病理过程与虫卵的发育有密切关系。虫卵尚未成熟时,其周围的宿主组织无反应或轻微的反应。当卵内毛蚴成熟后,其分泌的可溶性虫卵抗原(soluble egg antigen,SEA),经卵壳上的微孔渗透到周围组织,经巨噬细胞吞噬处理,并呈递给Th细胞,同时分泌白介素1(IL-1),激活Th细胞,使其产生多种淋巴因子,如嗜酸性粒细胞刺激素(ESP),巨噬细胞游走抑制因子(MIF),成纤维细胞刺激因子(FSF),γ-干扰素,白介素2(IL-2)等,使嗜酸性粒细胞、巨噬细胞、成纤维细胞等趋化、集聚到虫卵周围,与淋巴细胞构成以虫卵为中心的肉芽肿。而IL-2促进T细胞各亚群的增殖,γ-干扰素增进巨噬细胞的吞噬功能。目前认为,日本血吸虫的虫卵肉芽肿是T淋巴细胞介导的免疫反应。

日本血吸虫产卵量大,虫卵常成簇沉积于组织内,虫卵肉芽肿体积也大。肉芽肿的细胞成分中,嗜酸性粒细胞数量多,并有许多浆细胞,常出现中心坏死,称嗜酸性脓肿。在虫卵周围出现放射状排列的嗜伊红物质,表明存在抗原抗体复合物反应。

肠黏膜下大量虫卵形成虫卵肉芽肿,促使向肠腔破溃,引起急性结肠炎和肠黏膜溃疡。患者表现为痢疾症状(自尾蚴侵入约1个月左右),肝脏肉芽肿常引起急性肝组织病变,肝大。患者有发热、嗜酸性粒细胞增多和荨麻疹等。

血吸虫虫卵肉芽肿在血管内形成,堵塞血管,促使虫卵内毛蚴死亡,虫卵被破坏、变性、钙化,肉芽肿逐渐发生纤维化,病变常见于肝脏和结肠。肠的纤维化使虫卵不易进入肠腔。所以,慢性和晚期血吸虫病患者粪检难以查到虫卵。在肝脏重度感染,门脉周围出现广泛的纤维化,通称干线型纤维化。窦前静脉广泛阻塞,导致门脉高压,患者出现肝脾大,腹壁、食管及胃底静脉曲张,上消化道出血与腹水等。

肉芽肿的形成是宿主对致病因子的一种免疫应答,其有利的一面为可将虫卵破坏,清除,也可隔离清除虫卵释放的抗原,减少血液循环中抗原抗体复合物的形成及对机体的损伤。但过分强烈反应造成宿主的损害,肝脏纤维性瘢痕相互汇合导致肝纤维化、肝硬化等一系列病变。

【流行病学】

日本血吸虫病主要分布于亚洲的日本、中国、菲律宾和印度尼西亚。我国血吸虫病流行历史悠久,据湖南长沙马王堆西汉女尸及湖北江陵西汉男尸体内发现典型血吸虫卵的推断,说明至少2100余年前,我国长江流域已有血吸虫病的流行。解放初期调查,在我国长江流域及其以南的湖南、湖北、江西、安徽、江苏、云南、四川、浙江、广东、广西、上海、福建等12个省、市、自治区,370个县(市)流行血吸虫病,累计感染者达1160万,查出钉螺分布面积143亿平方米,受威胁人口在1亿以上。经过40多年的努力,我国血吸虫病防治取得了举世瞩目的成绩,目前已有5省、市、自治区,236县(市)达到消灭血吸虫病的标准,52县(市)达到基本消灭标准,血吸虫病总人数约76万人,病畜为54万。

流行环节及影响流行的因素:

(1) 传染源:日本血吸虫病是人兽共患寄生虫病。传染源包括感染日本血吸虫并从粪便中排出虫卵的人、畜及野生动物。在我国，自然感染日本血吸虫的家畜有黄牛、水牛、猪、狗、猫、兔等 10 余种，其中以黄牛、水牛等最为重要；野生动物有褐家鼠、野兔、野猪等 31 种。由于保虫宿主种类繁多，分布广泛、使防治工作难度较大。在流行病学上，患者和病牛是重要的传染源。

（2）传播途径：在传播途径的各个环节中，含血吸虫卵的粪便污染水源，水体中有钉螺孳生，以及人们由于生产和生活活动与疫水接触，这构成血吸虫病在人群中传播的三个重要环节。粪便污染水的方式与当地的农业生产方式、居民生活习惯及家畜的饲养管理有密切关系。

钉螺是日本血吸虫的唯一中间宿主。螺壳小，圆锥形，有 6~8 个螺层，长约 10mm，宽 3~4mm，壳口卵圆形。

（3）易感人群：不论任何年龄、性别和种族的人，对日本血吸虫皆有易感性。在多数流行区，感染率通常在 11~20 岁升至高峰，以后下降。

（4）流行因素：包括自然因素和社会因素两方面。自然因素主要是影响血吸虫生长发育和钉螺生存的自然条件，如地理环境、气温、水质、土壤等。社会因素包括政治、经济、文化、生产活动、生活习惯等。卫生状况和全民卫生保健对防治血吸虫病十分重要。

【临床表现】

临床上，日本血吸虫病可分为急性期、慢性期和晚期三个阶段。当尾蚴侵入皮肤后，部分患者可出现尾蚴性皮炎。急性血吸虫病多见于无免疫力，初次重度感染的青壮年和儿童，常在接触疫水后 1~2 个月出现，常见症状为发热、肝脾大、腹痛、腹泻、黏液血便、嗜酸性粒细胞增多等症状，粪便检查血吸虫卵或毛蚴孵化结果阳性。在流行区，约 90% 的患者患慢性血吸虫病，大多数患者无明显临床症状和不适，部分患者有腹泻、粪便中带有黏液及脓血、肝脾大、贫血和消瘦等，直肠黏膜多可检到虫卵。一般在感染后 5 年左右，部分重感染者发生晚期血吸虫病变。根据主要临床表现，晚期血吸虫病可分为巨脾、腹水和侏儒三型。在临床上常见是肝脾大、腹水、门脉高压，以及因侧支循环所致的食管下端及胃底静脉曲张为主的综合征。儿童和青少年如感染严重，使腺垂体功能减退，及其他因素可影响生长发育和生殖而致侏儒症。

异位损害：血吸虫虫卵沉积在门脉系统以外的器官或组织内引起的病变称为异位损害，或异位血吸虫病。人体常见的异位损害在肺和脑。肺部异位损害占 60% 左右，多见于急性患者。脑血吸虫病亦多见于急性期，临床表现类似于脑膜脑炎。异位损害可能是由于大量感染尾蚴，体内虫数过多所致。

【诊断】

患者来自血吸虫病流行区或有接触疫水史（发病前 2 周~3 月），出现畏寒、发热、多汗、咳嗽、肝大，常伴肝区疼痛，脾大、腹泻及腹胀等。重者可出现腹水及肝功损害，个别病例出现偏瘫、昏迷、癫痫等脑型血吸虫病症状。伴有尾蚴性皮炎：接触疫水后不久，接触部位出现点状红色丘疹、瘙痒，数天自行消退。出现以上表现应考虑本病。需进一步作病原学和免疫学检查。

1. 病原检查　查到虫卵即可确诊。但对轻度感染者、晚期患者及经过有效防治的疫区感染人群，常会因虫卵少而漏检。

（1）直接涂片法：急性血吸虫病患者的黏液血便中常可查见虫卵，但对慢性期患者检出率甚低。

（2）重力沉淀法：因用粪便量大，此法高于直接涂片法。

（3）毛蚴孵化法：因孵化法能利用全部沉渣，查获毛蚴机会多，因此阳性率高于重力沉淀法，常作为病原学诊断的首选方法。

（4）改良加藤厚涂片法（改良 Kato 法）：用作血吸虫卵计数，以测定人群的感染情况，并可评价防治效果。

（5）直肠黏膜活组织检查：通过直肠或乙状结肠镜自病变处或可疑病变处摄取黏膜组织，置于玻片上，直接镜检或经染色后镜检，可用于观察有无虫卵及鉴定虫卵的死活。

2. 免疫学检查

（1）皮内试验（intradermal test, IDT）：常用新鲜成虫抗原作皮内注射。一般在感染后 2 周即可出现阳性，感染后 4~7 周全部阳性，该法与粪检血吸虫卵阳性的符合率可达 90% 左右，有假阳性现象出现，与肺吸虫病易发生交叉反应。皮内试验仅用于流行病学调查及筛选新感染者，无考核疗效价值。

（2）检测抗体：检测血吸虫特异抗体有许多种方法，各法均有它们各自的优点。常用的有以下几种：

1）环卵沉淀试验（circumoval precipitin test, COPT）：是以血吸虫整卵为抗原的特异性血清学试验。通常检查 100 个虫卵,阳性反应虫卵数(环卵率)等于或大于 5% 时,视为阳性。COPT 的敏感性可达 85% ~97%,假阳性反应一般在 3% 左右。患者有效治疗后 COPT 转阴较慢,治愈 3 ~8 年的患者阴转率可达 80% ~83%。若血吸虫患者距末次治疗时间已 3 ~5 年,而 COPT 环卵率为 3% 或 3% 以上,可结合临床表现考虑给予重复治疗。在基本消灭血吸虫病地区,此法以其操作简便、方法规范,为目前综合检查血吸虫病的主要方法之一。

2)间接红细胞凝集试验(indirect haemagglutination test,IHA):与粪检阳性的符合率为 91.9% ~100%,正常人假阳性率在 2% 左右,与肺吸虫、华支睾吸虫有交叉反应。由于 IHA 操作简便,判读结果较快及价廉等优点,可作为疫区检查血吸虫病时筛查方法之一。

3)酶联免疫吸附试验(enzyme-linked immunosorbent assay,ELISA):操作简便,有较高的特异性和敏感性,可作为诊断、考核疗效、血清流行病学调查以及监测疫情趋势的较好方法。此法与粪检的阳性符合率为 95% ~99%,假阳性率为 1.3% ~3.3%,对治愈 1 ~2 年的患者,ELISA 的阴转率为 58.8% ~59.8%。对疫区无血吸虫病史者及距末次治疗 3 年以上者,如 ELISA 阳性,可给予治疗。

(3)检测循环抗原:血吸虫循环抗原的检测具有反映活动性感染、估计虫荷和考核疗效的优点。目前常用的方法有 Dot-ELISA、双抗体夹心 ELISA、反向间接血凝试验等,但由于影响循环抗原检测的因素较多,如抗原-抗体复合物,抗独特型抗体等都会影响循环抗原的检测结果。

【治疗】

查治患者、病畜、消灭传染源:查出患者、病牛要及时治疗,处理其他病畜及野生哺乳类动物。平时作好个人防护:如必须和疫水接触者,可使用防护衣裤和长筒胶鞋,也可事先涂擦皮肤防护药物,以防血吸虫尾蚴的侵入;也可服用蒿甲醚和青蒿琥酯预防血吸虫病。

实验室和现场研究显示,蒿甲醚和青蒿琥酯可杀死血吸虫童虫,防止急性感染。另外,要加强宣传教育,健康教育是一项重要的干预措施,引导人们的行为、习惯和生产劳动方式到重视自我保健的轨道上来。

确诊后首先选用药物治疗方法,常用吡喹酮,具有毒性低,疗程短,疗效高,使用方便等优点,是首选的治疗药物。有学者认为在流行病区,只要患者具备急性血吸虫病的临床症状、体征、免疫学诊断阳性,有疫水接触史,且发病在当地急性血吸虫病的高发季节,经抗生素或抗病毒治疗无效时,可按急性血吸虫病作吡喹酮诊断性治疗。晚期患者结合中医中药治疗可提高疗效。肝硬化腹水的患者治疗包括让患者卧床休息,限制钠盐和水的摄入以及利尿药物的应用。

脾切除是治疗儿童晚期血吸虫病门脉高压症的有效方法,对治疗和预防上消化道出血有明显的疗效。

第六节　阿米巴肝脓肿

阿米巴肝脓肿是溶组织内阿米巴感染的并发症之一。溶组织内阿米巴(Entamoeba histolytica)简称痢疾阿米巴,为致病型阿米巴病的病原体,主要寄生于结肠,引起阿米巴痢疾(amoebic dysentery),也可引起各种肠外阿米巴病(extraintestinal amoebiasis)。占世界人口 10% 的阿米巴感染者,实际是溶组织内阿米巴和迪斯帕内阿米巴(Entamoeba dispar)感染数的总和,前者为致病型的阿米巴,而后者为非致病型的。现在每年有约 5000 万阿米巴患者,其中 50% 的阿米巴患者分布在世界经济不发达地区,每年因阿米巴病死亡的人数约为 10 万。

【形态与生活史】

溶组织内阿米巴和迪斯帕内阿米巴在形态上很难区别,其生活史中只有滋养体和包囊两个阶段。

1. 滋养体(trophozoite)　滋养体为虫体活动期,形态多变而不规则,虫体运动时常伸出一伪足作定向运动,称阿米巴运动(amoebic movement)。从有症状患者脓血便和组织中分离出的滋养体,大小约在 20 ~40μm,有的可达 50μm,常含有摄入的红细胞,有时可见白细胞和细菌;生活在肠腔、非腹泻粪便中的滋养体,大小约为 10 ~30μm,不含红细胞。经铁苏木素染色后,可见滋养体有一个圆形的泡状核,直径约 4 ~7μm,纤薄的核膜内缘有一单层、大小均匀、排列整齐的核周染色质粒(chromatin granules);核仁位于核中央,其与核膜间呈现网状的核纤维。

2. 包囊(cyst) 肠腔内的滋养体随宿主肠内容物下移过程中,经历囊前期(precyst)的虫体分泌一厚而坚硬、透明的囊壁包绕虫体周围,成为单核的圆球形或类圆形的包囊,包囊的核可进行二分裂增殖,未成熟包囊为 1 ~ 3 个核。经铁苏木素染色后,可见呈棒状、两端钝圆的拟染色体(chromatoid body),以及在染色过程中被溶解为空泡的糖原泡(glycogen vacuole),核的结构与滋养体的核相似。成熟包囊为 4 个核,此时糖原泡和拟染色体已消失,称为感染期。包囊的直径约 5 ~ 20μm,平均为 12μm。

溶组织内阿米巴生活史简单,包括包囊和滋养体两个阶段。随宿主粪便排出的四核包囊污染食物或饮水,经口感染新宿主,在胃和小肠上段,由于囊壁的抗酸能力,包囊不起变化。当移行到回肠末端或结肠,在肠内中性或碱性环境中,囊内虫体变得活跃,并在肠内酶的作用下,囊壁变薄,虫体脱囊而出,成为四核的滋养体,并很快分裂成为 4 个单核的滋养体,遂迅速再分裂为 8 个滋养体,即在结肠上段摄食细菌和二分裂增殖。寄生于肠壁的滋养体可以宿主的细胞或组织的酶解物作营养,以二分裂法不断增殖。当滋养体移行到横结肠后,由于肠内环境变化如水分被吸收、营养物减少、粪便开始成形等,滋养体停止活动、团缩形成圆形的前包囊,并由外质分泌物形成囊壁而成为包囊,再经二次分裂形成四核包囊,随宿主粪便排出体外。但当宿主有腹泻时,滋养体以原形随宿主粪便排出。

【致病机制】

一般在宿主健康的情况下,阿米巴在肠腔中对宿主无明显损害,当宿主因各种原因造成肠蠕动失常而不通畅,可诱发滋养体的侵袭。近来的研究已经证明,溶组织内阿米巴滋养体通过对宿主细胞的黏附、溶细胞和水解蛋白的作用,以及对宿主抗体的降解等发挥致病作用。这些因素均可造成肠阿米巴病腹泻和血便等症状和肠外阿米巴病的脓肿(abscess)。滋养体对肠道的损害,是从局部肠黏膜损伤和黏膜下小脓肿,继而发展为黏膜下层液化坏死灶,形成口小底大的烧瓶样溃疡,继发溃疡多见于回盲部及乙状结肠,病灶自数毫米至 10mm,严重溃疡可达肌层,邻近溃疡融合致使大片黏膜脱落。如果溃疡穿破肌层直至浆膜,亦可穿破肠壁,造成局限性腹腔脓肿或弥漫性腹膜炎。在肠黏膜下层或肌层的滋养体一旦进入血流,经门静脉血流进入肝脏,或直接扩散,引起继发性阿米巴肝脓肿。肠壁溃疡病灶内的滋养体也可经血流或直接经横膈向胸腔穿破入肺而致肺脓肿;侵入纵隔、心包,甚至脑、脾等部位均可引起局部脓肿。腹腔局部脓肿邻近体表,脓肿也可穿孔侵袭皮肤而发生皮肤阿米巴溃疡;如累及生殖器官,则可引起阿米巴性阴道炎或前列腺炎等。

【流行病学】

1. 分布 阿米巴病呈世界性分布,全球高发地区在墨西哥、南美洲的西部、南亚、非洲西部和东南部,少数不发达国家的感染率估计达 50%,美国为 1% ~ 4%,我国感染率约为 6%。该病的流行与社会经济状况低下、人口密集、公共卫生条件较差、个人卫生习惯不良等因素有关。

2. 传染源 阿米巴病的传染源主要是慢性患者及无症状的包囊携带者,这些随粪便排出的包囊在外环境具较强的生存力,在潮湿低温环境可存活 12 天以上,在水中可活 9 ~ 12 天,但对干燥、高温和化学药品的抵抗力不强,也可无损伤地通过蝇或蟑螂的消化道。阿米巴滋养体在外环境很快死亡,故急性期患者当其粪便中仅排出滋养体时,不能起传染源作用。

3. 传播途径 传播方式主要是人际之间通过粪-口途径,居民点水源被污染常可造成该地区暴发性流行和高的感染率;其次是手指、食物或用具的污染;蝇及蟑螂等昆虫也能起一定的传播作用。

4. 易感人群 人体对溶组织内阿米巴都易感。近来的研究已发现某些人群中的感染率较高,如弱智低能人群、新生儿、妊娠妇女、免疫力低下的患者、营养不良或恶性肿瘤患者等。

【辅助诊断】

1. 病原诊断 常用粪便检查、人工培养、结肠镜活组织检查(biopsy)或刮拭物涂片。

(1) 粪便检查:常用的是生理盐水涂片法,取急性直肠结肠炎患者的脓血便或黏液便检查活动的滋养体。要求镜检粪便新鲜,在保温条件下进行观察。盛放标本的容器要清洁,不能加消毒剂,不能与尿混合,以免造成滋养体死亡。典型的阿米巴病痢疾粪便为酱红色黏液性,有腥臭味。镜检时可见黏液里含有很多集聚成团的红细胞和较多的白细胞,有时可见菱形的夏科-雷登晶体和活动的滋养体。成形粪便亦可用生理盐水涂片后,再用碘液染色,可观察到包囊,也便于与肠道中共栖的结肠内阿米巴(Entamoeba coli)包囊鉴别。结肠内阿米巴包囊直径为 10 ~ 30μm,核 1 ~ 8 个,成熟包囊的核 8 个或以上,铁苏木素染色后可见拟染色体呈碎片状或草束状,核膜内缘的核周染色质粒大小不均匀,核仁常偏位。慢性患者或带虫者粪便中包囊较少,可用硫酸锌漂浮浓集后或汞碘醛离心沉淀法,提高包囊的检出率。一旦粪便中检获包囊或滋养体即可确诊。

（2）人工培养法：是将标本接种于人工培养基,37℃温育后涂片镜检,适宜于标本虫体量少时应用,不宜作常规检查。

（3）活组织检查：是借助于内镜直接观察溃疡病灶,并从溃疡边缘取组织作生理盐水涂片或切片,检出率高。怀疑阿米巴肝脓肿时,可作肝穿刺,亦应取脓腔壁部,注意脓液性状,涂片镜检。

2. 免疫诊断　最常用的是检测特异性抗体,但抗体在患者痊愈后仍可维持相当长时间,因此不具有疗效考核价值,常用于流行病学调查。血清学方法对不同类型阿米巴病的敏感性不同,阿米巴肝脓肿者阳性率可达95%以上,但免疫诊断只能作为临床辅助诊断,常用方法有 IFA、IHA、ELISA 等。

3. 其他检查　X 线检查对肠外型阿米巴病诊断有重要参考价值。超声波、放射性核素扫描对肝脓肿,以及 CT 扫描对肝脓肿和脓胸都有诊断价值。

加强粪便管理,保护水源为切断阿米巴病传播的主要环节。注意个人卫生和饮食卫生,做到饭前便后洗手,消灭蝇和蟑螂,搞好环境卫生,均是保护易感人群的重要措施。

【阿米巴性肝脓肿的病因、病理】

阿米巴性肝脓肿多由肠道阿米巴病所继发。阿米巴原虫随门静脉血进入肝脏后,大部分原虫被消灭,小部分在静脉小支内形成栓塞。肝大,发生许多灶性肝细胞退变、溶解、坏死,即所谓阿米巴性肝炎。随后病灶扩大融合成为一个或数个较大的脓腔。脓腔内含肝组织溶解后的棕褐色黏稠的脓液及坏死、脱落的纤维组织残渣。脓肿周围肝组织充血,有炎细胞浸润。在脓肿壁的肝组织中常见大量阿米巴滋养体,而从脓液中不容易找到阿米巴原虫。

阿米巴性肝脓肿约85%发生于肝右叶,这与肠阿米巴病好发于右半结肠有关。右半结肠的静脉血经门静脉输入肝右叶。脓肿常为单发,晚期或严重者为多发性脓肿亦不少见。脓肿多位于肝右叶的顶部,常穿破膈肌至右侧胸腔而发生脓胸,或穿破右肺下叶,患儿可咯出大量棕褐色黏液样脓痰。靠近肝右叶后方裸区的脓肿可穿向腹膜后,在右腰部出现脓肿。肝表面的脓肿有时可破入胃肠道,脓液随粪便排出。脓肿继发细菌感染时,患儿的全身情况急剧恶化,出现严重毒血症,常引起多种严重的并发症,脓液变为黄绿色,有臭味。

【阿米巴性肝脓肿临床表现】

小儿阿米巴性肝脓肿可发生于各年龄组,但以年长儿多见。发病前80%有阿米巴肠病史。未并发细菌感染者,起病缓慢。有持续或间歇性低热,每次发热前可有发冷、寒战。退热时出大汗。患儿食欲欠佳,体重不增或减轻。多数有肝大。肝区钝痛,可向右肩或腰部放射。肝区有压痛或叩痛。脓肿位置表浅者,可扪到囊性肿块,腹肌紧张不明显。脓肿位于肝顶部者,可出现胸腔积液、呼吸困难、咳嗽、呼吸音减弱或有啰音。继发细菌感染后,上述全身及局部临床症状加剧。如果脓肿破溃进入胸腔,则出现脓胸。破溃入肺部,患儿咳嗽突然加剧,增大的肝脏可有不同程度的缩小。破溃入腹腔引起腹膜炎。脓肿破溃入肠腔,形成内瘘。破溃到腹膜后可继发腰部脓肿。有的患儿病情进展很慢,逐渐消瘦、贫血、营养不良,有坠积性水肿,个别病例出现轻度黄疸,预后不佳。

【阿米巴性肝脓肿诊断、鉴别诊断】

1. X 线检查　右侧膈肌升高,呼吸运动受限,肋膈角消失,肝阴影扩大,可见不同程度的胸腔积液。肝左叶脓肿亦可显示左侧胸腔有类似改变。钡餐检查可见胃小弯受压和胃体左移。肺或支气管发生并发症时,可见肺内有浸润性病变或出现肺脓肿、脓气胸,肝内亦出现气-液平面。

2. 实验室检查　白细胞总数增加,常可达 2×10^{10}/L 以上,并发细菌性感染时,白细胞数更高。血沉增快。粪便中检出溶组织阿米巴滋养体是确诊的重要依据,国内报告的阳性率为15%～45%。偶可从脓胸引流液、腹腔引流液、胸腔穿刺液或痰中发现溶组织阿米巴滋养体。血清学检查:包括特殊补体结合试验、血凝法试验、沉淀素凝胶扩散试验、免疫荧光法等。

3. B 型超声检查　可查明肝脏肿大或肝内脓肿的大小、数目和位置,为选择穿刺部位、方向和深度提供依据。在超声引导下进行穿刺更为准确、安全。

4. 核素扫描检查　用 ^{131}碘玫瑰红(^{131}I-RB)扫描,可显示肝脏组织破坏或占位性病变。

5. 肝穿刺　选择压痛最明显处或 B 超有液平段反射处,用肝穿刺针穿刺出棕褐色脓液即可确诊。

6. 诊断性治疗　用甲硝唑等高效杀滋养体药物做诊断性治疗,其他如 CT、腹腔镜或剖腹探查亦有助于确诊。

有些病儿的表现不典型,可能误诊为原发性肝癌、肝炎、肝脏血管瘤、肺炎、肺结核及肾周围炎症等。如腹部症状明显,则应与细菌性肝脓肿、急性胆囊炎、阑尾周围脓肿、胰腺囊肿、肾周围脓肿鉴别。

【治疗】

早期脓肿不大时,用内科治疗,效果大多良好。常用药物有甲硝唑、依米丁和氯化喹宁。这三种药物在肝组织中的浓度高,可直接杀灭阿米巴原虫。在抗阿米巴肝病治疗结束后,要接着用一个疗程抗肠道阿米巴的药物防止复发。常用药有卡巴胂、喹碘方、双碘喹啉、甲硝唑等,配合用抗阿米巴作用的抗生素,如金霉素、红霉素等。对于脓腔较大或继发感染者则需穿刺、排脓,经数次穿刺排脓后,脓腔可闭合。

外科治疗的适应证:①继发细菌感染后,脓肿迅速扩大应立即切开引流。亦有主张在抗生素和抗阿米巴药物的联合治疗下,用 B 超定位进行反复穿刺排脓,脓腔内注入抗生素;②多发性肝脓肿穿刺排脓常无良好效果,病情常较严重,极易穿破而引起严重并发症。经内科治疗无效者应手术治疗;③脓肿穿破至腹腔,需紧急手术行腹腔引流。穿破胸腔并发脓胸者应作胸腔闭式引流。脓肿穿破至肝内胆管,手术引流后残留经久不愈的外胆瘘,需手术闭合胆瘘。

（江布先　姜忠）

参 考 文 献

1. 刘晶星. 医学微生物学与寄生虫学. 北京:人民卫生出版社,2002.
2. 王兴华. 小儿胆道内 119 条蛔虫一例. 中华小儿外科杂志,1994,5:86.
3. 李正,王慧贞,吉工俊. 实用小儿外科学. 北京:人民卫生出版社,2001.
4. 吴在德. 外科学. 第 5 版. 北京:人民卫生出版社,2000.
5. 李旭东,王天一,牛辉清. 小儿肝包虫病 188 例诊治体会. 普外临床,1994,(9):56.
6. 诸福棠,吴瑞萍,胡亚美. 实用儿科学. 北京:人民卫生出版社,1985.
7. 李玉祥,王晓燕,宋平玉. 吡喹酮诊断性治疗 32 例疑似急性血吸虫病临床资料分析. 中国血吸虫病防治杂志,2000,12(3):162.
8. 廖治军,王君. 80 例急性血吸虫病吡喹酮治疗后 5 年疗效追踪. 中国血吸虫病防治杂志,2002,14(3):222-223.
9. 刘新奇. 闻阳活血汤治疗晚期血吸虫病肝硬化腹水 42 例总结. 湖南中医药导报,2003,9(5):19-20.
10. 黄涛,杨睿瑶. 晚期血吸虫病肝硬化腹水的内科治疗. 中国血吸虫病防治杂志,2000,12(5):304-305.
11. 叶青,章锦忠. 脾切除治疗 101 例儿童晚期血吸虫病门脉高压症的远期疗效观察. 中国现代医学杂志,2001,11(4):78.
12. 张怀孝,樊海宁. 肝囊性包虫病的临床诊断与治疗现状. 中华地方病学杂志,2015,4(34):309-311.
13. 旦多杰,郑丛华,刘巴睿,等. 779 例包虫病住院病例调查研究. 中国预防医学杂志,2007,8(3):286-288.
14. 温浩. 包虫病学教程. 乌鲁木齐:新疆人民出版社,2009.
15. 马永芳,塔娜. 肝囊型包虫病的超声诊断价值. 包头医学院学报,2013,29(6):39-41.
16. 韩丽娟. 58 例小儿胆道蛔虫症的临床疗效分析. 齐齐哈尔医学院学报,2013,34(3):399-400.
17. 秦勇,蔡金华,丁永刚. 儿童胆道蛔虫病的 MRI 表现. 局解手术学杂志,2015,24(2):169-171.
18. 吕静平,杨丽. 儿童蛔虫病的诊治. 中国医学创新,2009,9(6):25.
19. 张春红. 小儿急性血吸虫病 18 例误诊分析. 临床急诊杂志,2007,8(1):40-41.
20. 刘显志,苟芳. 小儿急性血吸虫病诊治体会. 寄生虫病与感染性疾病,2008,6(1):54.
21. Arif SH,Shams. U1-Bail NA,Wani MA,et al. Albendazole as an adjuvant to the standard surgical management of hydatid cyst liver. Int J Surg,2008,6(6):448-451.

第十六章

小儿肝胆外科相关的遗传代谢疾病

第一节 概 述

遗传代谢病(inborn errors of metabolism,IEM 或称 inherited metabolic diseases)的概念由 Garrod 在 1908 年首次提出,现已知遗传代谢病是由于单基因缺陷引起的代谢途径阻断,为一类以功能障碍为主要表现的遗传性缺陷。约 80% 属常染色体隐性遗传,余为 X 连锁遗传、常染色体显性遗传或线粒体遗传。IEM 的病理生理改变包括:受累代谢途径的终末产物缺乏;中间和(或)旁路代谢产物大量蓄积;或由于代谢途径受阻而导致对肝、脑、肌肉等组织能量供应不足等。这些病理生理变化都直接或间接影响多个器官系统,特别是脑和肝的发育和功能,导致严重伤残,甚或危及生命。此类疾病,虽单一病种的发病率低,但其作为一类疾病的总体发病率甚高,目前已经认识的遗传代谢病已超过 500 种。近年来生物化学、分子遗传学和计算机科学的迅速发展,为遗传性代谢病的诊治和研究提供了良好契机。随着人类疾病谱的改变,遗传因素在人类疾病发病中的相对作用日趋重要,遗传代谢病的诊断和治疗在我国亦逐步引起重视。小儿肝胆外科的发展,尤其是儿童肝移植的开展也为此类疾病的治疗提供了全新途径。

由于遗传代谢性疾病种类繁多,而临床上常表现为极其类似的非特异性症状,因此临床诊断十分困难。不明原因的智力发育异常、惊厥、肌张力异常、黄疸、肝脾大和阳性家族史等应引起临床医师的重视。常规实验室检查异常如严重代谢性酸中毒、低血糖、尿筛查阳性、高血氨和颅脑 CT/MRI 改变等,提示应进行遗传性代谢病高危筛查诊断。应用生化方法测定异常代谢产物仍是目前诊断遗传性代谢病的最主要方法。对疑有此类疾病的患者,应迅速进行相应常规检查,争取在疾病的代谢危象期及时留存标本,转送至有条件的实验室确定诊断。对猝死、不明原因死亡或部分高度怀疑遗传代谢病的死亡病例,应争取在死亡前甚或尸检时留取体液或组织标本送检,常可为确定最后诊断提供重要依据,避免或减少医疗纠纷的发生。此类"代谢性尸检"已在北美多个中心常规进行。此类疾病的基因诊断近年来也已取得重要进展。

自 1966 年 Tanaka 等应用气相色谱-质谱联用技术(GC/MS)诊断首例异戊酸血症以后,检测技术和方法不断改进,迄今仍为遗传性代谢病最重要的诊断手段。既往我国对此类疾病仅能做出初步诊断,或依靠将标本送至国外合作单位确诊。2000年,华中科技大学同济医学院附属同济医院儿科在国内率先独立建立了尿有机酸、氨基酸及其他代谢产物的 GC/MS 分析方法,并成立了全国性遗传代谢性疾病高危筛查诊断协作网络,采用滤纸收集尿液标本,系统开展了遗传性代谢病的高危筛查诊断工作。2003 年,上海儿科研究所成功引进串联质谱仪(MS/MS),使遗传代谢病的生化诊断水平又提高了一步。

肝脏是人体各种物质代谢的中枢器官,多种先天性遗传代谢病主要累及肝脏。现将造成肝损害的主要遗传代谢病列于表 16-1。

遗传代谢病的治疗近年来进展迅速,除代谢控制外,活性酶替代及基因治疗均取得一定突破。外科方面的治疗主要包括肝移植和其他的缓解症状的治疗手段(如脾切除、门-腔静脉吻合术等)。

表 16-1　造成肝损害的主要遗传代谢病

糖代谢障碍	卟啉代谢病
糖原累积病	铜、铁代谢障碍
半乳糖血症	肝豆状核变性
氨基酸代谢障碍	血红蛋白沉着症
酪氨酸血症	胆酸代谢障碍
尿素循环障碍	Byler 病
脂质代谢障碍	Aagenaes 综合征
戈谢病	Zellweger 综合征
尼曼-匹克病	THCA 综合征
节苷脂沉积病	其他
Wolman 病	α₁-抗胰蛋白酶缺乏症
黏多糖代谢病	囊性纤维化

肝移植对遗传代谢病的治疗具有划时代的意义，使一些过去根本不能治疗的疾病成为可治之症。尤其随着移植技术和抗排斥反应药物的迅速发展，治疗效果明显提高。肝移植治疗遗传代谢病可分为两大类：①代谢缺陷位于肝脏，且主要造成肝脏损害或合并肝外脏器损害，肝脏损害最终可致终末期肝病。如糖原累积病、酪氨酸血症、肝豆状核变性、α₁-抗胰蛋白酶缺乏症等。②临床或组织学上不伴肝脏受损特征，而表现肝外组织器官受损，但病因为肝内某一种酶缺乏。如尿素循环障碍、家族性高胆固醇血症、原发性高尿酸血症、血红蛋白沉着症、血友病（甲、乙）等。一般认为，第一类患者出现肝硬化，第二类患者出现靶器官受损之前都应考虑肝移植。对第二类代谢性疾病，辅助性部分肝移植亦可获得满意疗效。

本章仅叙述与小儿肝胆外科相关密切并已取得较好疗效的 7 种遗传代谢病：肝豆状核变性、糖原累积病、尿素循环障碍、戈谢病、枫糖尿症、α₁-抗胰蛋白酶缺乏症、囊性纤维化。

第二节　肝豆状核变性

肝豆状核变性（hepatolenticular degeneration）由 Wilson 于 1912 年首先系统描述，故又称威尔逊病（Wilson disease，WD），是一种遗传性铜代谢异常疾病。发病率约为 1∶50 000。其基本特点是铜沉积在肝、脑、肾、角膜、红细胞等组织，引起一系列临床症状。近年来，对本病的遗传特点、发病机制、病理变化、临床特点、早期诊断、基因诊断、内科和外科治疗等方面的研究都取得很大进展。

【病因及发病机制】

WD 是常染色体隐性遗传病。致病基因 ATP7B（编码铜转运 P 型 ATP 酶）定位于染色体 13q14.3～21.1 区域，含 21 个外显子，cDNA 全长约 7.5kb，编码 1411 个氨基酸，目前已经发现各种类型的 ATP7B 基因突变达 150 余种以上。突变类型在不同种族地区存在明显差异，我国最常见的基因突变类型是 778 位的精氨酸被置换为亮氨酸（R778L），发生率达 40%～50%，另外的 2 个突变热点为 P992L 和 T935M。

WD 基本的代谢改变是铜排泄障碍，引起铜在体内各种组织中沉积，呈慢性铜中毒改变。正常人自膳食中摄入的铜每日约为 1～5mg，其中 40% 由肠道吸收进入血浆，很快即运送至肝脏，在肝内合成铜蓝蛋白（ceruloplasmin），再进入血液循环。正常时血铜约 95% 是以与铜蓝蛋白结合的形式存在的，另有少量的铜与白蛋白呈疏松结合。铜蓝蛋白是一种 α-球蛋白，是肝脏铜转运的主要载体，是合成各种含铜酶的供铜者，细胞色素 C 氧化酶、过氧化物歧化酶、多巴胺 β-羟化酶等都含有铜。正常小儿血浆中铜蓝蛋白的含量为 200～400mg/L（20～40mg/dl），2 个月以下婴儿略低。体内的铜主要经胆汁排往肠道最后由大便排出，尿的排铜量甚微。正常生理状况下铜代谢呈动态平衡。

WD 时，铜代谢异常主要表现为：①胆汁排铜明显减少，间接法测算患者经胆汁排铜量仅为正常人的 20%～40%；②铜与铜蓝蛋白的结合率下降。由于血中铜蓝蛋白减低是本病的主要变化之一，既往曾认为肝脏合成铜蓝蛋白障碍是其基本生化缺陷。进一步研究证明，患者血清中铜蓝蛋白前体——脱辅基铜蓝蛋白（未结合铜）不低，减少的只是与铜元素结合的全铜蓝蛋白。因而，铜与铜蓝蛋白的结合力下降，而不是肝脏合成铜蓝蛋白能力下降，可能是本病的基本缺陷之一。由于胆汁排铜的障碍，体内铜代谢呈正平衡，肝铜增加，铜逐渐蓄积于肝内。肝铜达饱和以后铜从肝脏释放至血中，致使血中与白蛋白或其他蛋白结合的铜（非铜蓝蛋白铜，nonceruloplasmin copper）含量增加。铜由血液循环再转移到体内各种组织中，逐渐沉积在脑、肾、角膜，也可能沉积在血细胞、骨关节等部位。过量的铜对组织有毒性作用，破坏细胞的线粒体、过氧化物小体、溶酶体等结构，造成细胞损伤。此外，本病的铜代谢异常也可能影响铁代谢,血浆中铁结合球蛋白减少。

WD 的发病及病程经过与铜在体内的蓄积过程有关,可以分为以下几个阶段:第一阶段为无症状期,自生后开始铜在肝脏蓄积直至达到中毒的水平。此期铜主要分布于肝细胞内,与金属硫蛋白(metallothionein,MT)等蛋白质结合。第二阶段为肝损害期,铜在肝脏蓄积超过中毒水平。一部分铜释放入血液循环并在肝外组织器官沉积。肝脏出现细胞变性、坏死、纤维化直至肝硬化,类似于慢性肝炎的过程;少数患者进展较快,可出现类似急性甚至急性重症肝炎的病理改变,并可伴有急性血管内溶血。第三阶段为肝外症状期,铜在肝外组织器官的蓄积达到或超过中毒水平,出现相应症状。

【病理变化】

WD 组织病理改变缺乏特异性。常见肝大。早期可见肝脂肪变性,肝细胞核内糖原增多。电镜可见肝细胞线粒体异常。以后肝细胞坏死,汇管区有炎性反应,肝脏缩小变硬,呈结节性肝硬化。特殊组化染色可见铜在各肝小叶的分布不均。色素颗粒(铜)位于肝细胞的胞质内,以后见于溶酶体内,可见溶酶体破裂。脑的病变主要位于基底神经节的豆状核(壳核、苍白球)及尾状核。晚期可见脑的广泛变性,除基底神经节外,丘脑、黑质、大脑皮层、白质、小脑齿状核和脑干也受累。镜下可见神经元变性和脱失,胶质细胞和毛细血管增生。严重者壳核和尾状核海绵样变性,形成小空洞。白质软化,皮层萎缩。铜在脑组织的沉积主要见于胶质细胞内,病变部位星形胶质细胞极度肿大,胞质内有铜颗粒沉积。可见具有一定特异性的 Alzheimer Ⅱ 型细胞(核大而圆、染色质疏松的星形胶质细胞)。脑毛细血管周围也有铜的沉积。肾脏受累可见肾小管上皮细胞变性,胞质内有铜沉积。角膜的铜颗粒主要沉积于其周边部分,形成环状,称 K-F 环。

【临床表现】

发病年龄 3~60 岁,以 7~12 岁最多见。男女发病率相等。早期临床症状差异很大,各家报道不一。约半数以上的病例以肝病的症状开始;约 20% 以神经系统异常为首发症状;其余以肝病和神经系统的混合表现开始。少数病例以溶血性贫血、骨关节症状、血尿或精神障碍等起病。起病年龄较小者,早期多以肝病的症状为主诉,病程可能较急。起病年龄较大者,常以肝病和(或)神经系统症状开始,病情发展可能较缓。年长儿或成人期起病者多以缓慢进展的神经、精神症状为主。

1. 肝病症状　常先于神经系统症状出现。发病年龄越小,以肝病症候起病者越多见。可表现为急性或慢性肝炎的病程。常见食欲缺乏、疲乏、嗜睡、黄疸、腹痛等。体格检查可见肝脾大、肝区压痛、水肿等体征。轻者可能仅见肝脾大而无临床症状。上述症状常逐渐加重,也可逐渐自行缓解,或反复发作。有的出现肝脏质地坚硬、脾大、腹水、食管静脉曲张、出血倾向等肝硬化表现。偶可见急性或亚急性黄色肝萎缩,导致严重肝功能衰竭,可在数周内死亡。

2. 神经精神症状　多见于年龄较大儿童。神经异常可能为首发症状,但多在肝症状数月或数年后才出现。神经症状的主要表现是锥体外系症状。常见肌张力改变,表现为头部或肢体的异常姿势、步态异常、躯干扭转痉挛等。精细动作(吃饭、写字、穿衣)困难。常见构音障碍(语言不清、说话慢),咀嚼吞咽困难(上唇紧缩、张口、进食慢),流涎,表情呆板。肢体震颤,自主运动时更明显,在静止时也可见到。开始为细小震颤,后变为粗大震颤,甚至有扑翼样震颤。有的可见手足徐动。常见帕金森样症状(动作缓慢、肢体僵硬、面无表情、震颤、构音不清)。常见精神行为改变和学习困难。常有情感不稳,易冲动,注意力不集中,思维缓慢。年长儿可有抑郁、人格改变或精神分裂症样表现。其他神经症候少见,个别可有癫痫发作、轻偏瘫、锥体束征、小脑性共济失调等。一般无严重的智力低下或感觉障碍。

脑电图检查无特异性改变。脑干诱发电位早期正常,当神经系统症状明显时,则可有明显异常。脑 CT 检查在初期可无异常,后可见豆状核(壳核及苍白球)及尾状核的部位有低密度区。丘脑、大脑半球白质、小脑齿状核也可有低密度区。病情严重者可见脑室扩大,弥漫性脑萎缩。MRI 检查在大脑灰质和白质可见多数局限性病灶,尤以灰质明显,在豆状核、尾状核、中脑、小脑常见两侧对称性长 T_1、长 T_2 病灶。阳离子发射断层扫描(PET)早期即可见广泛的葡萄糖代谢减低,尤以豆状核最为显著。

3. 眼部症候　角膜内弹力层有铜的沉积,故角膜边缘形成色素环,呈棕灰、棕绿或棕黄色,宽约 1~3mm,可达 4~5mm,称为凯-弗环(Kayser-Fleischer ring,K-F 环)。K-F 环常自角膜的上缘开始出现,然后成为环状,环的上端较宽。K-F 环初期需用裂隙灯检查,以后肉眼亦可见到。K-F 环被认为本病特有的体征,有重要诊断价值,但应注意其亦偶见于胆汁性肝硬化等慢性肝胆疾病。凡以神经精神症状起病者,几乎均可见到 K-F 环;以肝病症状或以溶血性贫血为主要临床表现者,约75%可见此环。我们报告的88例中76例(86%)K-F环阳性。少数可伴有向日葵样白内障,为铜沉积引起的晶状体中央前囊下的盘状混浊。

4. 血液系统表现 溶血性贫血多发生在早期或与肝病同时出现。一般溶血为一过性,但可反复发作。贫血多为轻、中度,血胆红素升高,可表现重度黄疸,Coombs 试验阴性。本病溶血的原因是由于大量铜由肝释放到血液循环,直接损伤红细胞膜所致。严重的溶血常伴发于急性肝功能衰竭时,可能由于广泛肝坏死时大量铜释放入血所致,重者甚至死亡。除溶血性贫血外,本病也可发生失血性贫血(消化道、鼻出血、血尿)和脾功能亢进性(巨脾,全血细胞减少),均在病的晚期出现。

5. 肾脏表现 一般症状不多,但实验室检查异常者不少见。可有血尿、蛋白尿等,个别以血尿为主诉。铜在肾脏的沉积以近端肾小管上皮细胞最明显,远端肾小管和肾小球囊也可受损。临床表现为肾小管重吸收功能障碍,出现氨基酸尿、糖尿、磷酸尿以及尿的酸化功能缺陷。肾小管重吸收障碍、肾小管性酸中毒以及佝偻病同时存在时,即范可尼综合征(Fanconi syndrome)的表现。偶见肾小球滤过率下降。

6. 骨骼改变 本病常有骨骼改变,如骨骼畸形、关节疼痛、X 线检查有骨质疏松、佝偻病、退行性骨关节病等。骨骼症状常与肝、肾症状同时存在,少数以骨关节症状为主。最易受累的关节是膝、踝关节,双下肢弯曲变形,也可有自发性骨折或疼痛。骨骼病变与肾小管功能障碍有关,也可能与铜沉着在骨骼系统有关。此外,肝、肾功能损害影响维生素 D 代谢活性物质的生成,使 25-(OH)D$_3$ 及 1,25-(OH)$_2$D$_3$ 合成减少,引起维生素 D 缺乏性佝偻病。

7. 其他症候 少数病例可见其他系统受累,如心电图异常、血管自主神经功能异常等非特异性心血管改变,偶见皮肤色素沉着、多毛等。

【临床分型】

1. 肝型 ①持续性血清转氨酶增高;②急性或慢性肝炎;③肝硬化(代偿或失代偿);④急性肝功能衰竭(伴或不伴溶血性贫血)。

2. 脑型 ①帕金森综合征;②运动障碍:扭转痉挛、手足徐动、舞蹈症状、步态异常、共济失调等;③口-下颌肌张力障碍:流涎、讲话困难、声音低沉、吞咽困难等;④精神症状。

3. 其他类型 以肾损害、骨关节肌肉损害或溶血性贫血为主。

4. 混合型 以上各型的组合。

【实验室检查】

本病的主要改变是血清铜蓝蛋白减低,血清中非铜蓝蛋白结合的铜增多,尿排铜增加,胆汁排铜减少,肝含铜量增加。

1. 血清铜蓝蛋白或血清铜氧化酶活性测定 血清铜蓝蛋白小儿正常含量 200~400mg/L,本病时低于 200mg/L,甚至 50mg/L 以下,但约 5%~10% 病例铜蓝蛋白不低或在正常低限。血清铜氧化酶活性可代表铜蓝蛋白的含量,正常光密度(OD)值 0.17~0.57,患者 OD 值低于 0.1,可用于早期诊断。

2. 24 小时尿铜测定 正常小儿尿铜低于 0.6μmol(40μg)/24h,本病时尿铜明显增加,可达 1.57~15.7μmol(100~1000μg)/24h。尿的收集要严防污染,否则影响结果。本项检查简单易行,阳性率最高,对诊断价值很大。

3. 血铜测定 正常小儿血铜 11.3~29.25μmol/L(72~186μg/dl)。本病血中非铜蓝蛋白结合铜(与白蛋白疏松结合的铜)相对有所增加。因为铜蓝蛋白结合铜减低,故血铜总量减低。对本病诊断价值不大,仅用于验证血清铜蓝蛋白检测的准确性。

4. 基因诊断 采用聚合酶链反应、单链构象多态性分析、限制性内切酶图谱(RFLP)和 DNA 序列分析等分子生物学技术检测 *ATP7B* 基因突变,对诊断有一定意义。此技术的突出优点是可用于症状前及产前诊断。

5. 肝穿刺活检及肝铜定量 正常人肝铜 45μg/g(干重)以下。本病时肝铜增加,在尚未出现症状以前肝铜已有明显增加,超过 100μg/g(干重),多数超过 250μg/d(干重)。此项检查对确诊及疗效观察有重要意义,但有一定创伤性,其他方法能够确诊者则不必采用。

【诊断】

只要早期治疗,WD 是完全可以控制的一种遗传病,所以早期诊断非常重要。对于任何原因不明的急慢性肝病、锥体外系症状、Coombs 试验阴性的溶血性贫血、肾小管功能不全、血尿或蛋白尿、代谢性骨病,都应想到 WD 的可能。家族史很重要,若父母为近亲婚配,同胞中有本病,则对诊断有很大帮助。应进一步检查角膜 K-F 环,必要时用裂隙灯检查,阳性者可基本确诊。血铜蓝蛋白减低是本病的特征之一,此外,也可见于肾病综合征、蛋白缺乏性营养不良、吸收不良综合征、慢性肝炎等。尿铜增加还见于胆道梗阻和肾病综合征。经上述检查及综合分析,绝大多数病例可以确诊。对疑诊儿童可予青霉胺负荷试验,方法:先服青霉胺 500mg(体重不计,青霉素皮试阴性后采用),12 小时后再服 500mg,当日收集 24 小时尿量测铜,如高于 1200 ~ 1600μg 对诊断 WD 有价值,成人此项检查的意义未定。若仍不能确诊,可考虑肝穿刺测定肝铜定量。

对于本病患儿的家族成员,均应进行系统检查,以便早期发现症状前病例并及早治疗。此外,对家族中的健康成员应检测其是否为缺陷基因携带者,即本病的杂合子,以便对其做遗传咨询。症状前诊断(presymptomatic diagnosis)是对于临床尚无自觉症状,但铜已在体内开始蓄积的病例做出诊断。此时有一部分病例已可查出 K-F 环,肝脾大,血铜蓝蛋白减低,肝功能异常。少数亦可见脑 MRI 改变。最准确的症状前诊断是 DNA 分析。现阶段常用与 *WD* 基因(在第 13 号染色体长臂上)紧密连锁的多态性位点进行家系的 RFLP 连锁分析,即可确诊。本病的杂合子无临床症状,但约 5% ~ 20% 可有血清铜蓝蛋白减低。若 WD 患者的同胞有血清铜蓝蛋白减低,则考虑有两种可能:或为杂合子,或为本病的症状前病例。本病的产前诊断(prenatal diagnosis)已有可能。

【预后】

WD 诊断、治疗越早,预后越好。早期治疗可使症状完全消失,维持正常健康状态,不影响正常工作和学习。对于症状前病例进行治疗,可预防发病。我们已有不少经长期正规治疗后结婚生育者,当然子代均为杂合子,增加了本病人群遗传发病风险。本病如不经正规治疗,以肝病症状开始的病儿,常死于肝功能不全和肝硬化;当出现神经系统症状后不治疗,多在数年内恶化,死亡。诊断过晚,肝、脑损害已经很严重的病例,治疗效果较差。

【治疗】

包括内、外科治疗两方面。

1. 内科治疗　目的是驱除体内多余的铜(驱铜治疗阶段)和防止铜在组织内再蓄积(维持治疗阶段)。早期轻症一般主张采用内科治疗,部分晚期重症内科治疗也可取得良好效果。

(1) 低铜饮食:避免食用含铜量高的食物,如肝、贝壳类、坚果、蘑菇、巧克力等。控制饮用水的铜含量,有条件者饮用去除多数金属离子的净化水。使每日铜的摄入量低于 1.5mg。

(2) 药物治疗:

1) D-青霉胺(D-penicillamine):是第一个证实治疗本病有效的药物,1956 年由 Walshe 报告。该药可螯合体内的铜使之成为可溶性物质而由尿排出。青霉素皮试阴性才可服用。常规剂量每日 0.02g/kg,分 2 ~ 3 次于餐前半小时或餐后 2 小时口服。一般 10 岁以下儿童全日量约 0.5 ~ 0.75g,年长儿全日量约 0.8 ~ 1.0g。疗效要在排铜以后才能评定,服药后尿铜增加数倍,经数周至数月后临床症状好转,尿铜量渐减少,可回到正常尿铜量,增加青霉胺剂量可再一次出现一过性排铜量增加。可根据尿铜及临床症状调整剂量。因青霉胺有拮抗维生素 B_6 的作用,故应同时补充维生素 B_6 每日约 25 ~ 50mg,以避免维生素 B_6 缺乏。青霉胺治疗需长期应用,故应注意其毒副作用。在服用开始时,可有发热、皮疹、关节痛、淋巴结肿大等症状,此时可停药 1 ~ 2 周,上述症状即可消失,亦可服用类固醇激素或抗组胺药物,如果以后再开始服青霉胺,则需小量开始试用,或与皮质激素合用。偶见青霉胺过敏导致剥脱性皮炎者,一旦发生要立即停药,积极给予抗过敏及对症支持治疗。本药其他毒性作用还有骨髓抑制、肾病综合征、红斑狼疮等严重反应,此时必须停药,改用其他治疗方法,这也是用此药长期治疗本病最大的障碍。服青霉胺期间应定期随访,并检查血象、尿常规、血沉等变化。

2) 锌盐:已证实该药可诱导肠黏膜及肝细胞金属硫蛋白(metallothionein,MT)的合成,能有效减少肠道铜吸收和使肝铜去毒性,长期大剂量服用可致铜的负平衡(亦阻止唾液及胃液中内源性铜的吸收),且该药价廉,无明显毒副作用,效果良好,唯起效较慢是其不足之处。一般用于青霉胺等驱铜治疗后的维持治疗或症状前患者的预防治疗。近年来有些作者将锌盐用于 WD 的初始治疗。适用于本病的各种类型。剂量为年长儿(体重 45kg 以上)或成人元素锌每次 50mg,儿童(体重 45kg 以下)每次 25mg,每日 3 ~ 4 次,空腹口服。常用制剂为硫酸锌(每 100mg 含元素锌 20mg),儿童用量一般每次

0.1~0.2g,每日 3 次口服。年长儿可增至 0.3g,每日 3 次。副作用较少,少数患者(<5%)在服后有恶心、呕吐、腹泻等反应或肢体发麻等症状,通常不影响用药。醋酸锌口服则消化道反应较轻。

3)小剂量青霉胺与大剂量硫酸锌联合治疗方案:我们首先于 1991 年报道了采用小剂量(8~10mg/kg)青霉胺与大剂量硫酸锌联合的方案作为重症患者的初期治疗,然后改为单用硫酸锌作维持治疗的初步效果,证明该方案有效且安全。3 例症状前期患者维持治疗 4~8 年未出现临床异常,尿铜在 6~12 个月内降至正常;28 例有症状患者 23 例(82%)于治疗 6~12 个月内临床症状明显改善,尿 24 小时铜排泄量于治疗 6~24 个月内降至正常。青霉胺的副作用明显减轻,28 例服用青霉胺者只有 2 例(7%)出现副作用而停用,大多数(26 例,93%)耐受良好。需服青霉胺的时间为 6~24 个月(平均 13.8 个月)。对有症状患者的维持治疗和症状前期患者的全部治疗,我们只采用大剂量硫酸锌,远期效果满意,可维持 24 小时尿铜排泄量为正常水平。2 例对青霉胺不耐受者,仅用大剂量硫酸锌治疗,1 例于 12 个月后症状好转,1 例观察 4 年病情稳定。我们应用硫酸锌的剂量较大,每天达 300~900mg,平均 670mg;虽然 24 小时尿锌排泄量和血锌在大部分患者高于正常,但除少数患者有轻微胃肠道反应外,临床上未见其他副作用。曾有报告超大剂量锌可影响人体的免疫功能,但接受该方案治疗的患者临床上均无易感染表现。

Brewer 等观察到青霉胺可使以神经系统异常为主要表现的患者病情加重,并推测是因青霉胺引起肝脏中过量的铜向脑组织转移所致,因而建议该类患者的初期治疗采用三乙烯四胺替换青霉胺。我们应用青霉胺与硫酸锌联合治疗,未见患者神经系统症状加重,可能由于青霉胺剂量小,不致造成铜的大量转移,加之锌盐诱导肝脏金属硫蛋白合成而与过量的铜结合使其不能转移。因此,本方案解决了青霉胺不宜用于治疗以神经系统异常为主的患者的难题。严重肢体痉挛畸形、严重构音障碍的脑型患者及对青霉胺过敏的患者慎用或不用。

采用上述治疗方案绝大多数患者依从性良好,有少数病例不能按医嘱用药导致复发,是造成疗效差及死亡的重要原因。还有少数病例即使按规定服药,24 小时尿铜排泄量亦降至正常,但临床疗效仍不佳,其原因有待进一步研究。

4)三乙烯四胺(trethylene tetramine):商品名:曲恩汀。本药的作用与 D-青霉胺相似,副作用较轻,但效果不如青霉胺,适用于不耐受青霉胺者。因应用病例数较少而缺乏足够临床经验,而且国内药源受限,亦限制了其广泛使用。

5)二巯丙磺酸钠(DMPS):属络合剂,推荐用于轻、中、重度肝损害和神经精神症状的 WD 患者。用法:DMPS 5mg/kg 溶于 5% 葡萄糖溶液 500ml 中缓慢静滴,每日 1 次,6 天为 1 疗程,2 个疗程之间休息 1~2 天,连续注射 6~10 个疗程。不良反应主要是食欲减退及轻度恶心、呕吐。约 5% 患者于治疗早期发生短暂脑症状加重。

6)其他药物:其他络合剂如二巯基丁二酸(DMSA)、依地酸钙钠(EDTA)等也有用于治疗本病的报告。以大黄为主的中药制剂也有治疗本病有效的报告。四硫酸钼酸盐本药在国外仍未商品化,至今国内未有使用的经验。

7)妊娠及哺乳期治疗:由于疗效越来越好,不少患者已能够正常结婚生育,这样使得妊娠期治疗成为一个新课题。国外的经验和我们自己有限的资料提示单用硫酸锌是一个很好的选择,既能保证患者的铜代谢正常,又不影响胎儿的正常发育。用青霉胺的妇女不能哺乳,因为该药可分泌入乳汁并可能对婴儿造成伤害。

8)对症治疗:锥体外系症状可对症治疗,如用苯海索、氟哌啶醇、东莨菪碱、左旋多巴等。肝、肾、造血、骨关节等病症按不同病情给予适当处理。

2. 外科治疗　主要包括脾切除和肝移植两个方面。

(1)脾切除术:

1)理论基础与适应证:由于 WD 合并脾功能亢进患者可引起白细胞与血小板的减少,使患者免疫力下降,另一方面因青霉胺等驱铜药物的应用,可以使白细胞与血小板进一步降低,使驱铜治疗难以长期坚持,导致 WD 治疗失败,影响 WD 的整体疗效,此时若能及时行脾切除术则成为 WD 驱铜治疗过程中的重要步骤。现已成为 WD 合并脾功能亢进的极其重要的辅助治疗,疗效十分肯定。脾切除术的主要适应证包括:①脾脏中等及中等以上肿大;②无腹水或轻度腹水者;③周围血象中有一系或一系以上减少者,尤其是白细胞≤3.0×10⁹/L 和(或)血小板≤60×10⁹/L 者。WD 合并脾功能亢进的患者,只要符合上述适应证,应尽早进行脾切除手术,否则,因患者全身情况恶化,而失去手术机会。切除脾脏能迅速提高患者的白细胞与血小板,使驱铜治疗得以继续进行,并提高患者的抵抗力,防止继发感染及减少出血症状。由于手术创伤能加重 WD 患者的神经症状,尤其是脑损害明显的患者。肝功能损害程度较重者,手术及麻醉药物的应用容易导致肝性脑病,甚至发生死亡。因而,对 WD 患者全身情况差,有严重肝功能损害及血小板严重减少,估计难以耐受手术的患者,是手术禁忌证。但经过积极地改善其全身情况,保护肝功能及纠正血小板减少,达到手术适应证时,方可行脾切除术。

2）手术方法:手术行常规单纯性脾切除术,若术中发现门静脉曲张明显,可同时联合行胃底贲门周围血管离断术。

3）围术期处理:为了使 WD 患者安全渡过手术关,提高手术成功率,行脾切除术围术期处理包括:①术前必须经过严格、正规、强力驱铜治疗 8 周左右;②积极改善患者的全身情况,加强营养,保护心、肾和肝功能,纠正水、电解质紊乱;③术后继续行保肝治疗,以及长期驱铜治疗。

（2）肝移植:1969 年 Halgrimson 首次报道为 WD 患者施行肝移植术并获得成功。1982 年美国国立卫生研究所召开的肝脏移植工作会议上肯定了肝脏移植在治疗本病中的作用。目前对肝移植治疗本病的适应证还有争议,多数认为因暴发性肝坏死而有不可逆肝脏损伤者或晚期重症患者内科治疗效果不佳时做肝移植;但也有人认为肝移植可根本改变本病的代谢异常,使患者不再需要终生驱铜治疗,早期进行肝移植成功率更高。国内报告最多的是亲体部分肝移植,具有供肝来源可靠、临床疗效好、费用低的优点。也有人应用背驮式肝移植、减体积性肝移植、全肝原位肝移植等方式治疗本病,但因例数尚少,疗效需进一步观察。对有严重神经或精神症状的患者因其损害已不可逆,不宜做肝移植治疗。

第三节　α_1-抗胰蛋白缺乏症

α_1-抗胰蛋白酶缺乏症(α_1-antitrypsin deficiency)是以婴儿期出现胆汁淤积性黄疸、进行性肝功能损害和青年期后出现肺气肿为主要临床表现的一种常染色体隐性遗传性疾病。常有家族发病史。国内仅有个例报告,尚未见系统研究。

【α_1-抗胰蛋白酶的性质和作用】

α_1-抗胰蛋白酶(α_1-AT)是一种多肽糖蛋白,分子量为 52 000 道尔顿,在肝细胞中合成、分泌并释放至血清中。其正常血清浓度为 1.5~2.5g/L。新生儿偏高为 2.7g/L。它是血清 α_1-球蛋白的主要组成部分,约占 α_1 球蛋白的 80%。此酶属于蛋白酶抑制系统(protease inhibitor system,Pi 系统)。它能抑制胰蛋白酶(trypsin),纤维蛋白溶酶(plasmin)、凝血酶(thrombin)、糜蛋白酶(chymotrypsin)、中性粒细胞弹性硬蛋白酶(neutrophil elastase),以及细菌死亡后所释放出的蛋白溶解酶等。在炎症、组织坏死或损伤时,血清浓度可代偿增高 2~4 倍,用以清除过多的由各类细胞和细菌所释放的蛋白溶解酶,以保护正常细胞不受此类蛋白溶解酶的损害。

目前了解 Pi 系统至少有 33 个等位基因型,M 是最常见的基因型,正常人群中以 PiMM 型最多见,在美国大约 95% 的人是 PiMM 表现型。其血清 α_1-AT 含量正常。纯合子 PiZZ 型最少见,其血清 α_1-AT 严重缺乏,低于 2mg/ml(仅为正常值的 10%~20%),血清 α_1-AT 明显缺乏是由于其分子的 C 端第 53 位点上的赖氨酸被谷氨酸置换后,影响 α_1-AT 从肝细胞释放到血清中。PiZZ 纯合子在婴儿期即可出现梗阻性黄疸。中间表现型 PiMZ、PiSZ、PiMS 等型的血清 α_1-AT 可低至正常的 40% 以下,一般不伴有肝脏病。

【发病机制】

α_1-AT 减少程度与肝和肺部疾患发病情况的关系尚不十分明了。从患儿的肝组织活检中可见早期出现肝细胞坏死,门脉周围有浆细胞、淋巴细胞和嗜酸性粒细胞浸润,胆小管和结缔组织增加。晚期则有严重的纤维化和肝硬化。特征性的改变是无论临床出现肝病征象与否,肝活检用 PAS 染色进行病理检查时,在肝细胞内都可见到耐淀粉酶的嗜酸颗粒和玻璃样变物质,尤以门脉周围最明显。电子显微镜检查发现这些颗粒位于肝细胞的粗面内质网上,现经多方面检查证实它是与 α_1-AT 相似的糖蛋白,在化学组成上与正常 α_1-AT 的区别是缺乏唾液酸基和糖基。关于肝细胞内堆积的 α_1-AT 颗粒与肝病的关系尚不十分清楚。肝病的发生似乎与组织中的 α_1-AT 缺乏有直接关系,很多作者认为。α_1-AT 缺乏时,蛋白质分解破坏作用增强,肝细胞内的 α_1-

AT 不能释放至血液中,因此无力拮抗内源或外源性的蛋白溶解酶对肝细胞的损伤作用,从而出现肝细胞的变性坏死。后者又增加巨噬细胞的活力,更使蛋白溶解酶的释放量增加,进一步损害肝细胞。

目前认为 α_1-AT 缺乏发生肺部疾患有两个因素:①血清 α_1-AT 缺乏;②与环境有关,特别是与吸烟有一定关系。PiZZ 纯合子型患肺气肿者比 PiMM 纯合子型高 20 倍。PiMZ 杂合子型发生肺气肿的几率低于 PiZZ 纯合子型。血清 α_1-AT 有一个临界水平,低于临界水平可能发生肺气肿,而高于此水平者则可不发生肺气肿。血清 α_1-AT 水平 PiZZ 为正常的 10%～15%、PiSZ 为 30%～35%、PiSS 为 50%～60%、PiMZ 为 60%、PiMS 为 80%。吸烟者患有肺部疾患时,其 α_1-AT 水平则低于正常。正常成人下呼吸道 α_1-AT 能抑制嗜中性弹性硬蛋白酶。而患有 α_1-AT 缺乏症的肺气肿患者由于血清 α_1-AT 缺乏,整个肺泡结构(上皮 1 和 B 型细胞、内皮细胞、成纤维细胞以及结缔组织)遭受破坏。在这些患者的肺泡结构中发现有游离的嗜中性弹性硬蛋白酶的同时,也有极少量 α_1-AT 存在,肺的正常蛋白组织逐渐被消化而造成弥漫性肺气肿。

【临床表现】

Pizz 型的发病率国外报告为 1/(2000～4000),患儿常在出生一周发生胆汁淤积型肝炎。在新生儿肝炎中 PiZZ 大约占 20%。患儿食欲缺乏,有时恶心呕吐、嗜睡、易激惹。出现黄疸和肝脾大。尿色深黄,大便呈白陶土色。黄疸可持续 2～4 个月后渐消退。此类患儿初生体重多低于正常,但非早产。临床所见很像急性病毒性肝炎或胆道闭锁。此后可出现以下几种情况:①少数患儿病情持续进展,在数年内逐渐出现肝硬化的症状,在 6 岁前由于肝功能衰竭或并发败血症而死亡;②多数患者临床缓解和进展互相交替出现,至青春期后发展成慢性活动性肝炎或肝硬化;③有些患者,多为 PiMZ 或 PiMS 型杂合子,到成人期虽有肝组织不同程度的纤维化,但不出现肝硬化的明显症状。

在儿童肺气肿很少见,可有慢性肺部综合征,但多发生于 30～40 岁的成人。PiZZ 纯合子发生慢性阻塞性肺气肿的可达 70%～80%。患者出现呼吸困难、咳喘、弥漫性肺气肿及桶状胸。叩诊为过清音;重者出现杵状指(趾),生长发育障碍等。

【实验室检查】

①血清 α_1-AT 减少到 1.0g/L 以下多为 PiZZ 型,PiMZ 型多在 1.0～2.0g/L 之间。肝硬化期磺溴酞钠(BSP)排泄减少。血象显示脾功能亢进现象。②肝活检 PAS 染色阳性,可见肝细胞内耐淀粉酶的嗜酸性小颗粒。③X 线检查可见两肺气肿和膈肌下降。食管钡餐可见食管静脉曲张。④肺功能检查显示不同程度的肺功能损害。

【诊断及鉴别诊断】

家族中有早期发生肝与肺部疾患的病史;血清 α_1-AT<2.0g/L;根据酸性淀粉凝胶电泳检查可初步确定为 PiZZ 型;肝活检发现肝细胞内糖蛋白小颗粒和肝硬化等改变。鉴别诊断应排除巨细胞性包涵体病及肝炎、胆道闭锁、胆总管囊肿以及其他各种先天性代谢病如半乳糖血症、果糖不耐受症、肝糖原累积症和肝豆状核变性等。如有呼吸道症状还应与免疫缺陷病、胰腺囊性纤维变、食管畸形及食管裂孔疝等鉴别。

【治疗及预后】

对新生儿胆汁淤积症可口服苯巴比妥 3～5mg/(kg·d)和考来烯胺 4～8g/d。同时应补充脂溶性维生素 D 和维生素 K。饮食中加中链甘油三酸酯和水溶性维生素。当出现肺部感染时,应及时应用抗生素。对于 α_1-AT 低的小儿即使无肺部症状,也应注意尽量不接触纸烟、尘埃和污染的空气。

1. 药物治疗　达那唑(Danazol)为腺垂体抑制药,服用后可使 PiZZ 患者血清 α_1-AT 水平增高约 40%,并维持这个水平。长期治疗较安全。

2. 直接替代治疗　目的是增加血清和肺的 α_1-AT 水平。每周使用 α_1-AT 4g,①可使下呼吸道的弹性硬蛋白酶-抗弹性硬蛋白酶达到平衡;②使血清 α_1-AT 水平维持超过临界水平;③肺内 α_1-AT 水平增加至正常的 60%。但替代治疗的效果很差,约 30%～50%的患者死于进行性肝脏损害或肝硬化,肝功能衰竭多发生于肝硬化 5～15 年以后。近年来亦有报道 PiZZ 型患者于新生儿期出现肝炎症状后,临床和化验检查完全恢复正常,仅肝活检有轻度或中度肝硬化的病理改变。血清 α_1-AT 降低的人,都可能发生肺气肿。但杂合子 PiMS 和 PiMZ 型的患者,若能避免吸烟、尘埃等环境因素影响,即使肺部已出现肺气肿的病理改变,亦可无临床症状或症状极轻,存活年龄与正常人一样。

3. 肝移植　是治愈本病唯一有效的方法。肝移植的时机为:①淤胆难以消退;②淤胆反复发作;③进行性肝功能损害,凝血因子减少。应在肝硬化较轻尚未出现严重并发症时实施手术,否则手术风险增加,影响移植效果。

第四节 囊性纤维化病

囊性纤维化病(cystic fibrosis,CF)是一种常染色体隐性遗传病,其命名是基于患者胰腺腺泡纤维化和腺泡导管扩张的病理改变,但事实上本病病变几乎涉及全身各系统所有的外分泌腺体。本病发病率以欧洲和北美洲高加索人种最高(1/2000),东方人最低(1/19 000)。国内仅有个案报告。

【发病机制】

CF 是由 CF 跨膜传导调节因子(CF transmembrane regulator,*CFTR*)基因突变所致的单基因遗传病。*CFTR* 基因位于 7q31.2,全长约 250kb,共 27 个外显子,其基因产物 CFTR 是一种 cAMP 依赖性氯离子通道蛋白,包括 1480 个氨基酸。自 1989 年 Riordan 等成功克隆和分离到 CF 的相关基因以来,目前报道近 2000 种 CFTR 基因突变,且在不断更新。其中,最常见的是 *DF508* 突变,即 CFTR 蛋白第 508 位上的苯丙氨酸碱基缺失,约占 70% ~ 80%,其余较少见。

当 *CFTR* 基因突变时,该蛋白质的合成、翻译异常和功能丧失,导致上皮细胞氯离子和水分泌减少,同时钠离子的回吸收增加,造成细胞内高渗环境,使外分泌液含水量减少,含盐量升高,导致黏液堆积,在一些器官的管腔中形成栓塞。同时,细菌也会在黏液中滋生,造成感染,使中性粒细胞释放大量蛋白酶,从而引起免疫介导的炎症反应。临床上主要造成汗腺、胰腺和呼吸道功能受损。

【病理】

本病的病理改变主要见于分泌黏液的各种器官如肺、胰、肝等。汗腺和唾液腺等形态变化较轻。

1. 肺 患儿出生时肺组织大致正常,由于分泌物黏稠而不易排出,使之易于发生毛细支气管炎和支气管炎,且逐渐发展为支气管扩张、囊肿形成和肺气肿等病变。

2. 胰 通常较小;腺泡和导管扩张成囊肿、内含嗜伊红性物质,逐渐为纤维组织和脂肪所替代;胰岛中 β 细胞在早期尚正常,至 10 余岁以后亦开始发生纤维化病变。

3. 肝 稠厚的胆汁可造成肝内胆管阻塞,形成局灶性胆汁性肝硬化,相邻的门脉区也随着发生纤维化病变。约有 5% CF 患儿的肝脏病变持续进行,其中一部分最终导致门脉高压、食管静脉曲张和出血等症状。

【临床表现】

约 50% 婴儿期发病,少数可正常生长发育至 10 岁。临床表型与 *CFTR* 突变的类型有关,常同时呈现消化系统和呼吸系统两类症状,但亦有其中一类先于另一类者。

1. 呼吸道症状 初起为阵发性干咳,以晨起和活动后较重,逐渐出现黏稠脓痰,年幼儿常呈现毛细支气管炎症状。病情持久不愈或呈反复肺部感染发作。体检可见桶状胸,散在的喘鸣音和湿啰音,杵状指和发绀等体征。

2. 消化道症状 约 10% 患儿在出生时发生胎粪性肠梗阻和腹膜炎症状:极度腹胀,持续性呕吐和出生后 24 ~ 48 小时不排胎便。胰腺功能低下导致的消化不良症状见于 86% 以上患儿:大便次数增加,量多且含有大量脂肪滴,腹胀;因吸收不良而出现消瘦,生长发育不良,低蛋白血症水肿和脂溶性维生素缺乏等症状。

3. 肝脏受累症状 少数(2% ~ 3%)患儿临床有肝脏受累症状,在新生儿期发病者大都在 7 ~ 10 天内出现黄疸、肝大等类似新生儿肝炎症状,持续 1 ~ 6 个月不等,大都死于肝功能衰竭;亦有晚至 9 ~ 19 岁之间始见肝大、门脉高压、脾功能亢进或消化道出血等症状者。

【实验室检查】

1. 汗液试验 在前臂内侧皮肤经匹罗卡品离子导入后应用洁净滤纸定量收集汗液,并测定其氯和钠的含量是诊断本病的最可靠指标。收集部位不能有炎症、皮疹和外伤,收集时间应<30 分钟。汗液氯化物参考值:<40mmol/L 阴性,40 ~ 60mmol/L 不确定,>60mmol/L 高度怀疑 CF,可行基因检测明确。而在婴儿中进行的汗液试验结果表明,汗液氯化物>30mmol/L,应被视为异常,应进一步评估。由于本病症状轻重不等,发病年龄不定,故对有疑似症状的患儿都应及时进行汗液试验(表 16-2)。

少数患儿特别是有低蛋白水肿者的汗氯可能介于 40 ~ 60mmol/L 之间,甚或正常,在判断结果时应谨慎。

表 16-2　汗液试验的指征

肠胃道症状	呼吸道症状
胎粪性肠梗阻或腹膜炎	慢性咳嗽
脂肪泻	慢性或多次发作肺部感染
吸收不良	肺不张
胆汁性肝硬化,门脉高压	咯血
直肠脱出	其他
低凝血酶原血症	生长迟缓
低蛋白血症,全身水肿	鼻息肉
脂溶性素缺乏症	原因不明的低氯性碱中毒

2. 胰腺功能检测　检测患儿的脂肪代谢状况或十二指肠液胰酶分泌情况都是比较精确的胰腺功能试验,但因手续繁琐,不适用于临床工作。大便中胰蛋白酶和糜蛋白酶定量测定可作为本病的筛查试验。10 岁以上的患儿应定期检测血糖含量和糖化血红蛋白,以观察胰岛功能。

3. 肺部影像学检查　胸部 X 线摄片可显示肺纹理增粗、肺炎、肺气肿、肺不张和支气管扩张等改变,CT 扫描更可清晰显示气管改变。

4. DNA 分析　目前已可用多种 DNA 探针对本病进行基因诊断,并已用于胎儿监测。

【治疗】

本病的治疗原则在于改善和维持肺功能以及保证营养摄入。所有患儿均应定期严密随访,早期采取干预措施。

1. 对症治疗　有肝脏受累的患儿可给予保肝和利胆治疗。

2. 门-腔静脉吻合术　门脉高压患儿可进行此项手术,但须考虑其肺功能状态。

3. 晚期肺部并发症患者,只能采用心肺移植术。

4. 依伐卡托(Ivacaftor)　于 2012 年获得美国 FDA 批准上市,其作为一种 CFTR 调节器增效剂,主要用于 6 岁或 6 岁以上 G551D 特定突变的 CF 患儿,但该类患儿极少。

第五节　戈　谢　病

戈谢病(Gaucher's disease)是一种常染色体隐性遗传所造成的葡糖脑苷脂沉积症,是脂类沉积症中最常见者。其临床特征为脾、肝大,脾功能亢进,骨骼病变,也可以出现造血系统和中枢神经系统症状。

【病因和发病机制】

本病系因 β-葡糖脑苷脂酶(β-glucocerebrosidase)缺乏,致使葡糖脑苷脂不能水解成神经酰胺和葡萄糖、大量沉积于全身的单核-吞噬细胞系统细胞内,以脾、肝和骨骼等为主。编码 β-葡糖脑苷脂酶的 GBA 基因位于 1q21,长约 7.2kb,含 11 个外显子和 10 个内含子,目前已确认超过 300 种基因位点变异,最常见的变异基因包括 N370S(c.1226 A>G)、L444P(c.1448 T>C)、IVS2+1 以及 84GG。由此造成酶分子结构发生不同的变异,酶活性缺陷程度不等,在临床上本病有 3 种不同表现类型。Ⅰ型戈谢病不同于Ⅱ、Ⅲ型,其脑组织中并无节苷脂降解生成的葡糖脑苷脂累积,可能是因为该型患者的脑组织中尚保留有 β-葡糖脑苷脂酶同工酶的活性所致。

近年研究发现 β-葡糖脑苷脂酶尚需与 Sap-C 结合成复合体后始能充分发挥其降解作用,Sap-C(或称 Sap-2)是一种硫酸脑苷脂激活蛋白(sulfatide activator protein),它的编码基因位于 10q21,已证实该基因的突变可导致 Sap-C 缺陷,并造成与Ⅲ型类似临床表现的类戈谢病。

【病理变化】

患儿全身单核-吞噬细胞系统中均有特殊的戈谢细胞浸润。戈谢细胞是由脾脏的组织细胞、肝脏的 Kupffer 细胞、肺泡的巨噬细胞和其他器官内的单核细胞簇转变形成;是一种直径达 20~100μm 的充满脂类的大型细胞,呈圆或卵圆形,含一个或数个偏心的圆形或不整形胞核,染色质粗糙,胞质浅蓝色,量多,有纤维条纹结构,如皱纹纸样。电镜下可见胞质中有特异性的管状脑苷脂包涵体。糖原染色(PAS)和酸性磷酸酶染色呈强阳性,苏丹黑染色阳性。其浸润部位以脾髓质为主,其他如肝血窦状隙、肾小球、肺泡毛细血管、淋巴结、骨髓以及脑神经组织等均可被侵犯,亦偶见于胰腺、甲状腺和肾上腺等内分泌腺体。

除具有戈谢细胞浸润特征外,患儿各器官尚可发生不同程度的其他病理改变,如:脾脏正常结构遭破坏和纤维化;肝脏有不同程度的纤维化;脊椎骨、股骨呈骨质囊性侵蚀和病理骨折;脑内的脑神经核、基底核、丘脑、小脑和锥体束等处的神经元退行性变等。

【临床表现】

根据临床症状的差异,本病可分为 3 型。同一家族中发病者都属相同类型。

1. Ⅰ型　即慢性（非神经）型，是最常见的一型，其 β-葡糖脑苷脂酶活性约为正常人的 18% ～ 40%。发病年龄可自生后数月至 70 岁间的任何阶段，多数在学龄前期因肝、脾大和贫血就诊。在发病早期，仅有脾大和轻度贫血。随着病程进展，脾脏增大显著，并出现脾功能亢进现象，贫血显著，白细胞和血小板亦减少。至晚期时，生长发育显著落后，腹部明显膨胀，各种症状加重，贫血加重，白细胞和血小板亦减少，常伴有感染和皮肤黏膜出血倾向。淋巴结轻度肿大。肝功能受损，常见食管静脉曲张、Ⅸ因子等凝血因子缺乏。骨髓被浸润导致严重骨痛和关节肿胀，X 线检查可见普遍性骨质疏松、髓腔增宽、股骨远端呈烧瓶状和股骨头无菌性坏死等局限性骨质破坏甚至骨折。年长患者面部和四肢暴露部位常见色素沉着和肺部浸润症状。

2. Ⅱ型　又称为急性（神经）型，发病年龄自新生儿期至 18 个月，以 3 ～ 4 个月为多见。其 β-葡糖脑苷脂酶活性低于正常人的 5%，是预后最差的一型。初起症状以哭声微弱、吸吮能力差和肝脾进行性增大为主，继而出现吞咽困难、斜视、头后仰等症状。多数患儿在 6 ～ 9 个月时发生肌张力增高、腱反射亢进、喉喘鸣、惊厥和病理反射等神经系统症状。肺内可有大量戈谢细胞浸润或并发肺炎，多有咳嗽、呼吸困难和发绀。往往 2 岁以内死于肺部感染。

3. Ⅲ型　即亚急性（神经）型，较少见，其 β-葡糖脑苷脂酶活性约为正常人的 12% ～ 20%。本型常在 2 岁左右时发病，初起以脾大为主，肝脾大发展缓慢。经过 3 ～ 7 年的无明显症状期后逐渐出现神经系统症状，如斜视、肌痉挛、智能低下和惊厥发作等。晚期出现骨骼病变、脾功能亢进、全血细胞减少和出血症状。患儿常在神经症状出现后 2 年左右死亡。

【诊断】

对肝大患儿，不论是否伴有贫血、血小板减少、骨质缺损等其他疑似症状，都应考虑本病的可能性。诊断依据为：

1. 典型的临床症状和体征。

2. 戈谢细胞检查　骨髓细胞学检查仍是简便可行的初筛方法，脾、肝或淋巴结穿刺液均亦可供

检测。

3. 血清酸性磷酸酶增高。

4. β-葡糖脑苷脂酶活性测定　确诊依据。通常采用外周血白细胞或培养皮肤成纤维细胞进行。由于人体组织中含有多种 β-葡糖苷酶，如所选的方法不当，则结果不尽可靠，必须注意。

5. DNA 分析　较酶法诊断可靠，但是本病基因突变种类繁多，尚有目前未查明者，因此分析结果正常者亦不能完全排除本病。

【产前诊断】

对高危家庭的胎儿要进行产前诊断多采用酶活性的测定，一旦证实妊娠，可于妊娠 11 周取绒毛或妊娠 18 周取羊水进行酶活性测定。

【治疗】

1. 对Ⅱ型主要为对症治疗。

2. 脾切除术　4 岁以上，Ⅰ型和Ⅲ型患儿脾脏极度肿大且有脾功能亢进者可进行脾切除术，但有可能加重骨骼和神经系统病变，还增加了暴发严重感染的机会。因此，对这两型患儿应予以长期随访，观察贫血和出血倾向的发展，尽可能推迟手术或仅作部分脾切除。

3. 酶替代疗法（ERT）　是目前Ⅰ型患儿改善症状的唯一有效措施，但由于不能通过血-脑屏障而不能用于Ⅱ、Ⅲ型患者。1998 年美国用 DNA 重组技术由哺乳动物细胞中提取 β-葡糖脑苷脂酶（药品通用名：lmiglueerase，伊米苷酶）应用于临床。1999 年美国 Genzyme 公司与世界健康基金会设立慈善援助项目，为中国戈谢病患者提供免费的伊米苷酶，全国接受 ERT 患者 100 余例，大部分病例脏器受累表现显著缓解，贫血、血小板减少以及肝脾大等症状明显恢复。不良反应较少。不足之处在于其价格极其昂贵，需终生补充，一般患者难以负担，且酶制剂运输、保存条件苛刻，易引起药物变质，影响治疗。再者，ERT 不能中断，一旦药源中断，患儿病情会日趋恶化，骨痛难忍，卧床不起。

4. 骨髓移植　用于治疗Ⅰ、Ⅲ型患者获得满意效果，但术后约有 10% 患儿死亡，故应慎重考虑。

5. 基因治疗　应用基因转移法治疗本病的方法仍在探索中。

第六节　尿素循环中的酶缺陷

机体内各种蛋白质在生命过程中不断合成和分解，氨基酸是合成蛋白质的原料，也是蛋白质分解的产物。人体内的游离氨基酸总量约为 600 ～ 700g，大多数氨基酸在分解代谢过程中通过一系列特异性氨基酸转氨酶，或氨基酸氧化酶、脱水酶等的分解作用释放出其氨基，其转化成的氨（NH_4）对机体特别是神经

系统具有很强的毒性。人体主要通过肝脏中的尿素循环途径(或称 Krebe-Henseleit cycle)将具有毒性的氨分子转化为水溶性的、无毒的尿素,通过肾脏排出。

尿素循环的运转必须有 6 种酶的参与:①首先,在线粒体内,氨与 CO_2 在氨甲酰磷酸合成酶(carbamyl phosphate synthetase,CPS)和变构激活因子 N-乙酰谷氨酸(NAG)的作用下形成氨甲酰磷酸;②氨甲酰磷酸在鸟氨酸甲酰基转移酶(ornithine transcarbamylase,OTC)的作用下与鸟氨酸缩合成瓜氨酸,然后通过线粒体膜进入细胞质;③在细胞质中,瓜氨酸和天冬氨酸经由精氨酰琥珀酸合成酶(arginnosucci-

nate synthetase,AS)的作用形成精氨酰琥珀酸;④精氨酰琥珀酸由精氨酰琥珀酸裂解酶(argininosuccinase,AL)分解成为精氨酸和延胡索酸;⑤然后,精氨酸酶(arginase,ARG)将精氨酸分解成鸟氨酸和无毒的尿素,前者进入线粒体内又被转化成为瓜氨酸,后者则由肾排出;⑥尿素循环所需的 N-乙酰谷氨酸(NAG)系由谷氨酸和乙酰辅酶 A 经过 N-乙酰谷氨酸合成酶(N-acetylglutamate synthetase,NAGS)催化而成。以上任一酶的缺陷都会造成尿素循环障碍、导致血氨增高。除 OTC 缺陷为 X 连锁显性遗传外,其他各酶的缺陷均属常染色体隐性遗传(表 16-3)。

表 16-3　尿素循环中酶及其缺陷所致疾病

酶	基因定位	表达组织	缺陷时导致疾病	发病率
氨甲酰磷酸合成酶	2P	肝及肠(线粒体)	高氨血症 I 型	1/80 万
鸟氨酸氨甲酰基转移酶	Xp21.1	肝、肠及肾(线粒体)	高氨血症 II 型	1/8 万
精氨酰琥珀酸合成酶	9q34	肝、肾及成纤维细胞(胞质)	瓜氨酸血症	1/25 万
精氨酰琥珀酸裂解酶	7cen-q11.2	肝、肾、脑及成纤维细胞(胞质)	精氨酰琥珀酸尿症	1/7 万
精氨酸酶	6q23	肝、肾及红细胞(胞质)	精氨酸血症	罕见
N-乙酰谷氨酸合成酶		肝及肠(线粒体)	N-乙酰谷氨酸合成酶缺陷症	罕见

【发病机制】

高氨血症是各型尿素循环酶缺陷疾病的最主要表现,氨基酸降解产生的大量氨分子迅速在脑细胞中与谷氨酸形成谷氨酰胺并累积在脑细胞中,使其渗透压增高,导致脑细胞水肿,由于星形细胞富含谷氨酰胺合成酶,因此水肿以星形细胞为主。脑水肿不仅使供血不足,且使神经元、轴突、树状突和突触的功能受损,导致一系列脑代谢和神经化学异常,产生了相应的临床征候——高血氨性脑病。

除 CPS 和 NAGS 缺陷外,其他各型都造成氨甲酰磷酸的累积,当其累积至一定量时即自线粒体弥散入胞质与天冬氨酸结合,形成乳清酸,参与嘧啶合成途径并自尿中排出。

【临床表现】

尿素循环中各种酶缺乏的临床表现都是以高氨血症所导致的神经系统症状为主,但各型之间、或同一型的不同患儿之间的症状变异较大,酶缺陷愈近尿素循环起始端,症状愈重。本组疾病的发病年龄可自新生儿期至成人阶段。在新生儿期发病的婴儿大多为足月儿,娩出时一切正常;出生后 24 至 72 小时内无明显症状,然后逐渐出现嗜睡、拒食,病情进展迅速,在数小时内可发生呕吐、体温不升、过度换

气等,并由嗜睡进入昏迷。此时如检测血清尿素氮水平,常低于 1mg/dl,血氨浓度增高;CT 脑扫描可发现脑水肿,但多数患儿被误诊为肺部疾病、败血症或颅内出血等疾患,以致处理不当而夭折。晚发型患者见于各个年龄阶段,在婴儿期发病者可能与由母乳喂养改为普通牛奶(含较高蛋白)喂养有关;较大儿童或成年人则可能由进食高蛋白引发。轻症在停止摄入蛋白、或静脉输注葡萄糖液后即可好转;重者在发生高氨血症时常见呕吐、嗜睡、不宁、易激惹、失定向力和共济失调等神经系统症状。发作时除高氨血症外,呼吸性碱中毒常见。易被误诊为胃肠炎、周期性呕吐、脑炎、Reye 综合征、癫痫、无黄疸性肝炎等疾患。病程较长、发作次数频繁者多伴有生长发育迟滞、癫痫发作等情况。

1. 氨甲酰磷酸合成酶(CPS)和 N-乙酰谷氨酸合成酶(NAGS)缺乏　这两种酶的缺乏均较为罕见。多数在出生后数日内发生拒食、呕吐、嗜睡、惊厥和昏迷等症状;晚发型 CPS 缺乏者则以发作性呕吐、嗜睡为特征,可见智能低下。除高氨血症外,血中谷氨酰胺、丙氨酸增高,尿中乳清酸浓度降低或缺如。这两种酶缺陷的鉴别需采取肝活检进行酶活力检测。

2. 鸟氨酸氨甲酰基转移酶（OTC）缺乏　这是尿素循环酶缺陷中最常见的，也是唯一的 X 连锁显性遗传者。半合子的男性患儿病情重，多数在新生儿期或婴幼儿期发病；杂合子的女性患儿因酶缺陷程度不同，多数为轻症或无临床症状。重症患儿常在出生后数日内发生呕吐、拒食、嗜睡、惊厥、肌张力低下、昏迷等症状，甚至不治死亡；轻症则间隙性反复发作嗜睡、易激惹、不宁、共济失调等，进食高蛋白食物、感染、外伤、手术等都是可能的诱发因素。智能落后、小头畸形、肝大等常见。实验室检查结果与 CPS 缺乏型类似，但尿中乳清酸排出量增高。

本型必须与赖氨酸尿性蛋白不耐症（lysinuric protein intolerance，或称家族性蛋白不耐症）鉴别，后者的临床表现和生化改变与本病雷同，但尿中排出大量赖氨酸、鸟氨酸和精氨酸，且血中瓜氨酸浓度增高，可资鉴别；肝活检酶学检测更可确诊。

3. 精氨酰琥珀酸合成酶（AS）缺乏　本型罕见，因体内有瓜氨酸累积，故又称瓜氨酸血症。临床表现轻重不一，重症患儿多在新生儿期发病，与 CPS 和 OTC 缺乏型的症状相似，预后不良；轻症发病缓慢，呈现体重不增、经常性呕吐、发育迟滞、毛发干枯易断，或有类似 OTC 缺乏型的间隙性发作等。实验室检查结果如同 OTC 缺乏型，但血瓜氨酸浓度显著增高，尿中乳清酸排出量中度增高。本型患儿预后多数不良，经积极治疗的轻症患儿亦大都智能明显落后。

4. 精氨酰琥珀酸裂解酶（AL）缺乏　本型亦称为精氨酰琥珀酸尿症（argininosuccinlc aciduria）。根据酶缺陷程度和临床表现，可分为轻、中、重 3 型：轻症患儿除血氨轻度增高、尿液排出少量琥珀酰精氨酸外，无明显临床症状；中间型患儿则常在婴儿期逐渐出现生长迟滞、智能发育落后、发作性呕吐、肝脏增大和惊厥发作等情况；重症患儿都在出生后数日即出现重度高氨血症及其伴随的神经系统症状，由呕吐、肌张力减低、嗜睡、迅速进入昏迷状态，病死率甚高。患儿毛发干枯、脆而易断，在显微镜下可见发干小结，类似结节性脆发症，具有诊断价值。

除高氨血症和血浆谷氨酰胺、丙氨酸浓度增高外，患儿血中尚有瓜氨酸水平轻度增高；且其血浆、脑脊液和尿液中琥珀酰精氨酸含量明显增高。

5. 精氨酸酶（ARG）缺乏　本型亦称高精氨酸血症。与尿素循环中其他各型酶缺陷明显不同的是本型起病隐袭，常在出生数月或数年后始出现神经系统症状，如双下肢剪刀样、进行性痉挛性瘫痪，舞蹈样手足徐动，智能发育迟滞或倒退，癫痫发作等；常见肝脏增大，但发作性高氨血症罕见。

患儿血氨正常或轻度增高；血浆和脑脊液中精氨酸极度增高；尿液中精氨酸、赖氨酸、胱氨酸和鸟氨酸等排出量增加（有可能被误诊为胱氨酸尿症，务须鉴别）；尿样中乳清酸排出量轻度增高。

【实验室检查】

1. 血氨测定　常用酶学方法检测，患儿常 > $200\mu mol$（正常婴儿 < $35\mu mol/L$）。

2. 血尿素测定　正常或偏低。

3. 血气分析　因氨对呼吸中枢的刺激作用，常导致患儿呼吸深快、过度换气而发生呼吸性碱中毒，据此可与其他疾病时的高氨血症相鉴别。

4. 血、尿液氨基酸和有机酸分析　高氨血症可以导致血中谷氨酰胺、丙氨酸浓度升高；AS 和 AL 缺乏患儿血浆瓜氨酸明显增高，尤以 AS 最为显著；AL 缺乏者的血和尿液中精氨酰琥珀酸浓度显著增高，其他各型均不能测得；ARG 缺乏者血和尿液中精氨酸明显增高。见表 16-4。

表 16-4　各型尿素循环酶缺陷患者的氨基酸、有机酸分析

酶缺陷	CPS	OTC	AS	AL	ARG	NAGS
血浆						
谷氨酰胺	↑～↑↑	↑～↑↑	↑～↑↑	↑～↑↑	↑～↑↑	↑～↑↑
丙氨酸	↑～↑↑	↑～↑↑	↑～↑↑	↑～↑↑	↑～↑↑	↑～↑↑
瓜氨酸	↓	↓	↑↑↑	↑↑	N	↓～N
精氨酰琥珀酸			↑↑↑			
精氨酸	↓～N	↓～N	↓～N	↓～N	↑↑↑	↓～N
尿液						
精氨酸	N	N	N	N	↑	N
精氨酰琥珀酸				↑↑↑		
乳清酸	N	↑↑↑	↑	↑	↑↑	N

5. 酶学诊断　尿素循环中各种酶的活力检测可以采集肝、肠黏膜、培养的皮肤成纤维细胞或红细胞等标本进行。

6. DNA 分析　迄今仅对 CPS 和 OTC 两酶缺陷者进行 DNA 分析的技术比较成熟。

【鉴别诊断】

高氨血症除见于尿素循环各种酶的缺乏外，尚见于：①各种有机酸血症，如丙酸血症、甲基丙二酸血症、异戊酸血症和 Ⅱ 型戊二酸尿症等；②脂肪酸 β-氧化障碍，如中链酰基辅酶 A 脱氢酶缺乏等；③碱性氨基酸转运缺陷，如赖氨酸尿性蛋白不耐症（赖氨酸、鸟氨酸、精氨酸在肾和肠中转运障碍）、HHH 综合征（高鸟氨酸血症-高氨血症-同型瓜氨酸血症综合征，其缺陷为鸟氨酸自胞质转运至线粒体障碍）等。这些疾病通常都伴有酮、酸中毒和低血糖，且通过检测血、尿液中的氨基酸和有机酸成分即可鉴别。

【产前诊断】

尿素循环中各型酶的缺陷都可以进行产前诊断：①CFS 缺乏型可以用限制性内切酶 BgL1 进行 RFLP 分析；②OTC 缺乏型可用 Mspl、BamHI 和 TagI 等内切酶进行 RFLP 分析；③AS 缺乏型通过用核素标记的 ^{14}C-瓜氨酸检测培养羊水细胞中 AS 酶活性；④AL 缺乏型可通过测定培养羊水细胞的酶活力或羊水中的精氨酰琥珀酸含量诊断；⑤精氨酸缺乏型可用 Pvu Ⅱ 型内切酶进行 RFLP 分析诊断；⑥NAGS 缺乏型目前仅能用肝脏活检测定酶活力的方法进行诊断。

【治疗】

对本组疾病的治疗目的是纠正患儿的生化代谢异常，但同时又应保障其生长发育的营养需求。

1. 主要措施　限制蛋白质的摄入；利用其他代谢途径增加氨的排出；供给缺乏的营养成分。

（1）限制蛋白质摄入量：日常饮食中的蛋白质摄入量应按照年龄予以限制：婴儿期每日约 1.5 ~ 2.0g/kg；幼儿期每日约 1.2 ~ 1.5g/kg；儿童期约 1g/kg；条件许可时，摄入量的一半可用混合的必需氨基酸代替。监测血氨和血谷氨酰胺水平有助于决定蛋白质的摄入量是否合适。

（2）促进氨的排出：苯甲酸钠（sod benzoate）可与内源性甘氨酸结合成马尿酸，苯乙酸钠（sod. phenylacetate）可与谷氨酰胺结合成苯乙酰谷氨酰胺，肾脏可以迅速消除这两种产物，故可有效降低和维持血氨浓度在正常水平。两者的剂量均为每日 0.25 ~ 0.5g/kg。常见的副作用是恶心、呕吐。

由于苯乙酸钠有恶臭，不易为患儿接受，故亦有用苯丁酸钠（sod phenylbutyrate，可在肝脏中氧化成为苯乙酸）代替；苯丁酸钠效果较苯甲酸钠强，故后者已不常使用。

（3）补充必需的氨基酸：正常情况下，精氨酸可在体内合成，是一个非必需氨基酸，但在尿素循环的各型酶缺乏症，除精氨酸酶缺乏外，都应补充精氨酸，使血浆精氨酸维持在 50 ~ 200μmol/L。通常对 CPS 和 OTC 缺乏型每日 100 ~ 150mg/kg 已可满足需要，而对 AS 缺乏（瓜氨酸血症）和 AL 缺乏（精氨酰琥珀酸尿症）则需用更大剂量，因为在后两种情况下，鸟氨酸在转变成瓜氨酸后即被排出于尿中。重症 CPS 和 OTC 缺乏患儿可以补充瓜氨酸，每日 200mg/kg；疗效优于精氨酸，但价格更为昂贵。

（4）其他药物：丙戊酸钠可以促使本组疾病患儿病情恶化，故属禁用。NAGS 缺乏型患儿可试用 N-氨甲酰谷氨酸口服，每日剂量为 100 ~ 300mg/kg。

2. 急性高氨血症的治疗　无论是在新生儿期起病的急性危重型，或是晚发型患儿由饥饿、感染、外伤或高蛋白饮食导致的急性高氨血症，都必须及时进行合理治疗，否则会导致神经系统的不可逆性损伤，甚或不治。

（1）立即停止摄食蛋白质，静脉输给含有电解质的 10% 葡萄糖溶液和脂肪乳（每日 1g/kg），以提供足够的热量、水分和电解质。

（2）以苯甲酸钠 0.25g/kg、苯乙酸钠 0.25g/kg 和精氨酸 0.2 ~ 0.8g/kg 加入 10% 葡萄糖（20ml/kg）内，于 1 ~ 2 小时内静脉输入。此后每日按上述剂量加入每日输液中缓慢输注。

（3）口服广谱抗生素数日，或新霉素灌肠，以抑制肠道细菌产生氨。

（4）上述治疗未能降低血氨时应进行腹膜透析或血液透析。

（5）重症患儿可以在情况稳定后考虑肝移植术。

3. 长期治疗　急性高氨血症恢复后的轻、中、重型患儿都需维持长期治疗。

（1）患儿每日饮食中的蛋白质量必须控制在 1 ~ 2g/kg；必须保证热量、维生素和微量元素等的需要量。

（2）苯甲酸钠、苯乙酸钠（或苯丁酸钠）、精氨酸（或瓜氨酸）等必须长期服用，以维持血氨 < 80μmol/L 和血浆谷氨酰胺 < 800μmol/L。

（3）除定期进行体格测量、检查以评估生长发育情况并调整治疗方案外，还应定时监测血浆中各种必需氨基酸是否处于正常范围。

4. 肝移植治疗　肝移植是治疗尿素循环障碍的有效手段，且技术较为成熟，但目前我国关于尿素循环障碍患者肝移植的报道仍极少。对于严重发作的 OTC 缺陷男性新生儿，肝移植是唯一可以使患儿长期生存且免于发生不可逆的脑损害的治疗手段，肝移植术后患儿生活质量会得到明显改善。但部分术前反复发作严重高氨血症的患儿术后可能留有神经系统后遗症。相关文献报道，尿素循环障碍导致高氨血症的患儿肝移植术后 1 年、5 年生存率分别为 93.8% 和 90.0%，且患儿不再需要限制饮食。

（1）移植时机的选择：目前观点不尽相同。但总的来说在患儿能够较好地控制血氨的情况下，患儿的体重和月龄越大越能相对减小手术及术后的风险，例如体重>8kg，月龄>12 个月，但如果患儿反复发作严重的高氨血症、肝功能进行性恶化，应尽快进行肝移植以免造成不可逆的神经系统损害，失去手术治疗的时机。

（2）术前评估：主要包括：①基本状况评估：身高、体重、营养状况、生长发育情况；②血液化验检查：血型、肝肾功能、血氨检测、肝炎病毒学、人类免疫缺陷病毒（HIV）检测、梅毒检测；腹部超声、腹部增强 CT。

（3）手术方式：可分为活体部分肝脏移植、劈离式肝脏移植、减体积肝脏移植、来源于婴幼儿捐献的全肝尸体肝脏移植。相对于尸体肝移植，活体肝移植的供肝缺血时间明显缩短，且肝脏在体劈离，因此术后患儿缺血性胆道并发症少于尸体肝脏移植，且由于供肝的严重短缺，尸体肝脏移植往往要等待较长时间，在等待期间患儿若发作严重的高氨血症，则可能等不到肝脏移植而死亡。活体肝脏移植则可以作为择期手术选择手术时机，且由于尿素循环障碍患儿移植时年龄小，供肝往往仅需要肝脏的左外侧叶或左半肝，因此供者的手术风险小、安全性高，且在费用方面明显低于尸体肝脏移植，减轻了患儿家庭的经济负担。

（4）术后免疫抑制剂的使用和长期随访：出院后定期随访，包括：肝肾功能、免疫抑制剂的血药浓度及各项血液学指标、肝脏超声、肝脏 CT 以及患儿生长发育、营养状况、智力、学习等情况。术后免疫抑制剂早期常选用的为他克莫司+甲泼尼龙+吗替麦考酚酯，之后根据患儿情况调整种类及剂量，甚至停用。

第七节　糖原累积病

糖原累积病（glycogen storage disease，GSD）是一组由于先天性酶缺陷所导致的糖代谢障碍。根据欧洲资料，其发病率约为 1/2 万 ~ 1/2.5 万。von Gierke 在 1929 年首先描述了糖原累积病的临床表现和患者肝、肾组织中糖原堆积的病理改变，继而 Cori 等在 1952 年证实 von Gierke 病（Ⅰ型）系因缺乏葡萄糖-6 磷酸酶所致，从此开展了一系列以酶缺陷作为本组疾病分型的研究工作。已经证实糖原合成和分解代谢中所必需的各种酶至少有 8 种，由于这些酶缺陷所造成的临床疾病有 12 型，其中Ⅰ、Ⅲ、Ⅳ、Ⅵ、Ⅸ型以肝脏病变为主，Ⅰ、Ⅲ和Ⅳ型的肝脏损害最为严重；Ⅱ、Ⅴ、Ⅶ型则以肌肉组织受损为主。表 16-5 为较常见的各型特征，除部分Ⅵ型为 X 连锁隐性遗传外，其余都是常染色体隐性遗传疾病（表 16-5）。

表 16-5　常见的各型糖原累积病

分型和病名		酶缺陷	主要临床表现
O 型		糖原合成酶	类似酮症性低血糖症,低智能
Ⅰ型	von Gierke 病	葡萄糖-6-磷酸酶	矮小身材,肝大,低血糖
Ⅱ型	Pompe 病	α-1,4-葡萄糖苷酶	肌张力低,心脏扩大
Ⅲ型	Cori 病	脱支酶	低血糖,惊厥,肝大
Ⅳ型	Andersen 病	分支酶	肝大,进行性肝硬化
Ⅴ型	McArdle 病	肌磷酸化酶	疼痛性肌痉挛,血红蛋白尿,继发性肾衰竭
Ⅵ型	Hers 病	肝磷酸化酶	轻度低血糖,生长迟缓,肝大
Ⅶ型	Tarui 病	肌磷酸果糖激酶	肌痉挛,肌红蛋白尿
Ⅸ型		肝磷酸化酶激酶	肝大

糖原是由葡萄糖构成的高分子多糖,主要贮存在肝脏和肌肉中作为备用能量,正常肝和肌组织中分别含有约4%和2%糖原。摄入体内的葡萄糖在葡萄糖激酶、葡萄糖磷酸变位酶和尿苷二磷酸葡萄糖焦磷酸化酶的催化下形成尿苷二磷酸葡萄糖(UDPG)。然后由糖原合成酶将UDPG提供的葡萄糖分子以 α-1,4-糖苷键连接成一个长链;每隔3~5个葡萄糖残基由分支酶将1,4位连接的葡萄糖转移成1,6位,形成分支,如是扩展,最终构成树状结构的大分子。糖原的分子量最高达数百万以上,其最外层的葡萄糖直链较长,大多为10~15个葡萄糖单位。

糖原的分解主要是由磷酸化酶催化、从糖原分子中释出1-磷酸葡萄糖。但磷酸化酶的作用仅限于1,4糖苷键,并且当分支点前仅存4个葡萄糖残基时就必须由脱支酶(淀粉-1,6-葡糖苷酶,amylo-1,6-glucosidase)将其中的三个残基转移至其他直链以保证磷酸化酶的作用继续进行。与此同时,脱支酶可以解除 α-1,6-糖苷键连接的一个葡萄糖分子,这样反复进行便保证了机体对葡萄糖的需求。存在于溶酶体中的 α-1,4-葡萄糖苷酶(酸性麦芽糖酶)也能水解不同长度的葡萄糖直链,使之成为麦芽糖等低聚糖分子。上述糖原合成和分解过程中任一酶的缺陷即导致不同临床表现的各型糖原累积病。

一、糖原累积病Ⅰ型(GSD-Ⅰ)

【病因和发病机制】

葡萄糖-6-磷酸酶是所有参与糖代谢途径的酶中唯一存在于细胞内质网腔内的酶,其编码基因(G6PT)暂定位于第17号染色体;葡萄糖磷酸酶系统由以下成分组成:①分子量为36.5kDa的多肽,是酶的活性单位;②分子量为21kDa的具保护酶活性的"稳定蛋白",SP;③使6-磷酸葡萄糖进入内质网腔的转运蛋白,T1;④使磷酸盐通过内质网膜的转运蛋白,$T_{2\beta}$;⑤使葡萄糖释出内质网的转运蛋白,GLUT7。由遗传导致的上述系统任一组分的缺陷可使酶系统活力受损,造成Ⅰ型糖原累积病,依次定名为Ⅰa、ⅠaSP、Ⅰb、Ⅰc和Ⅰd型。Ⅰ型糖原累积病是由于肝、肾等组织中葡萄糖-6-磷酸酶系统活力缺陷所造成,是糖原累积病中最为多见者,约占总数的25%,本节以叙述其中常见的Ⅰa型为主。

在正常人体中,由糖原分解或糖原异生过程所产生的6-磷酸葡萄糖都必须经葡萄糖-6-磷酸酶系统水解以获得所需的葡萄糖,该酶系统可提供由肝糖原分解所得的90%葡萄糖,在维持血糖稳定方面起主导作用。当酶缺乏时,糖代谢即发生紊乱:机体仅能获得由脱支酶分解糖原1,6糖苷键所产生的少量葡萄糖分子(约8%),所以必然造成严重空腹低血糖。正常人在血糖过低时,其胰高糖素分泌随即增高以促进肝糖原分解和葡萄糖异生过程,生成葡萄糖使血糖保持稳定。Ⅰ型GSD患儿则由于葡萄糖-6-磷酸酶系统的缺陷,6-磷酸葡萄糖不能进一步水解成葡萄糖。因此由低血糖刺激分泌的胰高糖素不仅不能提高血糖浓度,却使大量糖原分解所产生的部分6-磷酸葡萄糖进入糖酵解途径。同时,由于6-磷酸葡萄糖的累积,大部分1-磷酸葡萄糖又重新再合成糖原。而低血糖又不断导致组织蛋白分解,向肝脏输送葡萄糖异生原料。这些异常代谢都加速了肝糖原的合成。糖代谢异常同时还造成了脂肪代谢紊乱:亢进的葡萄糖异生和糖酵解过程不仅使血中丙酮酸和乳酸含量增高导致酸中毒,还生成了大量乙酰辅酶A,为脂肪酸和胆固醇的合成提供了原料,同时还产生了合成脂肪酸和胆固醇所必需的还原型辅酶Ⅰ(烟酰胺腺嘌呤二核苷酸,NADH)和还原型辅酶Ⅱ(烟酰胺腺嘌呤二核苷酸磷酸,NADPH);此外,低血糖还使胰岛素水平降低,促进外周脂肪组织分解,使游离脂肪酸水平增高;这些代谢改变最终造成了甘油三酯和胆固醇等脂质合成旺盛,临床表现为高脂血症和肝脂肪变性。

Ⅰ型GSD常伴有高尿酸血症,这是由于患儿嘌呤合成代谢亢进所致:6-磷酸葡萄糖的累积促进了戊糖旁路代谢,生成过量的5-磷酸核酸,并进而合成磷酸核糖焦磷酸(phosphoribosyl pyrophosphate,PRPP),再在谷氨酰胺磷酸核糖焦磷酸氨基转移酶(glutamine PRPP aminotransferase)作用下转化为1-氨基-5-磷酸核糖苷(5-phosphoribosyl-1-a-mine),从而促进嘌呤代谢并使其终末代谢产物尿酸增加。

【病理】

肝细胞染色较浅,浆膜明显,因胞质内充满糖原而肿胀且含有中等或大的脂肪滴,其细胞核亦因富含糖原而特别增大。细胞核内糖原累积、肝脂肪变性明显但无纤维化改变是本型的突出病理变化,有别于其他各型糖原累积病。

【临床表现】

本型患儿临床表现轻重不一:重症在新生儿期即可严重低血糖、酸中毒、呼吸困难和肝大等症状;

轻症病例则常在婴幼儿期因生长迟缓、腹部膨胀等而就诊。由于慢性乳酸酸中毒和长期胰岛素/胰高糖素比例失常，患儿身体明显矮小，骨龄落后，骨质疏松。腹部因肝脏持续增大而显著膨隆。肌肉松弛，四肢伸侧皮下常有黄色瘤可见。但身体各部比例和智能等都正常。患儿时有低血糖和腹泻发生。少数幼婴在重症低血糖时尚可伴发惊厥，但亦有血糖降至 0.56mmol/L（10mg/dl）以下而无明显症状者。随着年龄的增长，低血糖发作次数可以减少。由于血小板功能不良，患儿常有鼻出血等出血倾向。

【实验室检查】

空腹血生化检测可显示程度不等的低血糖和乳酸血症，重症低血糖常伴有低磷血症。血清丙酮酸、甘油三酯、磷脂、胆固醇和尿酸等均增高。血小板膜释放 ADP 能力减低，因此其黏附率和聚集功能低下。多数患儿肝功能正常。X 线检查可见骨质疏松和肾脏肿大。CT 扫描可能发现少数病程较长患儿肝脏有单个或多个腺瘤并发。

【诊断】

病史、体征和血生化检测可供作出初步临床诊断。糖代谢功能试验可能有助于诊断，如：糖耐量试验中因患儿血糖明显上升，注射胰高糖素后，血乳酸明显增高；由于患儿不能使半乳糖或果糖转化为葡萄糖，因此在半乳糖或果糖耐量试验中血葡萄糖水平不见升高。这类功能试验虽有避免肝脏活组织检查的优点，但由于本病患儿对此类试验反应的个体变异较大，故仍应以肝组织的糖原定量和葡萄糖-6-磷酸酶活性测定作为确诊依据。

【治疗】

如前所述，本病的病理生理基础是在空腹低血糖时，由于胰高糖素的代偿机制促进了肝糖原分解，导致患儿体内 6-磷酸葡萄糖累积和由此生成过量的乳酸、甘油三酯和胆固醇等一系列病理生化过程。因此，从理论上讲，任何可以保持正常血糖水平的方法即可阻断这种异常的生化过程并减轻临床症状。

1. 门腔静脉吻合术 使肠道吸收的营养物质直接进入体循环，但对于低血糖发作严重的患儿效果欠佳，同时因为吻合口容易闭塞亦不适应于年幼患儿。

2. 营养疗法 自从 Folkman 等在 1972 年首次证实全静脉营养（TPN）疗法可以纠正本病的异常生化改变和改善临床症状以来，一种日间多次少量进食和夜间应用鼻饲管持续点滴高碳水化合物液的治

疗方案曾被广泛使用。通常以维持血糖水平在 4 ~ 5mmol/L 为宜。这种治疗方法不仅可以消除临床症状，并且还使患儿获得正常的生长发育。为了避免长期鼻饲的困难，目前主要采用口服生玉米淀粉（uncooked cornstarch，UCCS）替代疗法（方法：每 4 ~ 6 小时口服 2g/kg）就可获得良好效果，有助于改善症状，延缓远期并发症的产生，强调临床确诊后要及早并长期坚持生玉米淀粉治疗。

【预后】

未经正确治疗的本病患儿因低血糖和酸中毒发作频繁常有体格和智能发育障碍。伴有高尿酸血症患者常在青年期并发痛风。患者在成年期的心血管疾病、胰腺炎和肝腺瘤（或腺癌）的发生率高于正常人群，少数患者可并发进行性肾小球硬化症。

自从应用上述饮食疗法以来，已有不少患者在长期的治疗后获得正常生长发育，即使在成年后停止治疗亦不再发生低血糖等症状，但更长期的追踪随访仍属必要。

二、糖原累积病 II 型（GSD-II）

【病因和发病机制】

GSD-II 型亦称 Pompe's disease，是由于溶酶体内酸性 α-葡萄糖苷酶（acid alpha-Glucosidase，GAA）缺陷所致。GAA 基因定位于人类基因组 17q25.2-q25.3，长约 20kb，包含 20 个外显子，其中第 1 外显子不参与编码。GAA 基因的突变引起 GAA 蛋白的缺陷，从而导致疾病的发生。GAA 主要水解溶酶体内糖原 α-1'4-和 α-1'6-糖苷键，其缺陷导致糖原在溶酶体内大量堆积，造成溶酶体的肿胀和破坏，使相应的组织和脏器受损，主要累及心肌、骨骼肌和平滑肌。目前国际上共发现致病突变 300 余种，主要来自西方国家、日本及中国台湾地区，而中国大陆地区仅有少量散发 GSD II 病例及基因分析的报道。

【病理】

Pompe 病肌活检典型病理表现为大量肌纤维内嗜碱性空泡形成，空泡不规则，内部有苏木素浓染，改良 Gomori 染色（MGT）红染的物质，空泡化肌纤维过碘酸-希夫染色（PAS）和酸性磷酸酶（ACP）染色阳性。病理改变严重程度与发病年龄相关，婴儿型最严重，几乎所有的肌纤维空泡化，纤维轮廓消失；而晚发型患者的肌肉病理改变则具有明显的不均一性。电镜下，大量的糖原聚积于肌原纤维间或肌膜下。

【临床表现】

本病的临床表型及病情的严重程度主要与患者体内的残余 GAA 活性相关,临床主要分婴儿型和晚发型。婴儿型 GAA 活性完全或几乎完全丧失,生后数月即出现严重的肌张力低下、心肌肥大、心功能不全、喂养困难等表现,多于 1 岁以内死于循环衰竭。晚发型体内仍残留部分 GAA 活性,主要表现为慢性进行性骨骼肌无力和呼吸功能不全,心脏多不受累,死因多为呼吸衰竭。

【诊断】

本病的诊断依据主要包括临床表现、实验室生化检查、肌活检病理、电生理等,而 GAA 活性测定仍是确诊的金标准。本病的临床表现(尤其晚发型)、血清肌酶、肌电图虽然敏感但均缺乏特异性;肌肉病理表现较为典型,但肌活检为有创性检查,且病理结果易受取材部位的影响;酶活性测定可用于本病的确诊,干血斑(DBS)滤纸法酶活性测定方便快捷,适用于新生儿及高危人群的筛查。

【治疗】

既往本病缺乏特异性治疗,临床主要给予心肺功能支持、康复训练、低糖高蛋白或支链氨基酸饮食等,但均无法阻止病情的进展。近年来,针对 Pompe病,赛诺菲健赞公司研发了注射用阿糖脑苷酶(美而赞),并于 2006 年通过美国 FDA 批准上市。美而赞在 2015 年底在中国上市,标志着国内的 Pompe 病患者有了特效治疗药物,可显著改善患者预后,给 Pompe 病患者带来了福音。

三、糖原累积病Ⅲ型(GSD-Ⅲ)

【病因和发病机制】

本病是由于脱支酶(debrancher)缺乏所致。脱支酶具有两种酶催化活力,即淀粉-1,6-葡萄苷酶(amylo-1,6-glucosidase)和低聚-(1,4→1,4)-葡聚糖转移酶(oligo-1,4-1,4-glucantransferase),其编码基因位于1p21。当糖原外层葡糖直链在分支点前仅存 4 个葡萄糖残基时,低聚-(1,4→1,4)-葡聚糖转移酶将其中三个残基转移至其他直链以保证磷酸化酶的作用继续进行;与此同时,淀粉 1,6-葡糖苷酶即可解除分支点上以 α-1,6-键连接的葡萄糖分子。脱支酶缺乏时,糖原分解不能正常进行,致使用 1,6 糖苷键连接点数量增多和糖原分子结构异常。根据酶缺陷和累及组织器官的不同情况,本病又分为数个亚型:患儿肝脏和肌肉中酶活力均缺损者属 3a

型,最为多见;仅肝脏中酶活力缺陷者属 3b 型,约占 15%。

【病理】

本型的肝组织病理变化与 GSD-Ⅰ者类似,肝糖原含量可高达 17%;但本型甚少脂肪变性,且纤维化明显,可资鉴别。肌组织受损者常见糖原累积于肌原纤维之间及肌纤维膜下等部位。

【临床表现】

本型临床症状远较 GSD-Ⅰ为轻缓,很少发生严重低血糖。患儿以生长迟缓和肝大为主诉,且常在 4~6 岁时出现脾大,但单凭体检不能与 GSD-Ⅰ相鉴别。不少患儿除肝脏外,肌组织亦被累及(3b),表现为肌无力,在行走过速或爬坡时尤为明显,甚至发生肌痉挛,少数呈进行性肌病。病变涉及心肌者出现心脏增大和心电图异常,但心衰和心律失常罕见。本病不累及肾脏,与 GSD-Ⅰ不同。部分患儿在青春期阶段肝脏明显缩小,生长发育亦有改善,机制不明。亦有个别患儿病情持续发展至肝硬化、肝功能衰竭。

【实验室检查】

患儿血清转氨酶明显增高,血脂增高程度不一,与其低血糖发作是否严重有关。血清乳酸和尿酸一般正常。

半乳糖和果糖耐量试验正常。由于患儿的葡萄糖异生机制正常,故给予蛋白质或氨基酸可使血糖上升。在餐后 1~3 小时进行胰高糖素或肾上腺素试验亦可使患儿血糖上升,但如在饥饿 14 小时后进行试验则无效应。说明糖原水解过程进行至分支点处即被阻断。上述功能试验可用作辅助诊断,确诊仍需依据肝脏和肌肉中脱支酶活力测定,部分患儿外周红细胞中亦可能呈现糖原累积和酶活力缺陷。

【治疗】

本病的最佳饮食治疗方案仍在探索中。目前主要采用与治疗 GSD-Ⅰ相似的口服生玉米淀粉替代治疗。经恰当的饮食治疗后,患儿血糖可以保持正常,转氨酶值下降,生长情况改善。

四、糖原累积病Ⅳ型(GSD-Ⅳ)

【病因和发病机制】

本型是由于分支酶(brancher)缺陷所致,较为罕见,迄今仅约 40 余例见诸文献报道。分支酶的编码基因(GBEI)位于 3p12,根据现有资料分析,本病为常染色体隐性遗传病,但因患儿绝大多数为男性,故性连锁遗传的可能性尚不能除外。

分支酶又称为 α-1,4-葡聚糖：α-1,4-葡聚糖-6-葡糖基转移酶（α-1,4-glucan：α-1,4-glucan-6-glycosyl transferase），是糖原合成途径中必需的酶。缺乏此酶使糖原合成时形成的直链增长，分支点锐减，糖原分子结构近似植物的支链淀粉而难溶于水。这种结构异常的糖原分子导致了肝脏的进行性严重损害，其机制尚不清楚。约半数本病患儿可同时有心肌、骨骼肌、中枢神经系统等损害，甚至有少数患者以肌肉、神经系统病变为主。因此，目前推测分支酶可能有两种从属于不同器官的同工酶，不同患者的临床表现取决于其酶缺陷的种类。这样，也可能解释了为什么这种结构异常的糖原分子中仍然有少量分支点（1,6 糖苷键）存在。

【病理变化】

肝脏呈现结节性硬化，肝细胞质内无色或染色较浅的包涵体沉积，其边缘与胞质分界明显，包涵体内呈玻璃样或网状结构，细胞核常偏于一旁。电镜检查和组织化学染色可显示异常结构的糖原。

【临床表现】

患儿在出生数月内常无任何症状，而在 3 ~ 15 个月时逐渐出现肝、脾大，腹部膨胀，消化道症状和体重不增等情况，并可能有肌张力低下，肌肉消瘦

和萎缩、深腱反射消失等神经系统症状。随着病情进展，肝硬化和门脉高压征象逐渐明显，出现腹水、腹壁静脉怒张和食管静脉曲张、黄疸等。患儿甚易并发各种感染，常在 3 ~ 4 岁以内死于慢性肝功能衰竭。

分支酶缺陷的临床表现是多种多样的，近年已有少数经酶活性检测证实的成人病例报道，这些患者都是以神经、肌肉疾病症状为主。已知这类患者的外周神经组织和白细胞中的分支酶活力下降，随着资料的累积，将会有进一步认识。

【实验室检查】

本病常无低血糖表现，口服葡萄糖和果糖耐量试验亦正常。胰高糖素或肾上腺素试验可使血糖轻度上升（0.8 ~ 1.3mmol/L），峰值常在 30 分钟时出现。血清胆固醇轻度增高，血清转氨酶和碱性磷酸酶活力显著增高。血清蛋白质和血氨等常随肝功能恶化而异常。酶活性检测可采用肝脏、肌肉组织或红、白细胞进行。

【治疗】

迄今为止，除一般支持治疗外，尚无有效治疗方法。已证实高蛋白、高脂肪、低碳水化合物饮食，胰高糖素和 α-葡糖苷酶等对本病无效。对病损仅限于肝脏者，可考虑肝移植术。

第八节　枫糖尿症

枫糖尿症（maple syrup urine disease，MSUD）是一种常染色体隐性遗传病，因患儿尿液中排出大量 α-酮-β-甲基戊酸，故带有枫糖浆的香甜气味，且因此得名。根据国外综合对 2680 万活产新生儿筛查的资料，其发病率约为 1/18.5 万左右，在某些近亲通婚率高的地区或国家中，发病率较高。

【发病机制】

支链氨基酸在氨基转移后所形成的 α-支链酮酸（KIC、KMV、KIV）必须由线粒体中的支链 α 酮酸脱氢酶进一步催化脱羧，该酶是一个酶复合体（BCKDH），由脱羧酶（E_1，包括 $E_{1\alpha}$、$E_{1\beta}$ 两个亚单位）、二氢硫辛酰胺酰基转移酶（dihydrolipoyl transacylase，E_2）和二氢硫辛酰胺酰脱氢酶（didihydrolipoyl dehydrogenase，E_3）等 4 部分组成，它们的编码基因分别位于 19q13.1-q13.2、6p21-p22、1p21-31 和 7q31；其中 E_3 还是人体内丙酮酸脱氢酶和 α-酮戊二酸脱氢酶的组成部分。这一酶系统还需焦磷酸硫胺作为辅酶参

与作用。任何上列基因的突变均会导致这一酶复合体的缺陷，造成各种不同类型的枫糖尿症。

酶缺陷造成的支链氨基酸代谢障碍使患儿神经系统中支链氨基酸增高；谷氨酸、谷氨酰胺和 γ-氨基丁酸等明显下降；鞘脂类如脑苷脂、蛋白脂质和硫酸脑苷脂等不足。患儿脑白质发生海绵状变化和髓鞘形成障碍，以大脑半球、胼胝体、齿状核周围和锥体束等处最为显著；由于急性代谢紊乱导致死亡的患儿大都有脑水肿发生。

【临床表现】

本症分为 5 型，分述如下。

1. 典型枫糖尿症　是最常见也是最严重的一型，其支链 α-酮酸脱氢酶活力低于正常儿的 2%。患儿出生时都正常；于生后第 4 ~ 7 天逐渐呈现嗜睡、不宁、哺乳困难、体重下降等症状；随即交替出现肌张力减低和增高，去大脑样痉挛性瘫痪、惊厥和昏迷等常见，病情进展迅速。与神经系统症状出现的

同时即可闻得患儿尿液的枫糖浆味;部分患儿可伴有低血糖,酮,酸中毒,前囟饱满等。

本型预后甚差,多数患儿于生后数月内死于反复发作的代谢紊乱或神经功能障碍,少数存活者亦都有智能落后、痉挛性瘫痪、皮质盲等神经系统伤残。

2. 轻(或中间)型　本型患儿的酶活力约为正常人的 3% ~30% ,血中支链氨基酸和支链酮酸仅轻度增高;尿液有过量支链酮酸排出。少数患儿可有酮症酸中毒等急性代谢紊乱情况发生;多数在婴儿期至学龄期前(5个月~7岁)阶段因智能落后或癫痫等就医时始获确诊。本型与硫胺有效型不易鉴别,临床可应用治疗试验帮助判断。

3. 间隙型　患儿在出生后无症状,体格和智能发育正常,其酶活力约为正常人的 5% ~20% 。通常在 0.5~2 岁时发病,亦有迟至成人期始发病者;大多由于感染、手术、摄入高蛋白饮食等因素诱发。发作时出现嗜睡、共济失调、行为改变、步态不稳,重症可有惊厥、昏迷,甚至死亡,同时尿液呈现枫糖浆味。患儿在发作间隙期的血、尿生化检查亦属正常,少数可有智能低下。

4. 硫胺有效型　本型患儿的酶活力约为正常人的 30% ~40% ,其临床表现与中间型患儿类似。使用硫胺(维生素 B_1)治疗可使患儿临床症状好转、血尿生化改变恢复正常,剂量因人而异,通常每日给予 100~500mg,同时限制每日蛋白质摄入量,3 周后可获明显疗效。

5. 二氢硫辛酰胺酰基脱氢酶(E₃)缺乏型　本型极为罕见,其临床表现类似中间型,但由于 E_3 亚单位的缺陷,患儿除支链 α-酮酸脱氢酶活力低下外,其丙酮酸脱氢酶和 α-酮戊二酸脱氢酶功能亦受损,故伴有严重乳酸酸中毒。通常患儿在初生数月内不出现症状,随着病程进展,逐渐出现进行性的神经系统症状,如肌张力减低、运动障碍、发育迟滞等。尿液中排出大量乳酸、丙酮酸、α-酮戊二酸、α-羟基异戊酸和 α-羟基酮戊二酸等;由于丙酮酸的大量累积,血中丙氨酸浓度亦增高。限制蛋白和脂肪摄入,应用大剂量维生素 B_1 等治疗对本型患儿均不能奏效。

【实验室诊断】

1. 新生儿期筛查　通过串联质谱技术(MS/MS)、高效液相色谱法(HPLC)检测血中的总亮氨酸(XLE)(leu、ile、allo-ile)及别异亮氨酸(allo-ile)可以筛查新生儿 MUSD。一般认为,新生儿出生 24 小时内 XLE 超过 340μmol/L 或 allo-ile>5μmol/L 就可诊断。

2. 生化常规检测　对临床拟诊患儿应进行电解质和血气分析,如有代谢性酸中毒和阴离子间隙增宽,即应立即进行血和尿液的氨基酸和有机酸分析,可先用简单的 2,4-二硝基苯肼试验测试尿中是否有酮酸存在。部分患儿在急性期可有低血糖情况。

3. 氨基酸和有机酸分析　应用 GC-MS 对患儿的血、尿或脑脊液中氨基酸和有机酸的定量检测可供作确诊依据:①血中支链氨基酸和支链有机酸水平增高;②在急性期,血中 α-酮异戊酸浓度增高,并大量排出于尿液中,α-酮异戊酸在尿液中形成 α-羟异戊酸;③血中可检出本病特有的 L-别异亮氨酸(L-alloisoleucine),这是由于累积的异亮氨酸通过消旋作用以及 α-酮-β-甲基戊酸经过酮-烯醇互变异构和转氨基作用而生成的特征性产物,由于其肾廓清率甚低,故在 MSUD 患儿中甚易检出,正常人在经过 3~4 天饥饿后、或有酮症酸中毒时其血中支链氨基酸亦会增高,但不会出现别异亮氨酸。

4. 酶学检测　培养的成纤维细胞、淋巴母细胞可供检测支链酮酸脱氢酶复合体的活力。

5. DNA 分析　对已知突变类型的家庭成员,可用 PCR 扩增 DNA 后用标记的寡核苷酸探针检测。

6. 亮氨酸氧化测定　口服稳定核素 ^{13}C 标记的亮氨酸 60、90 分钟后,定量测定呼出气体中 $^{13}CO_2$;可以检测机体氧化亮氨酸的功能状况,有助于杂合子的判定。

【治疗】

1. 饮食治疗　MSUD 患者必须终生进行饮食治疗,食物中支链氨基酸的摄入量必须限制,以使血中支链氨基酸浓度能维持在正常范围内为准。由于高亮氨酸血症对神经系统的损伤最大,且 3 种支链氨基酸在自然食物中的含量以亮氨酸为最高,因此,一般推荐每日摄入含亮氨酸 300~600mg 的蛋白质,但每一患儿的需要量不尽相同,通常仅使用推荐量的 1/2~2/3 不等,应每周进行血氨基酸分析、进行调整,可以依据专用的换算表格系统或电脑软件进行膳食设计。如亮氨酸、异亮氨酸摄入量限制过度,则会产生皮肤损害,如口周乳头状红疹或类似肠原性肢端皮炎和尿布皮炎表现的皮肤损伤等。

2. 急性代谢危象的治疗　MSUD 急性代谢失

调导致血中支链氨基酸及其酮酸大量累积,重度酮症、酸中毒和神经系统功能迅速衰退,必须采取积极措施,以挽救患儿生命。治疗原则是:迅速减少体内累积的毒性代谢产物;提供足够的营养物质;促进机体的合成代谢和(或)抑制分解代谢。可采取的措施:①立即进行腹膜透析,可在数小时内使血中支链氨基酸和支链酮酸大幅度降低、神经系统症状好转,如有条件,亦可用血液透析法,但两者效果相近;②给予全静脉营养,可用去除支链氨基酸的标准全静脉营养液;③每日给予胰岛素 0.3～0.4U/kg 和葡萄糖 26g/kg,治疗需持续数日,以使血支链氨基酸及其酮酸保持在低水平。如受条件限制,亦可试用持续鼻胃管滴给高热量的无支链氨基酸流质饮食,以提高营养,一般需 7～12 日始可使血中亮氨酸浓度降至接近正常。

3. 其他药物治疗　对维生素 B_1 有效型可根据具体情况每日给予维生素 B_1 10～1000mg;急性代谢危象期可使用基因重组生长激素(r-hGH)皮下注射,以减少组织蛋白分解。

4. 肝移植　典型 MSUD 患儿一经确诊即可考虑肝移植,术后次日即可见生化代谢恢复正常,但远期效果尚需观察。

5. 基因治疗　由于仅需稍许提高支链酮酸脱氢酶活力即可改变患儿的临床表型,使病情减轻,故目前正尝试采用含有正常 $E_{1\alpha}$、E_2 基因的质粒来改变 MSUD 的表型。

(李堂　乔凌燕)

参 考 文 献

1. 杜嗣廉,李堂,林荣军等.儿童肝豆状核变性肝、脾和脑 CT 改变及其临床意义.中华医学遗传杂志,1994,12(1):57.
2. 陈柏华,张思仲,杨元等.我国大陆首例 DNA 分析证实的囊性纤维化病及其突变分析.中华医学遗传学杂志,1995,12(1):5-9.
3. 李堂.锌盐治疗肝豆状核变性研究进展.实用儿科临床杂志,1998,13(1):54-55.
4. 李堂,杜嗣廉,林荣军等.儿童肝豆状核变性诊断体会与治疗效果.临床肝胆病杂志,1999,15(1):60-62.
5. 李堂,杜嗣廉,林荣军等.大剂量硫酸锌与小剂量青霉胺联合治疗儿童肝豆状核变性长期随访.中华医学遗传学杂志,1999,16(1):19-21.
6. 盛小刚,林雨生.小儿 α1-抗胰蛋白酶缺乏性肝硬变一例.中华儿科杂志,2000,38:9.
7. 韩蓓,李堂.儿童肝豆状核变性基因突变初步研究.山东医药,2000,40(10):5-6.
8. 麻宏伟,董贵章,王志超等.复合羧化酶缺乏症一例.中华儿科杂志,2001,39:179.
9. 夏穗生.小儿肝移植.见:段怒诚,董永绥,朱启镕.主编小儿肝胆系统疾病.北京:人民卫生出版社,2002年,491-498.
10. 杨艳玲,山口清次,田上泰子,等.有机酸尿症 71 例临床分析.北京大学学报(医学版),2002,34:214-218.
11. 李富军,袁伟建.α1 抗胰蛋白酶缺乏症一例.中华消化杂志,2002,22(12):744.
12. 张峰,王学浩,李相成,等.亲体部分肝移植治疗小儿肝豆状核变性病.中华小儿外科杂志 2002,23(2):116-118.
13. 罗小平,王慕逖.加强遗传代谢性疾病的诊断治疗与发病机制研究.中华儿科杂志,2002,26:61-62.
14. 罗小平,王慕逖,魏虹等.尿滤纸片法气相色谱-质谱分析技术在遗传性代谢病高危筛查诊断中的应用.中华儿科杂志,2003,41(4):245-248.
15. 李堂,陈志红,林荣军等.88 例儿童肝豆状核变性临床分析.中华肝脏病杂志,2003,11(2):118-119.
16. 梁廷波.儿童肝脏移植的适应症.实用儿科临床杂志,2003,18(7):504-505.
17. 顾学范,韩连书,高晓岚等.串联质谱技术在遗传性代谢病高危儿童筛查中的初步应用.中华儿科杂志,2004,42(6):401-404.
18. 梁秀龄.肝豆状核变性的诊断与治疗指南.中华神经科杂志,2008,41(8):566-569.
19. 段彦龙,张永红.戈谢病研究进展.中华儿科杂志,2009,47(12):953-955.
20. 黄新文,杨建滨,童凡等.串联质谱技术对新生儿遗传代谢病的筛查及随访研究.中华儿科杂志,2011,49(10):765-770.
21. 李婕,梁雁,罗小平.枫糖尿症诊治进展.临床儿科杂志,2013,31(7):683-686.
22. 黄龙,于庆生,潘晋方.外科辅助治疗肝豆状核变性 231 例临床分析.肝胆外科杂志,2014,22(3):190-193.
23. Peter VA,申昆玲,徐保平.儿童囊性纤维化的相关问题.中国循证儿科杂志,2015,10(4):241-244.
24. 朱志军,孙丽莹,魏林等.肝移植治疗尿素循环障碍导致的高氨血症四例.中华儿科杂志,2015,53(2):136-139.
25. Brewer GJ. Practical recommendations and new therapies for Wilson's disease. Drugs 1995,50(2):240-249.
26. Emre S, Atillasoy EO, Ozdemir S, et al. Orthotopic liver transplantation for Wilson's disease:a single-center experience. Transplantation 2001,72(7):1232-1236.
27. Furman B,Bashiri A,Wiznitzer A,et al. Wilson's disease in pregnancy:five successful consecutive pregnancies of the same woman. Eur J Obstet Gynecol Reprod Biol,2001,96

（2）:232-234.

28. Schilsky ML. Diagnosis and treatment of Wilson's disease. Pediatr Transplant,2002,6(1):15-19.

29. Ala A,Walker AP,Ashkan K,et al. Wilson's disease. Lancet,2007,369:397-408.

30. Davis PB,Yasothan U,Kirkpatrick P. Ivacaftor. Nat Rev Drug Discov,2012,11(5):349-350.

31. Weiss KH,Stremmel W. Evolving perspectives in Wilson disease:diagnosis,treatment and monitoring. Curr Gastroenterol,2012,14(1):1-7.

32. Fagiuoli S,Daina E,D'Antiga L,et al. Monogenic diseases that can be cured by liver transplantation. J Hepatol,2013,59(3):595-612.

第十七章

小儿肝、胆、胰、脾创伤性疾病

闭合性腹外伤占儿童创伤总数的 10% ~ 22%，随着汽车进入日常百姓家庭，腹部外伤发生率越来越高。腹内脏器容易受伤的顺序是：脾、肝、肾脏、小肠及其系膜，而发生在胰腺、胆道的外伤比较少见。儿童与成人在生理、解剖特点，受伤机制不同。近年来随着诊疗技术和影像检查手段的提高，对早期识别腹腔脏器损伤，评判损伤程度有重要意义，非手术治疗儿童肝、脾、胰等实质脏器损伤已经越来越得到普遍接受。美国国家儿童创伤登记（national pediatric trauma registry，NPTR）表明腹部外伤占整个创伤的 8% ~ 12%，其中 90% 患儿可以通过保守治疗成功，而很少一部分患儿需要手术治疗。

第一节　小儿肝胆损伤

【概述】

小儿由于肝脏体积较大，易遭受暴力而造成损伤，肝外伤占小儿创伤的 2% ~ 3%。胆道损伤通常情况下是伴随肝脏损伤而发生的，肝外伤后经保守治疗好转后有 4% 的胆瘘并发症发生；在手术探查时应注意胆瘘的修补和引流。肝脏损伤是儿童腹部闭合性损伤中第二位易受损伤器官，肝脏结构复杂、血运丰富，负担着复杂而重要的生理功能。肝脏损伤是造成儿童创伤死亡的主要原因，及时的诊断，患儿严重程度的评估以及采取正确的治疗方式对于挽救患儿生命非常重要。

【病因】

车祸是导致儿童肝、胆外伤的主要原因，其中儿童作为行人受伤比作为乘客受伤要常见，尤其是在城乡结合部，车速较快，交通安全设施不齐全，行人横穿马路是造成外伤的主要原因。其他受伤原因包括：坠落伤、意外跌伤和运动损伤等。

【病理】

小儿肝脏表面包膜较厚，肝组织韧性强，受到外伤后即使肝脏实质裂伤，也易形成包膜下血肿，加之小儿肝脏血管对血流改变的敏感性也较成人高，对血液循环的改变非常敏感，血管弹性好，收缩力强，肝脏凝血因子含量高，且小儿肝脏组织代谢旺盛，再生和修复能力强。因此小儿肝脏外伤后出血多可自行停止或出血速度逐渐减慢；但小儿血容量少，休克前期非常短，有时几乎注意不到就直接进入休克期。根据美国创伤外科协会（AAST）器官损伤分级委员会（OIS）发表的肝脏损伤分级，按损伤的程度，肝损伤可分为Ⅵ级（表 17-1）。

表 17-1　肝脏损伤分级

级别		损伤类型
Ⅰ	血肿	包膜下，非扩展性，小于 10% 的肝脏表面面积
	破裂	包膜破裂无出血，实质裂口深度小于 1cm
Ⅱ	血肿	包膜下，非扩展性，占肝表面积的 10% ~ 50%；实质内，非扩展性，直径小于 2cm
	破裂	包膜破裂伴活跃出血，实质伤深达 1 ~ 3cm，长度小于 10cm
Ⅲ	血肿	包膜下，大于 50% 表面面积，包膜下血肿破裂出血，大于 2cm
Ⅳ	血肿	实质内血肿破裂伴活动性出血
	破裂	实质破裂，涉及小于 50% 肝叶
Ⅴ	破裂	实质破裂，涉及大于 50% 肝叶
	血管	近肝静脉损伤
Ⅵ	血管	肝撕脱

【临床表现】

小儿闭合性肝外伤受伤年龄多在 6～11 岁,男孩多于女孩,与该年龄小儿活动能力强而危险意识不强有关。肝损伤的临床表现依损伤程度、病理分级和伤后就诊时间不同而异。主要表现是:

1. 腹痛　腹痛症状出现较早,早期局限在肝区。是由于腹壁挫伤和肝包膜下血肿刺激引起,严重时疼痛较剧烈。随着血肿破裂腹腔内出血增多,腹疼转为弥漫性疼痛。伴有腹肌紧张,压痛明显。

2. 失血性休克表现　低血容量表现和损伤严重程度、失血量密切相关,早期面色苍白、脉速、血压代偿轻度升高。如出血不能有效控制会出现血压下降,循环衰竭。

3. 肝外伤可合并其他损伤,除其他部位损伤外常伴有胸、腹部多发伤,如肋骨骨折肺挫伤、脾破裂、右肾损伤、胆道与胰腺伤等。合并伤会使诊断和处理变得更加复杂。

【诊断及鉴别诊断】

小儿闭合性肝外伤的诊断一般并不困难,根据受伤后小儿即出现面色苍白、脉搏细速、血压下降等内出血表现及右季肋部疼痛,腹腔穿刺抽出不凝血,结合各种影像学检查如 B 超、CT 等可作出初步诊断。

1. 外伤史　右上腹、右季肋部、右下胸部直接暴力伤。

2. 临床表现　伤后先有右上腹疼痛,后转下腹、全腹部疼痛,伴恶心呕吐。查体:可见上腹部或下腹部腹壁伤痕,上腹部或全腹部压痛、反跳疼、腹肌紧张,肠鸣音减弱或消失,严重者出现休克症状。

3. 实验室检查　血红蛋白、红细胞计数和血细胞比容降低,白细胞升高。肝转氨酶升高和损伤的严重程度相关。

4. B 超检查　可以诊断出肝内血肿范围、肝裂伤程度、大小、部位及腹腔内有无液体。可帮助判断有无损伤和损伤程度。床旁 B 超和便携式 B 超具有简便、无创、经济、快速、不需搬动患儿的特点,可作为诊断肝外伤的首选辅助检查方法,特别适用于血流动力学不稳定或合并骨折、脊柱外伤的患儿。

5. 腹腔穿刺或灌洗　腹腔穿刺简单易行,阳性率高,是早期判断腹部闭合性外伤有无内出血的重要方法。但应注意如果腹腔内出血量不多,穿刺可能为阴性。

6. 影像学检查　腹部 CT 检查是一种评价腹部实质脏器损伤如肝外伤的最有效检查方法,能够更直观地检测实质器官的损伤,进行肝外伤严重度分类,对选择治疗方法有重要价值,有条件者应尽量选用。如患儿血流动力学稳定,均应进行 CT 等检查,能较准确判断损伤部位及程度;如果患儿血流动力学不稳定,应积极进行液体复苏.尽量维持血流动力学稳定,同时进行 B 超等检查,边抢救边检查,做到诊疗并施。

7. 选择性肝动脉造影　它可显示肝内血管破损的部位,但是这一检查需要特殊的设备与熟练的技术,在一般情况下并不需要做这方面的检查。然而,诊断有困难,患者的情况允许可以做此检查,也可以作为治疗肝动脉内灌注血管栓塞剂达到止血的目的。

【治疗原则与方案】

应根据患儿的全身情况、肝外伤分级、有无合并伤及休克等决定治疗方法。包括全身治疗与肝脏损伤部位的治疗两部分。

小儿肝损伤大多是以多发伤就诊。入院时,具体受伤器官不明确,可能存在威胁生命的损伤,比如颅脑损伤或心脏大血管伤。所以应遵循小儿多发伤的治疗原则,在行全身检查时,搬动转运患者严格要求避免再次损伤。在血流动力学不稳定的情况下,积极抗休克治疗。建立静脉通路,有条件者经锁骨下或颈内静脉穿刺,这样既可以输液,也可以监测中心静脉压评价循环负荷。通过下肢的静脉输液、输血,可能经损伤的下腔静脉外溢到静脉外。

非手术治疗:Karp 等曾于 1983 年提出肝外伤的自身修复包括血液吸收,缺损缩小,裂伤融合和 3～4 个月肝均性恢复 4 个阶段。伤后早期依靠自身凝血机制肝外伤创面小血管断端因收缩和血栓形成起到自动止血的作用,为临床非手术治疗闭合性肝外伤提供了理论依据和病理基础。小儿在解剖生理和病理生理的特点、现代化影像学及监测技术的普及与提高,使我们对小儿闭合性肝外伤后的损伤程度和发展有较精确的掌控,小儿肝外伤非手术保守治疗成为可能,且治疗成功率日益增加。故目前非手术方法可有效治疗肝外伤的观点已渐被接受。

非手术治疗的适应证:有观点认为只要血流动力学稳定,不管肝外伤受损严重程度(如Ⅲ级以上)如何,都可采取保守治疗。目前普遍接受的标准是:生命体征及血流动力学平稳,如收缩压 >10.7kPa(80mmHg)、脉压大于 2.67kPa(20mmHg)、脉搏超过 130 次/分;通过输血、补液<40ml/kg 能维持血流动力学稳定;具有良好的检测设施和监护设备,无其他脏器严重合并伤;经 B 超或 CT 检查为单纯肝实质裂伤 AAST 分级(Ⅰ~Ⅲ级)。非手术期间需要密切观察,如果发现腹部疼痛进行性加重,持续的血流动力学不稳定,有腹膜炎体征、血压不稳应立刻手术治疗。

非手术治疗需要维持血流动力学稳定,输液、输血是必需的。血红蛋白小于 100g/L,就具备输血指征。血红蛋白小于 80g/L 决定需要输血。平均输血 400~800ml。输血和损伤的严重程度相关,Karkiner 报道 75 例,其中Ⅰ级需要输血的占 13%,Ⅱ级占 20%,Ⅲ级占 30%,Ⅳ级占 50%,Ⅴ级占 100%。手术治疗输血量要远大于非手术治疗。非手术治疗应在重症监护室治疗,但监护的时间差异很大。国内经验Ⅱ~Ⅲ级以上监护 1 周,以后转入护理站附近的普通病房。平均住院时间 1 个月,卧床休息 2~3 个月。非手术治疗期间需要密切观察,注意并发症的出现。最常见的并发症是再出血,Ⅰ~Ⅲ级肝损伤出血量不大,但有 5% 的治疗期间突发致命性的出血和出院后的迟发出血。早期住院期间的出血多和不恰当的搬运方法有关,再出血会比原发出血难于止血,凶险得多。住院期间如果血流动力学稳定,可继续非手术治疗,如果血流动力学不稳定或突发大出血,应迅速手术治疗。出院后再出血要立即收住院治疗。其他并发症还有胆瘘和肝下脓肿,肝外伤常有肝内胆管撕裂,伴有胆汁渗漏,一般胆漏的量不大,仅位于肝下间隙,如胆漏量大,发生胆汁性腹膜炎,应行手术治疗。肝下脓肿是由于胆瘘和出血感染所致,有持续高热,不能吸收的考虑穿刺,很少需要手术引流。

手术治疗:治疗原则为止血、切除失活的肝组织,处理损伤肝面的胆管防止胆汁外溢,治疗腹内其他脏器的合并伤。浅表伤缘较整齐的裂伤在清除失活的肝组织后,处理有活动性出血的血管或溢胆的胆管后,以 4 号丝线创缘做间断褥式缝合;伤面较大或失活的肝组织较多,有较大血管或肝管破裂时,切除部分肝组织结扎血管和肝管后再行创缘褥式缝合,组织缺损严重的可以大网膜填塞。肝脏创伤的其他手术方式还包括:肝动脉结扎、肝部分切除术、肝周填塞术。这些手术方法在儿童应用很少。

出现胆瘘时的处理原则:肝脏损伤后伴随胆瘘的发生情况约占 4% 左右,临床上依据核素扫描可以辅助诊断胆瘘的发生。在闭合性肝脏损伤时,ERCP(endoscopic retrograde cholangiopancreatography,ERCP)在胆道损伤的诊断和治疗上具有重要的临床价值。ERCP 可以通过十二指肠壶腹放置胆道支架管,利于损伤的修复和胆道的引流作用。尽管 ERCP 检查是有创性,且使用之前应做认真评估,并在患者情况非常稳定的情况下进行这项检查,但是相比较开放手术,其损伤程度明显减低。内镜下括约肌切开术,胆管内引流有利于胆管内减压,对胆瘘恢复有非常重要意义。

【小结】

小儿肝脏损伤在小儿闭合性腹部损伤中占相当高的比例,保守治疗后有胆瘘发生的可能。腹部 CT 检查是一种评价腹部实质脏器损伤如肝外伤的最有效检查方法。B 超检查可以作为诊断肝外伤的初步筛选方法,特别适用于血流动力学不稳定或合并骨折、脊柱外伤的患儿,以及伤后复查的手段,可以在床旁完成 B 超检查,避免因为搬动患者发生出血危及患儿生命。目前,非手术治疗已经成为血流动力学稳定肝损伤患儿的主要治疗手段,同手术治疗相比,降低了死亡率、输血量和住院时间,保守治疗出现胆瘘以后,ERCP 对于胆瘘的诊断和治疗有重要临床价值。

第二节 脾脏损伤

【概述】

在腹部外伤中,脾脏损伤较为常见,过去外科医生并不熟悉脾脏外伤后可以通过保守治疗而治愈。随着诊断技术的提高及对疾病进一步认识,越来越多的患者通过保守治疗成功;且对于较小儿童来讲,脾脏对于儿童生长具有重大意义,因此保脾手术逐渐引起人们广泛重视。脾脏位于左季肋部,为肋骨掩盖,并被完整坚实的纤维结缔组织被膜紧紧包裹,与膈、胃、胰尾、左肾、结肠脾曲相毗邻,并受诸韧带的牵拉固定,活动度小,整个实质甚为脆弱。当肋腰部受伤或腹腔内压骤增而使脾脏移位时,脾周韧带阻碍脾脏移动而发生撕裂伤,造成脾组织破裂甚至脾蒂断裂。因此脾脏是腹腔内最易因外伤而受破裂的脏器。脾脏损伤占腹内腔器伤的 40%~50%。

【病因】

根据发病原因,临床上分为3类:①外伤性,其中又分为开放性脾损伤如锐器刺伤、枪弹穿透伤、弹片伤等,这类损伤多合并胸腹器官损伤和闭合性脾损伤,如车祸、坠落伤、左侧胸腹部直接损伤。②手术误伤脾脏,如左结肠脾曲手术、脾穿刺出血等形成脾被膜下血肿或破裂。③自发性脾破裂,其中包括病理性脾或邻近脏器病变所致。例如传染性单核细胞增多症、肝硬化、脾肿瘤等。正常脾出现自发性脾裂机会很少,但有日常活动加剧的诱因,如弯腰提重物、用力排便、运动等引起膈肌、腹肌强烈收缩,导致腹内压骤升,引起脾破裂。

按病程缓急可分为急性和延迟性脾破裂:①急性脾破裂出血指脾实质、被膜损伤出血,临床上可早期出现休克;②延迟性脾破裂是外伤性脾破裂的特殊临床表现类型;是指于受伤48小时以后出现出血症状与体征的脾破裂。Bauder在1902年首先发现,其特征是脾损伤后当时无腹腔出血,而是有一段无症状期。Mclndoe在1931年提出延迟性脾破裂是受伤经过48小时隐匿期后,临床上出现腹腔内大出血症状的脾破裂。Kluger则认为,真正的延迟性脾破裂的临床标准为腹部钝性外力后(48小时内)无腹内脏器损伤的临床证据,CT检查正常者,后来发生的脾破裂出血。

小儿延迟性脾破裂发生的原因为:①起初为被膜下脾实质破裂、出血不停、血液积聚致使被膜撕脱,最终真性破裂发生大出血;②开始即是真性破裂,但因裂口小被凝血块填塞或大网膜粘连包裹,使出血暂时停止,后在外力作用下出血;③脾外伤,包膜撕裂;出血少,缓慢增多,经过一段时间后出现腹腔内大出血症状;④脾实质或包膜下血肿,经过一段时间后形成假性囊肿,破裂致腹腔内大出血。

【病理】

病理类型大致分三类:①脾实质中央破裂:如脾破裂范围小,出血不多可自然停止,血肿机化而痊愈。多数脾中央破裂者继续出血,血肿从实质内发展到被膜下,可形成完全破裂。②脾被膜下破裂:脾实质破裂出血,血液积于被膜下形成血肿。如继续出血或因活动致被膜破裂,引起腹腔内大出血。小的被膜下血肿可被吸收或机化。③脾实质及包膜破裂:可发生腹腔内大出血。如破裂仅为线状裂隙,出血缓慢。

近年来有的作者根据脾损伤占全脾的面积和裂伤的深度作为伤情分级标准,使脾损伤分级有具体的量化标准和可操作性。M. M knudson 和 K. I. Maull 将脾损伤分为Ⅴ级,其标准分别为:

(1) Ⅰ级:脾包膜下血肿小于脾脏表面积10%,脾裂伤深度小于1cm。

(2) Ⅱ级:脾包膜下血肿占脾脏表面10% ~ 50%,脾裂伤深度小于1cm。

(3) Ⅲ级:脾包膜下血肿大于脾脏表面积50%,或血肿进行性增大;脾实质内血肿大于5cm或进行性增大。

(4) Ⅳ级:脾裂伤,累及脾段或脾门大血管,并有大块脾组织失去血供。

(5) Ⅴ级:脾脏粉碎性破裂,脾门部血管损伤,使脾脏失去血供。

【临床表现】

脾损伤主要表现为腹痛,腹膜刺激征,腹腔内出血和出血性休克等症状。临床表现的凶险程度与致伤力的强度,就诊的早晚,出血量多少以及有无合并伤等有关。严重者在伤后很快出现休克,甚至危及生命。有的上述症状不很明显。大多数介于两者之间。多脏器损伤者的休克发生率往往高于单纯性脾损伤者。

腹痛为主要症状,在伤后立即出现,典型者多自左上腹扩展至全腹,但仍以左上腹最为显著,呼吸时加剧。有时疼痛可放射至左肩部,称为科尔征(kehr征)。伤者可以伴有恶心、呕吐、腹胀;如病情加重,出现出血性休克时,有颜面苍白、口渴、心悸、四肢无力,重时烦躁不安、呼吸急促、神志不清、瞳孔散大、四肢冰冷、脉细弱、血压下降等。脾脏损伤早期于左上腹有压痛及腹肌紧张。腹腔内的积血刺激腹膜可出现全腹弥漫性压痛及腹肌紧张。腹腔内积血增多,腹部逐渐膨隆,有移动性浊音,肠鸣音减弱。肛门直肠前壁有饱满感。伤后形成脾被膜下血肿时,左季肋区可摸到脾脏。

【诊断及鉴别诊断】

腹部开放性损伤引起脾脏破裂,常合并腹腔内其他器官损伤。根据外伤史和伤道的方向,结合临床表现诊断不难。

闭合性腹部损伤的外力作用于左上腹部或季肋部,局部肌紧张及压痛,并有腹腔内出血的临床表现,应考虑脾脏破裂,同时临床上应仔细观察患儿全身情况,如血压、血红蛋白、血细胞比容进行性下降,说明继续出血。临床上需鉴别诊断时应进行以下相应检查：

1. 血常规检查　红细胞计数和血红蛋白量严重降低；或动态红细胞计数，血红蛋白和血细胞比容的检测，发现三者均进行性下降时，应该考虑腹腔内出血的诊断。

2. 超声检查　B型超声检查对判断腹腔内有无积血，脾脏有无损伤帮助很大，目前已将B超作为腹部损伤患者的常规检查项目。可显示脾周出现液性暗区或凝血块，其大小常与出血量有关，脾包膜断裂，脾实质内出现不规则的裂隙暗带，并对判断脾包膜下血肿以及动态观察血肿的吸收情况均有重要意义。

3. X线检查　脾损伤患者可有左膈肌抬高、活动受限、左侧肋膈角变钝，脾区阴影扩大、左侧肾脏、腰大肌及腹脂线阴影不清楚等征象。若发现左下胸肋骨骨折或左侧胸腔积液，应警惕有脾损伤的可能性。但需强调的是X线检查必须在患儿病情允许时方能进行。

4. 诊断性腹腔穿刺术　患者仰卧位，在无菌操作下，于右下腹或左下腹穿刺，缓慢进针，进入腹腔有落空感。抽出新鲜不凝固血液，为腹腔出血的可靠依据。其阳性率可达90%以上。但是阴性结果不能排除脾损伤的可能性。

5. 诊断性腹腔灌洗（DPL）　由于腹内少量积血穿刺阳性率不高，故1964年Root首先将DPL用于疑有闭合性腹内伤的诊断。患者平卧，排空膀胱，在脐下3~4cm处切开，置入一根Foley管或腹腔透析管。如果从导管中抽出鲜血则是阳性；如果没查出任何液体，则在10分钟内滴入1000ml生理盐水或乳酸钠林格液，儿童500ml，婴幼儿10ml/kg。如果灌洗液中红细胞数$100×10^9$/L，白细胞>$0.5×10^9$/L，淀粉酶>100索氏单位，则为阳性。

6. CT检查　对临床表现不典型，经胸腹部X线摄片或腹部B超检查均未能明确诊断的闭合性腹部损伤病例，应进一步行CT检查。CT检查可清楚地显示脾脏的外形与解剖结构，对脾损伤的诊断准确率达90%以上，CT检查不仅能判断腹腔内的出血量，还能对脾脏的损伤程度进行伤情分级。还可同时发现肝、肾等脏器有无合并伤。对于血流动力学稳定的脾损伤者，增强CT扫描检查是最佳选择。

7. 放射性核素扫描　^{99m}TC扫描，尤其是应用^{99m}TC标记热变形红细胞脾扫描技术，可以显示脾脏轮廓与形态变化，此方法简便易行，可对轻型脾损伤出血作出诊断。该方法的主要缺点是标记技术较复杂，并且耗时较多，对急诊尤其是危重病儿不太适宜。

8. 脾动脉造影　如B超、CT检查已明确，则不必再作脾动脉造影。而仅对腹部钝挫伤伴有小的脾内或脾包膜下出血者有一定应用价值。动脉造影显示动脉断裂，偏移、血肿区血管缺如，较大血肿为半月状阴影，如继续出血时可见造影剂外渗。

9. 腹腔镜诊断性探查　腹腔镜检查对于有腹部外伤史但是临床表现不典型，一时难以作出诊断者，有助于直接明确诊断。在腹腔镜直视下，可以清楚地了解有无脾损伤以及脾损伤的程度类型和出血量多少，而且还可以对较轻的脾损伤进行电凝止血。

【治疗原则与方案】

脾切除术是治疗脾损伤的经典方法，迄今已有100多年的历史，但随着对脾功能重要性认识的加深和保脾技术的提高，一些保留脾组织和脾功能的保脾手术应运而生。目前，脾脏损伤的治疗有保守治疗、手术疗法。手术疗法中术式亦有多种，如局部止血法、脾缝合修补术、脾部分切除术、脾可吸收网袋修补术、脾动脉结扎法、脾切除术、脾切除术自体脾组织移植术。

脾损伤治疗方法的选择决定于脾脏损伤的程度，有无合并其他脏器的严重损伤，患者的全身状况，免疫功能情况，以及脾脏本身有无原发性或继发性疾病等因素。但在处理脾损伤时，必须遵从"保命第一，保脾第二"的基本原则。

1. 脾损伤的保守疗法　脾是有丰富血管的器官，愈合力强。儿童脾的小动脉分支被切断后，可因血管收缩及血栓形成而自行止血。目前保守成功率可达58%~85.6%。

一般认为，符合下列条件的脾损伤患者，可以先行保守治疗。①伤后血流动力学指标正常或稳定；②仅限于脾包膜与实质的表浅伤或包膜下血肿（I级）；③明确诊断为单纯性脾损伤，无腹内空腔脏器损伤；④B超、CT监测血肿不扩大或积血不增加。

保守治疗包括：①输血输液维持有效血容量；②禁食、禁水及胃肠减压；③止血及预防性抗感染治疗；④绝对卧床休息3周以免脾包膜破裂而引发出血；⑤定期复查B超、CT。同时应严格观察血压、脉搏、腹部体征、血红蛋白及血细胞比容。

2. 手术疗法　对怀疑脾脏损伤内出血的病儿，

应在严密观察的同时进行术前准备,具有下列情况1~2项者应剖腹探查:①伤后有进行性贫血;②早期出现休克,经短时间抗休克处理,临床症状无明显改善者;③持续性腹痛,伴有固定压痛及腹肌紧张、反跳痛等腹膜刺激征者;④X线检查有气腹者;行剖腹探查术后应根据脾脏损伤的程度选择不同的手术。

1)脾缝合修补术:是指采用丝线或可吸收线缝合修补脾损伤创口的方法。该方法简便,止血效果确切,目前临床上受到较广泛的应用。主要适应于脾损伤为Ⅰ级、Ⅱ级、Ⅲ级,裂伤创口较浅,或创口较深但很局限,术前、术中生命体征平稳,预计脾损伤创口能被修补成功者。

在探查过程中发现脾损伤创口仍然在活动性出血时,术者可立即用左手捏住脾蒂以减少出血,在决定行脾缝合修补术后,应先清除脾损伤创口内的凝血块和失活、破裂的脾组织。对创口两侧的活动性出血点逐一结扎或8字缝扎。对于表浅性脾损伤,对于脾损伤裂口较深者,应先用4-0丝线作垂直褥式缝合,继以平行褥式缝合,并消灭脾实质内的死腔,创口线表部分以间断缝合法将两侧对合缝合。为防止打结时缝线切割撕裂脾包膜或脾实质,并在缝线打结前覆盖大网膜或吸收性明胶海绵。术后常规压脾窝放置乳胶引流管,以排出腹腔内残余积血、积液、并可观察术后有无继发出血。引流管可在术后48~72小时拔除。

2)可吸收网袋修补法:1982年Delany等报告了利用可降解,自行吸收的高分子材料-聚乙二醇编织网进行脾外伤保脾术的动物实验以来,可吸收网在Ⅲ、Ⅳ级脾外伤中也得到了广泛应用。可吸收网保脾手术的实验基础是通过带有张力的网片直接压迫脾包膜来恢复脾脏结构,网片在包裹脾脏的足够张力下能快速止血,术后呈进行性机化吸收。这种止血方法不仅保持了脾脏的正常轮廓,而且还免除了用缝扎直接缝合时由针眼引起的脾脏出血。

3)脾动脉结扎术:1979年Kerdmidds报道,脾动脉结扎后的动物实验及临床观察,均已证明,脾脏血液循环良好,免疫功能检查无明显变化。脾动脉结扎的适应证是脾脏损伤较广泛。脾蒂撕裂伤出血多,单纯脾脏修补术后未达到止血目的者。并注意结扎脾动脉后观察脾脏色泽和生机变化,确认脾脏没有明显缺血后,才能放回腹腔,结束手术。如结扎后部分脾组织或全脾发生缺血坏死,就应行脾部分

或全脾切除术。

4)脾部分切除术:适用于Ⅱ级、部分Ⅲ级脾破裂,损伤部位主要集中于脾上极或下极,部分脾血运良好者。对于脾门附近的脾损伤,行部分切除以及缝合时有损伤脾动脉主干的风险,伤者危重,生命体征不稳定,全身情况差者不宜行脾部分切除术。

脾部分切除术可分为规则性切除和不规则性切除两种,前者是按脾脏解剖结构,切除相应的脾叶或脾段,后者则是根据脾损伤的部位和程度,切除已严重受损或坏死的脾组织。

部分脾切除的手术方法,开腹后首先探查脾脏与邻近器官的关系,彻底分离粘连。切断脾胃、脾膈、脾结肠韧带,向右前方牵拉脾脏,以显露其后方脾肾韧带,予分离后,即可将脾蒂拉至切口下或切口外。再于脾外结扎相应脾段的动、静脉分支,血运断绝后,出现暗紫色区,可在分界处将脾脏包膜划开,钝性分离脾组织,边结扎边切断脾脏实质内较大的血管。用2-0或3-0络制肠线垂直褥式缝合创面,缝线下可垫大网膜。

5)全脾切除术:对于Ⅳ级脾破裂,即脾脏广泛性破裂,脾蒂血管断裂;伤情严重,血压不稳定,严重休克,脾脏破裂不能进行有效的缝合止血,或合并空肠损伤,腹腔内污染严重者,但也应注意保留副脾,以期代偿脾脏功能。

6)全脾切除术加自体脾组织移植术:早在1971年widmann. W. D和Laubscher F. A两作者就观察到脾损伤时残留在腹腔内的脾组织碎块在术后能存活,并具有一定脾功能,1981年Patel J首先在临床上开展应用自体脾组织移植治疗脾损伤,他们为了保留脾功能而有目的地将切除的部分脾组织切成碎块,然后再移植入用大网膜包裹缝合而成的网膜袋内。

脾脏切除自体脾移植的操作方法是把切下的脾脏放在肝素生理盐水中清洗,剥离包膜,取1/4~1/3部分切成0.5cm×3.0cm×4.0cm的块状物,直接埋在大网膜边缘,成活脾块均在3~6个月恢复功能。

脾切除自体脾移植一般要注意:①移植物厚度以0.2~0.5cm较为适宜,过厚则容易造成脾块的液化坏死。②去包膜,去除脾包膜后有利于移植脾组织的存活。③移植量要适中,移植量过少,术后脾功能仍然不足;如果移植过多的脾组织,由于缺乏营养供给容易发生坏死、液化,对移植脾块的存活也不利。一般认为至少应该移植25%的脾组织,才能保

持机体的抗感染能力。

【小结】

脾脏外伤占腹部外伤的比例较高,应首先注意观察患者的生命体征,如果发现经抗休克治疗,血压不能维持时应尽早手术探查;病史询问,腹部查体,腹穿检查对于脾外伤的诊断有重要意义。辅助检查中,应注意观察血常规中血红蛋白、血细胞比容变化,B超检查可以观察腹腔内液体量,增强CT检查可以观察是否存在活动性出血,对于疾病严重程度的判定具有重要意义。

第三节　胰腺损伤

【概述】

胰腺损伤在腹部创伤中非常少见,占整个腹部创伤性疾病的 3% ~ 12% 左右,分为开放性和闭合性损伤;胰腺损伤主要临床表现为出血和胰液外渗,由于胰腺的解剖位置比较特殊,与胆总管、门静脉和下腔静脉等周围大血管关系密切,因此一旦发生损伤后应积极诊治,避免发生出血过多而引起生命危险。其治疗上主要是在抗休克治疗的基础上对于出血胰腺组织彻底止血,切除失活的胰腺组织并充分引流。

【病因】

胰腺损伤分为开放性和闭合性损伤两种,外伤多见于摩托车、自行车车把挤压伤,马蹄踩踏伤,刀刺伤,枪弹伤等;重力作用将胰腺挤压到第一、第二腰椎上发生胰腺损伤。胰腺体部是闭合性损伤的最常见部位,尤其是正面直接撞击时,将胰体部挤压到脊柱上造成胰腺的断裂伤。主胰管损伤占整个胰腺外伤的 15% 左右,需要及时准确的诊断技术,以及有经验的肝胆胰外科医生进行胰管的重建手术。

【病理】

胰腺损伤临床分级(图 17-1)

Ⅰ级:血肿,无胰管损伤的浅表胰腺组织撕裂伤;

Ⅱ级:无胰管损伤或胰腺组织丢失的较重撕裂伤;

Ⅲ级:胰腺远端横断,伴随胰管损伤的胰腺实质损伤;

Ⅳ级:胰腺近端横断,肠系膜上静脉以右损伤,累及壶腹部的胰腺实质撕裂伤;

Ⅴ级:胰头严重毁损伤,累及壶腹部。

【临床表现】

无论是开放性损伤,还是闭合性损伤,如果是上腹部损伤应考虑到有胰腺损伤的可能性,尤其是发生肝、脾损伤时应密切注意是否同时合并有胰腺损伤。临床表现主要是内出血和胰液外渗引起的相应

症状,当严重胰腺损伤后发生主胰管断裂时,大量的胰液外渗可以出现上腹部剧烈疼痛,放射至肩背部,伴有恶心、呕吐、腹胀、肠鸣音减弱或消失,再有就是机体因内出血造成体液的大量丢失而出现休克。脐周出现皮下渗血或皮肤出现颜色改变,表现为 Grey Turner's sign 或 Cullen's sign,可以用于诊断急性胰腺损伤。由于胰腺解剖部位较深,因此早期诊断比较困难,且由于症状不典型往往在临床上容易被忽视;晚期出现相应的改变时可以诊断胰腺损伤。

【诊断及鉴别诊断】

开放性胰腺损伤临床上诊断并不困难,上腹部或靠近脐部的刀刺伤,应该考虑到有胰腺损伤的可能性;闭合性胰腺损伤临床上诊断比较困难,开腹探查手术前多数情况下很难做出诊断,临床上化验检查对于胰腺损伤的诊断帮助不大,应依据以下检查来进行胰腺损伤的诊断及鉴别诊断。

1. 血淀粉酶测定　在胰腺损伤发生以后,尤其是外伤后 3 小时,多数患者可以有淀粉酶升高,部分患者也有胰脂肪酶水平增高;这个指标不能作为损伤严重程度的标准,也不可作为外科探查的指征选择;有部分患者,胰腺损伤程度较重,但是淀粉酶在正常范围。

2. CT 检查　螺旋 CT 检查对于胰腺损伤具有重要意义,可以见到胰腺实质损伤、腹膜后血肿,但是对于胰管损伤的诊断依靠普通 CT 检查很难做出,而增强 CT 检查对于胰管损伤有一定诊断价值。

3. 腹腔灌洗液检测　患者平卧,排空膀胱,在脐下 3 ~ 4cm 处切开,置入一根 Foley 管或腹腔透析管。如果从导管中抽出鲜血则是阳性;如果没查出任何液体,则在 10 分钟内滴入 1000ml 生理盐水或乳酸钠林格液,儿童 500ml,婴幼儿 10ml/kg。如果灌洗液中红细胞数 $100 \times 10^9/L$,白细胞>$0.5 \times 10^9/L$,淀粉酶>100 索氏单位,则为阳性。

4. 腹腔镜诊断性探查　腹腔镜检查对于有腹部外伤史但是临床表现不典型,一时难以作出诊断

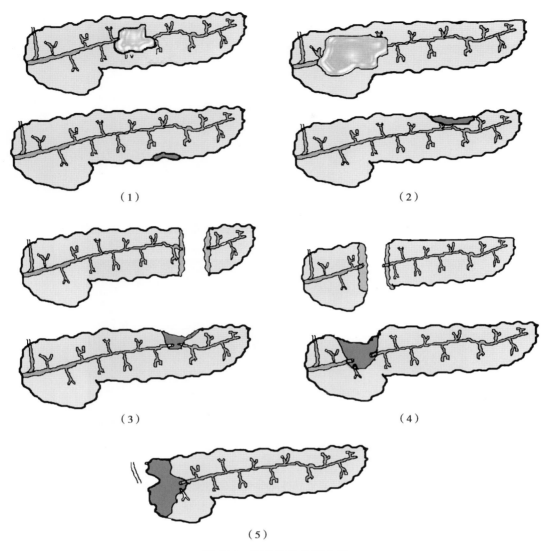

图 17-1　胰腺损伤临床分级
（1）Ⅰ级胰腺损伤；（2）Ⅱ级胰腺损伤；（3）Ⅲ级胰腺损伤；（4）Ⅳ级胰腺损伤；（5）Ⅴ级胰腺损伤

者，有助于直接明确诊断。在腹腔镜直视下，可以清楚地了解有无胰腺损伤以及胰腺损伤的程度类型和出血量多少，而且还可以对较轻的胰腺损伤进行电凝止血。

5. ERCP 检查　对于小儿胰腺损伤，ERCP 既有诊断价值，也有治疗意义；可以了解胰管损伤情况，了解十二指肠括约肌的情况，同时可以应用 ER-CP 在胰管内放置支架管。

【治疗原则与方案】

胰腺损伤与其他腹部外伤处理上有相同之处，先了解病情并进行抗休克治疗；根据损伤等级不同采用不同的治疗原则。胰腺属于内分泌和外分泌器官，具有激素分泌功能，因此手术切除时应仔细评估，避免术后相关并发症的发生。多数情况下，胰腺损伤都属于Ⅰ、Ⅱ级损伤，通过局部引流及坏死组织清除可以获得满意的结果，包膜下损伤不主张行修补手术，修补手术本身可以引起局部组织的坏死；封闭引流系统可以减少胰腺局部感染和败血症的发生，如果引流液淀粉酶水平低于血淀粉酶水平 48 小时以上时，可以拔出腹腔引流管。而Ⅲ级胰腺损伤时，行胰腺远端切除术并脾脏切除术，远端开放胰管行关闭术，避免延长住院时间和胰腺假囊肿形成，可以应用腹腔镜技术完成手术探查和脾脏胰尾切除术。对于年龄较小钝性腹外伤患儿，应尽量采用保脾手术，因为切除脾脏可以引起暴发性感染。而对于胰腺断裂伤位于胰体部位时，应尽可能保留体尾部胰腺组织，将空肠 Roux 肠襻吻合到胰体和胰头的远端部分，

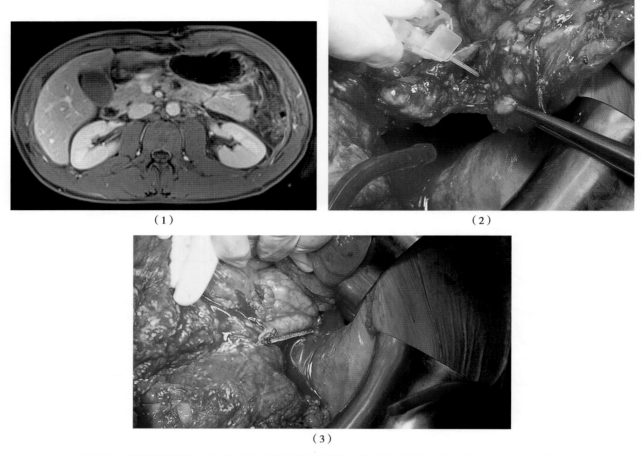

（1）　　　　　　　　　　　　　　　　（2）

（3）

图 17-2　胰腺Ⅳ级损伤,CT 检查显示靠近胰体尾部有胰腺的横断伤;术中解剖断裂胰腺,找到胰管并留置支架管,放置断裂处并将胰管断裂进行修复手术

或将近、远端胰管重新吻合手术,保证其完整性。Ⅳ级以上的胰腺损伤时,治疗上比较复杂;位于十二指肠或壶腹部的损伤,如果修复手术确实困难时,留置引流管进行冲洗治疗,或行胰十二指肠切除术。胰腺损伤后最主要并发症是胰瘘,发生率为 10% ~18%,多数情况下这种胰瘘可以通过引流等保守治疗治愈;如果持续胰瘘发生而保守治疗无效时,可以通过 ERCP 放置支架。其他并发症有损伤性胰腺炎,可以通过保守和营养支持治疗;胰腺脓肿形成,局部引流治疗;胰腺假囊肿形成可以经皮穿刺引流治疗。

【小结】

胰腺损伤尽管相对少见,也应保持高度的警惕性;影像学检查可以帮助诊断并有助于胰腺损伤分级,而分级可以指导临床治疗,是采用手术治疗还是采用保守治疗。胰管损伤程度是影响其预后的非常重要的因素,一旦胰管损伤被证实了,早期手术干预非常必要,最好请有经验的肝胆外科医生一同完成

手术。

（詹江华　王继忠）

参 考 文 献

1. Klin B, Abu-Kishk I, Jeroukhimov I, et al. Blunt pancreatic trauma in children. Surg Today,2011,41:946-954.

2. Jang YJ, Yoon CH, Kim KM. Endoscopic retrograde cholangio-pancreatography in pancreatic and biliary tract disease in Korean children. World J Gastroenterol,2010,16(4):490-495.

3. R Lahiri, S Bhattacharya. Pancreatic trauma. Ann R Coll Surg Engl,2013,95:241-245.

4. Maeda K, Ono S, Baba K, et al. Manaagement of blunt pancreatic trauma in children. Pediatr Surg Int,2013,29(10):1019-1022.

5. Enestvedt BK, Tofani C, Lee DY, et al. Endoscopic retrograde cholangiopancreatography in the pediatric population is safe and efficacious. J Pediatr Gastroenterol Nutr,2013,57(5):649-654.

6. Abbo O, Lemandat A, Reina N, et al. Conservative manage-

ment of blunt pancreatic trauma in children. a single center experience. Eur J Pediatr Surg,2013,23(6):470-473.

7. Golden J,Mitchell I,Kuzniewski S,et al. Reducing scheduled phlebotomy in stable pediatric patients with blunt liver or spleen injury. J Pediatr Surg,2014,49(5):759-762.

8. Kulaylat AN,Stokes AL,Engbrecht BW,et al. Traumatic bile leaks from blunt liver injury in children:a multidisciplinary and minimally invasive approach to management. J Pediatr Surg,2014,49(3):424-427.

9. Tran VT, Vasanawala S. Pediatric hepatobiliary magnetic resonance imaging. Radiol Clin North Am, 2013, 51(4):599-614.

10. Fallon SC,Coker MT,Hermandez JA,et al. Traumatic hepatic artery laceration managed by transarterial embolization in a pediatric patients. J Pediatr Surg,2013,48(5):E9-E12.

11. Kanki A,Ito K,Tamada T,et al. Dynamic contrast-enhanced CT of the abdomen to predict clinical prognosis in patients with hypovolemic shock. AJR Am J Roentgenol,2011,197(6):W980-984.

12. Cevik M,Boleken ME,Sogut O,et al. Abdominal injuries related to bicycle accidents in children. Pediatr Surg Int,2013,29(5):459-463.

13. Padlipsky PS, Brindis S, Young KD. Splenic injury after blunt abdominal trauma during a soccer game. Pediatr Emerg Care,2014,30(10):725-729.

14. Hsiao M, Sathya C, de Mestral C, et al. Population-based analysis of blunt splenic injury management in children:operative rates is an informative quality of care indicator. Injury,2014,45(5):859-863.

15. Steelman R. Rapid physical assessment of the injured child. J Endod,2013,39(3):S9-12.

16. Lippert SJ,Hartin CW,Ozgediz DE,et al. Splenic conservation:variation between pediatric and adult trauma centers. J Surg Res,2013,182(1):17-20.

17. Bird JJ,Patel NY,Mathiason MA,et al. Management of pediatric blunt splenic injury at a rural traua center. J Trauma Acute Care Surg,2012,73(4):919-922.

第十八章

小儿肝胆外科手术的麻醉

小儿肝胆外科涉及一般需手术治疗的肝、胆、胰、脾等脏器的肿瘤、创伤、感染、畸形等疾病,可发生于各年龄段,患儿既有小儿所共有的特点,又有肝胆外科患者所特有的病理生理改变。因此,必须全面了解患儿的生理和疾病特点,做好充分的麻醉前准备,选择恰当的麻醉药物和方法,才能使患儿安全、顺利度过麻醉和手术关,有助于患儿术后早日康复。

第一节 麻醉前准备

麻醉前对患儿身体情况的正确评估和充分准备,不仅可以保证麻醉和手术的顺利施行,而且有利于患儿的早日康复。因此,麻醉前准备是围术期管理的重要部分。麻醉前准备主要包括以下几个方面的内容:①全面了解患儿的全身健康状况和特殊情况;②明确全身情况和重要器官功能存在哪些问题和不足,麻醉手术前需要做哪些准备;③预测器官系统疾病和特殊病情的危险所在,术中可能发生的意外和并发症,需采取哪些预防措施;④评估患儿对麻醉、手术的耐受能力;⑤综合上述情况选定麻醉方法、麻醉前用药和麻醉药物,以及除常规监测外还需增加的监测项目,拟定具体麻醉实施方案。

一、麻醉前访视与检查

麻醉前访视要求麻醉医师在术前 1~3 天内访视患儿,访视时态度要和蔼,以取得患儿的信任和合作,并指导其父母或亲属了解麻醉的有关问题,消除他们对麻醉和手术的紧张心理,配合医务人员做好术前准备工作。更重要的是通过麻醉前访视,获得有关病史、体检和精神状态的资料,与手术医师和患儿亲属取得一致的处理意见,为选择合适的麻醉方法打下良好的基础。具体要做的工作主要包括以下几方面:

1. 详阅病历　详阅病历,包括病程记录和病例讨论内容、化验和检查结果等。核实患儿的姓名、性别、年龄、体重等,并注意患儿的年龄、体重与营养发育的关系是否相符,为术前和麻醉中用药剂量提供参考。

2. 询问病史　询问病史,包括患儿的既往史、与其疾病有关的家族史,过去的麻醉和手术史,过去用药和对药物的过敏史等。通过询问病史,了解患儿有无发热、抽搐、癫痫、黄疸、哮喘、及先天性心脏病、肝炎、肺炎、气管炎、肾病、脊柱疾病、过敏性疾病、出血性疾病等,以备在麻醉和手术中注意。对择期手术,要严格按麻醉前准备常规做好各项准备工作。如患儿发热,应查清病因,给予治疗,待体温降至正常后再考虑手术。对限期和急症手术,应抓紧时间尽可能完善麻醉前准备,但不宜拖延时间,以免延误手术治疗时机。

3. 详细了解手术的方案详细　了解手术的意图、目的、部位、切口大小、手术范围、所累及脏器、手术难易程度、术中出血量以及手术时间等,以确定合适的麻醉方法及是否需要特殊的麻醉技术(有创压力监测、控制性降压等)。

4. 体格检查　体格检查是麻醉前准备的重要内容之一,既要顾及全身又要突出重点(与麻醉有关的脏器和部位)。

(1)全身状况:通过视诊,观察患儿的全身发育有无缺陷、有无营养障碍、贫血、脱水、水肿、发绀、发热、消瘦、过度肥胖等,并了解最近的体重变化。体格健壮的患儿对麻醉药耐受一般较好,可按实际体重计算给药剂量;体质较弱的患儿对麻醉药耐受较差,用药剂量可视情况适当减小。

（2）呼吸系统:该系统与小儿麻醉关系密切。检查时要观察患儿的呼吸频率、深度、呼吸形式（胸式或腹式）,有无胸廓畸形及呼吸道不畅等;观察有无咳嗽、咳痰、鼻塞、咽充血及卡他症状、急性上呼吸道感染等症状,对有上呼吸道感染的患儿除急症手术外,至少应推迟一周再行手术。对患有支气管炎、肺炎、肺水肿、肺不张等呼吸系统疾病的患儿应给予积极治疗,待病情好转后再考虑手术。对近期有过呼吸道感染的患儿,麻醉中禁用对呼吸系统有刺激的药物。对合并扁桃体（或腺样体）肥大、声带或颈部肿物压迫气管、颈短或过度肥胖等可能导致气管插管困难的患儿,应采用保留自主呼吸的慢诱导插管,并做好抢救准备（如备好吸引设备、气管切开包等）。

（3）心血管系统:除检查脉搏强弱、频率、节律外,还应注意观察黏膜的颜色（苍白、发绀程度）、呼吸频率及有无呼吸困难、有无水肿及杵状指、有无颈静脉怒张等,并听诊心音的强弱、有无心脏杂音等。对疑有心血管功能异常者,应结合心电图、心功能及心脏超声等检查明确诊断,择期手术应暂缓,必要时请儿内科医师协助诊断和治疗。

（4）实验室检查:入院后患儿应常规行血常规（包括红细胞计数、血红蛋白含量、白细胞计数及分类、血小板计数）、尿常规、血凝常规、血生化及肝肾功能、胸透、心电图等检查。常规检查有异常发现时,应做进一步检查。

二、术前病情评估

根据麻醉前访视结果,即所得的病史、体格检查及实验室检查资料,结合手术的情况,进行综合性分析,对患儿的全身情况和麻醉耐受力做出全面评估。按照美国麻醉医师协会（ASA）的分级标准将患者的全身健康状况分为 5 级,见表 18-1。也可以根据患儿对麻醉和手术的耐受能力,将其全身情况归纳为两类 4 级,见表 18-2。

表 18-1　ASA 病情分级

分级	标准	死亡率（%）
Ⅰ级	体格健康,发育营养良好,各器官功能正常	0.06～0.08
Ⅱ级	除外科疾病外,有轻度并存疾病,功能代偿良好	0.27～0.4
Ⅲ级	并存病较严重,体力活动受限,但尚能应付日常活动	1.82～4.3
Ⅳ级	并存疾病严重,丧失日常活动能力,经常面临生命威胁	7.8～23
Ⅴ级	无论手术与否,生命难以维持 24 小时的濒死患者	9.4～50.7

注:急症手术患儿则在 ASA 分级后加"急"或"E"字

表 18-2　手术患儿全身情况分级

类别		全身情况	外科病变	重要生命器官	麻醉耐受力估计
Ⅰ类	1 级	良好	局限,不或轻微影响全身	无器质性疾病	良
	2 级	好	对全身有一定影响,但易纠正	有早期病变,但功能处于代偿状态	好
Ⅱ类	1 级	较差	对全身已有明显影响	有明显器质性病变,功能接近失代偿或已有早期失代偿	差
	2 级	很差	对全身已有严重影响	有明显器质性病变,功能失代偿,需采用内科支持疗法	劣

按 ASA 病情评估分级法,第Ⅰ、Ⅱ级患儿麻醉耐受力良好,麻醉经过平稳。第Ⅲ级患儿对接受麻醉存在一定的危险,麻醉前应尽可能做好充分准备,对围麻醉期可能发生的并发症,应采取有效措施,积极预防。第Ⅳ、Ⅴ级患儿,麻醉风险极大,应充分做好抢救的准备工作,并向患儿的亲属交代清楚。

按患儿全身情况分级法,第Ⅰ类即相当于 ASA Ⅰ～Ⅱ级的患儿,不需要特殊准备,仅做一般麻醉前准备即可接受任何类型的麻醉和手术。第Ⅱ类即相当于 ASA Ⅲ级以上患儿,必须对其营养状况、中枢神经、心血管、呼吸、血液、凝血功能、代谢（水电解质平衡）及肝脏、肾脏功能等做好全面特殊准备后，方可实施麻醉和手术。

三、麻醉前的一般准备

对 ASA 分级 Ⅰ～Ⅱ 级，或全身情况分级第Ⅰ类的患儿，麻醉前给予常规准备即可保证麻醉和手术经过顺利。常规准备的内容包括：

（一）精神方面

因患儿感情和理智均未发育成熟，心理状态不稳定，对麻醉和手术常有恐惧、紧张、哭闹不合作，可致中枢神经系统和交感神经系统过度紧张，给麻醉的实施与管理带来困难。麻醉前访视时态度要和蔼，取得患儿的信任与合作，对高度紧张又不合作的患儿，可在术前晚间给少量的镇静药。

（二）改善营养状况

小儿肝胆疾病患者多有肝胆功能不良、凝血机制差、低蛋白血症等疾病特点，肝胆功能不良可使胆红素代谢、碳水化合物代谢、蛋白质合成障碍导致营养不良，并影响凝血因子生成和药物的生物转化。低蛋白血症和某些维生素缺乏，不仅能明显降低患儿对麻醉和手术的耐受能力，而且还可降低其术后的抗感染力，影响伤口愈合。维生素缺乏还可导致凝血功能障碍，加重术中失血和循环功能不稳定。因此，对营养不良的患儿，术前应积极改善其营养状态，必要时多次小剂量输血或白蛋白；严重贫血者，术前应将血红蛋白提高到 90g/L 以上。

（三）胃肠道准备

鉴于小儿食管短、食管下段括约肌发育不健全、胃内压力高、胃液酸度大等解剖和生理特点，加之患儿情绪不稳定，哭闹不合作等因素，无论手术大小，为避免造成误吸，术前禁食十分重要。小儿禁食时间超过 12 小时可发生低血糖并有代谢性酸中毒倾向，故小儿禁食时间以不超过 8 小时为宜。近年来研究发现，儿童在麻醉诱导 2～3 小时前不受限制地饮用清液体（水、苹果汁），其胃残余容积或 pH 与标准禁食相比并无差别，故主张适当缩短麻醉前禁食禁饮时间，如表 18-3 所示。

表 18-3　小儿术前禁食时间（h）

年龄	固体食物、牛奶	糖水、果汁
6 个月以下	4	2
6～36 个月	6	3
>36 个月	8	3

（四）输血、输液准备

凡中等以上手术，术前应查患儿血型，准备一定量全血或浓缩红细胞；对有脱水、电解质、酸碱失衡的患儿，术前应尽可能补充纠正。

（五）麻醉器械物品及药品准备

无论采取何种麻醉方法都必须在麻醉前对各种麻醉器械物品进行全面检查，保证其随手可取，且性能完好。麻醉器械的准备主要内容包括：麻醉机（性能、气源、电源、连接管道有无漏气、钠石灰性能以及是否准备 T 形管装置、Bain 环路等）、监护设备（监护仪性能、特殊监护功能和插件等）、吸引设备（吸引器或中心吸引、吸引管道等）等内容。麻醉物品准备包括：麻醉喉镜及相应的镜片、相应型号的气管导管、导丝、面罩、通气道、听诊器、注气针管、相应型号吸痰管、不同型号注射器等。

药品准备包括麻醉药品和抢救药品，已备好的各种药品要适当稀释，贴牢标签，标明剂量，以备急用。

四、小儿肝胆外科手术麻醉前的特殊准备

1. 肝胆疾病患儿肝脏和胆道功能障碍，维生素 K 的合成和吸收均不良，引起凝血因子 Ⅱ、Ⅶ、Ⅸ、Ⅹ 减少，应术前 3 天肌内注射维生素 K_1 纠正凝血功能紊乱，必要时补充葡萄糖和维生素 B、维生素 C、维生素 D。

2. 肝胆疾病患儿多数为年龄小、病情重、全身状况差、手术创伤较大，麻醉前应做好充分准备，纠正营养不良状态，如有贫血应及时输血，纠正水电解质紊乱和酸碱失衡。

3. 先天性胆道发育畸形患儿，术前准备应包括术前 12～24 小时流质饮食以及灌肠。术中备造影剂。

五、麻醉前用药

（一）麻醉前用药的目的

使患儿充分镇静，减少紧张和恐惧的心理，减少患儿因饥饿所致的烦躁不安，使患儿安静、合作。

1. 减轻麻醉药的副作用，预防局麻药中毒，增强麻醉效果，减少麻醉药用量。

2. 调整自主神经功能状态，减轻和避免手术产生的不良反射，预防术中循环和呼吸系统等意外发生。

3. 抑制自主神经反应性,抑制唾液腺、气管支气管腺体分泌作用,保持呼吸道通畅。

（二）常用药物

常用麻醉前用药主要包括以下几类:

1. **苯巴比妥类**　具有镇静、催眠和抗惊厥及防止局麻药中毒引起的惊厥等作用,用作小儿麻醉前用药时,可起部分基础麻醉作用。临床常用苯巴比妥钠,小儿剂量为 2～4mg/kg。但 6 个月以下小儿不用,因巴比妥盐在婴儿体内代谢比年长儿或成人慢。

2. **安定类**　主要对大脑边缘系统有抑制作用,具有镇静、催眠、抗惊厥、抗焦虑作用,同时还有中枢性肌肉松弛和降低局麻药毒性的作用。常用咪达唑仑 0.1～0.4mg/kg,口服、肌内注射或静脉注射。

3. **抗胆碱药**　麻醉前常用的抗胆碱药通常为阿托品和东莨菪碱,其主要作用为抑制腺体分泌和消除手术产生的不良反射。阿托品可使心率增快,持续 2 小时以上,但对新生儿这种作用不明显。阿托品的剂量范围较大,常用量为 0.02mg/kg。东莨菪碱对中枢神经系统有显著作用,其镇静作用比阿托品高 8～9 倍,与安定合用产生一定遗忘作用,但有致中枢神经毒性等副作用,表现为烦躁不安、焦虑、嗜睡,严重时惊厥。东莨菪碱不引起基础代谢、体温和心率增高,可用于心率快或高热患儿的麻醉前用药,常用剂量为 0.015mg/kg。

4. **麻醉性镇痛药**　有镇痛和镇静作用,可降低基础代谢,有助于麻醉诱导,减少麻醉用药量。临床常用药物有吗啡、哌替啶和芬太尼,因有产生呼吸抑制之虑,故少用于小儿麻醉前用药。

（三）注意事项

1. 麻醉前用药应按时、定量,过早或过迟给药或剂量不合适均可影响用药效果。

2. 阿托品抑制唾液腺分泌和干燥呼吸道的作用,一般在皮下或肌内注射后 1 小时出现高峰,故宜在麻醉前 1 小时给药。如手术时间过长,术中可追加阿托品 0.01mg/kg。

3. 小儿分泌旺盛,阿托品用量可适当加大。高热患儿一般不用阿托品,可用东莨菪碱替代。

第二节　麻　醉　方　法

小儿肝胆外科手术常用的麻醉方法主要有全身麻醉和椎管内麻醉两种方法。全身麻醉是小儿手术应用最多的麻醉方法。椎管内麻醉既可单独用于小儿肝胆外科手术,又可作为全身麻醉的辅助手段,或主要用于术后镇痛。

一、全身麻醉

小儿肝胆外科手术因创伤较大,部位较深,显露困难,需要良好的肌肉松弛,故对麻醉要求较高。为让患儿能够较长时间耐受手术,并维持呼吸道通畅,为手术创造良好的条件,一般采用气管内插管全身麻醉。

（一）全麻诱导

麻醉诱导是气管插管全麻的重要环节。诱导方法选择得当,药物及剂量准确合理,患儿可舒适、平顺、安全度过诱导期。否则,会对患儿的心理、精神及呼吸循环等生理功能带来严重影响,甚至危及患儿生命。常用诱导方法有静脉诱导、吸入诱导、肌内注射、直肠给药诱导等。

1. **静脉诱导**　静脉诱导是小儿插管全麻主要的诱导方法,尤其适用于已建立静脉输液通路和年龄较大的患儿。其优点是操作简单,诱导迅速、平稳,患儿较舒适。缺点是需先行静脉穿刺,有穿刺困难且因穿刺给患儿带来创伤和恐惧。

（1）常用静脉诱导药物:

1）异丙酚:是一种新型速效、短效静脉麻醉药,止痛作用弱。其优点是起效快,作用时间短,苏醒快,苏醒质量高,适用于 3 岁以上患儿。临床常用诱导剂量为 2.5～3.5mg/kg。异丙酚诱导剂量个体差异明显,且患儿年龄越大,按体重计算的用药剂量相应越小。异丙酚存在肝内和肝外两条代谢途径,肝肾功能受损和胆汁淤积的患儿对异丙酚的清除,与正常儿童无明显差异。异丙酚的诱导缺点是注射部位疼痛、肌肉活动和剂量依赖性呼吸循环抑制作用。另外与芬太尼、咪达唑仑等药物有协同作用,联合用药时应注意减量。

2）咪达唑仑:是一种新的水溶性短效苯二氮䓬类药物,既可作为麻醉前用药,又可以静脉注射、肌内注射、口服、直肠或鼻腔内等途径给药用作麻醉诱导。静脉诱导常用剂量为 0.05～0.15mg/kg。其优点是具有镇静、抗焦虑、遗忘和抗惊厥作用,且对健康小儿心血管作用影响较小。缺点是单用咪达唑仑静脉诱导时,即使用较大剂量也难以达到理想的麻醉深度,且常因用药剂量过大,引起呼吸和循环抑制。目前多用咪达唑仑作为全麻诱导和维持的辅助用药。咪达唑仑经肝脏代谢,小儿肝胆外科患儿多有不同程度的肝脏功能受损,用药时应注意减量。咪达唑仑与芬太尼、异丙酚等复合用药时,应注意其协同作用,避免用药过量。

3)依托咪酯:是一种作用强,短效的非巴比妥类静脉麻醉药,无镇痛作用。麻醉诱导常用剂量为0.3~0.4mg/kg。其优点是对患儿的呼吸和循环系统影响小,可用于体质较弱和合并心血管疾患者。缺点是肌阵挛的发生率可高达30%~70%,并对肾上腺皮质有抑制作用,阻滞肾上腺甾体类物质的合成,使其临床应用受到一定限制。依托咪酯主要在肝脏代谢,肝脏功能受损者,应用时应慎重。

4)氯胺酮:属非巴比妥类静脉麻醉药,其作用特点是选择性地阻断大脑联络径路和丘脑新皮质系统,临床出现痛觉消失而意识可能部分存在的感觉和意识相分离的所谓"分离麻醉"状态。氯胺酮麻醉诱导的优点是起效快,作用时间短,对呼吸抑制作用轻微,对循环几乎无抑制作用,常表现出轻度的兴奋作用,尤其适用于体质较弱和循环功能较差患儿的麻醉诱导和维持。小儿常用静脉诱导量为1~3mg/kg,肌注剂量为4~8mg/kg。氯胺酮麻醉诱导的缺点是可使咽喉部兴奋性增高,唾液分泌增加,使围麻醉期呼吸道痉挛、呕吐误吸和呼吸道梗阻的危险性增加。氯胺酮的另一缺点是它的幻觉和噩梦,尤其多见于较大的患儿,因而主张氯胺酮与咪达唑仑、异丙酚等药物复合应用,可减少此副作用,同时各种药物用量也应相应减少。氯胺酮升高颅内压、眼内压,有合并颅内压、眼内压增高疾患者禁用。

(2)常用静脉诱导方法:静脉诱导又可根据诱导速度不同分为快诱导法和慢诱导法。对较大患儿,麻醉医师可根据自己的习惯和经验,以及技术、设备等条件,选择不同的麻醉药物和采用快诱导方法。对较小患儿或受经验、技术、设备等条件限制时,一般采用保留自主呼吸的慢诱导方法。

1)快诱导方法:患儿入手术室后开放静脉通路(最好上肢静脉),连接监护仪(心电图、无创血压、脉搏血氧饱和度仪、胸前听诊器等),备好麻醉机等供氧装置(麻醉机功能良好、管道连接无漏气、储气囊及面罩大小是否合适等),连接吸引设备(中心吸引或电动吸引器),复核所备麻醉物品(气管导

管型号、麻醉喉镜及镜片、牙垫等)及药品(诱导用药及必备的急救用药等)是否适当后,静注氯胺酮1~2mg/kg,患儿安静入睡后给予面罩供氧,继之依次缓慢静注咪达唑仑0.1~0.2mg/kg,3岁以上的患儿也可用异丙酚2~3mg/kg,并辅用芬太尼1~3μg/kg。肌肉松弛药琥珀胆碱2mg/kg或维库溴铵0.08~0.1mg/kg或阿曲库铵0.4~0.5mg/kg或顺阿曲库铵0.1~0.2mg/kg,呼吸减弱后开始辅助呼吸,出现明显呼吸抑制后面罩加压供氧,轻度过度通气,两分钟后可行气管内插管。不合作难以建立静脉通路的患儿,可先肌注氯胺酮4~6mg/kg,或复合咪达唑仑0.1~0.2mg/kg。

2)慢诱导方法:患儿入手术室后开放静脉通路、连接监护、备好麻醉和吸引装置后,缓慢静脉注射咪达唑仑0.1mg/kg或丙泊酚1~2mg/kg,芬太尼2μg/kg,注射速度以无明显呼吸抑制原则,患儿保留自主呼吸,面罩供氧,待患儿入睡后用2%利多卡因(小儿慎用丁卡因)喷雾对患儿咽喉部施行表面麻醉,可重复2~3次,每次喷雾后将多余的局麻药吸除,以防止药物过量导致局麻药中毒。待表面麻醉完善后喉镜窥视声门,无明显喉头及声门反射后可行经口腔明视气管内插管。完成气管插管后,再根据手术需要决定是否加肌松药。近年来新型高选择性α2肾上腺素能受体激动剂右美托咪定由于具有明显抗交感、镇静、镇痛作用,且对呼吸无抑制,广泛应用于患者清醒镇静和慢诱导气管插管。方法:静脉泵注右美托咪定1μg/kg,10~15分钟后结合完善咽喉及气管黏膜表面麻醉行气管插管。

2.吸入诱导 通过面罩吸入诱导是小儿麻醉常用的方法。其优点是患儿无静脉穿刺的创伤和痛苦,更易被小儿所接受。另外,由于吸入诱导期间患儿可保留自主呼吸,而静脉麻醉用药常有呼吸抑制之虑,故吸入麻醉诱导在小儿困难气道处理中亦颇受欢迎。目前以七氟烷为最常用吸入诱导药物。

(1)常用吸入诱导药物:

1)氟烷:氟烷为强效吸入麻醉药(MAC为0.87),略带水果味而易被患儿所接受,麻醉诱导平稳,对呼吸道无刺激,在七氟烷用于麻醉诱导前,氟烷一直是用作与所有吸入麻醉药比较的金标准。氟烷直接抑制心肌、传导和降低外周血管阻力,导致低血压和心动过缓,心血管抑制程度与麻醉深度相关。氟烷增加心肌对肾上腺素的敏感性,尤其在伴有CO_2蓄积的患儿,易出现室性心律失常。氟烷可造

成肝损害,尤其在1个月内接受两次氟烷麻醉者,对肝功能影响较大,黄疸发生率较高,病死率远高于病毒性肝炎,可能与氟烷的致敏作用有关。

2)七氟烷:七氟烷是一种新型的吸入麻醉药,在小儿麻醉中应用广泛。七氟烷的MAC随年龄增长需降低,足月新生儿为3.3,1~6个月为3.0,6个月~3岁为2.5,3~12岁为2.0。七氟烷的血/气分配系数为0.63,其诱导和苏醒也较快。此外,七氟烷对呼吸道没有刺激,很少导致喉痉挛,气味也易被小儿接受,是目前用于吸入麻醉诱导的理想药物。七氟烷对循环系统的作用较温和,使心率增快而收缩压变化不明显。七氟烷对呼吸道反射具有很强抑制作用,对呼吸有剂量依赖性抑制反应,使潮气量降低,呼吸频率减慢,如用高浓度七氟烷吸入麻醉诱导时患儿常出现呼吸暂停现象,应作好辅助通气的准备,必要时进行辅助通气。

3)氧化亚氮:氧化亚氮(N_2O)俗称笑气,为无色、味甘、对呼吸道无刺激性的麻醉气体。氧化亚氮的优点是血/气分配系数最小(0.42),诱导和苏醒快,体内代谢率低,对呼吸循环影响轻微,且有一定的镇痛作用,因此目前临床上仍被广泛应用于各科手术的麻醉。氧化亚氮的缺点是麻醉效能弱,通常需要和其他麻醉药物复合使用。氧化亚氮的另一缺点是它的弥散速度明显快于氮气,可以导致闭合腔气体量增加。因此在需吸入高浓度氧气或体内存有充满空气的闭合性空腔时应禁用氧化亚氮。

(2)常用的吸入诱导方法:常用的吸入麻醉诱导方法包括:浓度递增法、潮气量法和肺活量法三种。其中小儿吸入诱导多采用肺活量法和潮气量法,不能配合的小儿使用后者。

1)浓度递增诱导法:①麻醉机为手动模式,置APL阀于开放位,调节吸入氧浓度,新鲜气流量6~8L/min,选择合适的面罩给患者吸氧(患者意识存在时不能用力提下颌,避免刺激),嘱其平静呼吸。②打开蒸发器,起始刻度为0.5%,患者每呼吸3次后增加吸入浓度0.5%,直至达到需要的镇静或麻醉深度(如能满足外周静脉穿刺或气管插管)。在患者意识消失后注意保持呼吸道通畅,适度辅助呼吸(吸气压力<$20cmH_2O$,避免过度通气)。③吸入诱导期间可以联合使用镇静药、静脉麻醉药、阿片类药或肌松药(需注意这些药物与吸入麻醉药的药效协同作用,尤其是接受丙泊酚和七氟醚联合诱导的高危患者)。④此法适合于效能强的吸入麻醉药

(如氟烷),以及外周静脉开放困难,静脉麻醉诱导可能造成循环剧烈波动和预测为气管插管困难的成年患者。⑤此法诱导时间长,在麻醉深度不足时刺激患者会导致呛咳、挣扎、喉痉挛和气道梗阻等不良反应。目前此法已较少用于七氟醚的诱导。

2)潮气量法:①方法基本同浓度递增诱导法,但七氟醚蒸发器起始刻度为8%。患者既可平静呼吸,也可深呼吸,意识消失后改为辅助呼吸。②当达到足够的麻醉深度时可调节七氟醚吸入浓度到3.5%~4.5%,避免体内吸入麻醉药物浓度过高导致的循环抑制。③麻醉诱导开始前如果做回路预充,则可加快吸入诱导的速度。④潮气量法诱导速度快,诱导过程平稳,较少发生呛咳、屏气和喉痉挛等不良反应。是吸入诱导最常用的方法。

3)肺活量法(高浓度快诱导法):①预先作呼吸回路的预充,使回路内气体达到设定的吸入麻醉药物浓度。方法:排空手控呼吸囊,打开逸气阀,将蒸发器调至8%,新鲜气流量6~8L/min,然后放开呼吸囊,并持续60秒,使呼吸囊内充满高浓度的七氟醚。②患者(通常大于6岁)在呼出肺内残余气体后,做一次肺活量吸入8%的七氟醚(氧流量6~8L/min),并且屏气,患者在20~40秒内意识消失。③随后降低七氟醚浓度至3.5%~4.5%,辅助呼吸,在使用小剂量阿片类药和肌松药后可行气管插管术。④肺活量法诱导速度最快,也很平稳。缺点是需要患者的合作,不适合效能强的吸入麻醉药(如氟烷)。

(3)吸入诱导时应注意的几个问题:①在吸入高浓度麻醉药时尽量采用自主呼吸;②避免应用高浓度控制呼吸;③避免术前禁食时间过长,以防止诱导时脱水及低血压;④诱导到一定程度时尽快建立静脉通路。

(4)吸入诱导的副作用:吸入诱导时常见的副作用有:①咳嗽、屏气;②喉痉挛、支气管痉挛;③分泌物增加;④躁动、挣扎;⑤呕吐。未用术前药者发生率明显高于应用术前镇静剂者。

(二)全麻维持

理想的全身麻醉要求必须在不严重干扰机体生理功能的前提下,满足手术的全麻四要素:即镇痛完善、意识消失、肌肉松弛及抑制不良神经反射。单一的麻醉药物和方法,难以达到理想的麻醉效果。临床上为了扬长避短,常采用平衡麻醉或复合麻醉作为全身麻醉维持。

1. 平衡麻醉　同时或先后应用两种以上的麻醉药物或麻醉技术,达到镇痛遗忘、肌松、自主反射抑制并维持生理功能稳定的麻醉方法。平衡麻醉既减少各自药物的用量和毒副作用,同时又恰当地满足手术的要求,较少干扰患儿的生理状态,提高了麻醉的安全性及舒适性。

2. 平衡麻醉的应用原则　平衡麻醉的应用需要掌握以下基本原则:合理选择药物;优化复合用药;准确判断麻醉深度;加强麻醉期间的管理;坚持个体化的原则。

3. 小儿肝胆外科常用的平衡麻醉方案

(1) 静吸复合全身麻醉:是对同一患者静脉麻醉与吸入麻醉同时或先后使用的麻醉方法,是目前最常用的小儿麻醉方法。临床常用的方法有:①静脉麻醉诱导,术中静脉复合吸入维持麻醉;②先吸入(七氟烷)诱导,待患儿入睡后开放静脉通路,追加静脉麻醉药后完成诱导插管,术中静吸复合维持麻醉。

(2) 全凭静脉麻醉:是指完全采用静脉麻醉药及静脉麻醉辅助药的麻醉方法。临床常用的麻醉方法有:①静脉全麻醉药、麻醉性镇痛药和肌松药序贯注药的方式完成诱导插管,术中将此三类麻醉药物合理搭配、联合应用以维持麻醉,以期用最小的药物浓度和剂量达到最佳的麻醉和苏醒效果。可选择的药物有氯胺酮、丙泊酚、乙托咪酯、咪达唑仑、芬太尼、舒芬太尼、氯琥珀胆碱、维库溴铵或(顺式)阿曲库铵等。②在 BIS 监测下,丙泊酚靶控输注(TCI)复合麻醉性镇痛药和肌松药行麻醉诱导和维持。术中调节丙泊酚血浆靶浓度,维持 BIS 值在 40 ~ 60。

(3) 静脉全麻复合椎管内阻滞:静脉复合全麻为主,辅用腰段硬膜外或骶管阻滞作为术中和术后镇痛的主要手段,既可减少静脉麻醉药和麻醉性镇痛药用量,利于患儿术后苏醒,又可增加肝脏血流,减轻手术操作和麻醉药物对肝脏血流动力学的影响所造成的肝损害,利于患儿术后康复。

(4) 静吸复合全麻复合椎管内阻滞:将以上两种方案联合应用,以取其优点,克服其缺点,达到最佳麻醉、苏醒和术后镇痛效果。

二、椎管内麻醉

椎管内麻醉可单独应用于小儿肝胆外科手术的麻醉,也可作为全身麻醉的辅助手段,或主要用于术中和术后镇痛。但有凝血功能异常、严重感染症状、神经退行性变、椎管及脊髓畸形、穿刺部位感染灶及严重血容量不足的患儿,禁用椎管内麻醉。

(一) 腰段硬膜外阻滞

腰段硬膜外阻滞是小儿肝胆外科手术最常用的椎管内麻醉方法,既可单独应用,更多见于复合浅全身麻醉,作为术中和术后镇痛的主要手段。

1. 操作步骤　患儿侧卧于手术台上,屈髋、屈膝、低头、弓背,尽可能使椎间隙显露清楚。不合作的患儿可先给予静脉或肌内注射基础麻醉。选择腰$_{3\sim4}$、腰$_{4\sim5}$或腰$_5$ ~ 骶$_1$椎间隙中最清楚、估计最容易穿刺的间隙,常规消毒铺无菌单。先在拟穿刺部位做局部浸润麻醉,然后选用 18 号 Tuohy 穿刺针,正中入路,依次穿透皮肤、皮下组织、棘上韧带、棘间韧带、黄韧带后进入硬膜外腔。穿刺时要缓慢进针,并仔细感觉穿刺针前进的阻力。当针遇到明显阻力时,常表示遇到了棘间韧带。继续进针遇到的阻力更大,表示遇到黄韧带,此时应除去针芯,接一负压管或低阻力注射器,边进针边观察负压管内的水滴变化,或给注射器持续或间断加压观察阻力变化,当有明显的突破感、或阻力消失、或有负压将水滴吸入时,表示穿透黄韧带,进入硬膜外腔。可用注射器回抽无血和脑脊液,推注少量水和空气无阻力等方法进一步验证穿刺针进入硬膜外腔。穿刺成功后头向置入硬膜外导管,退出穿刺针,硬膜外腔内留管 2 ~ 3cm 固定好导管后将患儿改为平卧位。

2. 药物选择及用量　穿刺置管结束后,将低阻力注射器与硬膜外导管连接,观察有无自发性血液或脑脊液流出。注药前做回抽实验以进一步验证是否有血液和脑脊液流出。确定无误后,缓慢注入实验量1% ~2.0% 利多卡因 1 ~2ml,同时观察循环、呼吸和下肢肌张力变化3 ~5 分钟,确定导管无误入血管和蛛网膜下腔后,一次性或分2 ~3 次注入计算好的诱导剂量。常用局麻药有 1% 利多卡因、0.25% ~0.5% 布比卡因和 0.25% 的丁卡因。三种局麻药既可单独使用,也可将利多卡因与布比卡因或与丁卡因混合使用。诱导剂量根据体重计算,一般为利多卡因不大于 8mg/kg,或混合液 0.5 ~1.0ml/kg。维持量可采用间断推注法,也可采用连续输注法。间断推注法是将诱导量的 1/2 ~2/3 量每间隔 30 ~60 分钟推注一次,直至手术结束。连续输注法是诱导平面稳定后用布比卡因最大量不超过 0.4mg/(kg·h),6 个月以下婴儿减量30%。所用局麻药浓度可根据手术时间、阻滞范围、患儿年龄及手术刺激大小等因素调整。

3. 注意事项　新生儿与婴儿的脊髓终止于 L_3 椎体,1 岁时达 L_1-L_2 位置,因此穿刺点应尽可能选择 $L_{3,4}$ 以下间隙,L_2 以上间隙穿刺时应特别注意,避免误伤脊髓。硬膜外麻醉的穿刺置管是一创伤性过程,小儿的韧带薄弱、硬膜外间隙窄,操作时稍有不慎,即有可能发生穿破血管、穿破硬膜、损伤脊髓和神经根等意外和并发症。麻醉诱导过程中更需反复验证是否导管误入血管或蛛网膜下腔,以防止全脊髓麻醉、局麻药中毒和严重低血压等严重全身并发症发生。应严格无菌操作,防止将病原微生物和化学性污染物带入硬膜外腔所导致的脑膜炎和硬膜外脓肿。严格掌握用药剂量,防止用药过量引起局麻药毒性反应。硬膜外腔注药前,开放静脉通路,及时纠正容量不足并备好抢救用药。

(二) 骶管阻滞

骶管阻滞多数被推荐作为下腹部以下部位手术的麻醉方法,但也有一些学者建议在上腹部手术时也采用骶管阻滞。近几年来,作者所在的医院在实施小儿肝胆外科手术时,采用骶管阻滞加全身麻醉的方法,取得了良好的效果。

1. 操作步骤　患儿采取侧卧位或俯卧位,侧卧位时髋膝关节尽量向腹部屈曲;俯卧位时在髋关节下垫一厚枕,使骶部突出。穿刺者位于患儿一侧,先以中指摸到尾骨尖,拇指从尾骨沿中线向上摸,可触到骶骨末端呈 V 或 U 形的凹陷,此凹陷即骶裂孔。于骶裂孔两侧可触到豆大的结节即骶角。骶裂孔中心与双侧髂后上棘连线呈一等边三角形,可作为寻找骶裂孔的参考标志。另外,双侧髂后上棘连线相当于第二骶椎水平,系硬脊膜囊终止部位,骶管穿刺时进针深度不得超过此连线,否则有误入蛛网膜下腔发生全脊髓麻醉的危险。

常规消毒铺无菌单后,选择骶裂孔中心部位,可选用 7 号短针或套管针(20 号或 22 号)或头皮针(6号或 7 号),先将皮肤和皮下组织作局部浸润麻醉,然后将穿刺针与皮肤垂直或以大于 60° 的角度进针,当针尖抵达骶尾韧带时有弹性阻力感,穿透骶尾韧带时有阻力消失感,此时将穿刺针放平,使其与皮肤夹角小于 30°,并与骶骨轴线一致,继续进针 0.5 ~ 1cm,若未遇到骨质阻挡感,回抽无血液和脑脊液,注水无阻力及局部皮肤隆起,即可表明穿刺针已入骶管腔。

2. 药物选择及用量　可用于小儿骶管阻滞的局麻药有 0.5% ~2% 利多卡因及 0.25% ~0.5% 布比卡因。选择最合适的局麻药决定于患儿的年龄和身体状况、需阻滞的神经范围以及麻醉医师的经验。根据作者所在医院的经验,一般选择 1% 利多卡因、0.25% ~0.5% 布比卡因以及二者混合液为最佳。

阻滞平面决定于药物容积,计算容积时要同时兼顾阻滞平面和药物毒性反应两个方面。小儿肝胆外科手术要求阻滞平面达 T_4 ~ T_6 且有气管内全身麻醉和机械通气作保障,因此局麻药容积可用至1 ~1.2ml/kg。

3. 注意事项　虽然小儿骶管阻滞是较安全、有效的麻醉方法,若操作不当或观察、处理不及时,同样可以发生致命的意外和并发症。因此穿刺时应避免应用长穿刺针和避免进针过深而误入蛛网膜下腔;穿刺时不主张采用以往的进针抵达骶管前壁再改变进针方向的方法,因此法明显增加穿刺时损伤出血的机会。骶管腔出血一方面使局麻药吸收入血的发生率明显增加,另一方面限制了局麻药的用药容积,使难以达到理想的阻滞平面。另外实施骶管阻滞的患儿应常规给予巴比妥类或安定类麻醉前用药,或先实施全身麻醉后再行骶管阻滞以避免局麻药毒性反应和全脊麻所致的呼吸抑制和抽搐引起的严重脑缺氧。

第三节　常见小儿肝胆外科手术的麻醉

一、先天性胆道闭锁

1. 疾病特点　先天性胆道闭锁是患儿生后即存在肝内、外胆管呈条索状或膜状闭锁,因胆汁不能引流,胆汁淤积,胆管内压增加,患儿生后数周内发生黄疸,并进行性加重,大便为灰白色,肝脏显著增大,并逐渐硬化,晚期可出现腹水。由于肝胆功能受损,使脂肪代谢、胆红素代谢、蛋白质代谢及维生素 K 吸收不良,出现低蛋白血症、凝血功能障碍、血清结合胆红素明显增加。确立诊断后应及时手术,重建胆道,最好在出生后 6 ~8 周进行手术。因为该病的肝脏损害是进行性的,手术延迟几天,胆汁引流良好的机会可能减少一半,一般超过生后 3 个月就可能形成胆汁淤滞性肝硬化,影响患儿术后康复。

2. 术前准备　术前准备的主要目的是改善患儿全身状况、纠正凝血障碍、预防感染和防止术中发生低氧血症和低血压。为提高成功率，手术一般应在生后 3 个月内进行。因较小婴儿肝功能尚未发育成熟，胆道缺乏正常菌群，维生素 K 合成不足，再加患儿多有不同程度的肝损害，凝血酶原降低，有自发出血倾向。因此，术前 3 天应肌内注射维生素 K，补充葡萄糖及维生素 B、维生素 C、维生素 D。如有贫血，应及时输血。为防止术后发生败血症，术前开始抗生素治疗；纠正电解质紊乱和酸碱失衡，同时做好术中胆道造影准备；手术创面大，肝门区游离时可能有明显的渗血或大出血，术前应备血，小婴儿应备 100 ~ 200ml，大婴儿应备 200 ~ 400ml，有出血倾向者应备新鲜血。一般不用麻醉前用药，患儿入室麻醉诱导前静注阿托品 0.01mg/kg。

3. 麻醉方法　麻醉药及麻醉方法的选择以不加重肝脏负担和原有黄疸为原则。麻醉方法可选用全身麻醉或椎管内阻滞复合全麻。患儿入室后开放静脉，连接监护，一般监测血压、脉搏、呼吸、血氧饱和度和心前区听诊。全麻诱导可根据麻醉医师的经验及现场设备条件而定。经验丰富的麻醉医师在麻醉设备良好的条件下，可以考虑选用快诱导气管内插管法。但多数先天性胆道闭锁患儿月龄小、体质差，并存在肝脏功能不良，对缺氧的耐受力差，宜采用保留自主呼吸的慢诱导气管内插管法。无明显凝血障碍者可复合骶管阻滞，骶管腔内注入 0.8% ~ 1% 利多卡因和 0.2% ~ 0.25% 布比卡因复合液（不含肾上腺素），按 1.0 ~ 1.2ml/kg 给药。切皮前和术中根据监测结果和患儿生命体征变化适量追加芬太尼和阿曲库铵或维库溴铵等肌肉松弛药。术中机械通气。也可用氧化亚氮-氧气-异氟烷或七氟烷吸入维持麻醉。完善的椎管内阻滞，可减轻肝脏操作引起的肝血流改变，减少吸入和静脉麻醉药及肌松药、镇痛药用量，利于患儿术后苏醒。作者所在的医院在实施先天性胆道闭锁胆道重建术时采用骶管阻滞复合全身麻醉近 20 例，均取得满意效果，与硬膜外阻滞比，更具安全性，且简便易行。

4. 麻醉管理中应注意的问题　椎管内阻滞平面过高可抑制交感神经，对于黄疸患儿，副交感神经已处于敏感状态，气管插管或术中操作易引起心动过缓，故麻醉前或麻醉中应及时应用足量阿托品。对于中等程度以上肝功能损害，总胆红素在 20mg 以上的患儿，应降低吸入麻醉药浓度。肝损害患儿易发生药物蓄积，应尽量减少静脉全麻药的用量。术中要保持液体通路通畅，最好选择上肢静脉，套管针穿刺，必要时可行深静脉穿刺置管，监测中心静脉压，指导输血输液。维持输液用 4∶1 的 5% 葡萄糖和生理盐水，第三间隙丢失液用乳酸林格液补充，分离肝门前开始输血，防止低血压和低氧血症。术中维持患儿体温，注意保暖，手术室温度维持在 30 ~ 32℃，吸入气加热湿化在 32 ~ 34℃，关腹前温水冲洗腹腔，使患儿体温维持在 36℃ 左右。

二、先天性胆总管囊肿

1. 疾病特点　先天性胆总管囊肿 2/3 在幼儿和儿童期发现，1/3 青年期后发现。囊肿发生与以下因素有关：①阻塞（胆总管扭曲、狭窄、闭锁、瓣膜或炎性瘢痕等）；②胆总管管壁先天缺乏弹力；③感染（多为病毒且多为乙肝病毒）；④胆总管末端结构异常导致痉挛性梗阻。由于胆总管下端梗阻，胆汁淤积，反复感染使胆总管壁增厚，纤维结缔组织增生，平滑肌减少，导致胆总管囊性扩张。临床表现以腹痛、腹部肿块、黄疸为三大典型特征，间歇性黄疸为其特点。多数患儿一般情况和营养状况良好，无明显肝脏功能损害。少数患儿有凝血酶原时间延长和出血倾向。囊肿也可能穿孔破裂，导致出血和胆汁性腹膜炎。

2. 术前准备　术前准备主要包括术前抗生素治疗，防止术后感染；已有发热、黄疸等感染征象者，术前积极抗生素治疗，待病情稳定后再行手术；凝血障碍者术前维生素 K 治疗；有出血和穿孔者，应查电解质和血气，纠正水电解质和酸碱失衡；危重患儿应先行气管插管辅助呼吸，同时积极准备，急症手术。

3. 麻醉管理　麻醉药及麻醉方法的选择类似胆道闭锁。可选用全身麻醉或椎管内阻滞复合全麻。较小的婴儿可采用保留自主呼吸的慢诱导气管内插管法。但多数胆总管囊肿患儿发病时年龄在 2 岁以上，且一般情况较好，麻醉医师可根据自己的经验，选用地西泮、羟丁酸钠、异丙酚、咪达唑仑等其中的 1 ~ 2 种药物，复合芬太尼和阿曲库铵或维库溴铵等肌肉松弛药，行静脉快速诱导，气管内插管后接麻醉呼吸机机械通气，用氧化亚氮-氧气-异氟烷或七氟烷吸入或异丙酚持续静脉输注维持麻醉，也可复合骶管阻滞或硬膜外阻滞。有出血倾向者应避免硬膜外麻醉。

三、肝脏肿瘤

1. 疾病特点　儿科肝脏肿瘤的发病率仅次于神经母细胞瘤和肾母细胞瘤,占第三位,分为原发性和转移性两种类型。小儿原发性肝肿瘤多为恶性(占72%),最常见为肝母细胞瘤(占43%)和肝癌(23%)。肝脏良性肿瘤少见,主要为肝血管瘤、错构瘤、肝囊肿等。肝母细胞瘤是最常见的原发性肝脏恶性肿瘤,85%~90%发生在3岁以内儿童,肿瘤生长迅速,绝大多数患儿表现为腹部肿块、腹胀、贫血,近半数有腹壁静脉曲张,可能有骨质疏松和病理性骨折,病情发展快,早期手术预后较好。肝癌多发生于5岁以后,很少合并肝硬化,癌瘤以结节型和巨块型较多,易侵入静脉,致门脉高压,晚期有腹水,很少出现黄疸,仅在肝脏被广泛破坏或肿瘤压迫胆管时出现。肝功能基本正常。两者的共同表现为腹部进行性膨胀,偶然发现上腹部无痛性包块,发展迅速,逐渐出现食欲缺乏,精神萎靡,很快出现恶病质状态。治疗需要放疗、化疗和早期手术切除肿瘤相结合。

2. 麻醉前准备　晚期患儿和放疗后患儿往往体质衰弱,伴有贫血,组织携氧能力低下,对麻醉用药和操作的耐受力差,术前应根据患儿情况给予全血、血浆或白蛋白等,贫血患儿术前输血使血红蛋白大于90g/L。术前充分备血,凝血障碍者应备新鲜血,并肌注维生素K3天,以提高患儿对麻醉和手术的耐受力,减少术中出血。无明显肝脏功能损害者,麻醉前用药无特殊。

3. 麻醉管理　小儿肝脏肿瘤手术,麻醉的关键是维持呼吸道通畅,充分供氧和及时补充失血,维持血流动力学稳定。麻醉方法与先天性胆道闭锁基本相同,最好选用快诱导气管内全麻加硬膜外或骶管阻滞,但特别强调:①诱导前充分吸氧,诱导后迅速气管内插管,尽量争取一次成功,避免缺氧时间过长;②机械通气压力适中,特别是肿瘤巨大的患儿,避免压力过大影响回心血量;③术中失血较多,应开放两条上肢静脉,最好行上腔中心静脉穿刺置管,以利于中心静脉压监测和快速输血,开腹后即开始输血,大量输血时,适量补充钙和碳酸氢钠;④最好由动脉直接测压,防止肝脏探查和操作时发生血压剧烈波动;⑤术后带气管导管送ICU或PACU,完全苏醒后拔除气管导管,待生命体征稳定后方可转入普通病房。作者所在医院曾多次为巨大肝脏肿瘤患儿

实施麻醉和手术,例如某女,6个月,体重8kg,诊断为肝母细胞瘤,骶管阻滞复合全身麻醉下手术,切除肿瘤为1.5kg。某女,15岁,体重48kg,患肝腺瘤,实施硬膜外复合全身麻醉,切除肿瘤4.8kg。

四、胰岛细胞增殖症

1. 病理特点　胰岛细胞增殖症常为未满1周岁婴儿胰岛素过剩的主要原因,本病易造成婴儿低血糖,引起严重的中枢神经系统后遗症。为预防此并发症,常行85%~90%的胰腺次全切除术,可取得满意效果。低血糖是本病的主要症状,同时患儿有意识障碍,精神异常,癫痫发作及交感神经兴奋症状,随着时间延长,低血糖发作愈趋频繁,发作时间过长,脑细胞受损严重,可后遗痴呆或局限性神经症状。

2. 麻醉前准备　除按腹部手术常规行术前准备外,术前6小时,经口给予除去亮氨酸的牛奶,术前4小时,应口服糖水,并静脉内给予5%葡萄糖溶液。

3. 麻醉管理　此类手术麻醉的关键是维持良好的肌肉松弛,为手术提供良好的操作条件,避免发生大出血等严重并发症,以及动态监测血糖变化,指导葡萄糖输入。手术时间虽然不长,但由于病变部位较深,显露困难时可能伤及脾脏、脾静脉和门静脉,引起大出血,因此可采用气管内全麻加硬膜外或骶管阻滞,气管插管后机械通气,用维库溴铵提供良好肌松。麻醉中宜做桡动脉穿刺置管连续监测血压,并方便反复采血测定血糖。增殖的胰腺切除前宜30分钟测血糖一次,以指导葡萄糖输注速度,切除后反复测定血糖数次,若血糖升高,判断是否有必要给予胰岛素;若血糖不升,可能增殖的胰腺切除不完全,有再手术的可能。麻醉过程中应尽量避免使用升高血糖的药物。手术后1周内应每日测血糖含量,有时切除胰腺后可出现暂时性糖尿病,因此,术后3日可用少量胰岛素,控制高血糖。

五、脾切除

1. 病理特点　小儿脾脏为免疫系统的重要器官,小儿外伤造成的脾破裂很常见,在脾破裂时,为了抢救生命,可施行全脾切除术。另外,游走脾并发脾扭转、脾囊肿、脾脏巨大肿瘤者也要施行全脾切除术,但应尽量保留副脾,以代替脾脏的功能。有些血液疾病如遗传性球形红细胞增多症、血小板减少性

紫癜、地中海贫血、镰状细胞性贫血、6-磷酸葡萄糖脱氢酶(G6PD)缺乏等,当合并脾亢和溶血性贫血,或激素等药物治疗无效时,可考虑脾脏切除。脾脏切除后,虽不能去除病因,但可减轻症状。

2. 麻醉前准备　脾破裂属于急症手术,麻醉前准备的关键是一方面积极配血备血,并建立通畅的静脉通路,进行输血补液等抗休克治疗,另一方面做好术前检查,查清有无肋骨骨折、胸部挫伤、血气胸、肾破裂以及颅脑损伤等并存损伤,以防因漏诊而发生意外。原发性脾功能亢进者除有严重出血倾向外,大都已长期服用肾上腺皮质激素等激素治疗,麻醉前除应继续服用外,还需检查肾上腺皮质功能代偿情况。有严重贫血,尤其是溶血性贫血者,应输新鲜血。有肝功能损害、低蛋白血症者,应给予保肝及多种氨基酸治疗。有血小板减少、出凝血时间及凝血酶原时间延长者,应小量多次输入新鲜血或浓缩血小板,并辅以维生素 K 治疗。非急症手术,最好待贫血基本纠正、肝功能改善、出血时间及凝血酶原时间恢复正常后再进行手术。有粒细胞缺乏症者,常有反复感染史,术前应积极防治感染。

3. 麻醉管理　无论是脾破裂的急症手术,还是合并出血倾向的择期手术,均不适宜椎管内麻醉,而应选用气管内插管全身麻醉。麻醉药物选择应根据患儿具体情况确定,可用静脉复合或 N_2O-O_2-七氟烷(或异氟烷)吸入麻醉,辅用肌肉松弛剂。对于脾破裂失血性休克患儿,麻醉诱导剂量应减小以减轻其对心肌的抑制作用。气管插管动作要轻柔、迅速,避免反复试插造成咽喉和气管黏膜损伤而导致出血或血肿。麻醉手术处理的难度主要取决于脾周围粘连的严重程度,在游离、搬动脾脏及结扎脾蒂等操作时,有发生意外大出血的可能,应提前做好大量输血输液的准备。巨大脾脏内储血较多,有时可达全身血容量的 20%,故应提醒手术医师先结扎脾动脉,待脾脏内血充分回流、脾脏缩小后再结扎脾静脉,可防止大量血液丢失。麻醉手术过程中应密切观察出血和渗血情况,及时输血以维持有效循环血量。渗血较多时,应输 48 小时内的新鲜血,以补充凝血因子和血小板,同时及时应用止血药物。对术前长期应用肾上腺皮质激素的患儿,围术期继续给予维持量,以防止发生急性肾上腺皮质功能衰竭。

六、肝移植

首例成功小儿肝移植术完成于 1967 年。在 20

世纪 80 年代以前,小儿肝移植的 5 年成活率约为 20%,80 年代初期应用环孢素作为免疫抑制剂后,目前的 5 年成活率已达 60%～70%。原位肝移植主要适用于患有严重肝脏疾病以及一些先天性肝胆疾病和代谢障碍者,不施行肝移植患儿将很快死亡或无法长期存活。

1. 病理特点　小儿接受肝移植的适应证可分为三大类:①公认的适应证是先天性胆道疾患(如先天性胆道闭锁)所致的胆汁淤积性肝病变;代谢性疾病(如酪氨酸代谢病、糖原累积病及半乳糖血症等)造成的肝脏病变;退行性疾病(如 α_1-抗胰蛋白酶缺乏症及某些原因不明的疾病)引起的肝硬化。②有争议的适应证是肝脏的恶性肿瘤如肝胚细胞瘤和肝细胞性肝癌。③急性重症肝炎所致的肝脏坏死有时被认为是肝移植的适应证。接受肝移植的小儿常伴有黄疸、贫血、低蛋白血症、凝血功能障碍、门脉高压症,有的可能并发肝性脑病、呼吸功能障碍、心肾衰竭、电解质紊乱、酸中毒及非肾性氮质血症、高胆红素血症、凝血酶原时间延长等,患者全身情况差,对麻醉和手术耐受力低,对中枢神经抑制药敏感,心血管功能易受抑制,因此,术前对患儿的情况要有足够的认识,做好充分的麻醉前准备。

2. 麻醉前准备　详细了解患儿的全身和重要脏器功能变化,有严重贫血低蛋白血症者,术前给予新鲜血或血液制品予以纠正;肝肾综合征合并肾衰竭者,术前可透析治疗;有黄疸合并活动性出血或凝血障碍者,术前要监测各项凝血指标,了解有关凝血因子的异常和有无纤溶亢进,必要时给新鲜冰冻血浆或冷沉淀予以纠正;有明显血容量超负荷致充血性心力衰竭或肺水肿者,给予强心利尿剂,必要时血浆置换;有代谢失调者,予以补充葡萄糖加胰岛素及能量合剂,给予各种维生素特别是维生素 C 和维生素 K。

麻醉前准备还包括麻醉用具及物品、血液及血制品、药品的准备。除常用药品、物品外,还应准备变温毯、输血加温器、血液回收仪等。由于小儿对阻断腔静脉和门静脉能很好耐受,体外静脉转流装置较少应用。

3. 麻醉及术中监测　患儿入手术室后首先监测无创血压、心电图、脉搏血氧饱和度;在麻醉诱导和气管插管后,行呼气末二氧化碳监测;放置食管和直肠温度探头监测术中体温变化;安放保留导尿管监测尿量;上肢动脉如桡动脉置管直接监测动脉压,并用于术中采集血标本;深静脉如颈内静脉放置多腔导管,以监测中心静脉压,并可作为快速输血、输液和用药通道,必要时放置肺动脉漂浮导管,有条件的单位可行食管心脏超声(TEE)监测。术中还应监测凝血功能(血栓弹性图,TEG)、血气分析、血常规、电解质等,以指导麻醉用药和术中治疗。

4. 麻醉选择 麻醉前用药可用咪达唑仑,口服(0.25~0.75mg/kg)、静脉注射(0.05~0.15mg/kg)或滴鼻(0.1~0.2mg/kg)。麻醉诱导前先静脉注射阿托品(0.01~0.02mg/kg)。多种麻醉药物均可用于麻醉诱导,如丙泊酚(2mg/kg)、依托咪酯(0.2~0.3mg/kg)、咪达唑仑(0.2~0.4mg/kg)或氯胺酮(1~2mg/kg)。由于一般认为终末期肝病患儿存在反流和误吸的风险,所以肌松药多选用罗库溴铵(1mg/kg)或琥珀胆碱(2mg/kg)。麻醉维持可用芬太尼和顺阿曲库铵间断静脉注射,辅以低浓度异氟烷或七氟烷吸入,不建议选用 N_2O。有研究表明:芬太尼复合低浓度异氟烷麻醉能提供充足的肝脏氧供,较好地维持肝脏氧的供需平衡、减轻肝脏再灌注损伤,是肝脏移植手术较好的麻醉方法。

5. 麻醉管理 原位肝移植的手术程序分为三个不同阶段。各阶段的麻醉管理重点有所不同。

第一阶段:又称肝游离期,从手术开始至肝脏血管完全阻断。此期游离并准备切除患儿的病肝,由于大量的侧支循环和分离肝门碰到的困难,常发生搬动肝脏造成的下腔静脉扭曲和压迫以及血管撕裂发生较大量失血。术中应连续监测动脉压和中心静脉压,准确估计术中失血量并及时补充,有凝血障碍者,最好输新鲜血或新鲜冰冻血浆。大量输血时应注意对输入血加温及补充钙剂。对出现与失血量不符的突然血压下降,应考虑下腔静脉扭曲或受压,应提示手术医师暂停手术,解除扭曲和压迫。

第二阶段:又称无肝期,从病肝切除至供肝完成下腔静脉和门静脉的吻合。此期由于阻断下腔静脉和门静脉,机体回心血量明显减少、心排出量降低、血压下降,同时出现反射性的心动过速、体循环阻力增高。此时决定血流动力学指标是否稳定的主要影响因素是静脉回流量的多少以及机体代偿能力的大小。这一阶段血流动力学的调控主要是用晶体和胶体扩容并结合多巴胺及去甲肾上腺素(也有用去氧肾上腺素或肾上腺素者)进行强心和缩血管治疗。总的目标应该是以尽可能低的充盈压(中心静脉压或左房压)维持足够的灌注压。由于小儿下腔静脉

和门静脉引流的血量占全身血量的比例较成人小,加之腔静脉阻断时侧支循环比较丰富,下半身的血液在无肝期基本可以通过侧支回流,因此患儿多数能够较好地耐受无肝期的心输出量和平均动脉压降低。不能耐受的患儿,即应考虑使用体外静脉转流技术。

第三阶段:又称新肝期,从移植肝循环开放至手术结束。此期由于下腔静脉和门静脉开放,移植肝血流恢复,缺血、缺氧的供肝释放出大量钾和酸性代谢产物于灌注液中,灌注液进入血液循环,相当部分患儿可出现灌注后综合征,临床表现为血压降低、心动过缓、严重者发生心搏骤停(0~5%)。开放门静脉循环时应从肝下腔静脉放血,以便冲掉灌注液,防止灌注综合征发生。此期一般都需要使用血管活性药物(去甲肾上腺素、肾上腺素或多巴胺)支持循环,及时行血气分析和电解质测定,纠正酸中毒和低钙血症,防治高钾血症。除非确定低血压与低血容量有关,否则不主张过量输入液体。根据我们的经验,在手术早期正确处理电解质和酸碱平衡失调非常重要,它可使再灌注综合征的延续时间和程度减少到最小,并且使再灌注期的血流动力学维持十分稳定的状态。

此外,与成人肝移植手术相比,小儿肝移植手术时需要更多地考虑到肝动脉血栓形成的危险(发生率比成人高)和术后高凝状态的可能,建议应用TEG对患儿凝血功能动态评估及处理。在肝脏恢复灌注后,应将血细胞比容控制在20%~30%之间即可,对新鲜冰冻血浆和血小板的使用亦需要持谨慎态度。有些中心在进行小儿肝移植手术时,并不十分积极地处理减退的凝血功能,除非在恢复灌注后患儿出现广泛的渗血或植入的肝脏不能发挥足够的功效以改变纤溶亢进的状态。

七、小儿腹腔镜手术麻醉

自1981年Steven Gans把小儿腹腔镜技术引入中国以来,我国的小儿腹腔镜外科技术有了较快的发展。随着手术器械的不断改进和创新,腹腔镜手术方式的不断完善,大部分常规手术将会在不久的将来被腹腔镜手术所取代。鉴于小儿解剖、生理的特殊性,小儿腹腔镜手术有其特殊要求:①需有符合小儿各年龄组的特殊仪器、设备。②与成人相比,小儿腹腔内面积及容量小、腹壁薄弱,放置套管、套针及腹腔镜时易损伤内脏。③在新生儿期,气腹可引

发肺动脉压力的反应性增高,导致卵圆孔和动脉导管开放,造成右向左分流。因此小儿腹腔镜手术中要注意控制气腹压力。④气腹对小儿循环、呼吸功能的影响与成人大致相同。

1. 气腹引起的病理生理变化 CO_2 气腹对小儿患者容易造成通气不足并发生成缺氧和 CO_2 潴留,原因主要有两个方面:①婴幼儿呼吸肌不发达,呼吸运动主要依靠膈肌的升降来维持。气腹使腹内压升高,膈肌上抬,潮气量显著降低,呼吸系统顺应性下降,气道阻力增加致使气道内压力升高,通气受限,肺通气/血流比值失调,此外,膈肌上移还可以使气管导管偏深或插入一侧主支气管而造成单肺通气。②由于婴幼儿腹膜面积较大,CO_2 在气腹建立后向血液弥散,通过腹膜快速吸收而引起高碳酸血症,加重婴幼儿的缺氧和 CO_2 潴留。研究表明,年龄越小,气腹对呼气末二氧化碳分压($P_{ET}CO_2$)的影响越明显。因此,婴幼儿腹腔镜手术中二氧化碳分压的监测尤为重要。气腹还会影响循环功能。气腹后患儿的心率、血压明显升高,可能与气腹时高碳酸血症导致交感神经兴奋,儿茶酚胺释放增加有关。另外,气腹时膈肌上抬,胸膜腔内压增高,心脏前后负荷增加,而婴幼儿心肌顺应性差,仅依靠增加心率来维持心输出量。麻醉期间,应将新生儿和婴幼儿腹内压限制在 5～10mmHg,较大儿童的腹内压不超过 10～12mmHg。腹内压大于 15mmHg 可能导致心输出量降低。由于新生儿和婴儿的卵圆孔潜在开放,气腹时可能出现肺动脉压力反射性升高而导致心脏内血液右向左分流。

2. 术前准备及麻醉选择 按腹部手术常规行术前准备。首选气管内插管全身麻醉,能够保证足够的麻醉深度,解除人工气腹造成的不适;术中机械通气控制呼吸,有利于保持呼吸道通畅和维持有效的肺通气;使用肌松药可以控制膈肌活动,有利于手术操作;在监测 $P_{ET}CO_2$ 的情况下,能及时调节分钟通气量,维持 $PaCO_2$ 在正常范围。

3. 麻醉管理 ①麻醉诱导:选用速效、短效的静脉麻醉药(丙泊酚、依托咪酯等)、麻醉性镇痛药(芬太尼)、辅以肌松药(维库溴铵、阿曲库铵等)进行麻醉诱导和气管插管。面罩通气时应尽量避免胃充气。②麻醉维持:以静吸复合为主要方式。不建议选用 N_2O,因其进入人体内可使肠腔扩张和膨胀,

不仅影响手术操作,还可能影响术后肠道功能的恢复,并有加重气栓的危险。③呼吸管理:气管插管和控制呼吸是最为安全的麻醉管理方法。形成气腹时,需调整控制呼吸的参数(RR 或 V_T),以维持 $P_{ET}CO_2$ 接近 35mmHg。而新生儿多采用压力控制的机械通气模式,可通过调整气道压力或呼吸频率以满足通气需求。④术中监测:小儿腹腔镜手术中应连续监测 ECG、动脉压(无创或有创)、$P_{ET}CO_2$ 和 SpO_2、吸入麻醉药浓度、气道压及体温等,应特别注意观察有无心律失常、气栓、皮下气肿和气胸等,必要时还应该行血气分析,保证 $PaCO_2$ 在正常范围,提高此类手术麻醉的安全性。⑤体温管理:新生儿和婴幼儿体温调节功能差,术中应注意监测体温并采取相应的保暖措施。可采用保温毯包裹患儿四肢、提高室温、呼吸回路加温湿化、输液加温等办法,以减少体温丧失。

(陈作雷 江岩)

参 考 文 献

1. 魏占军. 婴幼儿先天性消化系畸形手术的麻醉处理. 临床麻醉学杂志,1986,2(3):162.
2. 庄心良,董传跃. 硬膜外麻醉时体循环和肝脏血流动力学影响的实验报告. 中华麻醉学杂志,1987,7(5):257-260.
3. 庄心良,曾因明,陈伯銮. 现代麻醉学. 第3版. 北京:人民卫生出版社,2003.
4. 王世泉,王明山. 麻醉意外. 第2版. 北京:人民卫生出版社,2010.
5. 安刚. 婴幼儿麻醉学. 北京:人民卫生出版社,2002.
6. 陈煜,连庆泉. 当代小儿麻醉学. 北京:人民卫生出版社,2011.
7. 郑树森. 肝移植. 第2版. 北京:人民卫生出版社,2012.
8. Ronald D,Miller. 米勒麻醉学,第七版. 北京:北京大学医学出版社,2011.
9. Soler X,Myo Bui CC,Aronson LA,et al. Current issues in pediatric liver transplantation. Int Anesthesiol Clin,2012,(4):54-65.
10. Lasersohn L. Anaesthetic considerations for paediatric laparoscopy. S Afr Surg,2011,49(1):22-26.
11. Busuttil RW,Seu P,Millis JM,et al. Liver transplantation in childen. Ann Surg,1991,(213):48.
12. Lerman J,Sikich N,Kleinman S. The pharmacology of sevoflurane in infants and children. Anesthesiology,1994,(80):814.

第十九章

小儿肝胆外科疾病患儿的术前准备

小儿肝胆疾病可发病于各年龄段,涉及肝、胆、胰、脾等多个脏器的肿瘤、创伤、感染、畸形。病情较急、较重,因此掌握各年龄段儿童生理、心理和疾病特征,采用周密细致的术前准备是使手术成功的基础环节。

一、术前评估

1. 初步评估患儿全身状态　肝胆外科疾病常合并肝脏损伤,引发糖、脂肪、氨基酸代谢紊乱,凝血酶原缺乏、贫血、低蛋白血症等。因此患儿入院后要给予全面检查患儿心、肺、肝、肾功能,判断患儿全身营养情况及是否存在凝血功能障碍,评估患儿对手术的耐受性。

2. 评估患儿及家长的心理状态　不同年龄段的小儿心理表现与需求不同。同时因为小儿的心理发育不成熟,所以对父母的依赖性很强,家长的情绪变化会直接影响着患儿心理变化。因此在住院期间持续性地对患儿和家长进行心理状态的评估,根据评估结果采取有的放矢的护理措施,才能收到事半功倍的良好效果。

3. 治疗期间持续评估患儿一般情况　密切观察病情,小儿机体抵抗力差,免疫力差,病情发展快,有不适应处又不能准确表达,因此要观察患儿精神状况,如面色、呼吸、血压、体温,准确记录尿量,观察尿的颜色、性状,定期测体重。对于肿瘤患儿观察有无严重腹痛、休克、肿瘤热、高血压及肿瘤自发破溃的表现,如有需及时处理。

二、调整患儿机体状态,纠正代谢紊乱和凝血功能障碍

根据评估结果给予患儿相应的营养支持。目前,临床常用的营养支持方式有肠内营养(en-teral nutrition,EN)和肠外营养(parenteral nutrition,PN)两种类型。在术前能进食的患儿给予进食高热量、高蛋白,易消化的饮食,如牛奶、蒸鸡蛋、豆浆、肉类等,少食多餐。进食少时或营养状况评估不佳者,采用静脉补充生理需要量,如输入葡萄糖、复方氨基酸、脂肪乳剂等。在氨基酸供给时,使用含支链氨基酸高的混合液,以增加肝脏蛋白合成,减少内源蛋白分解。胃肠外营养补给氨基酸合成血浆蛋白和血红蛋白的周期较长,因此在纠正贫血和低蛋白血症的患儿需要额外补给全血、血浆和白蛋白。初期患儿肝功能检查多在正常范围,但晚期可并发严重的肝损害及存在不同程度的凝血障碍。因此,入院后一方面检查出凝血时间、凝血酶原时间等,另一方面根据需要予注射维生素 K_1 5mg,1 次/天。只有增强营养纠正凝血功能异常,患儿的抵抗力增强,才能耐受手术,减少术后并发症,提高治愈率。

三、术前检查的配合

小儿肝胆外科疾病的特殊检查有超声波检查、CT 检查、MRI 检查、肝脏扫描、经十二指肠逆行胆管造影、手术中胆管造影、十二指肠引流液检查、肝脏穿刺及病理检查。

1. 超声波、MRI、肝脏扫描检查的配合

(1) 检查前一天夜间通知患儿家属患儿次日行相关检查,告知检查前至少禁饮食 4 小时,并给予禁饮食提示牌,以防家属遗忘,延误检查。

(2) 检查前半小时对不能配合检查的患儿,用镇静剂 10% 水合氯醛 0.5ml/kg 与等量生理盐水混合,口服或保留灌肠。对于用药后效果差的患儿,可采用肌内注射复方氯丙嗪 1mg/kg 或苯巴比妥注射液 3～4mg/kg。

2. CT 扫描检查的配合　随着科技水平的进步,计算机辅助手术系统指导下精准医疗逐渐应用于小儿肝胆外科疾病的术前诊断中来。因此,CT 检

查更普遍地应用于此类疾病的术前检查中。

（1）CT 扫描前一天夜间告知检查前至少禁饮食 4 小时。

（2）CT 检查前向患儿及家属说明静脉造影的目的、碘过敏的不良反应及家长配合的重要性。先建立静脉通路，扫描前均用 24G 留置针选择粗、直、弹性好的手背、足背血管进行穿刺，以免造影剂在注射时发生渗漏。再做碘过敏试验，静脉内推注非离子型对比剂 1ml 行碘过敏试验，观察 20 分钟，如患者出现荨麻疹、面部潮红、流涕、喷嚏、流泪、恶心呕吐、胸闷气急、腹痛、头晕、球结膜充血者均为阳性反应。如无任何不适，结果为阴性。对碘过敏结果阴性的患儿为防止扫描时小儿身体来回扭动，影响检查进行，需镇静与制动后再注射造影剂。

（3）检查中护士穿好铅衣，给患儿摆好体位。扫描时由护士和家属在患儿身边陪护，防止患儿翻身坠地，同时严密观察患儿面色及呼吸是否平稳，测量血氧饱和度、心率，并详细记录。造影剂按每千克体重 1.5ml 使用，因为患儿血管较细，在静脉注射造影剂时不能过快，速率 1ml/s 为宜；注药时注意观察局部有无发红及肿胀表现，发现皮肤发红，应立即停止注射，若在 1～3 秒内皮肤色泽完全恢复正常，仍无肿胀表现，可再次注射造影剂，但穿刺部位有肿胀先兆，都要立即停止注射造影剂．必要时重新穿刺。造影剂注射完毕后仍保留静脉通道。

（4）CT 扫描时：在扫描进行中，护士不得离开操作间。严密观察患儿的生命体征及不良反应，常见的不良反应有荨麻疹、恶心呕吐、寒战、低血糖、循环衰竭，严重时心搏骤停，随时做好抢救准备工作。

（5）CT 扫描后：CT 增强扫描后，观察无不良反应方可拔除静脉留置针。对应用镇静剂的患儿，随时观察患儿生命体征变化，尤其面色呼吸情况，并要观察患儿有无迟发型过敏反应，直至患儿清醒、进食良好。

3. 肝脏穿刺及病理检查的护理配合

（1）术前准备：术前准确测量生命体征，配合医生完善各项临床检查，了解患儿近期有无肺部感染、剧烈咳嗽、血小板明显下降、中等量腹水，是否有合并腹腔感染、严重的心肺疾患等情况，出现上述情况禁忌做肝穿刺。充分了解患儿的凝血情况，如凝血酶原活动度仅 50%，血小板低于 80×10^9/L，暂缓穿刺，经对症处理，化验结果改善后方可进行。常规术前 3 天每日肌注或静滴维生素 K_1（5～10mg）。评

估患儿配合度来防止因躁动导致的操作失败，对于婴儿宜采取静脉麻醉，静脉麻醉需要术前禁食 6 小时禁水 4 小时，以防手术中呕吐误吸。对于年长儿宜采取局部麻醉穿刺，为防止肝穿刺时发生气胸等并发症，需在术前 1 天由专科护士帮助患儿训练屏气，要求患儿能够深吸气后屏气时间达到 5 秒以上。

（2）术中配合：穿刺前协助患儿取舒适平卧位，双手自然屈曲放在枕头附近。穿刺中与医生默契配合，密切观察患儿的生命体征，给予心电血氧饱和度检测，局部麻醉患儿注意分散患儿的注意力，给予心理支持，使穿刺术能顺利完成。

（3）术后观察：行静脉麻醉患儿给予低流量鼻导管吸氧至麻醉清醒后。术后取右侧卧位 4～6 小时，婴儿可采取右侧怀抱法，右侧卧位可起到压迫止血的作用，然后绝对卧床休息 24 小时。局麻患儿肝穿后 3 小时内不宜进食，之后可喂少量流质。静脉麻醉患儿，术后禁食至完全清醒后，可由少量温开水口服开始逐渐过渡为普通饭，饮食原则是少量多餐，以免引起腹胀影响呼吸或引起呕吐误吸。为避免因哭闹引起腹压增高，可给予水合氯醛或苯巴比妥镇静。腹带腹部包扎起到压迫止血的作用，应注意调整腹带松紧度。肝脏的血液供应特别丰富，有肝动脉及门静脉双重血液供应，在行肝穿刺时易引起出血，穿刺后可能出现疼痛、肠穿孔、气胸等并发症，严重者甚至出现失血性休克、胆汁性腹膜炎，以致危及生命。因此术后密切观察生命体征及穿刺部位有无渗血、渗液，如出现腹痛、心慌、出冷汗、呼吸增快、脉搏细速、面色苍白、四肢发冷等不适症状，及时报告医生，及时处理。

四、常规术前准备

1. 手术前呼吸道管理 由于小儿鼻腔、咽腔部狭小，气管呈漏斗状，气管支气管腔窄，黏膜极柔弱且富有血管淋巴组织，身体免疫力低下，极易发生呼吸道感染。因此，除急诊外，择期手术患儿要预防术前上呼吸道感染，发现有呼吸道疾病存在，必须针对不同情况予以处理，待感染彻底控制后方可进行手术。

2. 术前一日准备 测量体重为术中用药提供依据。应严格备皮范围，备皮区域应清洁，严禁刮伤皮肤，减少感染机会。合血备血为术中输血做准备。通知禁饮食的时间。核对手术部位，与医生共同进行手术部位标志。向家属讲解手术过程及术后的注

意事项,取得家属的配合。根据手术需要,术前晚及术晨清洁灌肠,以保证手术时良好的手术视野并防止麻醉后引起呕吐和窒息。

3. 电解质管理 年龄愈小,体液总量相对愈多,尤其早产儿,对钠、氯的排泄能力低,无论脱水或水潴留,将会对身体产生严重危害。所以婴幼儿术前禁食、禁水的时间应缩短。婴儿最后一次食物,应于手术前6小时喂给,较大儿童则应术前禁饮食至少8小时,因婴幼儿的胃蠕动力强,一般6小时内即能将胃内容物完全排空。术前4小时可以饮用清亮液体,如糖水等。这样可以减少婴儿因饥饿引起的哭闹,从而减少胃内吞入的气体,改善胃扩张,降低术中呕吐和误吸的发生,以促进术后胃肠道功能的早期恢复。同时能维持血容量正常,减少术中低血糖发生的可能。一般的择期手术术前可不予补液,但对新生儿及小婴儿,稍长时间的术前禁食就可能引起脱水,所以应在术前适量补液,维持生理需要量。另外,要重视急诊患儿入院时已存在的严重水电解质失衡。对这类患儿如不适当补液,纠正其水、电解质酸碱平衡紊乱,则无法承受麻醉及手术的打击使治疗失败。因此,上述患儿入院后要迅速建立输液通道,保持输液畅通,力争在4~6小时内初步纠正水电解质酸碱紊乱,严重病例术前应有2小时以上的准备,对血容量不足或有休克的患儿,应适当给予胶体溶液及血浆输注,待全身情况改善后始可进行手术。

4. 完善监护设备准备 因婴幼儿体温变化快,脉搏、血压监测困难,所以术前要保证术后监测设备的完备,防止操作及所用仪器不配套而产生误差,来保证术后患儿在保暖及测量脉搏、呼吸、血压的准确性,为医护人员提供诊断依据。

五、心理准备

1. 不同年龄段患儿的心理特点 艾里克森(E. Erikson)的个体心理社会冲突理论以人格特征标准划分个体心理发展阶段,人生共经历8个阶段。他认为人在17岁以前经历5个阶段。第一阶段(0~1.5岁)有规律的满足和舒适的照料可以帮助婴儿产生对周围世界的信任感。此阶段的护理任务是建立婴儿的信任感。第二阶段(1.5~3岁)熟悉的环境和生活习惯可以增强幼儿的安全感。此阶段的护理任务是帮助患儿减少陌生感,使患儿有机会发展其自主性,若病情许可不过分限制患儿活动。

第三阶段(3~6岁)此阶段小儿有一定的思维能力,但对疾病缺乏深刻的认识,惧怕陌生环境,怀疑会被父母遗弃和受到惩罚。我们的护理任务是帮助患儿建立自信心和自尊心,鼓励患儿学会适当的自我照顾,引导患儿适应新环境。第四阶段(6~12岁)学龄期儿童记忆力、注意力、观察力进一步提高,成人的言行对该期儿童行为塑造起关键作用,老师和同学对其有较大影响。住院患儿因与同学分离感到孤独,因环境陌生感到恐惧,担心疾病害怕残疾和死亡。此阶段的护理任务是增强患儿的信任感和安全感,接纳患儿的不良情绪,明确告知如何在治疗护理中做到相应的配合。注意保护患儿的自尊心和隐私,鼓励患儿和同伴或老师通讯沟通,允许同伴前来医院有序探视。第五阶段(12~18岁)青春期少年常因自身疾病产生忧虑,因怕羞和自卑感对体格检查不能很好地配合,不愿意回答有关个人卫生方面的问题。此阶段护理任务注重心理疏导,给予充分的尊重,在进行护理操作时耐心讲解目的,同时注意保护患儿隐私,不在他人面前谈论患儿病情。

2. 家长的心理特点 患儿家长是医务人员获得患儿疾病的重要来源之一,是患儿心理变化的主要影响者。只有了解患儿家长的心理状态,做好心理疏导,才能更好地为患儿提供更优质的服务。因为肝胆外科疾病病种较多,如外伤急症、先天畸形、恶性肿瘤等,家长面对不同疾病时心理反应不尽相同。

家长面对孩子患有先天性畸形、恶性肿瘤时,对患儿未来的担忧、考虑到患儿面临的治疗风险以及家庭承受的经济负担、面对外界的好奇和歧视,会产生震惊、失望、内疚、焦虑、自卑、绝望等一系列心理问题。而外伤或急症患儿往往疾病突发,就诊后面临的大量检查、治疗和一些陌生的医学知识,会使家长不知所措,产生急切、无助、求好心理,部分家长还会产生为什么患病的是我的孩子?为什么没有人管我理解我?为什么医生护士动作那么慢?等焦躁情绪。护士应评估患儿家长的心理及文化程度等相关内容,有针对性地同家属接触、交谈,耐心倾听,以取得家长的信任合作,使家长不在患儿面前表现不良情绪而影响患儿接受治疗。介绍成功案例让家长获得治疗的信心,消除恐惧。提升护士的职业素养为患儿及家长提供优质的护理服务,增加患儿和家长对医务人员的信任感。

(朱永洁)

参 考 文 献

1. 董蒨. 小儿肿瘤外科学. 北京:人民卫生出版社,2009.

2. 董蒨,周显军. 计算机辅助手术系统在小儿精准肝胆胰外科手术中的意义. 中华小儿外科杂志,2016,37(11):365-366.

3. 李堂,单若冰,董蒨. 儿科临床手册. 北京:人民卫生出版社,2007.

4. 吴孟超. 肝脏外科学,第2版. 上海:上海科学技术文献出版社,2000.

5. 杨震. 儿童整复外科心理、行为问题及对策. 中国行为医学科学,2006,10(15):947.

6. 孙志春,张丽. 小儿外科的术前术后护理. 黑龙江医药科, 2012,35(2):98-98.

7. 苏琳,董蒨,张虹等. 计算机辅助手术系统在先天性胆管扩张症诊治中的应用. 临床小儿外科杂志,2016,15(2):140-143.

8. Anderson S. Sem inars in Perioperative Nursing,1994,3:53.

9. Herzog CE,Andrassy RJ,Eftekhari F,et al. Childhood cancers:. hepatoblastoma. Oncologist,2000,5(6):445-453.

10. Rokyta R Jr,Matejovic M,Krouzecky A,et al. Enteral nutrition and hepatosplanchnic region in critically ill patients-friends of fose? Phys-iol Res,2002,52(1):31-37.

11. 藤沢知雄、友政剛. 小児消化器肝臓病マニュアル. 診断と治療社 日本 東京 2003:311-314.

第二十章

小儿肝胆外科疾病围术期的监控与护理

随着我国小儿医疗技术水平的提高及监护措施的完善，小儿肝胆疾病术后痊愈率大有提高。手术治疗是疾病诊治的需要，围术期的监控与护理则是手术成败的关键之一。精准的监控能够发现患儿隐藏的症状和体征，对手术方案的制订起到精确的指导，细致入微的护理工作对保证手术成功和防治术后并发症是十分重要的。临床护理实践证明，掌握各年龄段儿童心理特征，采用周密细致的围术期护理是儿科手术成功的基础环节，近年来基于儿科护士共同努力，护理水平取得很大进展。

一、围术期手术前护理

根据小儿生理、心理特点，做好手术前评估，根据其年龄，做好手术前准备及心理护理，并且记录好术前生命体征监测数据，术前准备完毕，主管护士应亲自与手术室巡回护士详细交接。

（一）术前准备

1. 全面检查患儿心、肺、肝、肾功能 判断全身状态及对手术的耐受性，改善患儿全身状况，纠正可能存在的营养不良和贫血，可给予高糖、高蛋白、高维生素、易消化饮食，严重营养不良者予以全胃肠外营养支持，贫血较严重者可给予少量多次输以新鲜血、血浆和白蛋白等。

2. 纠正凝血障碍 肝脏疾病患儿肝功能检查早期可在正常范围，但晚期可并发严重的肝损害及存在不同程度的凝血障碍。因此，入院后一方面检查结合胆红素、非结合胆红素、出凝血时间、凝血酶原时间等，另一方面根据需要给予静脉注射维生素 K_1 5mg，1 次/天。

3. 手术前心理护理 小儿的心理发育不成熟，对父母的依赖性很强，家长在得知患儿病情时，常常产生忧郁和焦虑心理，家长的情绪变化直接影响着患儿。因此应向患儿的父母讲解疾病的主要表现、治疗效果及治疗方案，并介绍一些成功病例。讲解手术目的，及在术后出现的不良反应，如腹胀、恶心、吐、便秘、腹泻等症状，需逐渐恢复。让家长对此病有个大概了解。诱导家长尽快满足患儿的心理需要。护士应经常同家属接触、交谈，耐心倾听，表现同理心，以取得家长的信任合作，使家长不在患儿面前表现忧虑、烦躁等情绪而影响患儿接受正常治疗。部分患儿手术前会出现黄疸、皮肤瘙痒、发热、腹痛等症状和体征，积极和患儿及家长沟通并告知同种疾病的患儿如何以乐观的心态看待此病，让患儿树立自信心。对婴幼儿，护士应以亲切和蔼的态度接近抚摸患儿，经常拥抱患儿，取得感情交流，消除戒备心理。通过一系列的医患沟通，培养一种良好的围手术气氛。

4. 密切观察病情 小儿机体抵抗力差，免疫力差，病情发展快，有不适应处又不能准确表达，对年长儿应指导患儿说出身体的不适，观察患儿精神状况，如面色、结膜颜色、呼吸、血压、体温，准确记录尿量，观察尿的颜色、性状，定期测体重。观察有无严重腹痛、脱水、休克、发热、高血压及出血等表现，如有需要及时处理。

5. 营养指导 由于肝胆系统是人体重要的消化系统，肝胆疾病会影响患儿消化吸收功能，引起患儿食欲下降、恶心、呕吐导致患儿有贫血、消瘦，因此治疗期间支持治疗很重要，应注意补充营养，高热量高蛋白易消化的饮食，如牛奶、蒸鸡蛋、豆浆、肉类等，少食多餐。进食少或无法进食时采用静脉补充生理需要量，如输入葡萄糖、复方氨基酸、脂肪乳剂、20% 人血白蛋白等。只有增强营养，患儿的抵抗力增强，减少在围术期间出现的不良反应，才能促进患儿身体恢复，提高治愈率。

（二）手术前的常规准备

术前除一般外科常规护理外，应严格备皮范围，严禁刮伤皮肤,备皮区域应清洁,减少感染机会。详细了解患儿的心肺及营养情况,积极纠正贫血及营养不良。准确留取尿标本,查尿常规,测尿比重、尿培养等。全面了解肾脏情况,有助于手术的成功率。根据手术需要术前晚及术晨清洁灌肠,以防麻醉后引起呕吐和窒息。向家属讲解手术过程及术后的注意事项,取得家属的配合。确保静脉通畅,以便术中给药及抢救。

(三) 水电解质管理

年龄愈小,体液总量相对愈多,尤其早产儿,对钠、氯的排泄能力低,儿童无论脱水或水潴留,将会对身体产生严重危害。所以婴幼儿术前禁食、禁水的时间应缩短。此时要求护士严格监测围术期液体出入量,准确控制输液滴速及围术期尿量、引流量等,减少水、电解质失衡。为了在术前尽量短的时间内纠正体内已经存在的水及电解质的紊乱,恢复和维持血容量,维持酸碱平衡的稳定,使机体能够耐受麻醉及手术的打击,并有利于术后康复,术前准备中,液体管理显得尤为重要。一般的择期手术术前可不予补液,但对新生儿及小婴儿,稍长时间的术前禁食就可能引起脱水,所以应在术前适量补液,维持生理需要量。要重视急诊患儿入院时已存在的严重水电解质失衡。对这类患儿如不适当补液,纠正其水、电解质酸碱平衡紊乱,则无法承受麻醉及手术的打击使治疗失败。因此,上述患儿入院后要迅速建立输液通道,保持输液畅通,力争在 4~6 小时内初步纠正水电解质酸碱紊乱,严重病例术前应有 2 小时以上的准备,对血容量不足或有休克的患儿,应适当给予胶体溶液及血浆输注,待全身情况改善后始可进行手术。

体温、脉搏、呼吸、血压监测:因婴幼儿体温变化快,脉搏、血压监测困难等,所以围术期护理中应注重小儿保暖及测量脉搏、呼吸、血压的准确性,防止操作及所用仪器不配套而产生误差。

(四) 手术前呼吸道管理

由于小儿鼻腔、咽腔部狭小,气管呈漏斗状,气管支气管腔窄,黏膜极柔弱且富有血管淋巴组织,身体免疫力低下,极易发生呼吸道感染。因此,除急诊外,术前要常规进行胸部 X 线透视或摄片检查,发现有呼吸道疾病存在,必须针对不同情况予以处理,待感染彻底控制后方可进行手术。对新生儿及有呼吸窘迫的患儿,应予高浓度氧气吸入,必要时予机械通气,提高动脉氧分压,增强机体对手术的耐受性。

二、手术中护理

因儿童身体大小、组织发育程度而异。根据患儿年龄选择合适血压袖带、中单、孔巾及术中器械,各种悬吊和支撑均适合儿童身体的大小,选用质地柔软的垫子,以防磨伤患儿皮肤。术中儿童气道管理:婴幼儿气道与成人不同,由于婴幼儿颈部短小,舌相对大,喉位置高,咽短而窄等解剖特点,麻醉时易造成插管困难和通气障碍,根据这些特征应备大小不同的气管套管及麻醉面罩。巡回护士应掌握术前患儿的评估,术中根据患儿手术情况配合麻醉师完成术中监测,除完成好物品准备、急救准备外,还应注重患儿安全护理及心理支持护理尽量减少手术意外发生。

麻醉安全是确保手术成功的重要环节,护士必须配合麻醉师维持患者生命体征于良好状态,例如保持静脉输液的畅通,维持循环稳定,保持室内适宜温度,减少术后并发症。小儿体温调节中枢发育不够成熟,更容易受环境温度的影响,年龄愈小,体温波动范围愈大,麻醉手术进程中体温调节中枢进一步遭受抑制过多。手术室温度过高,无菌单覆盖过多,麻醉前颠茄类药品,尤以阿托品用量过大等都是引起小儿术中体温升高的原因。因此,一定要调节好手术室的温度和湿度,超过易发生高热及惊厥;低于易导致体温下降,引起心律失常。肝胆疾病与腹部关系密切,很多手术方式(包括开腹手术及腹腔镜手术)都涉及腹腔操作,术中胃管的护理就显得十分重要,将胃内容物如食物、气体和消化液等自胃中排空,避免术中膨胀的胃影响手术视野及操作,是非常重要的方面。熟练掌握小儿外科手术中意外情况的处理技能,正确计算失血量,确保输液的畅通,抢救物品、药品得心应手地拿取,迅速、准确无误地使用,做到争分夺秒,实践证明,在抢救麻醉或术中意外事件时护理工作的完善与否直接影响患儿的生命安全。术中熟练配合以缩短手术时间,小儿对手术的耐受性较差,较大的手术创伤和漫长的手术时间可能造成对患儿生命体征的严重的甚至是不可逆的影响。因此熟练掌握各类手术的护理配合,有利于医师快速顺利地完成手术。

三、手术后护理

术后护理目标是继续康复的过程中严密观察病情,尽量减轻患儿的痛苦和不适,预防并发症的发生。所以麻醉恢复床准备、术后用物准备齐全且运转良好尤为重要。特别应引起重视的是患者术后全面评估，包括生命体征监测、各种管道通畅及牢固、伤口情况、患儿神态、液体平衡。另外，饮食、心理状态、基础护理及家属配合等也非常重要。

1. 麻醉复苏期的护理　小儿全麻后意外情况发生率比较高，复苏期应进行严密的监测和精心护理。恢复室护士不能随便离开患儿，且必须具备以下知识技能：①掌握镇静方法和复苏知识。②掌握常用急救药物的使用方法和注意事项。③熟练使用各种监测仪器和急救设备。④预防和早期发现各种并发症。⑤管理患儿的生命体征。

2. 手术后一般护理及呼吸道管理　全麻后的患儿应平卧位，头偏向侧，保持呼吸道的通畅，密切观察病情，注意口唇颜色是否发绀，切口敷料的渗出情况等，妥善固定好各种管道，并保持引流通畅。小儿全身麻醉后出现恶心呕吐较常见，术后保持呼吸道通畅很重要，将患儿取去枕平卧位，头偏向一侧，肩下垫一软薄枕，确保呼吸道通畅。如口咽有分泌物或呕吐物时，应及时清除，以防误吸入气管，发现气道阻塞时立即用吸引器吸出痰液，在拔除气管插管前先吸净口咽部及气管内痰液。术后 1～3 天根据需要给予鼻导管低流量给氧，流量 0.5～1L/min，翻身拍背 1 次/2 小时。

3. 消化道管理　对涉及消化道的手术，应留置胃管，定时冲洗抽吸，持续胃肠减压，并注意观察引流液的性状，记录引流量为补液提供依据。有呼吸困难者，胃管宜经口插入，确保呼吸道通畅。做好口腔护理，防止二重感染。

4. 病情监测　小儿肝胆疾病复杂多变，涉及消化系统多方面，手术创伤大，术后应监护生命体征，观察呼吸、心率、血压、血氧饱和度及体温的变化并做好记录。麻醉未清醒时，每 15 分钟观察 1 次，清醒后改为每 2 小时观察 1 次，注意观察呼吸频率、节律、深度的变化，是否有缺氧征。观察心率是否过快或过慢，注意血压的变化，如血压过低提示有出血的可能，应警惕并告之医生及时处理。患儿依从性差，没有家长在旁边易烦躁哭吵，对伤口愈合不利，患儿烦躁及疼痛时，遵医嘱予以镇静剂，防止患儿抓掉伤口敷料。患儿苏醒前多因无意识地躁动引起伤口疼痛或引流管脱落，应加强防护。

5. 引流的护理　肝脏肿瘤、胆肠部分切除后，防止在术中血管结扎不紧或脱落引起出血，术后应密切观察引流液的量、颜色及切口的渗血、渗液情况。如在 1 小时内引流过大且为鲜红色，提示有新鲜出血的可能，应通知医生立即处理。妥善固定好各种引流管，检查引流管是否畅通，有无扭曲、折叠、脱出、受压等，每日更换引流袋，若引流量少或无，颜色清亮，一般 2～3 天即可拔出引流管。

6. 切口管理　小儿腹壁薄弱，腹肌发育不良，术后腹胀、咳嗽、哭闹等因素均可导致腹压突然增高，冲击伤口，极易崩裂切口。腹腔和切口感染是发生切口裂开的一大重要原因，因此，术前要认真进行准备，尽量减少腹腔及切口感染，做好腹部皮肤清洗，脐凹处污染物要特别擦拭、消毒。术后用腹带或绷带包扎伤口，抵御突然冲击力，及时更换尿布，防止切口感染。对哭闹烦躁患儿可适当应用镇静剂，防止术后切口裂开。

7. 导尿管及胃管的护理　术后保留导尿管的患儿，应用呋喃西林溶液冲洗导尿管，每日 1 次并更换尿袋，严格无菌操作，防止尿路感染。尿量能直接反映循环及肾功能情况，监测尿量，既可对脱水程度做出估计，也可作为补液的参考，观察尿的颜色、量、性质，如尿量正常、颜色清亮或淡黄，2～3 天即可拔除导尿管。胃管护理应注意引流是否畅通，胃管有无脱出，观察胃液的量、颜色、性状，并记录在病历上。若引流黄绿色胆汁样胃液，伴有腹胀、呕吐等，说明胃肠道未恢复蠕动功能，需继续保留胃管并持续胃肠减压；若胃液清亮、量少或无，肠鸣音恢复，患儿无呕吐、腹胀，术后 1～2 天内即可拔除胃管。

8. 饮食护理　术后麻醉完全清醒，拔除胃管后，可喂少量白开水。肠鸣音恢复初期，给予高热量易消化的流质饮食，做到少食多餐。患儿无恶心、呕吐后再逐渐过渡到正常饮食，排便后可增加饮食种类，防止消化不良及腹泻发生。

9. 出院指导　肝胆疾病术后患儿的活动需要在家长的配合下逐渐进行。适当活动以促进胃肠道功能的恢复。指导家长保证患儿的休息，防止疲劳，逐渐增加活动量。预防感冒，供给合理的营养，为早日康复提供条件。定期复查血常规，观察血细胞的变化，并坚持规范化治疗。家长应保持良好的情绪，减轻患儿的心理创伤，有利于患儿的早日康复。

总之，护士必须认识到肝胆疾病患儿围术期护理的特殊性、重要性及确实可行性。以各年龄段的儿童解剖生理、心理特点，详细制订护理计划及稳妥实施，解除患儿及家属围术期的陌生、焦虑、恐惧，辅助患儿顺利度过围术期。护士将在围术期始末起着不可估量的作用。在当前生活中,儿童大都是独生子女,一旦生病,特别是很多肝胆疾病发生在新生儿,父母格外紧张和焦虑。我们更应以高尚的医德、丰富的学识、各种沟通技巧建立良好的护患关系。做好围术期护理,使患儿时刻感受到我们的关爱,并取得满意效果。

(房　丹)

参 考 文 献

1. 董蒨,李龙,肖现民. 小儿肝胆外科学. 北京:人民卫生出版社,2005.

2. 李堂,单若冰,董蒨. 儿科临床手册. 北京:人民卫生出版社,2007.

3. 董蒨,金先庆,高解春. 小儿肿瘤外科学. 北京:人民卫生出版社,2009.

4. 刘婷,胡露红. 14 例小儿恶性肝脏肿瘤围手术期的观察与护理[J]. 中国临床护理,2011,03(2):138-139.

5. 许立霞. 先天性胆总管囊肿围手术期护理效果研究[J]. 中国继续医学教育,2015,7(15):218-218.

6. Herzog CE, Andrassy RJ, Eftekhari F, et al. Childhood cancers:hepatoblastoma. Oncologist,2000,5(6):445-453.

7. 藤沢知雄、友政 剛 編集 小児消化器肝臓病マニュアル 診断と治療社 日本 東京,2003:311-314.

第二十一章

小儿肝胆外科疾病与营养支持治疗

自20世纪四五十年代开始,随着脂肪乳剂的发明,肠外营养在外科临床迅猛发展,临床营养支持治疗成为20世纪继麻醉、消毒法、抗生素之后外科领域的第四个具有里程碑意义的进展,挽救了许多之前被认为不可存活的外科手术患者的生命。儿科肝脏疾病较为少见,每9000～16 000个出生婴儿中,有1例发生胆道闭锁,而儿科肝脏疾病最常见的表现是引起胆汁淤积,其中营养支持是除手术治疗以外重要的治疗手段之一。所有肝胆疾病的患儿都需要营养支持,可能有半数患儿需要包括鼻胃管喂养在内的营养干预。其他包括α-抗胰蛋白酶缺乏症、Alagille综合征以及各种原因引起进行性肝内胆汁淤积者均需要营养支持。此外,肠外营养相关的胆汁淤积和少见的某些肝脏代谢性疾病也应考虑对营养的特殊需求。对一部分肝脏疾病儿童而言,肝脏移植无疑是一种有效的治疗手段。移植的预后与营养状况密切相关,因此,所有胆汁淤积性的肝脏疾病进行肝移植前后都需要营养监测和积极的营养干预。

营养支持是根据营养评估得到的数据对个体患者进行营养目标的制订和干预计划的实施,包括营养目标、监控/评价参数、最合适的营养支持方式和途径、预期持续治疗时间、培训和咨询,是以跨学科的形式进行的,其中包括患者和家庭、营养支持小组(nutrition support team, NST)、床位医生、营养师以及其他有照顾儿童患者经验的健康护理专业人士参与。在过去的50年间,小儿外科营养支持治疗在理念、技术、手段及肠外肠内营养产品等方面都取得了巨大进步。目前,越来越强调早期应用肠内营养,以及合理规范使用肠外营养,这对促进小儿肝胆外科患者术后康复,保障正常生长发育,提高生存质量的重要性。

第一节 小儿肝胆疾病对营养代谢的影响

正常的生长发育是由营养、激素,以及遗传环境因素等相互作用共同促成。肝脏是人体各种物质的代谢中心,具有合成、储存、分解、排泄、解毒和分泌等多种功能;胆道是肝脏的分泌排泄通道。肝胆患者往往有胆盐合成和肝肠循环障碍,直接影响肠道对营养物质的吸收,特别是脂肪和脂溶性维生素的吸收。伴有胆汁淤积则提示了管腔内胆汁酸水平的消耗和继发脂肪吸收不良的发生。脂肪吸收不良可能是主要的营养问题,因此,肝胆疾病的患儿容易发生营养不良,但其原因复杂且涉及多种机制,主要包括饮食摄入减少,肠道丢失增加,吸收不良,能量消耗增加,以及各种营养底物代谢紊乱。

一、饮食摄入减少

食物摄入不足是导致营养不良发生的主要原因之一,而造成摄入不足的原因又是多因素的。厌食、口味改变、早期饱胀感、恶心呕吐是这些患儿最为常见的症状,可引起患儿蛋白质和能量摄入不足。体内肿瘤坏死因子和瘦素水平的增加是患儿发生厌食的原因之一,也可能因为内脏器官肿大、腹水导致腹腔内压力增加会进一步影响食欲。此外,皮肤瘙痒也会影响儿童正常进食。胆汁淤积性肝病由于肠道内胆盐浓度下降而影响营养素吸收,尤其是脂溶性维生素A、维生素D、维生素E和维生素K。这类患儿体内氨基酸代谢的改变造成血浆色氨酸水平和脑血清素活性增高也是厌食发生的另一原因。味觉的改变则与各种矿物质缺乏有关,可能导致摄入减少,继而发生营养不良。此外,这类患儿恶心和早期饱胀感可能与胃瘫、腹水、小肠疾病(炎性肠病)、胰腺功能不足、黏膜充血、细菌过度生长以及药物治疗副作用等多因素有关。

不幸的是,许多医生总是强调低蛋白饮食以预防肝性脑病的发生,但由此将导致进一步的营养状态恶化。其他医源性因素导致蛋白能量丢失的情况包括住院期间因进行各种检查而影响进食。

二、消化吸收受损

吸收不良是发展为营养不良的重要因素之一。虽然吸收不良的原因众多,但对于进行性肝脏疾病患者而言,主要原因是由于胆盐池的减少,导致胆汁分泌减少而发生脂肪吸收不良。这在以脂肪作为主要能量来源的儿科患儿中尤为明显。此外,因胆道闭锁进行 R-Y 手术的患儿易发生细菌过度生长,发生胆盐分离,减少结合胆汁酸对肠道摄取脂肪和脂溶性维生素的能力,从而影响脂肪吸收。肝脏疾病进展过程中,可发生门脉高压导致肠道血管淤血,引起营养素吸收不良。

三、能量消耗增加

1/3 的稳定期肝硬化患者处于高代谢状态,能量消耗的增加是导致生长不良的一种原因。一些研究发现其能量需求高达预计需求的 140%。肝病患儿并不表现出像那些因摄入减少而引起饥饿的儿童所表现出的低代谢状态,有营养不良的肝病患儿往往表现为高能量消耗。肝硬化患者在禁食后 8 小时即出现分解代谢,而正常成人则在禁食后 48 小时才会发生分解代谢。尽管引起慢性肝病高代谢的明确原因仍不清楚,一些诱发因素已被证实。其中原因之一就是腹水。腹水增加了能量消耗,然而,这种情况随着腹水消退而发生逆转。另一诱因是感染。不幸的是,慢性肝病患者因 γ-丙种球蛋白减少和补体因子产生而使感染几率增加。门脉高压经治疗后可使代谢降低,证实了门脉高压时机体能量消耗增加。

四、代谢改变

进行性肝病患者的代谢模式发生改变,更快速地从利用碳水化合物来作为主要能量来源转变为利用脂肪储存供能。由于肝功能的下降,肝糖原和肌糖原储存减少,也将导致脂肪早期动员和氨基酸作为能量来源。结果发生肌肉消耗,高氨血症,低蛋白血症,低血糖和继发于脂肪氧化增加的循环甘油三酯的减少。

第二节　肝胆外科疾病患儿的营养代谢特点

一、碳水化合物

在正常情况下,由于肝脏以糖原的形式储存葡萄糖,同时又可通过糖异生作用并根据需要产生新葡萄糖,所以对维持血糖浓度的稳定起重要作用。在应激情况下,葡萄糖的代谢发生改变。慢性肝病患者多有糖耐量异常,而慢性肝病患儿碳水化合物代谢紊乱与肝细胞数量减少和功能下降有关,在正常肝组织不足 20% ～30% 时,糖生成作用和糖原储存能力下降。婴儿和小年龄患儿发生空腹低血糖风险增加,而大年龄患儿更多地依赖脂肪动员和以氨基酸作为能量来源。肝胆手术的患者机体多处于严重应激状态,糖原分解和异生增加,肝脏处理葡萄糖的功能受损,糖耐量下降,血糖升高。而肝移植后,肝内糖异生作用停止,储备的糖原很快被消耗,于是产生低血糖现象。此时输注大量葡萄糖往往不能耐受,甚至会发生医源性糖尿病。功能尚未完全恢复

的移植肝,分解胰岛素的能力降低,也可出现血中胰岛素增高的情况。此外,其他激素对机体正常代谢功能的调节作用也受到影响,血中胰高血糖素水平也高于正常值。

二、蛋白质

肝脏是蛋白质合成和分解的主要场所,肝脏病变时血清蛋白合成及代谢发生改变。正常人每天合成白蛋白 10g,其半衰期为 20 天。重症肝病常有多种蛋白质代谢紊乱,因而引起酶的活性异常,机体免疫功能、凝血系统等一系列内环境平衡紊乱。慢性肝病患儿肝功能不全时肝细胞数量和(或)功能低下,蛋白质代谢的最重要改变莫过于白蛋白的合成减少而继发蛋白质合成减少。由于有效肝细胞总数的减少,肝脏白蛋白合成量可减少一半以上,以致出现低白蛋白血症。同时胰岛素样生长因子(IGF-1)合成减少。而后者的减少将引起生长激素抵抗,为

慢性肝病儿童生长迟缓的一个原因。

慢性胆汁淤积和肝硬化患者血浆氨基酸谱异常，支链氨基酸（BCAAs，缬氨酸、亮氨酸、异亮氨酸）水平下降，芳香族氨基酸（AAAs，酪氨酸、苯丙氨酸、色氨酸、蛋氨酸）水平上升，AAAs 与 BCAAs 比例增加。BCAAs 主要在骨骼肌中代谢，而 AAAs 代谢则在肝脏中进行。异常的 AAA-BCAA 比例与肝性脑病的发生有关。肝功能不全时的氨基酸代谢异常表现为血浆支链氨基酸水平下降和芳香族氨基酸水平升高。肝脏又是将氨转化为尿素的关键性器官之一，肝功能不全患者形成尿素的能力明显下降，可引起高氨血症。胆道闭锁的患儿因糖原储存、糖生成能力下降及以增加氨基酸作为能量来源而发生持续性的负氮平衡。

正常人体内，肠道内含氮食物在细菌作用下分解为氨，在氨基酸代谢中产生的氨均经过肝脏合成尿素排出体外。肝功能受损伤时，肝脏合成尿素能力下降。门体分流时，门静脉吸收的氨直接进入血循环，导致血氨升高。氨具有神经毒性，肝性脑病时，血-脑屏障受损伤，所以进入中枢神经系统引起一系列症状。

肝胆手术时，机体蛋白质分解加剧，释放大量氨基酸，而肝脏利用氨基酸的能力下降，因此机体消耗大量的 BCAAs，血中 BCAAs 减少，其他氨基酸增加，尿素氮排出量增加，出现负氮平衡。由于这种分解代谢难以被外源性营养纠正，故称之为自身相食。肝移植术前，患者往往因慢性肝病而使氨基酸的代谢发生很大变化，并认为是导致肝性脑病的原因。肝移植后，移植肝的功能尚未完全恢复，也不能处理代谢后的有毒物质。这些物质进入循环系统中，可引起脑组织损害。此外，血浆中色氨酸、苯丙氨酸、酪氨酸处于高水平状态，但 BCAAs 却处于低水平状态。氨基酸的不平衡状态可能是导致肝性脑病的原因，但与肝性脑病的深度无关。

三、脂肪

慢性肝病时内源性胆固醇合成减少，及其在血浆中半衰期缩短，酯化作用减弱因而血浆中胆固醇浓度降低，胆固醇酯含量减少。甘油三酯的转化时间延长及其廓清率降低而出现甘油三酯增多。胆固醇是肝细胞合成胆汁酸的唯一前体。肝硬化患者可有胆汁酸合成及排泄障碍，并且胆汁酸从血中清除速度减慢，导致血中胆汁酸的浓度升高。

慢性肝病患儿血结合胆红素、碱性磷酸酶、谷氨酰转换酶和胆汁酸浓度升高，造成长链脂肪酸（LCFAs）吸收不良。与中链脂肪酸（MCTs）相比，LCTs 消化和吸收受损。由于脂肪是主要能量来源，添加 MCT 的产品（如配方粉、油等）能帮助患儿获得必需的能量摄入以维持身高体重的增长。

慢性肝病患儿因必需脂肪酸（EFA）吸收和摄入不足，导致 EFA 缺乏风险增加。EFA 的缺乏将引起生长迟缓、皮疹、血小板减少症和免疫功能受损。

对于肝移植后，移植肝只能产生少量葡萄糖，受者必须以脂肪作为供能物质。据研究，肝功能衰竭期间的患者，若禁食，则比正常人多消耗 75% 的脂肪，而消耗的糖类仅为正常人的 35%，健康者只有完全禁食 3 天后才出现类似变化。这表明肝功能衰竭患者在禁食的情况下，进入分解阶段所需的时间较正常人要短。同时，受者血浆中游离脂肪酸、甘油和酮体水平也较正常人要高，进一步证明在肝功能不良期间机体脂肪动员明显增快。此外，机体激素环境明显改变，炎性介质迅速产生，从而也引起脂类代谢的改变。例如反向调节素（儿茶酚胺、可的松和胰高血糖素）释放的增加，可有力对抗胰岛素的作用，并激活脂肪组织（可能还有肌肉组织）内的脂酶，于是引起甘油三酯的水解，进而使甘油和脂肪酸增加。大部分脂肪酸在肝中再酯化并整合到新生的极低密度脂蛋白中去。细胞因子（如 TNF）能促进肝脂肪酸的再合成，而抑制脂肪组织中低密度脂蛋白的活性。因此，肝脂肪的生成和甘油三酯分泌的增加，并不伴有相应清除的增加，这样就导致了血浆中含甘油三酯的颗粒水平升高。甘油三酯一旦进入血液，即被内皮细胞的酶分解为甘油、磷酸和游离脂肪酸。甘油可用作能源及糖异生的前体或进行再酯化。游离脂肪酸通常储存在脂肪和肝中，用于肝中 β-氧化或酮体的生成。毫无疑问，LCT 是一种有价值的能源，但它不能完全被氧化，存在再酯化的问题。

四、维生素和微量元素

肝脏与多种维生素的代谢有关，所有肝脏疾病都会影响维生素的代谢，引起相应的临床表现。除摄入和吸收减少外，在慢性肝病患者中维生素的活化、储存、转运与利用均存在障碍。

1. 脂溶性维生素　肠道吸收维生素 A、维生素 D、维生素 E、维生素 K 主要依靠肝细胞分泌到肠腔的胆汁酸。当肠腔胆汁酸浓度低于临界胶束浓度1.5mmol/L时,就会发生脂溶性维生素吸收不良。

(1)维生素 A:维生素 A 是指视黄醇和其衍生物。0～1岁每日推荐剂量(RDA)为375mcg 视黄醇当量(REs),大龄儿童和成人为 700～1000mcg REs。慢性维生素 A 缺乏可以导致夜盲症,角膜发生不可逆损害而形成干眼症和角膜软化。维生素 A 可因肝脏疾病而利用受损,这是由于肝脏合成视黄酸结合蛋白(RBP),转运维生素至周围组织。由于血清和肝脏维生素 A 浓度相关性不明显,因此在胆汁淤积时评估维生素 A 水平较为困难。

(2)维生素 D:维生素 D 有两种主要形式存在:维生素 D_2 和维生素 D_3。维生素 D 须经过两个羟基化过程才能活化:第一阶段是在肝脏中形成25-羟维生素 D(25-OH-D),第二阶段则是在肾脏中形成 1,25-二羟维生素 D。维生素 D_3 是通过暴露于阳光下由皮肤经 7-脱氢胆固醇而合成。美国儿科协会推荐出生后不久,所有婴儿和儿童,包括青春期少年,每日维生素 D 最小摄入量为400IU。维生素 D_2 的吸收依靠胶束溶解,因此维生素 D_2 吸收不良常见于胆汁淤积者。大约有 25% 的慢性肝病患儿血清 25-OH-D 水平低下,17% 的患儿有佝偻病,而11% 患儿经历过骨折。最近一项成人研究显示至少有 1/3 的慢性肝病患者伴有维生素 D 的缺乏。造成维生素 D 缺乏的因素众多,主要包括饮食摄入不足、吸收不良和缺少暴露于紫外线。对于慢性肝病继发的胆汁淤积患儿应常规监测血清钙、磷、碱性磷酸酶,以及甲状旁腺素水平以发现骨质减少或佝偻病的发生,并尽早干预。

(3)维生素 E:根据年龄,儿童维生素 E(d-α-生育酚)的 RDA 是 4～15mg/d。胆汁淤积患儿应监测血清维生素 E 和总血清脂肪浓度比例。当 1 岁以下两者比例<0.6mg/g,大龄儿童<0.8mg/g 时,需考虑维生素 E 缺乏。

(4)维生素 K:维生素 K_1 主要来源于饮食,维生素 K_2 则源于肠道菌群代谢产物,而维生素 K_3 并非是自然形成体,是化学合成,比前两者更易溶于水。然而机体储存维生素 K 的能力有限,而维生素 K 又是有慢性肝病和胆汁淤积的患者最易发生缺乏的脂溶性维生素。

2. 水溶性维生素 多种水溶性维生素的缺乏在成人中已有很好描述,且与酒精性肝硬化相关。尽管儿童慢性肝病者水溶性维生素因摄入和吸收减少,从而发生缺乏的风险增加,但究竟这些维生素缺乏发生的几率有多少仍不明确。

3. 微量元素 诸如锌、镁、钠和磷等微量元素水平的下降要比其他元素缺乏更为多见。钙磷代谢与维生素 D 状况有关。此外,胆汁淤积期间脂肪吸收不良,肠道吸收钙磷减少,导致不溶性皂盐形成。这导致矿物质缺乏和骨病的发生。慢性胆汁淤积的患儿常伴有低血锌。有研究发现,27 例等待进行肝移植的儿童中,有 42% 被报道有血锌浓度下降。然而血浆锌的浓度与机体总锌状态并不相关,因此,判定儿童是否缺锌很困难。相反,因铜和镁主要通过胆道系统分泌,发生胆汁淤积时它们都蓄积在肝脏中。胆汁淤积者在接受肠外营养时,镁中毒的风险增加,而后者沉积在基底神经核引起神经系统并发症。

第三节 肝胆外科疾病患儿营养支持治疗

与普通小儿外科手术的患者相比,严重疾病或肝功能受损患儿的营养治疗更具有挑战性。临床上,严重疾病的儿童表现为肠内喂养困难,厌食症及麻痹性肠梗阻。胰岛素耐受会导致高血糖、高甘油三酯血症。这时期估算能量需求量非常重要。术后或严重败血症的婴幼儿的能量需要量经常会被高估。几乎 1/3 的婴幼儿的能量需要量都是用于支持生长发育[30～35kcal/(kg·d)]。因为脓毒血症及严重疾病期间生长发育几乎停止,继而能量需要量可能急剧减少。在对术后伴有严重疾病的婴幼儿的研究中发现,平均基础能量消耗每日仅 43kcal/kg。

尽管研究结果非常不一致,目前共识是强调利用间接测热法进行静息能量测定从而进行个体化营养干预的策略。在这一领域仍然需要更多的研究来阐明危重症、手术、创伤等应激情况下患儿的代谢变化规律,以指导个体化的营养治疗,从而改善其临床结局。

一、营养风险筛查和营养评估

营养风险筛查应作为一种医院政策予以执行,最主要目的是确定患儿是否存在营养风险以及是否需要进一步详细的营养评估。必须在入院 24 小时内甄别出存在营养风险的患儿并进行周期性再筛查。对于筛查结果须予记录并且进行合适的营养干预。所有被认为存在营养风险的患儿应该进行营养评估，由有丰富儿科经验的注册营养师或协同儿童营养知识丰富的专业人员进行实施。其目的是记录营养参数基线（生长发育状况、目前营养状况、营养素需求），确定营养风险因素（喂养史、误吸评估、消化道功能、营养通路建立等），鉴别特定的营养亏损，建立个体营养需求，并且确定医疗、心理和那些会影响处方以及营养支持疗法的社会经济因素。营养评估也须记录成文并且所有的营养专业人员都可获得。

胆道闭锁患儿常伴有不同程度的营养不良问题，但因伴有腹水、器官巨大，以及外周性水肿干扰体重和体重/身高的准确测量而难以评估。且单一的生化参数不应作为营养筛查的工具。以胆道闭锁患儿体重的 z 值和体重/身高的百分位进行营养评估，均表现出高估状态。在这类患儿中，测量中臂围和三头肌皮褶厚度更能准确反映其营养状况。伴有营养不良的胆道闭锁患儿肝移植前即处于高风险状态。这类患儿身高和体重的 z 值>-2 时可有较好的预后。一旦他们进入等待肝脏移植期，有营养不良者（身高或体重 z 值<-2）与移植前需要进入 ICU 监护的几率和死亡率的升高相关。体重和身高 z 值、白蛋白水平的下降也是移植前死亡的危险因素。营养不良的胆道闭锁患儿发生移植后并发症的风险同样也增高。生长迟缓的患儿移植失败和移植后死亡的风险相应增加。

由于儿科营养风险筛查涉及在儿童动态生长发育参照体系下如何准确评价疾病与体重变化影响等问题，也缺乏大综病例临床应用研究报道或随机对照研究的循证医学数据，迄今为止对儿科营养风险筛查工具尚没有国际公认的统一标准。目前欧洲肠外肠内营养学会（ESPEN）正在欧洲进行 2000 多例儿科患儿营养风险筛查的方法学（STAMP、PYMS、STRONGkids）比较，尚未得出正式结果。儿科营养不良评估筛查工具（Screening Tool for the Assessment of Malnutrition in Pediatrics，STAMP）从疾病风险、营养摄入以及生长发育三方面进行评分，操作相对简洁，但评价外科手术对疾病营养风险缺乏量化指标。笔者将改良 STAMP 方法应用于小儿外科患者的营养风险筛查，发现改良 STAMP 评分对外科住院患儿的营养风险评价与其临床结局有很好的相关性。改良 STAMP 评分可以有效地评价住院外科患儿的营养风险，指导临床医生进行合理、规范的营养干预，从而为改善外科患儿临床结局起到积极作用。

二、提供合适营养素和纠正营养素缺乏

终末期肝病患儿有多种因素导致生长迟缓。营养不良风险最大的是那些小于 24 个月的儿童、伴有胆汁淤积、等待进行肝移植和出现诸如腹水、出血等并发症的儿童。不论是何种原因导致终末期肝病，营养支持的目标是维持充分的生长发育和肝移植后的最佳预后（表 21-1）。

表 21-1　肝胆疾病患儿营养支持治疗

营养素	治　疗	监　测
热量/能量	目标热量为 130% ~ 150% RDA 如体重不增，能量可超过 150% RDA	体重（范围从每周至每月一次） 身高别体重>第 5 ~ 第 10 百分位;身高别体重 Z 值>-2.0 每月一次测量中臂围
蛋白质	高蛋白配方，蛋白 2 ~ 4g/（kg·d）	每 4 周测量肌肉重量/中臂围
脂肪	高 MCT 配方	MCT 比例<80%
碳水化合物	占 RDA 非蛋白质热量的 50% ~ 60%	注意监测血糖
维生素 A	口服 1000 ~ 2500IU/（kg·d） <10kg：起始量 5000IU/d >10kg：起始量 10 000IU/d	每 3 ~ 4 周直至饱和剂量，然后维持剂量（如果需要） 过度激进的补充可能会导致高维生素 A 血症和肝脏损伤，而血视黄醇水平无改变

营养素	治　疗	监　测
维生素 D	维生素 D_3 剂量以体重为基础： 体重>40kg： <10ng/ml:5000IU/d 11~19ng/ml:4000IU/d 20~29ng/ml:3000IU/d 体重<40kg： 120~200IU/kg 维生素 D_2：根据年龄 RDA3~10 倍 对于口服补充难治性严重缺乏病例，可每 1~3 个月进行肌内注射维生素 D_3 30 000IU 维生素 D_3 剂量 10 000IU/kg（最大剂量 600 000IU）每 3 个月一次肌内注射能安全成功治疗维生素 D 依赖性佝偻病	每 3 周直至饱和剂量，然后维持剂量（如果需要） 给予 TPGS（d-α-生育酚聚乙二醇琥珀酸酯），因含有维生素 E 可改善吸收 维生素 D_3 比维生素 D_2 更具有效性
维生素 E	TPGS 推荐量：早上 15~25IU/(kg·d) α-生育酚（醋酸盐）:10~200IU/(kg·d)	每 3~4 周监测血清浓度直至饱和剂量，然后维持剂量（如有需要）
维生素 K	2.5~5mg/w 如果口服补充效果不佳，可静脉补充 1~10mg/d	根据消耗严重程度，国际标准化比值每天/每周
钙	25~100mg/kg 元素钙；每日质子泵抑制剂治疗时，应用枸橼酸钙（碳酸钙:40% 元素钙，枸橼酸钙:21% 元素钙，葡萄糖酸钙:9% 元素钙）	应给予维持剂量，同时补充维生素 D
锌	1mg/(kg·d) 元素锌	每周补充直至饱和剂量，然后维持剂量（如有需要）
硒	1~2μg/(kg·d)	每周补充直至饱和剂量，然后维持剂量（如有需要）
铁	5~6mg/(kg·d) 元素铁	每月监测 CBC 计数和铁含量直至饱和剂量，然后维持剂量（如有需要） 补铁前应先纠正维生素 E 缺乏以改善临床反应和预防溶血

1. 能量需求　多种因素造成慢性肝病患儿蛋白质能量营养不良，表现在体重、身高，以及皮褶厚度不如同年龄同性别的正常儿童。用间接能量测定法或根据生长需要估算出的能量需求比利用标准体重和年龄为基础的预算公式预测的能量需求值高出127%~140%。这样的高能量需求主要是因为营养不良儿童的代谢无效性、吸收不良，以及脏器代谢活性和体格大小比例增加有关。伴有胆汁淤积者，大部分通过粪便丢失的热量是来自于不被吸收的脂肪成分。不论何种病因，营养物质的提供应是预计需要量的130%~150%。厌食和胃食管反流是进展期肝病患儿常见问题。因此，成功进行高热量喂养就需要利用鼻胃管进行。如果生长情况依然不理想，那么热量的需要量就应超过预计值的150%。

2. 蛋白质　进展性慢性肝病患儿每天蛋白质摄入需要量约为 2~3g/kg 以保证生长发育和内源性蛋白质的合成。不应限制蛋白质摄入量，除非出现难治性脑病。即使发生难治性脑病，也应避免限制蛋白摄入<2g/(kg·d)，否则将导致内源性肌肉蛋白的消耗。目前并没有证据表明慢性肝病患者有蛋白质吸收不良，因此不主张使用半要素饮食或蛋白水解配方，但当应用半要素饮食时，很少发现肠黏膜萎缩。需要记住的是，半要素饮食的口味较差，实际应用过程中可能影响进食量。

当肝功能不良或门脉高压相关的门体分流时，可能会出现高氨血症。胆汁淤积本身抑制尿素循环，血氨能通过肝小叶周围血管的谷氨酰胺合成途径被部分降解。在肝硬化结节处，这种氨代谢发生紊乱。富含支链氨基酸的配方粉原先被认为是不加剧脑病的蛋白质来源，然而，循证研究发现与非支链氨基酸含等氮的配方粉相比，富含支链氨基酸的配方并没有明显改善脑病的表现。其他实验和临床证据显示，增加 BCAAs 的摄入能改善胆汁淤积患儿的人体成分和营养状态。胆道阻塞的动物实验发现，给予富含 BCAAs 的配方后，体重、蛋白质质量、肌肉质量、氮平衡、体成分，以及骨矿物质量都有所改善，同时血浆 BCAA 浓度上升。临床研究则发现，服用富含 BCAAs 的半要素饮食的胆道闭锁患儿与进食标准配方的半要素饮食患儿相比，总钾水平、中臂围和三头肌皮褶厚度增加，并需要较少的白蛋白补充。近期更多利用稳定性核素研究蛋白质平衡的结果显示轻至中度的胆汁淤积患儿比健康儿童需要更多的支链氨基酸。因此，对终末期肝病患儿理想的饮食不应限制其蛋白的摄入，应包括 3g/（kg·d）的乳清蛋白和含 10% 的 BCAAs，以治疗高氨血症来替代对蛋白质摄入的限制。

3. 碳水化合物　碳水化合物是膳食中重要的能量来源。根据不同年龄，慢性肝病患儿碳水化合物应提供每日非蛋白热量的 50% ~ 60%。由于肝细胞数量和功能的下降，糖原储存能力减少，故需要关注这类患儿低血糖问题。其中又以婴儿发生低血糖的风险最大，因其糖原储存量非常小。大年龄儿童则主要依赖脂肪动员和燃烧氨基酸作为能量来源。因此，应经常监测婴儿血糖变化，如果需要禁食或大于 4 小时无口服摄入食物，那么就需要静脉输注葡萄糖。

4. 脂肪　脂肪的渗透压低，能提供良好的能量密度和来源，以及细胞膜所需的必需脂肪酸，对脂溶性维生素吸收利用非常重要，是重要的营养素之一。增加脂肪摄入尽管会引起脂肪泻但可以增加脂肪吸收量和改善生长。腔内胆盐缺乏的患者对 LCTs 的溶解、消化和吸收能力都下降，导致脂肪吸收不良和因脂肪泻而能量丢失。相反，MCTs 易溶解，不需要载体可直接进入门脉系统，由胰酶快速水解，不需要胆盐进入刷状缘，直接吸收入血并转运至肝脏进行供能。总脂肪的 30% ~ 50% 由 MCTs 组成能改善管腔内胆盐缺乏造成的脂肪吸收不良，减少脂肪泻的发生。但很难确定这类患儿饮食中理想的脂肪含量和 MCT/LCT 的比例。小量数据显示，胆汁淤积患儿饮食中 MCT 占 30% 或 70% 比 MCT 和 LCT 占各半时能获得更好的脂肪溶解和生长发育。过高的

MCT 比例（>80%）将增加必需脂肪酸缺乏的风险。给予 MCT 有助于提高总能量的摄入，但与总能量摄入量相关的是食欲，而后者控制着营养素摄入的多少。事实上，慢性肝病的婴儿所需脂肪中的 50% 为 MCTs，并补充必需脂肪酸。脂肪摄入量和 MCT 所占比例应根据生长情况和是否耐受（如有无腹泻）等情况进行精细调整。而大龄儿童，可在饮食中加入 MCT 油，同时必须平衡其他脂肪中多不饱和脂肪酸的含量。由于 MCT 口味较差，添加后影响食物风味而造成摄入减少。因此，对年长儿童权衡使用 MCT 是否有利时，必须考虑减少摄入的问题。小婴儿有明显营养不良和脂肪吸收不良时，如果在转换为高 MCT 配方喂养时发生摄入减少，则应重新使用普通配方，或考虑经鼻胃管喂养。

长链多不饱和脂肪酸（LCPUFA）（如花生四烯酸（AA）、二十碳五烯酸（EPA）、二十二碳六烯酸（DHA））是早期生长以及大脑和视网膜发育的重要营养物质。ω-6 和 ω-3 多不饱和脂肪酸（PUFA）是花生四烯酸的前体，具有重要的生理功能，如免疫介导、血管功能和血小板凝聚等。对慢性肝病患儿应注意 PUFA 的缺乏。导致长链多不饱和脂肪酸的缺乏包括低 PUFA 摄入、吸收不良和代谢紊乱等。应给予额外的 PUFA（如大豆或菜籽油），高于正常婴儿所需的 10% 总能量，但即使这样也可能不能改善长链多不饱和脂肪酸的状态。可以通过进食蛋黄（富含 AA）或鱼油（富含 DHA）来补充长链多不饱和脂肪酸。由于肝移植术后 1 年长链多不饱和脂肪酸水平仍然低下，因此早期饮食干预尤为重要。

5. 维生素和微量元素　脂肪依靠胆汁酸进行乳化、有效的脂肪降解、脂肪酸转运，以及其他脂肪分解产物如脂肪微粒进入肠黏膜吸收。因此，胆汁淤积患儿脂肪和脂溶性维生素的吸收较水溶性营养素的吸收差。有 20% ~ 35% 的胆汁淤积患儿伴有多种脂溶性维生素缺乏，且其程度与胆汁淤积严重程度相关。没有数据证实慢性肝病患儿有持续性的水溶性维生素缺乏。患肝脏疾病的婴儿和儿童需要高于推荐量的能量摄入，饮食中增加维生素、矿物质和微量元素。如果发生摄入不足或缺乏时，应给予儿童复合维生素的补充。然而，由于许多儿童复合维生素也含有脂溶性维生素，因此应考虑脂溶性维生素的剂量。慢性肝病患儿可发生某些维生素、矿物质和微量元素缺乏。脂肪吸收不良是导致脂溶性维生素（维生素 A、维生素 D、维生素 E、维生素 K）

缺乏的原因。当血清胆红素水平超过85μmol/L,就应通过静脉补充脂溶性维生素。大剂量口服补充脂溶性维生素也能达到同样效果,但应根据标准推荐剂量补充,除非有证据证实不足。

血清钙受饮食中钙的摄入、维生素D水平,以及甲状旁腺素的调节。循环中50%的钙是具有代谢活性的离子钙形式,而剩余的大多是无活性的且与血清白蛋白和球蛋白相结合。在用维生素D进行治疗时,即使患儿没有明显的低钙血症也应补充钙剂,以避免因"骨饥饿"综合征致骨矿化增加而继发低钙血症。

三、营养方式和解决方案

制订喂养计划时应考虑到厌食、能量需求增加、吸收不良,以及能量来源利用异常等情况。全面营养评估是制订喂养计划所必需的工具。体格检查发现营养素缺乏(如面色苍白)提示有贫血,或肋软骨连接点增粗提示佝偻病等。喂养方式包括经口喂养、鼻胃管喂养和肠外营养(PN)。患儿身高别体重的z值<-3考虑严重营养不良,死亡风险增加,因此应优先考虑管饲喂养。进展期肝病患儿,不论年龄,因低血糖发生风险较大,需要频繁喂养。Greer等测定终末期肝病患儿的能量消耗,发现能量消耗增加,禁食4小时后呼吸商下降。这一发现提示进展期肝病患儿有较快的糖原消耗和更早的脂肪氧化。那么,这类患儿的能量平衡更多依靠是快速摄取的能量而不是储存的营养素。厌食在这类患儿中也非常常见。因此,推荐鼻饲以获取营养需求和生长发育。

鼻胃管不增加门脉高压和食管胃底静脉曲张患者出血的风险,但应在静脉曲张出血至少48小时后才开始进行喂养。避免进行经皮胃造口置管,因门脉高压性胃病增加出血风险。而对于喂养有困难的肝胆疾病患儿开始肠内营养时,建议从10~20ml/(kg·d)的速度开始,根据患儿临床症状以10~20ml/(kg·d)速度增加。肠内营养期间应当密切监测可能的不良反应和并发症。如口服和管饲失败,需要进行PN。尽管导致胆汁淤积的风险已十分清楚,但是对于进展期肝病和不能安全或有效进行肠内喂养的患儿不应终止PN。严格监测导管感染和调整PN以及输入脂肪乳剂含量能最大限度的减小肝功能的影响。当进行肠外营养时,由于不需要额外热量来弥补吸收不良,故能量需求量较低。因此,PN时营养需要量应以年龄性别所推荐的蛋白质

量,以及预计或测定能量消耗值为基础。

1. 婴儿 慢性肝病婴儿优先考虑母乳加强化剂进行喂养。不能进行母乳喂养时,推荐使用高MCT的婴儿配方粉使得脂肪吸收最佳。配方粉中的MCT含量不应超过脂肪总量的80%,这样可以避免必需脂肪酸的缺乏。根据营养需求、喂养耐受性、儿童生长情况,以及容量负荷,增加能量密度至少达到73~100kcal/100ml。也可以在婴儿配方粉中加入碳水化合物、蛋白质或脂肪等营养组件。优先进行经口喂养并尽可能维持以避免远期喂养行为困难的发生。然而,对于有厌食或生长迟缓的患儿应积极给予鼻胃管喂养。通常,大部分婴儿管饲首选经鼻胃管进行,且能获得成功,但某些患儿可能需要经幽门后喂养,实际选择应根据临床情况而定。胆道闭锁和Kasai肝门肠吻合术的患儿越早进行喂养可获得较好的预后。

2. 年长婴儿和儿童 进展期肝病的年长婴儿和儿童需要改良的饮食,1岁以后的患儿可能需要经鼻胃管额外喂养。含高MCTs的产品可用于那些有额外营养需求的患儿。如果需要更多的能量,可添加营养组件。患儿能耐受食物风味的改变时,可以加入蛋白粉、葡萄糖粉和液体脂肪。根据临床情况决定是选择鼻饲还是幽门后喂养。如有必要,可进行PN支持。然而,应短期进行PN以减少肝脏损害。

3. 肠外营养 营养不良对肝病预后的影响愈来愈受到重视。由于食管静脉出血或患儿不能耐受肠内营养出现腹泻等症状而不能经鼻胃管进行肠道喂养来获得能量和其他营养素时,就需要考虑进行PN支持。此外,肠外营养曾经是肝移植后最受推崇的一种营养支持方式。现在虽然肠内营养为肝移植患者所首选,但肠外营养在一些肝移植患者中仍为不可放弃的营养支持方式。据临床实践证明,下列情况下,可施行肠外营养支持:①肝移植后即期(24~48小时),经过输液、输血纠正凝血机制紊乱、保持水电解质平衡的治疗后,患者即使可以少量进水、进食,也可施行部分肠外营养支持。②肝移植后并发肠梗阻、胃出血、胰腺炎、胆汁性腹膜炎、药物性肝功能损害而不能进食或不允许患者进食时,给予肠外营养是非常必要的。③肝移植后有些患者并发肺部严重感染而行气管切开,同时给予呼吸机辅助呼吸者,由于不能经口进食,给予肠外营养也是合适的。④肝肠联合移植、肝肾联合移植、肝胰十二指肠

多器官移植后,由于肠道功能、胰腺功能尚未恢复,若过早进食势必增加消化液的分泌,进而导致吻合口漏的可能,采取肠外营养支持,将有助于移植器官的恢复,避免肠漏、胰漏的发生。如果联合移植的肾脏发生延迟性肾功能恢复(DGF),给予部分肠外营养支持,可使体内积蓄的蛋白质代谢产物转化为非必需氨基酸参与蛋白质的合成。⑤肝移植后长期存在低蛋白血症者,不能依赖输注白蛋白来纠正,而应采取含有谷氨酰胺(Gln)的肠外营养方法给予治疗,同时使用生长激素,将有利于正氮平衡,加速纠正低蛋白血症。

肝病患儿能耐受标准氨基酸溶液。BCAA 配方的作用仍未被肯定,且由于价格和可获得性而使用受限。对脂肪耐受良好,从而能获得良好的能量摄入。PN 的适应证包括腹泻,呕吐,反复胃肠道出血。进行 PN 同时应注意液体量,电解质和微量元素的平衡。失代偿的肝病患儿通常等待进行肝脏移植,使用 PN 可能导致肝功能的进一步恶化,但这种风险较低,除非患者是极度短肠患者。成人肝活检显示肝脂肪变性和少量的胆汁淤积,肝酶轻度升高。Guimber 等报道,7 例肝病患儿 PN 支持后年龄别体重和身高别体重的 Z 值增加,而肝脏合成功能无明显改变。慢性肝病患儿能耐受标准的 PN 配方。长期 PN 的同时给予肠内营养,哪怕是小剂量的肠内营养,能改善肝脏功能。熊去氧胆酸能改善 PN 相关的胆汁淤积,可考虑在 PN 支持进行应用。

肠外营养相关肝胆并发症包括胆汁淤积、脂肪变性、胆石病。PN 相关肝脏并发症仍然是严重且致命的。新生儿使用 PN 最常见的并发症是胆汁淤积(parenteral nutrition associated cholestasis, PNAC)。PNAC 的发生率决定于使用 PN 的持续时间,因此使用 PN 两个月以上的患儿 PNAC 的发生率大于50%。

PNAC 与许多临床因素有关,其中包括发育不成熟、低体重、PN 持续时间、不成熟的肝肠循环、肠道菌群、脓毒血症、无法过渡到肠内营养、术后短肠综合征和剖腹手术的次数。除外极低体重和使用 PN 的时间等因素,由于腹裂或小肠闭锁而使用 PN 的患儿 PNAC 的风险更高。早产儿 PNAC 的发病率比儿童和成年人更高。这可能是由于早产儿胆道分泌系统不成熟,胆汁盐储存、合成和肠道中的浓度都比足月儿低。PNAC 是一个没有特异指标的排除性

诊断,使用 PN 超过 2 周的患儿若发生胆汁淤积(结合胆红素>2.0mg/dl),并除外其他可能引起胆汁淤积的因素如细菌病毒感染、代谢性疾病(α-抗胰蛋白酶缺乏、酪氨酸血症)和其他先天性异常(如先天性肝内胆管发育不良综合征、胆管闭锁、胆管囊肿),则可诊断为 PNAC。肝脾大和严重黄疸是疾病加重的典型特征,门脉高压也会进一步加重。大部分患者开始 EN 停用 PN 后 PNAC 能够缓解,但如 PNAC 已进展到肝硬化和肝功能衰竭,则难以改善,甚至可能致死。

尽管有许多学者致力于 PNAC 的研究,但其发病机制仍然不明。可能的因素包括 PN 组分的毒性、缺乏肠内喂养、宿主因素、感染和败血症。大部分 PN 成分都与胆汁淤积的致病机制有关。静脉营养成分所致肝损可能的原因有微量元素(如铝或镁)过量,氨基酸不足(如缺乏结合胆汁酸所需的牛磺酸),或是与 PN 脂质中残留杂质有关。

如何对需要 PN 但却有黄疸加重的患儿进行临床管理是个大挑战,我们对这方面的认知仍然缺乏。PNAC 的预防主要依靠尽早使用肠内营养以及合理使用静脉营养。大多数患者在停止 PN 并使用 EN 后 PNAC 能逐渐缓解。已证实早产儿使用 PN 的同时应用微量肠内喂养(1ml/kg)能引起明显的胆囊收缩,使用三天后胆囊容量恢复正常。

一些报道也试图用药物来预防 PNAC。使用 PN 的患儿可以使用熊去氧胆酸来纠正内源性胆汁酸盐的分泌减少。熊去氧胆酸在体内结合后无毒性且能发挥胆汁酸的作用。在针对胆汁淤积新生儿所做的一项多元分析中发现,在 PN 氨基酸配方中加入牛磺酸能阻止胆汁淤积的进一步发展。然而大多数儿童专用氨基酸配方中都含有牛磺酸,但还不清楚再额外补充牛磺酸是否会更有益处。最近,很多人关注应用鱼油(omega-3)脂肪乳剂预防 PNAC 的作用。有报道使用鱼油脂肪乳剂代替大豆油配方后胆汁淤积大为好转,但还缺少大样本 RCT 实验来证实其确切疗效。

PNAC 持续的患者可能发展为肝硬化、门脉高压或肝衰竭。肠道延长术可能有助于过渡到肠内营养,然而对于肝脏疾病较重和肠道手术无望的患者,应考虑移植手术。肝移植、肠移植或肝肠联合移植在儿童中都有应用。尽管疗效不断改善,但总体疗效仍不乐观,而且器官供体也是难题。

第四节　NST 管理

总之,对于肝胆外科疾病的患儿应有全面的营养计划,包括营养评估、管理,以及随访。应有临床营养方面的回顾,包括如何进行干预和随访计划,并应定期进行多学科的综合管理支持。但目前国际上尚缺乏肝胆外科疾病的营养支持指南,专业化及个体化的营养团队管理显得更为重要。临床营养支持治疗需要专科医师、营养专家、护士、药剂师等多学科的合作。中国规范化的营养支持小组(Nutrition support Team,NST)运作较西方发达国家起步较晚。上海交通大学医学院附属新华医院、上海交通大学医学院附属瑞金医院、仁济医院等约在 20 世纪 90 年代中期开始运作较为规范的 NST,至今约 20 年的时间。NST 成员基本由医师、营养师、护士等组成,初期主要负责肠外营养的处方和监测管理,随着对临床营养支持治疗认识的深入和进步,逐渐将肠内营养的处方和管理也纳入 NST 的工作范围。中国大部分医院尚未建立规范化的 NST 运作方式,营养支持工作分别由专科医师或营养师进行,也缺乏有效的监测和管理。在儿科领域,临床营养起步较晚,但经过近年来的发展,尤其是近 5 年间,儿科医生越来越重视合理营养支持治疗在整个临床治疗中的作用,儿科临床营养蓬勃进步,相关儿科肠外与肠内营养治疗规范及指南也逐渐建立,儿科 NST 也在上海、北京、浙江、南京、广州等儿童专科医院建立并逐渐壮大。临床营养学科是从外科发展起来的。外科医师,尤其小儿外科医师非常重视营养支持治疗。对小儿肝胆外科患者,病情重,病程长,营养问题突出,尤其需要专业化的团队进行管理,做到科学、合理、全面、有效,并要考虑到合理的卫生经济学效益,从而最大限度改善肝胆疾病患儿预后,提高其长期生存质量。

(洪莉　冯一)

参 考 文 献

1. 谢周龙,洪莉,冯一,等. 运用改良 STAMP 评分对 1201 例外科住院患儿进行营养风险评估及临床结局相关性分析. 中华小儿外科杂志,2012,33(10):742-746.
2. 中华医学会肠外肠内营养学分会儿科学组,中华医学会儿科学分会新生儿学组,中华医学会小儿外科分会新生儿学组. 中国新生儿营养支持临床应用指南. 中华小儿外科杂志,2013,34(10):782-787.
3. 中华医学会肠外肠内营养学分会儿科协作组. 中国儿科肠内肠外营养支持临床应用指南. 中华儿科杂志,2010,48(6):436-441.
4. Testa R,Franceschini R,Giannini E,et al. Serum leptin levels in patients with viral chronic hepatitis or liver cirrhosis. J Hepatol,2000,33:33-37.
5. Laviano A,Cangiano C,Preziosa I,et al. Plasma tryptophan levels and anorexia in liver cirrhosis. Int J Eat Disord,1997,21:181-186.
6. Madden AM,Bradbury W,Morgan MY. Taste perception in cir-rhosis:its relationship to circulating micronutrients and food preferences. Hepatology,1997,26:40-48.
7. Cocito D,Maule S,Paolasso I,et al. High prevalence of neuropa-thies in patients with end-stage liver disease. Acta Neurol Scand,2010,122:36-40.
8. Aranda-Michel J. Nutrition in hepatic failure and liver transplanta-tion. Curr Gastroenterol Rep,2001,3:362-370.
9. Hirschfield GM,Heathcote EJ,Gershwin ME. Pathogenesis of cholestatic liver disease and therapeutic approaches. Gastroenterology,2010,139:1481-1496.
10. Maillette de Buy Wenniger L,Beuers U. Bile salts and cholestasis. Dig Liver Dis,2010,42:409-418.
11. Norman K,Pirlich M. Gastrointestinal tract in liver disease:which organ is sick? Curr Opin Clin Nutr Metab Care,2008,11:613-619.
12. Pierro A,Koletzko B,Carnielli V,et al. Resting energy expenditure is increased in infants with extra hepatic biliary atresia and cirrho-sis. J Pediatr Surg,1989,24:534-538.
13. Dolz C,Raurich JM,Ibáñez J,et al. Ascites increases the resting energy expenditure in liver cirrhosis. Gastroenterology,1991,100:738-744.
14. Plauth M,Schütz T,Buckendahl DP,et al. Weight gain after tran-sjugular intrahepatic portosystemic shunt is associated with improvement in body composition in malnourished patients with cirrhosis and hypermetabolism. J Hepatol,2004,40:228-232.
15. Nightingale S,Ng VL. Optimizing nutritional management in chil-dren with chronic liver disease. Pediatr Clin N Am,2009,56:1161-1183.
16. Bucuvalas JC,Horn JA,Slusher J,et al. Growth hormone insensi-tivity in children with biliary atresia. J Pediatr Gastroenterol Nutr,1996,23:135-140.
17. Weisdorf SA,Freese DK,Fath JJ,et al. Amino acid abnormalities in infants with extrahepatic biliary atresia and cirrhosis. J Pediatr Gastroenterol Nutr,1987,6:860-864.

18. Abdel-Ghaffar YT, Amin E, Abdel-Rasheed M, et al. Essential fatty acid status in infants and children with chronic liver disease. East Mediterr Health J, 2003, 9: 61-69.

19. Wagner CL, Greer FR. American Academic of Pediatrics Section on Breastfeeding; American Academic of Pediatrics Committee on Nutrition. Prevention of rickets and vitamin D deficiency in infants, children, and adolescents. Pediatrics, 2008, 122: 1142-1152.

20. Arteh J, Narra S, Nair S. Prevalence of vitamin d deficiency in chronic liver disease. Dig Dis Sci, 2010, 55: 2624-2648.

21. Tsiaousi ET, Hatzitolios AI, Trygonis SK, et al. Malnutrition in end stage liver disease: recommendations and nutritional support. J Gastroenterol Hepatol, 2008, 23: 527-533.

22. Kondrup J. Nutrition in end stage liver disease. Best Pract Res Clin Gastroenterol, 2006, 20: 547-560.

23. Chin SE, Shepherd RW, Thomas BJ, et al. The nature of malnutri-tion in children with end-stage liver disease awaiting orthotopic liver transplantation. Am J Clin Nutr, 1992, 56: 164-168.

24. Sato C, Koyama H, Satoh H, et al. Concentrations of copper and zinc in liver and serum samples in biliary atresia patients at different stages of traditional surgeries. Tohoku J Exp Med, 2005, 207: 271-277.

25. Fitzgerald K, Mikalunas V, Rubin H, et al. Hypermanganesemia in patients receiving total parenteral nutrition. JPEN J Parenter Enteral Nutr, 1999, 23: 333-336.

26. Protheroe SM, Kelly DA. Cholestasis and end-stage liver disease. Bail-lieres Clin Gastroenterol, 1998, 12(4): 823-841.

27. Baker A, Stevenson R, Dhawan A, et al. Guide-lines for nutritional care for infants with cholestatic liver disease before liver transplantation. Pediatr Transplantation, 2007, 11(8): 825-834.

28. Holt RI, Miell JP, Jones JS, et al. Nasogastric feed-ing enhances nutritional status in paediatric liver disease but does not alter circulating levels of IGF-I and IGF binding proteins. Clin Endocrinol, 2000, 52(2): 217-224.

29. McCullough AJ. Malnutrition in liver disease. Liver Transplantation, 2000, (4)(suppl 1): S85-S96.

30. Sokol RJ, Stall C. Anthropometric evaluation of children with chronic liver disease. Am J Clin Nutr, 1990, 52(2): 203-208.

31. Sentongo TA, Tershakovec AM, Mascarenhas MR, et al. Resting energy expenditure and prediction equations in young chil-dren with failure to thrive. J Pediatr, 2000, 136(3): 345-350.

32. Greer R, Lehnert M, Lewindon P, et al. Body com-position and components of energy expenditure in children with end-stage liver disease. J Pediatr Gastroenterol Nutr, 2003, 36(3): 358-363.

33. Chin SE, Shepherd RW, Cleghorn GJ, et al. Pre-operative nutritional support in children with end-stage liver disease accepted for liver trans-plantation: an approach to management. J Gastroenterol Hepatol, 1990, 5(5): 566-572.

34. Chin SE, Shepherd RW, Thomas BJ, et al. Nutritional support in children with end-stage liver disease: a randomized crossover trial of a branched-chain amino acid supplement. Am J Clin Nutr, 1992, 56(1): 158-163.

35. Nightingale S, Ng VL. Optimizing nutritional management in children with chronic liver disease. Pediatr Clin North Am, 2009, 56(5): 1161-1183.

36. Als-Nielsen B, Koretz RL, Kjaergard LL, et al. Branched-chain amino acids for hepatic encephalopathy. Cochrane Database Syst Rev, 2003, (2): CD001939.

37. Mager DR, Wykes LJ, Roberts EA, et al. Branched-chain amino acid needs in children with mild-to-moderate chronic choles-tatic liver disease. J Nutr, 2006, 136(1): 133-139.

38. Hume R, Burchell A, Williams FL, et al. Glucose homeostasis in the newborn. Early Hum Dev, 2005, 81(1): 95-101.

39. Babayan VK. Medium chain triglycerides and structured lipids. Lipids, 1987, 22(6): 417-420.

40. Furst P. Old and new substrates in clinical nutrition. J Nutr, 1998, 128(5): 789-796.

41. Sultan MI, Leon CD, Biank VF. Role of nutrition in pediatric chronic liver disease. Nutr Clin Pract, 2011, 26(4): 401-408.

42. Melhorn DK, Gross S. Vitamin E-dependent anemia in the premature infant, I: effects of large doses of medicinal iron. J Pediatr, 1971, 79(4): 569-580.

43. Misra M, Pacaud D, Petryk A, et al. Vitamin D deficiency in children and its management: review of current knowledge and recommendations. Pediatrics, 2008, 122(2): 398-417.

44. Charlton CP, Buchanan E, Holden CE, et al. Intensive enteral feeding in advanced cirrhosis: reversal of malnutrition without precipitation of hepatic encephalopathy. Arch Dis Child, 1992, 67(5): 603-607.

45. Cabre E, Gonzalez-Huix F, Abad-Lacruz A, et al. Effect of total enteral nutrition on the short-term outcome of severely malnourished cirrhotics: a randomized controlled trial. Gastroenterology, 1990, 98(3): 715-720.

46. de Ledinghen V, Beau P, Mannant PR, et al. Early feeding or enteral nutri-tion in patients with cirrhosis after bleeding from esophageal varices? A randomized controlled study. Dig Dis Sci, 1997, 42(3): 536-541.

47. Hebuterne X, Vanbiervliet G. Feeding the patients with up-per gastrointes-tinal bleeding. Curr Opin Clin Nutr Metab Care, 2011, 14(2): 197-201.

48. Food and Agriculture Organization/World Health Organiza-tion/United Nations University（FAO/WHO/UNU）. Hu-man Energy Requirements：Report of a Joint FAO/WHO/UNU Expert Committee. Geneva，Switzer-land：FAO/WHO/UNU；2004.

49. Guimber D，Michaud L，Ategbo S，et al. Experience of par-enteral nutrition for nutritional rescue in children with se-vere liver disease following failure of enteral nutrition. Pedi-atr Transplantation，1999，3（2）：139-145.

50. Young S，Kwarta E，Azzam R，et al. Nutrition assessment and support in children with end-stage liver disease. Nutr Clin Pract，2013，28（3）：317-329.

第二十二章

抗生素在小儿肝胆外科中的应用

肝胆胰脾系统畸形及感染是小儿外科的常见病,合理应用抗生素治疗十分重要。正常胆道是无菌的,但存在感染或并发畸形、外伤、肿瘤等病理状态下,抗生素的应用又显得尤为重要。因而,在小儿肝胆外科领域内,抗生素的合理应用全面地改善了治疗效果,成为外科医生除手术外另外一把诊治疾病的利器。儿童本身的特殊性又使得抗生素的选择在临床实际应用中十分慎重。

能进入肝胆系统的抗生素比较多,但其在肝组织中形成的浓度也有高低悬殊,因此疗效也参差不齐。而血胰屏障概念的确立,使针对胰腺感染的选择用药有了明确的方向,必须选用能够进入胰腺组织并形成有效浓度的抗菌药物,才有可能取得疗效。这些都可以为抗生素的选择提供指导。由于细菌培养及药敏试验的结果总是报告不及时,且并非总是有指导意义,外科医生常常不得不凭临床经验用药,

因此外科医生必须充分了解有关抗生素的抗菌谱、体内分布、血药浓度、代谢时间及部位、毒副作用。

小儿尚处于生长发育期,且肝肾功能发育不完善,在抗生素的选择方面既要考虑抗生素应用的一般原则,又要照顾肝胆胰脾外科疾病的特殊性,还要考虑小儿的生长发育特点,才能取得良好的治疗效果。近年来国内外学者都对儿科抗生素的应用情况进行了深入的研究和探讨,尤其国内近年来发表在各类杂志期刊的多篇文章都提到当下儿科抗生素应用的不合理情况及随之带来的细菌耐药、复杂多重感染以及致病菌的变迁等严峻形势。文章提到适应证过宽、病原学检查少、用药方法不当、联合用药不合理、抗生素级别选择过高等普遍存在于儿童各系统疾病治疗中,因此具体到小儿肝胆外科,掌握抗生素的合理有效应用,是我们必须面对的又一挑战。

第一节 小儿肝胆外科感染时常见的致病菌群

一、肝脏感染时的常见致病菌群

小儿肝脏感染临床相对少见,多继发于全身细菌感染败血症、胆道系统逆行感染或邻近组织器官的炎症。由于肝脏存在胆道、门静脉、肝动静脉三套管道系统,并通过胆道间接与肠道相通,因此肝脏感染的致病菌群也多与这三套系统相关。

在成人肝胆外科,大肠埃希菌曾经是20世纪肝脏感染的最主要致病菌,占检出总数的20%。但近年来随着抗生素的广泛应用,国内外相关研究表明肺炎克雷伯菌已逐渐成为引起肝脏感染、肝脓肿的主要病原体,这可能与抗生素的滥用及院内感染相关。而胆道疾病和外伤继发的感染致病菌多为大肠埃希菌、金黄色葡萄球菌、表皮葡萄球菌。而对于儿

童肝脏感染的细菌学研究分析认为,婴幼儿免疫力低下,感染多为革兰阳性球菌,尤其是凝固酶阴性葡萄球菌为主,继发于全身的菌血症,经血运到达肝脏并定殖继而引起感染。较大的儿童则以继发胆道感染、腹腔、消化道感染或创伤的大肠埃希菌为主。在对小儿肝脓肿的研究中发现,脓液培养结果显示致病菌首位为金黄色葡萄球菌,其次为大肠埃希菌、链球菌、铜绿假单胞菌等,可有厌氧菌感染,且多数合并存在。少数报道检出白假丝酵母菌、产碱假单胞菌等条件致病菌,这都为抗生素治疗的选择提供了可靠的依据。

二、胆道感染时的常见致病菌群

正常情况下胆道是无菌的。在梗阻、炎症、外伤

等情况下,胆汁中可能有菌。常见有以下情况:①胆结石,尤其是胆管结石。②胆管(胆囊管、肝内、外胆管,胆总管)梗阻或狭窄。③急慢性胆囊炎、胆管炎或曾有此类病史。④胆道手术史,尤其是胆肠吻合、Oddi 括约肌切开或成形、放置胆道支架。⑤内镜下逆行性胰胆管造影(ERCP)后。有的作者报道胆汁细菌培养阳性率在慢性胆囊炎是 33% 以上,急性胆囊炎是 50% ~75%;不全性胆道梗阻是 90%,完全性胆道梗阻是 100%。胆道系统不同部位细菌的检出率不同,但胆囊内与胆总管内细菌的检出率几乎是一致的。如胆囊内有细菌存在,则不仅胆总管 100% 有细菌存在,而且 80% 的肝活检标本,80% 的十二指肠液,88% 的胆囊壁和 60% 胆囊淋巴结中存在细菌;如果胆囊内无细菌存在,胆总管内亦监测不到细菌,肝活检标本及胆囊淋巴结亦无细菌存在,胆囊壁及十二指肠液的细菌检出率明显降低,分别为 30% 及 55%。

胆汁中存在的细菌通常有数种。细菌培养阳性者仅 38% 的患者分离出单一细菌,多数为混合细菌。所检出的细菌以革兰阴性菌为多。阳性胆汁培养最常见的细菌是革兰染色阴性的大肠埃希菌、次常见的细菌报道不一,但多为克雷伯杆菌属,且近年来随抗生素的广泛应用,敏感菌被杀灭,耐药菌存活,肺炎克雷伯菌有赶超前者之势,而检出的大肠埃希菌也多为耐药菌。铜绿假单胞菌、真菌感染上升明显。由于技术的提高,厌氧菌的检出率亦明显增高,三分之二以上胆汁培养阳性的胆道感染患者有厌氧菌生长,常见的厌氧菌是假单胞菌(Pseudomonas)和脆弱类杆菌(Bacteroides fragilis)。多与需氧菌混合感染,尤其见于严重的胆道感染。厌氧菌培养阳性率在胆总管胆汁培养是 58%,明显高于胆囊胆汁的阳性率(27%)。厌氧培养的阳性率有随胆道手术次数增多及胆-肠吻合口功能障碍的严重程度而增加的倾向。

外科手术操作及内镜检查操作往往会影响并改变胆道内的菌群,比如内镜下经十二指肠的逆行胆道造影、做了胆道-空肠吻合术、胆汁引流管系统的环境污染等。研究表明术后胆汁培养阳性率显著增加的菌种主要是耐抗生素的细菌,革兰阴性需氧菌和真菌以及厌氧菌。这些菌株显然是医院环境内的菌株。医院获得性胆管炎通常由多重细菌或者耐药菌引起,如假单胞菌属、耐甲氧西林的金黄色葡萄球菌、耐万古霉素的肠球菌。相反,

社区获得性胆管炎则多由于肠道菌群的单个菌属引起,如大肠埃希菌、克雷伯菌属及肠球菌。医院环境能造就耐药菌株,对常用抗生素产生耐药性。因此,外科患者手术前在医院住院时间越长,其胆道、肠道内细菌群成为耐药菌株的可能性越大。多次住院、多次胆道手术的患者的体内细菌是耐药菌株的可能性比初次住院、初次胆道手术的患者的可能性大得多。

胆道外科中细菌培养研究是重要的。胆汁的培养非常重要,其中最有意义的是从胆总管中得到的胆汁的培养结果。在胆总管不需探查的患者,也可从胆囊或胆囊中取得的胆汁做培养液。有的外科医生认为,胆道菌群最好取胆囊黏膜进行培养。Chetlin 和 Elliott 报告,当胆汁被细菌感染时,胆道术后并发败血症的机会是胆汁未感染者的 40 倍以上。血培养在所有严重胆道感染的患者均应常规进行,而且也应在手术前、手术中和手术后做血培养。手术前的血培养揭示占优势的细菌群,有助于外科医生挑选最佳的抗生素。术中和术后的血培养有利于抗生素的调整。总之,及时的胆汁培养、血培养结果除了能有效地指导胆道外科临床抗生素的选择和更换外,对医院患者细菌学监测和胆道外抗生素应用研究也是极为重要的。

三、胰腺感染时的常见致病菌群

急性坏死性胰腺炎感染的细菌一般源于肠道。Beger 等对 114 例急性坏死性胰腺炎进行了细菌学研究,结果 45 例(9.4%)患者的胰腺坏死组织中培养出肠道细菌,其中 24 例为大肠埃希菌,16 例为产气肠杆菌,此外还有粪链球菌 6 例,假单胞菌属、变形杆菌属、类杆菌属各 5 例,其他菌 14 例。由于所检出的主要致病菌为革兰阴性细菌,特别是大肠埃希菌,因此认为胰腺坏死组织感染的细菌来源于肠道。有作者最近报道胰腺感染的细菌成分为:大肠埃希菌占 25.9%,假单胞菌属占 15.9%,克雷伯菌属占 10.1%,肠杆菌属占 2.5%,粪链球菌属占 4.4%,变形杆菌属占 10.1%,各种厌氧菌占 15.6%。

胰腺坏死组织合并感染的原因目前多认为是肠道细菌移位于胰腺所致。已知引起全身及肠道损伤的因素均可促使胃肠道内细菌移位于肠外部位。即使没有明显的肠道损害,仅腹腔炎症的存在亦可促使细菌移位。在感染、创伤等情况下,内脏血流减

少,肠道处于低灌注状态,产生各种炎性因子破坏肠道的黏膜屏障,细菌得以突破并移位至腹腔并感染邻近器官。另有部分细菌也可以通过肠系膜血管和淋巴管转移并迁徙至胰腺进而引发局部炎症。因此,急性坏死性胰腺炎的胰周感染是由于肠道细菌增强了向发炎并有损伤的胰腺的移位所致。

第二节　小儿肝、胆、胰、脾外科抗生素的种类

抗生素主要是通过抑制细菌细胞壁的合成、抑制细菌细胞核苷酸合成、干扰遗传信息的翻译、抑制蛋白质生物合成、干扰细菌能量代谢或拮抗氨基酸的功能等作用方式杀灭细菌或抑制细菌生长。目前临床常见 β-内酰胺类、大环内酯类、氨基糖苷类、四环素、氯霉素类、磺胺类、喹诺酮类、林可霉素类以及抗厌氧菌及真菌的药物,其中以 β-内酰胺类的青霉素和头孢菌素族应用最为广泛。在选择这些抗生素时既要注意抗菌谱覆盖、耐药情况,同时也要尽量规避对儿童生长发育所造成的不良影响。

一、β-内酰胺类抗生素

β-内酰胺类抗生素是指自身结构中含有 β-内酰胺环的一大类抗菌物质。有天然的和半合成的,其中最重要的是青霉素族(PN)和头孢菌素族(CPS)。因细菌可逐渐产生 β-内酰胺酶,分解抗生素的 β-内酰胺环而耐受这类抗生素,目前已研究出比天然青霉素和头孢菌素抗菌谱更广、对 β-内酰胺酶稳定的半合成 β-内酰胺抗生素和 β-内酰胺酶抑制剂。头霉素类、碳青霉烯类亦属于该范畴。青霉素及头孢菌素类抗生素的作用机制是干扰细菌的细胞壁合成。细菌细胞的最外层是细胞壁,是一层有弹性的坚韧厚膜,能抵抗外部的压力和维持细胞的形态。细胞壁的主要成分是多糖,也含蛋白质和类脂质。多糖包括粘肽(peptidoglycan)(细胞壁的基本结构),脂多糖(革兰阴性菌)和磷壁酸质(革兰阳性菌)。β-内酰胺类抗生素所含的 β-内酰胺环能抑制粘肽合成的反应,使细胞壁最主要的基本成分不能产生,则细胞壁不能形成,造成细菌生长、繁殖障碍或自溶而被杀灭。人类和其他哺乳动物的细胞没有细胞壁,故 β-内酰胺类抗生素对人类细胞是无害的,所以这是一类抗菌能力强、疗效高、毒性低的抗生素,是胆道外科广泛应用的主要抗生素。因胆道外科感染常见的革兰阴性杆菌在这类抗生素反复作用时可产生多种 β-内酰胺酶,使 β-内酰胺环分解而使这类抗生素失效,现临床应用的这类抗生素已研究出许多耐酶新品。

1. 青霉素类

(1) 青霉素(钠或钾):临床常用的青霉素(钠或钾),又称苄青霉素,属半合成青霉素,抗菌谱窄。常用剂量主要用于革兰阳性菌感染。对革兰阴性球菌、螺旋体、放线菌感染也有一定作用。低浓度抑菌,高浓度有杀菌作用。每日用量过大时,应注意青霉素所含钠、钾离子的量,对血液钠、钾量的影响。必要时,需补充的钠、钾量中应扣除所给的青霉素中所含的钠、钾量。1 单位青霉素分别于其钠盐和钾盐的 0.6 和 0.625μg,每 100 万单位青霉素分别是含钠离子 39mg 或钾离子 60mg。超大剂量的青霉素对厌氧菌感染也有较好效果。实际上,大剂量的青霉素可以起广谱抗生素的作用。青霉素被肌内注射后吸收快而完全,15～30 分钟药浓度达到高峰。半衰期为 0.5～1 小时,主要由肾脏以原形经尿排泄。一次给药后 2 小时内 60%～90% 以原形尿排出,以肾小管分泌排泄为主,少量有肾小球过滤。胆汁中青霉素含量约为血液浓度的 2～5 倍。抗菌作用机制:青霉素抑制转肽酶,破坏多糖链的交联反应而阻碍敏感细菌的细胞壁主要结构粘肽的合成。因为青霉素分子中 β-内酰胺环与 D-丙胺酰-D-丙氨酸的肽链在结构上很相似,互相竞争转肽酶而占据后者的位置,打开 β-内酰胺环与转肽酶相结合,使该酶丧失活性而破坏交联反应,以致细菌的细胞壁不能合成。青霉素对繁殖期中的细菌作用最强,因其需要不断合成新的细胞壁。哺乳动物没有细胞壁,青霉素对人体细胞无影响。青霉素的抗菌作用不受脓血及坏死组织的影响。

(2) 广谱青霉素:为使青霉素的抗菌谱扩大,克服耐药性,用化学方法使青霉素的侧链改变和扩大进而获得许多有实用意义的广谱新型抗生素。如氨苄西林(氨苄青霉素)、阿莫西林(羟氨苄青霉素)。青霉素复方制剂阿莫西林/氟氯西林、氨苄西林/氯唑西林等。青霉素类加酶抑制剂:阿莫西林/克拉维酸、美洛西林舒巴坦、哌拉西林他唑巴坦等。

1) 氨苄西林(氨苄青霉素):杀菌机制同前述的青霉素一样,也是对繁殖活性阶段的细菌作用最

强。抗菌谱比青霉素广泛,对于耐青霉素的菌株也有作用。对多种革兰阳性菌与革兰阴性菌均有效。适用于大肠埃希菌,克雷伯杆菌属,变形杆菌、肠球菌、链球菌、葡萄球菌及厌氧菌、包括脆弱类杆菌属、假单胞菌等。氨苄西林静脉或肌内注射后,血液内很快就达到最高浓度。半衰期为 1 小时,多随尿液排出体外。氨苄西林在人体组织和体液中扩散迅速,不易透过血-脑屏障。是胆道外科常用的抗生素。用量为每日 3～12g,每 6～8 小时给药一次(肌注或静注)。儿童 100～200mg/(kg·d),分 2～4 次,极量 300mg/(kg·d)。新生儿 12.5～50mg/(kg·d),生后 48 小时内,每 12 小时 1 次;出生 3 天～2 周,q8h;出生 2 周后,q6h。

2）阿莫西林(羟氨苄青霉素):本品抗菌谱与氨苄西林相同,特别是对肺炎球菌及某些革兰阴性菌有交叉反应,比后者快而完全,尿中浓度高。本品耐酸,口服吸收好,不受食物影响,在同等剂量下,血药浓度比氨苄西林高 2 倍以上,在胆汁中的含量较氨苄西林为高,与氨苄西林有完全的交叉耐药。用法:口服,每日 40～80mg/kg,分 3～4 次口服,新生儿和早产儿 50mg/kg,12 小时 1 次,较严重感染 8 小时 1 次。

3）阿莫西林/克拉维酸钾:本品由阿莫西林和克拉维酸钾以 7∶1 配比组成的复方制剂,其中阿莫西林主要作用在微生物的繁殖阶段,通过抑制细胞壁粘多肽的生物合成而起作用。克拉维酸钾具有青霉素类似的 β-内酰胺结构,能通过阻断 β-内酰胺酶的活性部位,使大部分细菌所产生的这些酶失活从而解决了耐药的问题。用法:①新生儿与 3 个月以内婴儿:按阿莫西林计算,每 12 小时 15mg/kg;②40kg 以下儿童剂量:按阿莫西林计算,一般感染每 12 小时 25mg/kg 或每 8 小时 20mg/kg,较重感染每 12 小时 45mg/kg,或每 8 小时 40mg/kg。③40kg 以上的儿童可按成人剂量给药。

4）美洛西林舒巴坦:本品为美洛西林钠和舒巴坦钠按 4∶1 的比例组成的复方制剂。美洛西林属青霉素类广谱抗生素,主要通过干扰细菌细胞壁的合成而起杀菌作用;舒巴坦除对奈瑟菌科和不动杆菌外,对其他细菌无抗菌活性,但是舒巴坦对由 β-内酰胺类抗生素耐药菌株产生的多数重要的 β-内酰胺酶具有不可逆性的抑制作用,可防止耐药菌对青霉素类和头孢菌素类抗生素的破坏,进而发挥协同作用。本品对多种革兰阳性菌和革兰阴性菌(包括有氧和厌氧株)均有杀菌作用,在血液及肝胆中的浓度均很高,适用于产酶耐药菌引起的中重度胆道感染。小儿用法:新生儿与 3 个月以内婴儿或一般感染 75mg/kg,每 12 小时 1 次。儿童或严重感染 75mg/kg,每 8 小时 1 次。

本类药物开始应用前都需作青霉素过敏调查和试验。确实过敏者,禁用此类药物。

2. 头孢菌素族(先锋霉素类)　头孢菌素(先锋霉素)发现于 1948 年,但直到 1964 年才开始研究应用。天然头孢菌素是从头孢子菌培养液中分离出母核为 7-氨基头孢烷酸(7-ACA)的有一定抗菌活性的物质。天然头孢菌素的抗菌活性低,无临床应用价值。但以天然头孢菌素为原料,即在 7-ACA 上用化学方法加入不同的侧链,半合成的许多头孢菌素则有很强的抗菌效力。临床应用的头孢菌素均是这类半合成品。头孢菌素的 β-内酰胺环接在六元环上,抗菌机制与青霉素相似,亦是 β-内酰胺环抑制细菌的粘肽合成,阻碍了细菌壁合成,限制了细菌的繁殖生长。与青霉素比较,头孢菌素不易被细菌产生的 β-内酰胺酶所破坏,耐酸性强,抗革兰阴性杆菌能力强,对青霉素酶不敏感。因半合成头孢菌素扩大了抗菌谱,增强了杀菌、抑菌能力,增强了耐 β-内酰胺酶的能力,所以近年来半合成头孢菌素发展的速度比青霉素类的速度更快。

头孢菌素都是耐酸的广谱抗生素,原则上可口服。按抗菌范围和能力,目前临床常用的头孢菌素可分为第一代、第二代、第三代和第四代头孢菌素。

第一代头孢菌素抗菌活性强,但抗菌谱窄。主要是抗各种球菌,抗 G^+ 菌作用优于 G^- 菌,而且对耐青霉素的菌株敏感。主要适用于耐青霉素的革兰阳性菌感染。胆汁中浓度不高,可口服,亦可肌内注射或静脉注射。多用于呼吸道、泌尿道、皮肤软组织感及外科切口感染。常见有头孢唑林、头孢拉定、头孢氨苄、头孢噻吩等,可做围术期预防性用药。

第二代头孢菌素比第一代抗菌谱广,对 G^- 杆菌产生的 β-内酰胺酶较第一代稳定,所以显著地提高了对 G^- 杆菌的抗菌作用。不仅对金黄色葡萄球菌有较强的抗菌活性,对大肠埃希菌也有较好的抗菌效果,但对铜绿假单胞菌无抗菌活性。临床常用头孢孟多、头孢西丁、头孢呋辛、头孢克洛等。

第三代头孢菌素抗革兰阴性细菌的能力比第一代和第二代都强,对铜绿假单胞菌有中到强的抑制能力,对绝大部分肠道杆菌有高效。这是由于第三代头孢菌素对大多数的内酰胺酶不敏感,不被这种酶破坏和被细菌所耐受。但是,第三代头孢菌素抗葡萄球菌的能力比第一、二代差。有头孢噻肟、头孢哌酮、头孢唑肟、头孢曲松、头孢他啶、头孢地尼等。

第四代头孢菌素抗菌谱广,对多种 β-内酰胺酶的稳定性都很好,对肠球菌、金黄色葡萄球菌、铜绿假单胞菌活性强。相对三代头孢,它除了保留对 G⁻ 菌的强活性外,对 G⁺ 菌的抗菌作用也有了很大的提高,临床多用来治疗严重混合感染或多重耐药菌感染,不作为一二线抗菌药物常规应用。临床应用有头孢吡肟,头孢匹罗等。

另有头孢菌素类加酶抑制剂:是指头孢菌素类与 β-内酰胺酶抑制剂二者联合,具有协同抗菌作用,抗菌效果明显增强。

下面介绍几种常用的头孢菌素:

(1) 头孢唑林:第一代头孢菌素类,为广谱抗生素,对革兰阴性菌的作用在第一代头孢菌素类中最强,对葡萄球菌的 β-内酰胺酶耐抗性较弱,对革兰阳性菌如葡萄球菌、链球菌、克雷伯菌等有效,对铜绿假单胞菌无效。注射以后有效血液浓度持久,除脑组织外,全身分布良好,在胆汁中浓度较低,主要由尿呈原形排泄。用法:每 0.5 ~ 1g 溶于 10ml 注射用水或生理盐水中,3 ~ 5 分钟缓注;静滴,按上述方法溶解后再用 100ml 液体稀释后静滴。用量为 50 ~ 100mg/kg,分 3 ~ 4 次给予,新生儿和早产儿 20mg/kg,每 12 小时一次。

(2) 头孢呋辛:第二代头孢菌素类,对革兰阳性菌的作用低于第一代头孢菌素,革兰阴性菌的流感嗜血杆菌、淋病奈瑟菌、脑膜炎球菌、克雷伯菌、奇异变形杆菌、枸橼酸杆菌、沙门菌属、志贺菌属及某些吲哚阳性变形杆菌对本品敏感,并有抗 β-内酰胺酶的作用。常用剂量为成人:750mg,tid,儿童:30 ~ 100mg/(kg·d),肌内注射或静脉注射,2 岁以上的儿童病情严重可用 250mg/kg,bid。对于严重的病例可增加到 1.5g,tid,对于多数感染单用即可,必要时可与氨基苷类抗生素联合应用,头孢呋辛在有感染危机的组织中,能维持有效的血药浓度。对高危胆道外科患者,手术开始时,静滴一次,术后 2 小时再静滴相同剂量,就可以达到预防感染的目的。

(3) 头孢西丁:第二代头孢菌素类,抗菌谱广,尤其对厌氧菌作用强,具有高度 β-内酰胺酶的作用,并对拟杆菌有良好作用,对多数革兰阳性菌及革兰阴性菌有较强作用,但对假单胞菌、肠球菌、肠杆菌无效。分布于盆腔组织的浓度特别高,经肾排出。主要用于革兰阴性菌和厌氧菌所致的感染。用法:一般感染,每日剂量 50 ~ 100mg/kg,严重感染 200mg/kg 静注或静滴。

(4) 头孢曲松:第三代头孢菌素类,对大多数革兰阳性菌和革兰阴性菌都有强大抗菌活性,抗菌谱包括铜绿假单胞菌、大肠埃希菌、肺炎杆菌、流感嗜血杆菌、产气肠杆菌、变形杆菌属、双球菌属及金黄色葡萄球菌等。该药品对 β 内酰胺酶稳定。对厌氧菌亦有作用,血清半衰期长达 7 ~ 8 小时。头孢曲松在人体内不被代谢,约 40% 的药物以原形自胆道和肠道排出,60% 自尿中排出,其中胆汁中药物浓度可高达 1000mg/L。临床主要用于敏感菌所致的包括肝胆感染在内的各类严重感染。儿童用药剂量,一般每 24 小时给药 20 ~ 80mg/kg,分次给予。静脉注射时,不得与其他任何药物混同注射。

(5) 头孢哌酮:第三代头孢菌素类,平均血清半衰期约为 2 小时,不受注射方式的影响。经胆汁和尿排泄,主要从胆汁排泄,占 40%,尿排泄占 14% ~ 33%。注射后 1 ~ 3 小时内,胆汁浓度达到最高点,比同时期血清浓度高 100 倍。当患者肝脏有疾病时或胆道有梗阻时,其在人体内的血清半衰期会延长,同时从尿中排出的比例会增加。在严重肝功能障碍时,头孢哌酮在胆汁中仍可达到治疗浓度,其半衰期延长 2 ~ 4 倍,即长达 4 ~ 8 小时,常用剂量为成人:每天 3 ~ 9g,分三次给药,幼儿和儿童:25 ~ 200mg/(kg·d),分两次给药。适用严重胆道感染。

(6) 头孢噻肟:第三代头孢菌素类,抗菌谱极广,对革兰阳性菌作用较强,对葡萄球菌、链球菌、肺炎球菌、奈瑟菌属、流感嗜血杆菌、大肠埃希菌、克雷伯菌、产气杆菌、枸橼酸杆菌、沙雷杆菌、吲哚阳性和阴性变形杆菌、肠杆菌、铜绿假单胞菌有作用,对粪链球菌、阴沟产气杆菌、脆弱拟杆菌不敏感。本品广泛分布于身体的组织和体液中,$t_{1/2}$ 为 1 ~ 2 小时,血浆蛋白结合率为 40%,能透过血脑和胎盘屏障,也能随母乳排泄。用于敏感菌所致的感染。用法:静滴或静注,>12 岁儿童,每日 2 ~ 6g,分 2 ~ 3 次;婴儿及 12 岁以下的儿童,每日 50 ~ 100mg/kg,必要时每日 200mg/kg,分 2 ~ 3 次,新生儿每日 <50mg/kg,不足一周龄者 12 小时 1 次,7 ~ 28 日龄者每 8 小时 1 次。

(7) 头孢他啶:第三代头孢菌素类,对多种 β-内酰胺酶均有抵抗力。对医院的耐药菌株感染其疗效较好。对多种革兰阳性菌和革兰阴性菌有效。可用于多种多类细菌的混合感染。可与其他 β-内酰胺类抗生素或氨基糖苷类抗生素联合应用。其半衰期约 2 小时，一次给予常用剂量后，抗菌有效浓度可维持 8 ~ 12 小时。80% ~ 90% 以原型经肾小球滤过后从尿中排出，仅 1% 以下从胆汁中排出，在包括胆汁在内的各种体液中，头孢他啶的浓度均在最低抑菌浓度（MIC）以上。成人一般用量 1 ~ 6g/d，分 2 ~ 3 次给药，最大剂量不超过 9g。儿童 25 ~ 100mg/（kg·d），分 2 ~ 3 次，新生儿及 2 个月以内的婴幼儿 25 ~ 60mg/（kg·d），肌内注射或静滴。

（8）头孢唑肟：第三代头孢菌素类，血清半衰期 1.2 小时左右，对各类球菌感染有特效，对各种杆菌感染效果亦好。主要用于严重的呼吸道感染，心内膜炎，烧伤等，对胆道感染、泌尿道感染亦有良好效果。组织渗透性良好，脑脊液、胆汁、胸腔积液、胆囊壁、前列腺、子宫等之中均渗透良好。主要由肾脏经尿排泄，正常人静脉注射后 6 小时，尿中排泄率为 80% ~ 90%，妊娠妇女及严重肾功能障碍者慎用。用量：儿童 25 ~ 150mg/（kg·d），肌注或静滴。

（9）头孢匹罗：第四代头孢菌素类，为强效广谱抗生素，对革兰阳性菌、革兰阴性菌、兼性厌氧菌和专性厌氧菌均有高度抗菌活性，对耐甲氧西林金黄色葡萄球菌的作用明显优于头孢曲松（CTA）、头孢他啶（CAZ），对链球菌的作用最强，对表皮葡萄球菌、类肠球菌也有作用，对破伤风杆菌和厌氧消化链球菌的作用比头孢他啶强，对大肠埃希菌、沙门菌属作用强于头孢他啶，对摩根变形杆菌、肠杆菌科细菌、弗氏枸橼酸杆菌、不动杆菌和脆弱拟杆菌的作用比头孢曲松和头孢他啶强。对肺炎球菌的作用与头孢曲松相仿，但比头孢替安和头孢他啶强，对克雷伯菌的作用劣于头孢曲松，对铜绿假单胞菌的作用弱于头孢他啶。主要用于难治的金黄色葡萄球菌、铜绿假单胞菌、肠球菌、枸橼酸杆菌引起的感染。用法：静滴，20mg/kg，1 日 3 次。

（10）头孢匹肟：第四代头孢菌素类，具有独特的分子结构，对抗肠杆菌科细菌活性增强，抗铜绿假单胞菌活性更强，抗革兰菌活性增强。可静脉给药或深层肌内注射，肌内注射后生物利用度达 100%，在 12 小时内的血药浓度远高于绝大部分致病菌的 MIC_{90} 值，主要经肾排泄，当血肌酐清除率 <50ml/min 时，须酌情调整用量。本品具有比头孢匹罗、头孢他啶、头孢曲松、头孢噻肟更强的抗革兰阴性菌的活

性，如对铜绿假单胞菌、弗劳地枸橼酸杆菌、肠杆菌等，并且可弥补第三代头孢菌素抗革兰阳性菌的不足，提供有效的革兰阳性菌的抗菌覆盖，本品已被证实有效于各种小儿感染。用法：1 个月以上的小儿，静滴或肌注，50mg/kg，每 12 小时 1 次。败血症时，8 小时 1 次。

（11）头孢哌酮/舒巴坦：头孢哌酮为第三代头孢菌素，通过抑制细胞壁合成达到杀菌作用，舒巴坦对耐药菌株产生的各种 β-内酰胺酶具有不可逆的抑制作用，可增强头孢哌酮抗拒多种 β-内酰胺酶的降解能力，起到协同抗菌作用。对本品敏感的细菌有：革兰阳性菌，革兰阴性菌和部分厌氧菌。用法：静滴，每日 40 ~ 80mg/kg（即头孢哌酮每日 20 ~ 40mg/kg），分 2 ~ 4 次给药；严重感染可增至 160mg/kg，分 2 ~ 4 次给药；新生儿出生第 1 周内应每隔 12 小时给药一次。舒巴坦的每日最高剂量应小于每日 80mg/kg（即本品 160mg/kg）。

头孢菌素，特别是第三、四代头孢菌素有很强的广谱抗菌能力和耐酶能力，是目前国内临床应用的第二、三线抗生素。对于一般感染和预防性应用，可选用青霉素类及一代头孢，第二、三代头孢菌素不作首选用药。但近年来研究发现由于抗生素的滥用，对第三、四代头孢菌素耐药的细菌也开始增多，如金黄色葡萄球菌、大肠埃希菌、肺炎克雷伯菌、变形杆菌等，都已显示出较高的耐药性。头孢菌素与青霉素类有交叉过敏反应，临床应用一般建议先行皮肤试验，但由于药品生产工艺、提纯度的改进，药物过敏情况较前大大减少。但患者若有青霉素过敏史，应用头孢菌素应谨慎。

3. 头霉素类　这类抗生素与二代头孢抗菌性能相近，对 G^+ 菌的作用显著低于一代头孢，但对 G^- 的球菌和杆菌均有较强作用。耐酶性能强，包括对部分超广谱 β-内酰胺酶（ESBLs）很稳定，其稳定性优于大多数头孢菌素，因此可用于产酶菌、耐药感染，另外其对厌氧菌也有较好的抗菌作用。主要包括头孢美唑、头孢替坦等。

头孢美唑　头孢美唑是一种半合成的头霉素衍生物，通过影响细菌细胞壁合成起到抗菌作用。头霉素和其他头孢菌素的差别在于 β-内酰胺环的第 7 位置上存在甲基，这使其能够抵抗革兰阳性菌和革兰阴性菌 β-内酰胺酶的灭活，并能够杀灭对头孢菌素产生耐药性的菌株。头孢美唑口服不吸收，静脉注射后迅速吸收至全身各器官，其中以肾、肺含量最

高,胆汁中也有较高浓度。头孢美唑在体内不代谢,给药后 24 小时内约 80%～90% 以呈高度活性的原形药物自尿中排泄,少量从胆汁排泄。用法:静脉注射:轻至中度感染:2～12 岁儿童每日 25～100mg/kg,分 2～4 次缓慢静脉注射。静脉滴注:重度感染(如细菌性脑膜炎、败血症):2～12 岁儿童每日剂量可酌情递增至每日 150mg/kg,分 2～4 次给药。

4. 碳青霉烯类　碳青霉烯类抗生素对 β-内酰胺酶相当稳定,杀菌活性优于头孢菌素类抗生素,治疗产超广谱 β-内酰胺酶和头孢菌素酶等多重耐药菌所致院内严重感染的首选药物。如亚胺培南/西司他丁钠、美罗培南等。

(1) 亚胺培南/西司他丁钠(泰能):本品为复方制剂,亚胺培南是最新型的 β-内酰胺抗生素亚胺硫霉素,对革兰阳性菌和革兰阴性菌,包括厌氧菌有广谱抗菌活性,对金黄色葡萄球菌、铜绿假单胞菌及脆弱拟杆菌的作用比三代头孢菌素类药物强,对 β-内酰胺酶稳定,其中西司他丁主要阻断亚胺培南在肾脏内的代谢,从而提高泌尿道中亚胺培南原形药物的浓度,特别适用于多种病原体所致和需氧/厌氧菌引起的混合感染,脆弱拟杆菌是这些混合感染中最常见的厌氧菌,它们通常对氨基糖苷类、头孢菌素类和青霉素类抗生素耐药,而对本品敏感。用法:静滴,2 岁以上小儿每日 30～80mg/kg,严重感染每日 100mg/kg,分 3～4 次。

(2) 美罗培南:为人工合成的广谱碳青霉烯类抗生素,通过抑制细菌细胞壁的合成而产生抗菌作用,美罗培南对大多数 β-内酰胺酶(包括由革兰阳性菌及革兰阴性菌所产生的青霉素酶和头孢菌素酶)的水解作用具有较强的稳定性,抗菌谱覆盖大部分需氧的革兰阳性菌、革兰阴性菌及厌氧菌。美罗培南不宜用于治疗对甲氧西林耐药的葡萄球菌感染儿童。用法:年龄 3 个月～12 岁的儿童,根据感染类型和严重程度、致病菌敏感性和患者的具体情况,每 8 小时规定按剂量 10～20mg/kg 给药,体重超过 50kg 的儿童,按成人剂量给药。3 个月以下婴儿不推荐使用。

(3) 氨曲南(单酰胺菌素,Azactam):本品为单环 β-内酰胺全合成抗生素,特点有对革兰阴性需氧菌(包括铜绿假单胞菌)有广泛的强力杀菌;对下呼吸道感染特别是院内感染性肺炎疗效极佳;对 β-内酰胺酶稳定性极高,且不诱导细菌产生 β-内酰胺酶;不干扰正常菌群,无耳、肾毒性;可用于青霉素、

头孢菌素过敏者。用法:肌注、静注或静滴,小于 1 周龄者,每次 30mg/kg,每 12 小时 1 次;1 周～12 岁者,每次 30mg/kg,每 6～8 小时 1 次;严重感染者可增至每次 50mg/kg,每 6～8 小时 1 次。

二、氨基糖苷类抗生素

氨基糖苷(甙)类抗生素现在又称氨基环醇类抗生素。这是一类其分子中含有一个环己醇型的配基,通过糖苷键与氨基糖相结合(有的与中性糖相结合)的化合物。氨基糖苷类抗生素多是通过其结构中的关键基团——氨基,引起细菌生长繁殖过程中 DNA 密码的转录、传递错误,因而抑制蛋白质合成的起始过程和肽链的延长,起到抑菌和杀菌作用。这类抗生素对 G^+ 菌、G^- 菌均有作用,但对 G^- 菌抗菌活性更强,是临床重要的抗感染药物。临床常用的有链霉素族、卡那霉素族、庆大霉素族、新霉素族等。胆道外科常用的有卡那霉素族和庆大霉素族。其主要不良反应有耳毒性、肾毒性、神经肌肉阻断及过敏反应,目前儿科范围内仍慎用,卫计委明确规定 6 岁以下儿童禁用。

阿米卡星　为广谱的半合成抗生素,对各种革兰阴性细菌均有强的作用。其突出优点是对某些已对卡那霉素、庆大霉素等耐药的大肠埃希菌、铜绿假单胞菌仍然敏感有效。可用于治疗对其他氨基糖苷类抗生素耐药的菌株引起的各种感染。阿米卡星在胆汁中的浓度低,但抗胆道感染很有效。与羧苄西林合用对铜绿假单胞菌有强大的杀灭作用。但两者应分别注入,不能混合一起输入。血中半衰期为 1.7～1.9 小时,给药 3 小时后从尿中排出约 90%。本药的有效治疗浓度范围是 5～25μg/ml。本药的用药首次饱和剂量是 7.5mg/kg。肌注或稀释后缓慢静脉滴注,成人每次给药 0.1～0.2g,每日 1～2 次。儿童 4～8mg/(kg·d)。可用测得的肌酐清除率来调整剂量。新生儿和有肾功能障碍者应用阿米卡星不宜超过 3 天。

庆大霉素　庆大霉素(Gentamycin)为广谱抗生素,几乎对所有细菌,包括革兰阴性和革兰阳性细菌,都有杀灭作用。庆大霉素在胆汁内浓度低,但对胆道感染的治疗作用强。与氨苄西林、青霉素、头孢菌素等合用可增强疗效。80% 原型由肾排泄,尿中浓度高,疗效佳,碱化尿液可提高疗效。耐药菌株少见,久用也可产生抗药性。不能与青霉素混合静滴。成人常用剂量:每日 16 万～24 万单位。1mg=1000

单位。儿童 3 ~ 5mg/（kg·d），分 2 ~ 3 次。

奈替米星 是一种快速杀菌性抗生素，主要抑制敏感细菌的正常蛋白合成。本品低浓度即对多种病原菌起作用，主要对大肠埃希菌、克雷伯菌、肠杆菌、沙雷氏菌、变形杆菌属，包括奇异变形杆菌、摩根变形杆菌、雷特格变形杆菌、普通变形杆菌和铜绿假单胞菌等有效，对产青霉素酶和不产青霉素酶的葡萄球菌均有效。并对其他氨基苷类抗生素耐药的许多菌株仍然敏感。本品对第Ⅷ对脑神经的损害比其他氨基苷类抗生素要轻，但血药浓度峰值不能超过 16mcg/ml，血药维持浓度应在 3mcg/ml 或更低。本品特点为：①对耳、肾毒性是氨基苷类抗生素中最轻的一种。②对某些氨基苷类抗生素钝化酶稳定，因此对部分庆大霉素耐药菌仍有效。本品肌注后吸收迅速而完全，达峰值时间 0.5 ~ 1 小时，广泛分布于各主要脏器和体液中。用法：肌注或静滴，儿童剂量每日 6 ~ 7.5mg/kg，每 8 小时 1 次；婴儿和超过 1 周的新生儿剂量每日 7.5 ~ 9mg/kg，每 8 小时 1 次；早产儿或足月刚满 1 周龄或不到 1 周龄的新生儿每日 6mg/kg，每 12 小时 1 次。一般疗程 7 ~ 14 天，在超长治疗期间密切监测肾功、听力和前庭功能的变化。

氨基苷类抗生素抗菌谱广，与许多其他抗生素合并应用多呈协同或相加作用，特别是它们与 β-内酰胺类抗生素或作用于细胞壁有效的抗生素合用时，对医院难控制的病原菌有很好的协同作用。这类抗生素稳定性好，成本低，在血液中浓度高，但在胆汁里的浓度不高。细菌接触氨基苷类抗生素后能逐渐产生耐药性。本类抗生素因有神经肌肉阻滞的危险，不宜用于胆道术中局部灌洗。

三、四环素类

包括金霉素、土霉素、四环素、多西环素，在胆汁中浓度较高，但因其抗菌效果差、对常见致病菌易耐药，且骨骼、牙釉质发育不全等毒副作用明确，8 岁以下小儿禁用，目前临床也基本淘汰。

四、氯霉素

曾经主要用于治疗伤寒、副伤寒，因其可造成骨髓造血功能障碍等严重并发症，临床基本不用。但最新研究发现氯霉素对氨苄西林耐药的流感杆菌和脆弱拟杆菌引起的难治性感染有较好疗效，但应用时必须严格掌握剂量并随时监测血常规三系细胞数量。氯霉素可造成新生儿"灰婴综合征"，因此新生儿禁用。

五、大环内酯类

大环内酯类是链霉菌产生的一类弱碱性抗生素，因分子结构含有一个较大的内酯环（十四元、十五元、十六元环）而得名。属十四元环的抗生素有红霉素、竹桃霉素、罗红霉素、氟红霉素、地红霉素；属十五元环的有阿奇霉素；属十六元环的有吉他霉素、交沙霉素、麦迪霉素、乙酰螺旋霉素、罗他霉素。本类药物作用于细菌细胞核糖体 50S 亚单位，阻碍细胞蛋白质的合成，为生长期抑制剂。临床主要用于对青霉素过敏的革兰阳性菌感染者及无细菌型的立克次体、衣原体感染。大环内酯类药物胆汁中的浓度明显高于血清浓度，对治疗胆道感染是有利的。

1. 红霉素（erythromycin） 属抑菌剂，主要与核糖体 50S 亚基结合，抑制细菌的肽链和蛋白质合成，抗菌谱与青霉素相近，对革兰阳性菌和阴性菌有较强的抑制作用，对金黄色葡萄球菌、链球菌、肺炎球菌、白喉杆菌以及流感杆菌、布氏杆菌、脑膜炎双球菌等均有效。空腹吸收不完全，受胃液和食物破坏，体内分布广，胆汁中浓度高，难通过正常的血-脑屏障，大部分在体内代谢，小部分从尿中排出。$t_{1/2}$ 为 1.4 ~ 2 小时，严重肝病患者可出现药物蓄积现象。用法：口服，小儿每日 30 ~ 50mg/kg，分 3 ~ 4 次。静滴，剂量同上，以 10ml 注射用水溶解后再加入 5% 葡萄糖液稀释后缓慢滴注（浓度不超过 0.1%）。

2. 克拉霉素（clarithromycin） 本品属红霉素结构改造的衍生物，是新一代十四元部分合成的大环内酯类抗生素，其抗菌作用主要是与细菌细胞核糖核酸 50S 亚基结合，抑制细菌的蛋白质合成从而起到广泛的杀菌和抑菌作用。口服吸收快，约 2 小时血药达峰值，对胃酸稳定，生物利用度为 55%，广泛分布于全身组织，组织和细胞渗透力强，经肝代谢，主要代谢产物为 14 羟克拉霉素，具有与克拉霉素相近的抗菌活性，$t_{1/2}$ 为 3.5 小时，由肾排泄。用法：口服，小儿每次 5mg/kg，12 小时 1 次，重症感染可增至 10mg/kg。

3. 罗红霉素（roxithromycin） 本品为十四环大环内酯类抗生素，是红霉素的第二代产品，其抗菌谱与红霉素相似，尤其对支原体更有明显疗效，与红霉素比较具有以下优点：①作用比红霉素强 5 ~ 6 倍，因此剂量较红霉素小，不良反应较短。②具有良好的组织渗透性，肺中浓度高，并能进入吞噬细胞内,对治疗细胞内感染具有优越性。③半衰期长,1 日用药 1 ~ 2 次。④对酸稳定,不被胃酸破坏。⑤对婴幼儿相当安全。用法:婴儿和儿童剂量,每日 2.5 ~ 5mg/kg,分 3 次服用,餐前至少 15 分钟服用。

4. 阿奇霉素(azithromycin)　本品为唯一的十五环含氮的大环内酯类抗生素,具有以下特点:①对革兰阴性菌作用比红霉素强,尤其是治疗沙眼衣原体所致的生殖道炎症有良好疗效;②$t_{1/2}$>60 小时,1 日给药 1 次;③本品在多种组织中的浓度为同期血清浓度 10 ~ 100 倍;④特异性聚集,感染组织浓度高于非感染组织,吞噬细胞内浓度比细胞外浓度大 50 倍以上,有利于治疗;⑤3 天用药可维持 10 天治疗。用法:口服,1 ~ 3 岁,每日口服 0.1g,连用 3 天;3 ~ 8 岁,每日口服 0.2g,连用 3 天;9 ~ 12 岁,每日口服 0.3g,连用 3 天;13 ~ 15 岁,每日口服 0.4g,连用 3 天。

六、其他作用于革兰阳性菌的药物

1. 林可霉素　林可霉素(洁霉素)作用于敏感菌核糖体的 50S 亚基,阻止肽链的延长,抑制细菌的蛋白质合成。在一般剂量下是抑菌剂,但在高浓度下也具杀菌作用。口服后经胃肠道吸收,不被胃酸灭活。宜餐后服用,空腹口服仅 20% ~ 30% 被吸收。吸收后除脑脊液外,迅速广泛分布于各组织和体液中,高浓度见于骨髓、胆汁和尿液中。主要在肝脏中代谢,某些代谢产物具有抗菌活性。适用于严重的厌氧菌、链球菌、葡萄球菌感染等。用法:口服,每日 30 ~ 60mg/kg,分 3 ~ 4 次给予。肌注,每日 10 ~ 20mg/kg,分 2 次给予。静滴,每日 10 ~ 20mg/kg,分 2 次给予,用药前每次量加入 50 ~ 200ml 输液中稀释后于 1 ~ 2 小时滴完。

2. 克林霉素　本品的药理作用,抗菌谱与林可霉素(洁霉素)相同,但抗菌活性更强,约为林可霉素的 4 倍,是一种良好的抗脆弱类杆菌(厌氧)药物,为抗厌氧菌顽固感染的首选药物。当患儿对青霉素及头孢菌素过敏时可考虑使用。

七、尼立达唑类

是一类合成的抗菌抗病原体药物,主要用于对抗厌氧菌感染,对阿米巴原虫及阴道滴虫也有很强的杀灭作用,常用的药物有甲硝唑、替硝唑、奥硝唑。可用于胆道严重混合感染,配合三代头孢类抗生素

广谱抗菌。临床应用主要副作用多为胃肠道反应及白细胞数目减少。

1. 甲硝唑(metronidazole)　是仅对厌氧菌和厌氧代谢的细胞有抗菌活性。该药能选择性地作用于厌氧菌株,是由于这类厌氧菌具有电子转移成分,这种成分在很低的氧化还原电位(-430mV 或更低)就可以参加氧化还原反应,因而易与甲硝唑的硝基发生反应,使其硝基还原。这种硝基还原后的中间产物不稳定,与细菌的 DNA 结合,使 DNA 断裂、溶解、降解,同时还直接或间接地抑制 DNA 修复内切酶 I 的活性,从而限制了细菌 DNA 的复制与转录,起杀菌作用。

甲硝唑常用于包括胆道外科在内的腹部外科中,常用量为 30mg/(kg·d),分两次给药,7 ~ 10 天为一疗程。本药在脑脊液中浓度高于血药浓度,大部分经肝脏代谢灭活,少量由尿排出。用药后胆汁中的浓度与血中浓度相等,抗厌氧菌浓度为 8μg/ml,能抑制 95% 的脆弱类杆菌,100% 的产色素类杆菌和全部梭形杆菌、厌氧球菌。

2. 替硝唑　与甲硝唑同类,能抑制病原体 DNA 合成或破坏 DNA 链。对原虫和厌氧菌有良好活性,用于各种厌氧菌引起的感染、败血症,也用于术后抗感染。抗菌活性比甲硝唑强,口服吸收完全,$t_{1/2}$ 为 12 ~ 14 小时。用法:口服,厌氧菌感染:每日 20mg/kg,每日 1 次,首剂加倍,连用 5 ~ 6 天。预防术后感染:50mg/kg,术前 12 小时顿服。静滴,厌氧菌感染:每日 20mg/kg,每日 1 次,连用 5 ~ 6 天。预防术后感染:40mg/kg,分 2 次于手术前 2 ~ 4 小时及术中或术后 12 ~ 24 小时用。

八、喹诺酮类

喹诺酮类可阻碍细菌 DNA 的合成,为杀菌剂,在最低抑菌浓度下,可使细菌溶解。因喹诺酮类可能造成未成年人骨软骨发育不良,青春期前儿童不用。

1. 诺氟沙星(氟哌酸,norfloxacin)　为奈啶酸的衍生物,为第三代喹诺酮类抗生药,作用于细菌 DNA 旋转酶,阻断 DNA 复制而产生快速杀菌作用。对多数革兰阳性菌和部分革兰阴性菌及铜绿假单胞菌有效,疗效优于奈啶酸、吡哌酸等同类药。本药较少产生耐药现象;常用于慢性胆道感染、尿路感染和肠道感染。本品主要经肾脏由尿排出,很少经肝代谢,对肝、肾功能无影响,尿内浓度约为血药浓度的

300～500 倍。本药用量：成人每次 400mg，每日 2 次。儿童每次 10mg/kg，每 12 小时 1 次。

2. 氧氟沙星（氟嗪酸，ofloxacin）　本药作用机制与诺氟沙星相同，抗菌作用较诺氟沙星更强，对大肠埃希菌，沙门菌，变形杆菌，铜绿假单胞菌都有效，对厌氧菌也有作用。服用本品后，迅速在各组织中达到最高浓度，无蓄积副作用，绝大部分以未代谢的原型经肾脏滤过从尿中排泄。对胆道感染、尿路感染、肠道感染等均有良好效果。用法：口服，每日 7.5mg/kg，每 12 小时 1 次。静滴，每日 5mg/kg，每 12 小时 1 次。

3. 左氧氟沙星（levofloxacin）　氧氟沙星的左旋体，作用为氧氟沙星的 2 倍，对革兰阳性菌、革兰阴性菌及厌氧菌均显示抗菌活性，对军团菌属、支原体、衣原体也有抗菌作用。用法：口服，每日 2～4mg/kg，分 2～3 次服用。

第三节　抗生素的胆汁浓度与抗菌活性

在肝胆外科的抗生素应用中经常讨论的一个问题是抗生素的胆汁通透性，即给药后药物能渗透进入胆汁并在肝胆组织及胆汁中保持较高的浓度。一般来讲胆汁中抗生素的浓度应与其抗菌效果呈正相关，如果抗生素不能进入胆道系统，其抗菌效果也会大打折扣。但这并不是我们选择抗生素的唯一标准。抗菌谱、血药浓度、药物半衰期、毒副作用都应该纳入考虑范围。一些针对成人肝胆外科的研究认为选择抗生素最主要的依据仍是抗菌谱和细菌耐药情况。如能兼顾维持较高的血药浓度同时也在肝胆系统代谢浓聚则更佳。

前章节介绍到抗生素分泌到胆汁中的浓度各不相同，以大环内酯类、林克霉素类、氨苄西林、羧苄西林等浓度为较高，约为血药浓度的数倍至数十倍，但因它们较大的毒副作用或抗菌谱偏差，多不做首选。而一代头孢、多数二代头孢、氨基糖苷类、万古霉素等的胆汁浓度则低于其血清浓度，也作为治疗胆道感染的二、三线药物。临床常见的哌拉西林、头孢曲松、头孢哌酮等，它们在胆汁中的浓度达到血清浓度 10 倍以上，联合应用既可兼顾抗菌谱，又能保持高效的抗菌活性，可作为治疗胆道感染的首选药物。

第四节　抗生素在肝、胆、胰、脾外科中预防性应用

小儿肝胆外科预防性应用抗生素主要涉及外伤、围术期应用等范畴。

高处坠落、剧烈碰撞等导致的小儿闭合性腹部外伤十分常见，受伤器官主要涉及肝脏、脾脏，严重可引起肝脾破裂、血性腹膜炎、胆汁性腹膜炎。轻微肝脾挫裂伤一般要求严格卧床，营养支持保守治疗，对是否应预防性应用抗生素尚存争议，但有文献报道儿童闭合性肝挫裂伤后出现迟发型肝脓肿，笔者在临床工作中也遇到过类似情况，分析可能为外伤后肝胆系统的完整性遭到破坏，存在细菌移位、入侵并定植继而感染。综上我们主张应积极预防性应用抗生素。严重外伤引起血性腹膜炎、胆汁性腹膜炎虽为化学性炎症，但因炎症刺激、肠黏膜屏障受损，肠道内细菌移位，可继发腹腔内的细菌感染，及时合理的抗生素应用也是非常必要的。

怀疑有肝脏裂伤的患者应尽快应用抗生素配合补液、输血等支持治疗措施。如果剖腹探查证实肝脏有挫裂伤，抗生素的使用时间应延长至术后 3～5 天，若伴有胃肠等空腔脏器的损伤，则使用时间应延长，并宜以两种以上抗生素联合应用至手术后期。若术前未预防性应用抗生素、手术中发现有肝破裂损伤伴空腔脏器损伤者，则应尽快加用大剂量抗生素或两种以上广谱抗生素足量联合应用，并持续使用到手术后期。若手术中要做肝动脉结扎，则抗生素的使用宜加强抗菌能力和延长使用时间。儿童因多重用药限制，目前临床推荐应用广谱青霉素联合三代头孢，效果确切。严重的脾破裂伤无法修补时需行脾切除术。众所周知，脾脏在儿童系重要的免疫器官，切脾后可能出现暴发性感染，因此推荐预防性应用青霉素。

小儿肝胆外科合理的围术期预防性应用抗生素也发挥了巨大的作用，大大提高了手术的成功率，降低了术后感染率。我们前面提到，并发胆道结石，既往曾有胆囊炎、胆管炎，存在胆道梗阻，曾行胆道手术、胆肠吻合，逆行胆道造影等情况会导致胆汁内出现细菌，而研究显示胆汁带菌状态下手术术后感染

率比正常状态下高10倍以上,因此存在有增加感染危险的病例应常规预防性应用抗生素。具体到小儿肝胆外科常见的畸形(先天性胆管扩张症、胆道闭锁)、肝脏胰腺肿瘤等病例均存在上述感染高危因素,围术期应预防性应用抗生素,可显著减少手术后感染和败血症。另外合并有肺部感染及其他部位炎症的情况,应及时预防应用抗生素。在并存有免疫抑制或患者抵抗力低下的情况即营养不良和严重消瘦等状态时,预防性全身应用抗生素也是恰当的。总结即有下列情况之一者应预防性应用抗生素:①急性胆囊炎患者;②近期有急性胆囊炎或胆管炎发作过的患者;③有黄疸史的患者;④有胆囊积液(脓)的患者;⑤疑有任何形式的(囊肿、结石、炎症、肿瘤、寄生虫、良性狭窄等)胆道梗阻的患者;⑥胆管炎患者;⑦肝功酶学水平(GPT,GOT,AKP等)升高的患者;⑧营养不良患者;⑨有急性或慢性肺部疾病的患者;⑩近期用过糖皮质激素或其他免疫抑制剂的患者。

预防性抗生素的有效使用依赖于给药的时间和充足的剂量。全身性预防性应用抗生素应该在外科手术开始之前1小时至30分钟内应用,这是抗生素在手术过程中得以达到治疗浓度的必须时间,超过3小时的复杂手术因暴露时间长、手术创伤大、患者免疫力下降明显等因素,感染儿率大大增加,多需术中再次追加用药。预防性应用抗生素的持续时间不应过长,全部疗程应以24~72小时为宜。

在除胆道外没有其他可疑感染的患儿,预防性应用的抗生素可选用较大剂量的青霉素或第一代头孢菌素。在合并有肺部炎性疾患的患者,可选用半合成青霉素或加酶制剂。在怀疑已存在胆道感染的,术前即应针对胆道常见致病菌群采用积极有力的抗菌措施,包括广谱青霉素、三代头孢菌素及对抗厌氧菌的甲硝唑等,必要时两种以上抗生素联合应用,并持续应用手术中和术后足够长的时间。半衰期长、单次给药即可覆盖感染危险期的抗生素,最适合围术期使用,如头孢曲松、头孢噻肟。而在肝组织中头孢哌酮浓度远高于血清中的浓度,更适合肝脏围术期的使用。

预防性应用抗生素可口服或肌内注射,但一般多经全身用药静脉滴注,也可合并或单独应用抗生素、抗菌消毒药。如在感染性胆汁污染手术野时,局部使用抗菌药液(甲硝唑)灌洗手术野和切口。腹腔局部用抗生素不宜用氨基糖苷类抗生素,因其有神经肌肉阻滞的危险。3%~6%的过氧化氢溶液灌洗创口对预防胆道外科感染效果也很好。

第五节 抗生素在肝、胆、胰、脾外科感染时的选择

选择治疗感染用抗生素,首先要了解常见的致病菌,根据抗菌谱经验性用药。及时规范的细菌学培养和药敏试验必不可少,这可以帮助发现混合感染、细菌耐药情况,以便于及时调整抗生素,达到好的治疗效果。近年来对抗儿童重症感染提出了"降阶梯"治疗的新主张,即针对严重的甚至继发全身败血症的感染主张先用高级别、超广谱抗生素强力控制,待稳定后逐步降阶,以避免严重感染引发的难以逆转的SIRS。根据小儿肝胆外科感染的不同程度和患儿的全身情况选用合适有效的药物,不仅要考虑抗生素的抗菌谱、耐药性、血药浓度,其次要兼顾药物在胆汁中的浓度,还有儿童的人群特殊性。

1. 治疗肝脓肿的抗生素应用 儿童肝脓肿感染原因与成人有所不同,常见原因有:①年龄较大的儿童以胆道逆行性感染多见;②婴幼儿抵抗力低下,常由于化脓性感染合并菌血症,病原菌经血运被带入肝脏,细菌在肝内繁殖并形成脓肿;③小肠、结肠感染诱发血栓性静脉炎,小细菌栓子脱落经门静脉分支进入肝脏形成脓肿;④肝外伤继发感染;⑤隐源性肝脓肿。因此要针对不同病因,不同感染源,不同致病菌选择合适的抗生素。由于儿童肝脓肿病变严重,病情危急变化快,应尽早使用广谱、高效的抗生素。一般婴幼儿继发于败血症的肝脓肿,致病菌多为金黄色葡萄球菌,可选用含β-内酰胺酶抑制剂的复合制剂,并综合考虑肝内血药浓度,如头孢哌酮钠舒巴坦钠(舒普深)。如为多重耐药菌感染,必要时可选用万古霉素,但考虑到其肝肾毒性,剂量需严格掌握,疗程一般1~2周,同时应密切监测肝肾功能。来自于胆道及肠道的感染致病菌多为革兰阴性杆菌,以大肠埃希菌、肺炎克雷伯菌为多,个别可培养出屎肠球菌。临床上常用的头孢三、四代,碳青霉烯类或含β-内酰胺酶抑制剂的复合制剂,均能有效地控制感染,稳定病情。推荐三代头孢联合青霉素类加酶抑制剂及甲硝唑作为首选,如效果不佳,可尝试

碳青霉烯类如美罗培南治疗。待病情控制后及早降阶抗生素，或根据药敏结果选择针对性用药，避免耐药及二重感染。抗生素全部疗程一般在 4~6 周，必要时可延长至 3 个月。

2. 慢性胆囊炎择期胆囊切除术时的抗生素应用　慢性胆囊炎择期胆囊切除术时一般情况良好，无呼吸道急慢性炎症，可不使用抗生素。尤其腹腔镜微创技术的全面开展，目前多数医生达成共识，认为单纯腹腔镜胆囊切除术，围术期不需要使用抗生素，但如估计腹腔镜不能完成手术有中转开腹可能者，术前可预防性应用抗生素 1 次。若术中胆囊破损或其他可疑污染可加用抗生素并持续 24~72 小时。

3. 急性胆囊炎的抗生素应用　在一般无并发症的急性胆囊炎病例，可先考虑禁饮食、胃肠减压、静脉补液、抗感染保守治疗，输入较大剂量的广谱青霉素或头孢菌素加甲硝唑。如果 48~72 小时内病情好转，抗生素可停用，患者宜在 4~6 周后行择期胆囊切除术。如果患者有近期反复发作史，症状缓解期不足 1 个月，宜在急性炎症控制缓解后 1~2 周择期行胆囊切除术，并在手术前一天、手术中及手术后 1~2 天使用抗生素，能显著减少术后伤口感染的发生率。无并发症的急性胆囊炎在抗生素（广谱青霉素或一、二代头孢菌素）治疗 48 小时后，若疼痛和压痛仍然存在但全身情况稳定、无恶化，则在下一个 24 小时内应用第三代头孢菌素，如果在 24 小时内病情仍然无好转甚至恶化，继续非手术治疗将会丧失救治患者的可能性，应立即外科手术治疗并在术中、术后持续应用抗生素。用抗生素保守治疗不应超过 72 小时，无好转应手术。并发有胆囊可疑的坏疽、穿孔，胆囊管结石嵌顿，胆囊积液、积脓等应急诊手术。术前应用第二代头孢菌素加用甲硝唑，并在术中和术后持续正规使用。

4. 梗阻性胆管炎、胆总管囊肿并感染的抗生素应用　在诊断为急性胆管炎的患者，抗生素应在手术前就应用并持续使用到手术后恢复期。在急性胆管炎的重症病例，即梗阻性胆管炎或胆总管囊肿并感染，抗生素的恰当使用是救命性的。急性胆管炎仅使用抗生素、补充水电解质就炎症消退，未经急诊外科手术的病例并非少见，而未经恰当抗菌治疗、纠正水电解质紊乱就匆忙急诊外科手术而未能挽救患者的事例也并非罕见。因为绝大多数急性胆管炎的病例都伴有胆道结石，最好的治疗方案是使用强有力的抗生素治疗和纠正全身水电解质失衡，尽量使症状能够较快地缓解和全身情况好转之后，做手术取结石，解除梗阻，防止胆管炎复发。

对急性胆管炎患者入院后应立即补液，禁食，放置胃肠减压，做血培养加药敏试验后立即使用抗生素。可选用第三代头孢菌素和甲硝唑；病情特别严重，有多次住院、多次手术史者宜选用第三代头孢菌素加青霉素类加酶抑制剂联合甲硝唑应用，若能及时得到血培养结果，则可作为抗生素选择调整的参考。

抗生素的恰当使用，减缓了感染过程，可有时间改善患者的全身情况，提高患者的手术耐受力，以便最终能选择对患者最有利的手术时机，使其与胆管炎、感染有关的全部并发症有希望被完全消除。作者认为，所有外科急性感染性疾病在进行外科手术之前均应使用恰当的抗生素进行术前治疗。严重的胆道炎症抗生素的应用，必须足量、并持续足够长的时间。

5. 胆-肠吻合术的抗生素应用　胆道-空肠吻合术，多是复杂胆道外科手术的组成之一，手术时间较长。拟做胆-肠吻合术的患者，大多是先天性胆总管囊肿、胆道再手术者，胆道有良性狭窄或胆道因结石长期梗阻而重度扩张者，或是胆道严重损伤或患肝、胆、胰系统肿瘤有胆道梗阻，肝外胆道需被切除或需要改道旁路者。这类患者多数伴有不同程度的胆汁淤积性肝硬化，体质较差，营养不良和不同程度的黄疸，以及肝胆管内胆汁中有耐受常用抗生素的菌株存在。因此，术前预防性应用足量广谱抗生素，并在术中和术后合并应用是必需的、明智的。作者推荐两种以上抗生素联合性应用并持续在手术中和手术后的时期应用；对于经历多次胆道手术，体质差或患有恶性肿瘤而做手术的患者，从预防性应用起就使用第二、三代头孢菌素是值得的。对于大龄儿童，可应用含 β-内酰胺酶抑制剂的复合制剂。上述方法均能良好地预防和治疗包括有胆道-空肠吻合术的复杂胆道外科手术后感染。

6. 急性坏死性胰腺炎的抗生素应用　急性胰腺炎为外科常见急腹症之一。多数患者病情较轻，仅影像学提示胰腺饱满，呈自限性，症状迅速缓解，但有约 10% 的患者病情严重，发生多脏器功能衰竭，病死率极高。对病情较重的或胰胆合流异常的胆源性胰腺炎，应用抗生素治疗是必要的，因为这些情况下多有肠道细菌移位感染。尤其早期应用抗生素可防止胰腺坏死灶合并感染,进而减少病死率。

7. 肝功能不全时抗生素的应用　小儿肝胆外科的患儿因其本身肝胆、胰腺系统的原发病(包括畸形、肿瘤、外伤、炎症)加之肝肾功能较成人发育尚不完善,极易出现肝功能不全。由于多数临床用抗生素均不同程度上经肝脏代谢,此时抗生素的选择应格外慎重,以避免加剧对肝功能的损伤,造成不可逆的肝衰竭。①四环素、抗结核药、磺胺类药物、两性霉素 B、氯霉素、红霉素酯化物等主要由肝脏清除且有肝毒性,在肝功能不全时,清除障碍,毒性更甚,应禁用。②美洛西林、哌拉西林、头

孢曲松、头孢哌酮等肝胆系统感染常用药经肝肾清除,肝肾功能不全时,血药浓度升高,可能造成肝损害,应减量。③林可霉素类、红霉素主要由肝脏代谢,虽无肝毒性,但肝功能不全时清除减慢,血药浓度提高,用药应酌情减量。④青霉素、氨基糖苷类等主要由肾脏代谢,无肝毒性,肝功能不全亦不影响正常使用。

总之,临床上抗生素应用应严格把握指征,充分了解病情,抗生素的选用本着简单、易得、有效,价廉的原则,尽量规避可能的药物副作用,一旦发现应及时停药并采取积极的应对措施。

第六节　抗生素在肝胆胰外科感染中的给药途径

在肝胆胰外科感染中,应用抗生素的目的是控制肝胆胰道内的细菌感染及可能并发的全身各器官组织的继发感染。除抗生素应对抗肝胆胰道感染的致病菌群外,药物半衰期、血药浓度、分布,在胆汁、胰液中是否有较高的药物浓度都应综合考虑。目前在治疗肝胆胰外科感染中抗生素的用药途径首选仍是静脉推注或持续静脉滴注,以保证血液中的药物浓度和全身各器官组织中的药物浓度。

肝胆胰外科的患者的术前、术后常常可能有不同的引流管道,如鼻胆导管,胆道 T 形引流管,Y 形支撑引流管,胆-肠吻合口支撑管,经皮经肝内胆管的 U 形支撑引流管、经皮空肠盲袢胆道溶石滴液管等。在带有上述管道的患者,并发严重胆道感染时,在维持抗生素的全身有效用药的条件下,若感染仍不能及时有效控制,可以合并应用经这些管道和途径向胆道内局部注入恰当的抗生素,这种途径系针对原发灶直接对抗局部感染,往往能出奇制胜。目前在本专业内应用比较成熟、效果确切的包括肝脓肿置管引流、抗生素冲洗以及胆道置管抗生素冲洗等治疗方法。随着近些年小儿微创外科的迅速发展,以上操作均可在腹腔镜下完成,大大减少了手术操作对患儿的附加创伤,取得了较好的治疗效果。

另外有学者报道在内镜逆行胰胆管造影术(ERCP)治疗胆道结石时,术中局部抗生素(头孢哌酮舒巴坦+甲硝唑)灌洗能促进恢复肝胆的生理学功能,减少并发症的发生,提高总体治疗疗效,也有利于降低胆道结石的复发,有很好的应用价值。还有报道经介入引导下肝动脉内留置导管灌注抗菌药物可治疗不宜经皮穿刺引流的肝脓肿,或经肝动脉

局部灌注抗生素联合经皮穿刺引流术治疗较大的肝脓肿,可显著提高肝内病灶周围的药物浓度,从而有利于增强其杀菌效果并快速控制中毒症状,使患者在短时间内痊愈,取得了很好的效果。但这种局部应用抗生素的治疗方法尚在探索中,仅仅作为全身用药辅助手段,不宜单独使用,相应的抗生素及剂量也应慎重选择。

(蒋志慧　姜先敏)

参 考 文 献

1. 李绚,王云峰,周忠蜀.抗生素、激素、维生素在儿童中的合理应用.中国药学杂志,2012,5(47):788-791.
2. 王伟林,胡义辉,姚敏亚等.胆道感染患者胆汁培养与药敏分析和抗生素的选择应用.中华普通外科杂志,2007,22:49-51.
3. 任建安,黎沾良,应用抗菌药物防治外科感染的指导意见.中国实用外科杂志,2003,23(8):629-630.
4. 朱震宇,段伟宏,孙建华等.胆道感染患者的胆汁培养与抗生素选择.中华保健医学杂志,2012,6(14):215-218.
5. 中华医学会.临床诊疗指南:外科学分册[M].北京:人民卫生出版社,2010:285-290.
6. 黄忠彪.儿科临床中抗生素的合理应用.中国医药指南,2016,2(14):297-298.
7. 王莎莎,杜明梅,杨洁等,大型医院肝胆外科医院感染现况描述.中华医院感染学杂志,2016,26(18):4182-4212.
8. 李兴华,王荣田.儿科疾病诊疗标准[M].上海:上海医科大学出版社,2007:110-111.
9. 何礼贤.优化抗生素治疗:耐药时代抗菌治疗的必然选择.临床药物治疗杂志,2009,7(5):1-6.
10. 黎沾良.抗生素在肝胆外科系统的应用.临床外科杂志,2004,12(12):721-722.

11. 李彬 刘沫.高危儿童肝脓肿 38 例临床分析.中国妇幼保健,2014,(29):4751-4755.

12. 白俊超.内镜逆行胰胆管造影术中局部抗生素灌洗降低胆道结石复发率的研究,中国内镜杂志,2016,5(22):89-93.

13. 施昌盛,杨庆,虞希祥等.肝动脉灌注抗生素治疗不宜穿刺引流的肝脓肿 32 例.介入放射学杂志,2014,8(23):719-721.

14. Pastagia M, Arumugam V. Klebsiella pneumoniae liver abscesses in apublic hospital in Queens, New York. Travel Med Infect Dis,2008,6:228-233.

15. Chen SC,Tsai SJ,Chen CH,et al. Predictors of mortality in patients with pyogenic liver abscess. Neth J Med,2008,66:196-203.

16. Olson SC,Smith S,Weissman SJ,et al. Adverse Events in Pediatric Patients Receiving Long-Term Outpatient Antimicrobial[J]. J Pedi-atric Infect Dis Soc,2015,4(2):119-125.

17. Mishra K,Basu S,Roychoudhury S,et al. Liver abscess in children:an overview〔J〕. World J Pediatr,2010,6(3):210-216.

18. Pierre T,Aurélien L,Matthieu R. Innovative treatments for multi-drug-resistant bacteria〔J〕. Bull Acad Natl Med,2015,198(3):439-456.

19. LundströmP,SandblomG,OsterbergJ,et al. Effectiveness of prophylactic antibiotics in a population-based cohort of patients undergoing planned cholecystectomy〔J〕. J Gastroint-est Surg,2010,14(2):329.

第二十三章

肝脏先天性发育异常

胚胎期发育至2~3周时,前肠细胞增生,形成肝憩室。肝憩室的末端分为头尾两支,头支即是肝脏的始基。肝憩室头支的上皮细胞增殖分化,形成肝索,长成肝板。肝脏发生早期,卵黄静脉及脐静脉长入肝索,两者穿插生长,相间排列,形成肝组织的基本结构。肝脏生长在第3个月达高峰,约占体重的10%,以后逐渐减慢。胚胎期肝脏的发育可因血供不足或者周围组织压迫等而产生形态学和解剖学关系上的差异。如果某一肝叶发育受限,可形成先天性肝叶缺如或萎缩。某一部分出现迷走胆管和血管,同时伴随肝组织过度增生,可形成 Riedel 肝叶。异位肝组织多见于胆囊壁,偶见于肝脏韧带、脐部、胸腔内,常在手术或尸检时偶然发现。肝脏先天性异常包括各种先天性解剖形态异常疾病、先天性肝囊肿和先天性肝纤维化。

一、先天性解剖形态异常

(一) Riedel 肝叶

Riedel 肝叶是指腹部可触及的肝右叶向下伸出的舌状突出,有肝实质,胆管及血管与肝脏相连,且多与右叶相连。偶有由增厚的腹膜所包裹的胆管血管蒂与肝相连接。胆囊可附着在 Riedel 叶下面。Riedel 肝叶是发育过程中肝脏某一部分出现迷走胆管和血管,同时伴随肝组织过度增生所致。Riedel 肝叶内可发生结石、感染、脓肿、蒂扭转及肿瘤等而出现临床症状,也可发生其他与肝脏相同的病变。诊断 Riedel 肝叶较困难,需通过 B 超、CT 及放射性核素扫描。

(二) 先天性形态异常 (congenial shape abnormity)

肝脏形态上的异常主要表现为肝叶萎缩 (hepatic lobes atrophy) 或缺如和分叶肝。

肝叶萎缩或缺如主要发生于肝左外叶。萎缩的左外叶有时仅为异常菲薄的纤维结缔组织,内含残存的血管及胆管等,称纤维附件。萎缩的肝叶表面光滑、颜色浅淡、质软,没有正常的肝组织及肝脏功能。肝扫描时,表现为肝左外叶放射性缺损,易误诊为肝脏的"占位性病变"。鉴别方法是放射性缺损区未能触及肿块。

另一种形态异常为分叶肝。胚胎期肝的形成是由肝动脉、肝静脉、门静脉和胆管系统组成数个肝叶。正常情况下只有镰状韧带将肝分隔成清楚的肝分叶。胚胎期的原始肝小叶生长增殖过程中,结缔组织增生,长入原始肝小叶,使肝细胞重新排列,将一个肝小叶分隔成两个或多个新的肝小叶,各自发育成完整的肝叶,形成分叶肝。他们除了形态和正常的肝脏不同,在病理和功能上并无不同,可以发生肝脏可能发生的病变,一般不需处理。

(三) 先天性异位肝组织 (congenial ectopic liver)

异位肝组织主要包括附加肝叶和异位肝叶(ectopic liver lobes)。

附加肝叶是指有血管及胆管与正常肝组织相连的异位肝组织,多位于肝右叶,体积较小。如果附加肝的体积较大或位于肝脏膈面,则在胸片上可见右膈呈局限性隆起或胸腔内有包块阴影;位于肝的脏面者,可向腹腔内突出,形成肝的腹部肿块。临床上易被误认为肝脏肿瘤。X 线片可确定包块与横膈和肝脏关系。肝脏放射性核素扫描可确定包块性质及与肝脏的关系。附加肝叶一般无临床症状,但有时因对邻近脏器的压迫或因附加肝叶血管蒂扭转,导致肝组织坏死而产生症状。

异位或迷走肝组织可能原先也是附加的肝叶,其与肝脏连接的血管蒂退化,而形成与肝脏本身无连续的异位肝组织,是一种少见的肝脏发育异常。多见于胆囊壁,偶见于肝脏的韧带、脐部、胸腔内,常在手术或尸检时偶然发现,一般没有临床意义。

(四) 先天性位置异常 (congenial location abnormity)

肝脏的单独转位较为少见,通常伴有其他脏器如先天性心脏转位等,这时肝脏位于腹腔左侧,一般不引起症状。多在其他脏器发生病变或查体时才被发现。

二、先天性肝囊肿

先天性肝囊肿(congenial cyst of liver)是一种较常见的肝脏异常发育所致的良性疾病,本病病因不清楚,一般认为系起源于肝内迷走的胆管,是胚胎期肝内胆管和淋巴管发育障碍所致,亦称真性肝囊肿或先天性非寄生虫性肝囊肿。也有人认为是胎儿期患胆管炎或肝内胆管其他病变引起局部增生阻塞造成近端扩张。在成人中发病率高,约 0.15% ,小儿较少见。小儿与成人肝囊肿发病无连续关系,两者在出生时已存在类似的囊肿原基,但形成囊肿的时间是不同的。

【病理】

先天性肝囊肿可分为孤立性或多囊性,有完整的包膜,囊壁菲薄,呈半透明,囊液为淡黄色、浆液性液体,含有白蛋白、胆固醇、葡萄糖、血液细胞和上皮成分,不含胆汁。当与胆管相通时,囊液则呈金黄色胆汁样;合并感染时,混浊脓性;并发出血时,为咖啡样混浊。

孤立性肝囊肿多发生于肝右叶,囊壁内衬胆道上皮,上皮细胞可萎缩或缺失。囊肿的大小差别很大,小者可仅数毫米,大者有数十厘米,囊液含量可达数千毫升。

先天性多囊肝的多发性肝囊肿常较小而遍布肝的各部,数毫米至数厘米,不含胆汁,时常伴发其他内脏的囊肿,肾囊肿最为多见。此外,还有报告并发胰腺、脾脏、卵巢、精囊的囊肿者。

【临床表现】

囊肿一般生长缓慢,小的肝囊肿多无明显症状,常在体检或腹部手术时发现。当囊肿增大至一定程度时,可表现为肝大和右上腹肿块,触之呈囊性感,无明显压痛,并可出现压迫周围脏器的症状,如有上腹部疼痛不适和压迫感,食欲缺乏。腹痛多为钝痛,当囊内感染或破裂时可出现剧痛。囊肿压迫胆道可致黄疸。若伴有其他脏器囊肿时有相应的症状,如多囊肾时有肾功能不全和高血压。

肝囊肿自发性破裂的发生率不高。破裂的囊肿多数直径为 15～35cm,裂口为 3～12mm,常误诊为穿孔性阑尾炎、溃疡病穿孔、卵巢囊肿扭转、急性胰腺炎等。也有报告肝囊肿与十二指肠溃疡间形成内瘘,或因腹腔镜检查造成损伤而引起。

肝囊肿癌变多发生于成年男性(男女之比 2∶1),多见于孤立性肝囊肿,发生率 5.2% ,最多为腺癌,扁平上皮癌次之。癌变时常缺乏特异症状。即使应用肝动脉造影、B 超等检查,在术前诊断癌变也有困难。有癌变者术后的近期死亡率为 40% ,所以应详细检查切除的肝囊肿。

【诊断】

1. 临床表现　多无特异性。

2. 实验室检查　多数肝囊肿患者肝功能在正常范围内。血沉增快及贫血多见于弥漫型和散在型肝囊肿。合并肾囊肿者,可有氮质血症、血尿、蛋白尿等。

3. 超声波检查　是诊断肝囊肿首选的检查。可判定肿块实质性和囊肿性,可确定囊肿大小、部位及数目,能查出直径为 1cm 左右的小肿物。

4. X 线检查　可见上腹部肿块影,罕见囊壁钙化影。行上消化道钡餐时,可有胃肠道受压、移位等表现,但无诊断价值。

5. CT　也是有效的检查方法,目前已得到广泛应用,可清楚地显示囊肿及肝实质的轮廓,并可根据肝断面上的位置选择手术方式。CT 扫描若发现肝囊肿,尤其是多囊病变时,还应注意肾、肺及其他脏器有无囊肿或先天性畸形存在。

6. 放射性核素扫描　可显示核素缺损的占位性病变(囊肿直径>2～3cm 者),但无法区分肿块的性质,不易发现小的囊肿,诊断价值不如超声和CT。

7. 各种血管造影　肝动脉造影可判断肿瘤的部位及性质。如囊肿小于 2～3cm,特别是位于肝左叶者,就难以判断。囊肿缺少血管,肝动脉造影可显示动脉受挤压。逆行性门静脉造影,可显示分布于囊壁的门静脉和肝静脉,多数只能看见肝内血管受挤压。由于大囊肿的压迫,导管常不能插入肝静脉支。经脾门静脉造影法可见门静脉影中断和受压,而出现狭窄、移位。囊肿缺少血管,故可判定囊肿的存在。肝动脉造影及门静脉造影对囊肿的诊断价值不大,一般不作为首选检查方法。但有助于与肝癌鉴别。

【鉴别诊断】

1. 肝棘球蚴病　起病缓慢,多有牧区居住史,或狗、羊等动物接触史,常有上腹部部位不定的隐痛,上腹部包块质地不一,可呈囊性感或质韧;有时可扪及特征性的包虫囊震颤征(hydatid thrill),血嗜酸性粒细胞增多;包虫囊液皮内试验(Casoni 试验)和补体结合试验多为阳性;B 超:病变囊壁多呈双层结构,壁较厚,囊腔内可有大小不等的圆形暗区(子囊),如在圆形暗区内又含小的圆形暗区(大囊套小囊),则为棘球蚴病的特征表现;CT:囊壁呈密度略高的环状阴影,多数囊肿可见密度较高的母囊和密度较低的子囊同时存在于囊腔内,为肝包虫的特征性表现。

2. 肝脓肿　细菌性肝脓肿起病急,全身脓毒血症状明显,多有突发寒战、高热,肝区有疼痛、压痛、叩击痛,肝大不显著,白细胞及中性粒细胞均明显增多,血细菌培养可阳性,B 超:呈蜂窝状低回声网状结构或液性暗区,病变边缘多模糊,回声粗糙、不规则,CT:呈环形或类圆形低密度区,密度虽与囊肿相似,但静注造影剂增强后,脓肿周围一般均有强化,形成增强环,多房性囊肿其分隔亦被增强;病变周围若出现靶征或双靶征,为特征性肝脓肿 CT 表现。B 超引导下,诊断性穿刺可抽出黄白色有臭味的脓液,脓液涂片或培养大多有细菌。阿米巴肝脓肿起病多缓慢,病程长,发病前可有阿米巴痢疾病史,肝大较显著且压痛明显,血清免疫试验阳性。B 超、CT 等影像学表现类似细菌性肝脓肿;B 超引导下诊断性穿刺抽得巧克力样无臭味的脓液,可找到阿米巴滋养体。部分患者新鲜粪便检查可找到阿米巴滋养体或包囊。

3. 含囊性病变的囊性肿瘤　主要依靠影像学来诊断:①肝脏囊腺瘤或囊腺癌时 B 超下见无回声区为主的囊腔,囊壁厚薄不均,如为恶性,则可见囊内乳头状突起和纤维间隔。②转移性肝癌和部分原发性肝癌出现病灶中央液化坏死时,B 超可见增强光团区周围有一层低回声暗圈包绕,而光团的中央呈现另一无回声或低回声区,即所谓的靶征或牛眼征。

4. 肝外囊性病变　如胰腺囊肿、先天性胆总管扩张症、肠系膜囊肿、巨大卵巢囊肿等,一般通过临床检查及 B 超、CT、ERCP 等影像学检查,不难鉴别。

【治疗】

对于儿童患者,手术适应证是囊肿直径>4cm且继续增大者,对周围脏器有压迫症状者,囊内有出血者,囊肿有感染者。绝对指征是蒂扭转、囊肿破裂、疑有癌变、外伤内出血者,对于一般无症状,直径在 2～3cm 的小囊肿,则可采取观察随访,定期超声检查。

手术方式:

1. 抽液术　适用于表浅的,直径大于 5cm 的肝囊肿,或不耐受手术的巨大囊肿者。在超声引导下经皮穿刺抽尽囊液以暂时缓解压迫症状。操作简单,多数患者抽液后不久囊肿又会增大,维持疗效短,需反复穿刺,且易继发感染。

2. 囊肿穿刺注射硬化剂　适用于囊肿不太大(5～10cm),囊肿与胆管不相通,不适合手术或不愿手术者。在超声引导下,穿刺抽吸囊液后注入无水乙醇等硬化剂,使囊壁变性、坏死、粘连而逐渐闭合。若一次效果不明显,可多次进行。

3. 囊肿开窗术(又称去顶术)　适用于比较表浅的多发性肝囊肿和无并发症的单发性肝囊肿。单发囊肿要将囊壁尽可能多地切除,对于多房性囊肿,应将隔膜切开,形成一个大腔。手术可开腹或在腹腔镜下进行。由于腹腔镜技术的创伤小、痛苦轻、恢复快及疗效好的特点,已成为越来越多临床医师首选的手术方法,在儿童患者中同样适用。国外报道有应用腹腔镜的同时与硬化剂注射破坏囊壁相结合进行,效果更佳。

4. 囊肿切除术　囊肿位置表浅,周围无重要血管和胆管相通时,容易剥离的单发性囊肿。但应注意:①囊肿部分切除后,应将囊壁切缘连续缝合,以防止胆瘘及出血;②术中做胆道造影,确认囊肿与胆道不相通;③为防止继发性感染,应置腹腔引流;④合并感染的病例可作袋形缝合。

5. 囊肿空肠 Roux-en-Y 吻合术　当囊壁坚厚且与胆管相通或合并感染者,可选用此种方式,但应注意吻合口在囊肿的最低位置,囊肿与空肠吻合口与空肠空肠吻合口之间的肠袢应长于 40～60cm,以防逆行感染发生。

6. 肝段、肝叶或肝部分切除术　适用于局限于肝的一段或一叶、巨大的肝囊肿压迫引起肝叶萎缩,且伴有严重症状,在病人情况允许的情况下,可行该类手术治疗。

【预后】

孤立性先天性肝囊肿肝脏功能多正常,预后良好。如合并肾囊肿或其他脏器囊肿时,晚期多伴有肾功能不全或肾性高血压，最终可因肾衰竭而死亡。发生恶变时如不能早期发现则预后不良。

三、先天性肝纤维化

先天性肝纤维化（congenital hepatic fibrosis）是一种罕见的常染色体隐性遗传疾病，可一家数人同时发病，是Kerr等于1961年首次命名的，特点是汇管区纤维结缔组织增生、门静脉分支减少、肝内胆管扩张、门静脉高压，肝功能多正常。可能是由于胚胎发育早期，肝小管分化过程中组织形态及排列发生紊乱所致。

【病理】

肝组织内有较多的迷走肝管，集中于肝门汇管区，末端呈管状或囊状，其间伴有条索状纤维组织增生。肝脏增大、变形，为纤维组织分割，颜色多正常、肝小叶被大量宽阔致密的纤维组织包绕，纤维组织中有大量发育良好的小胆管，并扩张形成小囊肿，其中含有胆汁。肝细胞及肝小叶结构正常，无肝细胞坏死及结节形成，与肝硬化的组织学变化不同。

【临床表现】

1. 症状　无特异性。出生时多不易发现，发病常在幼儿期和青少年期。多以继发性门脉高压引起的症状为主要表现，主要表现为无黄疸的肝脾大、肝功能正常的门静脉高压症和门静脉高压所引起的并发症，如食管静脉曲张、消化道出血和脾功能亢进。并发胆系感染可有发热、黄疸、腹痛。一般不并发肝性脑病以及肝功能衰竭，多数病例常合并其他先天性发育异常，半数可伴有多囊肾、髓样海绵肾。其他如先天性肝内胆管扩张、先天性肺纤维化、先天性胰腺纤维化及多指（趾）、脑发育不良、智力低下、运动失调、视力障碍等。

2. 体征　患者就诊时多有肝脾大。部分患者可有脐周静脉曲张，可闻及脐旁响亮的静脉营营声（Kennedy征阳性），系门脉高压所致，因肝功能正常，通常没有腹水、蜘蛛痣等。

【辅助检查】

1. 实验室检查　肝功能正常是本病的最大特点。有脾亢时血常规可有"三系减少"的表现，合并肾脏病变，后期可出现肌酐及尿素氮升高。

2. B超及CT　显示肝内胆管多多发性扩张，肝脾大，门静脉扩张等。近半病例肾脏超声及肾盂静脉造影可显示多囊肾。

3. 门静脉造影　约70%有门静脉高压，肝前门静脉正常，肝内门静脉分支减少、狭窄受压，侧支循环形成。

【诊断】

出现以下情况应考虑本病可能：①幼儿或青少年期发病。②肝脾大，质地较坚硬，肝功能正常，碱性磷酸酶常升高。③可有家族史，患儿或其家族中可有多囊肾或海绵肾者。④有时出现门静脉高压的并发症状。肝脏穿刺活检可发现典型的组织学改变，但穿刺部位可能在正常的汇管区，因此手术探查病理检查较确切。

【鉴别诊断】

小儿肝硬化：通常有肝功能异常，且既往有肝炎病史，两者的病理改变也不同。

【治疗和预后】

先天性肝纤维化目前尚无根治方法，多以处理门静脉高压等并发症为主。在内科保守治疗无效时可行门静脉分流或断流术。近年来肝移植也被用于治疗此病。对于合并肾脏改变引起的肾性高血压、肾衰等，晚期考虑肾脏移植。但不断进展的门脉高压对肾脏移植后的生存情况有巨大的影响。患儿常因门静脉高压症、消化道出血、合并胆管炎、继发肾衰竭而导致死亡。

（张明满）

参 考 文 献

1. 王在国,丁福全,胡勇,等. 手术治疗巨大肝囊肿伴布-加氏综合征1例报告. 中国普外科基础与临床杂志,1999,4,195-196.
2. 李正,王慧贞,吉士俊. 先天畸形学. 北京:人民卫生出版社,2002.
3. 杨晔. 当代内科学. 北京:中国中医出版社,2002.
4. 高绪文,郑明新,高继莲. 简明消化病诊治. 北京:人民卫生出版社,2003.
5. 王炳煌. 先天性肝囊肿的诊断与治疗[J]. 中国医师进修杂志,2010,33(26):3-6.
6. 吴欣,杜宵壤,丁金芳等. 儿童先天性肝纤维化的临床特点[J]. 临床儿科杂志,2016,34(6):444-448.
7. Khan K, Schwarzenberg SJ, Sharp HL, et al. Morbidity from congenital hepatic fibrosis after renal transplantation for autosomal recessive polycystic kidney disease. Am J Transplant, 2002,2(4):360-365.
8. Kwon AH, Matsui Y, Inui H, et al. Laparoscopic treatment using an argon beam coagulator for nonparasitic liver cysts. Am J Surg,2003,185(3):273-277.
9. Azar GM, Kutin N, Kahn E. Unusual hepatic tumor with fea-

tures of mesenchymal hamartoma and congenital solitary non-parasitic cyst. Pediatr Dev Pathol,2003,6(3):265-269.

10. Till H,Schuster T,Boehm R,et al. Laparoscopic resection of a congenital liver cyst and simultaneous closure of a dia-phragmatic defect in a 5-month-old infant. Surg Endosc, 2003,17(3):520.

11. Bettini G,Mandrioli L,Morini M. Bile duct dysplasia and congenital hepatic fibrosis associated with polycystic kidney (Caroli syndrome) in a rat. Vet Pathol,2003,40(6):693-694.

第二十四章

小儿肝脓肿

【概述】

肝脏受到感染后,因未及时正确处理而形成肝脓肿。常见有细菌性和阿米巴性两种,儿童期多发于 5 岁以下,临床表现有发热、肝区疼痛和肝脏大。近年来因有各类新型有效抗生素的应用,细菌性肝脓肿发生率明显降低。

第一节　细菌性肝脓肿

【病因】

从肝脓肿处发现的微生物差异较大,但是基本上反映胆道和肠道的菌群。在最近的研究中,多数患者的细菌培养阳性,且半数以上寄生着一种以上的微生物。在多数病例中,最常见的需氧微生物包括大肠埃希菌、金黄色葡萄球菌、克雷伯菌和肠球菌。最常见的厌氧菌是类杆菌、厌氧链球菌和梭形杆菌属。肝脏血运丰富,血液在血窦内流动,窦内的库普弗细胞有吞噬作用,一般在肝脏不易发生脓肿。但当小儿抵抗力下降、肝脏受损害、细菌毒力过强时及其他因素如恶性肿瘤、微血栓、灌注不良,或先天性、后天性胆道或血管梗阻等因素的影响,便可继发细菌增殖、组织侵袭和脓肿形成。

细菌侵入肝脏的途径有以下几种:①经门静脉系统:这是细菌侵入的主要途径。门静脉的血液进入肝脏有固定的流向,肠系膜上静脉的血液主要进入肝右叶,脾静脉和肠系膜下静脉的血液主要进入肝左叶。因而,消化道某些部位的化脓性病变可引起肝脏相应部位的脓肿,如化脓性阑尾炎、梅克尔憩室炎、菌痢等。新生儿脐炎也可通过脐静脉-门静脉途径引起肝脓肿。②经肝动脉系统:全身各部的化脓性病灶,如疖肿、骨髓炎、败血症均可经血液循环导致肝脓肿。③经胆道系统:小儿可因胆总管囊肿、胆道蛔虫、胆总管结石、恶性胆总管梗阻等而继发胆道感染、化脓性胆管炎,如感染不能控制,细菌可逆行播散,形成肝脓肿。④由肝下或膈下感染直接扩散:如膈下脓肿、肾周围脓肿、右侧脓胸等。⑤其他:

肝脏外伤、肝脏肿瘤继发感染或腹腔手术后感染腹膜炎等也可出现肝脓肿。

细菌性肝脓肿的部位主要在肝脏右叶,约占总病例的 80%。约 12% 患儿发生于肝左叶。左右叶同时发生者少见。多发脓肿较单发脓肿多见,大脓肿往往是由许多多发性小脓肿破溃融合而成。

【病理】

与正常相比,肝脓肿大体观呈黄色,被褐色的肝实质包围。肝脏通常肿大,在腔内充满脓液的部位,触之有波动。受累的肝包膜有炎症反应,肝脏经常与邻近的脏器或膈肌粘连。但小的深藏肝实质的脓肿少有这种表现。

【临床表现】

1. 寒战、高热　体温常可高达 39 ~ 40℃,多表现为弛张热,伴有大量出汗、恶心、呕吐、食欲缺乏和周身乏力。

2. 持续性肝区疼痛和肝大　肝区钝痛或胀痛,有的可伴右肩牵涉痛,右下胸及肝区叩击痛,肿大的肝有压痛。

3. 其他　严重者出现黄疸或腹水,低蛋白血症、营养不良等周身中毒症状。

【诊断与鉴别诊断】

细菌性肝脓肿常常因其临床症状无特异性而不易在早期做出诊断,应根据临床表现及辅助检查全面考虑。

1. 病史、体检同临床表现。

2. 实验室检查　白细胞计数及中性粒细胞均

明显增高,可见中毒颗粒和核左移现象。红细胞及血红蛋白可下降。肝功能可呈现不同程度的异常,血清转氨酶、碱性磷酸酶可轻度升高。

3. 影像学检查

(1) B超检查:依脓肿形成的不同阶段有不同表现。早期肝脓肿:肝内局部出现低回声区,其内回声不均匀,或呈等回声光团,边界欠清晰。液化不全脓肿:脓肿呈无回声区,或称液性暗区,边缘不光滑。无回声区内见较多粗回声光点,分布不均匀,伴有后方回声增强。典型肝脓肿:脓肿无回声区边缘清晰,切面常呈圆形或类圆形,伴后方回声增强效应,内有细小光点回声。小儿细菌性肝脓肿行 B 型超声或彩超检查,阳性率达 100%。B 超可以测定脓肿部位、大小及距体表深度,为确定脓肿穿刺点或手术引流进路提供了方便,可作为首选的检查方法。B 超定位细菌性肝脓肿穿刺时,穿刺脓液除做细菌涂片检查和培养外,应做抗生素敏感试验,以便选择有效抗菌药物。

(2) X 线检查:肝阴影增大,右膈肌抬高、局限性隆起和活动受限,或伴有右下肺肺段不张、胸膜反应或胸腔积液甚至脓胸等。

(3) CT 检查:①大多数脓肿显示为低密度病灶,CT 值介于单纯性囊肿和实质性肿瘤之间,然而少数脓肿近乎水样密度;②大约 20% 的患者在低密度病灶内见到气体,有助于本病的诊断;③边缘征(rim sign)增强后扫描,脓腔边缘组织密度高于正常肝脏,但是脓腔中央并不增强,见于 5% ~ 40% 病例。但此征并非特异性,它也可见于肿瘤坏死、血管瘤和感染性囊肿;④双靶征(double-target sign)由中央部分低密度区,周围高密度区,再周围低密度环组成,据报道在动态增强 CT 扫描时见于 1/3 患者。此征较边缘征有特异性。

【鉴别诊断】

1. 阿米巴肝脓肿　有阿米巴痢疾史,起病较缓慢,脓肿较大,多为单发,位于肝右叶,脓液呈巧克力色,无臭味,脓腔壁内可找到阿米巴滋养体,若无混合感染,脓液细菌培养阴性。粪便检查部分患者可找到阿米巴滋养体或包囊。以抗阿米巴药物诊断性治疗后症状好转。

2. 膈下脓肿　两者可同时存在,但膈下脓肿大多数发生在手术后或消化道穿孔之后,如十二指肠溃疡穿孔、胆管化脓性疾病、阑尾炎穿孔,脓液常发生于右膈下;胃穿孔、脾切除术后感染,脓肿常发生在左膈下。膈下脓肿一旦形成,可表现明显的全身症状,而局部症状隐匿为其特点。全身症状表现高热,乏力、厌食、消瘦等。局部症状以右季肋部疼痛为明显,向右肩部放射。X 线透视可见患侧膈肌升高,随呼吸活动度受限或消失,肋膈脚模糊,积液。X 线片可显示胸膜反应、胸腔积液、肺下叶部分不张等。B 超或 CT 检查对膈下脓肿的诊断及鉴别诊断有重要意义。特别是在 B 超引导下行诊断性穿刺,不仅可帮助定性诊断,而且,对于小的脓肿可在穿刺抽脓后注入抗生素治疗。

3. 肝棘球蚴病　又称肝包虫病,是犬绦虫(棘球绦虫)的囊状幼虫寄生在肝脏所致的一种寄生虫病。诊断主要根据棘球蚴病的流行病区,有无密切接触史,病程缓慢,肝区呈囊性肿大,血中嗜酸性多核粒细胞增高。包虫囊液皮内试验(casoni 试验)阳性率可达 90% ~ 93%,补体结合试验阳性。

【治疗方案】

1. 非手术疗法　对急性期肝局限性炎症,脓肿尚未形成或多发性小脓肿,应非手术治疗。在治疗原发病灶的同时,使用大剂量的有效抗生素和全身支持治疗,以控制炎症,促使脓肿吸收自愈。由于肝脓肿病原菌以大肠埃希菌和金黄色葡萄球菌、厌氧性细菌多见,在未确定致病菌之前,可先用广谱抗生素,待细菌培养及抗生素敏感试验结果,再决定是否调整抗菌药物。另一方面,细菌性肝脓肿患儿中毒症状严重,全身状况较差,故在应用大剂量抗生素的同时,应积极补液,纠正水与电解质紊乱,给予维生素 B、维生素 C、维生素 K,必要时可反复多次输入小剂量新鲜血液、血浆和白蛋白,以纠正低蛋白血症;或采用静脉高营养,改善肝功能和增强机体抵抗力,提高疗效。

经抗生素及支持治疗,多数患儿可望治愈。多数小脓肿全身抗生素治疗不能控制者,可经肝动脉或门静脉内置导管应用抗生素。单个较大的化脓性肝脓肿可在 B 超引导下穿刺吸脓,尽可能吸尽脓液后注入抗生素至脓腔内,如果患者全身反应好转,超声检查显示脓腔缩小,也可数日后重复穿刺吸脓。

近年来,B 超引导下经皮穿刺置管引流也广泛采用。本法治疗急性细菌性肝脓肿具有操作简单、安全性高、疗效确切、对患儿损伤小等优点。经皮穿刺肝脓肿置管引流可适用于直径>5cm 的单发性脓肿,如为多发性脓肿,可将较大的脓肿引流。适宜于

B超显示液性暗区明显，穿刺脓液稀薄患者。如患儿病情危重不能耐受手术或拒绝手术治疗也可行穿刺置管。一般在B超引导下，取距脓肿最近的路径进针，多采用套管针，在穿刺证实进入脓腔后，抽吸脓液，采取脓液行细菌培养及药敏检查，之后，尽量抽尽脓液，注入抗生素溶液。放置引流管，并与皮肤缝合固定。经皮穿刺脓肿置管引流应注意：①对婴幼儿在穿刺前应给予镇静剂，以防止术中病儿躁动，导致肝脏损伤、其他器官损伤、出血等并发症。②穿刺置管时应注意定位要准确，选择脓肿最表浅部位，可避免损伤大血管和胆管。③引流管内径应在2.5~3.5cm，不宜太细，太细则引流不畅，易阻塞；太粗对肝脏损伤过大，容易造成出血、胆瘘等并发症；并定时用抗生素溶液冲洗引流管，保持其通畅。④引流管应固定确切，最好与皮肤缝合，防止脱出。⑤拔管时间不宜过早，一般在无脓液引流后3天或B超显示脓肿直径<1cm时才能拔除。

2. 手术治疗

（1）脓肿切开引流术：对于较大的脓肿，估计有穿破可能或已穿破并引起腹膜炎、脓胸，以及胆源性肝脓肿或慢性肝脓肿者，在应用抗生素治疗的同时，应积极进行脓肿切开引流术。中毒症状重，脓肿直径>5cm，脓液黏稠，脓腔呈蜂窝状，经置管引流失败的患儿也应及时行脓肿切开引流。近年来，由于广泛应用B超引导下穿刺吸脓或置管引流治疗肝脓肿，经前侧或后侧腹膜外脓肿切开引流术已很少采用，现在多采用经腹腔切开引流术。手术方法：取右肋缘下斜切口（右肝脓肿）或作经腹直肌切口（左肝脓肿），入腹后，探查肝，确定脓肿部位，用湿盐水纱布垫保护手术野四周，以免脓液扩散污染腹腔。经穿刺证实脓肿，沿针头方向用直血管钳插入脓腔，

排出脓液，再用手指伸入脓腔，分离腔内间隔，用生理盐水冲洗脓腔，吸尽脓液后，脓腔内放置橡皮管引流。对于较大的多发性脓肿，术中应根据B超定位，对肝脏表浅而大的脓肿切开引流，深部的较大脓肿可试行穿刺抽脓。经腹腔切开引流术可做到充分而有效的引流，不仅可确定肝脓肿的诊断，同时还可以探查腹腔，对伴发的疾病予以及时处理，如对伴有急性化脓性胆管炎患者，可同时进行胆总管切开引流术。

（2）肝切除术：对于慢性厚壁肝脓肿和脓肿切开引流后脓肿壁不塌陷，留有死腔或窦道长期流脓不愈，以及肝叶多发性脓肿且该肝叶已严重破坏，失去正常功能者，可行肝叶切除术。急诊肝叶切除术，因有使炎症扩散的危险，一般不宜施行。

【术后并发症及预防】

细菌性肝脓肿如得不到及时、有效的治疗，脓肿可向邻近器官或组织结构穿破，引起严重的并发症。如右肝脓肿向膈下间隙穿破可形成膈下脓肿；也可再穿破膈肌而形成脓胸，穿破肺组织至气管，形成支气管胸膜瘘；如同时穿破胆道，则形成支气管胆瘘。左肝脓肿可穿破至心包，发生心包积脓。脓肿可破溃入腹腔引起腹膜炎。预防措施包括：①早期诊断细菌性肝脓肿，及时采取有效措施。②合理应用抗生素，根据细菌培养结果选用有效抗生素。③密切观察病情，及时穿刺抽脓、置管引流或转开腹手术。④加强支持治疗，应积极补液，纠正水电解质紊乱，必要时多次给予小剂量新鲜血液和血浆。⑤早期发现并发症，及时处理。

【预后】

细菌性肝脓肿预后较好，关键是要早期诊断，积极治疗。

第二节　阿米巴肝脓肿

【病因】

溶组织阿米巴感染多发生于盲肠、阑尾、结肠、回肠末端等部位。溶组织阿米巴以小滋养体的形态生活于盲肠和结肠的肠腔内，亦称肠腔型阿米巴，通常不致病。小滋养体随食物残渣向结肠远端运送，因环境改变形成囊壁而成包囊，随粪便排出体外，为该病的传播型。如肠腔环境适宜，小滋养体可转为大滋养体，亦称组织型，藉其伪足运动及分泌的一种穿孔肽——阿米巴穿孔素（amoeba pore）侵袭组织，

吞噬红细胞和组织细胞，引起溶解性坏死。阿米巴靠其自身的运动及分泌的多种酶的作用，穿过肠黏膜至黏膜下层，溶解破坏组织。使原虫由共生状态转变为侵袭状态的原因尚不甚明了，可能与原虫的致病能力和宿主状态（如发热、肠道功能紊乱等原因）有关。尚无肯定的证据认为其发病与免疫功能改变有关，据魏泉德等的研究结果，阿米巴肝脓肿患者非特异性免疫受抑制，特异性细胞免疫增强，免疫防卫能力正常。既往有阿米巴感染史者，易发生新

的感染,易并发肝脓肿。阿米巴原虫随门静脉血流进入肝脏后,大部分原虫被消灭,小部分在静脉小支内形成栓塞。出现肝大,发生许多灶性肝细胞退变、溶解、坏死,即形成所谓阿米巴肝炎。之后,病灶扩大融合成为一个或数个较大的脓腔。脓腔内含肝组织溶解后形成的棕褐色黏稠的脓液及坏死、脱落的纤维组织残渣,通常无菌无味。脓肿周围肝组织充血,有炎性细胞浸润。常常只在脓肿壁的肝组织中发现阿米巴滋养体,而脓液中不易找到阿米巴原虫,因此一般不能经穿刺吸出原虫。

【病理】

阿米巴脓肿约85%发生于肝右叶,这与肠阿米巴病好发生于右半结肠有关。右半结肠的静脉血经门静脉输入肝右叶。脓肿常为单发,晚期或严重者也可出现多发性脓肿。脓肿多位于肝右叶的顶部,常穿破膈肌至右侧胸腔而发生脓胸,进一步穿破右肺下叶时,患儿可咳出大量棕褐色黏液样浓痰。靠近肝右叶后方肝裸区的脓肿可穿向腹膜后,在右腰部出现脓肿。肝表面的脓肿有时可破入胃肠道,脓液随粪便排出。

【临床表现】

1. 多数起病缓慢,有持续或间歇性低热,在发热前可有发冷、寒战,退热时出大汗。患儿食欲减退,体重不增或减轻。

2. 多数患儿有肝大、肝区钝痛,可向右肩或腰部放射。

3. 其他表现 脓肿位于肝顶部者,可出现呼吸困难、咳嗽、呼吸音减弱或有啰音、胸腔积液等。如果脓肿破溃入胸腔,则出现脓胸。破溃入肺部,患儿咳嗽突然加剧,咳出棕褐色黏液样脓痰,增大的肝脏可有不同程度的缩小。如脓肿破入腹腔引起腹膜炎。脓肿破溃入肠腔,形成内瘘,脓液可随粪便排出。破溃到腹膜后可继发腰部脓肿。有的患儿病情进展很慢,逐渐消瘦、贫血、营养不良,有坠积性水肿。

4. 阿米巴肝脓肿可继发细菌感染,患儿局部症状及全身症状加重,可出现严重毒血症,常引起各种严重并发症。

【诊断】

1. 发病前80%有阿米巴肠病史。

2. 体检和临床表现。

3. 实验室检查 白细胞总数增加,常可达2×10^{10}/L以上,并发细菌性感染时,白细胞数更高。血

沉增快。对流免疫电泳监测溶组织性肠型阿米巴血清抗体有高度的特异性,当阳性时有极大意义。经皮穿刺有助于鉴别细菌性微生物,然而这样的穿刺一般无助于阿米巴病的诊断。对直肠黏膜分泌物的显微镜分析后,仅仅有10%～20%的病例可检出阿米巴。即使穿刺结果阳性,其所见仍与细菌性肝脓肿一致。

4. 影像学检查

(1) B超检查:高度怀疑肝脓肿时,超声是最有用的初筛检查。超声敏感性高(85%～90%),在胆树的成像方面比CT更准确,并且在进行检查的同时,允许行诊断性或治疗性引流或活检。B超表现与肝脓肿表现类似,表现肝内的无回声液性暗区,圆形或类圆形,边界清晰。

(2) X线检查:腹部平片和胸片最常见的特征是右肺膨胀不全,右侧膈肌抬高,胸膜渗出性炎症或肺炎。肝内也可出现气-液平面。

(3) CT检查:平扫脓腔为圆形低密度区,为脓液成分时,密度稍高于水。脓肿壁为脓腔周围一环形带,其密度高于脓腔,而低于正常肝。增强扫描脓腔不强化,脓肿壁呈环形强化,轮廓光滑,厚度均匀,外周可显示低密度水肿带。若腔内有气体和(或)液面则可确诊。

5. 肝穿刺 选择压痛明显处或经B超定位,用肝穿针穿刺,穿刺得棕褐色脓液可诊断。

【鉴别诊断】

1. 细菌性肝脓肿 在细菌性和阿米巴肝脓肿早期,由于其症状、体征、影像学特征相似,不易鉴别。如果溶组织性肠型阿米巴血清抗体滴度不能做或报告延迟,早期鉴别细菌性肝脓肿和阿米巴肝脓肿的最好方法是,抗阿米巴药物诊断性治疗,一般选用甲硝唑,因其对许多微生物引起的细菌性肝脓肿也有效。如果临床试验后24～36小时,患儿无临床反应,则细菌性肝脓肿应为主要诊断。临床反应可通过疼痛、发热和白细胞增多症减轻来确认。

2. 原发性肝癌 原发性肝癌临床上早期症状不明显,可仅有肝区疼、腹胀等,超声显像示肝内出现肿块影,边界不清晰,肿块回声可表现多种类型,分低回声型、等回声型、高回声型、混合回声型和弥漫型。较小的肿瘤(<3cm)绝大多数为低回声,随着肿瘤体积的增大,内部回声逐渐转变为等回声、高回声或混合回声。CT平扫表现为边缘不规则的低密度病灶,可单发或多发。瘤内如合并坏死和囊变则

密度更低,如伴有出血则呈高密度。CT 增强扫描,动脉期可表现明显,不均匀强化,在门静脉期灶内对比剂迅速下降,对比剂呈"快进快出"的特点。

【治疗方案】

1. 非手术疗法 除非破裂和继发感染,抗阿米巴药物是治疗肝阿米巴病的首选。最有效的药物是甲硝唑及其相关制剂。其他可选择的药物包括依米丁、脱氢依米丁和氯喹。儿童患阿米巴肝脓肿,甲硝唑应用剂量为每日 35～50mg/kg,分次口服,连服 10 天。依米丁和脱氢依米丁可能有心脏毒性,在甲硝唑治疗无效时,可以服用。如果治疗 48 小时临床症状无减轻,应怀疑诊断不正确或存在继发性细菌感染,可考虑针吸或手术治疗。

2. 手术治疗

(1)经皮穿刺脓肿置管闭式引流术:适用于病情较重、脓肿较大,有穿破危险者,或经抗阿米巴治疗,同时行多次穿刺吸脓,而脓腔未见缩小者。应在严格无菌操作下,行套管针穿刺置管闭式引流术。

(2)切开引流:适用于①经抗阿米巴治疗及穿刺吸脓,而脓肿未见缩小,高热不退者;②脓肿伴继发细菌感染,经综合治疗不能控制者;③脓肿已穿破入胸腹腔或邻近器官;④脓肿位于肝左外叶,有穿破入心包的危险,穿刺抽脓又易误伤腹腔脏器或污染腹腔者。

【预后】

大多预后较好,大约 10% 阿米巴肝脓肿继发细菌感染,脓液可由棕褐色转变为黄绿色,有臭味。患儿常表现全身状况急剧恶化,出现严重毒血症,可引起多种严重的并发症,预后不佳。

附:小儿肝脓肿诊治流程

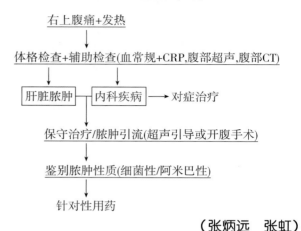

右上腹痛+发热

体格检查+辅助检查(血常规+CRP,腹部超声,腹部CT)

肝脏脓肿　内科疾病 —→ 对症治疗

保守治疗/脓肿引流(超声引导或开腹手术)

鉴别脓肿性质(细菌性/阿米巴性)

针对性用药

(张炳远 张虹)

参 考 文 献

1. 董蒨,李龙,肖现民. 小儿肝胆外科学. 北京:人民卫生出版社,2005.

2. Lo JZ,Leow JJ,Ng PL,et al. Predictors of therapy failure in a series of 741 adult pyogenic liver abscesses. J Hepatobiliary Pancreat Sci,2014.

3. Siddiqui M,Gupta A,Kazmi A,et al. Inferior vena caval and right atrial thrombus complicating amoebic liver abscess. Interact Cardiovasc Thorac Surg,2013,Nov;17(5):872-874.

4. Otan E,Akbulut S,Kayaalp C. Amebic acute appendicitis:systematic review of 174 cases. World J Surg,2013,Sep;37(9):2061-2073.

5. Mishra K,Basu S,Roychoudhury S,et al. Liver abscess in children:an overview. World J Pediatr,2010,Aug;6(3):210-216.

第二十五章

小儿肝结核

结核病是结核分枝杆菌经呼吸道传染引起的感染性疾病,儿童患者多表现为低热和结核中毒症状,可累及机体各个系统器官。肝结核(tuberculosis of the liver)系指肝脏的结核分枝杆菌感染,目前普遍认为是一种继发性疾病,常继发于体内其他脏器的结核。由于肝结核缺乏特异性临床表现,临床诊断困难,误诊率较高,误诊时间可长达数月甚至数年。近来有不少学者把肝结核作为一种单纯的疾病提出,认为肝结核病系指身体其他部位未见结核病灶,或仅有轻微非活动性结核病变,而患者有结核病的全身中毒反应,或肝病的局部表现,这主要是肝内结核病变所引起。20世纪80年代以来,随AIDS的流行,结核病疫情回升,并出现多重耐药菌等新挑战,使这一问题更加突出。

【病因和发病机制】

肝结核一是作为全身结核病的一个次要部分,一般不出现肝病的临床表现,经抗结核治疗肝内结核也随之痊愈;二是肝结核为全部或主要表现,在身体其他部位或仅有轻微非活动性结核迹象,肝结核已成一个独立疾病。

肝脏是一个血运和淋巴丰富的器官,又有消化道与胆道相通,凡是结核分枝杆菌侵入人体的各个系统都可到达肝脏造成结核感染。但肝脏有丰富的单核-吞噬细胞系统,肝巨噬细胞有强大的免疫吞噬功能,加上肝组织含氧量低又有胆汁抑制结核分枝杆菌的生长,因此结核分枝杆菌到达肝脏并不一定都造成感染,或形成病灶后自行愈合通常不留瘢痕,有时遗留局灶性纤维化或钙化灶,只有当机体抵抗力差,肝脏网状内皮防御功能下降,而结核分枝杆菌致病力较强时才会发生肝结核。

近年发现持久细胞免疫功能缺陷的艾滋病(AIDS)患者的结核病发病率远高于一般人群。结核分枝杆菌是细胞内寄生菌,细胞免疫在结核病的发生和发展中占有重要地位。人类免疫缺陷病毒(HIV)感染导致T淋巴细胞破坏为主的免疫功能损害,使免疫功能低下,辅助性T淋巴细胞进行性衰竭伴巨噬细胞、单核细胞的功能缺陷,从而不能抵御结核分枝杆菌的感染。因此,目前公认HIV血清阳性者是结核的高危人群和最常见的机会感染之一。

肝脏结核感染途径有:①动脉系统:肝动脉是结核分枝杆菌血行播散入肝形成粟粒性结核结节的主要途径;②门静脉系统:腹腔内脏结核可循门静脉系统入肝,形成肝内门静脉结核性脓栓结节;③淋巴系统:胸腹腔内脏结核均可经淋巴入肝形成感染灶;④直接蔓延:由肝脏邻近器官组织结核病灶直接侵及肝脏。肝脏结核感染多为继发病变,只有找不到肝脏以外器官结核病灶的肝结核才能称为原发性肝结核。在全身免疫力降低时,或多年潜伏的局部播散灶再度活动,或原发综合征沿血流播散,或原有的结核病灶破溃入血液循环导致全身粟粒性结核,局部结核病灶直接扩散到肝脏均可引起肝结核;⑤脐静脉:在胎儿期,胎盘结核病可使结核分枝杆菌通过脐静脉进入胎儿体内,进而进入胎儿肝脏。

【病理分型】

肝结核按发病部位及类型可分为两类:一是肝浆膜结核,即结核性肝浆膜炎,属结核性腹膜炎的一部分。肝包膜被结核分枝杆菌侵犯,呈广泛肥厚性改变,形成所谓"糖衣肝",或在肝包膜上发生粟粒样结核病灶。另一类是肝实质结核,其基本病理变化为肉芽肿,文献报道的肝结核病理分型较多,有粟粒性肝结核、肝结核性肉芽肿、结核性肝脓肿、肝结核性假瘤等。实际上基本过程是肉芽肿,即由小的粟粒结节发展为融合的结节性肿块,以至干酪性坏死甚至最终形成脓肿。目前一般将肝结核分为4型:①粟粒型或小结节型:最常见,结节直径由粟粒大小至2cm,质硬呈白色或灰白色弥散全肝分布广泛,可累及包膜,在肝脏表现呈灰白或黄色,镜检可见类上皮细胞 Langhans 巨细胞和淋巴细胞围绕干酪坏死灶构成;②结节型,结节在 2cm 以上,质硬,呈灰白色,可单发或多发甚至融合成团块,酷似肿瘤;③脓肿型,单发或多发,可呈单房或多房,脓肿呈蜂窝样或为单发性巨大脓肿,脓液稀薄或呈血性,类似巧克力色,但其中有白色干酪坏死物。脓肿可向胸、腹腔穿破或侵蚀肝内胆管;④肝内胆管型或结核型胆管炎:此型乃肝结核累及胆系囊壁产生增生或溃疡,或造成胆管壁增厚及胆管狭窄。肝门淋巴结核浸润压迫胆管,也包括在此型,并占此型绝大部分,此型主要见于儿童及对结核病易感人群。另外,还有人把先天性肝结核单独作为一型,先天性肝结核是新生儿结核病引起的肝炎,十分罕见,肝脏病变呈弥漫性,有较多的坏死及肉芽肿,周围有巨细胞及类上皮细胞,可见大量结核分枝杆菌,肝脏常见脂肪变性。以上病理型并非独立存在,多为数种并存。

病理检查时,肝结核往往伴有其他肝脏病变,如脂肪变、纤维化、肝硬化、淀粉样变性以及病毒或药物引起的肝炎现象。

【临床表现】

肝结核的临床表现视结核病变的性质、类型、侵及范围和程度以及有无并发症等而异,大多数起病缓慢。患者以青壮年居多,但也不乏小儿发病者,亦有新生儿肝结核的报道,女性略多于男性,男:女为1:2。多数同时有肝外结核。

发热是肝结核的最常见的临床症状,文献报道80%～90%的患者有发热,热型多为低热和弛张热,亦可为午后低热和不规则发热,少数为稽留热,有时自觉发冷,少有寒战;常伴有腹痛、腹胀,腹痛多为右上腹或肝区持续性隐痛,胀痛。此外,患者尚有食欲减退、体重下降、盗汗等。

据文献报道,85%～95%的肝结核患者有不同程度的肝大,大多数在肋下 2～6cm,可大于 10cm,呈中等硬度,边缘钝。可有肝区触痛,少数肝表面可触到明显结节。黄疸与腹水并不多见,与肝实质损害、肝脏急剧肿大及肉芽肿或肝内胆管阻塞有关。部分患者有脾大,大多在肋缘下 2～3cm,半数有触痛。

肝内胆管型肝结核的临床表现除以上所述外,特征性的表现是反复发作的黄疸。发生原因有以下四点:①结核性淋巴结压迫肝外胆管;②肝内结核性肉芽肿破坏肝实质或破溃至胆管;③肝内小胆管受

阻;④中毒性肝细胞损害、脂肪肝等。

结核性肉芽肿慢性纤维化可导致肝硬化,进而形成门脉高压症。患者可有脾大、脾功能亢进、呕血或黑便、腹水或非特异性全身症状。曲张的食管、胃底血管一旦破裂,立刻发生急性大出血,呕吐鲜红色血液。

亦有肝结核自发性破裂出血的报道,主要原因是由于肝脏本身的伸展性较小,在大量的结核分枝杆菌的繁殖下,干酪样坏死组织积聚,破入肝脏的血管,造成结核病灶内的压力逐渐增高,导致结核病灶的破裂。

脾结核为肝结核的特殊临床类型,与肝结核互为因果,常同时存在,难以肯定发病的前后顺序。急性型主要表现为脾大和严重全身反应,如冷、热、消瘦、衰竭等。慢性型的全身反应较轻,特征性表现为脾大、血液异常,如贫血、中性粒细胞减少、红细胞增多症、全血细胞减少或骨髓纤维变性等。

【辅助检查】

1. 实验室检查　绝大多数有不同程度贫血,血细胞正常或偏低,少数可有增高,个别呈类白血病反应。血沉增快。肝功能检查可见白蛋白减低,球蛋白升高、转氨酶及碱性磷酸酶升高、染料排泄试验异常、胆红素升高及 γ-GT 增高和胆固醇增高,约 1/4 的患者凝血功能异常。结核菌素试验呈强阳性反应或由阴性转为阳性。结核患者体液免疫随病变加重而增强,特别是 IgG 升高与病变活动程度成正比,检测患者血清结合抗体,可作定性诊断,应用 ELISA 法检测血清结核抗体(IgG)和纯蛋白衍生物(PPD),具有简便、快速和特异性高等优点,是目前诊断肝结核病较理想的定性方法。腺苷脱氨酶(ADA)被认为是结核分枝杆菌感染的特异性指标,其增高有助于肝结核的诊断,尤其是对原发性肝结核。近年来,国内外一致认为血结明试验、ICT-TB 卡检测及 PCR 法对结核病有较高的辅助诊断价值。

2. X 线检查　文献报道 65% 肝结核患者胸片有肺结核征象,35% 胸片为阴性。约 50% 的腹部平片可见肝内钙化灶,其特征为 8～12mm 大小,弥漫分布全肝的钙化灶。

3. 影像学检查　B 超及 CT 可以发现肝脏肿大、肝内占位病变、钙化灶及肝内胆管扩张。但是,本病 B 超和 CT 的影像多变,缺乏定性价值,很难与原发及继发性肝癌相鉴别。粟粒型肝结核的 CT 表现为肝脏弥漫性肿大、密度减低或表现为肝脏肿大

伴有多发性粟粒状低密度灶,增强扫描无明显强化。结节型肝结核可表现为肝内局灶性低密度区,增强扫描可有周边性强化;亦可表现为肝内结节状混杂密度灶,其特点是病灶中心密度高,尤其是伴有"粉末"状钙化,周围密度低,增强扫描有轻至中度的环形强化。结核性胆管炎罕见,沿胆管壁走行的钙化、管型结石可能是本病的特点。肝结核瘤的 CT 表现:①圆形或椭圆形的占位性病变,边界较清楚或模糊,增强后边缘显示清楚,说明病灶有完整包膜。②病灶表现为低密度灶,在病理上其为结核性干酪坏死物质,而病灶中心或边缘可有稍高密度灶;增强时可有轻度强化,这与结核性肉芽肿有关,但密度均低于正常肝组织。③病灶内可见到细点状钙化影。在 B 型超声影像中,干酪样坏死灶表现为低回声,纤维化和钙化灶表现为高回声,寒性脓肿表现为无回声。B 型超声、CT 或 MRI 等可确定肝脏大小,发现病变结节、钙化灶和脓肿,也可发现胆道阻塞部位,还可引导穿刺部位和方向。MRI 可准确反映结核病理改变过程。在 T1WI 上干酪样坏死、液化坏死、纤维组织增生及钙化都是低信号,无特征性。在 T2WI 上病灶的表现多种多样,有的病灶表现为低信号,有的病灶呈中心低信号而周边为环形或小片状的高信号,表明其中心为干酪样坏死而周边为炎性肉芽肿。MR 动态增强扫描可以显示病灶的血供特征,动脉期病灶见到边缘轻度强化,说明肝结核球病灶绝大多数是少血供的。在门脉期和延迟期,大多数的病灶可以见到周边强化,反映中心干酪样坏死或液化坏死均无强化,而病灶边缘的炎性肉芽肿和纤维组织增生在门脉期或延迟期有强化表现。钙化是肝结核的特征性表现之一,但 MRI 对钙化的检出不敏感,而 CT 有独到之处。CT 增强扫描中的表现和 MRI 类似,动脉期无强化表现,门脉期见到边缘强化和分隔强化。和 MRI 相比,CT 无法反映病灶内部的病理改变,无论液化坏死、凝固性坏死还是纤维化都是低密度的,而 MRI T2WI 可以鉴别。

4. 胆系造影　在肝内胆管型肝结核中主要的临床表现为黄疸,很难与其他的阻塞性黄疸疾病相鉴别。其中绝大部分是由于肿大的肝门部淋巴结压迫胆管所致,也有少数是由于结核在胆管内感染所致。PTC 或 ERCR 检查可表现为:肝门部胆管的狭窄或充盈缺损伴有肝内胆管扩张,远端胆总管的光滑狭窄,肝内胆管分支影像的缺失,硬化性胆管炎样的改变。

5. 肝活检术　对于粟粒性肝结核,可用经皮盲穿吸引肝活检术来获取适合的病理标本。而对于大的结核结节,由于厚壁坚硬,盲穿时不容易取到合适的标本,故适用于 B 超、CT 或腹腔镜引导下的肝活检术。

在肝脏的活检标本中,如果找到了干酪性肉芽肿可以诊断为肝结核。尽管在霍奇金病、布鲁菌病中也偶尔有干酪性肉芽肿,但这些病的临床表现是不同的。

约有一半的病例活检标本找不到干酪性肉芽肿,那么应该做耐酸杆菌的检查和分枝杆菌的培养。耐酸杆菌检查的阳性率约为 0～30%,分枝杆菌的培养阳性率还要低些。最近,运用聚合酶链式反应(PCR)对活检标本进行结核分枝杆菌 PCR 检查,Alcantare 报告,用 PCR 法对肝结核患者直接检测结核分枝杆菌,阳性率达80%,阳性率很高。

6. 腹腔镜检查　在腹腔镜下可见肝表面有乳白色或黄白色点状或片状病灶,呈大小不等的结节,类似于肿瘤。直视下做穿刺活检,收集腹水标本,能得到满意的结果,具有特殊的诊断价值。

【诊断和鉴别诊断】
肝结核的临床表现缺乏特异性,且常为肝外结核的症状所掩盖,临床诊断十分困难,如肝外结核存在,诊断就更困难,尤其是小婴儿,因而误诊率很高。多数病例通过肝穿刺活组织检查、诊断性腹腔镜或剖腹探查,甚至尸检解剖才能做出诊断。临床上凡遇到以下情况,应高度警惕肝结核的可能:①原因不明的长期发热,伴消瘦、乏力、食欲下降,上腹不适及盗汗;②持续性肝区疼痛,肝大并压痛,肝功能异常;③轻度或中度贫血,白细胞计数正常或偏低,血沉加快;④发现肝外结核;⑤结核菌素试验阳性或由阴性转为阳性;⑥诊断性治疗,即进行抗结核化疗 4～8 周后,症状与体征有改善。胸片显示肺结核病灶有助于本病诊断,但胸片阴性不能排除本病。当患者有肝大及肝脏占位结节,时间超过 1 年,则诊断倾向于肝结核而不是肝恶性肿瘤。腹部平片上显示弥漫分布的肝脏钙化灶往往提示肝结核。最可靠的诊断依据是获得病理诊断,对高度怀疑者进行肝穿刺活组织检查,必要时应更换多个部位穿刺。腹腔镜、超声或 CT 引导下的肝活检标本中见到干酪性肉芽肿,可以诊断为本病。在非干酪性肉芽肿耐酸杆菌染色检查阳性或分枝杆菌培养阳性也可以确定诊断。在标本中做结核分枝杆菌 PCR 检查成功的机会更大。个别病例,高度疑似肝结核但未能得到病理学或细菌学证实者,可行诊断性治疗,即进行抗结核化疗 4~8 周,如临床情况明显改善,有利于肝结核之诊断。

在有慢性的反复发作的阻塞性黄疸的患者中,伴有肿大的肝脏,肝脏有结节,时间长过 1 年,应考虑诊断肝内胆管型肝结核。腹部 X 线片示肝脏弥漫分支的钙化灶则进一步支持诊断。在这种病例中,用 PTC 或 ERCP 可以确定阻塞的部位。

肝结核性脓肿一般由多个结核瘤融合在一起,形成一较大的占位性肿块,中心液化坏死呈明显干酪样变,从脓液中一般难于找到抗酸杆菌。

肝结核瘤可以单发或多发,大多数伴有肝外结核,单发的为少见类型,巨大结核瘤罕见,这种病变可长期处于相对静止状态,有时也可以液化坏死形成结核性肝脓肿。

肝结核需注意与原发性肝脏肿瘤相鉴别,后者病情严重,病程发展快,AFP 阳性,一般不难鉴别。如结核瘤局限于肝的一叶或肝段,又无法与肝肿瘤相鉴别,且有手术指征时,应行剖腹探查,以明确诊断。肝结核瘤中心区坏死液化时,应注意与细菌性或阿米巴性肝脓肿以及肝棘球蚴病相鉴别。此外,本病也常误诊为肝炎、胆石症、胆囊炎、肺炎、伤寒、疟疾、布氏杆菌病、肝棘球蚴病等,也应予以鉴别。

【治疗】

1. 基础治疗 包括休息,增强营养,补充各种维生素,加强保肝措施,并避免继续损害肝脏的因素。结核患者细胞免疫功能降低,特别是婴幼儿、营养不良者、重症或粟粒型结核患者,可应用转移因子、胸腺素、白介素-2 等提高机体免疫功能。中药黄芪、党参、灵芝等不仅能增强单核-吞噬细胞系统的吞噬作用,而且能增强异烟肼、利福平等药物的疗效,也可选用。

2. 药物治疗 对肝脏结核的药物选择既要照顾全身原发灶的治疗效果,又要考虑药物对肝脏局部病变的治疗和毒性,因为目前结核耐药菌株的增加,推荐使用四联药物治疗,疗程为 1 年。为了防止突然杀灭大量结核分枝杆菌,释放大量毒素,引发类赫氏反应,造成肝坏死和急性肝功能衰竭,抗结核药物宜从小剂量开始,在 2 周左右加至一般治疗剂量较为安全。用药期间还应每月检验肝功能一次,以监测药物的副作用。

(1) 异烟肼:是最有效的抗结核药,口服吸收好。长期使用对肝脏有毒性,异烟肼毒性与用药剂量有关,每天 15mg/kg 毒副作用超过 15%,每天 5mg/kg 毒副作用极低。

(2) 链霉素:本药低浓度时抑菌,高浓度时杀菌,是唯一不损害肝脏的抗结核药。肌注 15~30mg/kg,分两次,血浆有效浓度可维持 12 小时,主要在肾排泄,有听神经毒性。

(3) 利福平:口服吸收好,口服 10~20mg/kg 后有效血药浓度可维持 8~12 小时。能渗入干酪性物质中杀菌。对肝有毒性。

(4) 利福定:治疗剂量为利福平的 1/3,对肝毒性小,疗效与利福平相当。

(5) 乙胺丁醇:口服 10~20mg/kg,顿服,作用于分裂期细菌,干扰 RNA 合成,抑制细菌代谢,与其他抗结核药无交叉耐药。主要经肾排泄,约 20% 由粪便排泄。不良反应是视力减退、视神经炎或视网膜炎。停药好转。

3. 外科治疗 抗结核药物及全身支持治疗是本病基本疗法。临床上常依据肝结核的病理类型来确定治疗原则。粟粒型肝结核应予内科治疗。对于大的结核结节及结核球应争取手术治疗。对结核性肝脓肿以经皮肝穿刺脓肿长期置管引流、负压吸引及脓肿局部以 0.5% 链霉素冲洗后注入异烟肼 50~100mg,有报道可以免除手术之苦。肝内胆管型结核以内科治疗为主,并辅以利胆治疗。

(1) 外科治疗适应证:①孤立的结核结节,结核瘤较大,药物难以进入病灶;②结核性干酪样脓肿较大、壁厚,药物治疗效果不好;③诊断不明确不能排除肝恶性病变者;④病灶或肝门淋巴结肿大,压迫胆管并发黄疸;⑤病灶侵入胆管或脓肿穿透胆管引起胆管炎或胆道出血;⑥并发门静脉高压、食管静脉曲张破裂出血,或有脾结核、脾功能亢进。

(2) 术式选择:①局限性结核病,融合性大结节或团块可行局部切除、肝段切除或肝叶切除;②粟粒性肝结核和大的结核瘤共存时,只要局部条件和全身情况允许,应切除结核瘤,这是因为抗结核药物难以达到大结核瘤的中心部,将结核瘤切除,不仅缩短了治愈这种混合型肝结核的时间,而且避免了结核瘤中央坏死液化形成结核性肝脓肿以及由此可能引起的并发症;③较大的干酪性脓肿可酌情行肝段、肝叶或半肝切除。超越半肝范围的大脓肿宜行排脓引流术,或切除部分囊壁,尽量清除干酪物质后,撒放链霉素粉剂,再用大网膜填充残腔;④肝内胆管型肝结核需手术内引流,可行胆管空肠 Roux-Y 吻合。随着腹腔镜的应用,肝结核的治疗又进一步发展,肖澎荣指出腹腔镜下结核的治疗有两方面的意义。一是在直视下避开较大血管用切割刀或剪子切断粘连带。少数情况下可使用电凝止血,对于缓解上腹部症状及肝区痛有比较肯定的效果。二是局部抗结核治疗,在直视下对巨大结节抽吸干酪坏死组织后,注射异烟肼 0.1g 及链霉素 0.25g,因为对肝结核瘤及结核性肝脓肿患者抗结核药不易渗透到病灶,疗效不佳,往往需要手术或穿刺治疗。

【预后】

因为肝脏富有网状内皮组织和吞噬功能很强的库普弗(Kupffer)细胞,加上肝组织含氧量低,又有胆汁抑制结核分枝杆菌的生长,所以肝结核有可能自然愈合。一般情况下,如能及早做出诊断,正规抗结核治疗,治愈率可达 95%,预后较好,因此应引起临床重视。

然而,肝结核毕竟是一种严重的肺外结核,如未能及时诊断并给予合理治疗,死亡率可达 12% ~ 66%。其中部分直接死于结核,部分死于严重并发症。结核性肝脓肿向胸腹腔穿破者,预后差。细菌毒力和数量、病情发展的程度、有无并发症、是否及早确诊和合理治疗等均为影响预后的因素。

(李富江 鹿洪亭)

参考文献

1. 吴孟超.腹部外科学[M].上海:上海科学技术文献出版社,1993.

2. 段元冬,尹飞,彭镜等.小儿全身性粟粒性结核病 7 例尸检及临床分析.中国医师杂志,2009,11(7):937-938.

3. 贾国葆,周毅力,骆定海等.肝结核的临床特点及诊治分析.中华临床感染病杂志,2010,03(5):280-282.

4. 苏伟华.肝结核的病理特征及相关问题分析.中外医疗,2012,31(5):52-53.

5. 康素海,谢伟,张政等.肝结核的影像学诊断.中国医学计算机成像杂志,2013,19(3):227-230.

6. 吴术其.医学小常识:小儿结核病.科教导刊(电子版),2013,12:160.

7. 张勇.肝结核 60 例手术治疗分析.医护论坛,2013,01:181.

8. 普毅,白圆圆,雷金等.结核抗体检测在小儿结核病诊断中的应用.中国卫生产业,2014,(19):24-25.

9. Snider DE. Bloch AB. Congenital tuberculosis, Tubercle, 1984,65:81.

10. Edwards E,Kirkpatrick He. The immunology of mycrobacterial diseases. Am Rev Respir Dis,1986,134:1062.

11. Laraki R,Lebas J,Legendre C,et al. Portal hypertension in hepatic tuberculosis. Rev Med Interne, 1989,10(5):467-469.

12. Henrion J,Schapira M,Derue G,et al. Unexplained fever or inflammatory syndrome. Diagnostic value of liver puncture-biopsy. Presse Med,1991,20(10):461-464.

13. Buxi TB,Vohra RB,Sujatha Y,et al. CT appearances in macronodular hepatosplenic tuberculosis:a review with five additional new cases. Comput Med Imaging Graph,1992,16(6):381-387.

14. Martin Suarez I,Aguayo Canela DM,Cordero Mendez F,et al. Tuberculous liver abscesses as the form of presentation of human immunodeficiency virus infection. An Med Interna,1993,10(3):123-126.

15. Kubota H,Ageta M,Kubo H,et al. Tuberculous liver abscess treated by percutaneous infusion of antituberculous agents. Intern Med,1994,33(6):351-356.

16. Roig Rico P,Pérez Rodríguez L,Navarro Ibáñez V,et al. Liver tuberculous abscess in patients with human immunodeficiency virus infection:report of 2 cases and review of the literature. Rev Clin Esp. 1995;195(2):89-91.

17. Herman P,Pugliese V,Laurino Neto R,et al. Nodular form of local hepatic tuberculosis:case report. J Trop Med Hyg,1995,98(2):141-142.

18. Alvarez SZ. Hepatobiliary tuberculosis. J Gastroenterol Hepatol,1998,13(8):833-839.

19. Vyas K,Rathi P. Human immunodeficiency virus and abdominal tuberculosis-dual partners in a crime. J Assoc Physicians India,1999,47(3):309-312.

20. Hickey N,McNulty JG,Osborne H,et al. Acute hepatobiliary tuberculosis:a report of two cases and a review of the literature. Eur Radiol. 1999;9(5):886-889.

21. Batra A,Gulati MS,Sarma D,et al. Sonographic appearances in abdominal tuberculosis. Clin Ultrasound,2000,28(5):233-245.

22. Rahmatulla RH,al-Mofleh IA,al-Rashed RS,et al. Tuberculous liver abscess:a case report and review of literature. Eur J Gastroenterol Hepatol,2001,13(4):437-440.

23. Thoreau N,Fain O,Babinet P,et al. Peritoneal tuberculosis:27 cases in the suburbs of northeastern Paris. Int J Tuberc Lung Dis,2002,6(3):253-258.

24. G. Martin-Blondel，B. Camara，J. Selves，et al. Etiology and outcome of liver granulomatosis：A retrospective study of 21 cases. La Revue de medecine interne，2010，31：97-106.

25. Nesrin Turhan，Mevlut Kurt，Yasemi Ozin Ozderin，et al. KurtHepatic granulomas：A clinicopathologic analysi of 86 cases. Pathology-Research and Practice，2011，207：359-365.

26. Singh Sneh，Jain Promil，Aggarwal Garima，et al. Primary hepatic tuberculosis：A rare but fatal clinical entity if undiagnosed. Asian Pacific Journal of Tropical Medicine，2011，498-499.

27. Marcy Coash，Faripour Forouhar，Catherine H. Wu，et al. Granulomatous liver diseases：A review. Jurnal of the Formosan Medical Association，2012，111：3-13.

第二十六章

小儿肝脏肿瘤

小儿肝脏肿瘤与成人一样,也包括肝脏原发性肿瘤与继发性肿瘤。小儿原发性肝脏肿瘤约占小儿肿瘤总体发生率的 1% ~ 4%,居第 10 位。其恶性肿瘤则占据全体小儿恶性实体肿瘤的第三位。尽管临床上不十分常见,但当今随着感染性疾病的死亡率下降和先天性畸形的治愈率提高,小儿恶性实体肿瘤已成为儿童的主要病死原因,小儿肝脏肿瘤的诊断、治疗也处于越来越重要的地位。

第一节 概 论

一、小儿肝脏肿瘤发生频度及概况

小儿原发性肝脏肿瘤类型较多,其中良性肿瘤约占全体 40%,主要以血管瘤、肝脏错构瘤、肝细胞腺瘤等为主。恶性肿瘤为多,约占 60%。常见的为肝母细胞瘤、肝细胞癌、恶性肝脏间叶瘤和横纹肌肉瘤。Greenberg 报告 656 例小儿的肝脏肿瘤病例的统计分析,肝母细胞瘤占 34.6%,肝细胞腺癌占 22.5%,肉瘤为 6.8%,而良性肝脏肿瘤共占 36%,其中以血管瘤为主,占 18%。详见表 26-1、表 26-2。

在全部小儿恶性实体肿瘤中,发生于肝脏的恶性肿瘤居第三位或第四位,仅次于神经母细胞瘤及肾母细胞瘤,与恶性畸胎瘤发生率相当,因此是小儿极为重要的恶性肿瘤。近年一组全国范围的小儿恶性肿瘤发病情况及远期治疗结果的调查显示,2 年间 20 家国内大中型医院共收治小儿恶性实体肿瘤 426 例,其中 1997 年 207 例,1998 年 219 例。男性 282 例,女性 144 例,男女比例 1.96∶1。各种小儿恶性实体肿瘤的发生率顺序为神经母细胞瘤、肾母细胞瘤、恶性淋巴瘤、肝脏恶性肿瘤等。肝母细胞瘤、神经母细胞瘤、肾母细胞瘤、恶性生殖细胞肿瘤等胚胎性恶性肿瘤的发病高峰多在 3 岁之内。

全国肿瘤防治研究办公室、全国肿瘤登记中心定期收集和发布覆盖地区的全部恶性肿瘤发病和死亡病例。2013 年,共收集了全国 145 个肿瘤登记处的 2234 万 0 ~ 14 岁儿童数据。结果显示白血病仍位居我国儿童肿瘤发病率和死亡率首位,与全球情况相同。按照发病率排序,之后依次为中枢神经系统肿瘤、淋巴瘤以及来源于骨、肾、肝的恶性肿瘤。

据日本小儿外科学会恶性肿瘤委员会的统计,日本全国每年约有 50 ~ 100 例的小儿肝脏恶性肿瘤的发生,其中肝母细胞瘤与其他肝脏恶性肿瘤的比例为 6∶1。1 岁以下占 36%,3 岁以下则占全部病例的 77.5%,在 7、8 岁期间有一个小的发病高峰。男女之比约为 5∶3,与欧美报道的比例类似。

二、小儿肝脏肿瘤和瘤样病变的分类

小儿肝脏肿瘤按性质可分为恶性肝脏肿瘤与良性肝脏肿瘤,而根据组织学来源可以分为上皮性肿瘤、非上皮性肿瘤、错构瘤、转移性肿瘤和瘤样病变。Malt 1970 年将小儿肝脏良性肿瘤分为四类:上皮性瘤、中胚叶瘤、畸胎瘤、瘤样病。上皮性瘤包括肝细胞腺瘤、胆管腺瘤及胆管囊腺瘤。中胚叶瘤包括海绵状血管瘤、毛细血管瘤及婴儿血管内皮瘤。瘤样病包括局限性结节性肝增生、间叶错构瘤及缺氧性假性肝小叶坏死。小儿以肝细胞腺瘤、错构瘤及局限性结节性肝增生较为多见(表 26-1,表 26-2)。

表 26-1　小儿肝脏肿瘤和瘤样病变的分类

	良性肿瘤和瘤样病变	恶性肿瘤
上皮性	肝细胞腺瘤 肝内胆管腺瘤 肝内胆管囊腺瘤	肝母细胞瘤 肝细胞癌 胆管细胞癌 纤维板层型癌
非上皮性	血管瘤 血管内皮瘤 海绵状血管瘤 淋巴管瘤 上皮样血管内皮瘤 肝脏畸胎瘤 脂肪瘤 纤维瘤	血管肉瘤 未分化肉瘤 胚细胞性肿瘤 恶性肝脏畸胎瘤
瘤样病变	局灶性结节性肝增生 结节性再生性肝增生 腺瘤样肝增生 炎性假瘤	
错构瘤	间叶性错构瘤 胆管错构瘤 混合性错构瘤	
转移性肿瘤		各种转移性肿瘤

表 26-2　小儿不同类别肝脏肿瘤的发病率

肝脏肿瘤的类型	例数	百分率
恶性肝脏肿瘤		
肝母细胞瘤	227	34.6%
肝细胞癌	148	22.6%
肉瘤	45	6.8%
良性肝脏肿瘤		
肝细胞腺瘤	13	2%
局灶性结节性肝增生	12	2%
肝脏血管瘤	118	18%
间叶性错构瘤	53	8%
其他	40	6%
合计	656	100%

第二节　肝母细胞瘤

肝母细胞瘤（hepatoblastoma）是小儿最常见的肝脏原发性恶性肿瘤，在肝脏原发性恶性肿瘤中占 50%～60%，占所有的肝脏肿瘤病变的 25%～45%。东南亚地区的发病率高于欧洲及北美地区。多见于婴幼儿，尤以生后 1～2 年发病最多见，3 岁以下者占 85%～90%。男女之比为 3∶2～2∶1，男性明显多于女性。国内学者曾报道 4 例先天性肝母细胞瘤，1 例为 8 个月早产患儿因难产出生后即死亡，因肝大行剖检及病理检查证实为肝母细胞瘤，1 例生后 2 天因腹胀、呼吸衰竭死亡，剖检证实。另外 2 例均因生后发现肝大、腹胀，于生后 1 个月手术诊断。一组研究提示发病年龄平均 1.6 岁，1 岁以下者占 54%，3 岁以下者占 88%。近 10 年来国内报道的成人发病病例已经超过 10 例。

【病因及发病机制】

尽管肝母细胞瘤的详细发病机制尚未完全明了，但一般认为这是一种胚胎性肿瘤。可能是在胚胎发育时期肝脏细胞的增生与分化发生异常，至胎儿期或出生后肝脏内仍存在未成熟的肝脏的胚胎性组织，而这些组织异常的持续增生，形成发育幼稚的组织块而可能转化为恶性的母细胞瘤。这种恶性肿

瘤形成的病理过程可能发生于胎儿晚期，也有可能至成人期后才发病，临床上最多见仍为发生于婴幼儿期。

近年来诸多学者进行了不同角度的病因和发病机制的研究，认为其可能与如下的因素有关。

1. **染色体异常**　在许多小儿的恶性肿瘤中都会见到染色体异常。肝母细胞瘤在 11 号染色体常有 11p 11.5 的杂合子的丢失。11p 位点是纯合性突变型等位基因所在，被称为 WAGR 位点（Wilms' tumour，aniridia，genital malformation，mental retardation），即与肾母细胞瘤、无虹膜、生殖系统畸形、智力发育迟缓有关，在此位点的异常易发生先天性发育畸形和胚胎性肿瘤。因此临床上常发现合并存在肾母细胞瘤的病例。一组 18 例肝母细胞瘤的小儿病例，6 例显示 11p 11.5 位点的杂合子的丢失。所有的 6 例等位基因的缺失均是源于母系的染色体部分，而父系的染色体的相关基因表达正常。也有报道染色体的异常发生在 2 号和 20 号染色体的三体型（trisomy 2，trisomy 20），有趣的是，这与胚胎型横纹肌肉瘤有类似的染色体异常的表现。

2. **遗传因素的影响**　大多数病例都是散发的，

但也有家族性发病的报道。有学者报告 4 个家庭中有同胞的兄弟或姐妹发生肝母细胞瘤,其中 1 对同胞兄弟合并伴有中枢神经系统的异常,1 对同时伴有肝糖原累积症 1B,而另一对有多发性家族性腺瘤性息肉病的家族史。

3. 与低出生体重有关　近年来随着新生儿医疗技术水平的提高,极低出生体重儿的生存率明显提高。但随之发现这些病例发生肝母细胞瘤的比例增加。日本学者提出出生体重低于 1000g 时,发生本病的危险性大增。日本小儿恶性肿瘤登记中心的资料表明,50% 的肝母细胞瘤病例出生体重低于 1000g。大阪医学中心母子保健研究所的一组报告共 5 例发生肝母细胞瘤,占所有极低出生体重儿的 0.5%。5 例的出生体重为 554~750g,平均 654g,为妊娠 23~29 周的早产。

4. 与妊娠期的各种外界不良因素有关　近年有报道发病与母亲的口服避孕药及应用促性腺激素有关。另有研究证实与母亲孕期大量饮酒,导致的胎儿酒精综合征(fetal alcohol syndrome)有关。

5. 肝母细胞瘤发生的可能病程　随着对肝母细胞瘤认识的深入,对其肿瘤发生的可能病程也有了新的认识。尽管有在胎儿期发病的报道,但大部分的发病在婴幼儿时期,甚至有成人发病者。提示胚胎性的幼稚细胞的癌基因是在出生以后由于某些因素的刺激而突变转为初始癌细胞,其发生、发展是一个较长的过程。一般认为其发病过程可以分为四个阶段。①原位肿瘤期:从初始癌细胞至临床诊断前期。此时病理可见胚胎性肝细胞、未分化细胞等。AFP 等各项临床检查均正常,诊断极为困难。②亚临床期,即典型的临床表现出现以前。此时虽无症状,但 AFP、肝脏 CT 扫描、DSA 血管造影检查、MRI、B 超检查等均能提示肝脏肿瘤的存在。③临床期,已有症状,肿瘤明显增生,临床分期常在 Ⅱ 期以上。④晚期,临床分期常在 Ⅲ 期以上,常有黄疸、腹水甚至远处转移或表现为巨大的肝脏肿瘤瘤体。

从以上的病程来看,其发生、发展都需要一定的时间,了解可能的发病因素,针对高危病例积极进行监测,争取在亚临床期获得早期诊断,对提高治愈率和长期存活率具有重要的意义。

【病理和病理分型】

肝母细胞瘤可发生于肝左叶或右叶,以右叶为多。甚至有发生于肝外的迷走肝组织的肝母细胞瘤,近年有腹膜后或腹腔内其他位置的肝脏外肝母细胞瘤的个案报道。肝母细胞瘤大多表现为肝内单个球形或分叶状融合的实性肿块,常使肝叶变形或移位。肿瘤多呈圆形,半数有包膜,但其包膜多非真性的纤维性组织,而是被肿瘤挤压变扁的一层肝组织。肿瘤表面多有粗大的屈曲、显露的血管。早期为单一的瘤体,后逐渐向周围肝组织浸润、扩张,使肝脏呈结节性增大甚至呈巨大的肿块。笔者进行过多例巨大的肝母细胞瘤手术,瘤体的重量占到体重的 1/8,甚至达到体重的 1/5,此为一例 6 个月患儿,切除瘤肝 1550g(图 26-1),而手术前患儿带瘤时体重则为 7800g。

肿瘤切面颜色多样,依胆汁和脂肪的含量而定,分化较好的肿瘤呈淡黄绿色,质地均匀,而低分化的肿瘤瘤体呈白色甚至鱼肉状,常有瘤体内的出血及坏死区域。与成人肝癌有明显差异的一个特点是小儿病例极少合并肝硬化。小儿肝脏左叶比右叶大,肝脏再生能力远比成人旺盛。这一特点尤以新生儿为甚。小儿在肝脏广泛切除手术后,反应较轻。笔者曾有 1 例 45 天日龄 4000g 体重的肝脏肿瘤患儿经验,手术切除 450g 的右三叶瘤肝,约占整个肝脏体积的 80% 左右。手术后出现黄疸,但两周自然消退,一个月后发现残肝明显增生。

肝母细胞瘤根据其所含组织成分可分为上皮型和混合型。上皮型瘤细胞分化程度从高至低分别是胎儿型、胚胎型和间变型。混合型是在以上皮为主的结构中出现部分间叶成分,常见的是成熟的骨、软骨及骨样组织,偶可见类似纤维肉瘤或肌源性肉瘤的梭形细胞。上皮型较混合型多见。一组 24 例病例统计中,上皮型 22 例,其中胎儿型 12 例,胚胎型 7 例和间变型 3 例,3 型之间成分有移行现象。2 例混合型为大量以胚胎型上皮为主的上皮成分中出现小灶性成熟的软骨和骨样组织。

但对临床病例的大量病理组织学研究发现,并非所有的肝母细胞瘤的组织细胞都似胎儿或胚胎期的肝脏组织细胞形态,以上的分类并不能完全包容所有的病理发现。日本病理学会小儿肿瘤组织分类委员会按照肿瘤组织的分化程度提出高分化型 well differentiated type,低分化型 poorly differentiated type 和未分化型 immature type 三类

1. 高分化型肝母细胞瘤　细胞呈立方形或多角形,细胞质丰富,多为嗜酸性。可见细胞有糖原和胆汁的产生。细胞核呈圆形,核仁量中等,核分裂象较少。细胞形成肝小叶,细胞间时常可见髓外造血

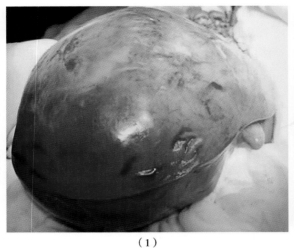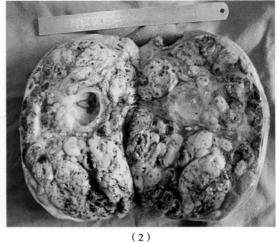

（1）　　　　　　　　　　　　　　　　　（2）

图 26-1　位于肝右叶的肝母细胞瘤,6 个月,男婴

或血管湖(vascular lake)。该型相当于胎儿型。

2. 低分化型肝母细胞瘤　细胞呈立方形或梭形,与高分化型相比,细胞质较少,几乎看不到有产生糖原和胆汁的细胞。核仁量较高分化型明显增多,常见核分裂象。细胞不形成肝小叶,肿瘤细胞间结合脆弱。髓外造血少见,但可见到血管湖。该型相当于胚胎型。

3. 未分化型肝母细胞瘤　细胞呈圆形或梭状型,有时除了显示上皮性的细胞的排列以外,就细胞形态来讲难以与小细胞的肉瘤相鉴别。细胞质缺乏,完全没有产生糖原和胆汁的细胞。细胞核仁丰富,核分裂象较少。该型相当于间变型。

【生物学特性与预后的关系】

肝母细胞瘤的预后与组织类型有关,根据组织类型可估计预后,胎儿型最好,其次为胚胎型,间变型最差,混合型则视上皮和间叶成分的分化程度而异。国外报道胎儿型的 6 年生存率可达 71% ~ 100%,而胚胎型则仅为 20% ~31%。Schmidt 等对 29 例肝母细胞瘤作 DNA 分析发现,胎儿型常为二倍体,胚胎型和间变型以非整倍体多见,且二倍体预后较非整倍体好。但也有一些学者认为组织类型和染色体倍体都与预后无明显关系。

有学者对 24 例小儿肝细胞瘤进行临床病理分析和组织学分型,其中 18 例做 7 种标记的免疫组织化学研究,对手术病例进行随访观察。结果:上皮型肝母细胞瘤 22 例,其中胎儿型 13 例,胚胎型 7 例和间变型 3 例;上皮间叶混合型 2 例。细胞角蛋白、甲胎蛋白、S-100 蛋白和波型蛋白在肿瘤细胞质的表达分别为 14 例、10 例、9 例和 4 例,癌胚抗原、p53

和 p16 蛋白在肿瘤细胞核的表达分别为 11 例、9 例和 7 例。手术完整切除肿瘤 12 例中存活 10 例,8 例生存期超过 5 年。所有存活病例均为胎儿型。认为肝母细胞瘤可分为若干组织类型,不同组织类型的免疫表达各异,组织类型和预后有关。对胎儿型肝母细胞瘤,只要早期诊断和完整切除,是可能完全治愈的。2000 年至 2010 年,日本儿童肝脏肿瘤研究协会(Japanese Study Group for Pediatric Liver Tumors,JPLT) 报道,在 212 例 HB 患儿中发现,107 例存在 *CTNNB1* 基因突变,56 例存在 *CTNNB1* 基因外显子 3 的变异;总共约有 80% 的基因存在突变,其中包括 *APC* 基因和 *Axin* 蛋白基因。免疫组织化学显示,β-连环蛋白积聚在 Wnt 信号畸变的肿瘤细胞中,大多数 Wnt 的信号靶基因,如细胞周期蛋白 D1(cyclin D1),细胞凋亡抑制蛋白(Survivin)和原癌基因(*Myc* 基因)都存在高表达现象。

近年来国外学者对肝母细胞瘤的系列免疫组织化学研究发现,该肿瘤对 CK、AFP、CEA、波形蛋白、S-100 蛋白等均出现不同的阳性率。研究发现,肝母细胞瘤上皮成分对上皮标记物阳性表达以 CK 最高,其次是 CEA 和 AFP,此外尚有 S-100 蛋白和波形蛋白的表达。AFP 在胎儿型的阳性表达高于其他类型,且大多同时伴有血清 AFP 升高,提示 AFP 的表达与肿瘤细胞分化呈正相关。相反,S-100 蛋白和波形蛋白在胚胎型和间变型阳性表达较高,提示其与肿瘤细胞分化呈负相关,这种分化差的细胞具有多方向分化迹象。有研究报告肝母细胞瘤 P53 蛋白阳性表达率为 66%;且以间变型最高,骨和软骨成分也有表达。这一组 18 例中 9 例上皮成分细胞核 P53 阳性,其中胎儿型 3 例,间变型 2 例和 1 例混合型的胚胎型上皮。有关 P16 蛋白在该肿瘤细胞的免疫表达尚未见报道。本组 18 例中,细胞核和细胞质阳性 7 例,细胞质阳性 10 例,包括各种组织类型。

【临床表现】

发病初期多不典型,相当一部分是在家长为患儿更衣或洗澡时偶然发现右上腹部的肿块,后期会出现上腹部或全腹膨隆、恶心呕吐、食欲缺乏、体重减轻、腹泻、腹壁静脉曲张、发热、黄疸等表现。因肿瘤迅速增大使包膜张力加大而出现腹部胀痛。部分患儿肿瘤向胸腔方向生长,以致腹部肿块不甚明显,而因肿瘤抬高膈肌,主要表现为呼吸困难。

体检时可触及肝脏,呈弥漫性或结节性肿大,瘤块高低不等,质硬。有时伴有脾脏肿大,腹壁静脉显露或曲张。作者曾遇到两例因肿瘤破裂腹痛、腹肌紧张、腹腔穿刺有较多不凝血液而急诊行剖腹探查。晚期病情进展迅速,不久即出现恶病质,另外一个临床特点为常伴有发热,体温可达 39~40℃。另有作者报道极为罕见的病例,因肝母细胞瘤的瘤体内含有产生性激素的组织成分,大约 3% 病例表现为性器官发育异常及耻毛出现。典型的肉眼黄疸不常见,但胆红素增高的患儿不少。

另一少见的表现形式是因肿瘤而产生明显的骨质疏松,其机制可能是形成骨基质的蛋白质合成障碍或胆固醇过多,直接影响骨骼的结构所致,以致在较轻微的外力下即可能发生病理性骨折。极个别病例伴有杵状指或半身肥大。

【诊断】

根据病史、临床表现及实验室检查来诊断中晚期病例并不困难,但较难发现早期病例。

1. 实验室检查　90%~100% 的患儿血清甲胎蛋白(AFP)明显增高,对于本病的诊断有特异性的价值,并与肿瘤的增长呈正相关关系,是临床上作为诊断和手术后随访检测的重要指标。其阳性率与肿瘤的组织病理学类型有关,以胎儿细胞肿瘤产生的 AFP 更多。

另外,血清 LDH、胆固醇、碱性磷酸酶也有增高的报道。早期肝功能多正常,中晚期则会出现较明显的肝功能紊乱。

2. 影像学诊断　影像学诊断的目的不是单纯为了获得肝脏恶性肿瘤的诊断,必须在此诊断的基础上明确是单发性的还是多发性的,与周围重要组织器官的关系,有无完全手术切除的可能。

目前常用的检查方法有 B 超检查、CT、MRI、血管造影等。与其他的腹部肿块的诊断不同,对于小儿肝母细胞瘤血管造影具有重要的意义,可以作为手术前介入治疗的手段,也可为手术提供非常有效的影像学指导,但技术要求高,操作较复杂,且给患儿带来一定的痛苦。近年借助计算机辅助手术系统进行 CT 原始影像三维重建、手术规划和计算机虚拟手术技术,为精准肝脏手术提供了极为有效的技术支持。

(1) CT 表现(图 26-2~图 26-5,视频 30)

1) 平扫:可见肝实性肿块,多由数个结节聚合成大块状,其边缘为高或等密度,中心呈低密度或高低不等密度。

2) 增强扫描:在动脉期增强可见多个结节状增强染色征象,门静脉期肿瘤呈低密度,中心

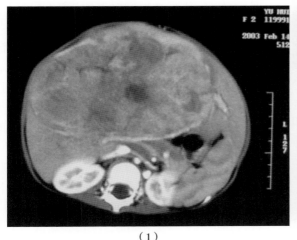
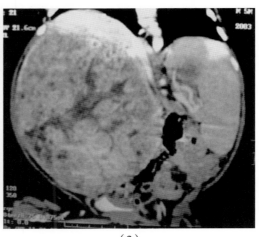

(1)　　　　　　　　　　(2)

图 26-2　肝右叶肝母细胞瘤的 CT 表现,6 个月,男婴

有不规则更低密度区域,为肿瘤坏死所致。有的肿瘤内含类似骨组织成分,CT可显示钙化灶。CT平扫示右肝可见巨块状低密度占位性病变,边缘比较光滑,密度不均,内部可见不规则更低密度区域,其内斑点状钙化。增强示肿瘤可见增强,门静脉期肿瘤呈低密度,中心坏死无增强,肝内胆管扩张。

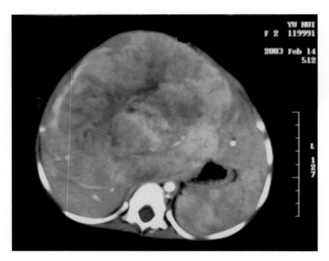

图 26-3　肝右叶肝母细胞瘤的 CT 表现,2 岁,男

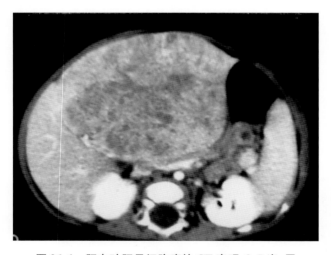

图 26-4　肝右叶肝母细胞瘤的 CT 表现,2.5 岁,男

（2）B超检查:超声检查可明确肿块的部位和性质,区别实质性抑或囊性。可以较好地判断门静脉或肝静脉内是否有瘤栓的存在。另外可以作为是否有肾脏、脾内转移的简便易行的检查手段。

（3）MRI检查:诊断价值与CT相仿。但其三维成像的影像对肿瘤与肝脏血管和周围器官、组织关系的了解具有重要的意义。对于鉴别肿瘤的性质也较CT为好。

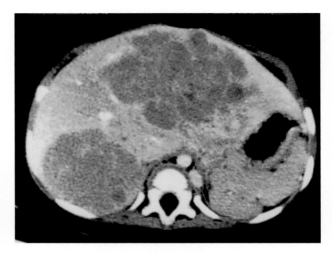

图 26-5　肝左叶肝母细胞瘤合并肝内转移

视频 30　肝左叶肝母细胞瘤破裂 CT 表现

（4）其他检查:胸部的X线片检查可以了解有无肺转移和横膈抬高。肝脏穿刺活检及腹腔镜在诊断不明或肿瘤巨大不能切除者可以应用,以明确诊断、估计肿瘤范围、是否粘连及侵及周围器官、指导手术前化疗用药等。

【鉴别诊断】

1. 肝内良性肿瘤　患儿一般情况良好,肿块增长缓慢,血清甲胎蛋白阴性等,一般不难加以鉴别。但对于新生儿及小婴儿的肝脏错构瘤,有时较难鉴别。因正常新生儿血清甲胎蛋白水平即较高,有时通过影像学甚至剖腹探查也难以明确判断。

2. 肝内转移瘤　根据存在原发瘤或有患恶性肿瘤的既往史,容易想到肝内转移瘤的可能,小儿神经母细胞瘤有恶性程度高、转移早的特点,往往原发性肿瘤很小、尚未引起注意时,已出现较大的肝脏转移瘤。根据血及尿中儿茶酚胺的代谢产物的增高,可以获得鉴别。

3. 肝脏附近器官的肿瘤　特别是右侧肾上腺肿瘤,甚至肾母细胞瘤,压迫肝脏,使肝脏变薄,肝后面形成陷窝(视频31),临床表现及超声检查、CT、核素扫描所见均类似肝脏肿瘤,必须依靠IVP鉴别。个别肝脏后的腹膜后肿瘤也可出现上述类似肝肿瘤的现象,必须作IVP及钡餐检查,方可鉴别。

视频 31

视频 31　三维重建显示右侧肾上腺肿瘤压迫肝脏

【临床分期】

临床分期对于病情的判断、治疗方案的确定和预后估计都有重要的意义。分期、风险因素及预后 PR-ETEXT（治疗前疾病进展情况）分期系统是目前对于儿童肝母细胞瘤最常用的分期方法，此方法是由国际儿童肿瘤研究会肝脏上皮肿瘤研究组 SIOPEL（Société Internationale d'Oncologie Pédiatrique-Epithelial Liver Tumor Study Group，近年来也称为 International Childhood Liver Tumors Strategy Group）提出。该组于 1987 年在以色列的耶路撒冷 SIOP 年会期间由小儿外科医生、小儿肿瘤科医生、病理科医生和放射科医生发起成立，致力于儿童肝脏肿瘤（肝母细胞瘤和肝癌）的诊断、治疗和改善预后的国际合作研究。自成立以来 SIOPEL 不断总结国际合作经验，在 SIOPEL-1 的基础上不断改进小儿肝脏肿瘤的判断标准和治疗原则，目前已经进行到 SIOPEL-6 的临床试验研究，为小儿肝脏肿瘤的合作研究做出了巨大的贡献。

该分期系统建立的基础是将肝脏分为 4 个象限，根据 B 超、CT、MRI 等影像学检查结果确定肿瘤的生长范围，肿瘤分期随肿瘤累及的象限数逐渐增加（表 26-3）。运用 PRETEXT（Pre-treatment Extent of Disease staging System）术前分期系统与病理活检结果相结合，可有效地指导进一步治疗方案，同时也提示了肿瘤的预后。在过去的 10 年中，全球各地的许多研究组织都发现了在 PRETEXT 分期中各种风险因素对于判断 HB 预后的重要性。

根据以上判断又分为高危组和低危组两类：

1. 低危组（standard risk，HB）　单一肿瘤或多发性，肿瘤最多侵犯 3 个肝段，叫 PRETEX Ⅰ、Ⅱ 或 Ⅲ。局限在肝内，肺没有转移（肺 CT 阴性），没有肝外腹部病变，没有肝左、右支门静脉内血管瘤栓者。

2. 高危组（high risk，HB）　①肿瘤侵犯 4 个肝段以上；②证实肝外有肿瘤（转移或肝外腹部结节，左/右门静脉瘤栓形成，主肝静脉瘤栓）；③肺转移瘤及远处转移。腹膜腔内肝门淋巴结肿大病理证实

表 26-3　肝母细胞瘤 SIOPEL 分期及治疗原则

期别	分期表述	治疗原则
Ⅰ 期	肿瘤仅累及右后段或左外段	部分肝叶切除或相应部位肝段切除
Ⅱ A1 期	肿瘤累及肝右叶	肝右叶切除
Ⅱ A2 期	肿瘤累及肝左叶	肝左叶切除
Ⅱ B 期	肿瘤累及肝右后段和左外段	相应肝段切除
Ⅲ A1 期	肿瘤累及肝右叶和左内段	超半肝切除或先行联合化疗待肿瘤减量后手术切除
Ⅲ A2 期	肿瘤累及肝左叶和右前段	超半肝切除或先行联合化疗待肿瘤减量后手术切除
Ⅲ B1 期	肿瘤累及肝右叶和左外段	先行联合化疗待肿瘤减量后行相应受累部位的肝切除
Ⅲ B2 期	肿瘤累及肝左叶和右后段	先行联合化疗待肿瘤减量后行相应受累部位的肝切除
Ⅳ期	肿瘤累及左右肝全部四段	联合化疗或放疗后可行肝移植术

注：①按解剖位置将肝分为左、右两叶和右后、右前、左内、左外四段。

②各期如有远处转移、肝外浸润及肝脏主要血管受累者应先行联合化疗，根据化疗效果判断是否予以手术治疗。

③各分期可注明：m 远处转移，e 肝外浸润，v 侵及肝静脉，p 侵及门静脉

阳性者属高危组患者。

【治疗】

近年来，随着对肿瘤生物学特性了解的深入及化疗和血管介入治疗技术的进步，小儿肝母细胞瘤切除率明显提升，其长期存活率有了明显的提高。目前，手术切除配合正规的化疗，该症的两年存活率已达 80% 以上。

目前，手术完整地切除肿瘤仍是最重要、最有效的治疗手段。现代治疗原则应为根治性切除肿瘤，确保肝功能的有效代偿，达到治愈或延长生存期提高生存率的目的。许多以往被认为无法手术切除的病例，现在可以通过术前化疗及介入治疗使肿瘤缩小，正常肝脏相对增大，而变为可以手术治疗（表 26-4）。

表 26-4 肝母细胞瘤的治疗方案

可一期手术切除病例

　肝脏肿瘤切除——手术后化疗持续 6～8 个月

不能一期手术切除的巨大肿瘤病例

　手术前化疗 5～6 个疗程(约 4～6 个月)后,肿瘤缩
　小——进行延期手术切除肿瘤
　或合并应用肝动脉选择性栓塞术,甚至选择性门静脉
　栓塞术约 4～6 个月后,肿瘤缩小、正常肝组织代偿性
　增大——进行延期手术切除肿瘤

肿瘤巨大弥漫至全肝或侵犯严重,无法手术切除病例

　积极准备,实施原位肝移植

1. 可一期手术切除病例的治疗　肝脏的局部解剖和肝脏肿瘤切除后肝功能的代偿是肝脏肿瘤手术的关键问题。通过手术前的各种影像学检查,了解肿瘤的部位、范围、毗邻关系,特别是肝脏血管的受侵情况。有经验的小儿肝胆的外科医生往往可以大体估计出肿瘤可否安全地一期切除,并且残留的肝脏能否维持机体的基本需要。作为有价值的影像学检查手段,肝脏的血管造影对手术可行性的判断具有重要的意义。如果无法进行肝血管造影,笔者认为增强的 CT 检查是必需的,也是十分有效的。增强 CT 可以更清晰地看出肿瘤的界限,特别是根据动脉相和静脉相的不同,判断出肿瘤与门静脉及肝静脉的关系,以在手术前较准确地估计出手术成功切除的可能性。笔者近年成功切除十余例巨大的小儿肝脏肿瘤,最重的瘤体达 4.8kg,另一例瘤体比例最大的 5 个月患儿,肿瘤重量占身体重量的 1/5。

(1) 术前准备:早期的患儿,一般情况较好,只进行简单的常规术前准备即可进行手术。但对于本病患儿往往一般情况较差、存在营养不良、低蛋白血症等,应尽早地进行静脉营养支持,并给予维生素 K 等。

(2) 手术切除:小儿肝母细胞瘤瘤体往往较大,切除的比例常远大于成人。但小儿肝脏再生能力强,有人报道,只要保存 20% 以上的正常肝组织就能维持生命,而且在 2 个月内再生后的肝脏可恢复到原来的体积,因此应积极争取肿瘤全部彻底地切除。

手术中根据肿瘤的大小、部位选择术式,可以视情况进行肿瘤切除、肝叶切除、半肝切除或扩大的肝脏多叶切除。对于多例巨大的肝脏肿瘤,笔者先精细解剖第一、第三和第二肝门,预先完全处理相关的

门静脉分支、二、三级肝动脉、肝短静脉、肝静脉及胆管,然后阻断第一肝门开始切除肿瘤。近年进行的十余例无一例手术中死亡,均平安度过围术期。这一手术方法给一些原本无法手术的巨大肝脏肿瘤患者带来新希望。

过去片面强调手术彻底切除肿瘤,在切除肿块的边缘镜下找不到瘤细胞。近来主张,能安全地彻底切除者,可作彻底切除,否则只作姑息性的大部分肿瘤切除,遗留不多的肿瘤组织,术后辅以化疗,可能长期存活。

(3) 术后治疗:手术后特别是术后 2 周内,必须供给患儿足够的营养,包括绝对需要的蛋白质、维生素和能量的供应。

手术后的化疗,配合综合治疗对于小儿的肝脏恶性肿瘤尤为重要。化疗药物,如长春新碱、环磷酰胺、氟尿嘧啶都有一定的抗肝癌的作用。多柔比星对抗肝细胞癌及肝母细胞瘤的效果较好,但副作用大。国外有人报道,对肉眼观察已完全切除,镜下仍遗留瘤组织者,术后进行化疗,有 35% 存活。目前多主张施行多方案联合、交替用药的方法。也有配合进行造血干细胞移植或骨髓移植者。

2. 不能一期手术切除的巨大肿瘤的处理　部分晚期患儿往往一般情况差、肝功能明显不良、肝脏肿瘤巨大,无法一期手术切除。对此类患儿建议先行开腹探查活检,以明确诊断。或对于血清甲胎蛋白极高、诊断明确者,可以进行术前化疗或者介入治疗配合化疗。经如此术前治疗后,肝内肿瘤会明显缩小,而正常肝脏相对增大,可以进行较彻底的肿瘤切除。

小儿恶性实体肿瘤具有发展迅速、转移较早等临床特点,半数以上患儿就诊时已有邻近组织、区域淋巴结,甚至经血运远处转移。而在治疗上,手术切除辅助化疗仍是目前我国小儿恶性实体肿瘤的主要治疗方法。随着术前化疗,血管阻断控制出血等技术的应用,肿瘤完整切除率已近 70.0%,其中肝脏恶性肿瘤的完全切除率达 75.0%。术前术后的辅助化疗已广泛开展,对控制转移播散、杀灭微小病灶、保存肢体器官、维持生理功能和提高生存率均有积极意义,但有部分病例不能坚持全程化疗,治疗不规范不容忽视。

3. 不能切除的肝母细胞瘤的肝移植治疗　儿童原发于肝脏的恶性肿瘤中,肝母细胞瘤和肝癌估计要超过 98%。许多肿瘤通过术前化疗和延迟手

术能很好控制,局限的肿瘤行一期切除原发肿瘤。85%以上的肝脏能安全切除,术后3～6个月肝脏能完全再生。不能切除的两叶多发肝脏肿瘤、血管受侵犯、包绕肝门及主要管道、肝脏肿瘤复发的病例可施行肝移植。原发性和转移性肝脏肿瘤,如肝母细胞瘤、上皮样肝血管内皮瘤、肝癌、纤维肉瘤等适合作肝移植手术。

随着人体组织器官移植技术的进步,肝移植也逐渐应用到不能手术切除的小儿肝母细胞瘤的治疗中。一组报道5例不能切除的肝脏肿瘤而行肝移植手术,男3例,女2例。所有病例在手术时均无肝外转移病灶。2例年龄分别为3岁和6岁之肝母细胞瘤患儿。血清AFP明显升高,经B超和CT证实,1例为多发性肝脏肿瘤,另1例为右叶肿瘤伴门静脉栓塞,分别行部分及全肝移植。1例术后曾发生肝动脉栓塞、肝脓肿、胆道阻塞和胆汁淤积。至肝移植术后37和25个月时两患儿均健康并已上学。1例2.9岁女孩患肝血管内皮瘤,病变侵占左右肝叶及胆管。术前用大剂量激素治疗无好转,肿瘤迅速增大而行全肝移植。术后29个月发现脊柱转移再行椎板切除术,于肝移植术后41个月,转移病灶切除术后12个月死于多发性转移。2例分化中等的肝细胞癌患儿分别于移植术后8个月和5个月因转移肿瘤复发而死亡。

【手术并发症】

肝脏是人体最大的实质性器官,血液丰富,胆管与血管交错,是解毒及合成、分解和储藏营养物质的主要器官。手术设计和操作稍有疏忽,就可能危及生命。在术中及术后应注意可能发生以下较紧急的情况:

1. 出血 规则性肝脏切除术,尤其是不规则的肝脏切除术出血量多,意外损伤各类血管时出血量更多。大出血是术中和术后不久死亡的主要原因。输血量不足或过多,输血速度太慢或超心脏负荷的输入速度太快,都可引起致死的循环紊乱。近十几年来,国内外都在探索用隔离灌注、暂时性阻断肝动脉及门静脉等方法,可望减少手术出血,但经验尚不成熟。输入大量的库存血,未适时适量补充钙,可发生枸橼酸钠毒性反应,患儿出现抽搐、血压下降、心律不齐,以致心搏骤停。

2. 心搏骤停 搬动或牵拉肝脏、扭曲下腔静脉而突然减少回心血量,致血压剧降,心搏骤停。搬动肝脏也可引起反射性呼吸急促,血压下降、心率变慢,心音低钝,终致心搏骤停。肝脏手术时,强调术者操作轻稳和麻醉者的仔细观测,一旦出现上述现象,立即暂停手术,置肝脏于原位,积极对症处理,在度过险情后再继续手术。

3. 气栓 较常见。肝静脉破裂,特别是下腔静脉破裂,易吸入空气,形成气栓,可致心搏骤停。手术操作精确无误,是预防气栓形成最有效的措施。使用正压呼吸,可减少空气进入静脉破口的量及速度。

4. 术后肝性脑病 是保留的正常肝组织太少,或误认已有硬化的肝为正常的肝组织,予以保留的后果。仅个别轻昏迷者在对症治疗、肝组织再生后可望存活。多数在术后不久死亡。

5. 术后黄疸 有人报告,做右三叶肝切除术后常出现黄疸,只要残存的10%～30%的左外叶肝组织迅速增生,黄疸可在术后不久消失。如果误扎或误断被肿瘤挤压移位、变形的肝管,则黄疸进行性加重。笔者曾成功手术治疗1例45天日龄4000g体重的肝脏肿瘤患儿,手术切除450g的右三叶瘤肝,约占整个肝脏体积的80%～85%左右。手术后出现黄疸,但两周自然消退。现术后1年,生长发育与同龄小儿相比完全正常。

6. 低体温 与环境温度低及输入大量库存血有关。近来用半导体测温计,随时观测体温及注意保温,大龄小儿术后低体温已不多见,但小婴儿及新生儿则多见,应引起高度重视。

第三节 肝细胞癌

肝细胞癌(hepatocellular carcinoma,HCC)在小儿时期很少见,这与成人有很大的不同,该病在我国成人是最常见的恶性肿瘤之一,尤以东南沿海地区为多见。对于小儿肝细胞癌的认识则经历了较为复杂的过程,1967年Ishak和Glunz对小儿恶性肝细胞癌进行深入研究后才把肝母细胞瘤和肝癌区分出来,认为小儿期的肝细胞癌与肝母细胞瘤不论是病理学还是临床表现都不尽相同,应作为一独立的疾病。

【病因】

肝细胞癌的发病原因和发病机制,至今仍未明了。可能与慢性肝病,如慢性乙型肝炎、丙型肝炎、

肝硬化;某些天然化学致癌物质,如亚硝胺类化合物、有机氯杀虫剂等;以及其他因素,如肝内寄生虫感染、营养不良、遗传等有关。很多肝细胞癌患者存在慢性肝病的历史,例如高酪氨酸血症继发肝纤维化或肝硬化,甲氨蝶呤诱发肝纤维化,家族性胆汁淤积性肝硬化、人血清中 α-1 抗胰蛋白酶(α-1 antitrypsin)缺乏、胆道梗阻等患者最后常常继发肝癌的发生。

在我国,乙型肝炎病毒感染和肝癌的关系是个较突出的问题。在肝癌细胞 DNA 内也发现有整合的乙型肝炎病毒片段。许多学者认为对于儿童病例同样也存在这样的问题,首都医科大学附属北京儿童医院曾报道 5 例小儿肝癌全部做了乙型肝炎病毒表面抗原检测,结果有 4 例在肿瘤周围的肝细胞和肿瘤细胞内发现乙型肝炎病毒表面抗原。与肝母细胞瘤相比,70 例肝母细胞瘤中,仅 1 例胚胎性肿瘤患者的肿瘤组织和肝组织内乙型肝炎病毒表面抗原阳性。以上材料说明许多对肝脏有害的因素包括乙型肝炎病毒感染与肝癌的发生有一定关系。一般认为 HBV 病毒感染后发生肝细胞癌的潜伏期是 20 年,可是在小儿病例 6~7 年后则可发展成为肝细胞癌,但其确切的发病机制尚待进一步的研究。

有报道小儿慢性遗传性高酪氨酸血症(hereditary tyrosinemia)病例如果能够长期生存,其肝细胞癌的发生率明显增高。一组 43 例报道中生存两年后有 16 例发生肝细胞癌,所有病例伴发肝硬化。提示肝硬化因素早于肝癌的发生。另有报道肝细胞癌伴有神经纤维瘤病、运动失调性毛细血管扩张症和家族性多发性腺瘤病。

【病理】

多数肝细胞癌病例,在确诊时肿瘤已经广泛扩散,有些为多中心病灶或弥漫浸润肝的左右叶,偶尔也可见有孤立的界限清楚的瘤块。肿瘤呈灰白色,有些病例由于肿瘤生成胆汁,因此呈淡黄绿色,肿瘤呈结节状或弥漫浸润肝实质,很少形成假包膜。肿瘤结节内常见出血和囊肿形成。肿瘤以外肝组织可见肝硬化。

镜下表现,肿瘤细胞呈多边形,体积大,核大且有明显的异型性。核仁大而突出,嗜伊红染色或嗜双色染色,核染色质丰富而粗糙,向核膜聚集,核膜与核仁之间形成空晕,使细胞核形态类似核内包涵体,核分裂象很常见。胞质丰富粉染,有时可见瘤巨细胞。瘤细胞排列成很粗的索状或巢状,有些区域

呈腺管状排列,类似胆管癌。多无髓外造血,肿瘤周围可见肝硬化。肝的再生结节有时还可看到肝细胞向瘤细胞转化,血管浸润很常见。在分化好的肝细胞癌需要和肝腺瘤鉴别。细胞的异形、较多的核分裂象和血管的浸润是诊断肝细胞癌的重要标志。

原发性肝癌的大体标本通常可分为三型:即巨块型、结节型和弥漫型。巨块型为单个癌块或多个癌结节融合而成,多见于肝右叶,较少伴发肝硬化,手术切除的机会较多,预后亦较好。但由于肿瘤的迅速生长,易发生中心部位的坏死、出血,在临床上可有破裂出血等并发症。结节型最为常见,为多个结节性癌灶,大小不一,分布广泛,有半数以上病例波及全肝,大多伴有较严重的肝硬化,手术切除率低。弥漫型最少见,为广泛分散。

【临床表现】

发病年龄较肝母细胞瘤晚,大部分在 5 岁以后发病,但也有报道在婴儿时期发生肝细胞癌,男性较女性多见,为(1.7~11):1。一组 5 例肝细胞癌的报道,发病年龄在 8~13 岁,全部为男性,多数患者存在原发的慢性肝脏病变。

1. 早期症状 肝细胞癌的早期症状较为隐匿,表现无特征性。可有上腹部不适、胀痛、刺痛、食欲下降,无力和伴有进行性肝大。对可疑患者,应用甲胎蛋白检查普查,可发现一些"临床前期"的患者,为早期手术切除"小肝癌"和术后长期存活,提供了可能。

2. 主要症状 肝区痛为最常见症状,因肿瘤使肝包膜紧张所致。多为胀痛、钝痛和刺痛;可为间歇性,亦可为持续性。病变侵及横膈或腹膜后时,可有肩背或腰部胀痛;肝右后上部的侵犯亦可有胸痛。初为上腹胀,尤多见于左叶肝癌,另外,消化功能障碍及腹水亦可引起腹胀。食欲缺乏也很常见,亦常有恶心、呕吐及腹泻。肝肿块为中、晚期肝细胞癌最常见的主要体征,约占 95%。肝大呈进行性,质地坚硬,边缘不规则,表面凹凸不平呈大小结节或巨块。肿瘤位于肝右叶顶部者可使膈肌抬高;肝浊音界上升。在不少情况下,肝大或肝区肿块是患者自己偶然扪及而成为肝癌的首发症状的。肝大显著者可充满整个右上腹或上腹,有季肋部明显隆起(图 26-6、图 26-7)。

部分病例可以表现为某些全身性综合征,是癌组织产生某些内分泌激素物质所引起,如低血糖症、红细胞增多症、类白血病反应、高钙血症等。

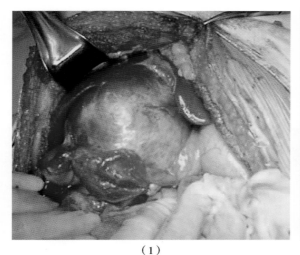
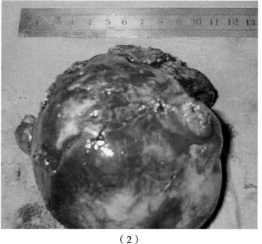

（1）　　　　　　　　　　（2）

图 26-6　肝门部肝细胞癌的手术中所见，女，15 岁

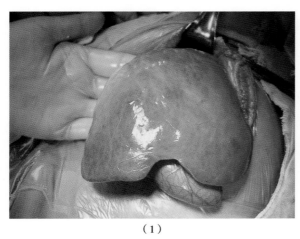
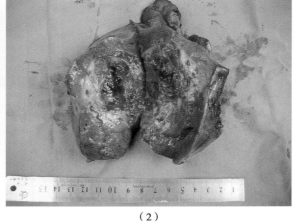

（1）　　　　　　　　　　（2）

图 26-7　肝门部肝细胞癌的手术中所见，男，3 岁

【诊断】

检查方法及手段与肝母细胞瘤相同。肝细胞癌出现了典型症状、体征，诊断并不困难，但往往已非早期。所以，凡是有肝病史的患者，如有原因不明的肝区疼痛、消瘦、进行性肝大者，应及时做详细检查。采用甲胎蛋白（AFP）检测和 B 型超声等现代影像学检查，诊断正确率可达 90％以上，有助于早期发现，甚至可检出无症状或体征的极早期小肝癌病例。为早期手术切除"小肝癌"和术后长期存活，提供可能。

1. 定性诊断

（1）血清甲胎蛋白（AFP）测定：本法对诊断肝细胞癌有相对的专一性。如 AFP 对流免疫电泳法持续阳性或定量>500ng/ml，并能排除活动性肝病、生殖腺胚胎性肿瘤等，应考虑为肝脏恶性肿瘤，肝母细胞瘤与肝细胞癌均可表现为显著增高。

（2）血液酶学及其他肿瘤标志物检查：肝细胞癌患者血清中的谷氨酰转肽酶、碱性磷酸酶和乳酸脱氢酶同工酶等可高于正常。此外，患者血清中5'-核苷酸磷酸二酯酶、α-抗胰蛋白酶、酸性同功铁蛋白、异常凝血酶原等的阳性率亦较高。但由于缺乏特异性，多作为辅助诊断。

2. 定位诊断

（1）超声检查：采用分辨率高的 B 型超声显像仪检查，可显示肿瘤的大小、形态、所在部位以及肝静脉或门静脉内有无癌栓等，其诊断符合率可达 84％，能发现直径 2cm 或更小的病变，是目前有较好定位价值的非侵入性检查方法。

（2）放射性核素肝扫描：应用[198]金、[99m]锝、[131]碘、[113m]铟、[113m]铟等进行肝扫描，常可见肝大，失去正常的形态，占位病变处常为放射性稀疏或放射性缺损区，对肝癌诊断的阳性符合率为 85％~

317

90%,但对于直径小于3cm的肿瘤,不易在扫描图上表现出来。采用放射性核素发射计算机体层扫描(ECT)则可提高诊断符合率,能分辨1~2cm病变。

(3)CT检查:可检出直径1.0cm左右的早期肝癌,应用增强扫描可提高分辨率,有助于鉴别血管瘤。对肝癌的诊断符合率可达90%。另外,对于无条件进行肝动脉造影的病例,根据CT增强扫描的肝动静脉影像可以判断肝脏血管受侵及的程度,为指导手术具有重要的参考价值(图26-8)。

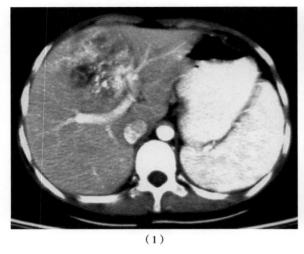 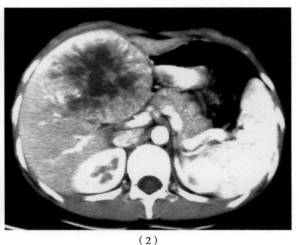

(1) (2)

图26-8 肝细胞癌的CT所见,女,15岁

(4)选择性肝动脉造影检查:对血管丰富的肿瘤,其分辨率低限约为1cm,对<2.0cm的小肝癌其阳性率可达90%,目前是对小肝癌的定位诊断各种检查方法中最优者。

(5)磁共振成像(MRI):诊断价值与CT相仿。但其三维成像的影像对肿瘤与肝脏血管和周围器官、组织关系的了解具有重要的意义。

【鉴别诊断】

下列疾病应与原发性肝癌鉴别:

1.肝硬化 病程发展缓慢,肿大的肝脏仍保持正常的轮廓。超声波检查,放射性核素扫描和血清α-FP测定,有助于鉴别。但当肝硬化的肝脏明显肿大,质硬而呈结节状;或因肝脏萎缩,硬化严重,在放射性核素肝扫描图上表现为放射性稀疏区时,鉴别不易。应密切观察,并反复测定血清α-FP以作动态观察。

2.继发性肝癌 病程发展较缓慢;血清α-FP测定多为阴性。主要鉴别方法是寻找肝脏以外有无胃肠道、泌尿生殖系统、呼吸系统、乳腺等处的原发性肿瘤病灶。

3.肝脓肿 一般都有化脓性感染或阿米巴肠病病史和寒战发热等临床表现。肿大肝脏表面无结节,但多有压痛。超声波检查肝区内有液性暗区。

4.肝棘球蚴病 多见于我国西北牧区。右上腹或上腹部有表面光滑的肿块,患者一般无明显的自觉症状。肝包虫皮内试验阳性可资鉴别。

此外,还需与肝脏邻近器官,如右肾、结肠肝曲、胃、胰腺等处的肿瘤相鉴别。

【治疗】

治疗原则:早期发现、早期诊断及早期治疗,并根据不同病情发展阶段进行综合治疗,是提高疗效的关键;而早期施行手术切除仍是最有效的治疗方法。对于肿瘤巨大,无法一期手术者,应用化疗、肝动脉栓塞化疗、放疗等术前治疗,使肿瘤缩小正常肝脏增生,变不可手术为可手术也是一重要的手段。对无法手术的中、晚期肝癌,可根据病情采用中医中药治疗,化疗、冷冻治疗,肝动脉栓塞化疗等。

1.手术治疗

(1)手术切除:主要适用于肿瘤相对局限,无严重肝硬化,肝功能代偿良好,肿瘤未侵犯第一、第二肝门及下腔静脉,以及无心、肺、肾功能严重损害者。

术式的选择应根据患者全身情况、肝硬化程度、肿瘤大小和部位以及肝代偿功能等而定。肿瘤局限于一个肝叶内,可做肝叶切除;已累及一叶或累及邻近叶者,可做半肝切除;已累及半肝,但没有肝硬化者,可考虑做三叶切除。位于肝边缘区的肿瘤,亦可根据病变情况选用肝段或次肝段切除或局部切除。

肝切除手术中一般至少要保留正常肝组织的25%~30%。

（2）对不能切除的肝癌的外科治疗：可根据具体情况，采用肝动脉结扎、肝动脉栓塞、肝动脉灌注化疗、液氮冷冻、激光气化、微波热凝等单独或联合应用，都有一定的疗效。肝动脉结扎，特别是肝动脉栓塞术合并化疗，常可使肿瘤缩小，部分患者可因此而获得二期手术切除的机会。

（3）肝癌破裂出血的患者：可行肝动脉结扎或填塞止血，如全身情况较好，病变局限，在技术条件具备的情况下，可行急诊肝叶切除术治疗。对出血量较少，血压、脉搏等生命体征尚稳定，估计肿瘤又不可能切除者，也可在严密观察下进行输血，应用止血剂等非手术治疗。

原发性肝癌也是行肝移植手术的指征之一，影响远期疗效的主要问题还是肝癌复发。

2. 化学药物治疗

（1）全身化疗：多通过静脉给药。目前常用的药物为：氟尿嘧啶、多柔比星、丝裂霉素、噻替哌、甲氨蝶呤、氟尿嘧啶脱氧核苷及口服替加氟等。但疗效逊于肝动脉灌注等用药。

（2）肝动脉插管化疗：经手术探查，发现已不能切除者，可经胃网膜右动脉或胃右动脉作肝动脉插管。常用氟尿嘧啶、噻替哌等药，每日或隔日经导管灌注一次。

3. 肝动脉栓塞治疗　常用为经皮穿刺股动脉插管到肝固有动脉，或选择插管至患侧肝动脉进行栓塞。常用栓塞剂是碘油和剪成小片的吸收性明胶海绵。近年来多加入化疗药物，二者联合应用效果更好。此法可反复多次施行，以提高疗效。目前认为肝动脉栓塞化疗是非手术治疗的首选方法，同时也可以作为巨大肝细胞癌手术前治疗的有效方法。

4. 放射治疗　对一般情况较好，肝功能尚好，不伴有肝硬化，无黄疸、腹水，无脾功能亢进和食管静脉曲张，肿瘤较局限，尚无远处转移而又不适于手术切除者，可采用放射为主的综合治疗。

5. 局部注射无水酒精疗法　在B型超声引导下经皮穿刺肿瘤注射无水酒精，可使肿瘤脱水、凝固、坏死。适用于瘤体较小而又不能手术切除者。一般需要重复注射数次；此法较简便、费用低。此外，也可选用氟尿嘧啶、丝裂霉素等抗癌药物注入肿瘤内。

6. 免疫治疗及支持疗法　常用的有卡介苗、自体或异体瘤苗、免疫核糖核酸、转移因子、干扰素、白介素-2、左旋咪唑等，但疗效尚欠肯定，多在探索之中。另外可以根据不同病情采取辨证施治、攻补兼施的中药治疗方法，常与其他疗法配合应用，以提高机体抗病力，改善全身状况和症状，减轻化疗、放射不良反应等。以上各种治疗方法，多以综合应用效果为好。

第四节　肝脏和胆管的横纹肌肉瘤

横纹肌肉瘤（rhabdomyosarcoma of the liver and biliary tract）是来源于将要分化为横纹肌的未成熟的间叶细胞。这些间叶细胞属于骨骼肌谱系。但也可以起源于一些原本并没有横纹肌的组织或器官，例如膀胱、子宫及胆道等。发生于肝外或肝内胆道系统的恶性肿瘤非常少见，在这些极其少见的肿瘤中，则以胚胎型横纹肌肉瘤最常见。

【病理】

肝胆横纹肌肉瘤起源于肝内外胆管。大多为胚胎型和葡萄状肉瘤亚型。肿瘤发生部位可以从乏特壶腹直至肝内小胆管。肿物可位于肝内或胆管内，肝内外胆管肿瘤发病数为1：（4~5）。发生于较大胆管的肿瘤有些可以看到葡萄状肉瘤的特点。肿瘤可以堵塞管腔，引起胆总管的扩张和出现梗阻性黄疸。发生在肝内小胆管的肿瘤则形成肝内肿块，常

常找不到胆管发生的特点。

病理表现：位于胆管内的肿瘤可以看到多数表面发亮的黏液样息肉，突向管腔，常见出血、坏死和管腔内化脓性改变。镜下：肿瘤表现有黏膜覆盖，紧贴黏膜可见染色很深的小椭圆形至梭形细胞形成的密集层，这就是所谓的新生层（cambium layer），但不是所有的胚胎型横纹肌肉瘤都能找到这种典型改变，送检较深层的组织进行活检始能得出正确诊断。在深部的组织内可见疏松的黏液基质，其中散在横纹肌母细胞，很难找到胞质内横纹。电镜下胞质内可见粗的或细的微丝。免疫组织化学染色：Desmin和Myoglobin可以呈阳性反应。肿瘤内常可见被包围的小胆管增生，周围可见密集的肿瘤细胞。

【临床表现及诊断】

肝胆横纹肌肉瘤罕见，发病年龄较恶性间叶瘤

小,可发生于从16个月的婴儿至11岁儿童,平均年龄2~4岁。

临床主要表现为发热、乏力、腹胀、肝大、腹部包块、腹痛、发热、食欲缺乏、腹泻。常产生阻塞性黄疸,可为间歇性黄疸,但后期为持续性、梗阻性。并有肝内转移,然后转移至腹膜后或肺。首都医科大学附属北京儿童医院报道1962—1997年共收治横纹肌肉瘤155例,其中4例为小儿胆道的横纹肌肉瘤,年龄为1~4岁。均以黄疸进行性加重而就诊,伴肝大,陶土样大便。

实验室检查可见碱性磷酸酶、5-核苷酸酶和胆红素升高。超声和CT显示肝外胆管肿瘤,可以证实肿瘤发生部位。肝门区胆管常有不同程度和范围的扩张,内含稍低密度的肿块影,CT值25~35HU。近端胆管呈梗阻性增宽。超声于肝门区见息肉样中等回声块影,周围有胆汁围绕,构成完全或不完全性环形的液性暗区,无尾随之声曳,具一定特征性。当肿瘤向胆管周围侵犯时,则仅见包绕胆总管的肝门区附近低密度不均匀瘤块,肿物密度较低与含有黏液性基质有关。偶见囊性变,一般无包膜。肿瘤可不均等轻度增强。超声示肝内实性不均匀回声。影像学所见缺少特异性。

术前PTC或术中胆管造影,能直接显示胆管内息肉样肿物所致的充盈缺损和胆管梗阻程度和部位。

【治疗和预后】

一期性的根治性手术切除是治疗横纹肌肉瘤的最快、最确实的方法。肝胆横纹肌肉瘤如果可能应力争行根治性手术切除,术后用化疗和放疗,有些患者可得到长期缓解甚至治愈。但许多病例至就诊时已经出现明显的浸润或转移导致手术切除困难。

文献报道多数患者预后较差,相当多的病例在6个月~1年内死亡。近年有学者报道对于浸润的病例手术前进行多疗程大剂量的化疗后,可以提高手术切除率和生存率。化疗药物可联合应用长春新碱、放线菌素D及环磷酰胺,或应用顺铂、异环磷酰胺等联合化疗药物。

第五节 肝恶性间叶瘤及未分化肉瘤

肝的恶性间叶瘤(malignant mesenchymal tumor)是一种具有高度侵袭性的恶性肿瘤,这种肿瘤非常罕见。也被称为未分化胚胎性肉瘤(undifferentiated embryonal sarcoma,UES)或未分化间叶肉瘤(undifferentiated mesenchymal sarcoma)。大部分病例发生于小儿,诊断年龄多在6~10岁,仅有少数发生于婴幼儿和成人。男女发病数相近。

【病理表现】

肿瘤肉眼所见为肝内圆形肿块,极少见有蒂与肝脏相连,肿瘤周围有假包膜与正常肝组织分界。多生长较大。剖面肿瘤呈胶冻样,常见出血、坏死和囊肿形成。镜下肿瘤由小细胞构成,有圆形核和不明显的核仁,含少量界限不十分清楚的胞质。有些则为小梭形细胞和星形细胞,成片或散在于黏液基质内,形成密集区和疏松区交替排列的现象。有时瘤细胞胞质呈空泡状,苏丹染色呈阳性反应。电镜下这种细胞很像脂肪母细胞。此外,还可见到成簇或散在的多核巨细胞及间变型大细胞,核形怪异,染色质丰富,染色深,不典型核分裂象常见,胞质丰富粉染,有些胞质内和间质区可见嗜酸性透明小体,PAS染色阳性。抗淀粉酶消化。这些细胞常见于坏死灶周围,使肿瘤形态很像多形性横纹肌肉瘤,但胞质内找不到横纹,Myoglobin和Desmin染色呈阴性反应。肿瘤边缘和假包膜内常见腺管结构,腺管上皮常见不典型增生,估计是被肿瘤包围的胆小管。电镜检查:巨细胞内可见有膜包绕的高度嗜锇酸颗粒,肿瘤内还可见到成束紧密交织排列的梭形细胞,很像纤维肉瘤或纤维组织细胞瘤。免疫组织化学染色:Vimentin和α-1 Anti-trypsin呈阳性反应,Cytokeratin,Myoglobin和Desmin呈阴性反应(图26-9)。

【临床表现】

为儿童期少见肿瘤,占小儿原发性肝肿瘤的第四位。发病年龄大多6~10岁,亦可见于成人及幼童。临床主要表现为上腹部肿物,伴有发热、黄疸和体重下降。肿瘤发生于肝内,右叶比左叶多见。该肿瘤生长迅速,恶性度高,晚期转移至肺及骨骼,存活期多为一年左右,预后不良。

【诊断】

实验室检查除个别病例偶见SGOT和碱性磷酸酶异常外,没有其他异常发现,AFP试验多为阴性。血管造影肿瘤常表现血管少,因此有些病例和肝脓肿混淆。超声检查可见囊性和实性病变。

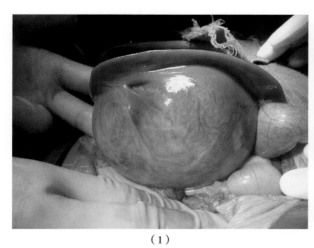
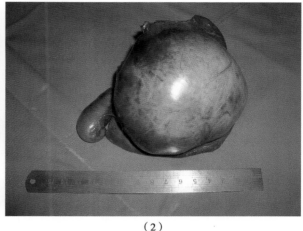

（1）
（2）

图 26-9　肝脏肉瘤的手术大体标本所见,男,4 岁

CT 提示巨块肿瘤可侵占一或两叶肝。肿瘤呈椭圆形或大分叶状低密度肿块（图 26-10）。CT 所见取决于大体病理。可为分隔多房的囊性肿物,囊腔大小不一呈水样密度,粗细不匀的分隔为肿瘤的

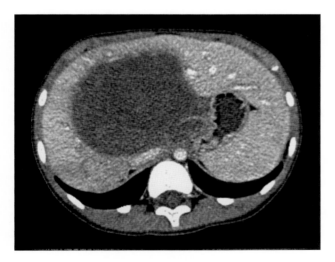

图 26-10　肝中叶肝脏肉瘤 CT 所见

实性部分,密度与肌肉相仿,CT 值约 35HU。周围有假性包膜。有时肿瘤呈单一大囊腔,内含无定形絮团状阴影,部分呈蜗轮状,内壁见高密度息肉阴影附着示肿瘤内出血。肿瘤亦可以实性为主,内含多数小囊。肿瘤血供多少不定,囊性病变明显的病例,血供一般较少或无血供。增强扫描,实性部分及包膜可有强化,囊性部分增强不明显,CT 值在 22 ~ 28HU,偶见钙化。本病需结合临床、影像学所见与间叶错构瘤鉴别。

【治疗】

恶性间叶瘤预后很差,在能手术切除的病例,术后需要采用化疗,如长春新碱和多柔比星;不能手术的病例只能用化疗和放疗,除上述化疗药物外,采用 Cisplatin 和多柔比星搭配放疗,文献曾有一例患者经此治疗后肿瘤消失。

【预后】

多数患者在术后 12 ~ 16 个月后复发,平均生存时间为 12 个月。肿瘤局部复发和邻近器官扩散及远处器官转移一样多见。

第六节　肝脏板层癌

肝脏板层癌(fibrolamellar carcinoma of the liver) 也被称为伴有纤维间质的肝多边形细胞癌(polygo-nal cell carcinoma of the liver),是一种变异的肝细胞癌,或称为肝细胞癌的一种组织学亚型,发生在年龄较大的儿童和青年人。该肿瘤多发生在没有肝硬化的患者,预后较肝细胞癌好。

【病理】

肿瘤发生部位在左叶较右叶多见,常为孤立性存在的肿块,只有少数的为多发性结节状病灶。肉眼所见:与肝的局灶性结节状增生(FNH)相似。镜下表现:肿瘤细胞体积大,多边形,含丰富的嗜伊红染色的胞质,部分病例的胞质内可见苍白淡染的胞质和嗜酸性透明小体,PSA 染色阴性。核和肝细胞癌的核相似,具有很突出的核仁,但核分裂象很少见。免疫组织化学染色,肿瘤细胞胞质内含纤维蛋白原,甲胎蛋白染色阴

性,个别病例α₁-抗胰蛋白酶阳性。电镜检查,肿瘤细胞质内可见大量线粒体,与腮腺肿瘤和甲状腺肿瘤胞质内的改变相似。肿瘤间质含大量纤

维组织,有些纤维束平行排列,形态和肝的局灶性结节状增生相似。有些学者认为此瘤和局灶性结节状增生关系密切。

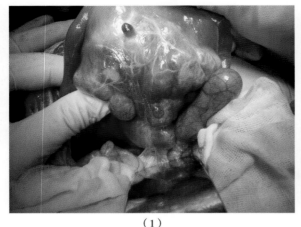 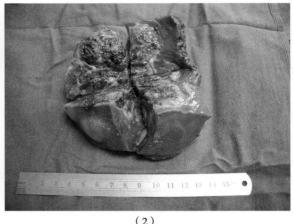

（1）　　　　　　　　　（2）

图 26-11　肝脏板层癌的手术大体标本所见,女,6 岁

【临床表现】

临床多表现为腹部肿物伴有腹痛或上腹部胀。部分伴有发热、体重下降和食欲缺乏等。肿块多生长缓慢,恶病质出现较晚。

【治疗】

和肝细胞癌一样,有效的治疗是完整切除肿瘤,即肿瘤肝叶的根治性切除。该症较肝细胞癌预后要好。有报道一组共 12 例患者,2 年和 5 年的生存率分别为 82% 和 62%。手术后同样需要应用化疗,常用药物有表柔比星、5-FU、VP-16 和顺铂等。

第七节　肝脏转移性肿瘤

由于小儿恶性肿瘤多为胚胎性,具有分化低转移早的特点。而肝脏是人体最大的腺体器官,血供丰富,因此肝脏转移性肿瘤很常见。实际上除了中枢神经系统外,其他实性肿瘤均可转移至肝。临床上最多见于腹部原发瘤的转移,其中以神经母细胞瘤、肾母细胞瘤、恶性淋巴瘤、横纹肌肉瘤等较多见。一组小儿恶性肿瘤的尸检报告,45% 有肝脏转移。

【病因、病理】

肝脏是各种恶性肿瘤易发生转移的脏器,为转移癌的好发部位之一。许多部位和脏器的恶性肿瘤都会经血行或淋巴途径转移至肝脏。由于肝脏门静脉引流的特点,消化道及腹部其他恶性肿瘤出现远处转移,最常见的部位即为肝脏。在小儿时期常见的肝转移肿瘤多来自消化道、肺、胰腺、肾等部位。

转移瘤的大小、数目和形态多变,以多个结节灶较普遍,也有形成巨块的。其组织学特征与原发肿瘤相似。转移灶可发生坏死、囊性变、病灶内出血以及钙化等。

肝恶性淋巴瘤及白血病常被认为是转移,近年多数学者倾向于认为很可能系多中心起源,即肝内的肿瘤是恶性淋巴瘤或白血病全身性病变的一部分。

【临床表现】

转移性肝脏恶性肿瘤常以肝外原发性肿瘤所引起的症状为主要表现。早期无特异性症状,有乏力、消瘦、肝区痛、继而为肝大、黄疸、腹水、发热等。但也有部分病儿在出现了如消瘦、乏力、肝区疼痛、肝区结节性肿块,甚至腹水、黄疸等继发性肝癌的症状以后,其原发癌灶仍不易被查出。因此,有时与原发性肝脏恶性肿瘤难以鉴别。

若病变已转移到肝,说明原发肿瘤已属晚期,一般多已不能手术切除,预后较差。

【诊断及特殊检查】

临床表现和实验室资料是证实肝转移和明确转移程度的重要指标。

1. CT 检查　表现多种形态,通常为单或多发

的低密度灶,CT 值 15 ~ 45HU,以多个结节最常见。分布于肝的外围部为主。增强时轮廓更鲜明。等密度的转移瘤增强前后对比观察尤为重要。部分肿瘤

不同密度区为肿瘤坏死,周边常有环行增强。偶见薄壁囊样或较高密度的转移瘤。部分转移瘤影像学征象与原发瘤所见相同(图 26-12)。

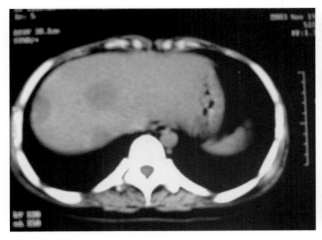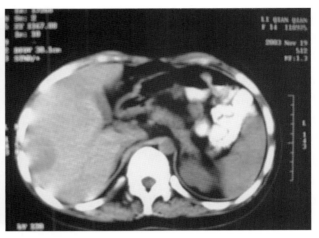

图 26-12　肝脏内恶性淋巴瘤转移的 CT 所见,男,6 岁

2. MRI 检查　用于评价肝内病变有助于鉴别良恶性肿瘤。在各种影像学检查中,MRI 发现肝转移瘤最敏感。因此,MRI 可作为一种重要的检查方法。多数转移瘤 T_1、T_2 延长,在 T_1 加权像上为低信号,T_2 加权像上为高信号。转移瘤的形态不规则,边缘不清,大小不等。由于瘤体内可出现坏死、囊变、出血、脂肪浸润、萎缩、纤维化、钙化等改变,MRI 信号可不均匀呈混杂信号。此外,在 T_2 加权像上肝转移瘤可出现"靶征"或"牛眼征",表现为信号高低不一的晕环。

不同恶性肿瘤的肝内转移,其影像学改变也不尽相同。神经母细胞瘤转移灶可呈多种形态:①散在低密度结节含钙化;②多个结节互相融合,呈一个巨块型分叶状密度不均等的肿块,类似肝内原发瘤。此时需十分注意肾上腺区有无肿块或腹膜后淋巴结转移;③肝脏普遍性增大,密度稍减而不均匀,示细小结节分布;④正常肝形态。

肾母细胞瘤转移可为单或多发散在低密度结节,可有轻度增强。

淋巴瘤和白血病多数表现为不同程度的肝、脾大。少数则于肝和(或)脾内散在小圆形或不规则的密度灶,增强不明显。腹腔内和(或)腹膜后多数结节状淋巴结肿大为重要佐证。

【治疗】

1. 手术治疗　如肝仅为孤立的转移性癌结节或癌结节仅局限于一叶,而原发灶又可以切除时,则

肝继发性肿瘤可与原发瘤同期或二期手术切除。如原发性癌已切除一定时期后才出现肝内转移癌,局部病灶符合切除条件,又无其他部位转移表现者,也适宜手术切除。随着手术技术的进步,麻醉技术及麻醉药品的发展使得肝转移瘤的手术更加安全,适应证更为广泛。

2. 全身化疗　在临床应用较为广泛,目前临床上常选用蒽环类、丝裂霉素、顺铂、卡铂和 5-氟尿嘧啶及其衍生物等作为化疗药。但是,化疗效果不太令人满意。神经内分泌肿瘤常转移至肝脏,可采用化学治疗。文献报道类癌肝转移瘤的化疗有效率仅占 30% 左右。

3. 肝动脉灌注化疗　众所周知,肝脏存在双重供血即肝动脉和门静脉供血。正常肝组织主要由门静脉供血,约占 85% ~ 90%;而肝转移瘤的血供主要来源于肝动脉,约占 90% ~ 95%。目前,对于肝转移瘤特别是多发性肝内转移瘤,已广泛采用肝动脉灌注化疗。主要操作方法是,经股动脉穿刺,将造影导管超选择性插入肝固有动脉或肝内转移瘤相应的供血动脉。先行肝动脉造影,进一步明确诊断和血供情况。经导管直接肝动脉内灌注化疗药物。根据原发肿瘤的来源不同调整化疗方案。常选用的化疗药物与全身化疗用药相似。一般采用三药联合给药。肝动脉灌注化疗的使用范围较广泛,除少数碘过敏患者外,无特殊禁忌证。肝动脉灌注化疗后的常见症状与全身化疗相同,主要表现为药物性肝炎,

转氨酶升高,血清胆红素上升。恶心、呕吐、厌食、黏膜炎症,骨髓抑制等。

4. 肝动脉结扎或栓塞治疗 由于肝转移瘤的血供主要来自肝动脉,而正常肝组织的血供主要来自门静脉,因此,阻断肝动脉血流对正常肝组织的功能影响较小,而能够最大限度地使得肿瘤组织缺血坏死或缩小。由于单纯结扎肝动脉后,侧支循环建立较快,所以治疗效果短暂。目前外科手术肝动脉结扎术已被经皮经导管肝动脉内栓塞治疗所代替。常用的栓塞材料有普通碘化油、乳化碘油、聚乙烯醇微球、吸收性明胶海绵颗粒、凝血块、中药白及、玻璃微球等。以上材料可以通过介入放射学方法导入肝动脉内。其中乳化碘油作为末梢血管栓塞剂应用最为广泛。乳化碘油进入肝动脉后存留在肿瘤的毛细血管网中,使肿瘤组织失去血液供应,且不易形成侧支循环。尽管如此,栓塞治疗仅适用于血供较丰富的转移瘤,如神经内分泌肿瘤肝转移。有研究表明,单纯肝动脉栓塞,对少血供的肝转移瘤疗效较差。另一组22例胰岛细胞癌肝转移采用聚乙烯醇微球(PVA)或吸收性明胶海绵微球(Gelfoam)栓塞治疗,其中位生存期为33个月。

尽管栓塞治疗一般安全可靠,但亦可能发生并发症。如:胆囊炎、肝脓肿、类癌危象、肾功能不全、肠梗阻、恶心、呕吐、发热、疼痛和肝功能变化。较罕见的并发症有肝坏死、急性胆囊炎、小肠缺血性坏死、胰腺梗死和胰腺炎、肺梗死引起的呼吸困难。此外,由于细胞快速坏死溶解出现肿瘤分解综合征,高尿酸血症引起肾功能损害。治疗前肝功能检查和了解肿瘤的状态是十分必要的。

第八节 肝脏错构瘤

肝脏错构瘤(hepatic hamartoma)是一种少见的胚胎和胎肝发育异常的肝脏良性肿瘤,多见于婴幼儿。发病率大约占原发性肝肿瘤的6%。男孩发病率稍高于女孩。多见于两岁以内的婴幼儿。有一组文献中报道的发病年龄自新生儿至10岁,平均年龄为10个月。

【病因】

肝脏错构瘤的发生机制尚未完全明了,不同的学者曾提出不同的机制,归纳如下:①肝内胆管畸形引起胆道梗阻,近端胆管扩张;②血管内膜纤维化引起血液循环障碍,间质内液体贮积;③胆管畸形加上血管阻塞。目前比较倾向于第三种观点。认为由于胆管畸形引起小胆管囊样扩张,加之血管内膜纤维化引起血液循环的障碍,使得肿瘤内液体贮留,造成肿瘤发生。但确切的发病机制有待进一步深入研究。

【病理学改变】

是一种先天性疾病。1904年,Albercht首先使用"错构瘤"这一名词,描述由正常组织异常堆积所构成的瘤样畸形,通常为孤立的病变,而肝脏的错构瘤偶可为多发性肿块。

1. 大体形态 肿块可发生于肝脏任何部位,以右叶最多见。多为单发,偶为多发。肿块带蒂或突出于肝表面。病灶一般为球形或卵圆形,表面常高低不平,可有包膜,有时与周围正常肝组织分界不清,或有卫星病灶。切面多为囊实性,少数为实性。囊腔小至肉眼几乎不能分辨,大到直径15cm。囊液澄清、黄色或胶冻状。实性部分为白色或黄褐色质韧组织。

2. 分类及组织学特点 根据肝错构瘤的组织来源不同,分为内胚层性、中胚层性、内中外胚层性及混合性错构瘤四大类。中胚层性错构瘤主要来自中胚层细胞,又可分为间叶性和血管性两种。间叶性错构瘤为最常见类型。血管性错构瘤以血管和纤维结缔组织增生为主,肝细胞和胆管占的比例少,有学者将其归为海绵状血管瘤,不把它看作错构瘤。内中外三胚层性错构瘤由肝细胞,胆管、血管和淋巴管上皮细胞,神经胶质细胞组成。内胚层性错构瘤主要来自内胚层细胞,又可分为实质性和胆管性两种。胆管性错构瘤以胆管及其上皮细胞和胶原纤维增生为主。实质性者(亦称为上皮性错构瘤)以肝细胞为主,含少量胆管、淋巴细胞。以下重点介绍两种最常见的病理类型。

(1) 间叶错构瘤(mesenchymal hamartoma):主要由分化成熟但排列紊乱的间叶组织、胆管、淋巴管和肝细胞组成,其中间叶成分由呈疏松的黏液样间质中的星形细胞和胶原的混合物组成,常发生囊性变,大部分肿瘤体积较大,有些和婴儿头等大,婴儿常负有超过1000g的肝脏肿瘤。呈分叶状,多数肿瘤内可见囊肿形成。剖面肿瘤含胶冻样间质,其中散在大小不等的囊肿,囊腔内含浆液或黏稠液。多无出血、坏死和钙化。

镜下检查:其间可见扩张的胆管、淋巴管及炎细胞浸润,肝细胞单个散在或成簇排列,肝小叶结构消失。该瘤在富有黏多糖的基质中有散在分布的未成熟的中胚叶组织细胞,整个肿瘤有丰富的血运。胆管分布于中胚叶中,宛如正常的肝组织。肿瘤若发生在新生儿或年龄较小的患者,形态上有很多不规则的螺旋形小管,不规则地分布在含中等细胞量的黏液间质内。年龄较大的患儿,可见小管结构或囊肿形成,管壁或囊壁内衬立方上皮,形态和胆管上皮相似。有些囊肿内间质膨出形成乳头状结构。大的囊肿常看不到上皮结构。由于囊肿扩大和间质液潴留,使肿物迅速增大。肿瘤边缘可见交错存在的肝组织和肿瘤组织,两者没有明显的分界。有些病例肿瘤内含有大量毛细血管,血管内皮细胞增生肿胀,并可见髓外造血细胞。因此容易和血管内皮瘤混淆。但间叶错构瘤间质内的黏液和扩张的淋巴管有助于和血管内皮瘤鉴别(图 26-13)。

(2) 混合型肝错构瘤(mixed hamartoma of the liver):是指除肝内成分外还含有其他脏器或组织如肺、胃肠道的细胞或组织成分。相对少见,常表现为多结节肿块,周围有纤维束分隔。混合型肝错构瘤与间叶性肝错构瘤不同,主要表现为结节中心含胆管成分及被包围的肝索和肝小岛。成簇的小胆管很像婴儿胆管错构瘤或婴儿型多囊性疾患,但没有囊肿形成。

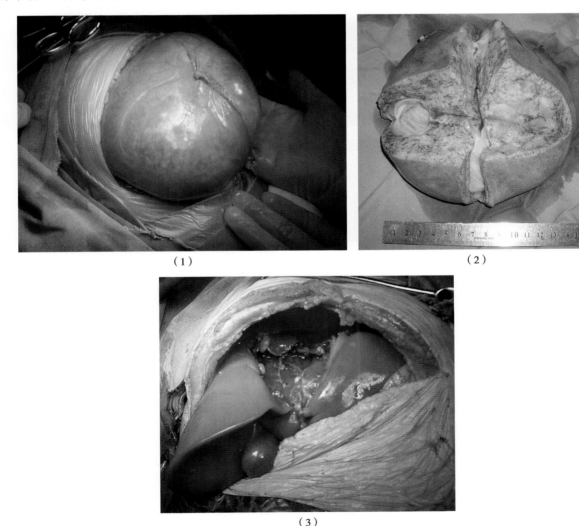

(1)　　　　　　　　　　　　　　　　(2)

(3)

图 26-13　主要位于肝中叶的巨大肝脏错构瘤,手术所见,男,1 岁
(1)位于肝中叶的巨大肝脏错构瘤;(2)巨大肝脏错构瘤切除后手术标本;
(3)肿瘤切除后肝脏左右叶保留,可以再修复肝脏外形

【临床表现】

绝大多数病例以腹围进行性增大或上腹部触及质硬肿块为主要临床特点,少数病例为尸体剖检时偶然发现。肿块可随呼吸上下移动,通常无压痛。本肿瘤约80%在一岁以内被发现,整个上腹部几乎均为巨大的肿物所占据。临床主要表现为腹部肿物,进行性增大。与肝母细胞瘤有很大的不同,后者常有营养障碍、消瘦、贫血等症,而本病即使随着患儿的生长而进行性增生,一般情况也往往较好。

【特殊检查及诊断】

手术前通过CT、MRI、B超等影像学检查可见肝脏内的占位性病变。多为实性,少数可见肿块内有囊肿。腹部平片常显示右上腹部有非钙化性肿块。肝扫描可见无功能区。肿瘤好发于肝的右叶(约占75%~80%),有些可见有很粗的蒂与肝相联。约15%~30%的肿瘤发生于肝前下叶,表面有蒂与肝相连,其余发生在肝的左叶。多发性病变可发生于肝的左右两叶(图26-14)。

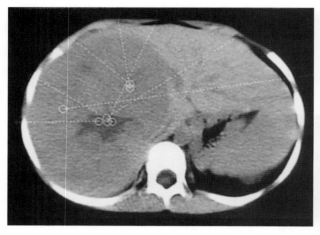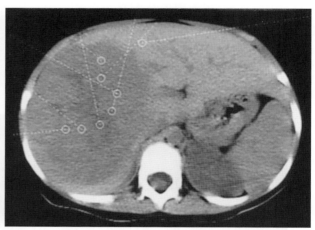

图26-14 肝脏巨大错构瘤的CT所见,男,7个月

肝功检查多正常。AFP在较大婴儿或幼儿多正常,可作为与肝母细胞瘤鉴别的一个重要参考。但在小婴儿有不少增高的报道,考虑可能与新生儿或小婴儿正常生理状况下AFP即处于高水平有关。

视频32 肝脏巨大错构瘤CT所见

视频33 肝脏巨大错构瘤三维重建结果

【治疗及预后】

目前尚未发现错构瘤发生恶变,手术切除是治疗本病的最好方法,可行肿瘤摘除或肝叶切除术,预后良好。

笔者曾经历一例,新生儿期因右上腹部巨大肿块而入院,CT示肝右叶实性肿瘤,并挤压肝门,考虑手术困难,同时患儿合并较严重呼吸道感染,家长顾虑而自动出院,但3个月后患儿生长发育良好,而再次入院要求手术治疗,再次CT检查,发现正常肝脏组织反而生长快于肿瘤,根据CT判断手术切除要较新生儿期为易。最终本例成功接受肝右叶切除,预后良好。一般认为本病虽为良性,但可生长至很大,给手术增加难度,另外手术前常难以与肝母细胞瘤进行区分,发现后宜尽早手术。

对肿块较大无法切除者,有报道给予放射治疗或环磷酰胺等化疗有一定疗效,但不确实。

第九节 肝脏血管瘤

肝脏血管瘤(hemangioma of the liver):在肝脏的良性肿瘤中,肝血管瘤最为常见。自B型超声诊断普遍应用于临床以后,在成人肝血管瘤是门诊患者中最常遇到的肝内占位性病变,在小儿病例临床发现也较前增加。

肝脏海绵状血管瘤的确切发病率尚难于估计，过去多是腹部手术时偶然或在尸检时发现，现在则多可通过现代诊断技术发现。

【病因】

对于血管瘤形成的原因，认识尚不统一。多数认为肝血管瘤起源于肝脏胚胎血管错构芽，在一定条件下胚胎血管错构芽发生瘤样增生，形成血管瘤。而对于成人病例，有学者认为来源于肝内血管结构发育异常，而随后血管瘤的增大或由于血窦内血液淤滞和压力，使血窦扩张而不是真正的新生物；也有认为是肝实质坏死、出血、血管扩张而形成。

有少数患者手术切除血管瘤许多年之后又复发并呈现典型的海绵状血管瘤结构，故亦有认为此类肿瘤也可能是真正的新生物。肝海绵状血管瘤的发生可能与雌激素有关，有关于服用口服避孕药有促使其发生或复发的报道。

【病理改变】

小儿的肝脏血管瘤主要包括婴幼儿血管内皮瘤（infantile hemangioendothelioma）和海绵状血管瘤（cavernus hemangioma）两种良性血管瘤。肝的血管内皮细胞瘤多在生后6个月以内被发现，但有症状的海绵状血管瘤则多在生后2个月内被发现。

1. 婴儿型血管内皮瘤 肉眼观，肿瘤由单或多个圆形分离结节构成。一般表现为肝内孤立性肿物，也可见多发性病灶，发生于肝的一叶或两叶。病理表现：肿瘤直径约0.2～15cm，剖面灰白色或紫红色，与周围肝组织分界不十分清楚，中心部分有时可见灰黄色斑点状钙化。根据组织学表现又可分成两型。

（1）Ⅰ型婴儿型血管内皮瘤：是最常见的类型，肿瘤组织由大小不等的血管构成，管腔内壁可见肿胀增生的血管内皮细胞，核分裂象很少见。血管之间可见黏液纤维基质。有些区域细胞比较密集，其中可见小管、圆形血管或分枝状血管混杂存在，间质内和血管腔内可见小灶状髓外造血细胞。有些肿瘤中心部分可看到血栓形成，钙盐沉积和进行性纤维化。这种改变是一种自发性消退的表现，由于肿瘤内可看到黏液纤维基质、小胆管和血管，需要和间叶错构瘤鉴别。间叶错构瘤没有那么多增生的血管，而且除血管外还可见到淋巴管。有报道，Ⅰ型血管内皮瘤经过数年后发展成血管肉瘤的病例。多取材，仔细查找有无血管肉瘤成分及随访患者很重要。

（2）Ⅱ型婴儿型血管内皮瘤：主要表现为血管内皮细胞明显增生，不形成管腔，或管腔结构不清楚。有些区域可见血管腔互相吻合，管腔内皮细胞呈乳头状增生，内皮细胞有轻度异形，核分裂象很多见。Ⅱ型血管内皮瘤形态表现和血管肉瘤很相似，但血管肉瘤核分裂象很多见，并且可以看到肿瘤侵犯肝血窦，沿肝血窦生长。有些病例Ⅰ型和Ⅱ型血管内皮瘤混杂存在（图26-15）。

2. 海绵状血管瘤 单或多发肿瘤分界清楚，偶尔有蒂。海绵状血管瘤在肝脏表面表现为暗红、蓝紫色呈囊样隆起、分叶或结节状，柔软，可压缩，但松开压力之后，又恢复至原形。切面为海绵状。由扩张的血管构成。和血管内皮瘤不同，其镜下主要由多数扩大的血管腔隙构成，有扁平的血管内皮细胞和薄的血管壁。血管腔内有时可见血栓形成。血管之间含不等量的纤维间质，没有恶性的潜能。前者腔隙内可见血管内皮细胞被覆；后者血肿间隙没有内皮细胞覆盖。肝紫癜病在肉眼检查乃至镜下观察都与海绵状血管瘤极其相似，但肝紫癜病虽可见大量红细胞充满腔隙，但腔面没有血管内皮细胞被覆。肝海绵状血管瘤良性，尚无关于此肿瘤恶性变的记载。

尸检时发现的肝海绵状血管瘤绝大多数是体积<2cm的小肿瘤，而小的肝血管瘤在临床上只是个鉴别诊断的问题，往往缺乏更多的治疗意义。

【临床表现】

小的病变多无症状，经体检超声发现，较大的病变可造成上腹不适或触及包块。巨大血管瘤可使肝脏显著增大。本病多见于女性患者，男女性间的比例报道有不同，可从1∶1.5至1∶5。

婴儿型血管内皮瘤90%发生在6个月以下婴儿，表现为肝大，腹胀或包块。近20%伴皮肤血管瘤，也可伴有其他脏器血管瘤。少部分病例会同时发生在肝脏以外，如皮肤、肠管等。部分患儿出现心衰表现。心力衰竭往往是由于巨大的肿瘤内存在动静脉瘘，致短期内回心血量明显增加。另外少部分巨大的血管瘤可出现血管瘤血小板减少综合征的严重并发症。如果没有发现体表的血管瘤而患儿有血小板减少、出血、凝血机制不佳时应该考虑到血管瘤血小板减少综合征（Kasabach-Merritt Syndrom）的可能。其可能的机制为巨大的血管瘤内常滞留并消耗大量血小板、凝血因子和纤维蛋白原使凝血机制异常，出现贫血和血小板减少。小儿血管内皮瘤较海

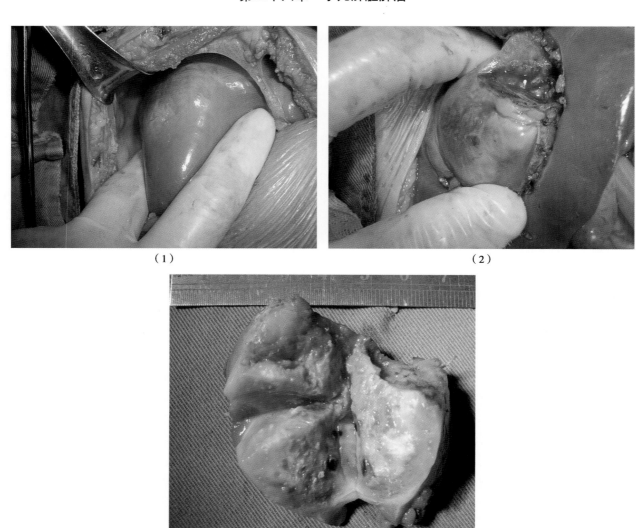

图 26-15　肝脏血管内皮瘤的手术所见,女,4 个月
(1)位于肝脏右叶的血管内皮瘤;(2)采用局部切除的方法切除肿瘤;(3)切除的手术标本

绵状血管瘤多见,多为多发性,较少形成巨大肿块。有潜在恶性。AFP 可升高。

　　肝海绵状血管瘤多发现于青、中年患者,小儿较成人少见。小血管瘤无症状,较大者可于婴儿期出现无症状性腹部肿块或高心排出量引起的心功能衰竭。另外有相当多的病例在新生儿时期因肿瘤破溃导致腹腔内大出血而突然死亡。这种情况需要和新生儿产伤所致肝内血肿破裂鉴别。部分病例也可出现血管瘤血小板减少综合征。而年长儿或在青、中年患者因多属于体检时发现,很难确定其准确的发病时间,虽然常是偶然发现,但追溯起来也有一定症状,只是较轻和进展较缓慢,未曾引起患者的足够注意。最常见的症状是上腹部不适、发胀、进食后膨胀感、易劳累、隐痛等,不很常见的症状是较重的疼痛、呈持续性,发热、贫血。有的患者因发生血管瘤出

血,可出现急剧的涨痛、上腹部出现肿块并呈增大。有报道一例 11 岁儿童患者因轻度外伤后出现右上腹迅速增大的肿块,手术证实为肝包膜下血肿,在血肿的底部有一直径约 1.5cm 的血管瘤。

　　位于肝左叶、肝右叶下段的海绵状血管瘤,查体时多表现为上腹部肿块,柔软至中等硬度,表面光滑,有可压缩性,随呼吸上、下移动,一般无触痛或血管性杂音。位于肝右叶上段的海绵状血管瘤往往是在瘤体增大时将肝脏向下移位,检查时可发现右肋下肿大肝脏的边缘,若没有现代影像诊断技术,诊断很困难。

【诊断】

　　肝血管瘤的诊断主要依靠现代影像诊断的发现。虽然如此,直径在 2.0cm 以内的小的血管瘤,鉴别诊断上有时仍然很困难。

1. **超声表现** 超声检查往往是首选的和最常见的影像诊断,显示肝内均质、强回声病变,边界大多清楚,或病变区内强回声伴不规则低回声,病变内可显示扩张的血窦。小的血管瘤应注意与转移瘤区别。

2. **CT 表现**

(1)平扫:肝内低密度区,轮廓清楚,密度均匀或病变区内有更低密度区,代表血栓机化或纤维分隔,少数可见到钙化。

(2)增强扫描:①早期病变边缘显著强化呈结节状或岛屿状,密度与邻近腹主动脉相近,明显高于周围肝实质密度,持续时间加长。②随着时间延长,增强幅度向病变中央推近,而病变的低密度区相对变小。③延时扫描病变呈等密度或略高密度(平扫时病变内更低密度无变化)。增强扫描是诊断肝海绵状血管瘤的重要方法,具有特征性表现,诊断正确率可在 90% 以上。一般典型表现出现在动脉早期,即注药后 30～60 秒。因此强调正确的检查技术,即快速注射造影剂,快速扫描,适时延时扫描。否则,因未见到特征性表现易造成误诊或漏诊。

婴儿血管内皮细胞瘤的增强扫描,早期肿瘤周边部密度增高,伴整个病灶不规则增强,随着周边部密度下降,中心部逐渐强化,延迟扫描,肿瘤逐渐呈等密度灶。中心无增强区代表坏死或出血。海绵状血管瘤增强扫描早期肿瘤边缘部见致密结节状、波浪状或向瘤内隆起的乳头状阴影。动态和延迟扫描所见同婴儿血管内皮细胞瘤。此种特殊的增强过程为血管瘤的特征性表现,具定性诊断意义。但较小的肿瘤迅速整个强化(高密度似主动脉),不显示向心性强化过程。

3. **核素 ^{99m}TC 肝血池扫描** 有助于肝血管瘤的诊断,血池扫描显示病变部分充盈缺损,边缘清楚锐利,有明显的放射浓集区,血管瘤显影时间较长。

4. **MRI 检查** MRI 的表现具有特异性。在 T_1 加权图像上多呈均匀的低信号或等信号强度,T_2 加权图像上呈均匀的高信号,弛豫时间延长,并随回波时间延长信号强度增强,边界清楚。

5. **肝血管造影检查** 肝血管造影最有价值,具有特征性。可见营养血管的肝动脉扩张,肿瘤内分布的动脉呈弧状,末梢的造影剂渗入,动脉相早期可见树枝状的静脉样形态的异常血管出现,毛细血管相可见内部不均一、地图状的造影剂滞留像。但本法是创伤性检查,对于小儿常需全身麻醉,实际临床应用时受到较大的限制。

【鉴别诊断】

海绵状血管瘤主要与肝内恶性肿瘤鉴别。

1. **肝细胞癌** 一般有肝炎、肝硬化病史,一般情况较差。AFP 可为阳性,静脉增强扫描有助鉴别。

2. **肝转移瘤** 部分肝内转移瘤增强扫描可表现边缘强化,类似血管瘤早期表现,但延时扫描呈低密度可资鉴别。往往合并全身一般情况差,甚至恶病质的表现,可发现原发病变。

3. **肝脓肿** 一般病变周围界限不清、模糊,脓肿周围可见低密度晕环,典型的病变周围强化,病变内气体存在。需结合临床表现。

【治疗】

小儿肝血管瘤与其他血管瘤一样,存在自行消退的可能性,因此在治疗原则的确定时就需要特别慎重。是采取期待、观察的方法还是积极地进行外科干预,不同的学者之间也存在较大的争论。肝血管瘤切除手术在缺乏必要的设备和技术条件下,手术有一定的危险性和并发症,因而必须根据每个患儿的具体情况、肿瘤的大小和位置、有无明显的临床症状等,做出手术或非手术治疗的决策。综合国内外多数学者的经验和治疗主张可以归纳为如下的治疗原则。

1. **无任何临床症状,肿瘤较小病例的治疗** 可以采用观察、定期复查的方法以期望血管瘤自行消退。

2. **肝脏血管瘤合并 Kasabach-Merritt 综合征的治疗** 可采用激素疗法。先使用大剂量地塞米松静脉注射,后改为泼尼松口服,对血小板减少往往有效,并可使肿瘤明显缩小。对部分严重的病例有应用放射治疗取得满意效果的报道。

3. **肝脏血管瘤合并心力衰竭时的治疗** 发生心力衰竭的主要原因是血管瘤内存在多量的动静脉交通短路,大量血液不经过周围小血管直接经过短路回流入心,引起心脏负担过重。治疗时应根据发病机制,一方面给予强心药物,另一方面更重要的是阻断短路交通。可进行选择性肝动脉造影及肿瘤动脉栓塞。肿瘤往往巨大,不能完全手术切除,有报道采用肝固有动脉结扎的方法,手术后取得立竿见影的效果。但也有手术后复发的可能。

4. **肿瘤较大,有部分症状的治疗** 对较大的肝海绵状血管瘤,若情况合适时,可以考虑手术切除,随着小儿肝胆外科技术水平的提高,现在一般手术死亡率和并发症率都有较大程度的降低。但巨大的或超大型的海绵状血管瘤多伴有较显著的临床症状,其手术切除亦较复杂,手术并发症率较高。巨大型肝海绵状血管瘤常与肝脏内、外的重要血管间有复杂的关系,如将下腔静脉包绕、压迫,包围第二肝门和主要肝静脉、下腔静脉移位、膈肌或腹膜粘连等,术前应该对肿瘤与各重要结构间的关系详细了解,权衡手术的利弊。

另外,肝海绵状血管瘤的非手术治疗方法有:①放射治疗;②选择性肝动脉造影及肿瘤动脉栓塞。此两种治疗措施有一定效果,可使肿瘤体积部分缩小,也有治愈的报道。近年来由于血管造影技术的显著进步,有条件的医院可以应用血管造影介入治疗技术进行血管栓塞治疗。

第十节　肝脏腺瘤

肝脏腺瘤(hepatocellular adonoma)是一种临床上少见、来源于肝细胞的良性肿瘤,可发生于任何年龄。文献中最小一例为3周的新生儿,尸检时偶然发现。女性较男性多见。临床主要表现为肝大,肿瘤可出现出血性梗死,约1/4患儿可因肿瘤破裂继发腹腔内出血。肿瘤呈球形,常为单发,多局限于肝右叶。

【病因】

本病确切发病机制尚不清楚。有先天性和后天性两类,先天性肝腺瘤可能与发育异常有关,多见于婴幼儿病例。后天可能与肝硬化后肝细胞结节状增生有关。报道认为与口服避孕药有密切关系。小儿肝腺瘤常常和其他疾病伴同发生,如Ⅰ型肝糖原累积症,患者常在10岁左右时发现肝腺瘤,用饮食治疗肝糖原累积症,腺瘤可以消失。雄性激素治疗Fanconi贫血,β-地中海性贫血有过量铁摄入的患者,或者合成类固醇治疗的患者等,都发现患儿有肝腺瘤发生,两者的关系不十分清楚。

【病理变化】

病理表现:肿瘤可发生在肝脏的深部或在肝的表面,很少见有蒂。为实质性肿块。肝腺瘤常有不完整包膜,边界清楚,隆起于肝表面,表面有丰富的血管,质软,切面呈淡黄色,有时有暗红或棕红色出血区。最常见的是孤立的结节,结节周围常可看到多数卫星结节。剖面表现为界限清楚的结节,呈均匀的黄褐色,偶见中心有坏死。真正的包膜不常见。

镜下可见肿瘤由分化良好的肝细胞组成,由2~3层细胞排列成索状或片状。结节内没有小叶结构,没有纤维间隔,没有小胆管增生,也没有门脉结构。有时瘤细胞体积比肝细胞稍大或有轻度异形。由于细胞内糖原含量多,胞质内较多糖原和脂滴,细胞质内有空泡形成。很少见到核分裂象。电子显微镜下可见到瘤细胞内细胞器缺乏。

【临床表现】

肝腺瘤在成人和小孩都很少见,可发生于任何年龄。文献中最小一例为3周的新生儿,解剖时偶然发现。女性较男性多见。可发生在肝左叶或右叶,以右叶为多见。

患儿一般情况好,肿瘤小时可无任何症状,由于肿瘤生长缓慢,往往发展至巨大时才引起家长的注意。笔者治疗的一例14岁女孩,瘤肝的重量达4.8kg,而肿瘤切除手术后体重为41kg,肿瘤重量竟占体重的12%。因肝脏肿块较大,可表现为右上腹部肿块,可引起腹胀、轻微腹痛等症状(图26-16)。个别病例可因下腔静脉被压迫而出现双下肢的水肿。

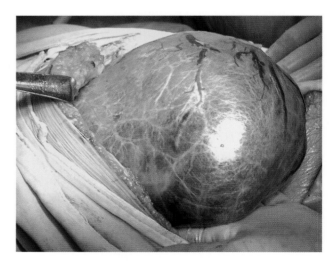

图26-16　巨大肝脏腺瘤的手术中所见,女,14岁,瘤肝重4800g

【诊断】

本病术前诊断较难,容易与肝母细胞瘤或肝癌相混淆。诊断主要依据影像学检查,尤以CT检查最具价值。

1. B 超检查 可见肝内孤立的圆形、椭圆形、边界清楚的低回声或中等回声肿块,肿瘤较大则回声杂乱、强弱不等。

2. CT 平扫 呈圆形稍低密度,与周围肝组织相差 10Hu 左右,病灶边界清楚,有包膜,其内可有

更低密度的陈旧性出血、坏死灶。增强扫描早期可有短暂的均匀性增强,和正常肝组织对比十分明显,然后密度下降为等密度,延迟扫描为低密度。螺旋 CT 动脉期肿瘤密度高于正常肝组织,静脉期为等密度或低密度(图 26-17)。

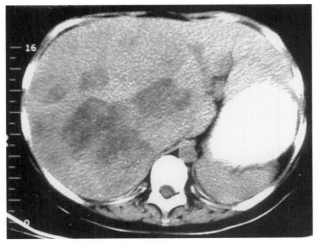
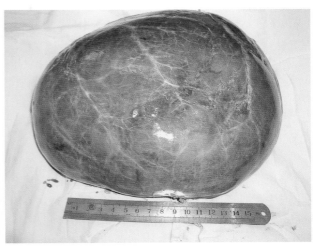

图 26-17 巨大肝脏腺瘤的 CT 所见及大体标本,女,14 岁

3. MRI 表现为肝内单发病灶,呈边界清楚的圆形肿物,T1WI 稍低信号、T2 WI 稍高信号。也可 T1WI、T2WI 均为稍高信号或高信号,说明其内脂肪含量高或有出血,此信号改变具特征性,对病变的定性诊断有较大帮助。

4. 放射性核素 Tc-吡哆醛 5 甲基色氨酸(Tc-PMT)及 Ga-67 扫描对肝腺瘤的诊断也有价值。Ga-67 扫描表现为冷结节,Tc-PMT 表现为早期的摄入、排泄延迟以及放射性稀疏。认为联合检测 B 超、CT、MRI 和放射性核素检查可以提高本病的确诊率。核素肝扫描显示肿瘤部位为核素稀疏区。肝血管造影显示该区血管增多和明显的肿瘤边缘。

5. 肝功等常规实验检查往往正常,血 AFP 正常是本病与小儿肝脏恶性肿瘤鉴别的一个重要的指标。

但临床实际中有时进行了上述的多种检查,手术前也无法获得准确的诊断。前述笔者经历的患儿曾辗转国内数家大医院,行 B 超、CT 及 MRI 等检查,因高度怀疑肝母细胞瘤而行过肝血管造影并进行选择性肝动脉化疗性栓塞,因治疗无效而转至笔者处。术中见肿瘤巨大,表面有大量迂曲、隆起的血管,仍不能肯定诊断,最终手术切除后才获得病理诊断(图 26-18)。

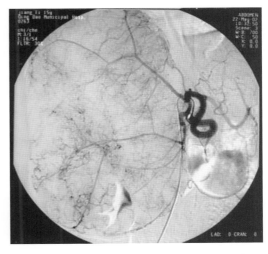

图 26-18 巨大肝脏腺瘤的 DSA 血管造影所见,女,14 岁

【鉴别诊断】

需与肝母细胞瘤及肝细胞癌鉴别。CT 检查中肝细胞腺瘤增强较为均匀,无结节中结节征象,也无被膜之环形增强征象。镜下肝腺瘤也需要和肝癌进行鉴别,尤其是肿瘤细胞有轻度异型者,常常很难和分化好的肝细胞癌鉴别。肝癌必须有细胞异型,出现较多的核分裂象,并有血管的浸润。这种病例应考虑为肝细胞癌。

【治疗】

切除是唯一的治疗方法,但操作难度大。由于

本病有癌变倾向,并且有突然恶性变的可能性,大多数学者主张对于诊断已明确或无法完全与肝母细胞瘤鉴别时尽早手术切除为最好的方法。手术包括肝叶段切除、不规则肝切除、包膜内肿瘤剜除术等多种方法,既可做到消除临床症状,又可避免并发大出血

及继发恶变。前述病例应用低温麻醉、开腹后探查见肿瘤位于肝右叶全部及部分尾状叶,采用先处理第一肝门的门静脉、右肝动脉、右肝管及胆囊管,再处理肝静脉、十余支肝短静脉后再切肝的办法顺利切除达4.8kg的巨大瘤肝。

第十一节　局灶性结节性肝脏增生

局灶性结节性肝脏增生(focal nodular hyperplasia)亦称局限性肝硬化、增生性结节或肝细胞胆管瘤等。本病常为良性,可发生于各年龄组,亦可在尸体解剖时偶然发现。目前多数认为是肿瘤,病变局限时应予以切除。

【病因病理】

小块活检标本或穿刺活检标本很难和结节性肝硬化或先天性纤维化鉴别。其病因尚不清楚。Edmondson认为,本病的发生机制似为局限性肝损害后的反应。Whelan认为,本病是动脉畸形造成动脉硬化的一种反应。病因不明,多见女性。

多认为肝局灶性结节增生为一种非常少见的良性占位性病变,实际上并非真正的肿瘤。仅占小儿原发性肝脏肿瘤或瘤样病变的2%左右。有些病例偶在尸检时被发现。诊断年龄多在5岁或5岁以上,极少数发生在新生儿并同时伴有先天性畸形。有报道本病可伴有以下几种疾患,如半身肥大、家族性胶质母细胞瘤或镰状细胞贫血等。

左叶发病较右叶稍多见,可以单发或多发,多发病变占总数的15%～20%。病理表现:本病的大体标本所见酷似恶性疾病。肿物多位于肝内,无包膜,

表面呈细小或较粗大的结节,直径1～15cm,重量可达800g。表面有粗大的静脉,很像肝母细胞瘤。肿物为单发,位于包膜下或肝实质的深部,边界清楚,但常无包膜。切面呈灰色或灰褐色,中央有白色结缔组织,自中央向四周呈辐射状伸向间质,将肝组织分成许多小结节。剖面肿物呈结节状,结节中心可见星芒状或压迫性瘢痕,这种瘢痕多见于肿物的中心部分。组织学表现,结节内为形态正常的肝细胞,由2～3层细胞排列呈索或片状,但排列不整齐,无中心静脉,失去正常的肝小叶结构。胞质内可见微小脂滴。结节周围可见宽的或细的纤维间隔。间隔内可见动脉和静脉,静脉管壁由于内膜和内膜下纤维组织增生而变厚,管腔狭窄。间隔内可见成簇的小胆管伴有不等量的中性粒细胞浸润,胆管周围尤其明显。肿物以外的肝组织没有明显的肝硬化。

【临床表现】

一般无症状。可表现为腹部肿块而感到上腹部不适,肿块多较硬。少数病例可自发性破裂而大出血。带蒂的结节发生扭转或破裂,可出现急性腹痛或继发腹腔内出血。曾有报道因多发性病灶而合并门脉高压者。

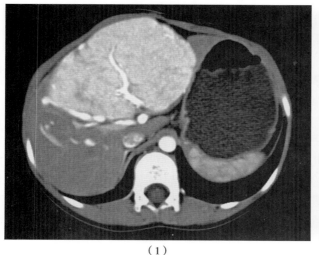
（1）

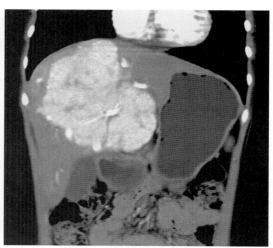
（2）

图26-19　FNH患儿CT图像

【特殊检查及诊断】

1. 超声表现 可以有低、高或混合回声,缺乏特征性,可见纤维分隔。

2. CT表现(图26-19)

(1)平扫:肝内低密度或等密度改变,边界清楚。当中心存在纤维性瘢痕时,可见从中心向边缘呈放射状分布之低密度影像为其特征。

(2)增强扫描:可为高密度、等密度或低密度不等,主要因其供血情况而不同。病变内纤维分隔无增强,动脉晚期病变呈低密度。

3. 血管造影 典型病变可表现为血管呈放射状分布如轮辐样和外围血管的抱球现象。

4. 核素 ^{99m}Tc 胶体硫扫描 65%的病变可见有核素浓聚,因该种病变内有肝巨噬细胞所以能凝聚核素,这点和其他良恶性肿瘤不同,因而有较高诊断价值。

5. MRI 表现为等 T_1、长 T_2 信号,边缘清晰,内 T1W 及 T2W 压脂像上,上述改变更加清晰。

视频34

视频34 FNH患儿CT所见

【治疗】

目前尚无本病恶变的报道,经长期观察多数患者肿瘤无增大,有的甚至变小或原有症状消失,一般不破裂出血,因此对无症状者可以密切观察,而不需要积极地进行手术治疗。对于诊断不明确、有临床症状或观察中发现肿瘤生长较快者,应行手术治疗。方式以局部切除及肝段切除为主,大的病变完全切除困难者可以结扎其供应血管,可不必涉险行大的肝叶或多叶肝脏切除。

第十二节 肝脏炎性假瘤

肝脏炎性假瘤(inflammatory pseudotumor of the liver)是一种非常少见的肝脏良性病变。自 Pack 等(1953年)首次报告以来,特别是20世纪80年代以来,随着现代影像诊断技术的发展和肝脏手术技术的极大进步,该病检出率逐渐增加而被国内外学者所认识。这类病变主要由纤维基质和以浆细胞为主的各种慢性炎性细胞所组成,基本的病理特征为炎性增生肿块。对于发生在某些器官的由各类慢性炎性细胞所构成的肿瘤样炎性肿块,以往不同作者对这类病变的描述和命名不一,诸如组织细胞瘤、浆细胞瘤、黄色肉芽肿、浆细胞肉芽肿、炎症后肿瘤、硬化性假瘤、纤维黄色瘤等。20世纪80年代中期以来,人们开始使用炎性假瘤这一名称来概括这类病变。

【病因】

肝脏炎性假瘤的病因尚不明了,但作为一个以实体形式发生在某一肝段的炎性肿块,它标志着肝内一个活动的局限性炎症过程。有人认为可能与感染有关,因为这类患者发病初期有发热、贫血、体重减轻等全身症状,但多数病例未在病变中找到细菌,所以有人指出可能是非细菌性感染所致的肝脏局限性损害。有报道一例经皮穿刺细胞学检查诊为恶性肿瘤而行手术切除,术后经组织学检查确定为炎性假瘤,镜检见到大量泡沫组织细胞和少数浆细胞和淋巴细胞,同时见到大量革兰阳性球菌,提示该病变

系对肝内细菌感染的一种异常组织反应。有学者倾向于认为源自局部门静脉或胆道系统的感染。有一组报道的5例病例,4例在发病前有腹部手术或右胸部外伤史,提示手术或外伤诱发经门静脉或胆道系统的上行性感染可能与发病有关。

也有人提出,本病的发生可能与免疫反应有关,因为病变内见到大量浆细胞,考虑可能是机体受内源性或外源性的抗原或半抗原物质刺激后产生的免疫病理反应,而细菌、真菌、抗生素、磺胺类、碘、二硝基氯苯、阿司匹林、非那西丁、漆以及许多低分子化学物质等都可能成为抗原性刺激。机体的免疫反应除了识别和清除异物以维护机体的生理正常外,免疫反应也能引起机体生理功能的紊乱或造成组织的损伤从而引起某些病变。有的学者指出肝脏炎性假瘤可能属于这类变态反应。有人在肝脏炎性假瘤的血管中看到了静脉管壁的细胞增生、炎症和管腔闭塞的改变,并称之为闭塞性静脉炎。他们认为这些变化与 Riedel 甲状腺炎,特发性腹膜后纤维化和纵隔纤维化等血管改变是相同的,所以提出它是一种自身免疫性疾病。有的病变血管内也见到血管壁的细胞增生、管腔狭窄等改变,这些血管变化可能与感染或免疫反应有关或两者同时兼有。

【病理学改变】

临床或影像学上所谓的肝脏炎性假瘤,在病理

上表现为圆形或椭圆形的肿瘤样肿块,有较为完整的包膜,界限清楚,坚硬具有张力,病变剖面光滑平坦,多呈黄色;镜下主要是浆细胞、组织细胞、成纤维细胞、环状细胞等各种炎性细胞,病变周围组织有明显炎症或纤维反应,并伴有丰富的纤维组织出现,有的可见大量肝细胞坏死,但少有液化。

在病理形态上可分为黄色肉芽肿型、浆细胞性肉芽肿型和透明硬化型三种。三种形态可在同一病例中混合存在,而往往以一种类型为主。反映了机体对不同病因或在不同病程阶段的不同反应。病变内细胞以分化成熟的炎性细胞为主,并可伴有不同程度的成纤维细胞、静脉血管内皮细胞增生及纤维化。黄色肉芽肿型以组织细胞、黄色瘤细胞的增生为主。浆细胞性肉芽肿型以淋巴细胞、浆细胞浸润为主。而透明硬化型则以炎症背景下的成纤维细胞增生和胶原纤维玻璃样变性为主要特征。各型均无细胞异型性,反映了病变的炎症性质。

病灶周围肝组织无硬化的背景。浆细胞性肉芽肿型肝炎性假瘤在病理上需要与肝恶性淋巴瘤鉴别。后者以 T 细胞淋巴瘤多见,肝脏呈弥漫性肿大,常不形成局限性肿块。而炎性假瘤成分较复杂,分化成熟,核分裂象少见。免疫标记呈多克隆性淋巴细胞增生,血象和骨髓象也无恶性征象。肝脏通常无硬化,病变多局限,境界清楚,质地较硬,在肝的表面或略隆起触摸有实质性硬韧感。切开病变组织见其剖面光滑平坦,切面呈黄色,多有较完整包膜,有的病例可看到炎性假瘤与腹壁或膈肌、周围脏器有炎性粘连。上述改变可作为与肝癌的主要区别。然而不论在术前或术中,两者的真正鉴别还是有困难的,最终的诊断仍靠病理检查。

肝脏炎性假瘤虽属肝脏的炎性病变,但它不像急性和慢性肝炎那样累及肝的整体,而是以炎性肿块的形式发生在一个局限的肝段或肝叶,看上去酷似肿瘤,常使临床医生在本病与肝癌、局灶性结节性肝硬化之间造成诊断上的错误,因此,在肝占位病变的鉴别诊断过程中,尽管本病罕见,临床医生不应忽视本病存在的可能。

【临床表现】

肝脏炎性假瘤发病年龄无一定规律,综合文献中有完整资料的 17 例,男 12 例,女 5 例,年龄分布在 1~61 岁。病程最短 20 天,最长者 36 个月。和肺炎性假瘤不同的是,肝脏炎性假瘤患者一般无症状或症状较微,主要的症状有上腹部疼痛,不明原因

的发热,上腹包块,体重减轻;有的患者伴有消化道症状,如恶心、餐后上腹饱满感,个别患者如病变累及肝门胆道可出现黄疸。发病部位以一侧肝叶受累居多,也可两叶同时受累,多为单发,个别病例可以多发。

据另一组总结归纳的 52 例文献报道的病例分析,以男性多见,约占 70%,年龄最小 10 个月,最大 83 岁,平均 37 岁。以发热、右上腹疼痛、肝区叩击痛,体重下降和右上腹肝区肿块等为最常见的症状和体征。

病灶大多数位于肝右叶,以单发为主,少数可多发,最大可达 25cm,最小 1cm。

【特殊检查及诊断】

肝脏的影像学检查均显示明确的占位性病变。B 超检查可见肝内不均质回声,病变部位呈低回声,边界清楚而无晕环,形态可呈圆形、楔形或斑片状,其后方回声无改变。如果肝脏炎性假瘤与腹壁有粘连常可在 B 超上发现。

常规 CT 增强扫描可以发现病灶,但定性很难,往往误诊为肝细胞性肝癌。随着螺旋 CT 的出现,可以一次屏气完成全肝扫描,扫描速度快,特别是在增强造影的不同时期完成扫描,可以动态观察病灶的血供特点,从而有利于定性。肝脏炎性假瘤因无大量肝动脉供血,因而在 CT 增强动脉期扫描时无强化表现,仍表现为低密度灶,边界不清。在门脉期及延迟期扫描时,因炎性假瘤周边有较多的纤维组织包绕,因而其边缘可有强化表现,而且边界也显示得更加清晰,甚至有些病灶因周边纤维组织较多,强化后和肝实质密度一致,因而可产生病灶缩小的感觉。门脉期和延迟期病灶边缘强化以及纤维分隔的形成是炎性假瘤的常见表现,CT 动态增强扫描和螺旋 CT 多期扫描可充分反映肝脏炎性假瘤的血供特点和病理特征,因而在诊断及鉴别诊断中有很大价值。

在 B 超和 CT 检查仍不能判定其性质时,血管造影对诊断的确立可能有所帮助。肝脏血管造影或核素肝血池显像为低血管性病变。通常无肿瘤性血管生存。也无动、静脉瘘,血管湖等提示恶性肿瘤或肝血管瘤等的病理改变。尽管有这些理论上可供参考的影像学表现,但临床上手术前能够明确诊断者则很少,常常难以明确地与肝癌相鉴别。往往需要手术切除后通过病理学检查而获得最终的诊断。

实验室检查常可发现周围血象白细胞和中性粒

细胞比例增高,血沉加快,C 反应蛋白升高和贫血。AFP 多为正常,个别患者 AFP 可以升高,HbsAg 多为阴性。白细胞总数可以轻度升高或正常。在诊断肝脏炎性假瘤时遇到同时有 AFP 升高的病例,更难与肝癌相区别。至于肝脏炎性假瘤同时伴有 AFP 升高的机制尚不清楚。推测可能是当胎儿出生时所有的肝细胞都有合成 AFP 的功能,但随后越来越少数的肝细胞保存此功能,炎性假瘤是肝脏的局限性炎性肿块,在其发生发展过程中使保存有合成 AFP 功能的肝细胞或细胞群增生,因而出现血清 AFP 增高的现象。

当临床高度怀疑为肝脏炎性假瘤时,为进一步明确诊断可以考虑在 B 超引导下细针穿刺行细胞学检查(多点穿刺取材)。有对临床上怀疑本病而通过经皮肝脏穿刺活组织病理检查而成功获得诊断的报道。

【治疗】

对于本病的治疗尚存在争议,有学者根据其疾病的实质属于炎性改变这一点认为内科治疗似乎更恰当,特别是当患者经过病灶活检做出肯定的诊断时。由于预后良好,保守治疗是有效的。甚至有人提出可不必急于处理,只需密切随访观察。然而,目前大多数肝脏炎性假瘤手术前无法获得准确的诊断,可被怀疑为肝母细胞瘤或其他恶性肿瘤,往往需要剖腹探查。因此手术治疗仍是肝脏炎性假瘤的主要治疗方法。手术治疗的主要目的是明确诊断,切除病灶。

肝脏炎性假瘤多为单个病灶,绝大多数位置浅显易见。手术治疗时根据病灶的位置及范围而定,可行局部切除或肝叶、段切除。不能完全切除的炎性假瘤应行活检而明确病理诊断,手术后可行抗生素及激素等内科治疗。本病预后较好。

第十三节　肝脏畸胎瘤

小儿时期的畸胎瘤不少见,多发生于骶尾部、腹膜后、卵巢、睾丸和纵隔等部位。也有发生于肝脏者。肝脏畸胎瘤(teratoma of the liver)极少见。Misick 最早报告于 1898 年,是一例 6 周男婴,发生于肝右叶的囊实性混合存在的肿瘤。近年来报道有所增加。

【病因及病理】

一般认为在人类发生过程中,特别是在胚胎时期,部分具有全能发展能力的细胞从发育的整体中分离或脱落,如发生于胚胎的中、晚期,这些具有多能发展潜力的细胞在某些因素的作用下会分化、发展,最终成为具有三种胚胎组织的畸胎瘤。如果发生于肝脏内,则形成肝脏畸胎瘤。其本身是一种真性的肿瘤,由三个胚层的组织构成。

肝脏畸胎瘤多为分化成熟的肿瘤组织,呈囊性结构。瘤内可含有肝脏、骨骼、软骨、肌肉、皮肤毛发等组织。随着病程的发展,肿瘤可以不断生长甚至发生癌变。

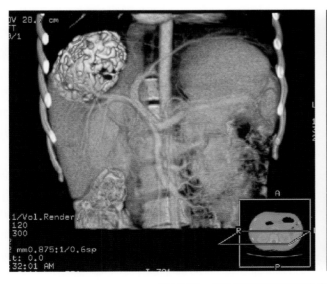
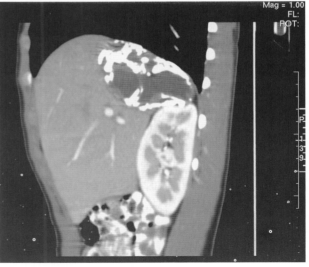

图 26-20　CT 增强扫描三维成像示肝脏畸胎瘤及其清晰的血供

【临床表现及诊断】

最常见为右上腹部的肿块,可呈囊性或囊实性。患儿一般情况往往较好。对于突然生长迅速,浸润范围较广者应该考虑恶变的可能。极个别由于压迫胆管而出现黄疸者。

腹部 X 线检查,可见肝区的占位病变,肿瘤内如果发现有骨骼、牙齿等影像则能够明确诊断。B超、CT 及 MRI 等可以更清楚地了解病变的范围和性质(图 26-20,图 26-21)。

应该常规进行 AFP 和 HCG 的检测以判断是否有癌变。

【治疗】

治疗的第一选择为尽早手术切除肿瘤,以防止因延误时间而导致的可能的癌变发生。如果为恶性畸胎瘤,则要求在手术后常规进行 1～1.5 年的化疗。选用化疗药物可为顺铂、长春新碱和博来霉素。

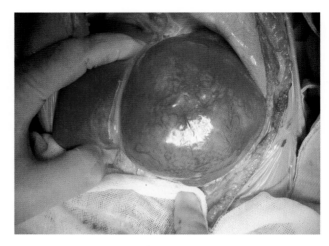

图 26-21　肝脏畸胎瘤的手术中所见

第十四节　肝脏肿瘤切除手术

在外科手术的发展史上,由于肝脏是单一器官,结构复杂,多种血供和胆道系统并存,组织脆,手术时极易发生大出血,相对于其他手术,肝脏外科手术的发展是缓慢的。1888 年 Carl Langenbuch 首先施行成功的肝左叶切除,因此 Langenbuch 被认为是有目的地施行肝切除术的第一位外科医生。Lucke(1891)首次报告从肝左叶切除一肿瘤而 Wendel(1911)则切除肝右叶。1889 年 Konig 首次切除小儿肝脏的囊性肿瘤,1894 年以色列医师成功切除儿童肝脏恶性肿瘤。自 20 世纪 40 年代,随着对肝脏的解剖、生理的深入了解,抗生素的问世和输血技术的进步,以及麻醉技术的改进,大大推进了肝脏外科的发展,至 20 世纪 50 年代,国际上已经能够进行包括肝右三叶切除的多种复杂肝切除手术。

我国肝脏外科起步较晚,20 世纪 50 年代尚无肝切除的报道,至 1962 年全国共有不足 200 例的手术病例报道。但近三十余年以来,我国的肝脏外科得到迅速的发展。特别近年来影像学检查方法的进展,使很多肝肿瘤患者得到了早期诊断和早期的治疗,使肝肿瘤的长期生存率有显著的提高。B 超、CT、MRI 及 DSA 血管造影技术的广泛临床应用,手术前可以准确地了解肿瘤的大小、数目、侵及肝脏的部位、判断肿瘤的性质以及肝周围情况等可靠资料,为选择手术方式、估计预后以及术后随访等提供了依据。目前,对于成人肝癌发病率极高的我国,无论是微小肝癌的早期诊断和治疗,还是巨大肝癌的成功切除,肝脏外科手术已稳居国际先进水平。

然而,由于小儿肝脏肿瘤发生率低,每一医疗单位的经验少。小儿巨大肝脏肿瘤的比例高,切除率较低,因此相对于我国成人肝脏外科的飞速发展,小儿肝脏外科的发展是晚的。近年来随着小儿麻醉和小儿外科整体水平的提高,特别是专业发展的逐渐细化,患者的集中治疗化及成人肝脏外科成就的借鉴等,也极大促进了我国小儿肝脏肿瘤手术治疗的发展和进步。尽管病例数远较成人少,但巨大肝脏肿瘤的切除率已不亚于成人肝胆外科。近年,国内小儿外科已有较多的报道。笔者近年成功切除最大肝脏肿瘤达 4.8kg,为右三叶肝肿瘤切除的肝脏腺瘤,同时进行过多例巨大的肝母细胞瘤手术,瘤体的重量占到体重的十分之一至八分之一。比例最大者甚至达到体重的五分之一,此为一例 6 个月患儿,切除瘤肝 1.55kg,而手术前患儿带瘤时体重则为 7.8kg。

近年来由于数字医学的发展,基于可视化三维重建技术的计算机辅助手术系统极大推进了小儿肝脏肿瘤的精准手术的进步。可以立体透视肝脏解剖、精确掌握肝段的边界、精确测算肝段乃至任意血管所支配的功能体积、准确定位病灶及其与邻近血管的解剖关系,最终对不同手术方案进行比较、筛选和优化。因此,计算机辅助手术规划系统是实现精准肝切除的有力辅助工具,是未来数字外科、精准外科等21世纪外科新理念的重要技术支撑。

计算机辅助手术规划系统具有良好的操作可行性、计算准确性和三维显示效果,可半透明、交互式显示真实的肝内立体解剖关系和空间管道变异,准确计算肝内管道的直径、走行角度,两点间的垂直距离,和任意血管的支配或引流范围等传统二维影像无法获取的信息,有助于实施个体化手术,提高了手术的确定性、预见性和可控性。计算机辅助手术规划系统可直观显示预留肝脏的结构和功能,并可通过虚拟切割功能辅助术者对手术方案进行筛选和优化,系统评估手术风险和制订对策,改变了部分二维规划的术式和切除范围,使部分二维规划认为不能切除的患者成功手术,提高了手术的根治性、安全性和病变的可切除性,更加符合精准肝脏外科的术前规划要求。详见第11章。

一、小儿肝脏肿瘤切除的解剖生理特点

(一) 小儿肝脏的相关解剖特点

小儿肝脏呈红褐色,组织厚而脆,血管丰富。小儿肝脏较大,约占体重的1/20~1/16,年龄越小,所占比例越大。而成人则占1/36。5岁时肝重约650g,占体重的3.3%,到青春期,重约1200g,只占体重的2.5%~3.0%。正常婴幼儿的肝脏在锁骨中线右肋缘下2cm可触及。剑突下更易触及,4岁以后逐渐缩入肋下,仅极少数可在右肋下触及。与成人胆囊突出于肋下不同,小儿胆囊被肝叶遮盖,一般不能触及。小儿肝脏血管丰富,肝细胞和肝小叶分化不全,容易充血,对感染和毒素的抵抗力低,反应特别敏感。在新生儿期较严重的败血症即可导致明显的黄疸。但小儿、特别是新生儿肝细胞再生能力强,肝内结缔组织发育较差,较少发生肝硬化。

小儿肝脏左叶较大,肝脏再生能力远比成人旺盛。这一特点尤以新生儿为甚。小儿在肝脏广泛切除手术后,反应较轻。可以耐受切除肝脏80%~85%的大比例肝脏切除手术而无明显的肝功能衰竭表现。笔者曾经历1例45天日龄4.0kg体重的肝脏肿瘤患儿,手术切除450g的右三叶肝母细胞瘤肝,约占整个肝脏体积的80%左右。手术后出现黄疸,但两周后自然消退,1个月后复查,肝功已恢复正常。一般1岁以内的小儿在术后2周,体重开始迅速恢复,6周后体重可以超过手术前的水平,体重增加的速度与正常儿无差别。术后肝脏再生率与术后体重增长率同步增长。术后6周内小儿肝脏再生速率相当于成人的4倍。术后2个月可恢复到术前肝脏的体积。肝脏切除后,肝扫描观察残肝的形态,成人以增大横径为主,呈椭圆形,小儿则近似球形。患儿年龄愈小,肝脏切除范围愈大,愈明显。这是由于再生能力旺盛,以最小的表面积容纳最大的体积所致。

(二) 肝脏的分段

通过对肝内血管、胆管分布规律的研究,可以发现肝内有若干平面缺少管道的分布,这些平面是肝内分区的自然界限,称为肝裂。通过肝内静脉系统灌注腐蚀标本观察,肝脏内存在6条明显裂隙,借助这些裂隙,解剖学上将肝脏分为左、右半肝。并进一步分为五叶四段,即左外叶、左内叶、右前叶、右后叶和尾状叶。左外叶和右后叶又各分为上、下两段。该分类方法主要以肝静脉的走行为依据。

具体如下:①正中裂,肝膈面自胆囊切迹向后上方达肝左静脉进入下腔静脉处,肝脏面以胆囊窝和腔静脉窝为界,将肝脏分为左右两半,裂的平面内有肝中静脉经过。②左叶间裂,肝膈面以镰状韧带附着线稍偏左为界,脏面以左纵沟和静脉韧带为标记、将左半肝分为左外和左内叶,裂内有肝左静脉的叶间支经过。③左段间裂,自肝左静脉进入下腔静脉处,斜向外侧抵肝左缘的后、中1/3交界处,将左外叶分为上、下段,裂内有肝左静脉段间支经过。④右叶间裂,位于正中裂右侧,自肝右下缘相当于胆囊切迹与肝外缘的外、中1/3交界处,斜向右后上方达肝右静脉进入下腔静脉处,在肝表面无明显标记,将右半肝分为右后叶和右前叶,裂的平面内有肝右静脉通过。⑤右段间裂,肝脏面起自肝门的右切迹,横过右后叶抵肝右缘中点,将右后叶分为上、下两段。⑥背裂,位于肝脏后上缘中部、尾状叶的前方、是肝静脉进入下腔静脉处,将尾状叶和其他肝叶隔开。

为了更便利地指导临床应用,目前国际上肝胆外科的临床医生多采用肝脏Couinaud分类方法。该方法主要以肝门静脉的走行为分类基础,将右前叶分为上下两段,即肝脏分为8段:尾状叶为第Ⅰ段,左外叶分为Ⅱ、Ⅲ段,左内叶为第Ⅳ段,右前叶分为第Ⅴ、Ⅷ段,右后叶分为第Ⅵ、Ⅶ段。了解这些肝脏的分叶和分段法,对于肝脏疾病的定位和手术中血管、胆管系统的正确处理都具有重要的指导意义(图26-22)。

肝脏分段的最初研究基于尸体解剖的离体肝脏

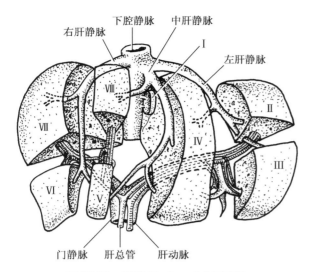

下腔静脉　中肝静脉
右肝静脉　　　　　左肝静脉

门静脉　肝总管　肝动脉

图 26-22　肝脏 Couinaud 分区方法
广为国内外肝胆外科临床医生应用的 Couinaud 分类方法

标本进行,由于当年血管灌注解剖技术水平和解剖尸体例数所限,每一种分段法不可避免存在局限性,并存有不同的争议。比如,对于被广泛应用的 Couinaud 分段法,真实的解剖结构与理论上的肝段分界有一定的差异,且更为复杂;这一点在通过数字医学研究获得的活体肝脏血管三维影像大数据量的分析统计结果面前显得尤为明显。根据 1260 例正常人类数字肝脏的三维重建影像,以精准肝脏外科基本要求的功能性肝脏单位的门静脉走行及分支为基准,董蒨提出进行 Dong's 肝脏分段。

Dong's 肝脏分段(详见第 12 章):

A 型(8 段型):根据肝内门静脉走行及分支分为 8 段,占 42.63%。

B 型(9 段型):根据肝内门静脉走行及分支分为 9 段,占 36.85%。

C 型(RP 型):根据肝内门静脉走行及分支分为 7 段或 8 段,占 8.10%。

D 型(特殊变异型):包含较多特殊变异,占 12.43% 左右。

Dong's 肝脏分段的意义在于通过各年龄阶段正常人数字肝脏的三维重建影像大数据分析,清楚地提示人类肝脏解剖的个性化差异,也凸显了个性化、精准肝脏外科的重要性。

(三) 肝脏的血液供应与回流

肝脏是机体大器官中血液供应最复杂的,分别由肝动脉和门静脉供血,而经肝静脉和多数的肝短静脉引流血液回心。

在胚胎期,肝脏有 3 条动脉供血,分别来源于胃左动脉、腹腔动脉和肠系膜上动脉,这 3 条动脉分别供应肝脏的不同部位。出生后,一般保留一条动脉,大部分为起源于腹腔动脉的肝动脉,由其分出左、右肝动脉供应左、右半肝。偶尔也可见起源于胃左动脉的动脉或起源于肠系膜上动脉的动脉。但也有 2 条动脉并存的情况,如起源于腹腔动脉和起源于胃左动脉或起源于腹腔动脉和起源于肠系膜上动脉,而起源于胃左动脉和起源于肠系膜上动脉的 2 条动脉同时存在的情况比较少见。此外,还有 5% 的人像胚胎期一样,3 条动脉同时存在。

门静脉由肠系膜下静脉、脾静脉、肠系膜上静脉汇合而成,回收来自腹腔脏器的血液。门静脉内没有瓣膜。在肝十二指肠韧带处,门静脉位于肝动脉和胆总管后方。在肝十二指肠韧带游离缘,一般没有门静脉的属支。在十二指肠第一部后方,有来自胃、胰十二指肠的静脉直接注入门静脉。在第一肝门的位置,门静脉分为粗短的右干和细长的左干,门静脉左干和右干分别发出 1~3 条小静脉至尾状叶及左右段,有部分患者的右前叶门静脉也直接从门静脉主干发出,或来自门静脉左干的横部。

肝静脉分为肝左静脉、肝右静脉和肝中静脉。根据国人的解剖统计资料,肝左、中、右静脉分别开口进入下腔静脉者占 56.3%,肝中静脉与肝左静脉形成共干后进入下腔静脉者占 40.6%,而同时有 4 个开口于下腔静脉者占 3.15%,其中另一开口为左后上缘静脉。这些正常变异在肝切除手术时有重要意义。肝右静脉是肝静脉中最长的一条,位于右叶间裂内,它主要收集来自肝右后叶(第 Ⅵ、Ⅶ 段)的血液,也回收部分肝右前叶(第 Ⅴ、Ⅷ 段)的血液。肝右静脉的分支类型、粗细和分布范围变化较大,与肝中静脉和右后侧肝短静脉大小的关系密切。肝中静脉位于正中裂内,接受来自左内叶和右前叶的血液。有时,肝中静脉也接受来自右后叶下段的部分回血。肝左静脉本身不在肝左叶间裂内,而是与之呈锐角交叉,在裂内只是它的一个分支,它接受来自左外叶(Ⅱ、Ⅲ 段)的血流以及左内叶(第 Ⅳ 段)的部分血流。此外,还有直接开口于下腔静脉左前壁和右前壁的肝短静脉,一般有 4~8 条,最少 3 条,最多可达 31 条。开口于左前壁的肝短静脉主要接收来自左尾状叶的静脉回流,开口于右前壁的肝短静脉主要接收来自右尾状叶和肝右后叶脏面的静脉回流,此组肝短静脉中,经常有 1~2 条比较粗大的静脉,在右叶的巨大肿瘤病例,其口径可更大,开口于下腔静脉远端右前壁，手术中应引起高度重视。

大量的肝脏解剖发现肝脏的血管系统的正常变异非常多见，当合并肝脏肿瘤存在时，肝脏的血管也往往会发生较大的变化，个性化的精准术前判断和手术中指导对外科医生就显得愈加重要。

二、小儿肝脏肿瘤切除手术相关问题

（一）手术适应证

小儿肝脏实体肿瘤大多需手术治疗，其中肝脏恶性肿瘤有肝母细胞瘤、肝细胞癌、间质性肉瘤、转移性恶性肿瘤等。良性肿瘤有间质性错构瘤、畸胎瘤、肝细胞瘤等。

肝脏海绵状血管瘤及婴儿型血管内皮瘤为小儿常见的肝脏良性肿瘤，有自然消退倾向。如无症状，可暂作观察。但如果已引起心血管系统损害，出现心衰或血小板减少（Kasaback Merritt 综合征），经皮质类固醇治疗无效时，应根据具体情况选择肝切除或肝动脉栓塞、结扎等处理方法。局灶性结节性增生由于与其他肝脏良性肿瘤难以鉴别，需细针抽吸活检或剖腹探查。如果诊断明确又无症状，可暂时不作进一步手术。如诊断不明确，则需行肿瘤切除。

（二）手术安全性判断及禁忌证

当临床发现肝脏肿瘤后，临床医生面临的主要问题是根据各种影像学检查并结合肝脏功能对如下两个主要问题进行判断。①是否能够安全地完成肿瘤切除；②当肿瘤肝脏切除后，残留的肝脏是否能够维持机体对肝脏功能的需求。

血管造影具有重要的意义，可为手术提供非常有效的影像学指导，但技术要求高，操作较复杂，且给患儿带来一定的痛苦。如果无法进行肝血管造影，笔者体会增强的 CT 检查是必需的，也是十分有效的。增强 CT 可以更清晰地看出肿瘤的界限，特别是根据肝血管的显影，判断出肿瘤与门静脉及肝静脉的关系以在手术前较准确地估计出手术成功切除的可行性。然而，由于影像学检查可能存在误差，并且小儿肝脏肿瘤虽然体积较大，但多位于右叶，可具包膜或假包膜，有较高的切除率，因此肝脏肿瘤能否切除，往往最终需经手术探查来判断。小儿肝脏恶性肿瘤的术前化疗可使肿瘤体积缩小、血供减少，从而减少手术并发症、提高切除率、使一些原先认为无法切除的肿瘤亦有完全切除的可能，因此对于部分认为不能一期切除的巨大肿瘤也不应轻易放弃，而应在积极化疗后争取延期手术切除。由于小儿肝

脏具有极强的再生能力，切除的瘤肝可达 80% ~ 85%，手术后多可恢复正常肝功能。

一般认为原发性肝脏恶性肿瘤出现如下情况时，不宜手术治疗：①已有肺、骨、脑或腹腔淋巴结等处转移；②病变为弥漫性或多灶性，累及半肝以上，无肝硬化切除量大于 70% ~ 80%，有明显硬化肝切除量大于 50%；③肿瘤侵及第一、二、三肝门；④门静脉主干有癌栓形成；⑤有明显黄疸、腹水或恶病质。但近年来由于肝脏外科技术和术中、术后生命支持体系的进步，对于小儿病例，以上的指征已经明显放松。如即使有单个部位的转移或病变超过半肝，也有手术成功而获得长期存活者。

（三）术前准备

1. 由于肝脏切除手术较为复杂，手术中生命体征的维持尤为重要。尤其是小儿的巨大肝脏肿瘤切除手术时，应与麻醉师进行细致的手术前讨论，制订缜密的麻醉与手术方案。进入手术室后，置桡动脉插管，经颈部置管入上腔静脉，准确监测动脉压、中心静脉压，并便利输血、输液。大量输液时应采用上肢静脉。

2. 肝脏肿瘤术前应详细检查全身情况及肝功能，包括血清蛋白、胆红素、凝血功能及各项酶学检测。

3. 根据影像学检查结果进行手术可行性的判断。现代肝脏肿瘤治疗原则应为根治性切除肿瘤，确保肝功能的有效代偿，达到治愈或延长生存期，提高生存率的目的。对于小儿肝脏肿瘤，手术完整切除仍是其治疗最重要的内容。术前全面了解肝脏血管结构是巨大肝脏肿瘤和复杂部位肿瘤外科切除的先决条件，能缩短手术时间，增加手术的准确性，对手术方案的选择、制订以及术中的具体处理有重要影响。血管造影可获得清晰的肝脏血管影像，可为手术提供非常有效的影像学指导。但技术要求高，操作较复杂，且给患儿带来一定的痛苦，所以并不普及。

随着计算机技术及影像检查技术的不断发展，以精确的术前影像学和功能评估、精细的手术操作为核心的精准肝切除技术日益受到重视。基于数字医学的计算机辅助手术技术（computer-assisted surgery，CAS）则是实现肝脏精准手术操作的基础。计算机辅助手术系统（CAS）可将术前二维（two dimensional，2D）的 CT/MRI 影像数据进行三维（three dimensional，3D）重建，建立个体化的肝脏三维解剖模

型,清晰显示肝脏内脉管系统的走行及解剖关系,还原病灶与其周围脉管结构的立体解剖构象,准确地对病变进行定位、定性和评估,制订合理、定量的手术方案,实施个体化的肝脏血管取舍分配方案及实施精准肝脏手术。一般认为 CAS 包括:创建虚拟的患者图像;患者图像的分析与深度处理;诊断、手术前规划、手术步骤的模拟;术中实时导航。应用本技术后,由于可以更清晰地看出肿瘤的界限,特别是根据肝血管的显影,判断出肿瘤与门静脉及肝静脉的关系以在手术前较准确地估计出手术成功切除的可行性。以往部分根据普通强化 CT 判断无法手术的病例而被评估为可以成功切除并手术成功(图 26-23,视频 35、36)。

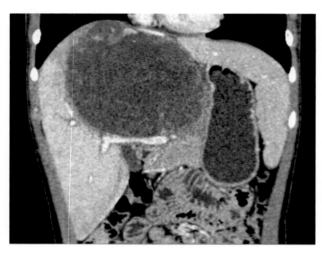

图 26-23　肝中叶肿瘤二维 CT 图像

视频35

视频 35　肝中叶肝脏肉瘤 CT

视频36

视频 36　肝中叶肝脏肉瘤三维重建结果

4. 存在低蛋白、贫血及凝血功能不良者,应进行保肝治疗,给予高蛋白、高糖和高维生素的补充。静脉补充血浆或白蛋白、维生素 B、维生素 C、维生素 K 等,必要时少量多次输血。术前一般要求蛋白总量高于 60g/L,白蛋白高于 30g/L,白/球蛋白比值大于 1,凝血酶原时间高于 75%,无肝细胞性黄疸。

5. 根据肝切除范围备血,切除范围大或肝功能不良者,宜备新鲜血。术前 1~2 天给予预防性广谱抗生素。

6. 手术日晨起后温盐水灌肠一次,术前置胃管。术中放置导尿管,监测尿量。

7. 巨大肝脏肿瘤切除时,可以采用低温麻醉。但对于新生儿或小婴儿,术前、术中应注意保暖,避免硬肿症的发生。

(四)　麻醉与手术切口

麻醉应采用全身麻醉方法,可为气管内插管气体吸入麻醉或气管内插管静脉复合麻醉。取仰卧位,腰部略垫高。如肿瘤位于肝脏右叶,右侧腰背部垫高 45°。

(五)　术中常见问题及处理

1. **术中血管损伤大出血**　由于肝脏的血供系统是机体大器官中最复杂的,在施行肝切除术时外科医师最担心的是大出血,这也是最危险的并发症。大出血可因对肝脏解剖不够熟悉,肿瘤体积大暴露欠佳,以及操作中误伤血管造成。最常见的血管损伤有以下几种情况:

(1) 肝门静脉损伤:肝门静脉在第一肝门处分为肝左、右门静脉分支,进而入肝分布于肝实质中。由于门静脉直径粗、壁薄,极易损伤。如果发生破损,可以立刻阻断第一肝门,找到破损处进行缝合修补。

(2) 肝短静脉撕裂:肝短静脉是由右半肝下部和肝尾状叶直接进入下腔静脉的静脉分支,通常称第三肝门。肝短静脉数目可为数支至数十支、粗细不一,且壁较薄。特别是巨大肝肿瘤存在时,肝短静脉会更粗。当行右半肝或肝尾状叶切除术时以及右肝后侧游离时可造成肝短静脉的破裂,甚至连同腔静脉壁撕裂伤,造成大出血。术者宜即刻用手指压迫出血部位,吸净积血。助手以大小合适的纱布球压迫出血部位上下端的腔静脉,再分别试行放开按压的手指,确定出血部位。在直视下用无创伤性血管缝合线进行缝合修补。如果已安置肝上、肝下腔静脉阻断带,亦可收紧阻断带,同时阻断第一肝门,使该段下腔静脉处于无血状态,更便于修补。

(3) 肝静脉损伤:右、中、左肝静脉是肝脏血液回流的最主要血管。肝右静脉短而粗、壁薄,紧贴下腔静脉,肝外部很短,其余部分深埋于肝实质内。肝左静脉较浅表,在镰状韧带膈面附着处的延长线的左侧、壁薄。在做右、左半肝切除时过度牵拉肝组织引起肝静脉撕裂伤，或由于处理第二肝门时损伤肝静脉，亦可因肝静脉的结扎线滑脱而引起大出血。在第二肝门处理肝中、肝左静脉时，必须注意约有60%的肝中静脉与肝左静脉合干后汇入下腔静脉，仅需结扎一支时切记避免误伤另一支静脉。

由于第二肝门位置较深，暴露欠佳，不易直接看到破损处。遇此情况，术者可用示指伸至下腔静脉后方，向前顶着下腔静脉，拇指压着肝静脉撕裂处，两指捏紧，吸净积血后用丝线结扎或缝合，如不便缝合修补，亦可在阻断肝上、下方的腔静脉及第一肝门后，切除肝叶后在无血情况下修补破损静脉。

2. 对血液循环的影响　在切除较大的右肝肿瘤时，在分离肿瘤向上牵拉肝脏时往往使下腔静脉发生扭曲、压迫，使回心血量减少而发生血压下降，心率加快等循环紊乱等问题。特别是在切除肿瘤时阻断肝门，使回心血量更少，血压下降更明显。遇到此种情况应采取分次阻断肝门的办法，不使患者长期处于低血压状态。另外应与麻醉师配合快速输液，保持有效循环量的同时切除肿瘤，强调肝切除时病儿输液径路应建在上肢。

3. 肝断面出血　在切除肿瘤后去除肝门阻断带，肝断面可有较广泛的渗血。若有小静脉或动脉出血点可用丝线缝扎止血。若有小的渗血，也可用热盐水纱布按压于肝断面，或以氩气刀电凝止血，细小的出血点多能停止出血。断面再用镰状韧带或大网膜覆盖，也可减少术后出血。

4. 低体温　由于肝脏手术暴露范围广、创伤打击大，极易导致低体温的发生。对于成人或大龄儿一般不会引起严重的后果，但新生儿由于其脂肪代谢和皮下脂肪结构的特殊性，遭遇低温时会出现硬肿症，而后者本身就可引起严重的问题，甚至是致命的。因此，新生儿肝脏手术时一定注意保温的问题。

（六）手术后处理

1. 密切监测生命体征，血生化指标，警惕术后出血，观察心、肺、肝、肾等主要脏器功能。常规给予吸氧。

2. 在肝切除手术时由于常常需要进行肝门阻断，手术后患儿常存在门静脉系统的淤血而导致胃肠功能恢复不良。因此禁食、胃肠减压尤为重要，一般于术后2~3天至胃肠功能恢复后再予以进食。

3. 禁食期间每日输葡萄糖液和生理盐水，保持水、电解质及酸碱平衡。巨大肝肿瘤切除者，要预防肝代谢异常所致低血糖、低白蛋白血症和低凝血酶

原血症。宜用10%葡萄糖液内加电解质作为输液。在术后1周内每日补充白蛋白，使之维持在30g/L以上，补充维生素K、维生素B、维生素C，必要时输新鲜血。

4. 继续使用抗生素，预防感染。保持腹腔引流通畅，密切观察引流的量与性状。如引流量逐日减少，无出血或胆瘘，在术后5天内逐渐拔除引流管。

（七）术后并发症的预防与处理

1. 腹腔内出血　应补充新鲜血、新鲜血浆、凝血酶原复合物或纤维蛋白原，以及其他凝血药物。如出血量大，出现低血容量性休克，保守治疗无效时，应剖腹探查，手术止血。

2. 肝功能不全　小儿肝脏基础情况较好，肝功能不全仅出现在正常肝组织剩余过少、出血输血过多、肝门阻断时间过长时，常于术后1~2天即出现，表现为高热、烦躁、嗜睡、昏迷、黄疸等；白/球蛋白比例倒置、转氨酶升高、凝血功能异常、总胆红素升高，最后导致肝功能衰竭。如出现肝功能不全，应加强保肝。充分吸氧，避免使用肝脏毒性较大的药物，补充富于葡萄糖和维生素K、维生素B、维生素C的液体，并纠正凝血功能的障碍，可给予皮质类固醇。

3. 胆瘘　多为肝脏断面的小胆管未予严密结扎所致。表现为胆汁从切口或引流管流出，量随进食而增加。处理方法为保持引流通畅，胆瘘于10余天至数月后可自愈。除非术后早期发生弥漫性胆汁性腹膜炎，一般不需剖腹修补胆道。

4. 腹腔内感染　如术后持续发热，应怀疑膈下或拉拢缝合的肝脏创面内有血液、胆汁或渗出液积聚、继发感染。即使引流管通畅者亦可发生，可由B超或CT检查获得诊断。范围小者可应用静脉抗生素治疗，较大者可在超声引导下穿刺抽液或穿刺置管引流，多可治愈。

5. 肝切除后低蛋白血症　这是较常见的手术后并发症，其中以白蛋白减少为主。原因为肝切除后肝脏白蛋白的合成能力降低、蛋白质消耗量增大，另外氨基酸的需要量增加。并且小儿低蛋白血症的恢复较成人为晚，因此应该注意手术后积极补充白蛋白或血浆。

6. 水钠潴留性水肿　对于巨大肝脏腺瘤的病例，肿瘤切除后可能发生水肿，当排除肝功能低下和低蛋白血症后可考虑为水钠潴留性水肿。发生原因可能为巨大肝脏腺瘤被切除后，以往在肝脏被破坏的调节水电解质平衡的激素破坏减少，引起水钠潴

留所致。适当服用利尿药物,随着肝脏功能的恢复和水电解质平衡新的调节平衡的建立,水肿多会自行消退。

三、主要肝叶切除手术

(一)右半肝切除术

右半肝切除术(right Semi-hepatertomy)适用于位于肝脏右叶的肿瘤,包括肝癌、胆囊癌、肝门肝管癌和肝血管瘤,以及肝中部粉碎性损伤无法缝合修补者。小儿肝脏多无硬化等病变,再生能力强,所患

肿瘤往往体积大,但局限在半肝内。小儿肝脏肿瘤好发于右叶,右半肝切除较常用。右半肝切除包括Couinaud分类的Ⅴ、Ⅵ、Ⅶ、Ⅷ和Ⅰ段的右侧小部分。

1. 手术切口　一般采用右上腹经腹直肌或右上腹旁正中切口探查。当肿瘤较大时可取人字形偏右的切口。由于小儿的腹腔横径较大,即使婴儿或儿童行右半肝或左半肝切除术时,也可不必开胸。见图26-24(1)。

2. 操作步骤

(1) 游离右半肝:先切断肝圆韧带和镰状韧

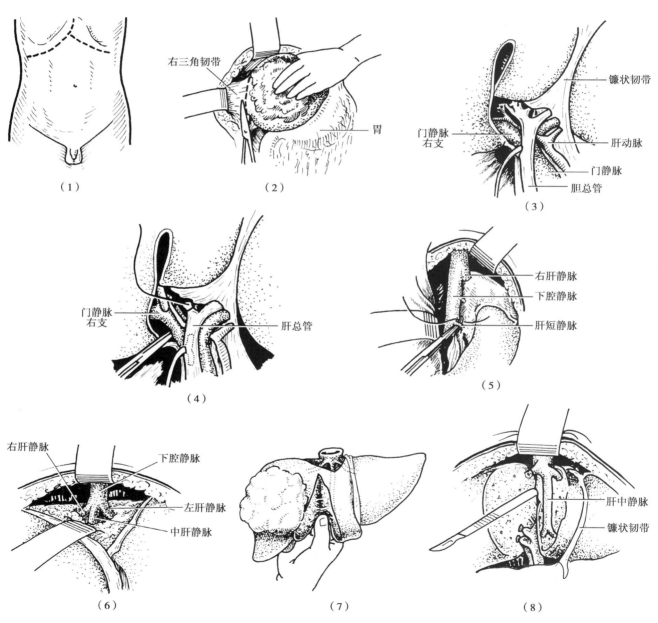

图26-24　右半肝切除术示意图
(1)切口;(2)切断右三角韧带;(3)切除胆囊,显露第一肝门;(4)结扎,切断右肝动脉右肝管及门静脉右支;(5)结扎切断肝短动脉;(6)显露右肝静脉;(7)切开离断肝脏;(8)结扎切断右肝静脉,离断右半肝

带,轻轻向下拉开肝脏,再切断右三角韧带和冠状韧带。切开右三角韧带前层(肝膈韧带)时,勿损伤膈面的肝裸区,钝性分开肝裸区达肝后下腔静脉。然后,轻轻向内上方翻转右半肝,靠近肝脏剪断冠状韧带后层(肝肾韧带),分离肝肾韧带和肝裸区时,注意勿损伤右肾上腺及其血管。分离右半肝时,可能出血较多,操作要仔细,并注意防止撕裂汇入下腔静脉的肝短静脉。详见图26-24(2)(3)。

(2)处理第一肝门:先将胆囊管和胆囊动脉结扎、切断。当切断胆囊管和胆囊动脉后,即可清楚显示出第1肝门的解剖结构。然后分离、结扎、切断肝管和肝右动脉,显出门静脉右支。因为门静脉右支较短,在肝门深处分出,位置较高,故应仔细分离肝组织,将血管结扎、切断。当门静脉右支太短、太深时,可先行结扎,暂不切断,以免引起误伤;待右半肝实质分离完毕,验证门静脉右支结扎部位正确后,再予切断,残端加作缝扎。详见图26-24(4)。

(3)处理第三肝门:由助手将右肝向左向上翻起,仔细分离、切断右肝冠状韧带后层残留部分和肝肾韧带,即可显出由肝右后叶直接回流入下腔静脉的肝短静脉。肝短静脉短小,如果肿瘤富于血管,则数目较多,肝短静脉一般有8~10支,也可达20支以上。肝短静脉较细小,壁薄,又靠近下腔静脉,撕裂后易引起大出血,故应尽量靠近肝实质处仔细结扎后切断,下腔静脉侧残端加作缝扎操作时不得过分牵拉,以防将肝短静脉撕裂,造成多量出血。详见图26-24(5)。右肝短静脉离断后,右肝后侧便与下腔静脉分开,在以后的切肝时可减少出血,避免损伤下腔静脉。

(4)处理第二肝门:肝右静脉粗大、深埋于肝实质内,肝外行程短,将肝右叶放回原处,向下拉开,即可显露第2肝门。分离第2肝门的结缔组织,显露肝右静脉,肝右静脉一般在右叶间裂处,在下腔静脉的前壁或右壁开口,其主支距下腔静脉很近,分离时容易损伤下腔静脉,造成严重出血,故当不易分辨时,宜从肝右叶实质内分离、结扎肝右静脉。在接近肝右静脉肝外部切开肝包膜,经过肝实质用直角血管钳引过两根丝线结扎肝右静脉,再切断。详见图26-24(6)。肝右静脉近下腔静脉端再缝扎加固,肝静脉菲薄,处理时应十分轻柔仔细,慎防撕破。

(5)切断肝脏:将第1和第2肝门处理完毕后,即可见将要切除的肝叶组织色泽变暗,和正常肝组织界限分明。行肝叶切除时,沿正中裂右缘1cm

并结合右侧肝门血管结扎后肝脏颜色改变的分界线,用电刀切开肝包膜,运用指压法、刀柄钝性分离、分别钳夹,切断肝内管道。这样,可以避免在切除肝叶时发生大出血。切肝过程中如仍有较多出血时,亦可暂时阻断第1肝门。经过该断面仅离断肝中静脉的右叶属支,避开了行走在正中裂中的肝中静脉,但在实际操作时仍应警惕误伤。最后用血管钳穿过肝右静脉底部,连同肝组织钳夹、切断和结扎。以同样方式沿下腔静脉右前壁切断残留的肝短静脉,将右半肝切下。在断肝前可沿左半肝断面边缘用肝针、可吸收线缝一排交锁的褥式缝合,控制近肝表面切缘的出血与胆瘘。详见图26-24(7)(8)。

(6)处理断面:松去肝门阻断,用热盐水纱布垫压敷肝断面,彻底止血。此时应用氩气刀电凝创面可收到极好的止血效果。查无出血及胆瘘后,用温盐水冲洗创面。小儿肝脏柔软,肝断面可以进行部分性的拉拢缝合,游离的创面可用一片大网膜覆盖,并用可吸收线缝合固定。右膈下放置引流管,右上腹戳孔引出,妥善固定。

(7)将已切断的镰状韧带和肝圆韧带重新固定于原位置,以防术后发生肝下垂。

(二)左半肝切除术

左半肝切除术(left hepatectomy)是以正中裂为界,切除肝左外叶及左内叶。也即Couinaud分类的Ⅱ、Ⅲ、Ⅳ段。

1. 手术切口　可以采用右上腹经腹直肌或右上腹旁正中切口探查。小儿肿瘤多较大,取人字形偏左的切口暴露好,更易操作。详见图26-25(1)。

2. 操作步骤

(1)游离左半肝:分离切断肝圆韧带、镰状韧带、左冠状韧带、左三角韧带、肝胃韧带和部分右冠状韧带,使左半肝充分游离。详见图26-25(2)(3)。

(2)处理第一肝门:将第一肝门暴露,切开肝十二指肠韧带、分离出肝左动脉予以双重结扎、切断近侧断端再加缝扎。在肝门横沟处剪开Glisson鞘,分离出左肝管和门静脉左干,亦予结扎。值得注意的是肝门左侧解剖较复杂,变异多。在解剖肝门时必须注意变异的可能性,在解剖清楚、确定为左肝管和门静脉左干且无向右肝的分支后,尽量靠近管道进入肝脏处结扎。详见图26-25(4)~(6)。

(3)处理第二肝门:将肝脏拉向下方,显露第二肝门。肝左静脉较表浅,于镰状韧带膈面附着处的延长线的左侧,在下腔静脉左侧壁切开肝包膜,用

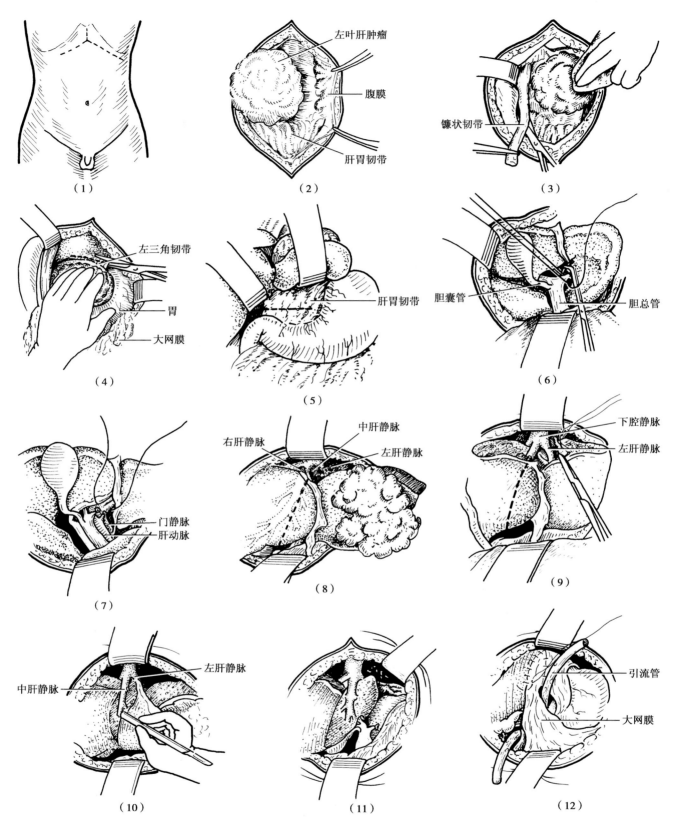

图 26-25 左半肝切除术示意图

(1)皮肤切口;(2)分离左半肝;(3)剪断肝镰状韧带;(4)切断左三角韧带;(5)剪断肝胃韧带及肝十二指肠韧带;(6)处理第一肝门;(7)结扎切断肝动脉与门静脉左支;(8)处理第二肝门;(9)结扎切断左肝静脉,沿中肝静脉左侧离断左半肝;(10)分离肝实质;(11)切除左半肝;(12)处理肝创面刀柄钝性分开肝实质,显露肝中静脉和肝左静脉的根部及其分叉部,经过肝左静脉基底部肝实质,用直角血管钳引过两根丝线,双重结扎,并予以切断,腔静脉侧断端再予缝扎。详见图 26-25(7)~(9),此时特别应该注意的是肝中、左静脉汇合的解剖类型可有变异,约 60% 的病例肝中静脉先与肝左静脉汇合,形成共干进入下腔静脉,操作中,要注意辨认,切不可误伤肝中静脉。

(4)切断肝脏:当左叶血流完全控制后,沿正中裂左缘 1cm,并结合左半肝血管结扎后肝脏颜色改变的界线,进行切肝。操作同右半肝切除术,肝脏面切开分离时,切面应斜向横沟左侧,达左纵沟与横沟交界处,将已结扎的门静脉左干横部和左肝干钳夹后切断、结扎与缝扎。最后在肝实质内将已结扎的肝左静脉连同周围肝组织用血管钳夹住切断、结

扎,完全离断左半肝。在切除至第二肝门附近时,下腔静脉与尾状叶左侧之间有时也有许多肝短静脉相连,应仔细逐个予以切断、结扎。肝断面处理及引流同前。详见图 26-25(10)~(12)。

(三)肝中叶切除术

肝中叶切除是指肝脏中央区的切除,包括右前叶和左内叶,保留右后叶和左外叶,切除量相当于半肝,也即 Couinaud 分类的 Ⅳ、Ⅴ、Ⅵ 段。因涉及上、下两肝中央部的管道,技术较为复杂。详见图 26-26(1)。

1. 手术切口 体位、切口同右半肝切除术。

2. 手术步骤

(1)处理第一肝门:开腹探查后,先切断肝圆韧带和镰状韧带,再切断右侧肝周韧带,分离肝右叶,显露肝后下腔静脉。然后在第 1 肝门分离切断

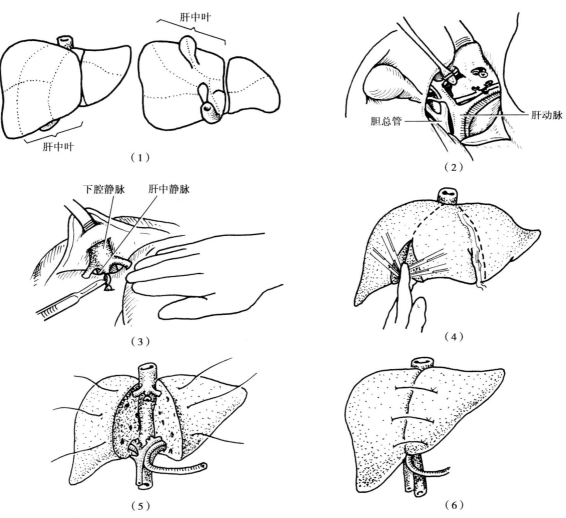

图 26-26 肝中叶切除术示意图
(1)肝中叶切除示意图;(2)结扎切断右内叶肝动脉,门静脉;(3)结扎切断肝中静脉;(4)切除肝中叶;
(5)肝中叶切除后切面;(6)两侧肝断面切除并拢

胆囊管和胆囊动脉,切除胆囊。切开肝十二指肠韧带,分离出胆总管及左、右肝管,肝固有动脉及肝左、右动脉,门静脉主干及左、右门静脉主支。沿右切迹切开 Glisson 鞘,在右切迹外侧可显露出右前叶的门静脉、肝动脉和胆管支,将这些管状结构结扎、切断。再沿肝门横沟向左,在左纵沟处切开 Glisson 鞘,可分离出左内叶的肝动脉支,并在门静脉左主支的矢状部内侧缘显露出门静脉的左内叶支以及左内叶肝管支。将左内叶肝动脉、门静脉及胆管支一一结扎、切断。详见图 26-26(2)。

(2)处理第二肝门:在肝脏顶部,沿中肝裂相当于肝中静脉走行部切开肝实质,深约 2~3cm,分离出肝中静脉,于汇入下腔静脉入口下约 1cm 处将肝中静脉结扎、切断。在第 2 肝门处理肝中静脉,必须注意约有 60% 的肝中静脉与肝左静脉合干后汇入下腔静脉,要在合干前结扎肝中静脉,以免误伤肝左静脉。详见图 26-26(3)。

(3)切除肝中叶:将供应肝中叶的血管阻断以后,肝中叶区域颜色即变暗紫,界限明显。准备切除中肝叶之前可在第 1 肝门安放阻断带,以备必要时阻断第 1 肝门血流。在右叶间裂和左叶间裂的内侧各 0.5~1cm 处切开肝被膜,用钝性和锐性分离法,对准下腔静脉方向切开肝实质。在肝断面上的小血管与胆管分支要逐一钳夹、切断并作结扎或缝扎。在靠近肝背侧面时要仔细分离下腔静脉前壁,遇到肝短静脉支要牢固结扎、切断,处理肝短静脉前必须在肝后显露下腔静脉。在切断肝中叶过程中,注意切勿损伤左外叶及右后叶应保留的主要管道结构。详见图 26-26(4)(5)。

(4)处理肝断面:肝中叶切除后,形成一上宽下窄的楔形残腔。两侧肝断面仔细止血后,小儿肝脏柔软,多可缝合并拢。肝断面区及网膜孔附近置引流后,关腹完成手术。详见图 26-26(6)。

(四)肝右三叶切除术

这一式式切除肝左外叶以外的全部肝组织,即右半肝加左内叶,占整个肝脏体积的 80%~85%。肝右三叶切除包括 Couinaud 分类的 Ⅳ、Ⅴ、Ⅵ、Ⅶ、Ⅷ段,有时需包括 Ⅰ 段的右侧小部分。有肝硬化者不能采用此手术。

1. 手术切口　体位、切口同右半肝切除术。宜取人字形偏右的切口,暴露好,且更易操作。

2. 手术步骤　显露第 1、2 肝门及处理肝后下腔静脉及肝短静脉步骤与右半肝切除大致相同。现

对其不同点加以描述。

(1)处理第一肝门:按右半肝方法切断结扎胆囊管、右肝管、右肝动脉及门静脉右干后,继续解剖分离出并保留肝门左侧管道结构。在肝门左侧结构中分离并结扎通向左内叶的胆管、肝动脉及门静脉分支。详见图 26-27(1)。

(2)处理第二肝门:在膈下下腔静脉处解剖出肝右静脉及肝中静脉,在该二条静脉汇入下腔静脉前 0.5~1cm 处结扎切断。尤其要注意肝中静脉与肝左静脉合干的问题,因此必须在汇入肝左静脉前结扎切断肝中静脉,而完好保留肝左静脉。一旦肝左静脉同时被误扎损伤,将导致 Budd-Chiari 综合征的致命后果。详见图 26-27(2)(3)。

(3)切除肝脏:在处理、切断汇入肝后下腔静脉的数支肝短静脉后,分离肝脏与下腔静脉的纤维粘连,使肝脏与后方的下腔静脉完全分离。最后在镰状韧带右侧约 1cm 处切开肝被膜。用钝性及锐性分离的方法分离肝实质,遇到管索结构时应予结扎、切断。最后切除右侧半肝和左内叶肝脏。详见图 26-27(4)。

(4)缝合肝断面:将肝断面小血管或小胆管缝扎止血,再用褥式或连锁缝合后,把镰状韧带覆盖粗糙面。详见图 26-27(5)。

(5)残肝处理:术毕要把残肝冠状韧带及三角韧带与膈肌缝合固定,以免残肝叶扭曲,影响血液回流。其他注意事项同右半肝切除术。

(五)不规则性部分肝切除术

部分肝切除术(partial hepatectomy)原先用于瘤体较小、位于肝边缘区的病变。近年常用于较复杂的病例,手术时不按肝叶、段的解剖范围、而是以肿瘤为中心切肝,仍能达到完全切除病灶的目的,称为根治性部分肝切除术。

1. 手术切口　体位、切口同右半肝切除术。

2. 手术步骤

(1)根据肿瘤的部位与大小,游离肝周韧带。以小儿常见的肝右叶肿瘤切除为例,分离右三角韧带、部分右冠状韧带、肝肾和肝结肠韧带,必要时切断数根肝短静脉,使右叶下部充分游离。用一根乳胶管通过网膜孔束紧肝十二指肠韧带,阻断第一肝门(即 Pringle 手法)。

(2)术者左手托住病变部位,右手用电刀在肝表面距肿瘤边界 1~2cm(最好 2cm)处切开肝包膜和浅表肝实质。切口呈弧形或略显倒 V 形。

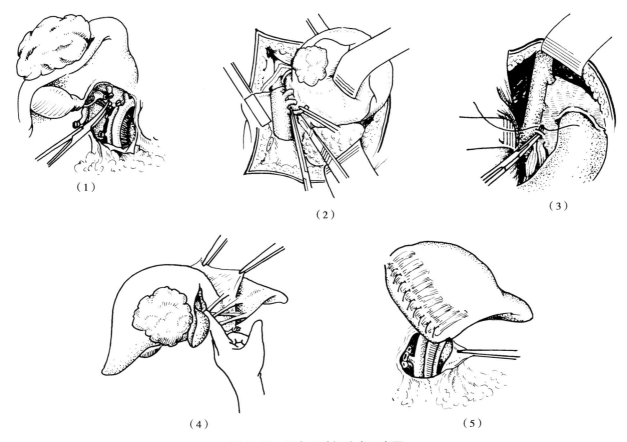

（1） （2） （3）

（4） （5）

图 26-27 肝右三叶切除术示意图
（1）第一肝门显露；（2）第二肝门显露后，结扎肝中静脉；（3）切断肝短动脉；（4）分离肝实质；（5）以镰状韧带覆盖肝切面

（3）用指压法或刀柄分离肝实质，显露出肝实质内脉管，逐一钳夹、切断。近心端予结扎或加缝扎。如此边分离肝组织，边切断、结扎血管和胆管，直至切下肝肿瘤。可用大号脑吸引管边吸除已游离的肝实质碎块与积血，边作钝性分离暴露脉管，具有术野清晰的优点。

（4）放开肝门阻断，出血点用细丝线作 8 字缝扎，用热盐水纱布敷压肝断面数分钟，仔细复查有无残留的出血或胆瘘。肝门阻断时间一般不超过 20 分钟。如需阻断更长时间，可用分次阻断法，阻断间歇为 5 分钟。

（5）止血完全后，用温盐水冲洗术野。肝断面宜尽量闭合，采用肝针、可吸收缝线在距切缘 1.5cm 处作间断全层缝合。肝断面缝合后，止血较完善，且不留死腔。如缝闭有困难，亦可用一片带蒂或游离大网膜覆盖肝断面。

（6）肝断面下或膈下放置烟卷、乳胶管或双套管引流，经戳孔引出腹腔。

（董 蒨）

参 考 文 献

1. 唐力军,张再重,王瑜,等.小儿肝间叶性错构瘤诊断和治疗.中华小儿外科杂志,2009,30(3):168-172.
2. 董蒨,江布先,张虹,等.螺旋 CT 三维成像在小儿巨大及复杂部位肝脏肿瘤诊治中的应用.中华小儿外科杂志,2006,27(1):6-9.
3. 王永刚,刘文英,唐耘熳,等.小儿肝脏间叶性错构瘤的临床特点.肝胆外科杂志,2003,11(3):170-172.
4. 邓鸿雁,宋雪松.小儿肝细胞腺瘤 1 例.肝胆胰外科杂志,2005,17(4):267-267.
5. 金恺濂,吕志新,杨连海.肝脂肪瘤性肿瘤.中华放射学杂志,1995,29:419-420.
6. 李白莉,孙晓毅,余东海,等.小儿肝脏巨大良性肿瘤及肿瘤样病变[J].肝胆外科杂志,2009,17(3):175-179.
7. 江正辉,黄志强.肝癌.重庆:重庆出版社,1996.
8. 黄志强.肝脏外科手术学.北京:人民军医出版社,1996.
9. 张金哲.张金哲小儿外科学.北京:人民卫生出版社,2013.
10. 苏英豪,朱世能,陆世伦,等.肝细胞癌组织中 HCV 基因型的逆转录原位 PCR 检测[J].世界华人消化杂志,

2000,8(8):874-878.

11. 陈明易,黄志强,陈乐真,等. 原位 PCR 检测肝外胆管癌组织内的丙型肝炎病毒 RNA 及其意义[J]. 中华外科杂志,2001,39(2):165.

12. 刘重阳,刘为纹,杨建民,等. 丙型肝炎病毒核心蛋白激活肝癌细胞血管内皮生长因子的表达[J]. 中华肝脏病杂志,2001,9(4):214-216.

13. 尤俊,林小军,张亚奇,等. 肝脏炎性假瘤的诊断和治疗[J]. 中华肝脏外科杂志,2002,8(3):162-165.

14. 王宝恩,贾继东. 肝胆疾病的命名规范、诊断要点及预后. 北京:人民卫生出版社,1997.

15. 苏英姿,袁新宇,白凤森,等. 儿童实性肝脏间叶性错构瘤的超声特征与临床病理研究[J]. 中华小儿外科杂志,2013,34(1):14-18.

16. 钟麟,张秀辉,郎诗民,等. 小儿肝母细胞瘤的临床病理特点及预后. 实用肿瘤杂志,2000,15:102-104.

17. 李佩娟. 小儿肿瘤病理学. 北京:北京出版社,2000.

18. 肖梦,梁长虹,刘再毅,等. 肝脏炎性假瘤的影像表现与病理对照分析[J]. 医学影像学杂志,2015,(4):653-657.

19. 段恕诚,董永绥,朱启容. 小儿肝胆系统疾病. 北京:人民卫生出版社,2002.

20. 中华医学会外科学分会肝脏外科学组. 肝脏解剖和肝切除手术命名以及肝血流阻断方法与选择原则[J]. 中华外科杂志,2010,48(3):196-200.

21. 沈柏用,施源. 肝脏分段解剖的新认识[J]. 世界华人消化杂志,2008,16(9):913-918.

22. 董蒨. 小儿肝胆外科学. 北京:人民卫生出版社,2005.

23. 董蒨. 小儿肿瘤外科学[M]. 北京:人民卫生出版社,2009.

24. 董蒨,陈永健,卢云,等. 数字医学与计算机辅助手术的发展及临床应用[J]. 中国信息界-e 医疗,2013,(9):58-61.

25. 周显军,苏琳,董蒨,等. 计算机辅助手术系统在小儿复杂性肝脏肿瘤精准手术中的应用[J]. 中华小儿外科杂志,2015,36(4):244-248.

26. 董蒨,王宝磊. 小儿肝脏肿瘤的诊治挑战和计算机辅助肝切除手术[J]. 临床外科杂志,2013,21(8):585-587.

27. 奥田邦雄[日],K.G. 伊莎克[美],杨榕等译. 肝脏肿瘤. 上海:上海科学技术出版社,1991.

28. Shehata BM, Gupta NA, Katzenstein HM, et al. Undifferentiated embryonal sarcoma of the liver is associated with mesenchymal hamartoma and multiple chromosomal abnormalities:a review of eleven cases. Pediatr Dev Pathol,2011,14(2):111-116.

29. Sugito K, Kawashima H, Uekusa S, et al. Mesenchymal hamartoma of the liver originating in the caudate lobe with t(11;19)(q13;q13.4):report of a case. Surg Today,2010,40

(1):83-87.

30. Seki S, Kitada T, Sakaguchi H, et al. A clinicopathological study of inflammatory pseudotumors of the liver with special reference to vessels. Hepatogastroenterology. 2004,51(58):1140-1143.

31. Hamzaoui L, Medhioub M, Mahmoudi M, et al. Inflammatory pseudotumor of the liver. Presse Med, 2016, 45(9):804-807.

32. Wildhaber BE, Montaruli E, Guérin F, et al. Mesenchymal hamartoma or embryonal sarcoma of the liver in childhood:a difficult diagnosis before complete surgical excision. J Pediatr Surg,2014,49(9):1372-1377.

33. Qureshi SS, Bhagat M, Kembhavi S, et al. Benign liver tumors in children:outcomes after resection. Pediatr Surg Int,2015,31(12):1145-1149.

34. Gasljevic G, Lamovec J, Jancar J. Undifferentiated (embryonal) liver sarcoma:synchronous and metachronous occurrence with neoplasms other than mesenchymal liver hamartoma. Ann Diagn Pathol,2011,15(4):250-256.

35. Greenberg M, Filler R M. hepatic turmors. In Principle and Practice of Pediatric Oncology Edited by Pizzo P A, Poplack D G Lippicott-Raven Publishers, Philadelphia. New York:1997.

36. Wiegering VA, Klein I, Wirth C, et al. Anemia and B Symptoms as Leading Symptoms for a Hepatic Inflammatory Pseudotumor—2 Case Reports. Klin Padiatr, 2015, 227(6-7):363-365.

37. Sakai M, Ikeda H, Suzuki N, et al. Inflammatory pseudotumor of the liver:case report and review of the literature. J Pediatr Surg,2001,36(4):663-666.

38. Rosito P, Mancini AF, Semeraro M, et al. Malignant primary tumors of the liver in childhood. Pediatr Med Chir, 2002, 24:200-207.

39. Tang S, Chan CP, Ng PW. The many facets of presentation of hepatocellular carcinoma. N Z Med J,2003,116:489.

40. Yokota T, Suda T, Igarashi M. Telomere length variation and maintenance in hepatocarcinogenesis. Cancer,2003,98:110-118.

41. Bouyn CI, Leclere J, Raimondo G. Hepatic focal nodular hyperplasia in children previously treated for a solid tumor. Incidence, risk factors, and outcome. Cancer,2003,97:3107-3113.

42. Kondo F. Is there a common cause of adenoma,focal nodular hyperplasia, and hemangioma of the liver? J Gastroenterol Hepatol,2003,18:357-358.

43. Koea JB, Broadhurst GW, Rodgers MS. Inflammatory pseudotumor of the liver:demographics, diagnosis, and the case for nonoperative management. J Am Coll Surg,2003,196:226-

235.

44. Hamada Y,Takada K,Fukunaga S,et al. Hepatoblastoma associated with Beckwith-Wiedemann syndrome and hemihypertrophy. Pediatr Surg Int,2003,19:112-114.

45. Shim YH,Park HJ,Choi MS,et al. Hypermethylation of the p16 Gene and Lack of p16 Expression in Hepatoblastoma. Mod Pathol,2003,16:430-436.

46. Matsunaga T,Sasaki F,Ohira M,et al. Analysis of treatment outcome for childrenwith recurrent or metastatic hepatoblastoma. Pediatr Surg Int,2003,19:112-114.

47. Qian Dong,Wenjian Xu,Buxian Jiang,et al. Clinical applications of computerized tomography 3-D reconstruction imaging for diagnosis and surgery in children with large liver tumors or tumors at the hepatic hilum. Pediatr Surg Int,2007,23(11):1045-1050.

48. Meyers RL. Tumors of the liver in children. Surg Oncol,2007,16(3):195-203.

49. Sorge I,Bierbach U,Finke R,et al. Multiple malignant and benign lesions in the liver in a child with adrenocortical carcinoma. Pediatr Radiol,2008,38(5):588-591.

50. Anil G,Fortier M,Low Y. Cystic hepatic mesenchymal hamartoma:the role of radiology in diagnosis and perioperative management. The British journal of radiology,2011,84:e91-4.

51. Chang HJ1,Jin SY,Park C,et al. Mesenchymal hamartomas of the liver:comparison of clinicopathologic features between cystic and solid forms[J]. J Korean Med Sci,2006,21(1):63-8.

52. Oshiro Y,Yano H,Mitani J,et al. Novel 3-dimensional virtual hepatectomy simulation combined with real-time deformation. World J Gastroenterol,2015,21(34):9982-9992.

53. 藤沢知雄、友政 剛.小児消化器肝臓病マニュアル 診断と治療社.日本 東京:2003.

第二十七章

新生儿肝炎综合征

新生儿肝炎综合征（neonatal hepatitis syndrome）是指发病于新生儿期并延续至婴儿期的一组临床症候群，以阻塞性黄疸、肝脏及肝内胆管系统病损、肝脾大和肝功能异常为特征。

【疾病概念的变迁】

由于对本病研究探讨及关注的角度的不同，本病曾有多种不同的病名，其定义至今未能得到完全统一。历史上，曾有不同的学者将在新生儿期发病并延续至婴儿期、原因不明的梗阻性黄疸、肝细胞和毛细胆管损害、肝功能异常等综合病症称为特发性新生儿肝炎、新生儿肝炎综合征、婴儿肝炎综合征等。

本病发病后往往首先就诊于小儿内科，由于病名、诊断方法、治疗方案不统一，尤其是与胆道闭锁鉴别较为困难，在内科反复进行鉴别诊断和激素保守治疗的过程中，往往丧失了手术治疗的最佳时期。随着影像技术的成熟和进步以及对本病了解的深入，原本诊断困难的病例有望在相对早期得到诊断；而传统观念认为不宜手术的病例，可能通过手术得到更好的缓解，因而有必要对本病的概念进行再探讨。

在我国 20 世纪 60 年代曾将此类黄疸迁延不退、结合胆红素增高的病例称婴儿迁延性阻塞性黄疸（infantile pro-longed obstructive jaundice），20 世纪 70 年代陆续称为新生儿肝炎综合征（neonatal hepatitis syndrome）。20 世纪 80 年代初，国内有作者提出把 1 岁以内的婴儿（包括新生儿）因感染（包括肝脏原发的病毒、细菌、弓形虫等感染和全身性感染引起的中毒性肝炎）、先天性代谢性异常，以及肝内或肝外胆道阻塞或畸形（包括胆道闭锁和先天性胆管扩张症）等原因引起的黄疸、肝脾大和肝功能异常

的临床症候群称为婴儿肝炎综合征（infantile hepatitis syndrome），并认为这类疾病在明确病因之前统称为婴儿肝炎综合征，一旦明确病因，即按原发病因诊断。

日本厚生省新生儿梗阻性黄疸研究班曾定义新生儿肝炎为：①新生儿期发生、多数生后 2 个月内发现肝内胆汁淤积、显性黄疸持续一个月以上，伴灰白便或淡黄便以及浓茶色尿；②组织学上可呈巨细胞肝炎；③除外同时伴有泌尿系感染、败血症、梅毒等全身感染或全身代谢性疾病者。也有日本学者认为该综合征为病因不明、新生儿期发病的婴幼儿肝内胆汁淤积性肝炎，并按有无肝细胞肿大分为狭义或广义的新生儿肝炎。欧美教科书则认为新生儿肝炎综合征（主要指巨细胞性肝炎类）通常是特发性的，主要病理改变为非特异性多核巨细胞形成，表现为黄疸、预后较佳，多数由感染引起，少数病例与先天性代谢缺陷有关。也有美国学者将新生儿肝内胆汁淤积分为肝实质疾病即新生儿肝炎和肝胆管性疾病即肝内胆管发育不良，新生儿肝炎又进一步分为特发性新生儿肝炎（idiopathic neonatal hepatitis）、病毒性肝炎、代谢性肝功能障碍。

总体来说，国际上将新生儿期发病并延续至婴儿期，以阻塞性黄疸、肝脏及胆管系统病损、肝脾大和肝功能异常为特征的临床症候群称为新生儿肝炎综合征，通常由感染和代谢性疾病所致，不包括胆道闭锁和先天性胆管扩张；而国内多将表现为上述症状的临床症候群称为婴儿肝炎综合征，包括感染、先天性代谢异常及肝内外胆道阻塞如胆道闭锁、先天性胆管扩张症。但临床研究发现若婴儿肝炎综合征本身包括胆道闭锁和先天性胆管扩张症，临床上又将婴儿肝炎综合征与胆道闭锁和先天性胆管扩张症

鉴别,于逻辑上难以成立,概念较为混乱。特别是可能使临床医生尤其是小儿内科医生在使用糖皮质激素保守治疗肝炎综合征试验观察治疗的过程中,影响了包括在婴儿肝炎综合征范畴中的胆道闭锁的手术治疗。因此,笔者主张本病的概念应与国际较为统一的认识一致,即新生儿肝炎综合征应包括感染和遗传代谢性疾病造成的阻塞性黄疸、肝脏及毛细胆管损伤、肝功能障碍等,而胆道闭锁和先天性胆管扩张症则不属于本病范畴。

由于病因繁多,症状程度不一,预后相差悬殊。通常认为男多于女,地区性、季节性发病规律也不明显。

【病因及分类】

本病的病因包括感染和先天性遗传代谢性异常。

1. 感染　感染是本病的主要病因。因部分病例于新生儿期发病,故感染可能发生于胎儿期,其中多数为病毒感染所致。母亲初次感染以下病原后,通过胎盘传给胎儿或通过阴道传染胎儿。

胎内感染常见的病原有:肝炎病毒(包括 HBV,HCV、HDV、HEV)、巨细胞包涵体病毒(CMV)、单纯疱疹病毒、风疹病毒、柯萨奇病毒、ECHO 病毒和 EB 病毒,以及弓形虫、细菌等各类病原体感染等。围生期感染的意义特别重要,尤其是 TORCH 感染(TORCH infections),即 T:toxoplasma,弓形虫;R:rubella virus,风疹病毒;C:cytomegalo virus,CMV,巨细胞病毒;H: herpes simplex virus,HSV,单纯疱疹病毒;O:other,其他感染。以往认为我国 HBsAg 阳性者占总人口数 10%,乙型肝炎病毒感染是最重要的病原,但近年经过大量深入的研究证明,CMV 在本综合征的病原中占首位,并发现 CMV 感染可能发展为胆管闭锁,而且与胆总管囊肿有密切关系。

人类 CMV(HCMV)属疱疹病毒属,为 DNA 病毒,具有高度的种族特异性,是新生儿肝炎综合征的主要病原之一。据国内的报道,在新生儿肝炎综合征患者中,自尿中、血中分离出病毒或检测 HCMV-IgM 阳性者占 50% 左右。经胎盘或子宫颈感染胎儿为宫内感染;胎儿在分娩过程中吸入生殖道中被 HCMV 污染的分泌物感染为产时感染;生后新生儿接触母亲含有 HCMV 的唾液、尿液或通过母乳中 HCMV 感染为生后感染,尤其通过哺乳感染是生后感染的重要因素。

乙型肝炎是由乙型肝炎病毒(hepatitis B virus,HBV)所致。HBV 抗原包括乙型肝炎表面抗原(HBsAg)、乙型肝炎核心抗原(HBcAg)和乙型肝炎 e 抗原(HBeAg)。新生儿 HBV 感染主要通过 HBsAg 阳性的母亲经母婴宫内传播和围生期传播。传播途径有:①宫内传播:母亲持续或急性病毒血症时,病毒经胎盘感染胎儿,其发生率在妊娠头 6 个月内很少,后 3 个月及近分娩时为多数,宫内感染者疫苗不能阻断。②产时感染:是母婴传播的主要方式,多数感染者是在分娩时母血渗入胎儿血中而传播,或胎儿吞咽病毒污染的羊水而受染,分娩时感染可以用疫苗预防。③产后感染:通过唾液、乳汁、粪便等传播。研究指出,慢性 HBsAg 携带的母亲,其新生婴儿 HBsAg 发生率高;这些婴儿发展为 HBsAg 慢性携带者的比率较低,并认为新生儿时期感染的婴儿能够主动清除乙型肝炎病毒。未接受免疫预防措施的乙型肝炎 e 抗原阳性的母亲中,其婴儿约有 90% 通过围生期传播而成为慢性乙型肝炎病毒携带者,但真正发展为肝功能损害者很少。因免疫系统功能不完善,新生儿或幼龄期儿童感染 HBV,易发生持续病毒携带或慢性肝炎,与机体对 HBV 产生免疫耐受有关。

甲型肝炎病毒,尚无有关母婴垂直传播的报道。

细菌感染如 B 型 β 链球菌、李斯特菌属、金黄色葡萄球菌、大肠埃希菌等的感染均可引起新生儿肝脏的损害,梅毒螺旋体、钩端螺旋体等亦可引起胎儿和婴儿肝炎。但目前为止,仍然有许多新生儿肝炎病因未明。

2. 先天性遗传代谢性疾病所致的肝脏损害　糖(主要是半乳糖和果糖)、氨基酸和胆红素的代谢异常均可是本综合征的病因。先天性遗传代谢性疾病所致肝脏损害中,α_1 抗胰蛋白酶(α_1-AT)缺陷引起的婴幼儿原发性慢性肝内胆汁淤滞是重要原因,其他如 1-磷酸半乳糖尿苷酰转移酶(UGUT)缺乏引起的半乳糖血症、1-磷酸果糖醛缩酶(FPA)缺陷导致的果糖不耐受症、葡萄糖-6-磷酸激酶缺陷导致的糖原累积症等也可导致肝脏损害。氨基酸代谢异常的疾病如遗传性酪氨酸血症 I 型、胆酸代谢异常的疾病如特发性梗阻性胆管病和家族性进行性肝内胆汁淤滞综合征(Byler disease)等虽不常见,但也可导致肝脏损害。归纳新生儿肝炎综合征可能的病因表 27-1。

表 27-1　新生儿肝炎综合征可能的病因

分　类	疾　病
A. 感染症	
1. 败血症	
2. 病毒性肝炎	甲型肝炎、乙型肝炎、丙型肝炎、丁型肝炎、戊型肝炎
	巨细胞病毒、风疹病毒、单纯疱疹病毒
	人疱疹病毒 6 型（HHV6）、水痘、带状疱疹病毒
	柯萨奇病毒、埃可病毒、微小病毒 B19
	HIV、呼肠病毒（reovirus）
3. 其他	弓形虫、梅毒、结核
B. 遗传代谢异常	
1. 氨基酸代谢异常	遗传性高酪氨酸血症、维生素 P 缺乏导致的肝内胆汁淤积
2. 脂质代谢异常	Wolman 病、Niemann-Pick 病、Gaucher 病
3. 糖代谢异常	果糖不耐受症、半乳糖血症、肝糖原病Ⅳ型
4. 胆汁酸代谢异常	3-oxo-Δ^4-steroid 5β-reductase 缺乏
	3β-hydroxy-Δ^5-C_{27}-steroid dehydrogenase/isomerase 缺乏
5. 其他代谢异常	α_1 抗胰蛋白酶缺乏症、胰囊泡性纤维症垂体功能低下
	甲状腺功能低下、Zellweger 综合征、新生儿血红蛋白沉着症
	乳儿期铜摄取过剩、家族性噬红细胞性淋巴组织增生症
	精氨酸酶缺乏症、线粒体肝病
	17、18 三体综合征、Down 综合征
	Donahue 综合征（leprechaunism）
C. 原因不明	新生儿肝炎（特发性）、Alagille 综合征
	非症状性肝内胆管减少症
	进行性家族性肝内胆汁淤积症（Byler 综合征）

【病理改变】

感染造成的肝炎综合征,病理改变基本相似,轻者小叶结构正常,有点状坏死,少量巨细胞变,轻度淤胆,无小管增生,库普弗细胞增生稍活跃,肝间质和门脉区有炎性细胞浸润。重症者肝小叶结构紊乱,甚至塌陷,呈片状坏死,巨细胞变严重,可看到肝细胞的再生现象,淤胆明显,小胆管增生不多,肝间质细胞增生活跃,炎性细胞浸润较多,汇管区尤甚,病久者则门脉周围纤维化。巨细胞病毒感染者肝大体改变有个体差异,早期死亡婴儿有肝脂肪变性、肝硬化。显微镜下肝叶结构受损,肝实质有坏死区,库普弗细胞、肝管上皮细胞内均可见包涵体。HSV 感染的组织病变具有多样性,但具核内包涵体的巨细胞病变是具有特征性的病理改变,血性播散最常累及肝、肾上腺,可见广泛细胞损害,形成灶性坏死。

α_1 抗胰蛋白酶（α_1-AT）缺乏症的病理特点,不论临床有无肝病征象,肝细胞内可见到很多小球体,为特征性改变。用淀粉酶消化处理掉其中所含的糖原后,再用过碘酸染色（PAS 法）可以显露出来,它们呈圆形或多结节形,数目 1～20 个不等,1～20μm

大小。早期出现肝细胞坏死,门脉周围浸润,胆小管增生和结缔组织增加,很少见到巨细胞变。肺部病变以广泛性肺气肿为特点。

【临床特点】

1. 一般表现　可分为轻、中、重型,部分可演变为胆汁淤滞性肝硬化。起病常缓慢而隐匿,多数在生后数天至 3～4 周渐现黄疸,并持续或越来越重。往往表现为生理性黄疸消退延迟,或消退后又重复出现。多数出生时大便为正常的黄色,病后逐渐变为浅黄色或灰白色,甚至白陶土样大便,尿色逐渐呈深黄色。可伴有少许食欲缺乏、呕吐、腹泻和体重不增等。查体可见肝大,边缘稍钝,也可有脾大,约占 50%。

轻症患儿经一般处理后逐步好转,大便首先转黄,皮肤和巩膜黄染逐渐消退,肝脏缩小至正常,生长发育良好,整个病程为 4～6 周。重症病例呈急性病程,黄疸日趋严重,大便呈白陶土样。肝脏肿大明显,质地偏硬,脾脏亦肿大。腹壁静脉怒张,出现腹水、会阴及下肢水肿,甚至肝性脑病。可有脂溶性维生素 A、维生素 D、维生素 E、维生素 K 缺乏的表现,如维生素 K 缺乏导致颅内出血、皮肤瘀斑、消化道出血,维生素 D 缺乏导致易惊、抖动、手足搐搦症、佝偻病,维生素 E 缺乏导致溶血等。重症死亡率较高,存活者常留有后遗症,如生长发育落后、佝偻病、牙釉质发育不良等。部分病例发展缓慢,无发热、厌食、呕吐等症状,黄疸与大便色泽变淡未引起注意,直到新生儿后期或超过新生儿期才被发现,逐渐发展为重症。

先天性糖或氨基酸代谢异常所导致的新生儿、婴幼儿的肝损伤,临床表现复杂,起病时常有食欲低下、呕吐、溶血等症状,而后逐渐出现肝功能损害,甚至急性肝衰竭、肝硬化,重症病例还可发生呼吸衰竭、惊厥甚至昏迷。

2. TORCH 感染的临床特征 妊娠早期经胎盘感染的病例,以慢性表现为特征。出生前通过羊水感染者、产程中通过产道感染者以及产后感染者,则以急性表现为特征,有发热或体温降低,兴奋或萎靡,食欲减退、呕吐、痉挛、黄疸、肝脾大、呼吸窘迫甚至呼吸暂停,以及紫癜等表现。感染后可经血行扩散波及多种脏器,出现肝脾大、紫癜、黄疸,表现为肝炎、脑脊髓膜炎或蛛网膜炎等,其临床症状和发生频率见表 27-2。不足 32 周的早产儿可能遗有胆红素脑病。

表 27-2　TORCH 感染的临床症状和发生频率

症状	弓形体	风疹	巨细胞病毒	单纯疱疹病毒	梅毒
宫内发育迟缓	±	+++	++	+	++
黄疸	++	+	+++	+	+++
肝炎	+	±	+++	++	+++
肝脾大	+++	+++	+++	+	+++
贫血	+++	+	++	−	+++
皮肤改变					
出血斑	±	++	+++	−	++
皮疹	+	−	−	+	++
水疱	−	−	−	+++	++
神经病变					
小头症	±	+	++	+++	−
脑膜脑炎	+++	++	+++	+++	++
颅内钙化	++	±	++	+	−
脑积水	++	−	±	++	±
听力障碍	+	++	++	−	+
眼病变					
白内障	±	++	−	−	−
脉络膜炎	+++	++	+	+++	±
视网膜症	+++	++	+	+++	±
心脏畸形	−	+++	−	−	−
骨骼病变	−	++	±±±	±	+++

±:少见,+:5% 左右,++:20%~50%,+++:50% 以上,□:该感染较特异的表现

3. 几种主要病因导致肝炎综合征的临床特点

(1) 先天性巨细胞病毒肝炎(congenital cytomegalovirus hepatitis):宫内感染者,在新生儿期内出现临床症状。主要表现为多系统及多器官损伤的症状及体征,可为早产儿、低出生体重儿及小于胎龄儿,出生后发育迟缓。肝脏损害突出表现为黄疸、肝脾大、肝功能损伤等肝炎的症状。黄疸可在生后 24 小时内、生理性黄疸期、生理性黄疸消退后出现,血

中胆红素以结合胆红素为主。黄疸多数在新生儿期或3个月内消退,部分可持续至3~6个月内消退,与肝功能好转时间大体一致。肝脏肿大明显,肝脏多在肋下3~5cm,边缘较钝,常伴有脾大。同时血液系统受累也常见,表现为血小板减少、贫血、紫癜等。神经系统损害可表现为小头畸形、癫痫、耳聋、智力障碍、脑室周围钙化、脑积水等。少数患者可同时有间质性肺炎。

(2)新生儿乙型肝炎(hepatitis B):大多数HB-sAg感染婴儿为亚临床过程,无黄疸,仅有轻度的肝功能损害,除持久的HBsAg阳性和氨基转移酶增高外,无其他征象,肝大少见。氨基转移酶波动,迁延可达1~2年之久往往发展为慢性HBsAg携带状态,少数发生黄疸者恢复迅速,分别于病后第6~9个月HBsAg转阴,且出现HBsAb,表明新生儿乙型肝炎与成人相似。

少数可表现为爆发型或重症型,病情危重,从黄疸出现到急性肝功能衰竭的时间平均10天(8~15天),常见肝性脑病、出血、血氨可明显增高。近期预后极差,病死率达60%左右,死亡原因多为败血症、肺出血、肝性脑病伴脓毒血症等。但其远期预后较好,存活者肝组织恢复良好。

(3)α_1抗胰蛋白酶缺乏症(α_1-antitrypsin deficiency):先天性α_1抗胰蛋白酶(α_1-AT)缺乏是一种常见染色体隐性遗传缺陷。患儿主要表现为肝脏和肺部的损害。

多在生后出现肝病和肺气肿的症状。起病年龄不一,最早可在出生第一天就出现黄疸,胆汁淤积的临床特点无法与先天性胆管闭锁区别。胆汁淤积约几个月后,出现进行性肝硬化,部分患儿在婴儿期死亡,部分到学龄期出现腹水、食管静脉曲张,亦有晚到青春期才出现肝硬化症状。

由于α_1-AT基本上不能通过胎盘,故胎儿时期已受累者,其出生体重常低下。肺气肿一般在30岁左右发生。

(4)半乳糖血症:为常染色体隐性遗传,表现为新生儿进食乳类后,出现黄疸、呕吐、体重不增、白内障、低血糖和氨基酸尿等。

【实验室检查】

1. 阻塞性黄疸的指标 总胆红素增高,其中结合胆红素增高明显,可占50%以上;尿胆红素阳性。

2. 血清酶学检查 血清转氨酶(丙氨酸转氨酶ALT、门冬氨酸转氨酶AST)可增高,且升高程度不一,多数临床好转后下降,部分病例可在临床好转时反而升高,然后再下降。由于ALT在肝内含量较多,且存在于细胞质易于释出,故对诊断具有重要意义,但应注意排除肝外疾病,此外新生儿生后可有ALT升高,数天后恢复正常成人水平。

γ-谷氨酰转肽酶与碱性磷酸酶(ALP)则多明显升高。一般认为碱性磷酸酶(ALP)对阻塞性黄疸的诊断意义较大,但对婴儿诊断价值受下列因素影响:由于骨骼生长速度快,ALP本身就高;若并发佝偻病,可使ALP增加影响结果。γ-谷氨酰转肽酶的价值,有人认为超过转氨酶;在阻塞性黄疸时上升明显,灵敏度和阳性率均优于ALP。正常足月新生儿和早产儿可有此酶增高,生后数周可恢复成人水平。

3. 甲胎蛋白(AFP determination)检测 正常新生儿AFP阳性,约在生后1个月时转阴,如用定量法,则仍在正常值以上。新生儿肝炎则1个月后仍阳性,且可持续达5~6个月之久,如用定量法动态观察,则可见其随病情好转而下降。若AFP下降而临床无好转,则可能系肝脏严重损害至不能再生的程度,表示病情危重。

4. 病原学检查

(1)血清学检查:双份血清标本抗体效价增高4倍以上时具有诊断意义。患儿出生时脐带血IgM增高,有助于宫内感染的诊断。正常脐带血IgM平均为120mg/L(12mg/dl),超过200mg/L(20mg/dl)时有诊断意义。新生儿血清IgM水平升高(>250mg/L),血小板数减少(<100×10^9/L)和氨基转移酶水平升高是宫内感染的特征。

(2)病毒分离和培养:虽是病原诊断的金标准,但需时较长,且有些病原难以获得,可收集病儿咽拭子、尿、粪便、疱疹液及脑脊髓进行病毒分离。

(3)聚合酶链反应(PCR):具有快速、敏感、准确、取材不受限制的优点,适于病原学诊断。

(4)酶联免疫法(ELISA):是临床常用的通过特异性抗原、抗体检测,间接诊断病原的方法。

5. 巨细胞病毒感染的有关检查 具有下列任何一项可诊断HCMV感染:从受检标本中(尿、血、唾液、乳汁、胎盘等)分离出病毒;在受检组织细胞中见到典型的巨细胞包涵体(注意排除其他病毒感染);血清特异性抗HCMV抗体或抗原检测。

抗HCMV-IgG:新生儿期阳性为胎传抗体;从阴性转为阳性提示原发感染,双份血清抗体滴度大于4倍增高提示HCMV活动性感染。

抗 HCMV-IgM：阳性提示活动性感染；同时测 HCMV-IgG 阴性提示原发性感染。新生儿及小婴儿产生 IgM 能力较差，可出现假阴性。感染后尚未产生抗体者可为假阴性。

特异性 HCMV 抗原测定：用特异单克隆抗体采用免疫荧光法或酶免疫法从受检材料中检测到 HCMV 即刻早期抗原（IEA）或早期抗原（EA），提示 HCMV 活动性感染，可用于早期诊断。

HCMV 抗原血症分析：敏感性好、特异性高、操作相对简单，可早期快速诊断。分离待检者的外周血白细胞，将白细胞悬液制成固定玻片，再与特异性单抗温育，用间接酶染色技术或间接荧光染色技术染色后在显微镜下观察视野中阳性细胞个数。发现一个阳性细胞即为阳性。抗原血症检测可用于早期诊断全身性活动性感染，且能指导临床治疗及评价疗效。

核酸杂交：检测标本 CMV-DNA 阳性，提示 CMV 感染（活动或潜伏），检测标本 HCMV-mRNA 阳性，提示 HCMV 活动性感染。

聚合酶链反应：套式聚合酶链反应（NT-PCR）检测标本 HCMV-DNA 阳性，提示 HCMV 感染（活动或潜伏）；反转录-聚合酶链反应（RT-PCR）检测标本 HCMV 即刻早期基因 mRNA（1E-mRNA）阳性，提示 HCMV 活动性感染；竞争性定量 PCR 动态检测标本中 HCMV-DNA，能鉴别潜伏性和活动性感染，也可用于指导治疗和疗效评价。

6. 先天性遗传代谢的检查　生后早期进行血、尿液串联质谱和气相色谱筛查，可早期发现先天性遗传代谢病。异常者均有相应的血、尿异常，或表现为半乳糖浓度升高；或出现高甲硫氨酸血症，高酪氨酸血症、果糖血症和果糖尿等；或出现高氨血症。α_1 抗胰蛋白酶缺乏症时，可用蛋白电泳法初筛，如 α_1 球蛋白定量<2g/L，可作为 α_1-AT 缺乏的初步诊断。以抑制胰蛋白酶活力来间接定量测定 α_1-AT，正常情况下，1.1mg 的胰蛋白酶被 1ml 正常人血清所抑制，此为胰蛋白酶抑制活力（trypsin inhibition capacity，TIC），即 TIC 正常值为 1～2mg/ml，小于此值即可诊断。

7. 其他实验室检查　脂蛋白 X（LP-X）阴性；产程中感染或生后感染病例，可出现 C 反应蛋白（CRP）阳性；白细胞计数增减不定；全身性疱疹性病毒或肠病毒感染可见凝血系统异常，氨基转移酶越高，提示预后越差。

此外肝胆 B 超、核素检查等有助于新生儿肝炎和胆道闭锁的鉴别。必要时可进行肝活检。

【诊断与鉴别诊断】

因大多数患儿的症状延迟至新生儿期以后或在出生 2～3 个月后才出现，凡足月儿在生后 4 周、早产儿在生后 8 周黄疸仍不消退或加重，大便发白，小便深黄，肝脾增大，实验室检查有肝功能损害者，均应考虑本病。应详细询问病史，母孕期是否有感染或服用药物，是否早产、胎膜早破、胎儿宫内发育情况；生后是否有感染；黄疸出现的时间及程度；大小便情况；是否母乳喂养；家族肝病史和遗传代谢病史，结合查体和实验室检查，可诊断本病。

1. 半乳糖血症性肝损伤　在新生儿期即可发生，但由于易被其他临床症状所掩盖而延误诊断，故于新生儿期发现原因不明的肝损伤时，便应考虑到本病。若用富含果糖的食物喂养婴儿后出现肝损伤，应考虑到遗传性果糖不耐受症。

2. 胆道闭锁与新生儿肝炎综合征的鉴别　鉴别诊断中尤其重要的是，必须尽早鉴别新生儿肝炎综合征和胆道闭锁。因二者处理原则极其悬殊，前者以内科护肝为主，而后者则争取在 3 个月内行手术治疗。

新生儿肝炎综合征与胆管闭锁的鉴别比较困难。大量的研究证明，对二者的鉴别应从以下几个方面进行。

（1）黄疸出现的时间：生理性黄疸过后，黄疸持续加深，闭锁可能性较大；如生理性黄疸明确消退又复发黄疸，则肝炎的可能性较大。

（2）大便色泽：生后即发白，出生以来从未见过黄色大便，考虑闭锁或胎内肝炎；明确有过黄色大便者以肝炎的可能性大。但确有胆管闭锁患儿在出生后初期有过黄色大便。

（3）出生体重：胎内肝炎者出生体重偏低，亦可以为小样儿，生后食欲也较差。胆管闭锁患儿胎内生长正常，生后初期食欲较好。

（4）胆红素变化：病程早期结合胆红素增高，动态观察亦持续增高，一段时间后双向增高，胆道闭锁可能性大。病程早期双相或患儿日龄尚小，但总胆红素很高，动态观察波动较大，可多考虑肝炎。

（5）谷丙氨基转移酶（glutamie puruvic transaminase，GPT：现经 WHO 命名为"丙氨酸氨基转移酶（alanine aminotransferase，ALT）"）升高：病程早期即较高者，提示肝炎；病程长而 ALT 升高者，仅提示肝细胞有破坏,无鉴别价值。

（6）甲胎蛋白（AFP）升高:甲胎蛋白为新生肝细胞所制造,理论上肝炎的 AFP 阳性,闭锁阴性,有人认为病儿在出生后 1 ~ 4 个月时,AFP>35μg/ml 提示肝炎,闭锁则<10μg/ml,但部分病例有交叉现象,故实际价值不大。

（7）^{131}I 玫瑰红排泄试验:静脉注射 ^{131}I 标记的玫瑰红,它大部分经胆管入肠,小部分经肾排出,故连续 3 天大便内若 ^{131}I 量<5%,考虑胆管阻塞,此值越低,闭锁可能性越大;若>5% 则多考虑肝炎。但实际上二者也存在交叉现象,并且在实际操作中,大便中绝对不能混入小便,女婴很难做到。

（8）^{99}Te（锝）核素检查:用 ^{99}Te（锝）标记各种亚氨基乙酸（IDA）衍生物肝胆闪烁显像对于肝外胆管闭锁具有特异性价值,对鉴别胆管闭锁与新生儿肝炎的诊断符合率可高达 85.7%,其敏感性比 ^{131}I 玫瑰红排泄试验高。^{99}Te-IDA 显像剂具有迅速通过肝脏、胆汁中浓度高、在高胆红素水平胆管系统中仍可显像,同时可取得胆管功能状态的动力学和形态学两方面的资料等优点。其肝细胞清除指数（HCI）均在 2 级以上,95% 患儿肠道出现放射性,肝胆通过时间多数延至 2 ~ 8 小时。其中 ^{99}Te 标记的对位异丙基 IDA 和邻位异丙基 IDA 最适宜新生儿应用。

（9）胆管造影:无论口服或静脉造影,正常婴儿不显影,可能与肝脏浓缩能力不佳有关,可采取剖腹胆囊造影术,即在剖腹检查时,先寻找胆囊,再从胆囊注入造影剂摄片,观察肝外胆管情况。

（10）肝活检:肝穿活检有一定的鉴别价值,但有部分病例呈非典型改变,故不能以单一的肝活检资料为确诊依据（表 27-3）。

表 27-3　新生儿肝炎综合征与胆管闭锁的肝活检鉴别

肝活检鉴别	新生儿肝炎综合征	胆管闭锁
肝小叶	巨细胞病变明显,有细胞坏死,小叶结构紊乱,可呈塌陷	病程后期亦有巨细胞病变,小叶结构一般保持正常,到后期才紊乱
胆管增生	不明显	明显增生
胆汁淤积	有	明显,胆栓形成,甚至毛细血管破裂,泛滥成片

（11）给予苯巴比妥或考来烯胺后血清胆酸动态观察:有报道苯巴比妥能使部分有肝内胆汁淤积婴儿的血清胆盐和胆红素浓度降低;考来烯胺在肠道内与鹅胆酸结合,原发性肝细胞病变患儿给予此药后,其血清胆盐酸与鹅胆酸比例增加。胆管闭锁患儿均无上述效应。

（12）十二指肠液的观察:插入十二指肠管,注入25% 硫酸镁 10ml 促进胆汁排泄,然后每隔 1 小时取十二指肠液,共 5 次,进行十二指肠液中胆红素检查。若胆红素大于 1mg/dl,可排除胆道闭锁;反复 3 次为无色透明十二指肠液,则可考虑胆道闭锁诊断。

（13）低密度脂蛋白-X（lipoprotein X, LP-X）:胆管闭锁患婴,即使日龄很小,LP-X 即已呈阳性,但肝炎患儿却随日龄增长,出现阳性率增加的趋向。但也有交叉重叠现象。

（14）激素治疗试验:用泼尼松观察 3 ~ 6 周,绝大多数肝炎患儿在 3 周可见大便转黄,黄疸消退,少数肝炎需用药 6 周有效,如 6 周无效,可考虑剖腹探查。但往往因超过 3 个月已有肝硬化而不能手术。

（15）手术探查:出生后 2 个月仍不能排除先天性胆管闭锁的个别病例,则有必要考虑腹腔镜或剖腹进行胆管造影检查。

总之,两者的鉴别比较困难,其表现常有交叉且缺乏特异性。综合其鉴别要点如表 27-4。

【治疗】

新生儿肝炎综合征病因不一,除针对病因治疗之外,其措施基本相同,宜综合治疗。

1. 一般治疗

（1）营养:营养过分或不足都对肝脏不利。正常情况下肝脏维持糖类代谢的平衡,在急性病毒性肝炎时,糖原合成、分解和异生都有明显的异常,即便是轻度的病变,病儿也可有临床不明显的禁食性低血糖,因而每天需要有一定量的糖类供应。但由于肝脏疾患也影响耐糖能力,故糖分不宜太多,宜供应一定的蛋白质,但勿超过负荷。对脂肪供应则宜减少,补充脂溶性维生素 A、维生素 D、维生素 E、维生素 K 等,都应注射治疗。但长期的肝功能障碍时,脂肪供应少,加上吸收障碍,易造成必需脂肪酸

表 27-4　新生儿肝炎综合征与胆道闭锁的鉴别

鉴别指征	胆管闭锁	新生儿肝炎综合征
生理性黄疸后	黄疸持续加深	退而复现
粪便颜色	生后即白,也可黄后转白	黄后转白
出生体重	正常	胎内发病者体重偏低
生后食欲	正常	食欲较差
胆红素	结合胆红素持续升高,后转双相	双相,波动
病程早期 ALT	不高	较高
甲胎蛋白	阴性,可阳性但较低	阳性,较高
超声显像	发育不良或缺如	回声均质或略增强
^{99}Te-IDA 显像	未见放射性物质	出现放射性物质
十二指肠液观察 24 小时	无胆汁	有胆汁、重者可无
低密度脂蛋白-X	阳性	阴性,日龄大者可阳性
给苯巴比妥或考来烯胺	无改变	可减轻

缺乏,导致皮肤病变,易感染,创伤愈合延迟,生长迟缓等,应酌情补充。

（2）保肝、利胆、退黄:10% 门冬氨酸钾镁 1ml/kg 加入 10% 葡萄糖注射液 50ml 中静脉滴注,每日一次。葡醛内酯,每次 50mg/kg。谷胱甘肽每次 50～100mg/kg,肌注或静脉滴注,每日 1～2 次。促肝细胞生长素:用于肝功能损害明显者。茵栀黄口服液或颗粒口服。

（3）微生态制剂:适当选用微生态制剂如口服双歧杆菌活菌散剂、枯草杆菌、肠球菌二联活菌多维颗粒等对改善症状如退黄、肝功能与食欲的好转等有较好的作用。抗病毒药物治疗。

（4）免疫调节药物:干扰素、干扰素诱导剂、转移因子、免疫核糖核酸等激活免疫功能的药物,部分病例有效。

2. 病因治疗　因新生儿肝炎综合征病因繁多,且相当比例的患儿临床无法明确病因,故病因治疗有时较为困难,在此只对较为肯定的病因治疗做一介绍。

（1）细菌感染:根据细菌培养和药敏试验或临床经验选择抗生素,严重的感染还可加用人血丙种球蛋白,1g/kg。

（2）乙肝:HBV 的新生儿多数处于免疫耐受期,表现为 HBeAg 阳性、高 HBV DNA 水平而 ALT 正常,肝组织学正常或为轻微病变,这些患儿暂不予

抗病毒治疗,但要定期监测肝功能和病毒学指标;若 ALT 升高超过 2 倍正常值上限,或组织学有炎症活动,应考虑开始抗病毒治疗,以减少将来发生肝硬化或肝细胞癌的风险。美国食品和药品监督局已批准 5 种药物用于治疗儿童（≤18 岁）慢性乙型肝炎。普通干扰素 α（IFN-α）可用于 12 个月及以上儿童;拉米夫定（lamivudine,LAM）用于 2 岁及以上儿童;阿德福韦酯（adefovir,ADV）用于 12 岁及以上儿童;恩替卡韦（entecavir,ETV）及替比夫定（telbivudine）用于 16 岁及以上儿童。尚无批准用于 1 岁以内婴儿的药物,通常这个年龄段也不需要抗病毒治疗。

目前的治疗性疫苗研究大致可分为核酸疫苗（HBV-DNA 疫苗）、细胞疫苗及蛋白多肽疫苗等三类,可能是未来治疗的方向之一。

乙型肝炎基因治疗:同疫苗一样,期望未来用于新生儿和婴儿阶段。根据 HBV 复制周期中的不同阶段,可以采取不同的基因治疗策略。在 cccDNA 转录初始阶段,使用锌指核酸酶（ZFNs）、转录激活因子样效应物核酸酶（transcription activator-like effector nucleases,TALENs）等 DNA 结合蛋白切断 cccDNA 双链,可以阻止 cccDNA 的转录;应用 CRISPR/Cas9 酶系统,阻碍 pgRNA 的合成和延长。在 cccDNA 转录后加工阶段,使用反义寡核苷酸等技术抑制 HBV 复制。在 cccDNA 与病毒蛋白装配阶段,使用衣壳蛋白靶向病毒灭活（CTVI）方法阻碍

完整 HBV 的合成。

阻断母婴传播是减少及最终消灭 HbsAg 慢性携带的关键措施。

（3）TORCH 感染：单纯疱疹病毒（HSV）感染者，可用阿昔洛韦（无环鸟苷，ACV）治疗，此药能被 HSV 的胸苷激酶磷酸化，选择性作用于 HSV-DNA，特异性地抑制病毒合成，是非常理想的抗 HSV 药物。足月新生儿 30mg/（kg·d），分 3 次静脉滴注，连用 10 ~ 14 天。

巨细胞病毒（CMV）感染者，以更昔洛韦（丙氧鸟苷，GCV，DHPG）最受重视。更昔洛韦是阿昔洛韦的衍生物，主要用于各种类型的 CMV 感染，其疗效比阿昔洛韦强 50 ~ 100 倍。它主要是通过三磷酸形式选择性地抑制 CMV 的 DNA 多聚酶，阻止 DNA 合成，进而抑制病毒的繁殖。诱导治疗：5mg/kg，q12h，静脉滴注，滴注时间大于 1 小时，连用 14 天。维持治疗：5mg/kg，qd，静脉滴注，每周 7 天，或 10mg/kg，qd，静脉滴注，每周 3 天。滴注时间大于 1 小时，维持 2 ~ 3 个月。一般在用药 3 ~ 5 天即可出现明显作用。其毒副作用可引起骨髓抑制，临床出现粒细胞减少，多见于用药超过 1 周的患者，并与个体差异有关。诱导治疗期间每 2 天复查血常规、每周复查肝、肾功能；维持治疗期间每周复查血常规、每 2 ~ 4 周复查肝肾功能。外周血中性粒细胞 < 500/mm^3 或血小板 < 25 000/mm^3，应停药，酌情处理。

特异性高效价丙种球蛋白对 CMV 及 HSV 感染均有效，干扰素、转移因子及白介素-2（IL-2）效果均不肯定。

新生儿先天性弓形虫病的药物治疗目前仍基于经验性治疗。出生后第一年进行治疗，主要采用磺胺嘧啶（sulfadiazine）和乙胺嘧啶（pyrimethamine）加叶酸或四氢叶酸联合用药，其他有螺旋霉素和阿奇霉素或克林霉素。磺胺嘧啶和乙胺嘧啶合用：是治疗本病最常用的方法，可抑制弓形虫滋养体的繁殖，在急性期治疗颇见疗效。磺胺嘧啶 80 ~ 100mg/（kg·d），分 4 次口服，疗程 4 ~ 6 周。乙胺嘧啶 1mg/（kg·d），每 12 小时 1 次，2 ~ 4 日后减半。疗程 4 ~ 6 周。用 3 ~ 4 个疗程，每疗程间隔 1 个月。螺旋霉素：每日 3 ~ 4g，20 天为 1 个疗程，可与磺胺药联合应用（用法同前）。阿奇霉素：每日 5mg/kg，顿服，首剂加倍，10 天为 1 个疗程，可与磺胺药联合

应用（用法同前）。克林霉素：每日 10 ~ 30mg/kg，10 ~ 15 天为 1 个疗程，可与磺胺药联合应用（用法同前）。叶酸：乙胺嘧啶为二氢叶酸还原酶抑制剂，可引起叶酸缺乏及骨髓抑制，用药期间应定期观察血象，并服用叶酸或肌内注射甲酰四氢叶酸，可使骨髓功能改善。

风疹病毒感染目前尚无有效的抗病毒治疗措施，主要是对症治疗。

（4）先天性遗传代谢性疾病的治疗：无有效的手段，治疗主要为对症、限制食物种类，重者肝脏移植。

3. 中药治疗　中药治疗新生儿肝炎综合征有一定的辅助疗效。特别是对于改善症状有一定的效果。

（1）茵陈冲剂：茵陈 15g，黄芩 9g，制大黄 3g，甘草 1.5g，每日 1 剂，少量多次喂服。

（2）单味金钱草：单味金钱草（四川大金钱草 30 ~ 60g，水煎成 100ml，每日分 2 次口服，疗程 7 天），酌加葡醛内酯、维生素 C、维生素 B 辅助治疗。单味使用疗效优于复方，长期口服未发现毒副作用。

4. 关于肾上腺皮质激素治疗问题　以往认为糖皮质激素可能消除肝炎综合征的肝细胞肿胀、减轻黄疸、延迟肝组织的纤维化，并以激素治疗后病情是否有改善作为鉴别肝炎综合征和胆道闭锁的条件之一，因而临床经常给予泼尼松每日 2mg/kg，分次口服，在症状明显好转后逐步减量，一般共用 4 ~ 8 周。现认为，糖皮质激素应该在除外胆道闭锁及手术可能性时再使用。

5. 乙肝的预防

（1）孕期预防措施：妊娠妇女孕期常规筛查 HBsAg 是发现感染高危新生儿的前提。孕早中期 HBV 血清学标志均阴性者，孕晚期仍需复查，以明确有无急性感染。阻断母婴传播：应向 HBV 阳性的育龄妇女宣传有关防止病毒传染给婴儿的知识。孕期应常规检查夫妇双方 HBV 感染情况。对 HBV 感染的妊娠妇女，设专床分娩，器械及用具需严格消毒。胎儿分娩后应首先清洗身上的母血和羊水，有条件时隔离新生儿至少 4 周。HBsAg 阳性的母亲如有乳头破损，尤其是 HBeAg 也是阳性者，不宜哺乳，对所生婴儿应及时进行免疫预防。新生儿在出生 12 小时内注射 HBIG 和乙型肝炎疫苗后，可接受 HBsAg 阳性母亲的哺乳。

（2）新生儿预防措施:2012年我国传染病学与产科学专家根据国内外公认的研究结果,参考国际相关资料,共同制订《乙型肝炎病毒母婴传播预防临床指南(第1版)》,指南指出,最有效的预防HBV母婴传播措施是新生儿接种乙型肝炎疫苗,诱导机体主动产生抗-HBs,发挥抗HBV作用。开始接种乙型肝炎疫苗后35～40天,机体对HBV有免疫力;第3针疫苗接种可使抗-HBs水平明显升高。新生儿全程接种乙型肝炎疫苗后,抗-HBs阳转率高达95%～100%,保护期可超过22年。

新生儿乙型肝炎免疫预防要点如下:

1）妊娠妇女产前:都需要检测乙型肝炎血清学标志物。HBsAg阳性,说明已经HBV感染,有传染性;HBeAg阳性,传染性强;抗-HBs阳性,对乙型肝炎有免疫力。

2）妊娠妇女HBsAg阴性:新生儿按0、1、6个月3针方案接种乙型肝炎疫苗,即出生24小时内、1个月和6个月分别接种1针;不必再注射乙肝疫苗免疫球蛋白(hepatitis B immunoglobulin,HBIG)。

3）妊娠妇女HBsAg阳性:新生儿出生12小时内,肌内注射1针HBIG;同时按0、1、6个月3针方案接种乙型肝炎疫苗。

4）HBsAg阳性妊娠妇女的母乳喂养:新生儿正规预防后,不管妊娠妇女HBeAg阴性还是阳性,均可行母乳喂养。

5）分娩方式与母婴传播:剖宫产分娩不能降低HBV的母婴传播率。

6）早产儿:出生体重≥2000g时,不需要特别处理。体重<2000g时,待体重达到2000g后注射第一针疫苗,然后间隔1～2个月后再按0、1、6个月3针方案执行。妊娠妇女HBsAg阴性,早产儿健康状况良好时,按上述处理;身体状况不好时,先处理相关疾病,待恢复后再行疫苗注射。妊娠妇女HBsAg阳性,无论早产儿身体状况如何,12小时内肌内注射1针HBIG,间隔3～4周后需再注射1次;出生24小时内、3～4周、2～3个月、6～7个月分别行疫苗注射,并随访。

7）其他家庭成员HBsAg阳性:如果新生儿与HBsAg阳性成员密切接触,就必须注射HBIG;不密切接触,不必注射。

8）HBsAg阳性妊娠妇女的新生儿随访:7～12个月时,检测乙型肝炎血清学标志物。若HBsAg阴性、抗-HBs阳性,预防成功,有抵抗力;若HBsAg阴性、抗-HBs阴性,预防成功,但需再接种3针疫苗方案;若HBsAg阳性,预防失败,成慢性感染者。

9）其他注意事项:任何有损皮肤黏膜的操作前,必须充分清洗、消毒后再进行。

10）HBsAg阳性妊娠妇女是否行抗HBV治疗以降低母婴传播率:HBeAg阴性时,不需要抗病毒;HBeAg阳性时,是否应抗HBV治疗尚无定论。

（单若冰　董冰子）

参 考 文 献

1. 方峰,俞蕙.小儿传染病学.第4版.北京:人民卫生出版社,2014.

2. 邵肖梅,叶鸿瑁,丘小汕.实用新生儿学.第4版.北京:人民卫生出版社,2011.

3. 郭玉香,付跃娟,徐叶进,等.孕妇乙型肝炎病毒感染的临床分析.中华医院感染学杂志,2015,25(1):923-927.

4. 中华医学会妇产科学分会产科学组.乙型肝炎病毒母婴传播预防临床指南(第1版).中华妇产科杂志,2013,48(2):151-154.

5. 马亦林,李兰娟.传染病学.第5版.上海:上海科学技术出版社,2011.

6. 金博.乙型肝炎的免疫及治疗性疫苗研究.中华临床医师杂志(电子版),2012,6(20):6186-6191.

7. 李建美,李丙路,土建礼.乙型肝炎基因治疗现状与展望.济宁医学院学报,2015,38(3):180-184.

8. 郭瑞珍.传染病与寄生虫病病理学彩色图谱.贵阳:贵州科技出版社,2012.

9. Kutscher S, Bauer T, Dembek C, et al. Design of therapeutic vaccines: hepatitis B as an example. Microb Biotechnol, 2012,5:270-282.

10. Shapiro BS, Daneshmand ST, Garner FC, et al. Evidence of impaired endometrial receptivity after ovarian stimulation for in vitro fertilization: a prospective randomized trial comparing fresh and frozen-thawed embryo transfer in normal responders. Fertil Steril, 2011,96(2):344-348.

11. SU JQ, CHI BR, LI X, et al. Inhibition of dual specific oncolytic adenovirus on esophageal cancer via activation of caspases by a mitochondrial-dependent pathway. Chinese universities, 2012,28(3):465-471.

12. Richards KA, Chaves FA, Sant AJ. The memory phase of the CD4 T-cell response to influenza virus infection maintains its diverse antigen specificity. Immunology, 2011,133(2):246-256.

13. Frey B, Braegger CP, Ghelfi D. Neonatal cholestatic hepatitis

from carbamazepine exposure during pregnancy and breast feeding. Ann Pharmacother,2002,36(4):644-647.

14. Jin B,Sun T,Yu XH,et al. The Effects of TLR Actination on T-Cell Development and Differentiation. Clin Dec Immunol, 2012,2012:836485.

15. Kutscher S,Bauer T,Dembek C,et al. Design of therapeutic

Vaccine hepatitis B as an example. Microb Biotechnol, 2012,5:270-282.

16. 虻川大、田澤雄作.胆汁うっ滞.大藤澤知雄、友政.小児消化器肝臓病マニュアル.東京:診断と治療社,2001.

第二十八章

胆 道 闭 锁

　　胆道闭锁(biliary atresia)是婴儿在围生期破坏性炎症导致不同程度肝内和(或)肝外胆管闭锁为特征的阻塞性胆道疾病，是引起新生儿和婴儿阻塞性黄疸最常见的病因。本病晚期患儿出现胆汁性肝硬化、门静脉高压、肝衰竭，直至死亡。发病率报道约为1:5000~1:14 000，不同地区和种族的发病率有差异，一般认为亚洲人发病率较高，我国的发病率也高，据统计发病率约为(1.39~2)/10 000。通常认为女性为多，男:女约为1:2。由于病理改变的特殊性、早期诊断困难、患儿就诊时间晚，以及患儿家长和医务人员对治疗本病的认识和观念等原因，在我国目前治疗效果仍不理想。尽快改善治疗效果是摆在我国小儿外科同道们面前的任务。

　　早在1828年，Donop最先报道了1例胆道闭锁的病例。"胆道闭锁"一词最早由苏格兰爱登堡皇家儿童医院的Thomsom首次应用，于1891年至1892年连续发表三篇文章，描述胆道闭锁的表现。20多年以后，Johns Hopking大学的病理学家Holmes分析文献，将本病命名为胆道闭锁，并描述本病的各方面的病理变化。他对82例胆道闭锁进行尸解，观察患儿肝外胆道残存结构，认为可分为"可矫治型胆道闭锁"和"不可矫治型胆道闭锁"，他发现16%患儿近端存在胆管或表现为胆道存在囊肿，这为肝外胆道与肠道吻合术提供了治疗的基础，这也称为可矫治型的胆道闭锁。而更大部分的患儿是肝外没有胆道，即"不可矫治型"。1928年Ladd报道首次成功治疗第一例可矫治型的患者。随后30年，仅有几例这一类型的患儿获得早期成功的救治。但非常遗憾胆道闭锁患儿中可矫治型仅占少数。

　　因为胆道闭锁患儿绝大多数的肝外近端胆管呈闭锁状态，长期以来对这类型的患儿治疗，许多学者尝试了许多类型的治疗方式，这些治疗方式包括：肝门淋巴结与肠道引流术；胸导管经颈内静脉与食管吻合术；尼龙丝穿过肝脏与肠道引流术；肝楔形切除、肝切面与消化道吻合术；肝门内插管与肠道引流术(Sterling手术)。尽管偶有一些有希望的报道，但最终所有的手术方式都失败，不能取得有效的胆道引流。

　　1959年Kasai和Suzaki观察到切除肝门胆道残存结构可获得胆汁引流，并在1956年开始行肝门肠吻合术(Portoenterostomy，又称Kasai术式)，1959年用日语发表他们的研究，介绍这一新的手术方式——肝门肠吻合术，从此翻开了治疗"不可矫治型胆道闭锁"的新篇章。但该文因用日文报道，故在当时还没有引起小儿外科学术界的特别的重视。直到1968年Kasai和同事们用英语再次介绍这一术式，在小儿外科界得到广泛的关注，掀起了手术治疗胆道闭锁的高潮。以后陆续为改善胆汁引流的效果和防治胆管炎，有许多改良的术式。50%以上的患儿在2月龄时手术可取得有效的胆汁引流，但手术超过4月龄仅有7%获得有效的胆汁引流。

　　1963年Starzl对1例胆道闭锁的患儿开展了世界首例肝移植，50多年来由于器官保存方法的改进、新型免疫抑制剂的问世和不断开发、手术操作方法包括供肝的方式改进，肝脏移植已成为儿童终末期肝病的一种常规治疗手段。胆道闭锁是儿童肝脏移植常见的适应证，约占儿童肝移植的一半。肝移植的成功为胆道闭锁的治疗又提供了一种极其有效的治疗方法，使一些错过了葛西手术治疗时间的患儿或者治疗效果不理想者，通过肝移植而挽救生命、提高生活质量。

我国人口众多,胆道闭锁的发病率也高于欧美国家,每年可能新增约 2000~3000 例胆道闭锁的患儿。而我国开展胆道闭锁的诊治较迟,葛西手术只是在 1989 年才由我院首先开展,到目前只有 20 多例的患者在葛西手术后靠自体肝存活 20 年以上。肝移植开展则更迟了。我国大陆胆道闭锁每年新发病例多,但诊疗及效果堪忧。从目前各医院诊治情况来看,胆道闭锁最后可以接受规范治疗的病例数不到 1000 例,顺利完成 Kasai 手术而得到自体肝生存的病例仅 200~300 例;加上每年完成肝移植病例约 200 例,粗略估算约 1/6 的患儿可在合适的年龄得到良好的救治,而 5/6 的患儿最终没有或失去最佳救治时机。同时对胆道闭锁术后的随访工作也做得不好,因而总体治疗效果还是差强人意的,进一步提高我国大陆地区胆道闭锁的生存率有待小儿外科同道们共同努力。

【病理】

1. **基本病理改变** 胆道闭锁是指由于各种原因引起胆道完全阻塞的病理状态,其病理改变是胆管进行性炎症和肝纤维化。患儿胆道阻塞的部位和范围差异较大,可累及肝内、肝外胆管系统,并呈节段性,亦可发生在肝门部。离断肝门部纤维块后可见内含胆红素和胆汁酸等胆汁成分的黄色液体自肝门流出,表明肝内胆管并非完全缺如,尤其是微细胆管常不受累,只是没有正常的肝内胆道,无法将胆汁正常引流出肝脏。梗阻的近端胆管可以扩大,形成囊肿。比起成人的其他胆道阻塞性疾患,肝纤维化的发展更快,更具有侵袭性。胆道闭锁最终导致胆管细胞、肝细胞损伤、胶原沉着和肝硬化。在此过程中涉及损伤的启动和持续进展,其细胞和分子机制主要包括三个过程:胆管损伤、细胞因子激活和胆汁的毒性作用。

肝外胆管系统在胆道闭锁多是被纤维索所代替。胆总管的远端可完全阻塞由纤维组织所取代。近端胆管周围不同程度地浸润着纤维组织。其他变异包括胆管远端不完全开放、囊状胆管、胆总管或其近端的囊肿。胆囊通常是未发育和萎缩的,但腔内为无色黏液。肝外胆管纤维化阻塞的程度随着患儿年龄的增长而增加,并与肝纤维化的发展呈正相关。胆道闭锁患儿在肝门部相当于正常左右肝管汇合处有一三角形纤维块结构,通过连续切片发现其中有

残存未闭的胆管。这些结构与肝内胆管通过一些树枝样结构相连,只要横切此处纤维块,就有可能使胆汁引流出来。这些观察结果是葛西手术(肝门肠吻合术)的基础。

肝纤维化是肝脏细胞外基质(extracellular matrix,ECM)过多沉积在肝内引起,进一步发展引起肝硬化。肝脏合成 ECM 的细胞主要是被激活的肝星形细胞(hepatic stellate cell,HSC)。最近研究发现胆道闭锁肝纤维化启动的直接信号是胆管上皮的损伤,损伤后肝内淋巴细胞聚集和 CD14 阳性巨噬细胞急剧增多,(Kupffer 细胞增生和迁移入肝内的巨噬细胞),而且肝外胆管梗阻更有利于这一过程的发生。HSC 活化主要的细胞因子来源是肝内巨噬细胞,这种细胞能被极其微量的细菌毒素和 LPS 激活而产生大量的细胞因子如 TNF-α、TGF、PDGF 等,激活 HSC 致肝纤维化的形成。

胆管损伤致胆汁淤积,肝内鹅去氧胆酸(CDC)和共轭化合物升高,CDC 可损伤肝细胞,释放细胞因子引起肝纤维化并导致肝细胞的坏死和凋亡。这些过程均可致胆管细胞和肝细胞的丢失。CDC 诱导肝细胞损伤的机制包括线粒体损伤、氧化剂应激、ATP 消耗、细胞内游离钙升高和水解酶逐渐激活。

胆道闭锁患儿肝脏的组织病理学改变是多种多样的。大体方面,肝脏早期增大,随病情发展肝脏逐渐变硬。至晚期,肝脏体积缩小,质地继续变硬,被胆汁染成深绿色,表面平滑或呈颗粒状。切面可见网络状灰白色结缔组织增生。

显微镜下,初期的改变是以淤胆为主要特征,即在肝细胞和毛细胆管内有胆色素沉着。肝细胞有程度不等的变性,如肝细胞肿胀、空泡变性、羽毛状变性及肝细胞嗜酸性变等。除肝细胞广泛变性外,还出现肿胀、胞浆疏松、淡染,压迫肝血窦变狭窄,肝细胞内胆汁沉着,呈棕黄色细颗粒或粗颗粒。晚期肝外组织和器官淤胆、汇管区及小叶间结缔组织增生,新生小胆管增多,且发育不全,覆有立方形或柱状上皮的分化成熟的胆小管少见。伴有少量炎性细胞浸润。邻近的肝细胞陷于萎缩消失,但小叶结构仍保存。小叶内及小叶间胆管充有胆柱,星形细胞及肝细胞胞浆内可见胆色素颗粒。往往可以见到毛细胆管极度扩张含浓缩胆汁(胆栓),小叶周边扩张毛细胆管破裂后,胆汁外溢,可形成胆汁湖。增生的结缔

组织也可向小叶间及小叶内延伸,肝脏正常小叶结构被破坏,由间质将其分割成大小不等、形态不一的假小叶。中央静脉偏位,甚至缺如,肝索排列紊乱。肝门周围纤维化的发展,导致肝硬化。这发展过程的速度、严重程度因人而异。

对肝脏肝内胆管的三维结构重建,发现胆道闭锁的汇管区小胆管多与肝细胞相连,赫令管明显增生管腔开放,并挤压小叶间动脉和静脉。多数赫令管彼此连接形成交通的网络状,少数赫令管末端形成膨大盲端。小叶间胆管扩张弯曲,局部管腔扩张形成微囊肿。

2. 胆道闭锁与婴儿肝炎比较 胆道闭锁与婴儿肝炎比较,其突出病理变化是汇管区小叶间胆管明显增生,增生的小胆管部分形成由立方上皮被覆的管腔,部分呈条索状,形态不规则,有的则呈角弯曲。在假小叶间亦显示大量的新生胆管。在小叶间和小叶内出现胆栓。70%左右的胆道闭锁病例出现多核巨肝细胞。约1/3的病例出现髓外造血象。综合文献的报道,两病的主要病理变化见表28-1。

表 28-1 胆道闭锁和婴儿肝炎的病理变化比较

病理变化	胆道闭锁	婴儿肝炎
汇管区胆管增生程度	明显增生,多在 15~20 个以上	增生轻,多在 10 个以下
小叶内胆栓出现率	100% 出现,多在 3 个以上	偶见
小叶间胆栓出现率	90% 出现,多在 3 个以上	偶见
汇管区炎性细胞浸润	轻度炎性细胞浸润	炎性细胞浸润多在中度以上
肝细胞内淤胆	肝细胞内淤胆轻	肝细胞内淤胆重于胆道闭锁
肝细胞水样变性及点状坏死	少见	常见

3. 胆道闭锁葛西(Kasai)手术后肝脏病理变化 Kasai 术后肝脏病理形态学改变具有特征性。术后病理变化,受 Kasai 手术时间影响,早期行手术,可以适当减轻胆管的损伤,对胆管炎的发生有影响。在手术后一段时间内,仍然呈持续性逐渐加重纤维化。但这与术后治疗效果有密切关系。作者通过对 14 例患儿进行葛西手术后包括肝纤维化、胆管增生、淤胆、肝细胞变性坏死、肝细胞巨细胞样变等肝脏病理变化的研究,证实手术后胆汁引流好、黄疸已完全消退,无发生胆管炎或胆管炎发作次数少、程度轻,经数月乃至数年后,肝脏病变有所减轻。但术后反复出现胆管炎者,肝脏病变无减轻,甚至加重。特别是发生肝门部胆管梗阻者,肝脏病变明显加重,短期内出现假小叶,明显差于同龄未手术者。肝损害的程度远远比手术前发展要快得多。这可能是肝门部梗阻多由胆管炎引起,出现肝门部梗阻后胆管炎并未完全控制,炎症的存在又加重了胆道的梗阻,在胆管炎和胆道梗阻双重因素下,更加重了肝损害。而同时通过研究还发现胆道闭锁葛西手术后肝脏显微镜下的病理变化与肉眼观察有时并不一致。

4. 胆道闭锁的超微结构 肝细胞稀疏,排列紊乱。细胞外形大多呈不规则形或三角形。细胞形态不整,核仁明显。少数核内可见液泡和假包涵体,坏死细胞核固缩、碎裂。粗面内质网数量减少,大多沿线粒体周围排列,变性严重的肝细胞中可见粗面内质网脱颗粒。滑面内质网数量增多,其他多呈囊泡扩张,坏死肝细胞中滑面内质网不清。线粒体体积增大,基质密度减少,嵴减少或消失,有的线粒体空泡样改变。次级溶酶体明显增多,其密度深浅不一、形态各异。在变性严重或将要坏死的肝细胞中微丝成分显著增加,多在核周和细胞边缘成束排列。大部分肝细胞中都含有大小不等的、形态各异、密度不均的高电子密度物质。大部分肝细胞的窦周隙相邻面微绒毛消失,其细胞膜外有一层类似基膜样物质沉积。肝血窦数量及所占面积显著缩小。在增生的结缔组织中,可见连续毛细血管,部分内皮细胞核内可见核小体。窦周隙明显增宽,可达 14~20μm,其内充满网状纤维和中等电子密度的细粒状物质,少数窦周隙内可见细胞堆积。毛细胆管大都明显扩张,直径可达 5~7μm,微绒毛数量减少,有的微绒毛空泡样改变。毛细胆管管腔内可见到高电子密度的均质物质,其形态与肝细胞所见的高电子密度物质相似。毛细胆管周围肝细胞间的紧密连接未见明显改变，其周缘肝细胞胞质中微丝成分显著增加。间质明显增加，同时弥漫性增生的结缔组织挤压肝细胞索，使其扭曲变形，肝细胞排列紊乱、数量减少且变性坏死，血窦面积大大减少。结缔组织的增生不仅发生在门管区，而且在肝细胞之间窦周隙内，都有大量的间质。在间质中有时可见淋巴细胞，个别的毛细胆管中亦可见到淋巴细胞浸润。

5. 胆道闭锁的分型 葛西(Kasai)根据胆道闭锁患儿的病理检查和手术中所见，认为胆道闭锁的肝外胆管的形态多种多样，而肝内的变化反而简单得多。葛西在 Gross 分型(基本型)的基础上又分出许多亚型。一般认为可分为 3 型及 7 个亚型。

Ⅰ型

胆总管闭锁型[图 28-1(1)~(2)]。此型属于"可矫治型"胆道闭锁，肝总管以上有管腔且通畅，含有胆汁，可供进行吻合。此型约占 10% 左右，手术进行肝总管与肠道的吻合，手术治疗效果好。

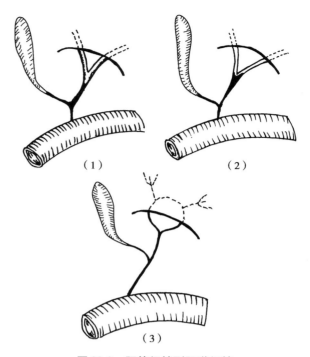

图 28-2 肝管闭锁型胆道闭锁
(1)(2)肝内胆管有发育，可行肝总管与肠道吻合；(3)肝门部呈胆湖型，胆汁引流效果差

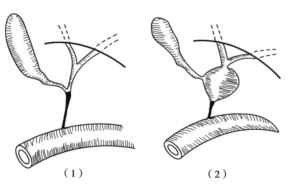

图 28-1 胆总管闭锁型胆道闭锁

Ⅱ型

肝管闭锁型，此型有不同的 3 个亚型[图 28-2(1)~(3)]。肝管呈闭锁形态，但其中有两个亚型肝内胆管有发育[图 28-2(1)、(2)]，可行肝总管与肠道吻合。而另一亚型[图 28-2(3)]肝门部呈胆湖型，胆湖与肠道吻合，胆汁引流效果差。

Ⅲ型

肝门部闭锁，图 28-3(1)~(3)。肝门部虽然闭锁，但多数肝内胆管有发育，而肝外胆道结构几乎完全不存在，呈闭锁形态。此型以往不能行肝外胆道与肠道的吻合，故曾称为"不可矫治型"胆道闭锁，这类型最多，临床上最常见，约占近 90%。

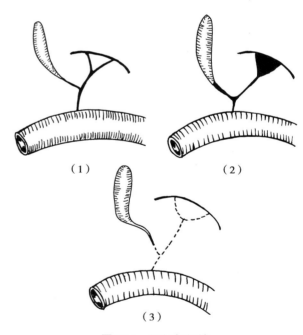

图 28-3 肝门部闭锁

葛西又以下部胆管的形态分为胆总管未闭型，图 28-4(1)~(3)；胆总管索状闭锁型，图 28-4(4)~(6)；胆总管缺损型，图 28-4(7)~(9)。

葛西根据肝管门区胆管形态分为 6 型(图 28-5)：①肝管扩张型；②微细肝管型；③胆湖状肝管型；④索状肝管型；⑤块状结缔组织肝管型；⑥肝管

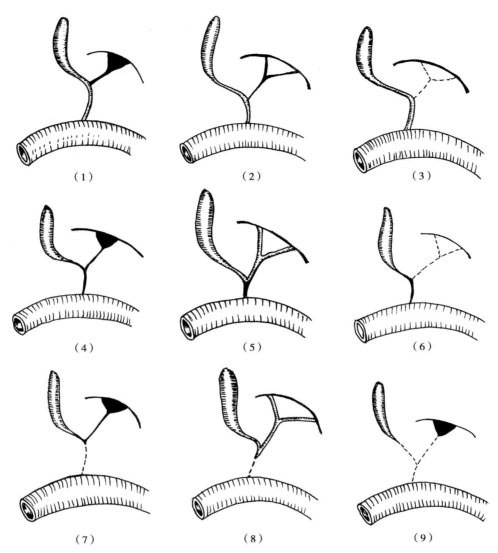

图 28-4　葛西以下部胆管的形态分为胆总管未闭型(1)、(2)、(3),以下部胆管的形态分为胆总管索状闭锁型(4)、(5)、(6),以下部胆管的形态分为胆总管缺损型(7)、(8)、(9)

缺如型。

胆湖状肝管型肝门部表现为含胆泥样的小囊,并与肝内胆管有肉眼可见的连接。索状肝管型肝门部为结缔组织所取代。块状结缔组织肝管型的肝管分支不清晰,呈块状结缔组织与胆总管相连。绝大多数胆道闭锁的肝门部属索状肝管型、块状结缔组织肝管型和肝管缺如型。过去把肝管扩张型和胆湖状肝管型称为可矫治型,而其余的属"不可矫治型"。而实际上胆湖状肝管型几乎不能经葛西手术治愈,而临床上肉眼看见肝外胆管的索状肝管型和块状结缔组织肝管型,却可经葛西手术治愈。因此,所谓的可矫治型和"不可矫治型"在目前的意义不在于此。

有学者根据肝门部解剖所得纤维组织块中残留胆管的管径粗细可分为 3 型:A 型,残留胆管直径≥

150μm;B 型,直径<150μm;C 型,无开放胆管,胆管中心已纤维化。据文献报道,A 型术后胆汁引流成功率高达 90%,B 型大部分病例可有胆汁流出,而 C 型中术后很少有胆汁流出。

我国的佘亚雄对胆道闭锁分型与上述的分型相似,共分为六型。

第 I 型:肝管、胆囊、胆总管完全闭锁[图 28-6(1)];

第 II 型:胆囊有腔隙,内含透明液,其余胆管均闭锁[图 28-6(2)];

第 III 型:胆囊、胆囊管和胆总管有腔隙与十二指肠相通,但其中无胆汁,肝管是闭锁的[图 28-6(3)];

第 IV 型:肝外胆管形态正常,但肝内胆管闭锁,

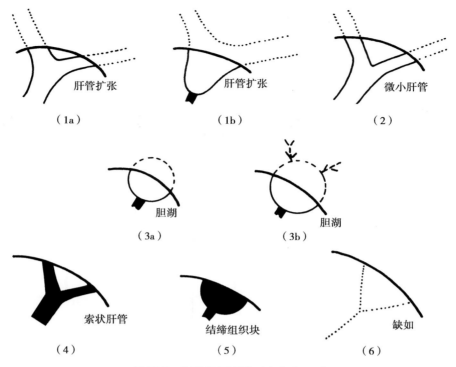

图 28-5　肝管门区胆管形态分为 6 型
(1a)肝管扩张型;(1b)肝管扩张型;(2)微小肝管型;(3a)胆湖状肝管型;(3b)胆湖状肝管型;(4)索状肝管型;(5)块状结缔组织肝管型;(6)肝管缺如型

这一类型罕见[图 28-6(4)];

第Ⅴ型:肝管上段完整存在,肝管下段及胆总管闭锁[图 28-6(5)];

第Ⅵ型:肝管、胆囊及胆总管上段均完整,闭锁位于胆总管下段[图 28-6(6a)(6b)]。

佘亚雄认为"不可吻合型"中,如果仔细解剖肝门部,部分病例在肝门纤维块有腔隙与肝内胆管相通,这部分病例称为胆道发育不良。第Ⅳ型才是真正的胆道闭锁。根据以上病理情况,认为将本病分为下列三型似更合理,即:①胆道闭锁;②胆道发育不良;③胆道中断。

【病因】

胆道闭锁的病因复杂,至今确切的发病机制还不完全清楚。曾有众多的学说,先后出现先天性发育不良学说,血运障碍学说,病毒学说,炎症学说等,但每一学说仅能解释一部分的病例发生的原因。主要与以下几个方面有关。包括:①病毒感染有关,目前认为病毒感染是胆道闭锁的主要病因,主要是巨细胞病毒、呼肠病毒和轮状病毒等嗜胆管性病毒,还有人类乳头瘤病毒、人类疱疹病毒也可能与胆道闭锁有关;②患儿免疫系统异常,胆道闭锁可能是自身免疫介导的疾病。病毒感染可能启动了胆管损伤,继而机体将变异的胆管上皮细胞抗原或者原本隐蔽的胆管抗原识别为"异体抗原",引起持续的自身免疫反应性胆管损伤;③基因学说,常可见胆道闭锁的临床表现有明显差异的两种类型。其中胚胎型,常与其他先天异常共存,患儿常伴有多脾综合征,如多脾或无脾畸形、肠旋转不良、十二指肠前门静脉和下腔静脉缺如的腹部血管异常、内脏左右镜像倒置畸形等。在胆道闭锁家系发病的病例中,多数合并内脏转位及脾脏畸形的相关特征,其相关内脏序列畸形基因 *CFC-1* 的杂合突变已在部分胚胎型胆道闭锁发现;④妊娠期妇女接触有毒物质,研究发现母体受孕季节、妊娠早期的用药史或有毒物质接触史等都可能使胎儿胆道闭锁的发病率增加。但目前尚未明确任何一种有毒物质的致病作用,各地区环境因素和胆道闭锁发病的相关研究结论并不统一,环境中混杂的病毒感染等因素尚待明确;⑤血管/缺血因素可能是胆道闭锁的病因之一。

目前文献认为胆道闭锁不是单因素所致的疾病,很可能是不同的病因而表现为共同的临床表现的疾病。胆道闭锁分两类。一类与基因变异有关,即胚胎型,约占 7% ~10%,在胚胎发育时胆道即出现发育障碍。这类患儿通常合并其他器官的畸形,

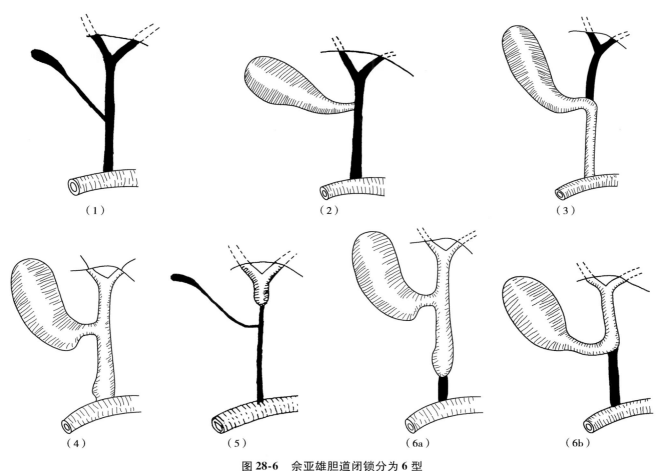

图 28-6　佘亚雄胆道闭锁分为 6 型
（1）Ⅰ型；（2）Ⅱ型；（3）Ⅲ型；（4）Ⅳ型；（5）Ⅴ型；（6a、6b）Ⅵ型

如脾脏畸形、心脏畸形等。另一类与围生期致病因子侵袭有关，即围生期型，约占 80% 以上。这类患儿通常在生后会有一段无黄疸期，也不合并其他器官的畸形。引起胚胎型胆道闭锁可能和早孕期母体接触毒性物质及 *Kartagener* 基因、*Hox* 基因和 X 染色体某些基因突变有关。而引起围生期胆道闭锁主要与病毒，如轮状病毒、巨细胞病毒感染引发机体细胞免疫反应有关。胆道闭锁与胆管板的畸形间的关系也引起人们的注意和重视。用胆道上皮细胞特异的细胞角蛋白（CK）抗体对不同发育阶段的肝脏做免疫组织化学染色，发现胆管细胞来源于门静脉周围的间质。在人胚第 6 周，原始肝由肝母细胞形成，此时看不到肝内胆管。到第 8 周，CK8、CK18、CK19 阳性的单层肝主细胞，在肝门部位及肝内围绕邻近的门静脉支，呈套袖样排列，形成胆管板（DP），这是肝内胆道的最原始层。该结构很快就由单层细胞形成两层细胞的胆管上皮，并有管腔的雏形。随着发育的进行，CK19 在那些不形成双层细胞中表达逐渐减弱。Tan 等发现，人胚胎 11 周时形成肝总管。在

肝门部与 DP 内腔相通。左右肝管结构也逐渐明显。从 13 周开始，DP 结构开始有序排列，形成肝内胆管结构，称 DP 重塑。这种 DP 重塑过程是随着胎儿的发育从肝门部向末梢推进的。如果胆板重塑障碍，将形成胆管板畸形，也就没有正常胆道的形成。20 周开始，胆管上皮 CK7 染色呈阳性，在生后 1 个月内还可检测到该抗原。出生时周围门静脉分支还没有完全伴有胆管形成，有些还处在胆管板重塑，也会造成胆管板畸形。胆道闭锁的患者肝门部组织和人胚 11～13 周肝门部的原始胆管结构是非常相似的、且胆道闭锁患儿胆管上皮细胞的细胞角蛋白（CK）亚型的表达形式与胆管重塑期的胎儿胆管上皮相近，CK 是上皮细胞的家系标志物。上皮的分化以特殊类型 CK 亚型的表达形式为特征，肝门部胆管板重塑障碍将形成胆道闭锁，因而胆道闭锁的出现可能是：①肝门部 DP 重塑不全及间质对胎儿胆管支持不足；②围生期肝门部 DP 重塑不全，导致胆汁外渗，引起炎症，造成闭锁。而潜在的感染或免疫异常可能是胆管板重塑障碍的原因。但到目前为

止 DP 重塑的过程尚未清楚。仅用肝门部胆管板重塑障碍还很难解释所有的病例，尤其是出生后有短暂黄色大便的病例。有研究对胆道闭锁患儿上皮细胞凋亡与增生进行检测后发现，胆道闭锁患儿胆管的凋亡与增生都存在，凋亡比增生更明显，说明胆管上皮的凋亡和增殖失衡，可能是胆道闭锁患儿胆管重塑障碍的原因之一。

另有研究表明，肝细胞生长因子/分离因子（HGF）通过其受体 c-met 癌基因，调节间质组织分化为上皮细胞，并使这些上皮细胞分散，重塑后形成管腔。所以 HGF 和 c-met 癌基因可能对胆管板的形成有一定的作用，二者的异常表达可能与胆道闭锁有一定的联系。另外，细胞内黏附作用障碍也可能造成胆管板畸形。细胞内黏附分子在间质细胞的分散、分化、围绕空腔重组成单层细胞中起重要作用。E-cadherin 在肝脏发育的特定时期和地点表达，它可能与胆管板形成有一定的关系。虽然胆管上皮细胞排列对胆管树的形成很重要，但胆管上皮细胞排列的分子/细胞基础尚未阐明。

日本胆道闭锁研究会记录从 1989—2000 年全国共 1483 例胆道闭锁患儿有胆道闭锁、胆管扩张和肝炎家族史的分别是 2、6、50 例，染色体异常 5 例，并发畸形 359 例（24%），以多脾、内脏反位和十二指肠前门静脉多见。因此，胚胎早期发育异常也可能是胆道闭锁原因之一。胆道闭锁常合并上述畸形提示胆道闭锁的发生与位置有关决定基因突变有关。第 4 号染色体上 inv 基因隐性突变的转基因小鼠会出现内脏左右镜像倒置，部分出现多脾、十二指肠前门静脉、肠旋转不全和右位心，并且黄疸持续加重。进一步检查发现肝外胆道和小肠闭锁，胆管结构异常，在这些小鼠中 inv 基因部分缺失。inv 基因是一个有双排锚蛋白样重复序列的特殊基因，胚胎早期在肝、肾和其他组织表达。以上都提示 inv 基因在肝胆系统的发生中起重要的作用。inv 鼠的肝细胞损伤和炎症很轻微，胆管改变很明显，DP 持续存在并伴胆管上皮细胞明显增生，提示 DP 发育停滞，这与在部分胆道闭锁患儿中所见极为相似。在胆道闭锁患儿中有否 inv 基因异常值得探讨。同源盒（Hox）基因 11 控制脾脏的发生，该基因在脏壁中胚层的脾原基中表达，摘除 Hox11 基因可使小鼠无脾，而不合并其他畸形。但 Hox11 基因及相关 Bapxl 基因、某些转录因子可能在肝外胆道的形成中起作用。有研究表明，某些转录因子、细胞黏附因子和细胞表面凝集素与胆管上皮细胞谱有关。肝细胞生长因子（HGF）及其受体 c-met 和其他受体在胆管形成中起一定作用。

近年胆道闭锁患儿的异常免疫和（或）炎症异常反应已引起广泛关注，研究认为胆道闭锁可能是自身免疫介导的疾病，胆道闭锁的发生与组织相容性白细胞抗原（HLA）的异常表达密切相关。在胆道闭锁中胆管上皮细胞和浸润汇管区单核细胞表达 HLA-DR 和 ICAM-1，淋巴细胞侵入肝内胆管，与原发性胆汁性肝硬化（PBC）类似（自身免疫性疾病）。在无伴发其他畸形的胆道闭锁患儿中，Ⅰ类 HLA 中的 HLA-B12 表达明显增强。而且，Ⅱ类 HLA 表达也有增强，并与预后呈负相关，揭示它在细胞毒性 T 细胞介导的肝细胞和胆管上皮的损伤中有重要作用。此外，HLA-DR 的表达也有增强，较为常见有 HLA-A33、B44 和 DR6，表达增强后使得细胞易受免疫攻击。各种致病因素损伤胆管上皮抗原脱落，通过肝门巨噬细胞呈递到 T 细胞受体，T 细胞被激活并分化成细胞毒 T 细胞，分泌细胞因子，引起胆管细胞 HLA-DR 和黏附分子（ICAM-1、VCAM-1）的异常表达，更容易致免疫识别，通过 T 细胞的细胞毒作用释放穿孔素、颗粒酶 B 以及 Fas/FasL 系统或局部释放细胞因子引起胆管上皮细胞凋亡和坏死。有人提出，病毒或毒性物质致胆管上皮细胞表面抗原改变，引起 T 淋巴细胞对其攻击的免疫反应，其过程中的干扰素-γ 对巨细胞刺激、一氧化氮、代谢氧化物和肿瘤坏死因子大量释放，使胆管上皮细胞凋亡或坏死，胆管受损、炎症和纤维化。许多报道指出，在无合并畸形胆道闭锁患儿中，包括 HLA-B12、A9-B5、A28-B35、B11、DR6 等组织相容性白细胞抗原（HLA）异常表达，提示胆道闭锁可能与异常免疫反应有关，但是具体哪一类型 HLA 异常表达与胆道闭锁有关现在还没有一致结果，所以目前该观点还缺乏有力支持。在胆道闭锁患儿血液或肝门标本中，一些炎症性细胞因子增加，也提示异常炎症反应的可能。正常胆道上皮只有 MHC Ⅰ 类基因表达，但在胆道闭锁患儿胆道上皮却出现异常 MHC Ⅱ 类基因表达（通常出现在抗原呈递细胞中如 B 细胞和巨细胞）。Broome 等发现在所有胆道闭锁的胆管上皮有炎症黏附分子-1（ICAM-1）和 HLA-DR（属 MHIC Ⅱ类的表达产物）出现，以及肝门有以辅助 T 淋巴细胞（CD4⁺）为主的炎症细胞浸润。进一步研究还发现，在胆道闭锁患者的肝脏和肝外胆道中 CD4⁺ 和 CD56⁺ 细胞（NK 细胞）明显增加，白细胞功能相关抗原-1(LFA-1)在肝细胞和肝门处的表达明显增强。有研究表明,肝内的另一类抗原递呈细胞(APC)——库普弗细胞在胆道闭锁患者肝内出现数量增多、体积增大,来源于库普弗细胞的血清白介素-18(IL-18)水平增高,IL-18 有增强 NK 细胞的细胞毒性作用。本病女婴多见,病毒感染诱发和异常 HLA 表达似乎提示胆道闭锁是一种自身免疫疾病。91% 胆道闭锁患儿同时出现 IgG 和 IgM 抗白细胞浆抗体(ANCA),用 ELISA 法发现胆道闭锁患儿 IgM-ANCA 较巨细胞病毒肝炎、乙型肝炎、原发硬化性胆管炎和成人对照者明显增高。较强的 IgM 反应提示可能由于胆道闭锁患儿的免疫失调导致持续的炎症。

有学者认为胆道闭锁是获得性疾病,胆道闭锁与婴儿肝炎均为病毒感染所致,同属婴儿阻塞性胆管病,是同一病理过程的不同临床表现。在胚胎后期或出生早期患病毒性感染,引起胆管上皮周围炎及纤维性变等而引起胆道闭锁,与婴儿肝炎是同一疾病过程中不同的表现。Park 等对婴儿肝炎和胆道闭锁电镜的特征研究,发现婴儿肝炎主要病理过程是肝细胞损伤,而不是胆道的损害。胆道闭锁的病理特征是累及胆道系统,但有些病例可见病毒包涵体,与婴儿肝炎微结构基本相似。因部分胆道闭锁病例与巨细胞肝炎在形态学上有相似之处,故有学者认为引起该病的病毒可能是巨细胞病毒。但病毒感染与胆道闭锁发病间的关系是胆道闭锁病因学中争议最大的。据一些研究,呼肠孤 3 型病毒似乎与胆道闭锁有较密切的关系。用该病毒可在新生小鼠中制造胆道闭锁动物模型。其肝脏及肝内外胆管病理改变与在人类所见相似。有研究发现,呼肠孤 3 型(T3)Abney 簇病毒的病毒细胞黏附蛋白的氨基酸顺序的变异,决定该病毒对小鼠胆管上皮的亲嗜性。有报道呼肠孤 3 型病毒免疫学反应阳性在胆道闭锁患儿中为 62%,新生儿肝炎中为 52%,而正常婴儿或其他类型胆汁淤积患儿仅 12%。提示该病毒与胆道闭锁关系最有力的证据,是运用特异度和敏感度较高的反转录聚合酶链反应(RT-PCR)法,在 55% 胆道闭锁患儿和 78% 胆总管囊肿患儿的肝和(或)胆管组织发现该病毒 RNA,而来自尸体和其他肝病婴儿标本只有 8% ~ 15% 可查到。另有研究胆道闭锁患儿血清中可以检测到呼肠孤 3 型病毒的抗体,并发现肝门的胆管残留了该病毒,RT-PCR 法发现 23 名胆道闭锁患儿中,有 12 名患儿肝内有该病毒的 RNA,而在 33 名对照组中只有 7 名检测到

该病毒。另有研究报道老鼠感染了肠 3 型呼肠孤病毒,出现的肝外胆管的阻塞性炎症类似于人的胆道闭锁,因而引起人们的关注。对 18 例胆道闭锁患儿的肝组织进行研究,16 例可以检测出乳头瘤病毒的 RNA,对照组则全为阴性,这一结果提示乳头瘤病毒感染与胆道闭锁的发生似有密切的关系。但最近有报道用 PCR 在 19 例胆道闭锁或新生儿肝炎和 8 例对照中没有找到人乳头状瘤病毒(HPV)证据。HPV 是否与胆道闭锁有关,还无有力的证据。巨细胞病毒不但与肝内胆管的毁损性改变有关。而且与肝外胆道闭锁有关。长期以来,认为胎儿和婴儿感染了巨细胞病毒可引起胆道闭锁。但近年对巨细胞病毒引起胆道闭锁的观点又需进一步研究,Jevon 对 12 例确诊为胆道闭锁患儿的胆道活检标本进行巨细胞病毒感染的 DNA 检测,均为阴性结果。有学者不仅从胆道闭锁患儿的血清检测到轮状病毒的抗体,还在肝组织中检测到病毒的 RNA 与颗粒。对动物腹腔注射 A 型轮状病毒还可造成胆道闭锁的动物模型。口服或腹腔内注射轮状病毒 A,可导致 80% 的 Balb/c 小鼠胆汁淤积,其中 67% 为胆道闭锁,注射 1 周后在这些小鼠肝外胆管出现水肿,肝内外大小胆管弥散性炎症,上皮受损,大量中性粒细胞和单核细胞浸润。两周后炎症消退,管腔因纤维化而变窄,最后导致肝总管和胆总管闭锁。以上改变与在人类所见相似。这些表明轮状病毒与胆道闭锁的发生有密切的关系。但各组研究者对人类胆道闭锁标本的轮状病毒 RNA 的检测结果差异很大,仍需进一步探讨。统计中山大学附属第一医院二十多年来的入院诊治的病例,以每年 1 ~ 2 月和 7 ~ 8 月间来诊治的患儿数明显增多,提示胆道闭锁的发病情况可能与季节有一定相关关系。胆道闭锁的发病有季节性也为病毒感染是胆道闭锁的原因提供了佐证。有研究表明,肝脏先期损伤是Ⅲ型呼肠孤病毒感染的前提,在该病毒感染前已有其他因素(这也许包括其他病毒)损伤了肝脏和胆管,这提示病毒在引起胆管进行性炎症损伤的过程可能有协同作用。但并不是所有的胆道闭锁患儿血清和肝组织中都能检测到这些病毒,各研究之间的结果差别也很大。甚至有些研究则持完全相反的结论,是否病毒感染会引起胆道闭锁? 以及致病病毒是何种病毒也未有结果。可能病毒感染只是引起胆道闭锁的病因之一。

近年来的一些研究表明,病毒感染后侵入胆道上皮细胞,激活树突状细胞进行抗原呈递,进而

激活细胞免疫反应,刺激机体表达炎性细胞因子(IFNγ,IL2,CD25,TNF,IL15,NKG2D,perforin and granzymes,IL8)损伤胆道上皮是引起胆道闭锁的可能原因之一。

有一些学者通过对临床胆道闭锁标本全基因组关联(genomewide associations)分析和单核苷酸多态性(single nucleotide polymorphism)分析认为,胆道闭锁虽然是一种获得性疾病,但也和机体内存在易感基因有关。这些易感基因主要有:*CFC1*、*JAG1*、*CD14*、*MIF*、*ITGB2*、*ADIPOQ*、*VEGF*、*GPC1* 和 *ADD3*。其中 *GPC1* 在斑马鱼胆道闭锁模型中也得到了验证。

此外还有胆管的毒性损害、胆酸对胆道的损伤、胰胆管合流异常胰液反流引起胆道闭锁的学说。有孕羊、孕牛等动物接触有毒物质后,幼仔将出现胆道与胆囊缺如、肝纤维化。但在人类还未见有接触有毒物质后引起胆道闭锁的报道。

综上所述,胆道闭锁发生可能与上述因素有关:*inv* 或者其他相关基因异常导致胆道系统发育异常和其他器官畸形;胆道发育过程中某些转录因子、相关受体、细胞黏附因子异常诱导使出生时胆道发育不良,但不合并其他器官畸形;围生期病毒感染或其他毒性物质,诱发异常免疫-炎症反应,使胆管结构受到破坏或发育停滞。以上因素单独或联合作用,导致胆道闭锁。

【临床表现】

患儿呈阻塞性黄疸的临床表现,患儿出现黄疸时间不一,早的在生后 1~2 天内巩膜开始出现黄疸,部分患儿在生理性黄疸时,就比一般新生儿黄疸明显,且从未完全消退。随年龄增长,巩膜黄疸加深,并且皮肤也逐渐出现黄疸。晚的可在满月后,家属才发现患儿出现黄疸。患儿至病情晚期为暗黄色或略带棕绿色。全身组织液亦呈黄色。小便呈深黄色,直至为浓茶色。大便在胎粪排干净后,由正常大便的黄色转为淡黄色,甚至为白陶土色。大便的颜色与患儿进食的食物和药物有关,进食奶粉者的大便比食母乳者颜色淡,服药者受药物的影响大便呈灰色、灰黑色等。因缺乏胆汁,患儿的大便含有很多的未消化的脂肪滴,大便稍呈发亮,而粘有大便的尿布很油腻。

初期患儿的进食不受影响,生长发育与同龄儿无明显的差异,随着胆汁不能排入消化道,逐渐出现胃纳欠佳、消化功能差。腹胀甚至腹部膨隆,腹壁

静脉逐渐显露、怒张,肝脏和脾脏明显增大,肝脏增大尤以右叶为甚,并明显变硬,肝脏边缘清晰。因腹压高,超过半数的患儿出现腹股沟斜疝、睾丸鞘膜积液或脐疝。晚期出现脂溶性维生素缺乏,有出血的倾向;发生缺钙、佝偻病等。患儿还可出现生长发育缓慢甚至停止、腹水、呼吸困难等一系列临床表现。未经治疗的胆道闭锁患儿多于 1 岁左右,因肝硬化、门静脉高压、肝性脑病、肝功能衰竭而死亡。

实验室检查主要表现为包括谷丙转氨酶在内的酶学明显升高,血清结合胆红素和非结合胆红素均升高,以结合胆红素升高为主。晚期因肝功能差,血清白蛋白降低,白蛋白与球蛋白比例倒置。尿常规检查含大量胆红素,但无尿胆原和粪胆素。大便常规检查可见脂肪球。

【诊断与鉴别诊断】

胆道闭锁主要症状是持续性黄疸、或黄疸虽经治疗可暂时或一过性减轻,但从未完全消退。排浅黄色、灰白色或白陶土色大便。小便色黄,甚至为浓茶色。肝脏增大可变硬,脾脏亦可增大。晚期出现腹壁静脉怒张、腹水及严重凝血机制障碍。

需与胆道闭锁鉴别的婴儿阻塞性黄疸,常见疾病有婴儿肝炎(又称新生儿肝炎)和先天性胆管扩张症,还有早产儿肠外营养引起的胆汁淤积也需要与胆道闭锁相鉴别,以及偶然因为胆总管下端淋巴结肿大压迫以及由于近端肠道的梗阻所致的黄疸。个别新生儿溶血症,因为血清胆红素浓度过高,胆道内胆色素沉积,形成"浓缩胆栓综合征",也表现为阻塞性黄疸。有时哺乳期黄疸也需进行鉴别。某些遗传性代谢性疾病也会出现类似阻塞性黄疸的表现。而 α_1 抗胰蛋白酶缺乏症引起的胆汁黏稠,在中国人较少见。其他原因如肿瘤等则罕见。目前由于影像学的发展,使得表现为阻塞性黄疸的先天性胆管扩张症的诊断一般并不困难。但胆道闭锁与婴儿肝炎的早期诊断仍然十分困难,往往在鉴别诊断的过程中,使胆道闭锁患儿丧失葛西手术的良机,故早期对两病的鉴别诊断仍然很重要。目前对阻塞性黄疸的鉴别诊断的方法有多种,但尚无一种方法是绝对特异可靠的,且年龄越小诊断越困难。

目前胆道闭锁进行诊断和鉴别诊断的方法,有多种,但目前国内主要有以下这几种方法,下面分别进行介绍。

1. 超声检查　超声检查因其无创、无辐射且价格相对便宜,可重复多次进行,国内各医疗单位均有

这一医疗设施,是影像学诊断胆道闭锁的首选方法。超声检查一般情况下并不能显示闭锁胆道,闭锁近端的胆管亦无扩张。但可显示肝门三角纤维块,这是胆道闭锁的直接征象。肝门纤维块(triangular cord)的解剖基础是门静脉周围的结缔组织内的闭锁胆管残余及增生的纤维组织。自 1996 年由韩国医生提出后,逐渐成为超声诊断胆道闭锁的一个重要特征。纤维块可以是长条状、梭形,也可以是三角状。肝门纤维块的特异性高达 89% ~ 100%,其敏感性差异则比较大,在 23.3% ~ 100% 之间,符合率也高达 95% 以上。高频超声观察肝门纤维块主要在门静脉右支前方或右前支前方,可以包括和不包括肝动脉,诊断的界值在 2 ~ 4mm 不等,随着疾病进展,纤维块会逐渐增厚。肝门部门静脉分为左右支进入肝脏,靠近肝门部为左右肝管,婴儿肝炎的患儿有正常的管腔结构。胆道闭锁患儿此处为一纤维结缔组织块,略呈三角形,内有许多微细胆管,故反映出来的声像图亦有明显的差别,胆管呈管状结构,无回声(图 28-7),可以通过彩超来与血管区分。而纤维块为条索状高回声。在门静脉上方靠近肝门处出现索状高回声图像,是胆道闭锁患儿所独有的特征。超声检查时胆道闭锁患儿多可在肝门部见纤维块。检查方法是利用彩色超声诊断仪,运用高频探头(≥7.5MHz),超声检查前患儿一般需要禁食 4 小时,检查时使之保持安静。探头放在右肋缘下,并朝着肝门方向,在左右门静脉分叉部前面可见一索状高回声

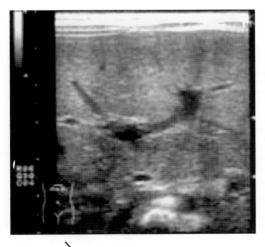

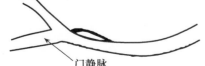

图 28-7　婴儿肝炎 B 超示意图

区。回声区两端尖细中间膨大,回声均匀,无管腔,边界清,后方无声影,此区即为肝门纤维块(图 28-8)。肝门纤维块的大小随日龄而增大,一般 40 ~ 60 天,其横径(左右径)1.0 ~ 1.5cm,厚径(前后径)0.2 ~ 0.3cm,年龄 90 天以上横径可达 2cm 以上,而前后径的变化不大,约 0.5 ~ 0.6cm。通过观察有无肝门纤维块,能较早期地做出正确诊断。新开展此项检查时,应由专人负责观察肝门部纤维块。开始观察时可在手术中,先由手术者确定肝门纤维块后,超声医生再在手术医生的指引下学会辨认,才能提高准确率。检查时应用彩超首先辨认门静脉,找到门静脉后多可很快找到纤维块。超声检查发现肝门纤维块存在与否,也需要经验积累,尤其在疾病早期,肝门纤维块常不明显,给判断带来困难。

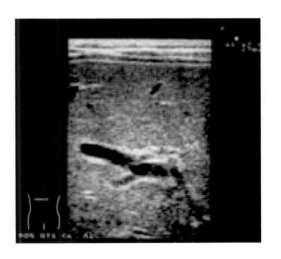

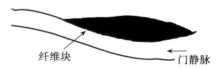

纤维块　　　　　　　门静脉

图 28-8　胆道闭锁 B 超示意图

如果超声检查无法辨认肝门纤维块,也可利用胆囊小、形态失常、收缩率低这一胆道闭锁的间接征象,来辨别是否胆道闭锁。

胆道闭锁的胆囊形态失常表现为:①胆囊窝未能探及胆囊;②胆囊内腔长径<1.5cm;③胆囊内壁僵硬,内壁高回声;④胆囊内腔细长。其中,前两项的诊断敏感性可以达到 90% 以上,而后两项较为主观,需要有经验的超声医生才能做出比较准确的判断。因而超声检查报告中提到"未见胆囊,或者胆囊发育不良及胆囊空瘪"都极有可能是胆道闭锁的表现。

进食前后高频超声观察胆囊收缩情况也可以作

为另一个辅助诊断的征象。一般认为,进食后胆囊能够排空,那么胆道闭锁的可能性可以降低50%。估算胆囊收缩率对诊断有帮助。进食前后胆囊的收缩计算方法为:分别在进食前后半小时,测定胆囊长径和前后径,以其最大长径和前后径乘积作为胆囊面积,测算胆囊收缩率。胆囊收缩率=(最大胆囊面积–最小面积)/最大胆囊面积×100%。同时,如果高频超声探查到胆总管,胆道闭锁的可能性也较小。此外,测量肝动脉内径也可以帮助诊断。但这些特征远没有肝门部纤维块和胆囊形态异常接受度广。文献报道,高频弹性超声测量肝脏硬度对诊断胆道闭锁及判断肝纤维化有帮助,但尚无定论。

超声检查对囊性胆道闭锁和先天性胆管扩张症的鉴别诊断也有帮助。囊性胆道闭锁的超声特征如下:①胆囊细长,囊壁僵硬不光滑;②肝门部囊肿较小,囊腔内无胆泥沉积;③肝内胆管不扩张;④有肝门部纤维块。而胆总管囊肿先天性胆管扩张症的超声特征与之明显不同:①胆囊往往充盈不佳,内壁光滑;②肝门部囊肿较大,囊腔内见云雾状胆泥沉积;③肝内胆管扩张,与囊腔相通;④肝门部无纤维块。

此外,B超可观察胎儿肝门部有无囊肿,并根据囊肿在胎儿期没有随胎龄的增加而增大,在出生前判断出胎儿不是胆管扩张症,而是胆道闭锁合并胆总管的囊肿,从而在围生期就能早期诊断出胆道闭锁。

2. MRI(磁共振)　因小儿的特点,一般行不控制呼吸的磁共振胰胆管检查(MRCP)。目前认为鉴别小儿胆管的管腔,因通常胆管的管腔直径,常常只有1mm或更小,胰胆管磁共振目前能起到的作用很小。亦有报道MRCP能清楚显示胆道解剖、发现胰胆管合流异常,对扩张的胆道如先天性胆管扩张症能显示清楚。婴儿肝炎的患儿MRCP检查,可见包括胆囊、胆囊管、胆总管、总肝管、左右肝管及肝内二级肝管的胆道。而胆道闭锁的患儿仅能显示胆囊,同时胆道闭锁患儿可见门静脉周围纤维性增厚,据此可做出诊断。有报道MRCP诊断胆道闭锁准确率、灵敏度和特异性都很好,是一种可靠、非操作性诊断方法。门静脉周围纤维性改变为胆道闭锁的重要特征。但对小婴儿不扩张胆道的显示,在技术上仍需不断改进。在对婴儿和幼儿进行检查时,检查室内因无法用监护仪器,不适合进行基础麻醉。但每次成像时间较长、噪声大,使患儿在整个检查期间保持安静、呈不动的状态,有时是非常困难的事情。鉴于上述原因,加上超声检查技术进步,目前应用较少。

3. 放射性核素肝胆显像　放射性核素肝胆显像可区分肝细胞功能障碍和胆道梗阻,它是利用肝细胞具有排泄功能,当静脉注射^{99m}TC标志乙酰替苯胺亚氨二醋酸(IDA)类化合物,肝细胞从血液中摄取,^{99m}TC-IDA类化合物与肝细胞膜上的阴离子结合膜载体结合,进入肝细胞内,再与细胞内的受体蛋白结合,分泌入毛细胆管,最后经胆道系统进入肠道。当胆道梗阻时,^{99m}TC标志化合物,不能经胆道排出到肠道,而做出胆道梗阻的判断。所以出现肝胆道完全梗阻时,都可出现无放射性到肠道。因而这一检查方法可表明胆道是否出现完全梗阻,并不能把胆道闭锁与包括肠外营养后引起的胆汁淤积、婴儿肝炎、Alagille综合征等做出鉴别诊断。正常情况下注射化合物10分钟后,肝外胆管和肠道相继显影。出现胆道阻塞时,可经肾异途径排出。先天性胆管扩张症,扩张的胆管内有放射性浓聚,4~6小时后显影更清晰。婴儿肝炎的患儿,心、肾影较浓,且消退较迟,而肠道显影较晚(图28-9、图28-10)。当阻塞较重时,包括肠外营养后引起的胆汁淤积、婴儿肝炎、Alagille综合征等亦会表现为肠道24小时仍不显影,此时可误诊为胆道闭锁。胆道闭锁患儿由于显像剂不能经胆道系统排至肠内,因此表现为胆囊和肠道无放射性,24小时仍不见肠道显影(图28-11)。EHIDA和Mebrofenin是最常用的两种IDA类化合物显像剂,具有血液清除快,经肾脏排出少,受血清胆红素浓度影响小的特点。以往研究曾认为^{99m}TC-EHIDA肝胆显像是一种无创、安全、有效的检查方法,对于胆道闭锁的诊断有帮助,有助于明确

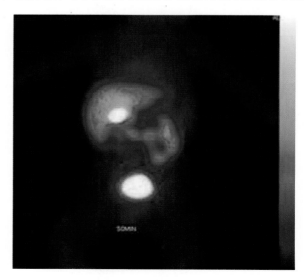

图28-9　婴儿肝炎患儿
放射性物异途径排出

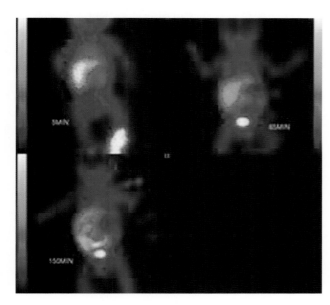

图 28-10 婴儿肝炎患儿
放射性物延迟排出

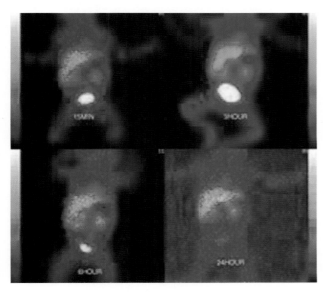

图 28-11 胆道闭锁患儿
24 小时仍无放射性物排出

病因和梗阻部位。比较这两种 IDA 类化合物显像剂，EHIDA 对患儿高胆红素血症时，肝脏摄取示踪能力差，显影不清晰。而 Mebrofenin 具有与高胆红素竞争的能力，血中胆红素高达 342～513μmol/L 时，仍能较好地摄取。临床上有时会把婴儿肝炎、肠外营养后引起的胆汁淤积误诊为胆道闭锁，其主要原因是胆红素水平过高、肝细胞受损、检查时患儿胆道正是完全阻塞期。为减少婴儿肝炎、胆汁淤积误诊，应于进行检查前口服苯巴比妥钠，剂量按 5mg/（kg·d），用药五天以上。亦可口服熊去氧胆酸（ur-

sodeoxycholic acid URSO）20mg/kg，每日两次，连续 2～3 日。若能静脉滴注皮质激素，增加胆汁排出和减轻胆道水肿则效果更好。本检查方法在患儿年龄 30 天前，效果理想，对胆道闭锁和婴儿肝炎等鉴别诊断有意义。当婴儿肝炎患儿大便出现持续陶土色或浅黄色时，多提示此时胆道出现阻塞，此时放射性核素肝胆显像检查结果可误为胆道闭锁。IDA 显像剂具有迅速通过肝脏、胆汁中浓度高的优点，对早期阻塞性黄疸的患儿有较高的诊断率。但缺点是 IDA 显像剂与胆红素均经阴离子转运机制进入肝细胞内，因此血清胆红素对 IDA 被肝细胞摄取有竞争抑制作用，使婴儿肝炎患儿肝外胆道和肠道无放射性物质出现，特别是婴儿的肝外胆道口径小，肝炎累及肝外胆道可出现炎症水肿和胆汁黏稠，使胆道阻塞，可出现误诊。

4. 十二指肠引流 根据胆道闭锁患儿胆汁不能从肝脏经胆道排出，再流入消化道，因而十二指肠液中没有胆红素，可对十二指肠液进行测定，进行胆道闭锁和婴儿肝炎、胆汁淤积等的鉴别诊断。选用直径在 2.5mm 左右的软质硅胶管作为十二指肠引流管，也可用带有金属头的引流管。方法是经鼻或口插入，达十二指肠的第三段，为确保引流管进入十二指肠，应掌握引流管插入的深度，插管深度用自身标尺测量。即患儿的鼻前庭至耳根再从耳根经剑突到髂前上棘的距离即为鼻至十二指肠降部的距离。一般 4 个月的婴儿，此距离在 40cm 以内。导管插入胃后（约 30cm）右侧卧位约半小时，再插进约 10cm。此时可用 pH 试纸测引流液，当引流液呈碱性时，多已在十二指肠内（十二指肠液反流入胃者例外）。为确保引流管在十二指肠内，也可在 X 线观察下插管，必要时注入造影剂，证实引流管进入十二指肠后，抽液进行检查。可从十二指肠引流管注入 25%～33% 硫酸镁溶液 1～2ml/kg，收集十二指肠液进行胆红素和 γ-谷氨酰转肽酶测定，对胆道闭锁和婴儿肝炎进行鉴别诊断。收集的十二指肠液，定量测定标本中总胆红素值和 γ-GT 活性。胆道闭锁患儿的十二指肠液胆红素<8.5μmol/L，十二指肠液的 γ-GT 活性缺如或微量（<5IU/L）。婴儿肝炎综合征的十二指肠液胆红素值≥8.5μmol/L，胆汁中 γ-GT 活性≥20IU/L。因而十二指肠液胆红素值和 γ-GT 活性联合检测能早期鉴别诊断出婴儿肝炎与胆道闭锁。也有对十二指肠液进行胆酸的测定，婴儿肝炎者为阳性，阴性者多为胆道闭锁。还有利用静脉注射放射性核素，收集十二指肠液，观察有无含放射性的物质，进行胆道闭锁和婴儿肝炎的鉴别诊

断。具体方法从静脉注射 1 毫居里核素^{99}锝的衍生物,然后定时收集十二指肠液进行检测,进行 γ 射线闪烁计数。胆道闭锁呈平峰,峰值＜500GPM/100μl,而婴儿肝炎峰值＞1500GPM/100μl。两病无相互交叉的结果,可靠性较高。十二指肠引流具有无创伤、可重复进行、诊断率较高的优点。但患儿在无消化道梗阻的情况下,有时不易收集十二指肠液。为避免此种情况,改用较粗的导管经口腔插管,上述情况可有改善。

5. ERCP(内镜逆行胰胆管造影)　偶尔诊断不明确时,需要十二指肠镜逆行进行胰胆管造影(ERCP),显示有无胆道。但此方法在婴儿操作时技术上有困难。在纤维十二指肠镜直视下通过十二指肠乳头将导管插入胆管和(或)胰管内进行造影。对阻塞性黄疸的鉴别诊断,ERCP 既可收集十二指肠液进行检查,也可通过造影显示胆道系统和胰腺导管的解剖和病变。

ERCP 检查中婴儿肝炎患儿胆总管的直径大于胰管的直径。胆管不显影或仅部分显影则考虑为胆道闭锁,必要时行进一步检查,如剖腹探查术。对先天性胆管扩张症不但能做出诊断,还可在手术前就清楚了解胰胆管合流的情况。

ERCP 能帮助诊断胆道闭锁,对黄疸的鉴别诊断有较大的价值。部分婴儿肝炎的患儿经过 ERCP 检查,有可能使黄疸消退,免除手术。但 ERCP 可诱发急性胰腺炎和胆管炎,操作有难度,特别是对年龄较小的婴儿进行 ERCP 检查,需适合小儿的特殊十二指肠镜,且需对患儿进行麻醉。

6. 腹腔镜检查　近年来采用腹腔镜探查进行阻塞性黄疸的鉴别诊断,采用两孔或三孔的方法进行。分别在脐下和剑突下钻孔,必要时在右锁骨中线肋缘下加一孔。步骤包括用腹腔镜观察肝脏及肝外胆道、肝脏活检、穿刺胆囊行胆道造影和肝外胆道冲洗。胆道闭锁的患儿肝脏明显淤胆,肝脏表面有小结节,布满较多的血管网,肝门区空虚,胆囊塌陷或找不到胆囊。若找到塌陷的胆囊可沿胆囊向肝门区解剖,胆管及左右肝管均显示不清,只能看到蓝色的门静脉,用细针经胆囊底穿刺,无胆汁抽出。婴儿肝炎患儿胆囊相对胆道闭锁充盈,细针从胆囊底部穿刺可抽出黄色的胆汁,如穿刺未抽到黄色的液体,也可在注入少量盐水后,回抽到黄色的液体。同时再从胆囊注入稀释的亚甲蓝液体,可见肝外胆道和十二指肠内充满蓝色的液体。也可穿刺胆囊或经胆囊置管,行胆道造影,观察胆囊、肝内外胆道的情况。若找不到胆囊,可用细针穿刺行胆管造影。也可用细针或细塑料管经腹壁肝脏及胆囊床进入胆囊腔内行造影。胆道闭锁者造影显示肝外胆管呈闭塞状态,偶可见造影剂经胆囊、胆总管流入十二指肠,但与肝门部肝管不通。腹腔镜检查属微创手术,手术创伤小,能直接观察到肝外胆管和胆囊的情况。随着小儿腹腔镜应用的普及,在经济条件许可时,不失为一快速鉴别诊断的好方法。且腹腔镜检查诊断出胆道闭锁后,可马上中转手术。能及时进行有效治疗。但因患儿年龄较小,需合适的小儿腹腔镜,且需在麻醉下进行。同时小儿因腹腔小、肝脏下缘位置较成人低。胆道闭锁患儿的肝脏更大、肝脏下缘位置更低。而婴儿膀胱大部分位于骨性盆腔之外,器械在腹腔内互相干扰,容易发生穿刺损伤内脏。

因目前各种的检查方法,各有利弊,在众多的检查方法中,究竟选用哪一种或哪几种方法,医生应根据所在医疗单位所具有的设备、对检查方法的熟悉程度等进行分析。每一检查方法均有优缺点,在熟练掌握后结合临床表现多能做出正确的诊断。尤其应注意考虑患儿就诊时的年龄,不应僵化地进行程序性鉴别诊断,而忽略了患儿的年龄这一点,致使胆道闭锁患儿错失葛西手术的时机。年龄越靠近 3 个月,供医生进行鉴别诊断的时间就越短,此时越应加紧时间,尽快做出诊断。上述影像学检查包括超声检查、放射性肝胆核素检查、ERCP 及 MRCP,都可有漏诊或误诊胆道闭锁。必须强调应结合临床,并综合分析检查结果进行鉴别。如果患儿临床表现高度怀疑胆道闭锁,即使上述影像学检查是阴性的,也应该尽早采用腹腔镜探查及术中胆道造影来排除胆道闭锁。如果在出生一个月后的黄疸患儿,可首先选择行超声检查,观察有无肝门区三角纤维块,如果未见到三角纤维块,或者检查的超声医生未能熟练掌握此方法,可观察胆囊情况,结合胆囊进食前后的变化,帮助诊断。如果在出生一个月内的黄疸患儿,此时超声检查不一定能清楚观察到肝门区三角纤维块,行核素肝胆扫描对诊断本病有帮助。CT 检查在诊断常见类型的胆道闭锁方面没有太大的作用。由于磁共振在操作技术方面的问题和患儿需镇静,以及可能等检查过程时间长,需多次镇静才能完成检查,不值得提倡。在我国进行过多的检查,不但费用较高,且可能在等待的过程中错失葛西手术的最佳时间。根据笔者二十多年对阻塞性黄疸的鉴别诊断的临床经验,认为对病史和临床的表现以及影像学、实验室的检查应作具体的分析,不能过分依赖影像学结果,而忽略对胆道闭锁有意义的临床表现。

7. 辅助检查

（1）血清学的检查：包括对患儿的胆红素的测定、转氨酶的测定、血清胆酸的测定、红细胞过氧化氢溶血酶试验、血清 5'-核苷酸酶测定、血清低密度脂蛋白（LP-x）试验，特别是可对遗传性代谢性疾病和 α_1 抗胰蛋白酶缺乏症等的血清学检测有助于进行鉴别诊断。也有文献报道可进行肝活检对婴儿肝炎和胆道闭锁进行鉴别诊断。

（2）胆道闭锁筛查：早期诊断的检查方法众多，但目前的检查方法无一是绝对可靠的。胆道闭锁患儿以 60 天左右手术疗效好，但恰恰是 60 天内，鉴别诊断困难，且年龄越小，诊断越困难。葛西根据临床表现和实验室的检查，制订了胆道闭锁和婴儿肝炎的鉴别评分表，得出评分在 5 分以上为胆道闭锁，-1 分以下为婴儿肝炎，而在 0 ~ 4 分之间则不能确诊。Hartle 对黄疸的诊断程序如表 28-2，这比过去许多其他诊断程序简捷了很多，值得借鉴。

表 28-2　黄疸的诊断程序

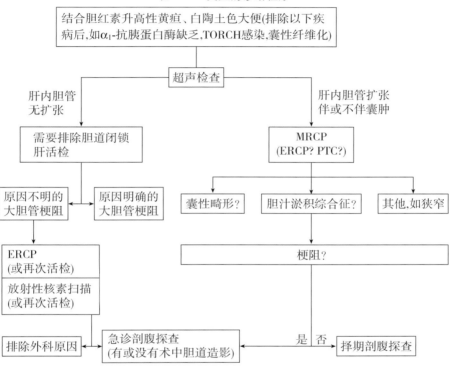

胆道闭锁出现黄疸的时间早，多数患儿在生后 3 ~ 5 天时出现黄疸，且黄疸程度深于正常儿的生理性黄疸，虽经治疗后黄疸有所减轻，但从无完全消退。而婴儿肝炎多在生理性黄疸消退后，约在 2 ~ 3 周后再重新出现黄疸。我们研究发现，在新生儿期胆道闭锁患儿结合胆红素值，以及结合胆红素与总胆红素比值随年龄增长缓慢升高，而婴儿肝炎患儿结合胆红素值，以及结合胆红素与总胆红素比值在出生 20 天内变化甚微。部分胆道闭锁患儿总胆红素水平在出生头几天异常升高，新生儿期逐渐下降，1 个月后再缓慢升高；且并不是一开始就表现为以结合胆红素升高为主的高胆红素血症，出生后 20 天内其与婴儿肝炎患儿相似，均表现为以非结合胆红素升高为主的黄疸。年龄小于 2 个月的婴儿，结合胆红素占总胆红素的水平超过 0.7 可以作为诊断胆道闭锁的线索。胆道闭锁患儿较早排浅黄色或白陶土色大便，多在排完胎粪后，大便颜色开始变淡。而婴儿肝炎患儿大便黄色时淡时深。白陶土色大便多是一过性。肝脏的硬度亦是胆道闭锁的患儿要明显硬于婴儿肝炎的患儿。

胆道闭锁作为新生儿期的一种严重疾病，早期诊治能够显著改善预后，起码能延长自体存活的时间，推迟肝移植的时间。我国是胆道闭锁高发地区。据统计 4 家儿童专科医院 2004—2009 年收治的 498 例胆道闭锁患儿，平均首次就诊年龄均在 30 天左右，但手术年龄却达到 64 ~ 74 天，说明患儿就诊时间并不晚，但医生对胆道闭锁诊断水平、误诊带来的不良后果，却往往是延误诊断的关键。特别对黄疸的诊断性治疗，往往持续 2 ~ 4 周，辗转几家医院的病例屡见不鲜。我国幅员辽阔，各地区医疗水平参差不齐,相应的胆道闭锁的诊治水平也存在很大差异。为避免患儿错过最佳手术时机,应加强宣传,尤其是基层医务人员,对迁延不退的黄疸提高警惕,必要时转有条件的医院进一步检查,对于黄疸患儿经正规婴儿肝炎治疗而结合胆红素无明显下降者,年龄又近 8 周,建议到外科行胆道造影以明确诊断,做到早期诊断和治疗。中国台湾自 2002 年以来在全省推广大便比色卡筛查胆道闭锁。由家长自己用对照大便比色卡判断婴儿大便,可疑异常者可以拨打热线电话进一步寻求专业帮助。应用这一筛查方案可以使大部分胆道闭锁获得早期诊治,治疗效果更好,5 年总体生存率从 55.7% 提高到 89.3%。中国大陆如深圳也在婴儿卡上印有大便的比色卡,供家长和基层单位的医务人员认识异常颜色的大便,旨在早期发现胆道闭锁的病例,使胆道闭锁能够在最佳的治疗时间行葛西手术。一项多中心研究利用检测双期(新生儿期和第一次随访期)胆红素的方法筛查了 1 万多例新生儿,检测出 2 例胆道闭锁,筛查的敏感性达到 100%,特异性达到 99.9%。建立符合我国国情的筛查方案,让更多的胆道闭锁患儿获得早期诊治,应成为小儿外科界的努力方向。

【治疗】

胆道闭锁的有效治疗唯有手术治疗,包括葛西手术以及各种改良术式和肝移植术。葛西手术开创了"不可矫治型"胆道闭锁治疗的新纪元。20 世纪 70 年代中期以来,随着早期诊断、手术技巧及术后处理的改进和提高,患儿预后明显改善,长期生存的病例数增加。肝移植的成功更为治疗胆道闭锁带来美好的前景。我国近年来肝移植尤其是亲体肝移植陆续开展并取得良好的手术效果,为胆道闭锁带来长期生存的希望。但是受社会、家庭、经济和地区医疗技术因素影响,同时我国每年新增加的胆道闭锁患儿约 3000 例,无法完全使全部婴儿期胆道闭锁仅靠肝移植取得长期生存。Kasai 手术能使部分病例在肝功能基本正常和肝纤维化进展缓慢情况下长期自体肝生存,如果葛西手术成功,可降低婴儿和幼童肝移植的发生率,延长了胆道闭锁患儿等待肝移植的时间。来自于胆道闭锁肝移植的资料统计来看,患儿年龄越大,其将来行肝移植手术生存的机会就越大,如有可能,应尽量延长胆道闭锁患儿的自体肝生存时间,等待肝移植,为肝移植手术创造一个较为理想的条件。因而葛西手术能挽救及延长患儿生命,其在治疗胆道闭锁的地位不容忽视,目前仍是胆

道闭锁治疗中最主要和不可替代的手术方法。总而言之,在胆道闭锁的治疗中,葛西手术仍具有重要的、不可替代的作用,目前仍是胆道闭锁首选的手术方法。葛西手术和肝移植,这两种治疗方法是相辅相成的。必须根据当地医疗条件、医疗技术水平以及患儿的具体情况来决定。Kasai 手术对于大多数胆道闭锁患儿只有一次手术机会。因此,无论是探查手术、腹腔镜手术、开腹手术,操作应仔细认真,不留遗憾,也不应放弃治疗;尤其是肝移植手术已经逐渐步入技术成熟阶段,更应积极正确面对胆道闭锁的治疗。

葛西手术及各改良术式强调早期诊断早期治疗,最好在出生后 60 天左右进行,最迟不能超过 90 天。本病造成的肝脏损害是进行性的,手术延迟,治疗效果就相应降低,生后 60 天以后手术每延迟 10 天,胆汁良好引流的机会就会减少一半,胆汁淤积性肝硬化加重成为不可逆,最后死于肝功能衰竭。葛西手术主要是使闭合在肝门部的胆管开放及重建胆道。其中使闭合的胆管开放是葛西手术的关键。开放肝门部闭合的胆管,需在剪除肝门纤维块时,既要使闭合胆管充分开放,又不伤及肝脏实质。如果不能使闭合胆管充分开放,术后胆汁引流必然不好,仍然为胆管不全梗阻。但如果剪除肝门部过深,可能会伤及肝脏实质,术后此吻合口会出现瘢痕堵塞胆管。

葛西手术主要是传统的开腹手术,还有个别医疗中心行腹腔镜手术。但大多学者认为目前传统的开腹行葛西手术仍然是胆道闭锁手术的首选术式,胆道闭锁行腹腔镜手术例数少,腹腔镜技术的学习曲线长,术中难以确保肝门部的胆管能充分开放,同时对剪除肝门部后出血,无法通过按压达到止血。而用电灼止血,又会同时灼伤血管附近的小胆管,影响术后胆汁的排出,预后明显差于传统开腹手术,大多数作者都不赞成使用腹腔镜做葛西手术。2007 年国际小儿内镜协会甚至禁止胆道闭锁进行腹腔镜下肝门空肠吻合术。在我国为使术后能更充分地排出胆汁,更多的患者长期能靠自体肝存活,对于腹腔镜胆道闭锁的根治手术应该慎重。

葛西手术

1. 术前处理　除进行常规手术前的准备和检查外,还应进行积极护肝治疗,如每天静脉滴注葡醛内酯、肌苷、维生素 C。同时患儿因阻塞性黄疸,可出现脂溶性维生素吸收障碍,出现维生素 K 吸收减

少,加上肝功能不好,凝血功能障碍,手术中和手术后易出血不止,所以手术前需每天在静脉补液中加入维生素 K$_1$滴注。对个别因肝功能极差,引起凝血功能障碍者还应静脉滴注新鲜冰冻血浆和冷沉淀物等。同时因为胆道闭锁手术属于限期手术,患儿应尽量在入院后较短的时间内进行手术。

2. 麻醉处理　由于葛西手术是在上腹部进行手术操作,手术时间较长,患儿年龄较小,肝功能有不同程度的损害,所以对麻醉管理的要求较高。各医疗单位可根据本单位的实际情况,选用硬膜外麻醉和气管插管静吸复合全麻。为使患儿手术中供氧得到保证,以选用气管插管静吸复合全麻为好。麻醉前用药为苯巴比妥钠 3 ~ 4mg/kg,阿托品 0.02mg/kg 或东莨菪碱 0.01mg/kg,术前 15 分钟肌内注射和皮下注射。入手术室后,按 5mg/kg 肌内注射氯胺酮,然后迅速开放静脉通路,必要时行颈静脉或锁骨下静脉穿刺置管。并面罩给氧。

硬膜外穿刺间歇选择在腰$_{1~2}$,局麻药选用 0.8% 利多卡因溶液,诱导首量为 6mg/kg,硬膜外分 2 次注入,手术中适时静脉注射咪达唑仑、氯胺酮辅助麻醉,并定时追加麻药。使用 Bain 同轴环路面罩给氧,氧气流量为 1 ~3L/min。

气管插管静吸复合全麻,诱导用药为咪达唑仑 0.05mg/kg,芬太尼 3μg/kg,卡肌宁 0.5mg/kg。麻醉维持以 0.2% ~1% 异氟烷复合<70% 的氧化亚氮吸入,手术中适时静脉注射卡肌宁维持肌肉松弛。术毕符合拔管指征后,拔除气管导管。拔管后,用 Bain 同轴环路面罩给氧,氧气流量为 1 ~3L/min。

手术结束后,在不吸氧 5 分钟情况后,动脉血氧饱和度(SaO$_2$)仍达到 94% 以上送回病房。患儿年龄小,手术中应需注意保温。

3. 胆道重建手术

(1) 肝门、空肠 Roux-Y 吻合术(Kasai Ⅰ式):本术式包括 2 个基本部分:肝门部的解剖和胆道重建,肝门解剖的范围和深度很重要,直接影响肝门部胆汁的排出。合理的组织剥离对手术成功至关重要,若组织剥离过深,可能会引起肝内小胆管和肝实质损伤;相反,若剥离过浅,一些细小胆管无法充分暴露,二者均可导致胆汁引流不畅。此外,组织剥离范围也是非常重要的因素。组织剥离应足够宽,术中在视野 2 点和 10 点时钟位置上应分别剥离至左、右胆管,但不要超过左、右肝血管进入肝实质。手术要点是在门静脉入肝的左右分叉部,小心解剖肝门部纤维组织,微小的胆管来自 Glisson 组织的纤维部分,先结扎数支由门静脉进入纤维块的微小静脉,再切除纤维块。其深度达肝实质表面,不伤及肝脏实质。有学者提出切断左门静脉外侧的静脉韧带,可使门静脉游离,更利于暴露及切除纤维块。

手术步骤

切口与术野暴露:上腹部横切口,使肝脏能充分暴露。入腹后须依次将肝圆韧带、肝镰状韧带、左肝三角韧带和左冠状韧带等肝周韧带切断,此时肝脏可顺利托出腹腔外。

正确解剖肝门:将肝门部略为向上翻起,使肝门部暴露良好。首先检查胆囊,若胆囊空瘪萎陷,穿刺回抽无黄色或绿色液体,则证明肝管闭塞。然后经胆囊注入稀释亚甲蓝水,也可手术中做经胆囊的胆道造影,了解和判断闭锁的类型,确定手术方式。肝门肠吻合术(Kasai Ⅰ式)适合于Ⅲ型胆道闭锁。

游离胆囊:提起胆囊并沿胆囊管寻找呈纤维索改变的肝管和胆总管残留痕迹,向肝门部分离[图 28-12(1)、(2)]。以肝门纤维索状组织为标志向肝门深入解剖。分离肝门时注意肝十二指肠韧带内偏左为肝动脉,在离肝门较远处分出左右动脉。门静脉在肝动脉后方,在门静脉的分叉靠肝门处为一三角形纤维组织块与纤维条索状胆管相连,肝纤维块内含有许多小胆管[图 28-12(3)、(4)]。沿门静脉分叉上缘,小心分离与肝脏相连的纤维块的两角,注意勿伤及纤维块,把通向门静脉的细小静脉逐一小心结扎。切忌用电刀止血。通过用手术放大镜观察,在中等张力的牵引下,充分剪除肝门三角形纤维块。使断端侧面达门静脉入口处的肝实质,纵向达门静脉后壁水平,切除纤维块后,断面处有蜂窝状的微小胆管。肝门纤维块剪除过浅未能完全充分解除胆管的闭塞,剪除过深伤及肝门部形成瘢痕,使胆汁排出障碍。两者均影响手术效果。正确解剖肝门部,精细外科手术操作是葛西手术后胆汁顺利排出的重要一环。早在 1972年,骏河就用显微外科技术行葛西手术。有学者认为,为了减少手术后胆管炎的发生,手术过程中尽可能避免损伤肝十二指肠韧带中的淋巴组织非常重要。在熟练解剖分离肝门纤维组织块后,可直接在门静脉分叉平面,分离纤维块,减少了对残存的肝外胆管的分离,避免了该处淋巴组织的创伤,可能对减少术后发生胆管炎有帮助。

吻合方法:在距蔡氏韧带 10 ~15cm 处切断空

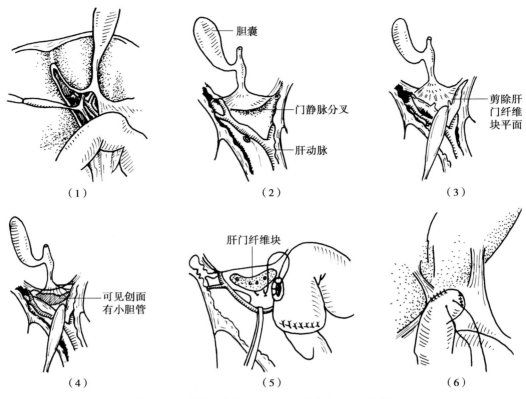

（1）　　　　　　　　　　（2）　　　　　　　　　　（3）

（4）　　　　　　　　　　（5）　　　　　　　　　　（6）

图 28-12　肝门、空肠 Roux-Y 吻合术（Kasai Ⅰ 式）

肠,两层缝合关闭横断空肠的远端,经横结肠后方上提至肝门,距断端1cm处对系膜缘与肝门行吻合。肝门与空肠(胆支)用 0/5 可吸收单股缝线行端-侧单层连续或间断缝合吻合。吻合口后半圈是肝门剪除创面的周围组织与空肠胆支缝合,前半圈是肝脏包膜与空肠胆支缝合[图 28-12(5)]。空肠胆支与空肠近断端作 Y 式吻合[图 18-12(6)]。空肠胆支长度为 45～55cm。

（2）肝门胆囊吻合术（Kasai Ⅱ式）:适合于从胆囊到十二指肠间胆管开放并通畅的肝外胆道闭锁(胆总管索状闭锁型中第 3 亚型)。肝门暴露及剪除纤维块同前。游离胆囊,注意勿损伤胆囊动脉,小心修剪胆囊壁及保护胆总管,勿随便钳夹肝十二指肠韧带,使胆管内膜损伤,引起手术后胆管管腔闭塞。把胆囊底部反转至肝门,与肝门部创面周围结缔组织用单层连续缝合吻合,详见图 28-13(2)。

此术式目的是利用胆总管下端的 Oddi 括约肌,防止反流所致的胆管炎。但近年的研究发现,与 Kasai Ⅰ 式比较,并未减少胆管炎的发生,术后黄疸清除率和自体肝生存率也较低。研究发现胆总管存在炎症狭窄和梗阻,且未发育完善,其引流的作用和防止胆管炎的作用不明显。加上肝门部创面的出血

可能会使细小的胆总管在术后出现堵塞,易引起术后胆汁流出梗阻,因而需谨慎采用此手术方法。

（3）改良式葛西手术:用 cavitron ultrasonic suction aspirator（CUSA）在肝门解剖胆管,深入到肝内在左右门静脉处,把肝内胆管的残存结构解剖出来,用可吸收线把肝内胆管的残存结构缝合在一起,再行肝门肠吻合术。用本式能获得有效的持久的和完全的黄疸消退,胆管炎发生率低,减少肝移植的病例。作者认为在胆道扩张症很少发生胆管炎,主要是胆汁引流量很多,所以各种防止胆管炎发生的手术,收效不大。而应在使胆汁引流量增加方面做努力,本改良式可使胆汁顺利引流,因而能预防胆管炎的发生。

目前更多的手术改进是在切除肝门部时,扩大肝门部范围。可把病变解剖范围扩大,左侧通过解剖肝圆韧带后方的门静脉左支或肝左动脉分支入肝处,右侧则在门静脉右支或肝右动脉入肝处,下界通过离断门静脉进入尾状叶的分支后下界达到第Ⅳ与第Ⅰ肝段交界平面,切除范围包括病变胆道的纤维板和周围的结缔组织,在宽大的切除平面形成后进行肝肠吻合。吻合平面在外缘的肝实质中,吻合时进行浅缝,特别是 2 点和 10 点处吻合点在更远的结

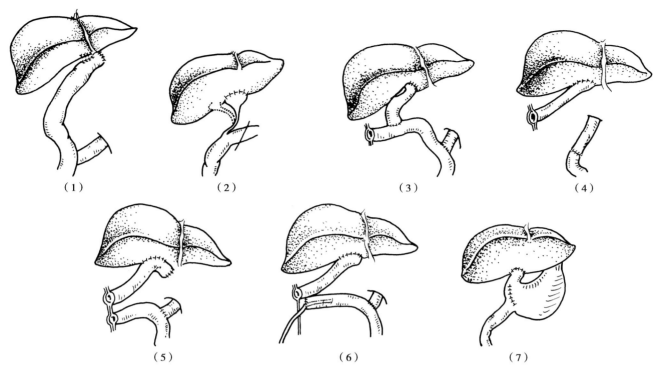

图 28-13　各种胆道闭锁手术示意简图
（1）Kasai Ⅰ式；（2）Kasai Ⅱ式；（3）改良 Kasai 法；（4）Sawaguchi 法；（5）Suruga 法 Ⅰ式；（6）Suruga 法 Ⅱ式；（7）Ikeda 法

缔组织处进行浅缝，避免吻合平面缺血和细微胆管，尤其是 2 点、10 点方向胆管的损伤。也有分离肝门部血管后进行牵引，充分暴露纤维板整个基底部和周围结缔组织，在肝被膜表面切除纤维板并保留周围结缔组织，使病变部位细微胆管获得最大开放并避免损伤。

（4）肝门空肠吻合的各种防反流术：胆道闭锁术后胆管炎是最常见的并发症，直接影响疗效。而引起胆管炎的原因与反流有关。为防止反流所致的上行性胆管炎，有各种造瘘的改良法，Kasai 法（远端空肠造瘘双 Roux-Y 吻合法），Sawaguchi 法（空肠造瘘、空肠端-端吻合法），Suruga 法（双管空肠造瘘 Roux-Y 吻合法），详见图 28-13（3）~（6）。Ikeda 认为胃酸能起到消毒的作用，故提出胃与肝门吻合术，详见图 28-13（7）。还有作者在升支做套叠式防反流瓣，或加长升支长度，达 80cm。胆支造瘘手术优点是术后便于及时观察胆汁排出量、颜色，能检测胆汁胆红素含量和结合、非结合胆红素的比例，可作细菌培养等。缺点是增加了手术的次数，腹腔粘连严重，为日后行肝移植带来操作上的困难。而且每日需多次回收胆汁，再重新注入胆汁，给家属带来极大的麻烦和负担。还有采用张金哲的矩形瓣防止反流。手术要点是把空肠吻合口上方的空肠胆支的系

膜对侧缘，切开浆肌层 5cm，用刀柄钝性剥开面对空肠一侧的半圈浆肌层，仅剩下黏膜。缺损浆肌层的矩形与空肠拼拢，并缝合固定，使缺损矩形与空肠紧密相贴。当进食时压迫空肠胆支，防止食物反流。

Roux-Y 吻合术，由于横断了空肠，阻止电势的传递，使肠蠕动功能受到影响，甚至发生逆蠕动，胆汁的排出不顺畅，引起胆汁潴留，使肠道菌群易位。采用改良肝门空肠祥式吻合术，优点是没有横断肠管，输出祥肠蠕动、肠壁张力基本正常，能有效排空胆汁，避免或减轻胆汁淤积和反流，同时所结扎输入祥既可完全阻断食糜通过，使之既有利于胆肠引流又不影响肠管血运。距蔡氏韧带 15cm 处的空肠，剪开空肠小孔，并从该小孔用高效碘溶液浸泡相邻的空肠。从小孔的近端 1.5cm 处肠腔套叠拖出空肠内层，用不吸收缝线（0/3 血管缝线）环行缝合空肠黏膜一圈，堵塞肠管内腔。外再绑一小线（用小弯钳放在肠管上，使留有间隙），双重阻断肠管。距肝门吻合口约 40cm 空肠胆支与剪开空肠小孔近断端空肠行菱型缝合吻合，详见图 28-14。

Freund 曾在 1979 年用回盲部肠管重建胆道，利用回盲瓣的生理功能，预防葛西手术后上行性胆管炎。手术中切取回盲部肠段，其中回肠长约 10cm，注意回盲部肠管的血运情况，用生理盐水把回盲部

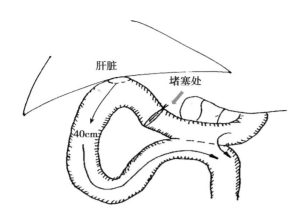

图 28-14 裆式吻合法

肠管冲洗干净。回肠与肝门进行吻合，回肠末端套入盲肠1~3cm，用丝线缝合固定，使末端回肠被浆肌层缝合的盲肠包绕更牢靠。加强回盲部的防反流作用。结肠与空肠行 Roux-Y 吻合。虽然利用回盲瓣的生理功能，防反流的作用较强，但手术操作繁琐，同时回盲部是消化道的远端，细菌多，术中反而增加污染的机会。

Kaufman 采用在间置空肠重建胆道与十二指肠吻合，在间置空肠段上行人工肠套叠瓣。在间置空肠段长为15~30cm，顺蠕动方向，在间置肠的中部切除1.5cm浆肌层后行套叠瓣防反流。

Nakajo 改进空肠胆支段套叠瓣，方法是结扎系膜血管4cm长，在远端1.5cm长度区剥除其浆肌层。把去浆肌层的肠管全部套入远端肠管，准确测定其近端2.5cm处与套入的浆肌层缝合。

Valla 用阑尾间置肝门与十二指肠吻合，术中找到阑尾，检查如无异常，则游离血供至回结肠血管，解剖升结肠及肝曲，使盲肠位于肝下，注意保证阑尾的血运，避免阑尾血管损伤、扭曲及有张力，然后平盲肠壁切断带血管蒂的阑尾。阑尾两端打通后管腔用抗生素生理盐水反复冲洗。阑尾根部与肝门用可吸收线连续吻合，阑尾末端与十二指肠右侧管壁做隧道式抗反流吻合。

丁运彪等在空肠胆支内置管外引流，认为对可矫治型能起到防反流的作用，减少了肝内胆管逆行感染的机会。行空肠胆支与肝门吻合时，内置一根直径1cm的橡皮管，前端剪成一斜面，摆在肝门解剖的结缔组织块附近，以备回收细小胆管胆汁的流出。对可矫治型胆道闭锁，用一根与胆管直径大小相同的硅胶管或导尿管，将前端剪掉，插入管内，用丝线将胆管和导管一并结扎。而"不可矫治型胆道

闭锁"把橡胶引流管摆在解剖的可疑胆管附近（即结缔组织块附近）。把支架管从上提的空肠内通过，于右肋缘下腋前线处另切口拖出。引流管固定好。术后两周拔除引流管。

（5）腹腔镜行葛西手术：气管内麻下，于脐上开放入腹，放置3.3mm Trocar及3.5mm 30°腹腔镜，保持气腹压力8~10mmHg。手术分五个步骤：

1）腹腔镜下探查肝外胆道和胆道造影：确诊是否胆道闭锁，并了解其类型。于腹腔镜下观察肝脏、胆囊和肝外胆道的情况。为清楚暴露肝门，分离切断肝圆韧带、肝镰韧带，0/3肠线把肝脏边缘缝吊到腹壁肋缘下。

2）解剖肝门、分离肝外胆道的残存结构：用单极针状电凝仔细分离胆囊和肝外胆道的结构，切除肿大的淋巴结。把十二指肠向下牵拉，钝性分离肝动脉和门静脉周围组织，结扎肝门周围的小动脉，门静脉通向纤维块的微小静脉分支电凝切断。剪刀剪除肝门纤维块，小块湿纱布盖在肝门创面。

3）经脐腹腔外空肠 Roux-Y 吻合：于脐部将距蔡氏韧带15cm空肠拖出腹腔外。其间为避免拖出的空肠系膜张力太大，必要时可暂停气腹状态。横断空肠，并分别缝合关闭横断的空肠两端。远断端空肠放回腹腔内，再其远端的空肠从腹腔按照交替拖出—塞入—拖出的方式，拖至距断端30cm的空肠，用吻合器与近断端行空肠-空肠的侧-侧吻合，并缝合缺损空肠系膜。

4）肝门空肠吻合：将胆支空肠裆经横结肠系膜上提至肝门，在腹腔镜下行肝门空肠的端-端吻合，缝合缺损的结肠系膜。

5）经皮肝穿刺活检：切断肝缘提吊肠线，经右上腹 Trocar 位置放置引流管，缝合切口。

有关腹腔镜下行葛西手术的争论已在前面提及，本着学术探讨的态度，这里仍然介绍此手术方法，供读者参考。

4. 术后处理 手术后仍继续护肝、利胆、防治胆管炎。

（1）护肝和利胆：继续静脉滴注葡醛内酯、肌苷、维生素K$_1$等护肝和治疗凝血功能障碍的药物。手术后一周内静脉滴注白蛋白，为减少腹水，每天两次静脉注射呋塞米，每次1mg/kg。每周肌注胰高血糖素，口服去氧胆酸等利胆药。为防止术后肝门部瘢痕堵塞创面的胆管，术后第二周起静脉滴注激素，持续1~2周。

（2）防治胆管炎:有作者认为葛西手术后3年内死亡的病例,除了与手术后胆汁排出有关外,还与胆管炎的发作有密切关系。因而胆道闭锁手术后胆管炎直接影响预后,故应积极防治胆管炎。具体措施见后。

【术后并发症的处理】

术后的并发症常见有胆管炎、肝门部胆管梗阻、门静脉高压以及肝内胆管的囊性扩张等。

1. 胆管炎　胆道闭锁术后胆管炎是葛西手术后最常见、最难处理的并发症,常可影响疗效,需积极治疗胆管炎。葛西手术后胆管炎发生率60%~100%。约90%以上的病例胆管炎发作次数超过1次以上,胆管炎发作的次数与手术后肝纤维化的程度有密切的关系,胆管炎发生的次数越多肝纤维化程度越重。胆管炎多在术后第1年发生,术后2年以后发生率大大降低。

（1）胆管炎的原因:引起胆管炎的确切原因不明,发生原因有几种推测,包括:肝门部淋巴引流的损伤;门静脉感染、黄疸伴随空肠胆支细菌上行性感染。术后头几周胆道重建后,胆支有肠内容物反流后引起细菌迁入,使胆肠的吻合口的细菌过度生长,肝脏内细菌激增,同时胆道闭锁时肝内胆管发育不良、胆汁淤积,都是发生胆管炎的可能原因。

其中因反流引起可能是胆管炎主要的原因。作者曾对60例胆道闭锁的患儿行Suruga法(双管空肠造瘘Roux-Y吻合法),在住院期间有32例的患儿进食后发现从远端的造瘘口流出食物,这部分患儿如果没有胆支造瘘,必定会出现食物反流。而其中1例,第一次手术时没有胆支造瘘,术后反复发热、黄疸加深。且胆管炎的发作与进食明显的关系。经胆支造瘘后胆管炎发作的情况有改善。另外近年无胆支造瘘,个别患儿术后进食开始就出现发热,血白细胞明显升高,超声检查肝内胆管壁增厚等胆管炎的表现。在术后一个月尽管用足量的抗生素但体温一直高热,胆管炎无法控制。但在对患儿采取禁食后体温在较短时间内降至正常,胆管炎得到控制。可见食物反流是胆管炎重要的因素。Ohi发现有抗反流瓣的葛西手术,术后胆管炎的发生率为13%,无抗反流瓣的术后为43%。1982年Nakajo等开始用套叠式防反流瓣,17例肝门肠吻合术,无发生胆管炎。Saeki等也报道13例无胆管炎发生。有报道用间置空肠形成套叠式防反流瓣能减少胆管炎的发生。但亦有学者认为无论是防反流瓣成形术或延长胆支的长度大多都是无效的,并不能防止胆管炎的发生。

肝内胆管的发育不良使胆道闭锁患儿肝内胆管没有扩张。曾有研究证明胆道闭锁患儿肝内从小胆管到肝门附近的主要胆管在早期就有退行变性。胆汁排出障碍,黄疸无消退。同时门脉附近组织,则可因手术后有胆汁、细胞碎屑和淋巴液残留成为持续的感染源,感染扩散到门脉的淋巴管,最终可引起胆管炎。

阻塞性黄疸的易感染因素的存在。这些因素有因阻塞性黄疸引起的肝脏吞噬功能降低,以及血胆红素和胆酸升高,抑制多核白细胞杀菌活性。胆道闭锁患儿术前长时间的胆道阻塞,影响肝脏吞噬功能。这是因为肝血窦表面的库普弗细胞(Kupffer's cell)在正常情况下,可迅速地吞噬、降解来源于门静脉的细菌和内毒素。胆道闭锁时胆盐和胆红素可直接抑制库普弗细胞功能。梗阻性黄疸的患儿内毒素血症发生率可高达68%。胆汁酸长期不能进入小肠,也是易患内毒素血症的因素。胆汁淤积,使血中胆红素和胆汁酸均升高,从而不但使多核白细胞的杀菌活性受到抑制,而且淋巴细胞增生反应和多核白细胞的趋向性和吞噬作用受到抑制,患儿易患细菌性败血症。另有学者研究发现胆道闭锁患儿在出生后4~7个月血清IgA值低,胆管炎的发病率高。8个月后IgA增加,胆管炎的发生减少。因此认为IgA缺少是胆管炎发病的主要因素。

（2）胆管炎分类:胆管炎根据发生的时间分为早期胆管炎和晚期胆管炎。早期胆管炎发生在术后一个月内,此时肝门部胆管切断处吻合口仍未长好,局部形成水肿、肉芽,使胆汁引流减少,甚至发生肝门部胆管梗阻,多数患儿死于持续性黄疸、或反复的胆管炎。早期胆管炎发生后,局部病灶内出现纤维组织使抗生素难以进入,不能有效地发挥作用。发生肝门部胆管梗阻后,相当一部分患儿需再次手术,解除梗阻。因而要尽量减少早期胆管炎的发生。而发生晚期胆管炎时,肝门吻合口已生长良好,不易造成肝门部的胆管梗阻。但反复发作的晚期胆管炎可引起门脉高压。晚期胆管炎的预后要比早期胆管炎好。

（3）胆管炎的病原体:引起胆管炎的病原体有细菌和真菌。细胞多为革兰阴性杆菌,如铜绿色假单胞菌、大肠埃希菌、肺炎克雷伯菌、伤寒杆菌等。在长期大量使用广谱抗生素和激素后,还可发生真菌感染(图28-15,图28-16)。

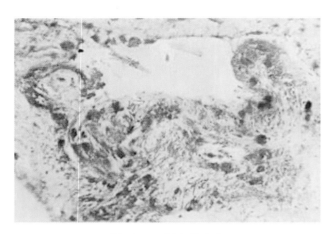

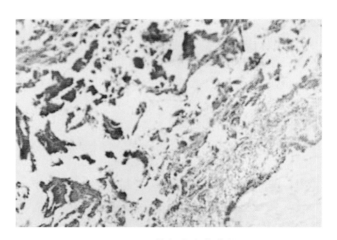

图 28-15　紫色为真菌　　　　　　　　　图 28-16　紫色为真菌菌丝

（4）胆管炎的表现和诊断：胆管炎临床特征为高热或弛张热、胆汁排出减少，甚至完全停止。可伴腹胀、呕吐和肝功能变差。患儿短时间内黄疸重新加深，因胆汁排出减少，大便颜色变淡，小便呈现深黄色。超声检查可见肝内胆管壁增厚，胆管呈"车轨样"（图 28-17）。实验室检查血白细胞明显升高，

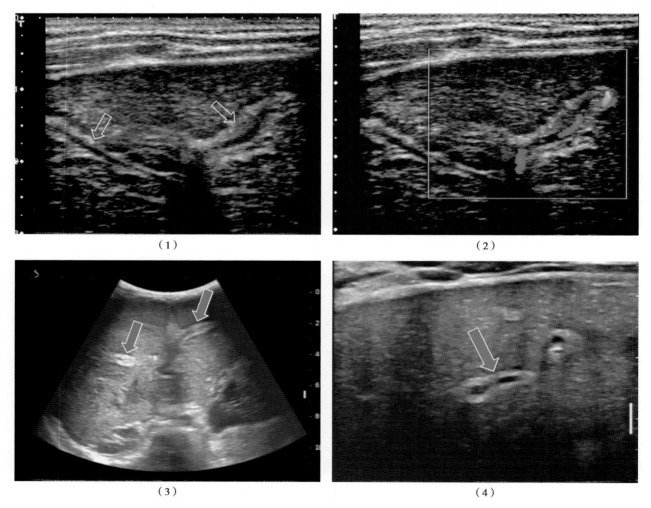

（1）　　　　　　　　　　　　　　　（2）

（3）　　　　　　　　　　　　　　　（4）

图 28-17

（1）沿门静脉分支可见胆管回声增厚增强；（2）彩超可见门静脉血流信号填充呈车轨样（箭头所示）；（3）沿门静脉左右分支可见增厚增强的胆管回声伴行（箭头所示）；（4）高频探头显示肝内胆管回声增强增厚呈车轨样（箭头所示）

尤以中性粒细胞增多为主。除了血象改变外,肝功能亦变差,特别是血清胆红素明显升高,结合和非结合胆红素均升高。但血细菌培养的阳性率仅20% ~ 40%。因而胆管炎的诊断应:

1)无原因的高热或表现为弛张热,可伴有腹胀、烦躁、哭闹;

2)皮肤巩膜黄疸加深,胆汁量不足原来的1/2,颜色变淡,胆汁中胆红素含量降低至原来的1/2;或大便颜色变淡,小便颜色呈浓茶色变深;

3)血清胆红素重新升高,结合和非结合胆红素均升高,谷丙转氨酶等均升高;

4)血白细胞明显升高,达 $15×10^9$/L,中性粒细胞增加,超过60%;

5)超声检查可见肝内胆管壁增厚、粗糙;肝内胆管回声增强增厚;

6)经肝脏活检证实。

(5)胆管炎的预防和治疗:对胆管炎预防比治疗更重要。除手术期间静脉滴注抗生素外,手术后应选用肝胆道浓度高和经肝胆道排泄的广谱抗生素,继续每天静脉滴注抗生素和甲硝唑,并每周更换抗生素,持续3~4周。在术后第二周开始静脉滴注免疫球蛋白。出现皮肤和口腔有真菌感染的迹象及时加用抗真菌药物,静脉滴注抗真菌的药物,皮肤外擦抗真菌的外用药物,口腔涂擦药物。因胆管炎多发生在术后第二周左右,故在胆管炎发生的高峰期应滴注免疫球蛋白。在胆管炎发生前多有一些特殊的临床表现,此时如果及时更换抗生素和静脉滴注免疫球蛋白,可能可以减少胆管炎的发生。这些特殊的临床表现称作胆管炎前征兆。这些特殊的临床表现是:

1)烦躁、哭闹不安、呻吟、突然惊叫:患儿可表现为不明原因的哭闹、烦躁,甚至在睡觉时也发出低声的呻吟,或在睡眠中似做噩梦一般突然发出惊叫声,在排除了饥饿、口渴和尿布湿等原因引起外,应注意这一反常的现象;

2)腹胀:患儿可表现为腹部胀实,家人此时多可发现患儿腹部尤其是肝区显得特别饱满的感觉。患儿有时明显的腹胀可误诊为肠梗阻;

3)如有胆支造瘘,可从造瘘口排出如绿豆至黄豆大小的固体物(图28-18);

4)收集的胆汁颜色变淡、胆汁中胆红素浓度降低,而胆汁中未结合胆红素增多,甚至与结合胆红素呈倒置关系。

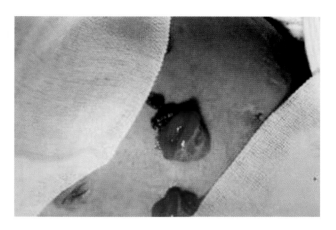

图28-18 从造瘘口排出黄豆大小固体物

胆管炎时仍应静脉滴注肝胆道浓度高经肝胆道排泄的第三代头孢类抗生素和甲硝唑、亚胺培南或美罗培南,必要时加用抗真菌药物。抗生素的用量要足、浓度要合适,时间要够。为减少早期胆管炎时肝门吻合口瘢痕形成,可同时配合使用激素。因胆管炎与食物的反流有关,应对进食后患儿采取半坐卧位或抱起,防止进食后食物的反流,对预防和治疗胆管炎有帮助。口服或非口服各种抗生素和类固醇类药物,能有效治疗胆管炎,但应用类固醇类药物并不能防止胆管炎的发生。

2. 肝门部胆管梗阻 指胆道闭锁行葛西手术后,已能从肝门吻合口排出胆汁,但因各种因素,使肝门胆管堵塞,胆汁排出障碍。

(1)原因:原因多方面,可因机体其他部位的炎症影响使肝门部水肿,致暂时性梗阻,当这些部位炎症治愈后,梗阻可随之解除。也可以是手术时肝门部切除过深,伤及肝组织,引起瘢痕收缩,堵塞胆管。更重要的是肝门的创面与肠管不是腔对腔的吻合,故肝门肉芽和瘢痕组织增生势必导致胆汁排出障碍。而术后一个月内的早期胆管炎能造成纤维组织增生,很容易覆盖在细小的肝门胆管开口,造成梗阻。术后三个月的晚期胆管炎时所引起的肝门部胆管梗阻,因肝门吻合口的胆管上皮与肠黏膜的上皮的吻合已完成,不致引起胆管闭塞,故此时的梗阻多为暂时性的,所以晚期胆管炎引起的肝门部胆管梗阻,相对容易解除。

(2)诊断:因肝门部胆管梗阻多由于早期胆管炎后引起,故主要临床表现是患儿发生胆管炎,经治疗后已恢复正常体温,但黄疸仍逐渐加深,血清胆红素特别是结合胆红素继续升高。经胆支造瘘口流出的胆汁量仍少、颜色淡、胆汁胆红素量低,每日经胆汁排出胆红素量少于3mg。无胆支造瘘表现为排浅黄色或白陶土色大便。

（3）预防与治疗：预防措施包括葛西手术时，肝门部解剖，吻合口剪除适当，及时使用激素。更重要的是防止术后早期胆管炎发生。治疗方面如有胆支造瘘口，可用内镜如胃镜等通过近端造瘘口进入空肠胆支，观察肝门部吻合口。只看到瘢痕或肉芽组织、脓苔，而不见有胆汁排出者，用活检钳夹除。内镜检查未见到吻合口，全部为肠黏膜遮盖，或经夹除后，梗阻无解除，应进行手术治疗。手术从原切口切开进腹，入腹后仔细找到肝门吻合口，拆除肝门空肠吻合口，剪除瘢痕组织，剪除既要达到一定的深度，又不能误伤门静脉，这是一个决定再次手术是否成功的关键步骤。有胆支造瘘，从近端造瘘口放一橡皮管作为指示，可缩短手术时间。

3. 胆道闭锁晚期并发症　主要为肝硬化门静脉高压。食管静脉曲张是门脉高压症的早期表现，有学者报道，对24例葛西手术后患儿行121次内镜检查，发现食管静脉曲张在1岁8个月～11岁7个月间为多，故提出术后1年的患儿应作内镜检查，以此作为随访的指标之一。还有作者发现胆管炎与门静脉高压症关系密切，未患过胆管炎的患儿，只有8%发生食管静脉曲张，患过胆管炎者，食管静脉曲张的发生率高达58%。因胆汁中断，再次肝门空肠吻合术后生存的患儿，100%的发生门脉高压。术后黄疸消退慢，术后1个月血清胆红素超过68.4μmol/L者，70%出现门静脉高压症。门静脉高压症的主要威胁是上消化道出血。治疗首先推荐内镜下注射硬化剂或套扎疗法，反复多次止血效果较好。如出血仍反复出现，注意突然出现消化道大出血的危急情况，因而多次出血，需考虑肝移植。

随着生存病例数增加和时间的增长，肝内胆管囊状扩张例数也会增多，临床表现为发热、黄疸、排白陶土大便，通过B超和CT可做出诊断。分为3型：单个孤立囊腔与周围没有交通支的属A型；孤立囊肿与周围有交通支属B型；多发性囊状扩张属C型。A型和B型可通过经皮肝穿刺（PTCD）或肝内囊肿空肠吻合术而治愈，而C型此治疗方法效果差，需考虑肝移植。

【影响葛西手术疗效的原因分析】

肝门肠吻合术后患儿预后取决于以下关键因素：

1. 手术时患儿年龄　大多数学者认为60天左右，不要超过90天，因此时肝脏纤维化程度较轻；而120天以后肝脏纤维化程度严重，再行肝门肠吻合术普遍预后差。

2. 肝门部纤维块残留胆管开放程度　根据肝门部解剖所得纤维组织块中残留胆管的管径粗细可分为3型：A型，残留胆管直径≥150μm；B型，直径<150μm；C型，无开放胆管，胆管中心已纤维化。文献报道，A型术后胆汁引流成功率高达90%，B型大部分病例可有胆汁流出，而C型中术后很少有胆汁流出。Schoen等认为患儿手术时年龄与肝门部残留胆管开放程度无关，而与肝纤维化程度呈正相关。另外葛西手术解剖肝门区时，应使其解剖的横断面尽量超过门静脉分叉水平。这是因为越靠近肝门近端其纤维块的横断面积和残留胆管的口径越大，术后达到满意胆汁引流的几率也越大。

3. 肝脏的病理改变　通过光镜和电镜观察，如果肝内毛细胆管发育不良，预后差。对肝内的三维结构重建发现，若肝内胆管、小叶间胆管微囊肿和赫令管膨大盲端，也是肝外胆道闭锁预后差的形态学指标。上述肝脏病理改变除与年龄有关外，亦与患儿发生梗阻的早晚及程度有关，发生越早预后越差。值得注意的是，术后胆汁引流通畅、黄疸消退，并不意味着胆道闭锁已治愈，因其肝内的纤维化过程仍未停止。有学者认为，10岁以后肝纤维化程度和速度会减轻或停止。

4. 术后胆管炎发生的时间、频率及程度　早期发生胆管炎比晚期发生的预后差。发生胆管炎后合并肝门部胆管梗阻者，早期发生肝硬化，易出现门静脉高压，预后更差。反复发作难控制的胆管炎预后差。胆管炎发作的次数与手术后肝纤维化的程度有密切的关系，胆管炎发生的次数越多肝纤维化程度越重。

5. 手术技巧　正确解剖肝门部，精细外科手术操作是葛西手术后胆汁顺利排出的重要一环。手术中需充分暴露肝门部和剪除肝门纤维块的深度需合适，因此肝门部手术切口要大，并把肝圆韧带、肝镰状韧带、左肝三角韧带和左冠状韧带等肝周韧带切断，使肝脏可顺利托出腹腔外，将肝门部向上翻起，使肝门部暴露良好。肝门纤维块剪除过浅未能完全充分解除胆管的闭塞，剪除过深伤及肝门部形成瘢痕，使胆汁排出障碍。两者均影响手术效果。为防止瘢痕的形成，肝门部切忌用电刀止血。

6. 术后处理　术后早期应用胰高血糖素、前列腺 E 和激素对促进胆汁分泌、增加胆汁流量至关重要。术后应用中药如茵栀黄静脉或口服保肝利胆的中药汤剂如茵陈蒿汤对患儿恢复也有一定的作用。去氧胆酸在葛西手术后长期使用,可使肝功能得到改善。

Kasai 手术后皮质激素的应用,尽管仍有争论,但大多数的作者提倡应用。尽管有研究提出应用激素并不能改善胆道闭锁患儿的长期预后,激素治疗组与未应用激素治疗组间胆管炎发生率差异并无统计学意义,且激素治疗过程中可能的并发症不可忽视。但大部分观点认为 Kasai 术后辅助激素治疗可改善胆汁引流,延长生存年限;辅助激素治疗可减少术后胆管炎的发生。皮质激素不单能减轻术后的炎症反应,减轻胆管炎对肝脏的损害,防止肝门部吻合口瘢痕的形成,还有促进胆汁分泌、黄疸的消退、减慢肝纤维化的发展的作用。但激素可降低人体免疫力,同时还可抑制切口生长,使伤口不愈合,甚至裂开。因而其开始使用的时间、量、使用的周期,都要充分考虑到上述问题,不同的作者有不同的使用常规,目前难以形成统一的方案。

根据以往的报道,激素疗法的剂量、持续时间和应用的时间不同的作者有不同的方法。Dillon 等首次提出短时间大剂量用皮质类固醇方案,口服泼尼松龙,开始为 4mg/(kg·d)持续 2 周,然后 2mg/(kg·d),共 2 周,随后 1mg/(kg·d)达 2 周,然后逐渐减量 2 至 4 个月。25 例用这一方案,22 例(88%)无黄疸,术后黄疸时间平均为 8 周。Meyers 等初始量比 Dillon 等更大,静脉用甲泼尼龙,逐渐减量,按 10、8、6、4、3、2、1mg/(kg·d),随后口服 8 到 12 周泼尼松龙(2mg/(kg·d))。14 例中 11 例(79%)无黄疸,术后黄疸时间是 3 至 4 个月。

为保证术口伤口的生长,可选在术后 1 周后使用静脉滴注激素,持续 1 周左右。地塞米松,可按 0.4mg/(kg·d)。或者用甲泼尼龙,冲击治疗,按每公斤 10mg、8mg、6mg、4mg、3mg、2mg、1mg,每天递减。冲击 1 周。如果黄疸消退不明显的患儿,改为口服,一般不超过半个月。

【肝移植】

患儿年龄超过 90 天或葛西手术失败者,以及葛西手术后肝功能差、生活质量不佳者,应考虑进行肝移植。小儿肝移植术式为背驮式。小儿肝移植根据小儿的特点可进行减体积肝移植、亲属活体供肝肝移植、劈裂式肝移植。

亲属活体肝移植对供肝者的危险因素取决于移植肝的大小,切除的范围越大危险性明显增加。因此为确保供肝的亲属的安全,应尽可能切除较小的供肝组织,以防止供体肝功能衰竭与并发症的发生,故多采用左半肝或左肝外叶。同时左半肝因与全肝的形状近似,关腹容易,对移植的肝脏影响较小,对患儿的呼吸骚扰小,因而小儿减体积肝移植,以左半肝为宜。年龄较小、体重较轻者还可选用左外叶进行肝移植。

尽管肝移植以原位性肝移植为主,因胆道闭锁是良性疾病,而部分行葛西手术后的胆道闭锁患儿随年龄增大已成长为成人,需供肝的体积增大,亲属活体肝移植供肝者的危险大大增加。若供肝过小,移植的肝脏可能不能提供足以维持生命的肝功能储备。故偶有报道行辅助性活体肝移植术(APOLT),该术式治疗成人胆道闭锁葛西手术后终末期。其目的在于改善肝储备功能,使容积小的移植肝获得充分时间的增生,使患者移植的肝经过一段时间后得到代偿。而原肝却因为切断原门静脉的血供,逐渐出现萎缩。

行葛西手术后的患儿什么情况下需行肝移植和何时行肝移植,是十分重要的问题。有生化、临床和生活质量 3 个方面的指标。生化检查有下列情况之一,有肝移植的指征:

1. 血浆白蛋白持续低于 25g/L,白蛋白与球蛋白比例在 1 以下;
2. 总胆红素在 170mmol/L(10mg/dl)以上;
3. 总胆固醇 2.58mmol/L(100mg/dl)以下;
4. 凝血酶原时间延长超过 5 秒。

而葛西手术后临床症状表现,是作为选择肝移植的时机。这些临床表现和生活质量方面包括生长发育停滞、体重长期无增加、反复发作胆管炎、肝脏合成蛋白障碍、顽固性腹水、葛西手术后无胆汁排出或排出量不够 6mg/d,患儿长期带黄疸生存。葛西手术后门脉高压,反复发生难以控制的胃、食管静脉曲张破裂大出血。

【葛西手术与肝移植的评价】

由于肝移植技术不断进步,现肝移植技术和移植术后处理的经验日趋成熟,众多学者认为年龄已不会影响肝移植的成功率和增加死亡率。到目前为止,全世界已有 6000 多例儿童施行肝移植,1 年存活率亦超过 80%,甚至高达 93%。在胆道闭锁的治疗中,如何评价葛西手术和肝移植的作用。20 世纪

70 年代中期以来,随着早期诊断、手术技巧及术后处理的改进和提高,葛西手术的预后明显改善,长期生存的病例增加。文献报道 5 年生存率 40% 左右;10 年生存率 13% ~ 20%。若生后 60 天内手术,其 10 年生存率可达 70% 以上。虽然随着肝移植手术技术的进步和移植后生活质量的提高,有学者对葛西手术在胆道闭锁治疗中地位提出质疑。有学者对胆道闭锁行葛西手术后无黄疸存活 10 年以上的 18 例患儿追踪复查。其中 8 例需行肝移植,3 例发生门静脉高压、胃食管静脉曲张待肝移植,剩下 7 例虽无临床症状,但其中 5 例 B 超和实验室检查为中度门静脉高压。故认为胆道闭锁行葛西手术后仍会发生肝纤维化、肝硬化和门静脉高压。因而葛西手术后胆汁引流满意并非意味着本病的完全治愈。部分患儿手术后虽然胆汁引流满意,甚至黄疸已完全消退。但其肝内的纤维化并没有停止,所以患儿会逐渐出现肝硬化和门静脉高压症。不但影响其生活质量,还会使患儿出现因肝硬化和门静脉高压症引起的胃、食管曲张静脉破裂出血并严重危及生命。甚至在葛西手术后 28 年仍会因肝功能衰竭死亡。但更多的学者认为早期手术(60 天左右),行葛西手术治疗效果不容置疑。存在争议的是对 90 ~ 120 天左右或年龄更大的胆道闭锁患儿,有无先行肝门肠吻合术的必要,首次手术即行肝移植是否更合适。多数学者认为肝门肠吻合术是胆道闭锁患儿的初期处理,若手术失败、预后因素不良,可再选择肝移植术。文献统计结果显示:0 ~ 5 岁待肝移植的数是 6 ~ 10 岁人数的两倍。因此,<90 天的胆道闭锁患儿先行肝门肠吻合术,即使葛西手术失败也可推迟肝移植的年龄,使患儿增加获取供肝的机会。也有学者认为对于 120 天左右的胆道闭锁患儿先行肝门肠吻合术虽多数无长期存活,但可能延长生命,从而增加获取供体的机会。另外,肝移植的结果与受体的年龄成反比,肝门肠吻合术可为肝移植手术创造一个较为理想的条件(如体重)。目前,体重达到 5kg 小婴儿,肝移植手术的存活率已达 60% 以上。国外学者对肝门肠吻合术后对肝移植结果的影响进行研究,其结果表明在失血量、围术期并发症和生存率等方面,在曾行肝门肠吻合术和首次即行肝移植手术的两组患儿间无差别。Kobayashi 对 32 例葛西手术后生存 5 年患儿的发育情况进行评估,其中 28 例体重正常,17 例身高发育正常。Valayer 对生存 10 年以上 26 例患儿受教育情况进行调查,结果表明:可正

常随班学习 8 例;低一年级 11 例;低 2 ~ 3 年级 7 例。47%(12/26)患儿有正常体育活动。Nio 对 22 例生存 20 年以上患儿的生活质量进行评估,结果显示 73%(16/22)的患儿术后可正常生活,其中有 3 例妇女结婚,1 例已经妊娠。22 例均有自己的工作。总而言之,在胆道闭锁的治疗中,葛西手术仍具有重要的、不可替代的作用,目前仍是胆道闭锁首选的手术方法。尽管在对肝移植积累了经验后,有学者认为葛西手术也不会增加肝移植的难度和影响患儿的预后。但仍有学者报道,葛西手术后患儿在 10 岁后比 10 岁前行肝移植成功率高得多。不仅对年龄较大的患儿可直接进行肝移植,对葛西手术后出现肝功能不全、门静脉高压等也可行肝移植。与葛西手术相比较,较多的学者认为肝移植的手术难度和风险要大得多。虽然小儿肝移植可行减体积肝移植、亲属活体供肝肝移植、分离式肝移植,但供肝仍然短缺是矛盾,特别在我国,肝移植费用大,患儿需终身服用免疫抑制的药物。因而葛西手术应是治疗胆道闭锁的首选术式,使患儿解除梗阻性黄疸,待患儿年龄增大以后再行作为治疗第二线的方式——肝移植。两者的结合能提高胆道闭锁的治疗效果,并且符合我国的国情,可使更多的患儿得到有效的治疗,提高患儿的生存质量。必须根据当地医疗条件、医疗技术水平以及患儿的具体情况来决定。一般认为:①患儿年龄<90 天,宜先行葛西手术;>90 天则首选肝移植;②葛西手术后无胆汁排出,或量少,或反复发生胆管炎,影响了手术治疗效果,宜选用肝移植;③葛西手术后胆汁排出好,但突然出现胆汁引流中断,多为肝门部出现瘢痕,可手术切除肝门部的瘢痕、重新行肝门肠的再吻合术;④葛西手术后出现晚期肝终末病者可再行肝移植。

(刘钧澄)

参 考 文 献

1. 佘亚雄. 小儿外科学. 上海:上海科学技术出版社,1979.
2. 徐宗华. 先天性胆道闭锁. 中华小儿外科杂志,1981,2:51-54.
3. 李穗生,莫家聪,刘唐彬,等. 改进引流管和用十二指肠引流术鉴别诊断新生儿黄疸. 中华小儿外科杂志,1987,8:327-329.
4. 黎明,霍宏慎,王慧贞,等. 胆道闭锁的肝脏病理组织学研究. 中华小儿外科杂志,1988,9:129-132.
5. 李桂生,刘钧澄,李穗生,等. 新生儿婴儿阻塞性黄疸的早

期诊断和处理.中华小儿外科杂志,1990,11:98-100.

6. 赖炳耀.先天性胆道闭锁.见:胆道外科的理论和实践.河南:河南科学技术出版社,1991.72-79.

7. 郑毓珊,张鲁东,周琪,等.B超检测在胆道闭锁和新生儿肝炎鉴别诊断中的应用.中华小儿外科杂志,1991,12:357-358.

8. 刘钧澄,李桂生,朱志红,等.胆道闭锁术后肝门部胆管梗阻.中华小儿外科杂志,1992,13:65-67.

9. 刘钧澄,李桂生,赖峰,等.空肠胆支引流物与胆道闭锁术后胆管炎的关系.中华小儿外科杂志,1993,14:347-348.

10. 刘钧澄,李桂生,钟思陶,等.胆道闭锁葛西手术后肝脏病理变化.中华小儿外科杂志,1994,15:332-334.

11. 刘钧澄,李桂生,赖炳耀,等.婴儿阻塞性黄疸的鉴别诊断与手术治疗时机的选择.中国实用儿科杂志,1994,9:118-119.

12. 陈士伟,陈世超.胆道闭锁肝脏的超微结构研究.徐州医学院学报,1994,14:73-74,91.

13. 王尧河,黄孝立,霍玉琴,等.胆道闭锁肝脏病理组织学诊断标准的探讨及其临床意义.临床与实验病理学杂志,1995,12:196-199.

14. 田洪孝,刘建华,唐秀芹.阑尾间置重建胆道治疗先天性胆道闭锁.Chin J Surg,1996,34:468.

15. 宋维汉,邱铁东,符韶鹏,等.肝外胆道闭锁肝内胆管的三维构形变化——检测预后的一种依据.白求恩医科大学学报,1998,24:263-264.

16. 刘钧澄,李桂生,张志崇,等.影像学在婴儿阻塞性黄疸鉴别诊断中的应用.中华小儿外科杂志,1998,19:269-271.

17. 邵红,吴靖川,杨淑,等.99Tcm-mebrofenin诊断新生儿胆道闭锁的临床应用.中华核医学杂志,1999,19:170.

18. 窦云凌,李喜荣,黄文起.小儿先天性胆道闭锁行Kasai术的麻醉处理探讨.实用医学杂志,1999,15:919-920.

19. 周欣,黄德樱,冯春,等.腹腔镜在诊断先天性梗阻性黄疸中的初步应用.中华小儿外科杂志,2000,21:373.

20. 黄志华.婴儿肝炎综合征与先天性肝外胆道闭锁的早期鉴别诊断.中国临床医生,2000,28:7-9.

21. 冯杰雄,李民驹.胆道闭锁病因学研究进展.国外医学儿科学分册,2001,28:66-68.

22. 李桂生,谢永荣,刘钧澄,等.B超观察肝门纤维块——早期诊断胆道闭锁.中华小儿外科杂志,2001,22:119.

23. 黄志华,董永绥.动态持续十二指肠液检查对婴儿肝炎综合征与先天性胆道闭锁的鉴别诊断价值探讨.中国实用儿科杂志,2002,17:353-355.

24. 刘钧澄,李桂生,司徒升,等.影响胆道闭锁早期诊治的原因分析.中华小儿外科杂志,2002,23:220-221.

25. 丁运彪,任光武,杜玉姣,等.肝门空肠Roux-Y肠腔内置管外引流治疗胆道闭锁的临床研究.临床小儿外科杂志,2002,1:137-138.

26. 刘钧澄.婴儿阻塞性黄疸的鉴别诊断.实用儿科临床杂志,2003,18:506-508.

27. 汤绍涛,阮庆兰.胆道闭锁与细胞因子.中华小儿外科杂志,2003,24:85-87.

28. 陈亚军.肝移植时代肝门肠吻合术在胆道闭锁中的地位.实用儿科临床杂志,2003,18(7):502-504.

29. 刘钧澄,蒋宏,佘锦标,等.Kasai术后肝内胆管囊性扩张的诊治和预后.中华小儿外科杂志,2008年,29(12):720-723.

30. 陈娟,杨蕾,郑忠梅,等.胆道闭锁53例临床特点与误诊分析.实用儿科临床杂志,2010,25(23):1808-1809,1818.

31. 彭春辉,陈亚军.胆道闭锁Kasai手术预后的影响因素.实用儿科临床杂志,2010,25(23):1835-1838.

32. 黄磊,司新敏,冯杰雄,等.胆道闭锁患儿Kasai术后早期胆管炎相关危险因素分析[J].中华小儿外科杂志,2011,32(1):17-20.

33. 沈文俊,宋再,赵瑞,等.胆道闭锁Kasai术后早期并发症的分析[J].中华小儿外科杂志,2011,32(5):342-346.

34. 张金山,李龙,侯文英,等.Ⅲ型胆道闭锁不同亚型与预后关系的探讨.临床小儿外科杂志,2012,11(4):244-246,250.

35. 黄格元,钟浩宇.改善胆道闭锁葛西手术治疗效果的策略.临床小儿外科杂志,2012,11(6):401-403.

36. 郑珊.胆道闭锁的规范化诊断和治疗进展.临床小儿外科杂志,2012,11(4):241-243.

37. 刘丹丹,詹江华,高伟,等.胆道闭锁Kasai术后胆管病理改变的研究.中华小儿外科杂志,2014,35(4):248-253.

38. 詹江华,陈亚军.肝移植时代如何看待胆道闭锁的诊治.中华小儿外科杂志,2014,35(4):245-247.

39. 宋亭亭,詹江华,高伟等.胆道闭锁Kasai术后肝脏病理改变的研究.中华小儿外科杂志,2014,35(8):603-606.

40. 董淳强,董昆,杨体泉.Kasai手术治疗胆道闭锁研究进展.中华实用临床儿科杂志,2014,29(6):466-469.

41. 钟志海,潘静,蒋宏,等.胆道闭锁患儿早期胆红素变化.临床小儿外科杂志,2015,14(2):106-110.

42. 李艳阳,杨合英,王家祥,等.99例胆道闭锁Kasai术后疗效及相关因素分析.中华小儿外科杂志,2015,36(4):249-253.

43. 钟志海,Roshan Ara Ghoorun,刘钧澄,等.胆道闭锁伴内脏转位多脾畸形2例.临床小儿外科杂志,2016,15(1):100-101.

44. 董淳强,董昆,杨体泉.胆道闭锁肝门肠吻合术手术改进的初步探讨.中华小儿外科杂志,2016,37(1):53-58.

45. Landing BH,Wells TR,Reed GB,et al. Consideration of the pathogenesis of neonatal hepatitis,biliary and choledochal cyst-the concept of infantile obstructive cholangiopathy. Pro Pediatr Surg,1974,6:113-139.

46. Surga K, Lono S, Miyano T, et al. Treatment of biliary atresia. Microsurgery for hepatio portoenterostomy. Surg, 1976, 80:558-562.

47. Hirsing J, Rickham PP and Briner J. The importance of hepatic lymph drainage in experimental biliary atresia. Effect of omentopexy on prevention of cholangitis. J Pedia Surg, 1979, 14:142-145.

48. Freund H, Berlatzky YI, Schiller M. The ileocecal segment: An antireflux conduit for hepatic portoenterostomy. J Pediatr Surg, 1979, 14:169.

49. Hirsig J and Rickham P. P. Early differential diagnosis between neonatal hepatitis and biliary atresia. J Pediatr Surg, 1980, 15:13-15.

50. Jaw TS, Wu CC, Ao YH, et al. Diagnosis of obstructive jaundice in infants TC99m DISIDA in duodenal juice. J Nucl Med, 1984, 25:360.

51. Valla JS. Hepaticoportoappendicostemy. J Pediatr Surg, 1988, 23:1057.

52. Kasai M, Ohi R, Chiba T, et al. A patient with biliary atresia who died 28years after hepatic portojejunostomy. J Pediatr Surg, 1988, 23:430.

53. Harper P, Plant JW, Linger DB. Congenital biliary atresia and jaundice in lambs and calves. Aust Vet J, 1990, 67:18-22.

54. Nakajo T, Hashizume K, Saeki M et al. Intussusception-type antireflux valve in the Roux-en-Y loop to prevent ascending cholangitis after hepatic portojejunostomy. J Pediatr Surg, 1990, 25:311-314.

55. Casey B, Cevoto M, Jones KL, et al. Mapping a gene for familial situs abnormalities to human chromo, ome Xq24-1271. Nat Genet, 1993, 5:403-407.

56. Silveira TR, Salzano FM, Donaldson PT, et al. Association between HLA and extrahepatic biliary atresia. J Peditr Gastrientirol Nutr, 1993, 16:114-117.

57. Karrer FM, Lilly JR, Hall RJ. Biliary tract disorders and portal hypertension. In: Ashcraft KW and Halder TM, eds. Pediatric Surgery. 2nd ed. Philadelphia: W. B. Saunders Company, 1993, 478-485.

58. Roberts CWM, Shutter JR, Korsmey SJ. Hox 11 controls the genesis of the spleen. Nature, 1994, 10:392-396.

59. Tan CE, Driver M, Howard ER, et al. Extrahepatic biliary atresia: a first-trimester event? Clues from light microscopy and immunohistochemisty. J Pediatr Surg, 1994, 29:808-814.

60. Park WH, Kim SP, Park KK, et al. Electron microscopic study of the liver with biliary atresia and neonatal hepatitis. J Pediatr Surg, 1996, 31:367-374.

61. Choi SO, Park WH, Lee HJ, et al. 'Triangular cord': a sonographic finding applicable in the diagnosis of biliary atresia. J Pediatr Surg, 1996, 31:363-366.

62. Sartorelli KH, Holland RM, Allshouse MJ, et al. The intussusception antireflux valve is preventing cholangitis in biliary atresia. J Pediatr Surg, 1996, 31:403-406.

63. Balistreri WF, Grand R, Hoofnagle JH. et al. Biliary atresia: Current concepts and research directions, summary of a symposium. Hepatology, 1996, 6:1682-1692.

64. Hashilto T, Otobe Y, Shimizu Y, et al. A modification of hepatic portoenterostomy (Kasaioperation) for biliary atresia. J Am Coll Surg, 1997, 185:548-553.

65. Ohnuma N, Takahashi T, Tanabe M, et al. The role of ERCP in biliary atresia. Gastrointest Endosc, 1997, 45:365-370.

66. Ohi R. Surgical treatment of biliary atresia in the liver transplantation era. Jpn J Surg, 1998, 28:1229-1232.

67. Kohka H, Yoshino T, Iwagaki H, et al. Interleukin-18/interferon-r-inducing factor, a novel cytokine up-regulates ICAM-1 (CD54) expression in KG-1 cells. J Leukoc Bio, 1998, 64:519-527.

68. Ramm GA, Nair VG, Bridle KR, et al. Contribution of hepatic parenchymal and nonparechymal cells to hepatic fibrogenesis in biliary atresia. Am J Pathol, 1998, 153:527-535.

69. Johnson K, Alton HM, Chapman S. Evaluation of mebrofeninhepatoscintigraphy in neonatal-onset jaundice. Pediatr Radiol, 1998, 28:937-941.

70. Tamatani T, Kobayshi H, Tezuka K, et al. Establishment of the enzyme-linked immumosorbent assay for connective tissue growth factor (CTGF) and itws edterction in the sera of biliary atresia. Biochem Biophoys Res Commjn, 1998, 251:748-753.

71. Rosensweig JN, Omori M, Page K, et al. Transforming growth factor-betal in plasma and liver of children with liver disease. Pediatr Res, 1998, 44:402-409.

72. Jevon GP and Dimmick JE. Biliary tresia and cytomegalovirus infection: A DNA study. Peiatr Develop Pathol, 1999, 2:11-14.

73. Kobayshi H, Narumi S, Tamatani T, et al. Serum IFN-inducible protein-10: A new clinical prognostic or indicator of hepatocyte death in biliary atresia. J Pedia Surg, 1999, 34:308-311.

74. Lamireau T, Le Bail B, Boussarie L, et al. Expression of collagens type I and IV, osteonectin and transforming growth factor beta-1 (TGFbetal) in biliary atresia and paucity of intrahepatic bile ducts during infancy. J Hepatol, 1999, 31:248-255.

75. Lunxmann K and Schweizer P. The influence of cholangitis on the prognosis of extrahepatic biliary atresia. Eur J pediatr Surg, 1999, 9:19-23.

76. Mckiernan PJ, Baier AJ and Kelly DA. The frequency and outcome of biliary atresia in the UK and Ireland. Lancet, 2000,355:25-29.

77. Urushihara N, Iwagaki H, Yagi T, et al. Elevation of seruminterleukin-18levels and activation of kupffer cells in biliary atresia. J Pediatr Surg,2000,35:446-449.

78. Ahmed A, Ohtani H, Nio M, et al. In situ expression of fubrogenic growth factors and their receptors in biliary atresia: comparison between early and late stages. J Pathol, 2000,192:73-80.

79. Linuma Y, Narisawa R, Lwafuchi m, et al. The role endoscopic retrograde cholangipancreatography in infants with cholestasis. J Pediatr Surg,2000,35:545-549.

80. Burc L, Vuillad E, Guibourdenche J, et al. Prenatal diagnosis and follow up of biliary aresia. Britisy Journal of Obstetrics and Gynaecology,2001,108:1108-1110.

81. Mackenzie TC, Howell LJ Flake AW et al. The management of prenatally diagnosed choledochal cysts. J Pediatr Surg, 2001,36:1241-1124.

82. Kobayashi H, Horikoshi K, Yamataka A, et al. Are stable postoperative biliary atresia patients really stable? Pediatr Surg Int,2001,17:104-107.

83. Koniaris LG, Zimmers-Koniaris T, Hisao EC, et al. Cytokineresponsive gene-1/IFH-inducible protein-10 expression in multiple models of liver and bile duct injure suggests a role in tissue regenenation. J Immunol,2001,167:399-406.

84. Park WH, Choi SO and Lee HJ. Technical innovation for noninvasive and early diagnosis of biliary atresia: the ultrasonographic "triangular cord" sign. J Hepatobiliary Pancreat Surg,2001,8:337-341.

85. Chuang HJ, Lee SY, Shieh CS, et al. Reappraisal of the role the bilioenteric conduit in the pathogenesis of postoperative cholangitis. Pediatr Surg Int,2001,16:29-34.

86. Komuro H, Makino S, Momoya T, et al. Cholangitis associated with cystic dilatation of the intrahepatic bile ducts after antireflux valve construction in biliary atresia. Pediatr Surg Int,2001,17:108-110.

87. Robayashi H, Horikoshi K, Yamataka A, et al. Beneficial effect of a traditional herbal medicine (inchin-ko-to) in postoperative biliary atresia patients. Pediatr Surg Int,2001, 17:386-389.

88. Wu ET, Chen HL, Ni YH, et al. Bacterial cholangitis in patients with biliary atresia: impact on short-term outcome. Pediatr Surg Int,2001,17:390-395.

89. Hasegawa T, Sasaki T, Kimura T, et al. Prenatal ultrasonographic appearance of type Ⅲd (uncorrectable type with cystic dilatation) biliary atresia. Pediatr Surg Int,2002,18: 425-428.

90. Esteves E, Clemente E, Ottaiano M, et al. Laparoscopic Kasai portoenterostomu for biliary atresia. Pediatr Surg Int, 2002,18:737-740.

91. Han SJ, Kim MJ, Han A, et al. Magnetic resonance cholangiography for the diagnosis of biliary atresia. J Pediatr Surg, 2002,37:599-604.

92. Willot S, Uhlen S, Michaud L, et al. Effect of ursodeoxycholic acid on liver function in children after successful surgery for biliary atresia[J]. Pediatrics, 2008, 122 (6): e1236-1241.

93. Hsiao CH, Chang MH, Chen HL, et al. Universal screening for biliary atresia using an infant stool color card in Taiwan. Hepatology,2008,7(4):1233-1240.

94. Hartley JL, Davenport M, Kelly DA. Biliary atresia. Lancet, 2009,374(9702):1704-1713.

95. Johnson KN, Koontz CS, Ricketts RR. Role of hepatic portocholecystostomy(gallbladder Kasai')in treating infants with biliary atresia[J]. Am Surg,2010,76(8):883-887.

96. Garcia-Barceló MM, Yeung MY, Miao XP, et al. Genomewide association study identifies a susceptibility locus for biliary atresia on 10q24. 2. Hum Mol Genet,2010,19(14): 2917-2925.

97. Zhao R, Li H, shen c, et al. Hepati ponocholecystostomy (HPC) is ineffective in the treatment of biliary atresia with patent distal extrahepatic bile ducts[J]. J Invest surg,2011, 24(2):53-58.

98. Ure BM, Kuebler JF, Svhukger N, et al. Survival with the native Liver after laparoscopic versus conventional kasai portoenterostomy in infants with biliary atresia: a procpective trial [J]. Ann Surg,2011,253(4):826-830.

99. Superina R, Magee JC, Brandt ML, et al. The anatomic pattern of biliary atresia identified at time of Kasai hepatoportoenterostomy and early postoperative clearance of jaundice are significant predictors of transplant-free survival [J]. Ann Surg,2011,254(4):577-585.

100. Sheng WJ, Song Z, Zhao R, et al. Early complications of Kasai operation for biliary atresia [J]. Chin J PediatrSurg, 2011,32(5):342-346.

101. Sarkhy A, Schreiber RA, Milner RA, et al. Does adjuvant steroid therapy post-Kasai portoenterostomy improve the outcome of biliary atresia? A systematic review and meta-analysis[J]. Can J Gastroenterol,2011,25(8):440-444.

102. Davenport M. Biliary atresia: clinical aspects [J]. Semin Pediatr Surg,2012,21(3):175-184.

103. Nakamura H, Koga H, Wada M, et al. Reappraising the portoenterostomy procedure according to sound physiologic/anatomic prineiples enhances postoperative jaundice clearancein biliary atresia [J]. Pediatr Surg Int, 2012, 28

(2):205-209.

104. Rhu J,Jung SM,Choe YH,et al. PELD score and age as a prognostic index of biliary atresia patients undergoing Kasai portoenterostomy[J]. Pediatr Surg Int,2012,28(4):385-391.

105. Gallo A,Esquivel CO. Current options for management of biliary atresia[J]. Pediatr Transplant,2013,17(2):95-98.

106. Schecter SC,Courtier J,Cho SJ,et al. Hepatic portocholecystostomy for biliary atresia:a 25. year follow—up and review[J]. J Pediatr surg,2013,48(1):262-266.

107. Tam Ms,Shaul DB,Sydorak RM. Successful salvage of late failure of hepatic ponocholecystostomy(gallbladder Kasai)with Roux-en-Y cholecystojejunostomy[J]. J Pediatr surg,2013,48(3):e37-e39.

108. Cui S,Leyva-Vega M,Tsai EA,et al. Evidence from human and zebrafish that is a biliary atresia susceptibility gene. Gastroenterology,2013,144(5):1107-1115.

109. Zeng S,Sun P,Chen Z,et al. Association between single nucleotide polymorphisms in the ADD3 gene and suscepti-bility to biliary atresia. PLoS One,2014,9(10):e 107977.

110. Bezerra JA,Spino C,Magee JC,et al. Use of Corticosteroids After Hepatoportoenterostomy for Bile Drainage in Infants With Biliary Atresia The START Randomized Clinical Trial[J]. JAMA,2014,311(17):1750-1759.

111. Asai A,Miethke A,Bezerra JA. Pathogenesis of biliary atresia:defining biology to understand clinical phenotypes. Nat Rev Gastroenterol Hepatol,2015,12(6):342-352.

112. Zhou Lu-yao,Wang Wei,Shan Quanyuan,et al. Optimizing the US Diagnosis of Biliary Atresia with A Modified Triangular Cord Thickness and Gallbladder Classification. Radiology,2015,277(1):181-191.

113. Zhou Lu-yao,Shan Q,Tian W,et al. Ultrasound for the Diagnosis of Biliary Atresia:A Meta-Analysis. AJR,2016,206(5):73-82.

114. Lu-yao Zhou,Hong Jiang,Quan-yuan et al. Liver stiffness measurements with supersonic shear wave elastography in the diagnosis of biliary atresia:a comparative study with grey-scale US. Eur Radiol,2017.

附录 中国大陆地区胆道闭锁诊断及治疗（专家共识）

中华医学会小儿外科分会新生儿外科学组 小儿肝胆外科学

（中华小儿外科杂志 2013 年 9 月第 34 卷第 9 期 P700-705）

前 言

胆道闭锁（bili aryatresia，BA）是我们目前研究很多而了解甚少的疾病之一，其在成活新生儿中的发病率约在 1/5000 至 1/12 000[1]。根据其近端胆道梗阻的位置，病理上分为三型：Ⅰ型约占 2%，为胆总管下端闭锁，通常有近端扩张的囊性结构或扩张胆管；Ⅱ型约占 2%，闭锁发生在肝总管水平；绝大多数患儿属Ⅲ型（占 90 以上），肝门部绝大多数肝外胆道均实变，然而这其中多数患儿仍残留有或多或少的毛细胆管与肝内胆道沟通[2]。

目前，我国关于胆道闭锁诊断和治疗还存在部分不规范之处，术后 2 年和 5 年自体肝生存率与先进的地区和国家还存在一定差距[3]，我国台湾地区和英国胆道闭锁自体肝生存均在 80% 以上；加上大陆地区小儿肝移植起步晚，总体生存率的确有待努力[4]。因此，中华医学会小儿肝胆外科分会新生儿外科学组和小儿肝胆外科学组联合，根据专家经验、我国现实情况和文献报道，对目前胆道闭锁的诊断和治疗达成以下共识，供同仁参考。

（一）胆道闭锁的诊断

1. 筛查 胆道闭锁如早期筛查得到诊断并治疗，其预后较好，同时也可减少治疗延误。产前 B 型超声对Ⅰ型胆道闭锁有一定意义，可发现肝门部的囊性占位，但对占多数比例的Ⅲ型病例诊断价值有限。大便比色卡是新生儿早期筛查一种有效而便捷的方法，其敏感度和特异性较高[1]，但过早筛查，母乳性黄疸和部分生理性黄疸常易混入使得检查特异性降低，过晚则削弱了其临床意义。

推荐意见 1：新生儿在出生 42 天保健机构常规随访时填写大便比色卡并回收，同时进行相关问题的咨询和指导（C 级）。

2. 常规检查

（1）肝功能检查：对于足月产儿出生后 2 周、早产儿出生后 3 周仍有黄疸，大便颜色偏白，尿色加深的新生儿需要监测肝功能，母乳喂养婴儿可以延迟并观察 1 周，筛查出的可疑患儿肝功能检查首选：总胆红素、结合胆红素、谷丙转氨酶、谷草转氨酶、碱性磷酸酶、γ-谷氨酸转肽酶，结合胆红素超过总胆红素水平 15% 的患儿，需要排除胆汁淤积性疾病如：婴儿感染、溶血性疾病等[5]。胆道闭锁通常表现为中度的结合胆红素增高，占总胆红素水平的 50% ~ 80%[1]，转氨酶正常或轻度增高和明显的谷氨酰转肽酶增高。

推荐意见2:对筛查异常或出生后2周(母乳喂养3周)黄疸持续患儿需行血液的肝功能检查,结合胆红素占总胆红素15%的患儿,需排除明确黄疸病因,并增加辅助检查(A级)。

(2)B型超声检查:超声检查可以帮助排除先天性胆管扩张症等其他胆道畸形。超声无法探测胆囊或胆囊较小可提示胆道闭锁,但其敏感度仅有70%~80%。因此,超声检查为正常胆囊也不能完全排除胆道闭锁。观察进奶前后胆囊的收缩情况或可提供更进一步的参考,如进食后胆囊缩小率超过50%,可认为胆道闭锁的可能性小。进食前后胆囊的收缩率计算方法为:分别在进食前、中、后半小时,测定胆囊长径和前后径,以其最大长径和前后径乘积作为胆囊面积,测算胆囊收缩率。胆囊收缩率=(最大胆囊面积–最小胆囊面积)/最大胆囊面积×100%。此外,许多文献提到肝门部纤维块有助于进行诊断[13-15],但不同操作者,阳性结果差别很大。

(3)核素肝胆显像:放射性物质锝^{99m}静脉注射,肝脏吸收代谢后通常会在一定时间内排泌入肠道,该检查无创伤,可以帮助判断胆道梗阻和肝细胞摄取功能异常,敏感度较高。检查前可服用苯巴比妥钠以增加其阳性率,但其特异性不高[16-17]。

(4)CT及磁共振成像:影像学诊断方法与超声比较,在胆道闭锁的诊断方面并无优势,虽不推荐为Ⅲ型胆道闭锁的常规检查手段,但某些有条件的医疗机构可作为辅助检查手段。

(5)肝脏穿刺活检:通过对胆汁淤积患儿取肝脏活检标本进行病理学诊断,据报道其准确性在90%以上,在某些西方国家被视为重要的诊断手段,甚至视为诊断金标准之一。但肝脏穿刺的标本要求至少要包括6个肝小叶结构。此外,病理诊断的局限性包括:①其准确性很大程度上依赖病理医生的经验和标本的取材;②穿刺有一定风险;③年龄在6周以内的患儿由于肝脏病变有一个发展渐进的过程,故常需要重复穿刺[5];④部分晚期梗阻性黄疸的非胆道闭锁肝脏也有与胆道闭锁相同的病理改变。目前,大陆地区未将其作为常规检查手段。

(6)十二指肠引流液测定:十二指肠引流液胆红素浓度分析可以有与核素扫描相似的准确性,但当十二指肠引流液胆红素浓度没有远远超出血浆浓度时,其敏感度较低,且由于其有侵袭性和受仪器及操作技术影响[18],仅在个别医疗机构开展。

(7)术中胆道造影:开腹或腹腔镜技术实施胆道造影检查是确诊的唯一方法,造影可以清晰显示肝内外胆道情况,首先胆囊穿刺为白胆汁,胆囊置管注入浓度30%左右碘海醇或泛影葡胺,胆总管远端通畅而近端未显影需压迫胆总管再次造影,如仍无肝内胆管显影则可诊断胆道闭锁。肝门部有囊肿,也可直接穿刺囊肿造影[19]。当胆囊萎缩无法置管造影时应诊断为胆道闭锁。

推荐意见3:新生儿黄疸原因不明时,B型超声是有效的初步检查手段(A级)。

推荐意见4:核素肝胆管显影仅在胆汁淤积诊断困难时,作为诊断胆道闭锁的一种补充(B级)。MRCP、十二指肠内胆红素监测、引流液测定等可作为辅助检查手段,根据各单位选择(C级)。

推荐意见5:术中胆道造影是迄今为止最为可靠的胆道闭锁诊断方法(A级)。胆道闭锁诊治基本流程见附图1。

(二)胆道闭锁的治疗

1.胆道闭锁的手术时机　既往有研究认为手术患儿年龄越大,术后退黄效果越差。然而,近年越来越多的研究发现,手术年龄60~100天的患儿,年龄并未对预后造成重要影响[20]。部分较大年龄患儿仍然可以取得较好的退黄率和生存率,因此,仅仅按照年龄大小决定放弃Kasai手术是很武断的[21]。Kasai术并未增加以后肝移植手术的难度,但肝脏过大时,暴露肝门并切除纤维块在技术上有一定困难。针对年龄不到60天的患儿,如诊断明确,还是应尽早手术。

推荐意见6:Kasai术对于大多数胆道闭锁患儿可达到退黄或延长自体肝生存时间的目的,手术年龄不应做绝对限制,治疗应根据病情和家长治疗意愿个体化(A级)。

2.术前准备及手术方法

(1)术前准备:术前重点注意的是凝血功能是否正常,胆道闭锁患儿往往伴有凝血功能异常,术前需调整;血浆蛋白水平也必须补充至正常参考值水平,以免伤口和吻合口愈合不佳;术前可做2天肠道准备:口服2%庆大霉素[0.5ml/(kg·d),分2次服用],并联合使用甲硝唑[10ml/(kg·d),分2次]等抗生素。手术前晚和手术日晨清洁灌肠,灌肠后禁食。

(2)手术方法:自1959年起,经典Kasai手术一直是除肝移植外治疗Ⅲ型胆道闭锁的最有效方

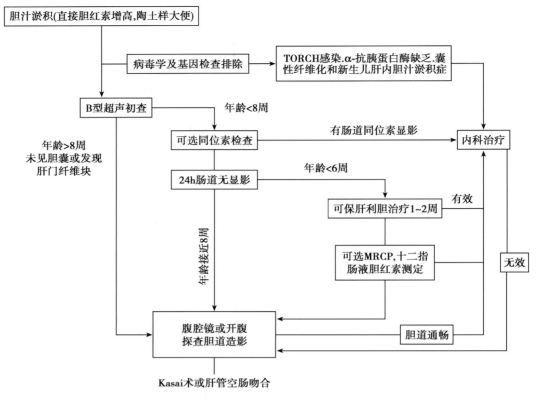

附图1　胆道闭锁的诊断基本流程

法,Kasai 根治术手术的关键是要彻底剪除肝门纤维块,此时操作最好在手术放大镜下进行。使剪除断面的侧面达左右门静脉入肝实质处,纵向达门静脉分支上缘水平,切除肝门纤维块的深度是此手术的关键性步骤,过浅可能未达到适宜的肝内小胆管,过深损伤肝实质则会影响手术吻合处的愈合。一般是切除肝门纤维块时肝表面上只保存很薄一层包膜;其次,对于剪除创面的止血要慎用电凝,特别是左右边界处,此时压迫止血可以达到一定效果。随着腹腔镜的广泛应用,腹腔镜进行胆道闭锁的根治手术已有相关报道,但其临床疗效尚待探讨和随访[22-23],国际上大多数国家不持认同态度,故目前认为对于腹腔镜胆道闭锁的根治手术不推荐。

推荐意见7:经典 Kasai 术是Ⅲ型胆道闭锁的有效方法,空肠肝支长 35 ~ 40cm,标准的 Roux-en-Y 技术足以抗反流(A 级)。肝门纤维块切除深度适中,不需要进入肝实质,以防因凝血损伤微小胆管,缝合避免损伤 2 点及 10 点处;不建议未掌握 Kasai 术技术的医师仅仅进行腹腔镜造影而停止进一步治疗(D 级)。

3. 胆道闭锁的术后治疗

（1）糖皮质激素的使用:目前,多数文献支持术后使用糖皮质激素可以提高毛细胆管膜的电解质转运,刺激胆流量,抑制炎症和免疫过程,从而提高术后早期退黄率[24-25]。但是,激素对患儿生存率及最终肝移植需求的影响尚不肯定[26]。激素的用法和剂量在不同机构差异也较大,一般在抗生素应用的同时,常见的主要为早期小剂量维持和大剂量冲击 2 大类,如方案一:术后 7 天开始 4mg/kg 甲泼尼龙分 2 次口服,2 周后减半,1mg/kg 维持 2 周,最后停药[27];方案二:术后 5 ~ 7 天静脉滴注 4mg/kg 甲泼尼龙,每 3 天减量,每次减少 1mg/kg,黄疸消退不佳可重复冲击 1 次,再减量至 2mg/kg 维持 12 周后,逐渐减量[28];方案三:术后 5 ~ 7 天开始,静脉滴注递减剂量的甲泼尼龙 10、8、6、5、4、3、2mg/(kg·d),共 7 天,再予口服泼尼松 2mg/(kg·d),连续 8 ~ 12 周[29]。激素使用有一定的并发症和副作用,术后 5 ~ 7 天推荐开始剂量为 4mg/kg 比较安全有效[30]。

推荐意见8:虽然激素对胆道闭锁长期生存率影响不肯定,但可明确促进术后早期黄疸消退(A 级)。推荐激素术后 5 天开始使用甲泼尼龙,开始剂量 4mg/(kg·d),根据黄疸消退情况适当调整剂量,维持 8 ~ 12 周(B 级)。

（2）术后预防性抗生素的使用:胆-肠通道中的

肠道微生物的迁移及长期用激素使患儿免疫力下降,增加胆管炎的发生风险,术后预防性应用抗生素,效果虽然还有待于进一步证实,多数单位均列为常规[31]。具体方案:术后预防性静脉滴注三代头孢抗生素,如:头孢曲松或头孢哌酮 50~80mg/(kg·d)每日 2 次,加甲硝唑或奥硝唑 10mg/kg 每日 2 次静脉滴注,静脉用药 2~4 周后,予 2 种抗生素低剂量每 2 周交替口服至 6 个月,例如口服复方磺胺甲噁唑 25mg/(kg·d)分 2 次[32]与头孢拉定每 2 周交替服用 6 个月。

推荐意见 9:胆道闭锁术后常规预防性使用抗生素,静脉滴注三代头孢 1 个月(D 级),口服抗生素以复方磺胺甲噁唑为基础,两药交替使用至半年(E 级)。

(3)其他药物的使用

1)熊去氧胆酸:熊去氧胆酸可以减少肝脏有毒胆汁酸产生,加速毒性胆汁酸代谢,并抑制细胞毒性 T 细胞扩增及 HLA 抗原的呈递,从而改善肝脏胆汁酸代谢及缓解免疫损伤[33-35],降低肝脏转氨酶及谷氨酰转肽酶水平,并缓解瘙痒症状[36]。

推荐意见 10:熊去氧胆酸可术后常规使用,剂量每次 10~20mg/kg,每天 2~3 次,疗程 12~24 个月(E 级)。

2)营养及脂溶性维生素:胆道闭锁患儿无论 Kasai 术后黄疸是否消退,都存在一定程度的营养不良,主要表现在:白蛋白水平,尤其是前白蛋白水平下降;三头肌皮肤厚度、上臂中段直径减少;各种脂溶性维生素及微量元素缺乏,其原因在于:患儿原发疾病导致食欲减退,胆汁分泌减少或胆汁不进入肠腔引发的吸收障碍,肝细胞代谢异常,肝硬化门静脉高压相关的胃肠道疾病。

推荐意见 11:患儿在提供高蛋白食物同时,需注意脂溶性维生素补充,通常维生素 AD 胶丸 1 粒每天 1 次,维生素 E 10mg/d,维生素 K₁ 可使用针剂口服每周 2 次,每次 5mg(E 级)。

(4)胆道闭锁术后胆管炎的治疗:胆道闭锁后胆管炎是胆道闭锁术后最常见的并发症,发生率约 33%~90%,多于术后半年内发病,诊断标准为:不明原因的发热,体温>38℃,伴有大便颜色变浅,胆红素增高,C 反应蛋白升高;部分患儿仅发热,没有胆红素增高;尿液硫酸化胆汁酸浓度/标准化硫酸化胆汁酸浓度可以帮助确定胆管炎诊断[39]。

术后胆管炎治疗首选静脉滴注三代头孢抗生素,例如头孢曲松、头孢哌酮+舒巴坦等,联合甲硝唑或奥硝唑,一般 7~10 天。胆管炎控制不佳时可改亚胺培南或美罗培南。对持续高热,黄疸加重明显的患儿,部分学者建议禁食,并适当使用激素冲击,激素方案可静脉滴注甲泼尼龙 4mg/(kg·d),3 天后逐步减量,或甲泼尼龙 10、8、6、5、4、3、2mg/(kg·d)共 7 天;亦有学者提出应用提高免疫力的药物如丙种球蛋白。反复发作胆管炎患儿可核素检查有无胆肠吻合支梗阻,B 型超声了解是否发生肝内囊肿形成,并口服复方磺胺甲噁唑、阿莫西林或头孢氨苄交替至 1 年。

推荐意见 12:术后不明原因的发热,体温大于 38℃,伴有大便颜色变浅,胆红素增高,C 反应蛋白升高,考虑胆管炎。仅发热,而无胆红素变化,在缺乏更多实验室检查时可以先按胆管炎治疗(E 级)。

(5)胆道闭锁术后门静脉高压:胆道闭锁术后多达 70% 患儿会出现脾大及血小板降低等门静脉高压的早期表现[41],近 50% 患儿手术后 5 年内可有消化道出血或腹水[42],这部分患儿可以胆汁引流较好,甚至部分黄疸消退接近正常,但肝脏纤维化严重[43]。初次消化道出血患儿至少三分之一仍可自体肝存活 5 年以上[44]。临床上很少直接测量门静脉压力或用胃镜筛查食管胃底静脉曲张情况,所以常常低估了其发生率[45]。脾大超过肋下 2cm,血小板降低提示门静脉高压合并脾功能亢进,这些患儿容易发生难以控制的消化道大出血。B 型超声测量脾脏长径,监测血小板数值,对大出血有一定提示作用,内镜下硬化剂注射或套扎,可暂时缓解病情。

推荐意见 13:对脾大超过肋下 2cm,血小板低于 150×10⁹/L 的患儿可行食管钡餐或胃镜观察食管胃底静脉曲张情况,并推荐进行肝移植咨询(E 级)。

(6)胆道闭锁术后肝移植时机:长期随访可发现,胆道闭锁部分患儿术后胆红素虽然降到接近正常,其肝硬化持续发展可导致反复消化道出血、腹水、肝肺综合征(肝脏疾病基础上出现肺内异常血管分流)等严重并发症[46],这部分患儿连同术后黄疸无法消退者最终均需要肝脏移植。肝移植手术时机一直备受关注和争议。有文献指出一旦消化道出血,即便注射硬化剂或套扎,血管新侧支形成会再次出血,故建议黄疸消退患儿若消化道出血需移植手术[47];另有学者指出受体体重过低,血管直径较细,术后常出现肝动脉栓塞;而体重过大则需要的肝脏较大，容易导致供体切除肝脏过多或受体小肝综合征，因此体质量8～20kg的患儿比较适合亲体肝移植手术[48]。

儿童终末期肝病评分（pediatric end-stage liver disease，PELD）= 0.436×（年龄<2岁）-0.687×ln（白蛋白）+0.480×ln（胆红素）+1.857×ln INR+0.667（生长停滞）]×10，对11岁以下胆道闭锁患儿有一定参考价值，当得分大于10分，需积极考虑肝移植。针对胆道闭锁有学者提出了独立的评分系统（附表1），评分大于8分，建议尽快安排移植手术。其敏感性达96.9%，特异性达89.5%[49]。

附表1　Kasai 术后肝移植评分系统

危险因子	得分		
	0	1	2
术后胆红素（μmol/L）	<34	34～68	>68
术后谷丙转氨酶（U/L）	<40	40～80	>80
凝血时间（PT，s）	<4	4～6	>6
肝硬化（术中活检或超声）	无	有	
腹水	无	有	
消化道出血	无	有	
门静脉高压症（超声观察脾静脉扩张或胃镜见食管胃底静脉曲张）	无	有	
胆管炎	无	一次	反复发作
菌血症	无	一次	反复发作

移植手术方式有尸体肝移植或活体肝移植2种，其中由于胆道闭锁术后肝脏移植患儿年龄多数较小，从供体来源、肝脏大小以及免疫排斥等方面综合考虑，亲体肝移植更为合适[50]。目前文献报道肝移植术后5～10年存活率均在80%以上，部分机构可达90%。

推荐意见14：胆道闭锁 Kasai 术后患儿，需综合考虑胆红素、凝血时间、转氨酶、肝硬化、门静脉高压、胆管炎等指标，结合家属意愿进行肝移植评分，给予咨询及安排（E级）。

推荐意见15：亲体肝移植是这类患儿首选移植方式（C级），手术时患儿体质量最好在8kg以上（E级）。

（7）其他类型的胆道闭锁：对于Ⅰ型胆道闭锁和Ⅱ型胆道闭锁，围术期治疗基本与Ⅲ型胆道闭锁相同，术中造影可确诊，Ⅰ型胆道闭锁预后相对其他

两型明显要好[51]。肝门出现囊性扩张约占整个胆道闭锁患儿比例的10%～20%，产前影像学检查即可发现。肝门部囊状扩张而肝内胆管无扩张的Ⅰ型胆道闭锁患儿，预后较肝内胆管扩张的Ⅰ型胆道闭锁患儿好，后者常因反复胆管炎预后不佳；而肝门部囊性扩张的Ⅲ型胆道闭锁与常见的Ⅲ型预后相似[52]。

推荐意见16：对于Ⅰ型和Ⅱ型胆道闭锁以及肝门部囊肿的病例，术中造影如胆管与肝内沟通良好可行肝管空肠吻合或囊肿空肠吻合术；对于肝门部胆管与肠管吻合困难或易造成狭窄的病例，则清除结构不清胆道，行肝门空肠吻合手术（E级）。

（8）胆道闭锁的再手术：胆道闭锁部分患儿早期退黄较好，突然胆流中断，这部分患儿可能由于吻合口堵塞造成，对这部分患者是否考虑再手术，目前存在一定争议。如果肝硬化并未明显加重，可以考虑再次行 Kasai 手术，重建胆流，给肝移植争取更多时间。但对于初期胆流就很差，肝硬化严重患儿，则再手术意义不大，再手术可引发粘连，故不推荐更多次重复手术[53-54]。

推荐意见17：当患儿肝移植尚不具备条件，而早期黄疸消退，突然胆流中断，且肝硬化较轻时，可征求家长意见再次行 Kasai 术（E级）。

（三）胆道闭锁的长期随访及预防接种

胆道闭锁患儿随访非常重要，术后1个月、3个月、6个月、1年、2年、5年和10年应作为常规随访节点，包括谷丙转氨酶、谷氨酰转肽酶、胆汁酸、胆红素、白蛋白水平等肝功能指标对预后判断及是否需要移植具有重要作用；B型超声了解肝脾大小、腹水程度；血小板水平可协助判断有无门静脉高压；CT及MRI可协助判断肝硬化程度、肝内胆管囊肿及门静脉高压侧支血管情况，胃镜及钡餐可判断有无门静脉高压大出血可能。

胆道闭锁患儿在使用激素过程中及停药3个月以内不宜接种活疫苗；计划接受肝移植的病例需要在移植前1个月完成基本免疫注射；暂无肝移植计划的胆道闭锁患儿，无发热等严重感染情况，肝功能指标异常并不妨碍免疫接种的，按序进行。

推荐意见18：胆道闭锁术后规范的随访和药物调整应作为整体治疗的一部分；在激素停药后3个月，无发热等严重感染情况可按序接种；计划接受肝移植的病例需要在移植前1个月完成基本免疫注射，肝移植前不同疫苗接种时间见附表2（E级）。

附表 2　胆道闭锁 Kasai 术后患儿及肝移植准备前的免疫接种主要疫苗

疫苗	接种时间	说　明
卡介苗(BCG)	移植前至少 3 个月	结核菌素实验阴性者,有感染危险性或既往未接种者接种后 2～3 个月 BCG 产生细胞介导的免疫血清学抗体阴性
水痘疫苗	建议 6 月龄～12 岁儿童接种 1 剂;12 岁以上儿童,接种第 2 剂,两剂至少需要间隔 6 周,计划移植,则通常在移植前 2 个月,紧急情况下,至少移植前 2 周接种 1 剂	血清学抗体阴性
麻疹、风疹联合疫苗	6 月龄接种(如计划在 12～15 月龄时接受移植),或提前给予强化剂量	孩子快到入学年龄,血清学检测麻疹抗体阴性
甲肝疫苗	适用于 1 岁以上儿童,需要 2 剂,间隔 6 个月	
乙肝疫苗	3 剂,建议 0、1、6 月龄接种	接种后已 5 年者,需要再强化接种 1 剂,接种后检测 HbsAb 滴度,必要时再次接种
灭活脊髓灰质炎疫苗(IPV)	全程共 4 剂;2、4、6 月龄,及 4～6 岁接种	已全程口服脊髓灰质炎减毒活疫苗(OPV)者,不必再接种 IPV 疫苗

附：推荐文献级别及研究文献的 Delphi 分级

推荐级别:A. 至少两项 I 级研究结果支持;B. 仅一项 I 级研究结果支持;C. 仅 II 级研究结果支持;D. 至少有一项 III 级研究结果支持;E. 仅有 IV 级或 V 级研究结果支持。

研究文献分级:I 级,大样本随机研究,结论确定,假阳性或假阴性的错误风险较低;II 级,小样本随机研究,结论不确定,假阳性或假阴性的错误风险较低;III 级,非随机,同期对照研究;IV 级,非随机历史对照研究或专家意见;V 级,系列病例报道,非对照研究和专家意见。

中华医学会小儿外科学分会新生儿外科学组执笔人(以姓氏汉语拼音为序):陈永卫(首都医科大学附属北京儿童医院)、冯杰雄(华中科技大学同济医学院附属同济医院)、沈淳(复旦大学附属儿科医院)、王俊(上海交通大学医学院附属新华医院)、余家康(广州市儿童医院)、郑珊(复旦大学附属儿科医院)。

小儿肝胆外科学组执笔人(以姓氏汉语拼音为序):陈功(复旦大学附属儿科医院)、董岿然(复旦大学附属儿科医院)、董蒨(青岛大学附属医院)、李龙(首都儿科研究所)、刘钧澄(中山大学医学院附属第一医院)、魏明发(华中科技大学同济医学院附属同济医院)。

（郑珊等）

参 考 文 献

1. Sokol RJ,Shepherd RW,Superina R,et al. Screening and outcomes in biliary atresia:sumn'lary of a National Institutes of Health workshop. Hepatology,2007,46(2):566-581.

2. Hartley JL,Davenport M,Kelly DA. Biliary atresia. Lancet, 2009,374(9702):1704-1713.

3. 宋再,钟薇,余家康,等.胆道闭锁多中心综合诊断治疗方案研究.中华小儿外科杂志,2011,32(2):81-85.

4. 郑珊.胆道闭锁的规范化诊断和治疗进展.临床小儿外科杂志,2012,11(4):24-30.

5. Moyer V,Freese DK,W hitington PF. et al. Guideline for the evaluation of cholestatic jaundice in infants:recommendations of the North American Society for Pediatric Gastroenterology, Hepatology and Nutrition. J Pediatr Gastroenterol Nutr,2004, 39(2):115-128.

6. Kanegawa K,Akasaka Y,Kitamura E,et al. Sonographic diagnosis of biliary atresia in pediatric patients using the triangular cord sign versus gallbladder length and contraction. AJRAm J Roentgenol,2003,181(5):1387-1390.

7. Tan Kendrick AP,Phua KB,Ooi BC,et al. Making the diagnosis of biliary atresia using the triangular cord sign and gallbladder length. Pediatr Radiol,2000,30(2):69-73.

8. Howman-Giles R,Uren R,Bernard E,et al. Hepatobiliary scintigraphy in infancy. J Nucl Med,1998,39(2):311-319.

9. Majd M,Reba RC,Altman RP. Effect of phenobarbital on ^{99m}Tc-IDA scintigraphy in the evaluation of neonatal jaundice. Semin Nucl Med,1981,11(3):194-204.

10. Nadel HR. Hepatobiliary scintigraphy in children. Semin Nucl Med,1996,26（1）:25-42.

11. Perlmutter DH,Shepherd RW. Extrahepatic biliary atresia:a disease or a phenotype7. Hepatology,2002,35（6）:1297-1304.

12. 孙颖华,郑珊,钱蔷英.超声检查在胆道闭锁鉴别诊断中的运用价值.临床小儿外科杂志,2008,7（4）:3-6.

13. Choi SO,Park WH,Lee HJ. Ultrasonographic "triangular-cord":the most definitive finding for noninvasive diagnosis of extrahepatic biliary atresia. Eur J Pediatr Surg,1998,8（1）:12-16.

14. Tan Kendrick AP,Phua KB,Ooi BC,et al. Making the diagnosis of biliary atresia using the triangular cord sign and gallbladder length. Pediatr Radiol,2000,30（2）:69-73.

15. Kotb MA,Kotb A,Sheba MF,et al. Evaluation of the triangular cord sign in the diagnosis of biliary atresia. Pediatrics,2001,108（2）:416-420.

16. Esmaili J,Izadyar S,Karegar I,et al. Biliary atresia in infants with prolonged cholestatic jaundice:diagnostic accuracy of hepatobiliary scintigraphy. Abdom Imaging,2007,32（2）:243-247.

17. Shah I,Bhatnagar S,Rangarajan V,et al. Utility of Tc^{99}m-Mebrofenin hepato-biliary scintigraphy（HIDA scan）for the diagnosis of biliary atresia. Trop Gastroenterol,2012,33（1）:62-64.

18. Meisheri IV,Kasat LS,Kumar A,et al. Duodenal intubation and test for bile-a reliable method to rule out biliary atresia. Pediatr Surg Int,2002,18（5-6）:392-395.

19. Huang L,Wang W,Liu G,et al. Laparoscopic cholecysto-cholangiography for diagnosis of prolonged jaundice in infants,experience of 144 cases. Pediatr Surg Int,2010,26（7）:711-715.

20. Wong KK,Chung PH,Chan IH,et al. Performing Kasai portoenterostomy beyond 60 days of life is not necessarily associated with a worse outcome. J Pediatr Gastroenterol Nutr,2010,51（5）:631-634.

21. Davenport. M,Puricelli V,Farrant P,et al. The outcome of the older(>or=100 days)infant with biliary atresia. J Pediatr Surg,2004,3R（4）:575-581.

22. Koga H,Miyano G,Takahashi T,et al. Laparoseopic portoenterostomy for uncorrectable biliary atresia using Kasai's originaltechnique. J Laparoendosc Adv Surg TechA,2011,21（3）:291-294.

23. 李龙,刘雪来,谷奇,等.腹腔镜肝门空肠吻合手术治疗胆道闭锁的探讨.中华小儿外科杂志,2006,27（4）:212-213.

24. Dillon PW,Owings E,Cilley R,et al. Immunosuppression as aduvant therapy for biliary atresia. J Pediatr Surg,2001,36:80-85.

25. Petersen C,Harder D,Melter M,et al. Postoperative high-dose steroids do not improve mid-term survival with native liver in biliary atresia. Am J Gastroenterol,2008,103（3）:712-719.

26. Chung HY,Kak Yuen Wong K,Cheun Leung Lan L,et al. Evaluation of a standardized protocol in the use of steroids after Kasai operation. Pediatr Surg Int,2008,24（9）:1001-1004.

27. Muraji T,Nio M,Ohhama Y,et al. Postoperative corticosteroid therapy for bile drainage in biliary atresia—a nationwide survey. J Pediatr Surg,2004,39（12）:1803-1805.

28. 王玮,郑珊,沈淳等.胆道闭锁术后大剂量类固醇的疗效及安全性.中华小儿外科杂志,2006,27（9）:460-463.

29. Meyers RL,Book LS,OGorman MA,et al. High—dose steroids,ursodeoxych Olic acid,and chronic intravenous antibiotics improve bile flow after Kasai procedure in infants with biliary atresia. J Pediatr Surg,2003,38（3）:406-411.

30. 李胜利,李龙. Kasai 术后糖皮质激素应用研究进展.中华小儿外科杂志,2012,33（2）:144-147.

31. Wong KK,Fan AH,Lan LC,et al. Effective antibiotic regime for postoperative acute cholangitis in biliary atresia-an evolving scene. J Pediatr Surg,2004,39（12）:1800-1802.

32. Bu LN,Chen HL,Chang CJ,et al. Prophylactic oral antibiotics in prevention of recurrent cholangitis after the Kasai portoenterostomy. J Pediatr Surg,2003,38（4）:590-593.

33. Poupon RE,Chr tien Y,Poupon R,et al. Serum bile acids in primary biliary cirrhosis:effect of ursodeoxycholic acid therapy. Hepatology,1993,17（4）:599-604.

34. Heuman DM. Hepatoprotective properties of ursodeoxycholic acid. Gastroenterology,1993,104（6）:1865-1870.

35. Lazaridis KN,Gores GJ,Lindor KD. Ursodeoxycholic acid mechanisms of action and clinical use in hepatobiliary disorder's. J Hepatol,2001,35（1）:134-146.

36. Willot S,Uhlen S,Michaud L,et al. Effect of ursodeoxycholic acid on liver function in children after successful surgery for biliary atresia. Pediatrics,2008,122（6）:e1236-1241.

37. Shiga C,Ohi R,Chiba T,et al. Assessment of nutritional status of postoperative patients with biliary atresia. Tohoku J Exp Med,1997,181（1）:217-223.

38. Chuang JH,Lee SY,Shieh CS,et al. Reappraisal of the role of the bilioenteric conduit in the pathogenesis of postoperative cholangitis. Pediatr Surg Int,2000,16（1-2）:29-34.

39. Shinohara T,Muraji T,Tsugawa C,et al. Efficacy of urinary sulfated bile acids for diagnosis of bacterial cholangitis in biliary atresia. Pediatr Surg Int,2005,21（9）:701-704.

40. 刘钧澄,冯运红.胆道闭锁葛西手术后胆管炎.实用儿科临床杂志,2007,22（23）:1769-1772.

41. Balistreri WF, Grand R, Hoofnagle JH, et al. Biliary atresia: current concepts and research direction. Summary a symposium. Hepatology, 1996, 23(6): 1682-1692.

42. Mieli-Vergani G. Vergani D. Biliary atresia. Semin Immunopathol, 2009, 31(3): 371-381.

43. Shneider BL, Abel B, Haber B, et al. Portal hypertension in children and young adults with biliary atresia. J Pediatr Gastroenterol Nutr, 2012, 55(5): 567-573.

44. Miga D, Sokol R, MacKenzie T, et al. Survival after first esophageal variceal hemorrhage in patients with biliary atresia. J Pediatr, 2001, 139(2): 291-296.

45. Dueh M, Ducot B, Tournay E, et al. Prognostic value of endoscopy in children with biliary atresia at risk for early development of varices and bleeding. Gastroenterology, 2010, 139(6): 1952-1960.

46. Ohhama Y, Shinkai M, Fujita S, et al. Early predication of long-term survival and the timing of liver transplantation after the Kasai operation. J Pediatr Surg, 2000, 35(7): 1031-1034.

47. Sanada Y, Mizuta K, Urahashi T, et al. Indication of liver transplantation for aundice—free biliary atresia with portal hypertension. Ann Transplant, 2011, 16(4): 7-11.

48. Mizuta K, Senada Y, Wakiya T, et al. Living-donor liver transplantation in 126 patients with biliary·atresia: single-center experience. Transplant Proc, 2010, 42(10): 4127-4131.

49. Jiang CB, Lee HC, Yeung CY, et al. A scoring system to predict the need for liver trans Dlantation for biliary atresia after Kasai portoenterostomy. Eur J Pediatr, 2003, 162(9): 603-606.

50. Okamotoa T, Yokoia A, Okamotob S, et al. Pretransplant risk factors and optimal timing for llying-related liver transplantation in biliary atresia: experience of one Japanese children's hospital and transplantation center. J Pediatr Surg, 2008, 43(3): 489-494.

51. Muise AM, Turner D, Wine E, et al. Biliary atresia with choledochaI cyst: implications for classification. Clin Gstroenterol Hepatol, 2006, 4(11): 1411-1414.

52. Takahashi Y, Matsuura T, Saeki I, et al. Excellent long-term outcome of hepaticojejunostomy for biliary atresia with a hilar cyst. J Pediatr Surg, 2009, 44(12): 2312-2315.

53. Hasegawa T, Kimura T, Sasaki T, et al. Indication for redo hepatic portoenterostomy for insufficient bile drainage in biliary atresia: re-evaluation in the era of liver transplantation. Pediatr Surg Int, 2003, 19(4): 256-259.

54. Mendoza MM, Chiang JH, Lee SY, et al. Reappraise the effect of redo-Kasai for recurrent jaundice following Kasai operation for biliary atresia in the era of liver transplantation. Pediatr Surg Int, 2012, 28(9): 861-864.

第二十九章

先天性胆管扩张症

先天性胆管扩张症（congenital biliary dilatation）为临床上最常见的一种先天性胆道畸形。其病变主要是指胆总管的一部分呈囊状或梭状扩张，有时可伴有肝内胆管扩张的这样一种先天性畸形。

1793 年 Vater 首次报道了一例胆总管囊肿的病例。1852 年由 Douglas 将该症命名为胆总管囊肿（choledochal cyst）。1959 年 Alonso-lej 等对该症进行了较深入的分析研究，并提出了广为国际小儿外科界所了解的 Alonso-lej 分类。

像其他先天性胆道畸形一样，本症在亚洲东方人中的发病率明显高于欧美白人。女性发病高于男性，约占总发病率的 60% ～80%。而对于亚洲各国的发病情况的差异，笔者与日本、韩国同行一起进行的国际合作研究表明，三国间该症的发病率、性别比例、是否合并胰胆合流异常等未见明显差异。表明东亚人种的发病是一致的。本症在各年龄阶段均可见到，但囊肿型大多在 10 岁以下的儿童期获得诊断而得到治疗，梭状型则有较多延迟致成人期才被发现者。

目前在我国，主要教科书、正式的学术刊物已经将本症统一命名为先天性胆管扩张症，但无论在国内还是在国外的文献上，本症的病名仍有多种叫法。如被称为胆总管囊肿（choledochal cyst）、先天性胆总管囊肿（congenital choledochal cyst）、先天性胆总管扩张症、原发性胆总管扩张或巨胆总管症等。近年，随着对本症的病理、形态、病因等研究的深入，发现除了胆总管的囊性扩张之外，约有半数的患者仅表现为胆总管的梭形或圆柱形扩张，而非巨大的囊肿。另外除了肝外胆总管的扩张外，约 1/4 的病例同时合并有肝内胆管的扩张，肝内胆管可呈梭形甚至小囊样扩张，因此，近来国、内外普遍倾向认为将该症统一称为先天性胆管扩张症更为合理，更能全面地反映本病的病理变化，更好地包容该症的多个方面。

【病因】

尽管自 20 世纪 30 年代以来，特别是 20 世纪 80 年代后国际上许多学者对于先天性胆管扩张症的病因进行过各种研究和探讨，但其具体的发病原因仍未完全明了。在对该症认识发展的过程中曾有胚胎期胆管空化异常学说、病毒感染学说、胆总管远端神经、肌肉发育不良学说等。至 20 世纪 60 年代末，Babbitt 提出先天性胆管扩张症与胰胆管合流异常存在密切联系，特别是 20 世纪 70 年代后日本学者古味信彦教授创立胰胆管合流异常研究会，将关于胰胆合流异常的研究推向深入后，胰胆合流异常在先天性胆管扩张症的发病过程中所起的作用越来越引起了大家的关注。目前，大多数学者认为这是一种先天性疾病。

1. 胆道胚胎发育畸形　1936 年，Yotsuyanagi 首先提出胆道胚胎发育异常的学说。肝外胆管系统的形成多在胎儿第 5 至 7 周。在胎儿体长 5mm 时期，十二指肠、腹侧胚芽和近端肝外胆道发生旋转，胆总管进入十二指肠的左后部。胆道系统管内的上皮细胞增生，形成实性细胞索。后空泡形成并融合成胆道的管腔。如果某部分上皮细胞过度增殖，在空泡化再贯通时远端狭窄而近端过度空泡化就可能形成胆管的扩张。

近年李龙探讨了先天性胆管扩张症囊肿胰胆管合流共同通道开口位置与共同通道长度、胆总管扩张程度的关系，提出胰胆管合流向十二指肠远端开口异位是先天性胆管扩张症的病理改变之一，提示此病变可能是胰胆管合流共同通道延长的病因。

2. 胆总管末端梗阻　由于胆总管末端梗阻，胆汁排出不畅而导致胆总管的近端继发性扩张。而远端梗阻的原因可能是：①胆总管进入十二指肠壁的角度异常，形成 S 状扭曲；②胆总管末端先天性狭窄;③炎症纤维性瘢痕形成;④胆总管末端管壁中存在迷生的胰腺组织等。

3. 病毒感染学说 Landing 通过病毒分离、胆管组织电镜检查等研究,提出病毒感染学说。认为胆道闭锁、新生儿肝炎综合征和胆管扩张都可能是病毒感染导致,特别是巨细胞包涵体病毒(CMV)。病毒感染引起肝脏细胞、毛细胆管上皮细胞发生巨细胞变性、细胞损坏而导致胆管壁薄弱而发生扩张。国内也有学者在先天性胆管扩张症病例的肝脏中检测出巨细胞包涵体病毒。但目前随着对该症认识的深入,支持此学说的学者越来越少,而认为可能是在原发病基础上发生病毒感染,是合并存在的一种病毒感染病理改变。

4. 胆总管远端神经、肌肉发育不良 Kusunoki 检查正常胆总管和先天性胆管扩张症胆总管壁,发现先天性胆管扩张症病例胆总管远端管壁明显缺少神经节细胞,提示神经节细胞这种自主运动神经的缺少可能导致胆总管节律性运动降低、而远端肌肉功能性或结构性发育不良可能引起胆总管的梗阻、胆汁排出障碍、近端胆道内压力上升,最终导致不同程度的胆管扩张。我国学者进行的相关研究中也发现胆总管囊肿末端狭窄部位的肌层有明显增厚且神经节细胞异常。

5. 遗传性因素 尽管没有证据证实本病有肯定的遗传途径链,但国际上及国内均有家系发病的报道。笔者近年进行过一例 11 岁先天性胆管扩张症女性患儿手术,其父 20 余年前在我院也因先天性胆管扩张症进行过手术治疗。

6. 胰胆合流异常致病学说 1916 年日本学者木积对一例先天性胆管扩张症患者进行剖检时,发现扩张的胆总管下端存在胰管与胆管过长的共同通道,而首次提出了胰胆管合流异常的概念。后来,20 世纪 60 年代末与 70 年代初,美国 Babbitt、日本古味信彦对胰胆合流异常的病理改变及与先天性胆管扩张症的关系进行了更为详尽的研究,而提出胰胆合流异常致病学说。

20 世纪 80 年代,Ikeda 曾成功制成胰胆合流异常的动物实验模型,而支持该学说。二十余年来曾有多数学者进行过犬、山羊、豚鼠、猫、大鼠等的动物模型实验,从不同的角度阐述了胰胆合流异常与先天性胆管扩张症的关系。日本学者大川治夫制作犬的胰管与胆管或胆囊吻合的胰胆合流异常动物模型,得到胆总管梭形扩张的动物模型。同时在患者的胆汁中检测到被激活的胰蛋白酶、糜蛋白酶和弹力蛋白酶。动物模型中也同样发现胆汁中胰蛋白酶被某种机制激活。三好康敬对蛋白酶被激活的机制进行了临床与实验结合的研究。证实先天性胆管扩张症胆管壁经常存在十二指肠上皮化生,化生的十二指肠黏膜上皮会分泌肠激酶,而后者恰是激活胰蛋白酶原的原动力。由于胰胆管的异常交汇,而胰

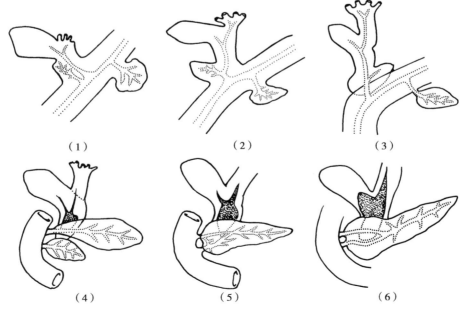

图 29-1 合并胰胆管合流异常的先天性胆管扩张症的可能胚胎发生示意图
(1)4 周末,背侧胰腺发生;(2)5 周初,胆总管生长变长;(3)5 周,背侧胰腺旋转;(4)6 周初,胆总管再贯通;(5)胆总管出现扩张;(6)十二指肠壁增厚,出现胰胆合流异常

腺的胰液分泌压明显高于胆汁的分泌压,胰液会大量反流入胆道,特别是胆汁内的胰蛋白酶被激活,导致胆管壁破坏而最终导致胆管扩张。作者也曾进行过胰胆合流异常及胆总管远端狭窄的幼犬动物模型实验,成功制成胆管扩张的动物模型,证实胰胆合流异常导致胰液向胆道内反流,而最终导致胆管扩张,这些研究都支持胰胆合流异常的致病学说。

7. 多种因素合并致病学说　近年来诸多学者的研究发现,临床上最常存在的两种先天性胆管扩张症类型,囊肿型与梭状型之间,其病理改变并不完全一致。因此认为其病因可能是由于多种因素引起的先天性发育畸形。胚胎早期发育时,由于某种致病因素导致胰胆分化异常引起胰胆管的合流异常、胆总管远端的狭窄及 Oddi 括约肌的发育异常是本病的基础性的综合致病因素。无论囊肿型还是梭状型均可见上述三种病理改变。但在囊肿型与梭状型先天性胆管扩张症类型之间,三种致病因素所起的作用不完全相同。囊肿型病例胆总管远端狭窄的病理改变更为常见且严重,而在梭状型的病例,胰液反流、胰酶被大量激活的问题则更为突出。合并胰胆管合流异常的先天性胆管扩张症的可能胚胎发生,见图 29-1。

【病理改变】

胆管扩张主要指胆总管的各种程度的扩张,同时也可以合并发生于肝内胆管的扩张。由于先天性胆管扩张症几乎均合并胰胆管的合流异常,在疾病的发生、发展中,肝脏、胰腺也常会出现各种病理改变。

1. 胆总管及肝内胆管的病变　临床发现胆管扩张有两种主要的病理形态,即囊肿型与梭状型。而两种类型之间其病理改变不完全相同。囊肿型病例表现肝外胆管局限性扩张,胆管扩张的病变可以局限于胆总管,同时有约 30% ~ 40% 的病例合并肝内胆管的扩张。而扩张部下方的末端胆总管呈不同程度的狭窄。梭状型的病例表现为胆总管的梭状或圆柱状的扩张,合并肝内胆管扩张及远端胆管狭窄的情况较少见。

据临床观察,合并肝内胆管扩张的病例,其肝内胆管也呈两种病理改变:①肝内胆管部分呈 0.5 ~ 2.2cm 直径大小的囊样扩张,表现为左、右肝管或仅一侧肝管呈葫芦样扩张,尽管最大径处明显扩张,但其汇入肝总管的开口却呈瓣膜状、隔膜状或细短管状狭窄。②而另外部分病例呈自肝门向胆管末端逐

渐变细的锥形扩张,其近端肝总管及左右肝管开口处无明显狭窄。这些病理改变在手术处理时有重要的临床意义。

根据病程的长短,胆管壁可以有程度不同的病理改变。病程早期,胆管内炎症不重时胆管壁的组织、结构接近正常。随着病程的不断进展,由于大量胰液反流,激活的各种胰酶可以引起较严重的生化性破坏。胆总管远端的梗阻可以导致胆管内压力增高、胆汁淤积,这些因素都可以使胆管壁发生较严重的病理改变。胆管壁增厚、纤维壁层明显增生、内层被覆的黏膜上皮往往消失而常发现扩张胆管的内面被覆以胆色素的沉积物。胆管壁内有大量的炎性细胞浸润,特别是年长儿童由于反复炎症发作,胆管壁变得增厚、脆弱易碎,并且常可发现囊肿壁与周围组织有较严重的粘连,给手术时的囊肿剥离带来极大的困难。在扩张胆管壁中经常会在镜下发现胆管黏膜发生上皮化生,可以是肠上皮化生,也常见到胃黏膜的化生,在化生部位可见肠、胃上皮及肠或胃的黏膜腺。甚至在化生的肠上皮中检测到分泌肠激酶的十二指肠腺体。肠上皮化生被认为可能与胆道癌的发生有关(图 29-2,图 29-3)。

2. 胰胆管合流异常　自 20 世纪 60 年代末 Babbitt 提出胰胆管合流异常的概念后,国际上对此问题给予了高度的关注。特别是日本学者古味教授倡导成立胰胆管合流异常研究会后,对先天性胆管扩张症与胰胆管合流异常的关系进行了极为详尽的研究,证实先天性胆管扩张症几乎均存在胰胆管合流异常的先天性畸形。患者的胰胆管远端主要存在两种病理改变。①胰胆管共同通道过长,即主胰管与胆总管合流处距 Vater 壶腹距离过长,甚至达 2 ~ 3cm。而正常成人不超过 0.5cm。②主胰管与胆总管合流的角度异常,多接近甚至超过 90°。而正常此角度为锐角,并应该被包绕在 Oddi 括约肌之中。

囊肿型与梭状型这两种基本病理类型的胰胆管合流异常的形式是不同的。囊肿型的胰胆管合流表现为胆管-胰管型,即胆管汇入胰管形成共同通道。而梭状型的胰胆管合流则为胰管-胆管型,即胰管汇入胆管形成共同通道。这在手术中胆总管远端处理时有重要的意义。

3. 胆道穿孔　以往多认为由于囊肿逐渐增大,囊内压力增加,在囊肿的薄弱处会由于突然的压力增加或上腹部外伤时发生穿孔或破裂。然而,临床发现尽管在各种类型的胆管扩张症均可以见到胆道

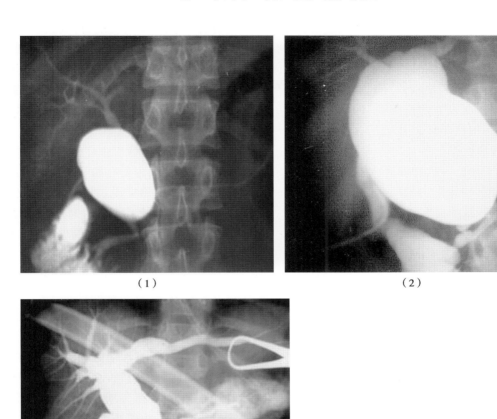

（1）　　　　　　　　　　　　　　（2）

（3）

图 29-2　先天性胆管扩张症的胆管病理形态（术中造影）
（1）囊肿型胆管扩张,合并胆管-胰管型胰胆管合流异常；（2）囊肿型胆管扩张,合并胆管-胰管型胰胆管合流异常；（3）梭状型胆管扩张,合并胰管-胆管型胰胆管合流异常

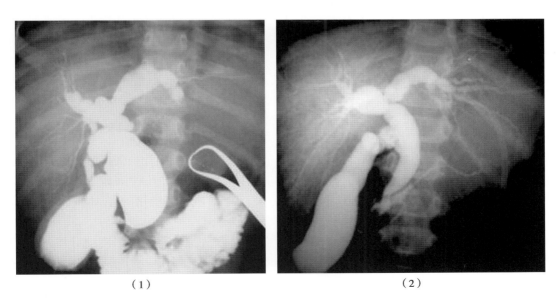

（1）　　　　　　　　　　　　　　（2）

图 29-3　先天性胆管扩张症的肝内胆管扩张
（1）囊肿型胆管扩张,合并肝内胆管扩张；（2）梭状型胆管扩张,合并肝内胆管扩张

穿孔,但梭状型病例发生胆道穿孔的几率较囊肿型更为多见。因此认为胆道穿孔的原因很可能是由于胰液向胆管内反流,被激活的胰酶会使胆管壁发生化学性炎症,严重者引起溃疡以致穿孔。甚至临床上多无明显胆管扩张而发生胆道穿孔,即所谓特发性胆道穿孔,这些病例数年后多被证实存在胰胆管合流异常并出现梭形扩张。

4. 肝脏病变　由于胆总管或肝内胆管的反复炎症、感染,胆总管不同程度的梗阻引起胆汁潴留,这些病变都会引起肝脏的损害。在早期门静脉系统炎性细胞浸润同时可合并轻度肝脏纤维化,在婴儿当胆道梗阻严重时,甚至会有胆道闭锁样的胆汁性肝硬化、门静脉高压等并发症。但当及时手术后,肝脏的病变一般会较顺利地恢复正常。

5. 胰腺病变及高胰淀粉酶血症　在诊治先天性胆管扩张症病例的过程中经常会发现患儿的血、尿淀粉酶有不同程度的升高。以往多认为是合并急慢性胰腺炎,认为是由于胆汁向胰管内反流所致。部分病例临床病理检查确可以见到胰腺充血、水肿、变硬,极个别甚至见到小灶性坏死。但是临床同时发现,相当一部分手术前表现为高胰淀粉酶血症的患者,手术中检查及胰腺的病理组织学分析并未发现有明显的炎症。大川治夫及董蒨等通过临床观测、分析和动物实验研究提出由于胰胆管合流异常,分泌压高的胰液反流入胆总管以及肝内胆管,肝脏毛细胆管内的胰淀粉酶会通过肝静脉窦系统扩散进入血液系统,表现为高胰淀粉酶血症,是假性胰腺炎而非真正的胰腺炎症。当胰胆分流、胆管扩张症根治手术后多较快恢复正常。

6. 胆道癌变　近年来研究发现胆道癌变已经成为先天性胆管扩张症最严重的并发症。大量文献报道先天性胆管扩张症胆道癌变的发生率是正常人群的 25～40 倍,并且随年龄增加,胆道癌变率也随之大幅上升。一般人群胆道癌的高发年龄为 60～70 岁,而先天性胆管扩张症胆道癌变发生的高发年龄在 40 岁左右,且有 30% 发生于 30 岁以前。笔者所见一例最年轻者仅 8 岁。另外一个具有重要临床意义的现象应该引起外科医生的注意,即以往曾经接受过囊肿、肠管,特别是囊肿、十二指肠吻合的病例则胆道癌的发生率更高,其平均发生年龄低至 35岁。史留斌报告 16 例先天性胆总管囊肿癌变患者的临床资料,年龄 25～61 岁,平均 42.6 岁。7 例既往未做过手术,9 例为内引流术后癌变。临床表现

为非特异性,其中 12 例表现为化脓性胆管炎,4 例为上腹部包块,16 例均伴乏力、消瘦。7 例既往无手术史的癌变患者中,5 例行 ERCP 检查,其中 4 例证实合并胆胰管合流异常。癌变主要位于囊壁者 14例,术后病理结果腺癌占多数(13 例)。术后生存期平均 12.7 个月,预后极差。

近年对先天性胆管扩张症患者胆道癌变的机制进行了较多的研究,主要有如下几种学说:①胆汁中的致突变物质的致癌学说。近年,董蒨较全面地对胆道癌变的机制进行了探讨。通过制作动物模型,检测患者及胰胆管合流异常动物模型胆汁的致突变性,对其致癌机制进行研究。初步提出了由于胰胆管合流异常存在,胰液与胆汁合流,胆道内的胰液可以使被肝脏解毒、轭合并随胆汁排至胆道的致癌物质重新脱轭合而恢复其致癌性的新假说。②胰液逆流破坏学说。由于胰液的分泌压明显高于胆汁的分泌压,胰胆管合流异常患者经常会发生胰液向胆道的逆流。胰液进入胆道,许多种胰酶在胆道会被激活,激活的胰酶对胆道黏膜产生破坏作用。在胆道黏膜的破坏→修复→破坏的过程中,发生化生而致癌。③胆汁酸致癌学说。胆汁酸的代谢产物胆酸和脱氧胆酸的化学结构与已知的某种致癌物质的结构相似,两种胆汁酸的代谢产物可能变性而成为这种致癌物质。在胰胆管合流异常和胰液向胆道的逆流的情况下,这两种胆酸的含量明显增加。另外,正常情况下含量极微少的石胆酸在胰胆管合流异常患者胆汁中明显增多,而这种胆酸已被证实对胆汁中致突变性的产生具有促进作用。④炎症刺激学说。先天性胆管扩张症,特别是囊肿型,在疾病发展过程中经常会出现感染或其他化学性的炎症。由于炎症的反复刺激,会诱导胆道黏膜上皮发生肠上皮或胃黏膜的上皮化生,化生的部位有可能作为一种癌前病变而最终诱发癌变。

【临床分型】

在对先天性胆管扩张症的认识和诊治的发展历史过程中,出现过几种临床、病理的分类。影响较大,且被广泛参考应用的有 Alonso-lej 分类及 Todani 分类方法。

了解先天性胆管扩张症的分型,有助于更清楚地明了其病理形态,为下一步的治疗提供指导和帮助,也为该病的国际性的综合研究提供一个统一的研究、交流的平台。Alonso-lej 1959 年提出根据本病形态特点分为Ⅰ型:胆总管囊性扩张型,Ⅱ型:胆

总管憩室型和Ⅲ型:胆总管末端囊性脱垂型。

Ⅰ型,胆总管囊性扩张型,从胆总管起始部位到胰腺后的胆总管均呈囊性扩张。囊肿通常直径为6~18cm,可容300~500ml胆汁,较大儿童甚至可达1000~1500ml。

Ⅱ型,胆总管憩室型。较少见,仅占2%~3.1%,在胆总管侧壁有囊肿样扩张,囊肿以狭窄的基底或短蒂与胆总管侧壁连接,胆管的其余部分正常或有轻度扩张。

Ⅲ型,胆总管囊肿脱垂罕见,仅占1.4%。病变表现为胆总管末端扩张并疝入十二指肠内,此型在临床上有时被误诊为十二指肠内息肉或肿瘤。

1975年日本学者户谷(Todani)在Alonso-lej分类的基础上增加了第Ⅳ型和第Ⅴ型,即多发性扩张型,肝外胆管扩张同时合并有肝内胆管的扩张及先天性的肝内胆管的扩张。

Ⅰ型,有三个亚型:Ⅰa型,胆总管囊性扩张,常见类型。Ⅰb,节段性的胆总管囊性扩张,无胰胆合流异常,极少见。Ⅰc型,胆总管梭状扩张,常见类型。

Ⅱ型,胆总管憩室型。

Ⅲ型,胆总管末端囊肿脱垂。

Ⅳ型,是指多发性的肝内或肝外的胆管扩张,分两个亚型。Ⅳa:肝外胆总管扩张同时合并肝内胆管扩张。Ⅳb:肝外胆管的多发性扩张。

Ⅴ型,肝内胆管扩张。但随着对肝内胆管扩张了解的深入,目前多数作者认为这是一独立的病症

(Caroli病)。其与先天性胆管扩张症有着本质的区别。详见先天性肝内胆管扩张症。

尽管国内外所使用的分类方法有多种,但在临床上Ⅱ型、Ⅲ型实不多见。笔者曾统计分析186例先天性胆管扩张症小儿病例,未遇到一例憩室型和胆总管囊肿脱垂型,可见发病率极低。20世纪90年代后,各国学者相继对胰胆管合流异常与先天性胆管扩张症的关系进行了深入的研究。基于临床常见的病理形态、临床表现特点和胰胆合流异常的类型的不同,而使用一种新的、简便明了、有利于临床诊疗的分类方法:囊肿型与梭状型。①囊状扩张型。病程较短,发病较早,在胎儿或新生儿期胆总管壁尚未发育成熟,当管内压力增高时,则呈囊状扩张,病变局限,分界清楚,多见于婴幼儿。胆总管远端与胰管的合流呈胆管-胰管型。②梭状扩张。病程较长,发展缓慢,呈梭形或称为纺锤状扩张病变,分界不甚清楚,两型肝内胆管都可见有不同程度的扩张。此型多见于年长儿或成年人。胆总管远端与胰管的合流为胰管-胆管型(图29-4)。

2012年,Salles等通过对107例患儿临床治疗经验进行总结,并在Todani等、Visser等和Dabbas等的研究基础上,提出了基于儿童CBD手术治疗方式选择的新分类方式:A型胆总管远端狭窄和B型胆总管远端非狭窄,其中造影显示远端胆总管直径小于2mm为远端胆总管狭窄,以胆管直径和长度与第二腰椎的高度之比为相对直径和相对长度,不同年龄患儿间进行比较。这种分类方法首先是基于儿

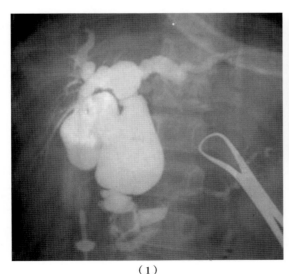

（1）

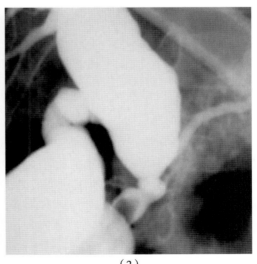

（2）

图29-4　先天性胆管扩张症的两种基本病理类型
（1）囊肿型胆管扩张;（2）梭状型胆管扩张

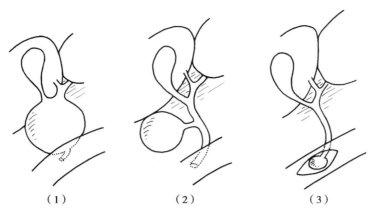

（1）　　　　　　　　（2）　　　　　　　　（3）

图 29-5　先天性胆管扩张症的 Alonso-lej 分型
（1）胆总管囊性扩张型;（2）胆总管憩室型;（3）胆总管囊肿脱垂型

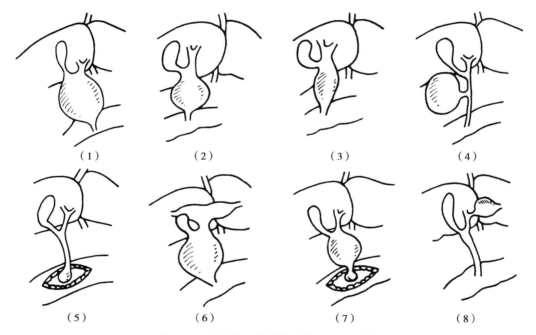

（1）　　　　　（2）　　　　　（3）　　　　　（4）

（5）　　　　　（6）　　　　　（7）　　　　　（8）

图 29-6　先天性胆管扩张症的 Todani 分型
（1）Ⅰa 型,胆总管囊性扩张,常见类型;（2）Ⅰb 型,节段性的胆总管囊性扩张;（3）Ⅰc 型,胆总管梭状扩张,常见类型;（4）Ⅱ型,胆总管憩室型;（5）Ⅲ型,胆总管末端囊肿脱垂;（6）Ⅳa:肝外胆总管扩张同时合并肝内胆管扩张;（7）Ⅳb:肝外胆管的多发性扩张;（8）Ⅴ型,肝内胆管扩张

童 CBD 特点与成人 CBD 特点的差异,其次是基于术前手术方案选择。其最为重要的是在术前评估中的作用,但由于提出时间还很短,因此其远期效果还需要证实。

另外,现代临床影像技术和手术中观察发现,患者的肝内胆管的形态、是否合并扩张、狭窄及结石,胰胆管合流的形态及共同通道内是否有狭窄、扩张和结石,这些病变对于手术术式的选择及是否进行相关的处理都是非常重要的。

【临床表现】

本症患者女性多于男性。笔者曾统计 186 例中,男女之比为 1:2.9,结合其他报道男女之比为 1:（2.5 ~4）。以往国内报道发病年龄较小,约半数以上为 3 岁以前获得诊断,但随着对梭状型胆管扩张症认识程度的提高,检出率大为增加,成人的发病病例也逐渐占有相当的比率。如日本的报道,14 岁以上的病例占发病的半数以上。相信随着梭状型病例获得诊断的增多,平均发病年龄会上升。

许多教科书都描述腹痛、黄疸及腹部肿块为本病的三种典型症状。但许多患儿，特别是梭状型者多不同时具有上述的"三主征"。临床上常以其中1~2种表现就诊。据笔者对186例的分析统计，三种典型症状同时存在者只占20%~30%。

1. 腹痛 多局限在上腹、右上腹部或脐周围。疼痛性质以绞痛为多，也可表现为持续性或间歇性的钝痛、胀痛或牵拉痛。有时高脂肪或多量饮食可诱发腹痛发生。幼小患儿因不会诉说腹痛，常易误诊。以笔者经验，相当一部分婴幼儿腹痛时常呈头肩向下的跪卧位姿势，似可作为一种参考。有的腹痛反复发作，间歇性发作迁延数月乃至数年，疼痛发作时常伴有黄疸，并可同时有恶心、呕吐、厌食等消化道症状。据统计，具有腹痛者占60%~80%。

有的腹痛突然加重并伴有腹膜刺激征，常见胆总管穿孔、继发胆汁性腹膜炎。笔者经历数例，多哭闹不安、呕吐、进行性腹胀加重，但腹膜刺激征较胃肠道穿孔为轻，均经腹腔穿刺抽出胆汁性腹水而获诊断。

2. 肿块 多于右上腹部或腹部右侧有一囊性感光滑肿块，上界多为肝边缘所覆盖，大小不一，笔者曾见超过脐下接近盆腔的巨大腹部肿块病例。可有轻重不一的触痛。部分囊肿的下端胆总管处有瓣状皱襞，起活瓣作用。囊内胆汁排出后，囊肿体积会变小，见黄疸亦渐消退，这时囊肿体积会变小，黄疸减轻。在本病的诊断上有较高的参考价值。梭状型胆管扩张症则多不会触及腹部肿块。

3. 黄疸 间歇性黄疸为其特点，大多数病例均存在此症状。笔者的统计病例中，囊肿型患者曾经发生黄疸的发生率为86%，而梭状型患者曾经发生黄疸的发生率达92%。出现黄疸间隔时间长短不一。严重黄疸可伴有皮肤瘙痒，全身不适。黄疸出现和加深说明因胆总管远端梗阻，胆汁引流不畅所致，合并囊内感染或胰液反流会导致加重。当炎症减轻，胆汁排出通畅，黄疸可缓解或消退。部分患儿黄疸加重时，粪便颜色变淡，甚至呈白陶土色，同时尿色深黄。

除三个主要症状外，合并囊肿内感染时可有发热，体温可高达38~39℃，亦可因炎症而引起恶心、呕吐的消化道症状。病程较长或合并黄疸者，患儿可因脂溶性维生素吸收障碍而导致凝血因子合成低下，患儿有易出血的表现。个别还表现有维生素A缺乏的一系列症状。

【实验室检查】

大多数患者血、尿及粪的检查呈阻塞性黄疸所见。可有不同程度的急性肝功能不良的表现。少数患者各项检查指标可基本正常。合并囊肿内感染者可见血象增高等的炎症改变。

本症有相当比例的病例，尤其是梭状型者病程中被发现血、尿的胰淀粉酶增高，而被误诊为单纯的急性胰腺炎。临床实际病例中确有合并胰腺炎者，但多数病例为由于胰胆合流异常存在，胰液会反流入胆管，甚至肝内胆管，在毛细胆管中胰淀粉酶可通过肝静脉窦而反流入血液循环所致，多非真性胰腺炎。

【特殊检查】

1. B超检查 是最为简便且无创的检查手段，可初步获得诊断。肝脏下方显示界限清楚的低回声区，并可查明肝内胆管扩张的程度和范围及是否合并胆管内结石。

2. X线检查 当囊肿较大时，于右上腹部可见边缘光滑、密度均匀的软组织肿块，并可见胃及结肠被推移，可见胃窦部被推向左上方，十二指肠段向右推移，十二指肠框扩大，但对于梭状型胆管扩张症，普通X线检查较难诊断。

3. 胆道造影 口服或静脉胆道造影，因造影剂被稀释，多数显影不清楚。当有肝功能严重损害时不宜采用。由于目前多可通过较先进的检查方法来替代，所以临床已基本停用。

4. 经皮肝胆管造影（PTC）检查 通过该项检查可以了解肝内胆管囊性扩张的部位，可为手术选择提供指导。了解有无胰腺管的合流异常及胰胆管远端的病理变化，明确诊断，了解远近端胆管的狭窄程度、采取胆汁，进行细菌学检查。但由于本检查法需全身麻醉配合且损伤大，有一定的危险性，目前多由ERCP所替代。

5. 逆行性胰胆管造影（ERCP） 损伤较小，对小儿需全麻，成人仅黏膜浸润麻醉即可，无明显的器质性损伤。造影易成功，且可获得优于PTC的诊断效果。目前，在国外也可对新生儿顺利进行ERCP的检查，对胰胆合流异常的诊断更为有效。

6. 放射性核素[131]I肝胆ECT扫描 可直接动态观察肝胆系统的形态与功能，亦可观察胆总管囊肿的位置、大小、形态及排泄状态。

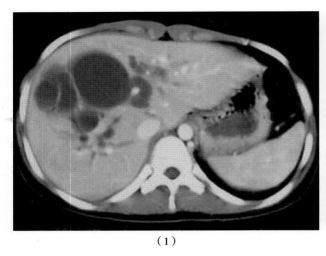
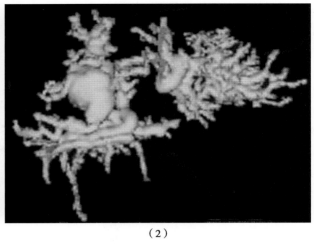

（1）　　　　　　　　　　　　　　　（2）

图 29-7　CT 所示的先天性胆管扩张症的肝内胆管扩张
（1）平面 CT 所示的先天性胆管扩张症的肝内胆管扩张；（2）CT 三维成像所示先天性胆管扩张症的肝内胆管扩张

7. CT 检查　可明确胆总管扩张的程度、位置，胆总管远端狭窄的程度以及有无肝内胆管扩张，扩张的形态及部位等，有助于术式的选择。近年来由于螺旋 CT 及其三维甚至四维成像技术的发展，可以立体性地全面地反映肝内胆管的影像（图 29-7）。

视频 37　CT 显示先天性胆管扩张囊肿型

视频 38　CT 显示先天性胆管扩张梭状型

8. 磁共振及磁共振胰胆管成像技术（MRCP）是 20 世纪 90 年代才成熟应用到临床的一种高新无创成像技术。利用磁共振的特殊成像技术获得清晰的胰胆管成像效果，甚至可明确地判断出是否合并胰胆合流异常。近年大量临床研究表明，单纯的胆管扩张症的诊断远不能正确指导手术（图 29-8）。

视频 39　MRCP 检查所示的先天性胆管扩张症合并胰胆管合流异常

9. 术中胆道造影　对于无术前 ERCP 或 MRCP 的病例，在已明确诊断的情况下，术中胆道造影仍十分必要。详细了解肝内胆道及胆总管远端和胰胆分流异常的病理形态仍十分重要。因部分肝内胆管的囊性扩张或狭窄需行适当的肝门部甚至肝内胆管成形术，以确保防止术后并发症的出现，术中胆总管造影就可很好地提供帮助和指导手术（图 29-9）。

10. 三维重建虚拟肝脏、胆道显像技术　三维虚拟肝脏技术是在二维影像学资料如 CT 等图像的基础上，通过三维重组软件和工具，比如青岛大学附属医院与海信医疗集团联合自主研发的海信计算机辅助手术系统（Hisense computer assisted surgery, Hisense CAS），目前已投入临床并指导实际应用。利用该类系统对二维影像学的数据资料进行三维立体分析，重组形成立体的、有空间结构的、虚拟的肝脏三维图像。这项技术较传统的二维平面成像技术，有着明显的优势，3D 虚拟肝脏技术可以构造出一个虚拟的、可视化的肝脏模型。通过对这种模型的观察，可以很容易地分辨出肝脏器官的组织结构、解剖特点，直观研究肝外胆总管的形态差异，明确肝内胆管的形态、走行、是否合并扩张、狭窄及结石，胰胆管合流的形态及共同通道内是否有狭窄、扩张和结石等病变情况，预先规划处理可能合并存在的肝内胆管扩张、狭窄或其他复杂胆道畸形，清晰地显示肝内脉管系统，包括门静脉、肝动脉及肝静脉的走行、分支，并可多角度、全方位观察病变胆道与其周围重要血管尤其是伴行的门静脉之间的解剖关系，大大提高了外科医师在术前对肝脏内部各管道结构及其变异判断的精确性和可靠性，精准地对病变进

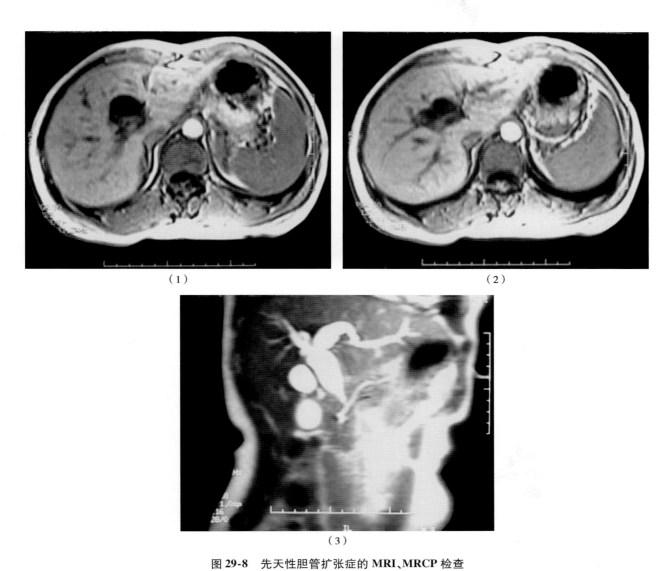

（1）　　　　　　　　　　　　　　　（2）

（3）

图 29-8　先天性胆管扩张症的 MRI、MRCP 检查

（1）（2）平面 MRI 所示的先天性胆管扩张症肝内胆管的扩张；（3）MRCP 检查所示的先天性胆管
扩张症合并胰胆管合流异常

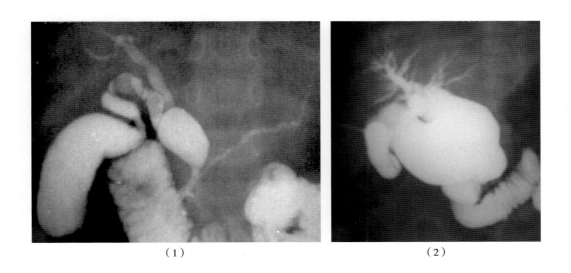

（1）　　　　　　　　　　　　　　　（2）

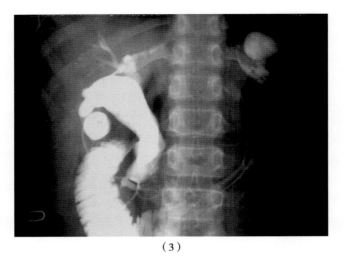

（3）

图 29-9　先天性胆管扩张症的术中胆道造影检查

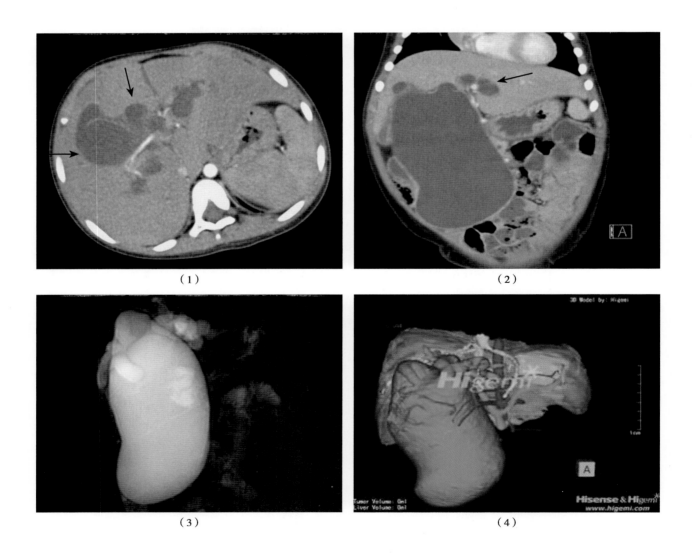

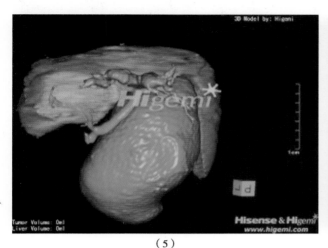
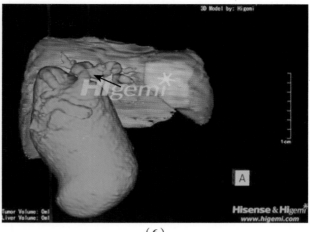

（5）　　　　　　　　　　　　　　　　　　　（6）

图 29-10　先天性胆管扩张症囊肿型三维重建虚拟肝脏、胆道显像

（1）图为术前二维 CT 扫描图像，箭头所示为肝内胆管扩张；（2）图为 CT 经多平面重组技术（MPR）图像后处理所得的重建图像，可显示胆总管明显扩张合并肝内胆管扩张；（3）图为 MRCP 显示胆总管呈囊柱状扩张，直径>10cm，伴肝内胆管扩张；（4）图示 Hisense CAS 三维重建清晰显示肝脏、胆道系统及其与门静脉、肝动脉、肝静脉等之间的空间解剖关系；（5）图示 Hisense CAS 可从任意角度以不同脏器组合显示，明确胆道系统与其伴行的门静脉系统的空间解剖关系；（6）图示胆道系统立体形态及与肝脏整体的空间关系，箭头处显示肝内胆管狭窄部位发生于左右肝管汇入肝总管处。术前规划需行肝内胆管扩大成形术

视频 40　计算机辅助手术系统（Hisense CAS）　　　　　视频 41　计算机辅助手术系统（Hisense CAS）
三维重建显示先天性胆管扩张症囊肿型（1）　　　　　三维重建显示先天性胆管扩张症囊肿型（2）

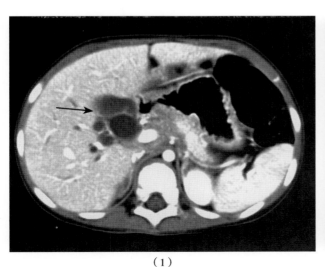
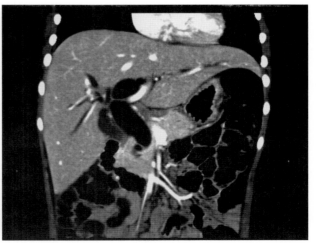

（1）　　　　　　　　　　　　　　　　　　　（2）

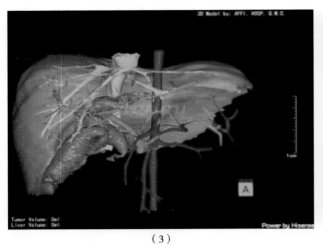

（3）

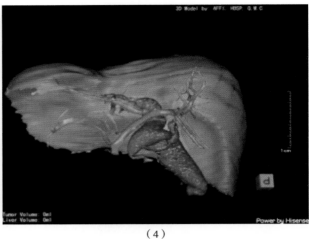

（4）

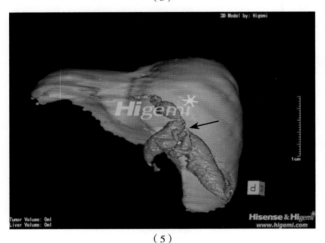

（5）

图 29-11　先天性胆管扩张症梭状型三维重建虚拟肝脏、胆道显像

（1）图为术前二维 CT 扫描图像,箭头指示肝内胆管扩张;（2）图为 CT 经多平面重组技术（MPR）所得的重建图像,可粗略地判断病变胆管的位置;（3）图示术前 Hisense CAS 三维重建清晰显示胆管的病理形态及其与肝内三套血管系统的解剖关系;（4）图示胆道系统与其伴行的门静脉系统的空间解剖关系;（5）图为胆道系统立体形态,箭头处指示迷走胆管,源自肝脏直接汇入胆总管。术前规划先将迷走胆管与肝总管吻合成形,再行肝总管空肠 Roux-en-Y 吻合术

视频 42　计算机辅助手术系统（Hisense CAS）三维重建显示先天性胆管扩张症梭状型（1）

视频 43　计算机辅助手术系统（Hisense CAS）三维重建显示先天性胆管扩张症梭状型（2）

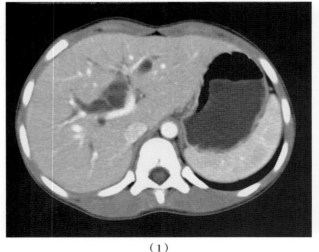

（1）

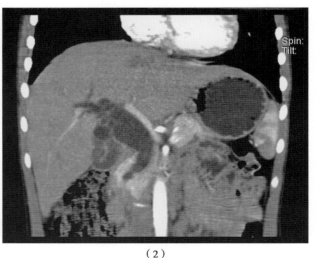

（2）

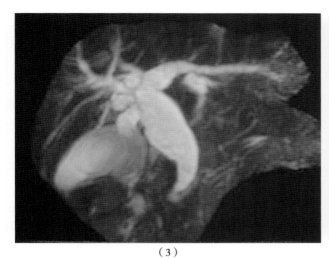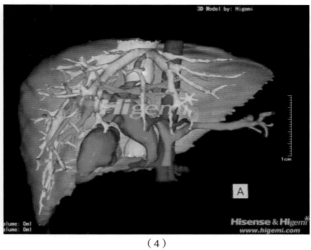

（3）　　　　　　　　　　　　　　　　　　（4）

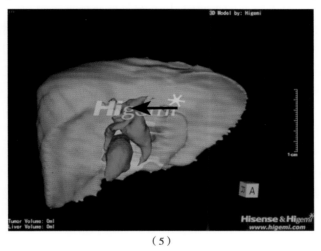

（5）

图 29-12　先天性胆管扩张症梭状型合并左右肝管分别汇入胆总管囊肿三维重建虚拟肝脏、胆道显像
（1）图为术前二维 CT 图像；（2）图为 CT 经多平面重组技术（MPR）所得的三维重建图像，可粗略地判断病变胆管的位置；（3）图为 MRCP 显示胆总管梭状扩张；（4）图为术前 Hisense CAS 三维重建显示胆管的分布走行及其与肝内三套血管系统的解剖关系；（5）图为胆道系统立体形态及与肝脏整体的空间关系，箭头处显示左右肝管分别汇入胆总管囊肿中，整个肝总管也明显扩张而成为囊肿的一部分。术前规划为先将囊肿完全切除，左右肝管合并成形后再与空肠吻合

行判断和评估，还可根据患者自身的病变特点，制订出合理、个体化的手术方案，最大限度地降低术中和术后并发症发生率，并术中导航实时指导手术，提高手术的精准性和成功率（图 29-11，图 29-12）。

【鉴别诊断】

1. 胆总管囊肿以右上腹或上腹部肿块为突出表现，而无黄疸者，应与肝囊肿、腹膜后囊肿、肾积水、肾胚胎瘤、大网膜囊肿和肠系膜囊肿相鉴别。

（1）肝棘球蚴病：其与胆管扩张症的不同之处为患者存在畜牧区与狗、羊等动物接触史。囊肿会是逐渐增大。B 超及 CT 检查均示为肝内占位性病变，肝外胆总管显示正常。多半嗜酸性粒细胞计数增多。Casoni 试验（包虫皮内试验）阳性率高达 80%～95%。80% 补体结合试验阳性。

（2）肝囊肿：肝较大，硬且有结节感，无触痛。肝功能检查一般均正常，多囊肝患者有时可同时伴有肾、胰腺或脾的多囊性病变，B 超及 CT 检查多可明确显示囊肿位于肝内而肝外胆道正常。

（3）腹膜后囊性肿物：如囊性畸胎瘤、淋巴管瘤等。从症状和体征来看较难与无黄疸的胆总管囊性扩张鉴别，B 超、CT 可基本区别，行 ERCP 检查可除外胆管扩张。

右侧肾积水　体格检查不易与胆管扩张相区别，但肾积水多偏侧方，腰三角区常饱满，特别是借助 B 超、静脉肾盂造影（IVP）或胰胆管逆行造影（ERCP），两者很易鉴别。

（4）肾母细胞瘤：主要不同点为：①肿瘤生长较快，可有高血压或血尿，患儿一般情况多较差。

②肿瘤为实体性,中等度硬。③腹部 X 线平片可见肿块将肠推向内侧,有时瘤体内有散在点片状钙化点。静脉肾盂造影可见肾盂肾盏变形或被挤压破坏不显影或仅少量造影剂显于肾盂。

(5) 胰腺囊肿:儿童假性胰腺囊肿与外伤有密切关系,囊肿多位于左上腹部或脐上,常伴有腹痛。尿糖及血糖升高,血清淀粉酶升高或正常。以 B 超、CT 或 ERCP 检查,区分多无困难。

2. 胆总管囊肿以黄疸为突出表现者,应与胆道闭锁、胆管癌、右上腹部腹膜后肿瘤压迫胆总管等相鉴别。

(1) 胆道闭锁:主要不同点为:①出生 1～2 周后患儿出现胆汁淤滞性黄疸,并迅速加深而无间隙。尿呈深褐色,粪便为淡黄色,后发展为陶土色大便。②皮肤、巩膜黄染明显,病程后期可出现腹水或门静脉高压症。③超声检查探不到胆总管,无胆囊或仅有萎缩的胆囊,而胆管扩张则表现为肝外胆管的扩张。

(2) 胆总管口壶腹周围癌:主要鉴别点为:①患者多为中年或以上,病程短。②黄疸为进行性加深而非间歇性出现。③全身情况恶化快,可出现消瘦、贫血等症。④肿块大者可触及,但坚硬呈结节感。⑤CT、B 超或 MRI 可发现胆总管远端壶腹部的实性肿物,而先天性胆管扩张症则无。

值得注意的是先天性胆管扩张症有较高的胆道癌的癌变率。胆管扩张症发生胆道癌后以间歇性发作的腹痛、发热为主诉的约占一半以上,与不合并癌变的先天性胆管扩张症相比,这一频度稍高。约30% 出现黄疸并触到腹部肿块。当出现背部疼痛、消瘦则提示为进展期。由于其癌变后并无特异性的表现,故容易与原发病相混淆。因此,B 超、CT、ERCP 造影等一旦发现扩张胆管内有肿块阴影,就应高度怀疑。对 300 余例癌变的病例进行分析,病灶仅局限于肌层,属早期的不满 10 例,可见诊断极为困难。

3. 胆总管囊肿以急性右上腹痛或上腹部疼痛为突出症状者,应与胆道蛔虫症、急性胆囊炎、急性胰腺炎及肠套叠相鉴别。

(1) 胆道蛔虫症:①突然发生的右上腹或上腹部钻顶样疼痛,发作后可缓解或恢复正常。症状严重而体征较轻为其特点。②多无黄疸,有时也较轻。③右上腹或上腹部无肿块。④超声检查可见胆总管内有虫体样回声影,胆总管可有轻度的扩张,而胆管

扩张症无虫体样回声,可见胆总管的囊状或梭状扩张。ERCP 可见胆管扩张及胰胆合流异常,而胆道蛔虫则无。

(2) 急性胆囊炎:多发于成人,发热、右上腹疼痛、触痛和肌紧张明显,Murphy 征阳性。有时可触及胆囊随呼吸移动并较浅表,不像胆总管扩张症的位置深并范围大。黄疸如有也较轻。B 超的实时检查多可较容易地鉴别两者。急性胆囊炎无囊状或梭状扩张的胆总管。

(3) 肠套叠:本病主要症状为较有规律的阵发性腹痛。腹部肿块呈椭圆形或长圆形,易移动,稍偏韧,位置多位于右上方,可有果酱样大便。钡灌肠或空气灌肠可见典型的套叠头部的杯口状影。

(4) 急性胰腺炎:本病以成人多见,腹痛较剧,常位于上腹正中偏左,可牵涉及左腰背部及左肩部,严重者可发生休克、恶心呕吐、发热,可有腹膜刺激征。生化检查可见血、尿淀粉酶明显增高。行 B 超、CT 检查,可见肿大的胰腺并且胆总管是正常的。特别值得注意的是,先天性胆管扩张症病程中约20%～40% 曾表现高胰淀粉酶血症,尿中也可查得淀粉酶增高。部分病例为真性合并的胰腺炎,而大多为毛细胆管中的淀粉酶反流入血液中而引起所谓"假性胰腺炎"的表现。该种病例胰腺病变多较轻。

除了获得病名诊断和基本分类之外,胰胆管合流异常的存在与否及形态、其共同通道内有否结石、肝内胆管有否扩张、肝门部胆管有无狭窄等病变均应在术前或术中了解,以指导正确的治疗。

【治疗】

最近几十年来,随着对本病的病因、病理改变了解的深入,特别是 20 世纪 60 年代后对先天性胆管扩张症与胰胆管合流异常关系的逐步探明,本病的治疗经历过不同的手术处理阶段。20 世纪 70 年代以前,国内外学者都多采用外引流手术或囊肿、肠管吻合的内引流手术。手术后死亡率高达 20% ～ 30%,尽管部分病例手术后可以解决胆汁排出梗阻的问题,近期疗效尚可,但由于胆总管囊肿仍然存在,术后经常出现反流性胆管炎、囊肿感染、吻合口狭窄、胆道结石,特别是胆道的癌变等严重并发症。自 20 世纪 60 年代末手术方式出现重大改进,国际上开始采用囊肿切除、胰胆分流、胆道重建的所谓新式根治性手术。20 世纪 70 年代在我国也逐渐进行囊肿切除、胰胆分流、胆道重建的术式。

目前认为先天性胆管扩张症的治疗原则可以归

纳如下：①在尽可能符合生理要求的前提下，进行肠管与近端胆道的吻合。解除胆总管的梗阻，恢复胆汁通畅地向肠道排出。胆道重建时要求保证吻合口足够大，避免吻合的肠管扭曲、成角。②切除扩张胆总管与胆囊，排除今后可能的胆道癌变的问题。③进行胰胆分流，解决胰胆管合流异常的问题。④了解并解决肝内胆管存在的扩张或狭窄及肝内胆管结石的问题。⑤了解并解决胰胆管共同通道可能存在的胰石问题。

【手术适应证及手术时机的选择】

对于先天性胆管扩张症的治疗，鉴于其频繁的症状发作，另外在病程中有可能出现胆道穿孔、胆道癌变等严重并发症，原则上诊断明确后应及时进行手术治疗。笔者曾经历一例 16 岁患者，尽管先天性胆管扩张症囊肿型诊断明确，但由于家庭的非医学因素一直未能得到及时的手术治疗，至患者 5 年后出现严重黄疸、腹痛剧烈而不得已手术时，发现囊肿发生癌变并且已经无法完全手术切除，成为惨痛教训。在针对具体的患者选择手术时机时，由于临床、病理类型的不同、是否处于急性发作期、是否合并肝功不良、是否合并高胰淀粉酶血症等情况，手术的时机及必需的术前准备有很大的不同，分别介绍。

1. 先天性胆管扩张症囊肿型及胆总管明显扩张的梭状型患者　病儿一经明确诊断后，应适当术前准备、及时手术。

2. 胆总管轻微扩张的梭状型患者　对于胆管扩张不明显的梭状型患者的治疗较为棘手，主要矛盾为一般的外科医生往往担心不扩张或仅有轻微扩张的胆管与肠道吻合后可能发生吻合口的狭窄。对于此类问题，以笔者的经验及国际上许多学者的主张，可参考如下原则处理。①主张在外科技术可以完成的前提下尽早施行根治性的胰胆分流胆道重建手术。小儿病例随着时间的延长，胆管往往会渐渐扩张。笔者曾经历数例儿童病例，起初 5 ~ 6mm 的胆总管直径，此后患儿有反复发作的胰胆症状，但经保守治疗后均控制好转。1 至数年后随访发现胆总管直径扩张至 9 ~ 15mm 而成为明显的梭状型胆管扩张。一般 9 ~ 10mm 以上的胆总管直径可较好地完成胆管空肠吻合的手术。②如胰胆症状严重，发作频繁，而肝胆外科的技术水平较高，在证实存在胰胆管合流异常后，即使胆管扩张在 9mm 以下，日本有许多学者也施行了胆总管、胆囊切除胆道重建的胰胆分流手术，并取得极好的治疗效果。

3. 急性腹痛发作期的患者　先天性胆管扩张症患者在病程的发展中经常会出现腹痛、恶心、呕吐、发热等急腹症的表现以及黄疸等胆道梗阻的表现。如果囊肿型病例出现严重的胆道感染症状、高热、腹肌紧张甚至出现休克，而判断为囊肿严重感染时，应急症行囊肿外引流手术。但大多数的病例包括囊肿型或梭状型的急性发作并非严重的细菌性感染，而多由胰液反流胰酶消化引起的化学性炎症所致，此类患者经过禁食、解痉、抗炎等处理后多可以缓解，而处于缓解期时进行囊肿切除、胰胆分流的根治手术要安全许多。但个别病例即使采取以上的措施治疗一周甚至 10 天以上仍无法缓解腹痛、黄疸等症状，甚至加重，不得已也可以急症进行手术。作者经验有数十例急症进行根治手术者，由于炎症、水肿等问题常使根治手术变得困难，但均安全完成手术且预后良好。而如果存在极为严重的炎症，担心发生吻合口瘘者，切除囊肿后，经胆肠吻合的空肠袢内留置通过吻合口的肝内胆管 T 形引流管，以防止胆瘘、狭窄，可以确保手术安全，取得满意疗效。

4. 急性发作合并高胰淀粉酶血症及肝功损害的患者　先天性胆管扩张症，特别是梭状型的病例，在急性发作的病程中约 20% ~ 40% 曾表现高胰淀粉酶血症，血液及尿中可查得胰淀粉酶的明显增高。少部分病例可能为合并真性胰腺炎，而大多为毛细胆管中胆汁内的淀粉酶反流入血液中而引起所谓"假性胰腺炎"的表现，该种病例胰腺病变多较轻微甚至没有明显的病理学改变。同时相当一部分病例合并转氨酶增高等肝功受损表现。此类患者经过上述积极的术前准备后可以有所好转，一般胰胆分流、根治手术后高胰淀粉酶血症及肝功受损的问题会很快消失。多没有必要因为高胰淀粉酶血症及肝功指标增高而延迟或改为即刻的紧急手术。

5. 先天性胆管扩张症合并胆道穿孔的患者　胆道穿孔也可表述为胆汁性腹膜炎，是先天性胆管扩张症的一种常见的并发症。可以发生于囊肿型合并感染、炎症时，但更多见于梭状型的病例，许多病例甚至以胆汁性腹膜炎为首发症状，而事前并不知道是先天性胆管扩张症的患者。患儿往往突然出现全身情况恶化、腹部明显膨隆、末梢血运不良、呼吸急促。腹腔穿刺抽出胆汁性腹水即可明确诊断。应进行快速的补液、纠正水电解质紊乱等必需的术前准备后急症剖腹探查。因为炎症部位的渗出、水肿、粘连多较严重，患儿病情也多危重，而无法进行囊肿切除的根治性手术。多可以通过探查找出穿孔部位置管,行胆总管引流。如果无法发现具体穿孔部位,而胆总管明显扩张者,可以行胆总管置管引流,待今后再行根治。如果难以分离胆总管、胆总管无明显扩张,可以仅行腹腔引流,待今后再行根治。如果穿孔刚刚发生,且囊肿壁炎症较轻、患儿一般情况较好,也有一期行囊肿切除、胰胆分流胆道重建成功的报告。

6. 产前疑诊及新生儿病例的处理　产前诊断时往往因发现胎儿肝门部囊性肿物而拟诊先天性胆管扩张症,因为胎儿期多不会出现严重的损害,可待出生后再进一步诊治。目前尚无因正常分娩而导致囊肿破裂的报道,可以根据产科判断而选择分娩方式。选择何时进行手术是小儿外科医生此时常常面临的问题。一般认为如果出现明显黄疸及肝功损害,应该在新生儿期即行根治手术。如果无任何肝胆症状,进食、大小便、体格发育等一切正常,可待3个月后再行根治术,更为安全。

【术前准备】

本症患儿病程往往较长,肝胆疾病经常合并的凝血障碍、出血时间延长在本病同样存在,另外急性发作时患儿的呕吐、禁食等又可合并水电解质平衡的紊乱,这些在手术前都需要进行尽可能的纠正。

1. 根据医院的设备条件,术前应进行B超、ERCP、MRCP、CT、CT三维成像等检查,在明确病名诊断的同时应尽可能了解肝内胆管的形态、胆总管远端形态及胰胆共同通道的病理形态。

2. 术前完善诊断检查后,尚需要进行一些常规的术前检查。血常规、肝肾功、血生化、出凝血检查、血尿淀粉酶的测定。

3. 患儿全身状况较好,无明显并发症时可以尽早择期手术。因为患儿经常合并出、凝血的问题,即使无明显黄疸或肝功受损也建议手术前注射维生素K。

4. 并发胆道炎症的病例,应该采用非手术方法使急性发作获得缓解。禁食、补液、纠正水电解质平衡紊乱、解痉、镇痛、保肝、利胆等都是有效的措施。如果囊肿病例出现严重感染而无法纠正时,应急症行囊肿外引流手术,术前在抗休克、补液后可以紧急手术。

5. 手术前备血待用,手术前一天给予静脉抗生素,手术日清洁灌肠、留置鼻胃管。

【常用手术方式及术式选择】

随着对本病认识程度的提高,其手术方式的选择也发生了很大的变化。尽管曾经广泛应用的手术方式及目前正在推崇进行的手术的具体种类繁多,但大体可以归纳为三大类型。①胆总管外引流手术,②扩张胆总管肠管吻合的内引流手术,③扩张胆总管、胆囊切除,肝总管肠管吻合的胰胆分流、胆道重建手术,也即所谓根治性手术。目前国、内外学者一致认为扩张胆总管、胆囊切除,胆道重建应作为标准的手术方式。尽管扩张胆总管肠管吻合的内引流手术有手术简便、手术时间短、损伤小等优点,并且在国内外曾经广泛应用,但由于其远期效果不佳,有癌变、感染、结石等致命的并发症,在日本、欧美已经终止使用,作者也主张在我国应该完全摒除这种内引流手术。以下将历史上曾经广泛进行过的手术术式及当今的推崇手术进行较为详尽的介绍。

一、胆总管囊肿外引流手术

（一）适应证

本术式应用于严重胆道感染。短期保守治疗无法控制、中毒症状严重、一般情况较差的患儿以及胆道穿孔引起严重胆汁性腹膜炎,而且穿孔部位粘连严重、病情危急无法一期进行根治手术的患儿。可以先进行胆总管囊肿外引流术,待手术后1~3个月,病情稳定、营养改善、炎症明显消退后可以择期进行根治性囊肿切除、胆道重建术。

胆总管囊肿外引流手术是一种过渡性的应急手术,囊肿的胆汁外引流后能够迅速引流感染的胆汁、有效控制胆道感染而改善全身中毒症状,降低胆道内压而改善肝功。这种手术创伤小、耗时短,恰可应用于病情危重的患儿。

（二）手术体位、麻醉方法

取仰卧位,右肝部适当垫高,保持通畅的静脉通路。麻醉宜采用气管内插管、静脉或气体吸入麻醉。

（三）手术步骤

取右上腹部经腹直肌切口或右上腹横切口进腹,探查腹腔,检查囊肿的大小、形态、有无粘连或穿孔,与周围组织、器官的关系等。取囊肿的外侧,在中段或近远端处作引流管插入处,在此处缝两针1-0丝线作牵引,牵引线之间以注射器穿刺,如果抽出胆汁则证实为胆总管囊肿。胆汁送细菌培养及胰淀粉酶的测定。在预定置管引流处以4-0 Dexson可吸收线做两层荷包缝合,结扎第一荷包固定置入的T

形管或梅花管,见图29-13(1)。然后结扎第二个荷包,将第一个荷包埋入。缝合要求紧密,以避免胆汁漏出。在右侧腹部靠近囊肿的腹壁处戳一小切口,自腹壁外将导管引出,以1号丝线缝合导管处切口,并固定导管。见图29-13(2)。依次缝合各层腹壁,完成手术。

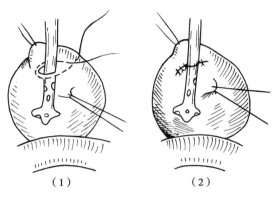

图29-13　先天性胆管扩张症囊肿外引流手术

(四)手术注意事项及术后处理

1. 造瘘口位置的确定　因囊肿的外引流是一过渡性手术,待1~3个月后需要进行二次根治术。因此造瘘口位置选择时要考虑有利于下次手术,宜在囊肿的外侧靠近下部的部位。

2. 手术切口的选择　可选择右上腹经腹直肌切口或横切口。切口不宜过大,囊肿周围的粘连不宜过于分离,力求手术操作简捷、迅速。今后二次手术时应用同一切口入路。

3. 手术后胆汁丢失问题的处理　由于手术后胆汁丢失量较大,需要严格计算液体出入量,在术后正常进食前要特别注意及时补液以纠正水、电解质紊乱。手术后随着炎症的控制,部分患儿胆汁可经胆总管远端排入肠管。但对于胆总管远端严重梗阻、胆汁全部或绝大部分外引流的患儿,脂肪及脂溶性维生素的吸收会成为严重的问题。有作者将引流胆汁加热浓缩干燥,装入胶囊,进食时一同服用的办法解决营养物质吸收的问题,是一有效可行的方法。

4. 术中冲洗腹腔　此类患儿腹腔内炎症渗出多较严重,甚至有胆汁性渗出,关腹前应温盐水仔细冲洗腹腔,可以减轻中毒症状。如果有囊肿破裂或穿孔,需同时留置腹腔引流。

二、囊肿、肠吻合的内引流手术

该手术方法在历史上(20世纪70~80年代以前)国内外都曾被广泛应用,由于仍存在胰胆管合流问题,因而术后还是反复发生胆管炎或胰腺的各种并发症,如吻合口狭窄、结石形成、胆管癌变等。目前,大多数学者认为该手术术式应该彻底摒除,而不宜再应用。

在此仅作为在该病治疗的发展史上曾广泛使用的术式予以介绍。

(一)囊肿、十二指肠吻合

右上腹经腹直肌切口或横切口,切口要求适当大,暴露充分。开腹后首先探查腹腔重要脏器,了解肝脏、胆囊有无明显病变。以拉钩向上拉开肝脏,可见位于十二指肠后外侧的扩张胆总管。仔细探查扩张胆总管的大小、形态、范围、与胆囊的关系及囊肿壁有无粘连或明显的水肿炎症。在囊肿的低位处间隔4~5cm缝2针牵引线,其间穿刺抽出胆汁证实为扩张的胆总管,抽取胆汁送细菌培养和胰淀粉酶测定。将缝牵引线部分与十二指肠壁靠拢,两者浆肌层间断缝合约4~6cm,靠缝合线0.5cm处分别切开囊肿壁与十二指肠全层。见图29-14(1)。以包绕纱布的吸引器吸净囊肿内胆汁,并取出可能存在的囊肿内结石。以4-0 Dexson可吸收线内翻缝合切开的囊肿与十二指肠,并于外侧壁0号线间断缝合,完成囊肿与十二指肠吻合,见图29-14(2)(3)。温盐水冲洗腹腔,留置右侧腹腔内的引流管,逐层关腹。

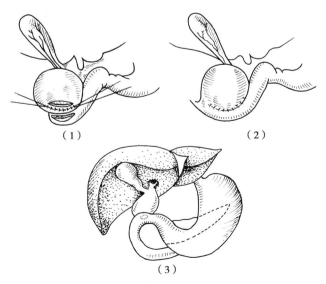

图29-14　先天性胆管扩张症囊肿、十二指肠吻合手术

(二)囊肿、空肠Roux-Y吻合术

手术切口入路及进腹后的探查同囊肿-十二指

肠吻合。囊肿吻合口的位置宜选在囊肿的最低位。提起横结肠，在右侧结肠系膜的无血管区处靠近胆总管囊肿处剪开系膜，作为囊肿肠管吻合的位置。见图29-15（1）。在距Treitz韧带约15cm处的空肠部位选一无血管区，并保证肠管离断面远端的空肠上拉至囊肿吻合口处的足够长度，并保证血供。切断空肠，将远端空肠的对系膜缘的肠壁向下纵行剪开1.5~2cm，使断端呈斜面以保证吻合口足够大。见图29-15（2）。将空肠近端上提与准备吻合的囊肿最低处与囊肿侧壁的浆肌层间断缝合，见图29-15（3），然后距缝合线0.5cm处切开囊肿壁，并椭圆形

切除囊壁的一部分，使其切口大小与肠管斜形端口相一致。吸尽囊肿内胆汁，以4-0 Dexson可吸收线缝合囊、肠壁全层，前壁全层内翻缝合，然后以1-0号丝线间断缝合囊、肠壁的浆肌层，吻合口保持在3~5cm以上。见图29-15（4）。缝合封闭空肠系膜缘，防止内疝发生。

在囊肠吻合口远端30~40cm处的空肠处行近端空肠与远端空肠的端-侧吻合，并将此吻合口近侧的两空肠支浆肌层间断缝合3~4针，以保证顺行蠕动与通行的方向。见图29-15（5）。缝合、封闭肠系膜的游离缘，置右侧腹腔引流，逐层关腹。

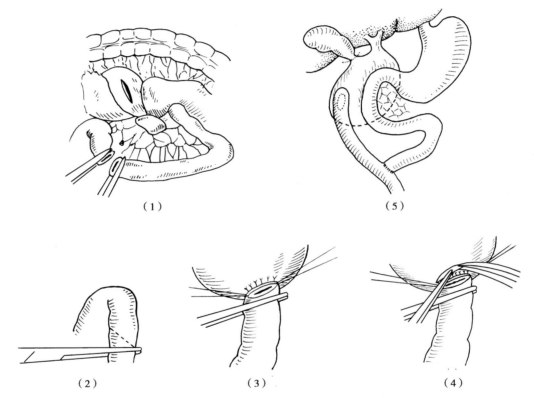

（1）　（5）　（2）　（3）　（4）

图29-15　先天性胆管扩张症囊肿、空肠Roux-Y吻合术

三、扩张胆总管、胆囊切除，胰胆分流、胆道重建术

自20世纪60年代在国际上开始应用此术式，目前国内外学者已一致认为囊肿切除、胰胆分流、胆道重建为治疗先天性胆管扩张症首选的根治性手术。该术式可以解决囊肿、肠管吻合内引流手术所存在的许多问题。其优点为：①解决胆总管狭窄的问题。②可以较彻底地切除病灶，同时胰胆管的分流可以去除胰胆管合流异常的重要病理改变，防止胰液在囊肿内与胆汁合流。由此可以彻底解决由于

囊肿内反流的胰酶导致被肝脏轭合解毒的致癌物质脱轭合而恢复其致癌性的问题，达到预防癌变发生的目的。③手术后并发症少，较囊肿肠管吻合引流手术的远期疗效明显好。④可以通过近端的肝总管了解左右肝管，甚至肝内胆道的病变，予以必要的处理。⑤可以了解胰胆共同通道内可能存在的胰石等病变的问题，进行必要的处理。

扩张胆总管、胆囊切除、胆道重建术常用的术式有肝总管-空肠Roux-Y吻合，空肠间置、肝管-十二指肠吻合术、肝总管-十二指肠吻合及空肠间置代胆道加矩形瓣等附加的各种抗反流的分支式式。

（一）扩张胆总管、胆囊切除，肝总管-空肠Roux-Y吻合

此为目前国内外最常应用的术式。

1. 手术入路　右上腹经腹直肌切口或横切口入腹。因要处理肝门部胆管或肝内胆管，笔者经验以剑突下的经腹直肌切口入路暴露更好。入腹后探查肝脏、胆囊及胆总管。

2. 手术操作

（1）术中造影及胆汁检测：如果条件许可，尽可能行经胆囊的胆道造影。依扩张胆总管的容积大小决定注入的30%左右泛影葡胺量的多少，造影时可以用不含显影线的纱布将胰胆管共同通道处推挤开，以防囊肿与胰胆管重影。在胆囊壁缝一小荷包线，置头皮针管后扎紧荷包，抽取胆汁行细菌培养和胰淀粉酶检测。

造影显示的肝内胆管及胰胆管共同通道的可能的病理变化可以作为下一步具体手术处理方案的参考。

（2）剥离囊肿：沿十二指肠外侧纵行切开后腹膜，暴露出囊肿壁，小婴儿或炎症较轻者，囊肿壁较薄，层次比较清楚。见图29-16（1）。可以沿囊肿壁做囊肿全层的游离，然后切除囊肿。但稍大年龄的小儿或炎症较重者，囊肿壁炎症往往明显，囊肿壁厚，极脆，牵拉时易撕裂。故行囊壁内层的剥离可以减少出血并防止损伤门静脉和胰腺。先剥离囊肿的前及外侧壁无粘连的部分，在胆囊管汇入囊肿的水平处打开囊壁，并在远、近端打开的囊壁缘缝数针牵引线，吸出囊肿内胆汁，并注意检查可能存在的结石或脓苔。探查胆囊，肝总管及左、右肝管的开口部位和直径，并仔细检查找到胆总管远端的细管。边止血，边在囊肿壁内将囊肿壁内层完全横断。

（3）游离、切除胆囊：将胆囊提起，在胆囊与肝脏交界处的胆囊壁处切开浆膜层，将胆囊附着肝脏的浆膜完全切开，边结扎胆囊系膜及胆囊血管，边将胆囊游离至囊肿处。因胆囊管解剖变异非常多，可以从胆囊管的入口或切开胆囊向近端伸入胆道探子以了解胆囊管走行，可先行切除胆囊也可与囊肿一并游离、切除。见图29-16（2）。

（4）切除扩张胆总管：将囊肿内壁横断处远端的牵引线提起，以钝性或锐性分离的方法向远端游离囊肿壁。在与十二指肠、胰腺等器官附着处的囊肿外壁则予以保留，仅将内壁游离剥除。特别是炎症明显的病例，此时剥离内壁常常有多量渗血，应边

剥离边凝血，直至胆总管远端。如胆总管远端狭窄段内口较大时，应以细探子探入，了解狭窄段的长度和直径。根据内口的直径，置管将胆总管远端及胰胆共同通道以生理盐水仔细冲洗。将狭窄部的胆总管末端在胰腺被膜处将其结扎或缝合后切断。然后继续剥离横断的近端扩张胆总管壁至肝门处，备肝总管与空肠吻合。见图29-16（3）~（5）。

（5）肝总管-空肠 Roux-Y 吻合术：距 Treitz 韧带 15~20cm 处选一合适的血管弓，使横断后的空肠可以松弛地上拖。将此处肠系膜切断至根部，结扎、切断系膜及血管。自横结肠右侧系膜的无血管区剪孔，由结肠上方经此孔伸入中号血管钳钳夹预备切断空肠处的远端，其上方另夹一钳，切断空肠。切面消毒，近端以纱布包绕保护断端，远端经结肠系膜孔上拖至肝门处。

以 1 号丝线内翻缝合封闭空肠断端。将距断端约 0.5~0.8cm 处的空肠对系膜缘与肝总管口对合，先以 1 号丝线将两者浆肌层缝合，然后剪开空肠侧壁，以 4-0 Dexson 可吸收线间断行端-侧肝总管空肠吻合，并以 0 号丝线间断缝合前壁的浆肌层。再次对囊肿剥离后创面严密止血，并予以对拢，包埋缝合。见图29-16（6）。

（6）空肠-空肠端-侧吻合：在距肝总管-空肠吻合口约 25~30cm 处与空肠近侧断端行空肠-空肠端-侧吻合。吻合后确认吻合口通畅，缝合封闭空肠系膜和游离缘，防止内疝的发生。然后将此吻合口近端的两支空肠支的浆肌层间断缝合 3~4 针，以保证顺行蠕动。见图29-16（7）。

（7）留置右侧腹腔内引流管，逐层关腹。

（二）囊肿切除，肝总管-十二指肠吻合

1. 手术入路　手术入路同前。

2. 手术操作

（1）探查腹腔，扩张胆总管、胆囊切除同前。

（2）肝总管十二指肠吻合：距幽门部 4~7cm 处的十二指肠壁与肝总管后壁以 1-0 号线间断浆肌层缝合，在距缝线 0.5cm 处纵行切开十二指肠约 2~3cm，用 4-0 Dexson 可吸收线全层间断缝合吻合口后壁及前壁，再以 0 号线间断缝合前壁浆肌层。见图29-17（1）、（2）。

（3）留置右侧腹腔内引流管，逐层关腹。

本术式较简单，胆汁直接进入十二指肠以便符合生理状态，但肠道靠近肝总管，十二指肠内容极易发生逆流，术后并发症较多。见图29-17（3）。

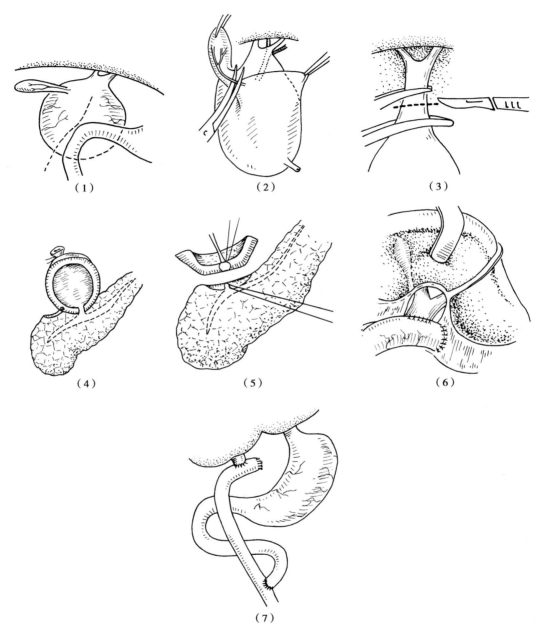

（1）

（2）

（3）

（4）

（5）

（6）

（7）

图 29-16　先天性胆管扩张症扩张胆总管、胆囊切除，肝总管-空肠 Roux-Y 吻合

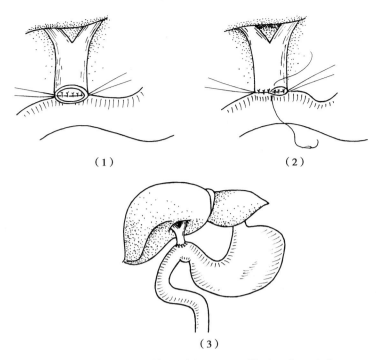

（1）　　　　　　　　　（2）

（3）

图 29-17　扩张胆总管、胆囊切除，肝总管-十二指肠吻合

（三）扩张胆总管、胆囊切除，空肠间置胆道重建术

1. 手术入路　手术入路同前。

2. 手术操作

（1）探查腹腔，扩张胆总管、胆囊切除同前。

（2）切取用于间置的空肠：距 Treitz 韧带 15～20cm 处选择带有 1～2 条系膜合适血管的空肠肠段，切取 10～12cm 空肠。自横结肠右侧系膜切孔拖出至十二指肠降部备用。空肠两断端端-端吻合。

（3）肝总管间置空肠吻合：缝合封闭空肠肠袢的近端，将空肠近侧端的肠系膜沿肠壁切口，长度与肝总管直径相适应，然后行肝总管-空肠端-侧吻合。

（4）间置空肠-十二指肠端-侧吻合：切开十二指肠外侧后腹膜，游离十二指肠降部，在其前壁作一口径与空肠口径相应的横切口，行空肠-十二指肠端-侧吻合。见图 29-18。

3. 本术式优缺点评价　本手术切除了扩张肝总管、胆囊，达到了胰、胆管分流的目的。对于肝总管-空肠 Roux-Y 吻合术与空肠间置胆道重建术的比较，后者在肝总管与十二指肠之间间置一短段空肠代胆道，符合生理要求。但此手术操作相对复杂，吻合口多。金百祥曾对比分析间置空肠代胆道与肝总管-空肠 Roux-Y 吻合两种术式的远期随访结果，认为治疗效果无明显差异，因此目前国内外都较多使用肝总管-空肠 Roux-Y 吻合方法。

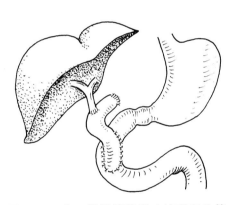

图 29-18　先天性胆管扩张症扩张胆总管、胆囊切除，空肠间置胆道重建术

4. 手术注意事项

（1）在术前或术中应该仔细了解肝内胆管及胰、胆管共同通道情况、存在的可能癌变、肝内胆管扩张、膜状狭窄、胆道结石、胰胆管共同通道内胰石存在等问题，根据病变进行相应的处理。术前各种特殊检查、术中胆道造影及术中探查等方法有助这些病变的判定。

（2）开腹探查后，在不刺激胰腺的前提下，首先抽取胆汁送胰淀粉酶、常规检验及细菌培养。可以避免胰淀粉酶的异常增加或血液的混入。在抽出胆汁后注入相当剂量的造影剂进行术中造影。

（3）在横断、剥离扩张胆总管时应正确选择管壁的层次，即在有丰富血管网的外层下剥离内壁，外层留置。这样可以明显减少出血,并可避免周围血管、胰腺的损伤。用边剥离边凝血的方法可以有效止血,如使用氩气刀则更为方便。囊肿切除后应严密电凝止血,对拢缝合残腔。

（4）仔细恰当地处理胆总管远端非常重要。由于胆管扩张类型不同,特别是囊肿型与梭状型即有很大的不同,其胰胆管合流异常的形态也各异,既要切除至胆总管远端,又不能损伤胰胆管共同通道。有时囊肿有相当一部分突入至胰腺内,需要渐进性地仔细剥离才能将胆总管远端翻出、暴露,因此影像学对胰胆管合流的提示和术中的仔细观察都非常重要。

（5）因肝总管-肠管吻合后,胆管远端已无括约肌,胆道内压力调节消失,此时胆囊已属无用,并且有可能成为今后癌变的病灶,应常规一并切除。

（6）肝总管炎症不重,吻合口较大时,胆管-肠管吻合口内不需要留置 T 形管。但反之,需要留置,以防胆漏和狭窄发生,术后 12 天可以拔除。

（7）如果肝总管近端无狭窄,可以留有适当的口径与空肠吻合,但如果肝总管近端有狭窄,则不能保留肝总管远侧扩大的"喇叭口",应切除肝总管至狭窄部以上,或行左、右肝管成形后再与空肠吻合。

（8）肝总管-空肠 Roux-Y 吻合术的空肠支要有足够的长度和良好的血运。一般 30cm 以上,有作者保留 40cm 的长度。可以较好地抗反流发生。

（9）空肠间置代胆道时,空肠袢要保证血运足够供应,吻合后系膜不应有任何张力。

（10）肝总管-十二指肠吻合时吻合口要足够大,以防手术后的狭窄。

（四）腹腔镜治疗先天性胆管扩张症

随着微创手术的兴起,国内外很多小儿外科中心采用腹腔镜治疗胆总管囊肿。我国小儿外科医生在该领域也对国际小儿外科做出巨大贡献。该术式与开腹手术比较有如下优点:可暴露位置深在的解剖结构,手术野清晰并有放大作用,使术中操作更精准,有利于囊肿的无血剥离切除和准确吻合;对腹腔脏器骚扰小,手术打击小,胃肠功能恢复快;切口美观等。

但是,完全腹腔镜下进行囊肿切除和胆道重建手术操作复杂、技术要求较高、学习曲线较长,肝内胆管狭窄、胰管内结石、二次手术和反复慢性胆管周围炎症者仍然被认为是腹腔镜手术的难点。腹腔镜手术在技术成熟的情况下比开放手术有一定的优势,但在手术技术不成熟的情况下,该手术发生胆汁漏、胰腺内胆总管囊肿切除不够彻底、输胆肠袢梗阻、术中大出血不易迅速控制等问题的几率仍偏高,需要评估权衡开放和腹腔镜手术的选择,有待进一步的评估和观察随访。无论何种术式,医疗安全始终是第一位的,应充分考虑术者的经验和技术水平、患者的实际病情来合理掌握腹腔镜手术指征,综合优化,慎重选择。最近,有应用 Da Vinci 机器人辅助外科手术系统治疗先天性胆管扩张症,也取得很好的效果。

四、几种特殊情况的手术及辅加手术

（一）合并肝内胆管扩张的手术

临床统计约 30% ~40% 的病例合并肝内胆管不同程度的扩张,仔细的影像学检查和术中探查可见部分肝内胆管扩张呈自肝门部向胆管末端逐渐变细的锥形扩张,此类病例不需要特别的手术处理。而另外部分则表现为肝内胆管约 0.5 ~2.2cm 直径大小的囊样扩张,左、右胆管最大径处明显扩张,但其汇入肝总管的开口却呈瓣膜状、隔膜状或细管状狭窄。对存在于左、右肝管处的此类狭窄者,根据狭窄情况以狭窄口隔膜切除或狭窄段纵切,6-0 Dexson 可吸收线横缝的方法解除狭窄。然后反复冲洗肝内胆管,最后完成肝管-空肠 Roux-Y 吻合、胰胆分流胆道重建的标准手术。董倩报道采用这种解决肝内胆管扩张问题的辅加手术者,较不处理肝内胆管扩张的手术病例,前者术后远期并发症明显少于后者。作者体会术前 B 超或 CT 检查提示合并有肝内胆管扩张者应高度怀疑是否存在肝内胆管的狭窄。在术中应进一步行胆道造影、增强 CT 合并计算机辅助手术的三维重建、胆道镜观察、胆道探子行肝内胆管探查、术中直视观察等措施,以了解肝内胆管病变。

（二）胆总管轻微扩张病例的手术

一般认为以胆总管直径大于 0.4 ~0.6cm 即为异常,如果同时合并胰胆管合流异常,即可以明确先天性胆管扩张症的诊断。但扩张不明显的病例的治疗较为棘手。主要矛盾为一般外科医生往往担心,仅有轻微扩张的胆管与肠管吻合后可能发生吻合口的狭窄。根据国内、外学者和作者自己的经验,对于极轻微扩张病例可以随访观察,随时间推移,胆管往往会渐渐扩张。作者曾经历数例儿童病例,起初胆总管直径为 0.5 ~0.6cm,以后数年内患儿有反复发作的胰胆症状,但经保守治疗后控制好转,2～6年后随访发现胆总管扩张至0.9～1.5cm,而成为梭形胆管扩张,而此时可以较好地完成肝总管-空肠吻合。手术时应经空肠支留置通过胆管-肠道吻合口的置于左右胆管处行 T 形管,另一端经空肠中段靠近腹壁处戳孔引出,在肠壁戳孔处缝荷包线并与腹膜缝合固定。留置 T 形管可以较好地解决吻合口狭窄和防止可能发生的吻合口漏的问题。但手术后至拔除 T 形管期间大量胆汁的丢失成为另一问题。作者将 T 形管已过肝管-空肠吻合口,但尚在空肠支内的一段处剪一侧孔,使胆汁可以引流至空肠袢内,较好地解决了胆汁丢失的问题。

(三) 先天性胆管扩张症二次手术问题

部分病例由于病情需要,曾接受一期的囊肿外引流术,如急性严重感染的病例和扩张胆总管穿孔的病例。而另有部分病例由于历史的原因或其他原因而接受了囊肿肠管吻合的内引流手术,术后并发症会反复发作。在临床上遇到这两类患者,应该考虑二次根治性手术的问题。因为囊肠内引流手术未解决胰胆管合流异常的问题,存在的囊肿就成为炎症反复发作或癌变的病灶,原则上应该行二次根治手术。

如果原手术切口合适,应尽量自同一入路进腹。因是二次手术,腹腔内特别是右上腹多有较严重的粘连。仔细以钝性或锐性分离的方法暴露出胆道。如果为囊肿外引流的病儿,术前经 T 形管胆道造影可以较全面了解胆道的病理形态,以供手术参考。如为囊肿肠管内引流病例,可以先夹闭内引流的肠袢,行术中胆道造影,根据胆道影像指导手术。

囊肿外引流病例可沿造瘘管分离至囊肿,拔除引流管并切开囊肿壁,如前述手术方法切除囊肿行肝总管-空肠 Roux-Y 吻合。囊肿-肠管内引流手术者,如为囊肿-空肠 Roux-Y 吻合,可以在吻合处离断

空肠,然后切除扩张胆总管、胆囊,利用原肠袢行肝总管-空肠 Roux-Y 吻合。如为囊肿十二指肠吻合,应在吻合口处离断吻合,修补封闭十二指肠吻合口,然后切除扩张胆总管、胆囊,选用合适空肠袢行肝总管-空肠吻合。

二次手术应注意的问题:

1. 胆道周围多有较严重的粘连,解剖关系往往不清;特别是第一次手术在他处进行者,家长常不能准确提供第一次手术的具体术式,给本次手术带来困难。但仔细分离,多可暴露清楚。

2. 患儿多存在胆汁丢失,维生素 K 吸收障碍的问题,甚至许多患儿因反复的炎症、感染发作,肝功多有不同程度的损坏,二次术前应该尽可能充分准备予以纠正。

3. 此类患者胆道常有结石,炎症病灶甚至癌变等,术中应仔细检查,必要时行快速冷冻病理检查,以决定手术方案。

(四) 国内外各种抗反流辅加手术

为了防止术后反流性胆管炎的发生,国内外许多学者都为控制肠内容物向胆管反流进行了不懈的努力,曾提出过多种抗反流术式。代表性的辅加手术有如下几种:

1. 矩形瓣成形术　为我国张金哲院士创用的一种在国内、外都产生过较大影响的辅加手术,可用于空肠间置代胆道或肝总管-空肠 Roux-Y 手术中。将间置肠管面向十二指肠的半周肠壁的浆肌层剥除4～5cm,剥离后膨出的黏膜创面对合至十二指肠前壁,并将两肠壁的浆肌层间断缝合,在两肠段间形成一凸入间置空肠腔内的矩形瓣,特别是当食物下行通过时凸入间置肠腔更为明显,可以较好地起到防反流的作用。肝总管空肠 Roux-Y 吻合术时可以采用相同的办法在空肠-空肠端-侧吻合处附加矩形瓣成形术(图29-19)。

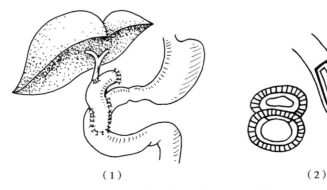

（1）　　　　　　　　　　　（2）

图 29-19　先天性胆管扩张症矩形瓣成形术

2. 人工肠套叠成形抗反流术　有作者在引流胆汁的空肠支的下段人为将肠管顺行套入远侧空肠内 1.5～2.0cm,并缝合浆肌层予以固定,以期达到抗反流的目的。但因抗反流作用不确实,仅曾有部分学者试用。

3. 回盲部或阑尾代胆道手术　为了防止术后反流性胆管炎的发生,有作者尝试应用回盲部或阑尾间置胆道重建的方法。

(1) 回盲部间置胆道重建:切除囊肿后游离回盲部,两端切断形成一个带血管蒂的回盲段,向上翻转间置于肝总管与十二指肠之间,以重建胆道。据使用者报道 8 例,防反流效果好。但此为破坏性手术,回盲部的切除使小肠内容直接进入结肠,可能引起另外的生理功能影响,另外回盲部淋巴组织丰富,易因炎症肿胀。

(2) 阑尾间置胆道重建:有作者试用此法,认为只要手术中阑尾无病变,其系膜和动脉血供至肝门处无张力即可以使用。曾试用 13 例,12 例近期效果好。但阑尾处淋巴组织丰富,阑尾腔较狭窄,一旦炎症发生易引起胆汁排出不畅。

这两种方法均为部分学者的试用,缺乏长期的随访结果,另外理论上也有不尽合理之处,多数学者不主张使用这两种间置手术。

【术后处理】

1. 手术后应密切观察患儿的一般情况,保证腹腔引流管的通畅,特别是巨大的囊肿切除后残留较大的腔隙,有术后大量渗出血的可能。腹腔引流管如无明显的血液或胆汁引流出,可于术后 5 天拔除。

2. 术后禁饮食、持续胃肠减压、补充液体及电解质,可于手术 2 日后加用静脉营养。待肠蠕动恢复后停止胃肠减压,术后 4 天可先进食流质,逐渐过渡至半流质饮食。

3. 术后继续应用静脉广谱抗生素及甲硝唑类药物,有肝功损害者可加用保肝治疗。

【术后并发症及治疗和预防】

手术后有可能出现术后出血、吻合口瘘、肠粘连、水电解质平衡紊乱,晚期并发症可能有吻合口狭窄、反流性胆管炎、肝内胆管结石、胰胆管共同通道病变及胰腺病变等。

1. 术后出血　由于术前胆道的炎症反复发作且常有肝功能损害,易导致凝血因子缺乏、维生素 K 吸收不良、纤维蛋白合成不足等,该病手术时经常会发现渗血明显,不易止血。特别是较大的囊肿切除后创面渗血较严重,而局部的炎症又使血管不易收缩而出血加重。因此,术后应保持腹腔引流管通畅,密切观察病情的变化。如果腹腔引流量较多,且为新鲜血液,应即刻加大止血药物及维生素 K 的静脉滴注,必要时给予输血。腹部可适当加压包扎。经此处理,一般渗血会逐渐停止。如果出血量大,经输血仍无法维持应剖腹探查。

对于术后出血并发症的预防,可采用如下措施:①术前改善肝功,早期应用维生素 K。严格术前出、凝血功能检查。②在囊肿切除时,要在囊肿的纤维层内的无血管区剥离,可采用边剥离边电凝止血的办法严密止血。有条件者可应用氩气刀,止血效果极好。③囊肿切除后要求严密缝合残存的囊肿外壁,封闭残腔。如有细小的渗血,也可用止血海绵包埋入残腔内促进凝血。④对于搏动性出血一定要严密结扎止血。

2. 吻合口瘘　吻合口瘘包括肝总管-空肠和空肠-空肠两个吻合口瘘的发生。可能由于肝总管壁炎症较重,或在切除囊肿时剥离肝总管壁较多,引起血运障碍。或吻合时对合不良所致。一般胆瘘或肠瘘多发生于手术 4～5 天后,表现为腹腔引流管有多量的胆汁或胆汁性肠液流出,由于局部有部分粘连形成,经保持引流通畅,给予禁食,胃肠减压,充分营养支持,多可以保守治愈。

对于吻合口瘘并发症发生的预防,可以采用如下的措施:①在切除扩张胆总管、胆囊时注意避免肝门部肝总管壁血运的保护,不要过多剥离肝总管的浆膜层。②吻合时用柔软的 Dexson 可吸收缝合线,保证吻合口对合良好,且浆肌层的间歇缝合要确实。③肝总管处炎症较明显或肝总管扩张较轻微者,应留置经空肠支导出做通过肝总管肠管吻合口的 T 形管,以保证吻合口无狭窄和防止吻合口瘘。④保证空肠袢的血液供应。

3. 反流性胆管炎　手术后的胆道反流性感染是一种非常常见的并发症,手术后近期或晚期均可以发生。一般认为肠内容物的反流、吻合口引流不畅或囊肿-肠管吻合时均易诱发。许多学者曾尝试应用各种抗反流的方法来试图彻底阻止反流的发生,如使用矩形瓣、肠套叠法、盲肠或阑尾代胆道等方法,甚至有将空肠袢保留达 60～75cm 者。但许多临床研究证实,即使采用了这些措施也多不能完全防止肠内容物的反流。但许多病例即使反流发生,只要反流入肝管的肠内容又顺利流出就不会引起胆管炎的发生,而当肝内胆管有狭窄及囊性扩张或吻合口不畅则很容易导致胆管炎。因此手术中应仔细了解肝内胆管的形态并进行适当的处理。另外,应该完全摒除囊肿、肠管内引流的术式。

4. 吻合口狭窄

(1) 原因:①胆总管囊肿造口术或囊肿-肠管吻合术后,囊肿反复感染,囊壁增厚。②囊肿切除、胆道重建术中,吻合口不够大,吻合口对合不良。吻合口狭窄多伴有结石,以致出现肝脏功能受损、门脉高压、癌变等严重后果。

(2) 防治:①选择适当的术式,掌握正确的吻合技术;②防治胆道感染;③由于吻合口狭窄,临床经常出现黄疸、肝脏功能受损时,应及时进行 PTC 或经皮肝穿胆道镜检查(percutaneous transhepatic cholangioscopy, PTCS),经 PTCS 行球囊扩张。合并肝内结石者,可行内镜下碎石术(electrichy-drouhic lithotomy, EHL)。或再次开腹行肝门部肝管-空肠 Roux-Y 吻合术。

5. 胰腺并发症 胰腺并发症主要有胰石、蛋白栓(protein plug)、胰腺炎及胰腺癌。

(1) 原因:①胰腺内胆管残留;②先天性胰管扩张;③共同管扩张造成胰液滞留,继发感染等。

(2) 临床表现:在囊肿切除、胆道重建术后,出现发热、上腹部疼痛、血清及尿中胰淀粉酶增高时,应想到胰腺炎或胰石。

(3) 防治:①术前行 ERCP 或 MRCP,掌握胰、胆管的形态;②术中切开胰腺被膜,将胰腺内胆管彻底切除;③胰管扩张、胰腺结石,可酌情行 Oddi 括约肌成形术、胰管-空肠吻合术或胰、十二指肠切除术等。

6. 癌变 先天性胆管扩张症伴胰胆管合流异常的癌变率极高,有人认为胆管扩张症是胆道癌的癌前病变,较一般人患胆道癌的发病率高 5~35 倍。术后癌变率随年龄的增长而增高,大多发生在 35 岁以后,但亦有儿童、青年发病者。

术后癌变与胆管扩张症的类型及术式有关:①梭形及圆柱形癌变率极高;②囊肿-肠管吻合术,特别是囊肿-十二指肠吻合术,术后癌变率尤高,约占术后癌变病例的 50%;③囊肿切除、胆道重建术后的癌变主要是来源于肝内胆管癌及吻合口部胆管癌,可能由于吻合口狭窄,反复感染所致。

防治:防治的关键是选择包括扩张胆总管、胆囊切除的根治术,并做到胰、胆分流和足够大的吻合口,使胆汁引流通畅。术后定期随访观察亦十分重要。

7. 胃、十二指肠溃疡 由于胆汁反流对胃黏膜屏障的影响,可发生胃、十二指肠溃疡。有报道,胆道重建术后约 5% 发生胃、十二指肠溃疡,且多发生于术后 5 年以上,尤以胆总管-十二指肠吻合术后为多发,需要长期随访观察。

【预后】

先天性胆总管囊肿手术死亡率,在我国 20 世纪 60 年代可达 30% 左右,近年来已明显下降,约为 4%。作者单位近 20 年间共治疗该病 100 余例,未发生手术死亡。

(董蒨 苏琳)

参 考 文 献

1. 董家鸿,郑秀海,夏红等.先天性胆管囊状扩张症:新的临床分型与治疗策略.中华消化外科杂志,2015,12(5):370-377.

2. 张震,李龙.先天性胆道扩张症分类进展.中华小儿外科杂志,2015,36(4):308-311.

3. 樊艳华,房龙,杜时雨.Ⅲ型先天性胆管囊性扩张症一例.中华消化内镜杂志,2011,28(12):717.

4. 余东海,朱天琪,魏明发,等.3D 腹腔镜在小儿外科中的初步应用探讨.中华小儿外科杂志,2014,35(11):836-839.

5. 钟世彪,钟武,张磊昌,等.Ⅰ型先天性胆管扩张症的诊治.中华肝胆外科杂志,2015,21(3):213-216.

6. 苏琳,董蒨,张虹,等.计算机辅助手术系统在先天性胆管扩张症诊治中的应用.临床小儿外科,2016,15(2):140-143.

7. 白日星,宋茂民.胆管非扩张型胰胆管合流异常诊治的进展[J].中国普通外科杂志,2004,13:130-132.

8. 李龙,张金山,孙海林.先天性胆管扩张症合并共同管内蛋白栓的诊断和处理[J].中华小儿外科杂志,2009,30(10):664-667.

9. 刁美,林海伟,明安晓.先天性胆管扩张症的病因病理及分型研究[J].中华小儿外科杂志,2012,33(4):249-253.

10. 刘栋,孙学军.先天性胆管囊状扩张症诊断治疗进展[J].陕西医学杂志,2013,42(6):748-749.

11. 董蒨,江布先,张虹.先天性胆管扩张症合并肝内胆管扩张及复杂胆道畸形的诊断与治疗对策[J].中华小儿外科杂志,2005,26(6):285-288.

12. 李龙,张金山,刁美.小儿先天性胆管扩张症研究进展[J].中国实用外科杂志,2012,32(3):214-217.

13. 杨明,乔岐禄.胰胆管合流异常的研究进展[J].世界华人消化杂志,2008,16(11):1215-1219.

14. 董蒨.肝胆外科学.北京:人民卫生出版社,2005.

15. 张斌,李长锋,杨蕾,等.胰胆管合流异常和胆道肿瘤的关系[J].中国实验诊断学,2007,11:1124-1125.

16. 李龙,余奇志,刘钢,等.经腹腔镜行先天性胆总管囊肿切除肝管空肠 Roux-Y 吻合术的探讨[J].临床小儿外科杂志,2002,1(1):54-61.

17. 刘栋,孙学军.先天性胆管囊状扩张症诊断治疗进展[J].陕西医学杂志,2013,42(6):748-749.

18. 张金哲.先天性胆总管囊肿切除短段空肠代胆道手术:临床和实验研究.中华小儿外科杂志,1986,7:1-4.

19. 金百祥,周以明.先天性胆管扩张症囊肿型和梭状型特征的临床与病理观察.中华小儿外科杂志,1986,7:199.

20. 金百祥.胆总管囊肿内引流术后胆管腺癌 1 例.中华小儿外科杂志,1987,8:151.

21. 董蒨,金百祥.胆管扩张症的病因研究:动物模型与实验.中华小儿外科杂志,1990,11:257-259.

22. 董蒨,金百祥.胆管扩张症发生高胰淀粉酶血症的机理探讨.上海医学,1991,(3):125-127.

23. 董蒨.先天性胆管扩张症病因学实验研究.中华小儿外科杂志,1992,13:173-174.

24. 徐少明.先天性胆管扩张症并发癌变.普外临床,1994,9(5):314-316.

25. 齐宝权,王果,袁继炎.囊肿切除间置阑尾重建胆道治疗先天性胆管扩张症.中华小儿外科杂志,1994,15:82-83.

26. 董蒨,木内武美,国友一史,等.先天性胆管扩张症胆道癌变机制研究.中华小儿外科杂志,1994,15:79-81.

27. 师松年,徐向荣,孙蔓丽,等.阑尾代胆道治疗先天性胆管扩张症 3 例体会.中原医刊,1995,22:24-25.

28. 董蒨.先天性胆管扩张症与胆道癌变.中华小儿外科杂志,1995,16:112-113.

29. 王慧贞,曲日斌,王维林.先天性胆管扩张症远期疗效随访观察.中华小儿外科杂志,2000,21:199-201.

30. 韩素芳,彭丽君.儿童胆管扩张症的 CT 诊断及分型:附97 例分析.医学影像学杂志,2001,11:309-311.

31. 董蒨,江布先,杨波.先天性胆管扩张症远近端胆管处理的要点及临床意义.中华小儿外科杂志,2001,22:293-295.

32. 李龙,王燕霞,王大勇.胰胆合流共同管开口异位与先天性胆总管囊肿形态关系的探讨.中华小儿外科杂志,2002,23:122-123.

33. 陈永卫,王燕霞,陈幼容.婴儿胆总管囊肿的临床特点.中华小儿外科杂志,2002,23:461-462.

34. Lipsett PA,Pitt HA. Surgical treatment of choledochalcysts[J]. J Hepatobiliary Pancreat Surg,2003,10(5):352-359.

35. Funabiki T,Matsubara T,Miyakawa S,et al. Pancreaticobiliary maljunction and carcinogenesis to biliary and pancreatic malignancy. Langenbecks Arch Surg,2009,394(1):159-169.

36. Diao M,Li L,Cheng W. Congenital biliary dilatation may consist of 2 disease entities[J]. J Pediatr Surg,2011,46(8):1503-1509.

37. Nino-Murcia M,Jeffrey RJ,Beaulieu C,et al. Multidetector CT of Pancreas and bile duct system:Value of curved planar reformations[J]. AJR,2001,17:689-693.

38. Ono S,Fumino S,Iwai N. Diagnosis and treatment of pancreaticobiliary maljunction in children. Surg Today,2011,41(5):601-605.

39. Alonso-Lej F,Rever WB Jr,Pessagno DJ. Congenital Choledochal cyst,with a report and an analysis of 94 cases. Int Abst Surg,1959,108:1-30.

40. Babbitt DP. Congenital choledochal cysts:new etiological concept based on anomalous relationships of the common bile duct and pancreatic bulb. Ann Radiol,1969,12:231-240.

41. Komi N,Udala H,ILEDA N,et al. Congenital dilatation of the biliary ract:New classification and study with particular reference to anomalous arrangement of the pancreaticobiliary ducts. Gastroenterologica Japonica,1977,12:293-304.

42. M Yamaguchi. Congenital choledochal cysts:analysis of 1433 patients in the Japanese literature. Am J Surg,1980,140:653-657.

43. Todani T,Watanabe Y,Toki A,et al. Carcinoma related to choledochal cysts with internal drainage operations. Surg Gynecol Obstet,1987,164:61-64.

44. Okada A,Nakamura T,Okumura K,et al. Surgical treatment of congenital dilatation of bile duct(choledochal cyst)with technical considerations. Surgery,1987,101:238-243.

45. T Kato,K Matsuda,H Kayaba,et al. Pathology of anomalous junction of the pancreaticobiliary ductal system:Mutagenicity of the contents of the biliary tract and nuclear atypia of the biliary epithelium. Keio J Med,1989,38:167.

46. Ohuchida J,Chijiiwa K,Hiyoshi M,et al. Long-term results of treatment for pancreaticobiliary maljunction without bile duct dilatation. Arch Surg,2006,141:1066-1070.

47. Kang CM,Chi HS,Kim JY,et al. A case of robot-assisted excision of choledochal cyst,hepaticojejunostomy,and extracorporeal Roux-en-y anastomosis using the da Vinci surgical system[J]. Surg Laparosc Endosc Percutan Tech,2007,17(6):538-541.

48. Dong Qian,Kinouchi T,Kunitomo K,et al. Mutagenicity of the bile of dogs with an experimental model of an anomalous arrangement of the pancreaticobiliary duct. Carcinogenesis,1993,14:743-747.

49. Komi N,Qian D,Ming L. Comperative studies on choledochal cyst in japanese an chinese;pancreatitis in relation of type of APBD. Proceedings of XXX World Congress of ICS

（Kyoto），Monduzzi Editore，Italy，1996，691-695.

50. Komi N，Talehara H，Miyoshi Y. Does the pancreatic duct of choledochal cyst in the adult terminate at the papilla of Vater? Proceedings of 14th World Congress of CICD.（Passaro E Jr. Condon RE，Basoli A），Monduzzi Editore，Bologna，Italy，1994，503-506.

51. Matsumoto，K，Tsutsumi K，Baba Y，et al. Successful biliary drainage with peroral direct cholangioscopy in a patient with Roux-en-Y hepaticojejunostomy for congenital biliary dilatation. Endoscopy，2015，47 Suppl 1 UCTN：E497.

52. Jhamb S，Decker C，Romero R，et al. Intrahepatic stones from congenital biliary dilatation. Ochsner J，2015，15（1）：102-105.

53. Kimura，W. Congenital dilatation of the common bile duct and pancreaticobiliary maljunction：clinical implications. Langenbecks Arch Surg，2009. 394（2）：209-213.

54. Ungania，S. and N. Barletta，［Congenital dilatation of the biliary system in adult：about three clinical cases］. Ann Ital Chir，2011，82（6）：493-498.

55. Zhou，Z. Virtual facial reconstruction based on accurate registration and fusion of 3D facial and MSCT scans. J Orofac Orthop，2016，77（2）：104-111.

56. Gawande，A. Two hundred years of surgery. N Engl J Med，2012，366（18）：1716-1723.

57. Fang，C. H. Outcomes of hepatectomy for hepatolithiasis based on 3-dimensional reconstruction technique. J Am Coll Surg，2013，217（2）：280-288.

58. Miyano，T.，A. Yamataka，and L. Li. Congenital biliary dilatation. Semin Pediatr Surg，2000，9（4）：187-195.

59. Lin Su，Qian Dong，Hong Zhang，et al. Clinical application of a three-dimensional imaging technique in infants and young children with giant liver tumors［J］. Pediatric Surgery Inter-

national，2016，32（4）：387-395.

60. Zhou Z，Li P，Ren J，et al. Virtual facial reconstruction based on accurate registration and fusion of 3D facial and MSCT scans. J Orofac Orthop，2016，77（2）：104-111.

61. Ohtsuka Y，Yoshida H，Matsunaga T，et al. Strategy of management for congenital biliary dilatation in early infancy. J Pediatr Surg，2002，37（8）：1173-1176.

62. 古味信彦，董蒨，黎明. 世界における先天性胆管拡張症，先天性胆道拡張症をめぐって. 胆と膵，1995，16：719-722.

63. 本膵管胆道合流異常研究会，日本胆道学会. 膵・胆管合流異常診療ガイドライン. 日本東京：医学図書出版株式会社，2013 年.

64. 古味信彦. 先天性胆道拡張症における膵管胆道系の合流異常について. 手術，1975，29：78-83.

65. 大川 治夫，沢口 重徳，山崎 洋次，ほか. 膵管胆道合流異常モデルの研究：モデルの作成及びその病変の研究. 日小外会誌，1981，17：13.

66. 古味信彦：膵管胆道合流異常と胆管の上皮化生ならびに癌化について. 消化器外科，1985，8：1677.

67. 古味信彦. 先天性胆道拡張症にともなう膵管胆道合流異常 50 例の分類—いわゆる古味分類補遺——. 膵臓，1991，6：234.

68. 董蒨，古味信彦. 合流異常に伴う胆汁中抱合型変異原性物質の脱抱合による発癌機序. 梶山 梧郎ほか編，胆道疾患研究の進歩. 日本東京：自然科学社，1995.

69. 古味信彦. 膵管胆道合流異常と胆石症. 胆と膵，1984，5：141-145.

70. 古味信彦，董蒨，黎明. 世界における先天性胆管拡張症. 胆と膵，1995，16：719-722.

71. 董蒨，单若冰，古味信彦. 胆管合流異常そのConsensus と Controversy. 日本東京：医学図書出版株式会社，1997.

第三十章

先天性肝内胆管扩张症

先天性肝内胆管扩张症（Caroli 病）又称为交通性海绵状胆管扩张症，是一种较为少见的先天性胆道疾病，发病率小于 1/10 万，1958 年由法国学者 Jaequc Caroli 首先详细描述、报道一例肝内末梢胆管的多发性囊状扩张病例，故一般多称为 Caroli 病。其特征为肝内胆管囊性扩张而形成胆管囊肿，可单发，较多为多发性。有学者认为这是一种常染色体隐性遗传病，但许多病例无法追寻典型的遗传家族史。

自 Caroli 提出本病后，时至今日关于其定义、基本概念与分类归属都较为混乱。最主要的问题是与先天性胆管扩张症（congenital biliary dilatation）的关系和区别。1975 年日本学者户谷（Todani）提出先天性胆管扩张症的 Todani 分型，其中肝外胆管扩张同时合并有肝内胆管的扩张及先天性的肝内胆管的扩张为第Ⅳ和Ⅴ型，即多发性扩张型。但随着对肝内胆管扩张了解的深入，目前多数作者认为这是一独立的病症（Caroli 病）。其与先天性胆管扩张症有着本质的区别。

Dayton 曾汇总世界的文献报道连同自己的 4 例病例共 142 例。自 20 世纪 80 年代后我国报道的病例也已超过 300 例。一方面作为亚洲的东方人种，由于先天性胆道疾病多发，可能病例较多；但另一方面，由于本病缺乏统一公认的诊断标准，各家报道的病例存在很大的不同。如中山医科大学曾于 1991 年报告一组 40 例当时世界最大宗的病例分析，但其中 11 例（27.5%）为先天性胆管扩张症同时合并存在肝内胆管的扩张。2006 年国内一组 10 例的报道中，实际 3 例为先天性胆管扩张症合并肝内胆管扩张。如果将实为先天性胆管扩张症合并肝内胆管扩张者也归类为 Caroli 病，而有些报道则严格将单纯的先天性肝内胆管扩张症才列为 Caroli 病，那么对这些文献的统计对比分析肯定存有较大的差异。近年来由于超声显像和各种胆道造影技术等诊断方法的应用，可获得肝内病变的正确诊断，因此病例报道也日见增多。但仔细分析所报道的病例，会发现其中不乏为先天性胆管扩张症同时合并有肝内胆管的扩张。

随着对本症与先天性胆管扩张症各种关系了解的深入，目前多数作者认为这是一独立的病症，其与先天性胆管扩张症有着本质的区别。

Caroli 病发病机制尚未完全明确。目前多认为由于先天性胆管壁薄弱，胆道有轻重不等的阻塞使胆管内压增高，胆管扩张形成囊肿。

【病理与分型】

根据肝脏与胆管的病理组织结构、是单侧还是双侧以及单发还是多发有不同的分型。

1. 按组织结构分型 Caroli 按组织结构将其分为单纯型与门静脉周围纤维化型两类。

（1）单纯型肝内胆管扩张：有肝内的胆管扩张但肝实质的色泽与质地正常，仅在扩张的胆管壁上有纤维组织增生，与肝硬化及门静脉高压无关。约一半以上的病例合并肾囊性病变或髓质海绵状肾。

（2）静脉周围纤维化型：除肝内的胆管节段性扩张之外，常伴有肝脏先天性纤维化，从门静脉间隙到肝小叶周围均有广泛的纤维增生，甚至可导致肝硬化及门静脉高压症。

2. 按病变的范围分型 按病变的范围，将该症分为单侧型与双侧型两型，前者局限在一个肝叶或半肝，后者则累及左右肝叶。

3. 按病变的数量分型 根据病变的数量，分为单发性与多发性肝内胆管扩张症两种类型。肝内各级胆管均可有圆形或梭形囊样扩张，直径为 0.5～5cm，表现为串珠状或葡萄状，散布在肝叶内。

关于 Caroli 病与胆管癌变的关系，通过文献检索发现近 20 余年来国内外都有 Caroli 病合并发生胆道系统癌变的报道。但对这些文献进行认真、仔细的统计分析会发现,大多数报道均为先天性胆管扩张症合并肝内胆管扩张者发生的胆道癌变。尽管也有 Caroli 病胆道癌变的报道,但尚无证据证实本病也像先天性胆管扩张症一样具有极高的癌变率,有统计成人病例合并胆管癌变的发生率达 4% ~ 7%。

【临床表现】

本症主要发生于儿童或青少年,10 岁以下开始发病而出现症状者约占全部病例的 60%。女性稍多于男性。临床症状常不典型,以肝内胆管扩张和胆汁淤积所致的肝内小胆管炎症及结石形成为其临床特点,可起病于任何年龄。单纯型者临床表现为食欲降低、体重减轻、经常反复发作的右上腹疼痛、发热。可无黄疸或仅有轻度黄疸,有胆管炎时黄疸可加深,部分病例主要表现为反复发作的黄疸。在发作时肝脏常明显增大,待感染控制后,随着症状的好转肝脏多会较快地缩小。若合并严重的胆道感染可形成肝内脓肿或革兰阴性杆菌性败血症。笔者曾经历一例 5 岁女童,严重肝内胆道感染 2 个月无法通过药物控制,且肝功严重衰竭,最终行肝移植治愈。而切除的病肝为漫布全肝的多发性小脓肿。反复胆道感染的发作极易形成肝内胆管结石,又进一步加重了肝内胆管的梗阻,最终导致胆汁性肝硬化。若以门静脉周围纤维化型为主时,临床主要表现为门静脉高压、脾大及上消化道出血。

对于原因不明的寒战、高热、特别是经常出现的黄疸者应考虑本病的可能。由于本病常合并存在其他器官的囊性病变,应该同时了解肾脏、胰腺、脾脏是否也有囊性改变。

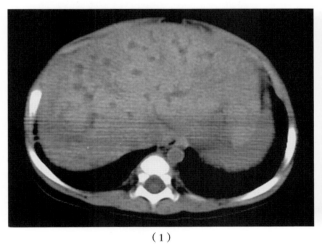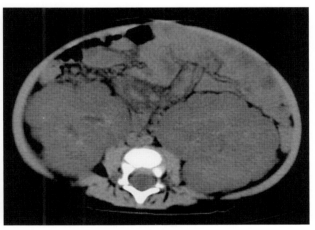

（1）　　　　　　　　　　　　　　　　（2）

图 30-1　CT 显示肝脏整体内漫布大小不等的圆形囊状病变
（1）肝脏明显肿大;（2）双肾显示多囊性改变

【诊断】

由于临床症状多不典型,因而诊断较为困难。近年由于影像学检查手段的极大进步,可以较清晰地于手术前了解肝内的病理形态而获得正确的诊断。

1. 常规检查　常规的血、尿检查,特别是对肝功的了解非常重要,每次肝内胆管的炎症发作对整体的肝脏都是一个较大的损害,常表现为转氨酶的增高、碱性磷酸酶以及胆红素的明显上升,随着病期的延长,甚至发生严重的低蛋白。

2. 特殊检查

（1）B 超检查:简便、迅速、无损伤,可作为首选方法,可以显示肝内扩张胆管的部位与形态。可见肝内胆管呈囊样或串珠样扩张,肝切面图像可见囊状、葡萄状或串珠状无回声暗区,境界清晰,后壁回声增强。囊肿沿肝内胆管走向分布,并与之相通。囊肿之间可见正常胆管声像图,还可以准确地了解肝外胆道的形态和是否有肝内胆管的结石。胆管的单向流动对诊断也有一定的帮助。Stellamor 认为 B 超使该病的诊断变得容易,但仅凭 B 超仍无法确诊。

（2）CT 检查（图 30-1 ~ 图 30-4,视频 44）:可以证实有无扩张的肝内胆管,并确定胆管扩张的部位、范围、形态和大小以及是否合并结石。常表现为肝脏内有多个水样密度的圆形囊状病变,彼此间或其边缘上可见与囊肿相通的轻微扩张的细小胆管。

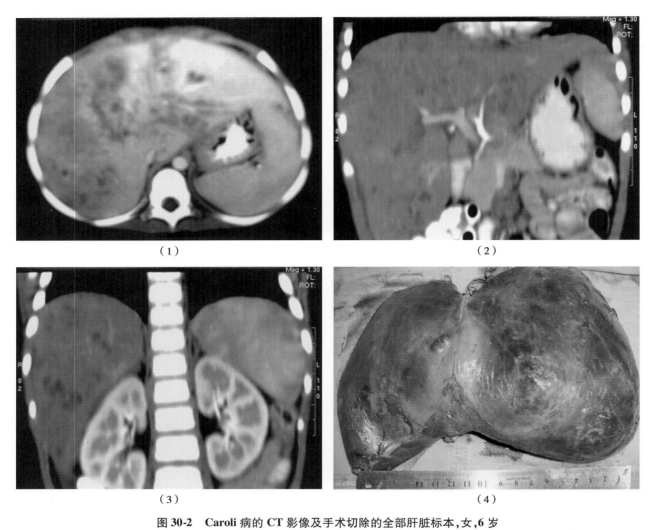

（1）　（2）

（3）　（4）

图 30-2　Caroli 病的 CT 影像及手术切除的全部肝脏标本，女，6 岁
（1）（2）（3）CT 显示肝脏整体内漫布大小不等的圆形囊状病变，肝脏明显肿大；（4）同种异体肝左叶肝移植时切除的患儿肝脏，全肝漫布大小不等的囊状病变，且大部囊肿为严重的化脓性病变

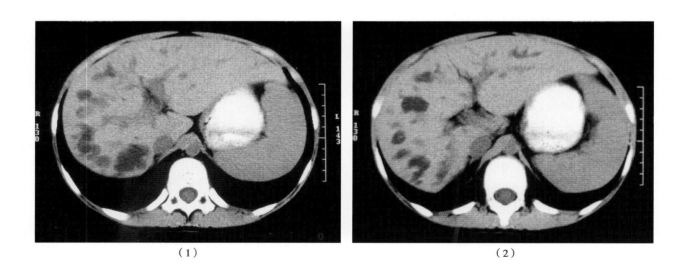

（1）　（2）

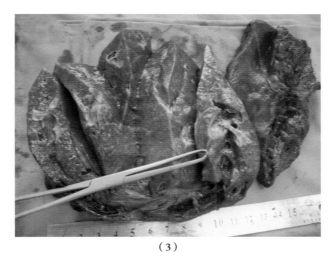

（3）

图 30-3　Caroli 病的 CT 影像及手术切除的肝脏标本,女,9 岁
（1）（2）CT 显示以右肝为主的肝内多发圆形囊状病变,肝脏明显肿大;(3)肝右叶大部切除的患儿肝脏,肝内可见漫布大小不等的囊状病变

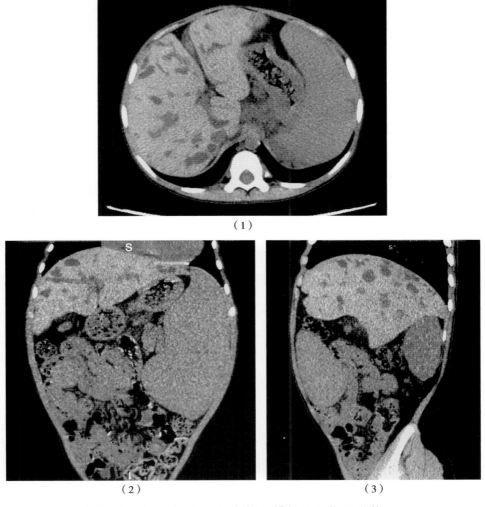

（1）

（2）　　　　　　　　　　　　　　　　（3）

图 30-4　Caroli 病的 CT 影像表现(横断面、冠状面、矢状面)
CT 分别示横断面、冠状面、矢状面肝内多发圆形囊状病变,脾脏明显肿大

这种不成比例的扩张并与正常胆管相间的特点是鉴别本病与继发阻塞性肝内胆管扩张关键,后者表现为从中央向末梢逐渐变细的成比例的扩张。中心点征是又一重要的征象,是指囊肿阴影内的小点状软组织影像。平扫密度低于或等于肝实质,增强后密度高于肝实质,其病理基础是门静脉分支被胆管扩张的囊壁包绕,并在切面上呈轴位投影。Seth 等认为"中心点"足以提供准确的诊断而可以不借助于损伤性的检查。

视频 44 Caroli 病 CT 影像表现

(3) 磁共振胰胆管造影(MRCP):MRCP 是一种有效的检查方法,可清楚地了解肝外及肝内胆管的形态。根据 T₂ 权重序列的静态水包括胆管和胰管内分泌物表现为高信号,而实质性器官为低信号,流动的血液因为流空效应而无信号,因而 MRCP 不需要造影剂就可以获得良好的对比。可显示肝内胆管扩张的部位、大小以及有无结石存在,且有三维结构形态。并可发现本症并不合并胰胆管合流异常,此特点与先天性胆管扩张症有很大的不同。后者可合并肝内胆管的扩张,但几乎均存在胰胆管合流异常,而 Caroli 病则不合并胰胆合流异常(图 30-5)。

多无明显的肝外胆管的狭窄和梗阻征象。许多学者认为本法可以作为 Caroli 病的首选方法。因 PTC(经皮肝穿刺胆道造影)是有损伤性的检查,现临床上已较少应用。

【鉴别诊断】

1. 多囊肝 多囊肝也是肝脏内存在多发性囊肿,但囊肿不与胆管相通,囊液也不含有胆汁,不并发肝硬化。与先天性肝内胆管扩张症不同的是本症多无肝脏及胆管的临床症状,一般不会发生胆管的炎症。多囊肝也常伴有多囊肾,可因肾功能不良而出现症状。先天性肝内胆管扩张症者可伴有肝纤维化,门静脉高压症。

2. 继发性肝内胆管扩张症 多有远端胆道狭窄或梗阻的病史。因胆管内压力长期增高,使胆管被动性、继发性扩张,多累及 1、2 级胆管,呈树枝状,扩张的口径逐渐递减。当原发性的狭窄或梗阻因素解除后,扩张的肝内胆管可逐渐恢复正常。而先天性肝内胆管扩张症多无明显的肝外胆管的狭窄和梗阻原因,肝内胆管的扩张多为囊性。

【Caroli 病与先天性胆管扩张症合并肝内胆管扩张的关系】

在对本病的认识过程中,最引起混乱的是本病与先天性胆管扩张症的关系问题。本病是一种独立的疾病还是先天性胆管扩张症的一种类型、本病与先天性胆管扩张症之间的病理、预后、治疗的关系等都引起过许多的争论,不同的学者也有其不同的主张。

20 世纪 70 年代 Todani(户谷)针对先天性胆管扩张症的分类提出后来被国际广为引用的 Todani 分类法,其在 Alonso-lej 分类的基础上增加了第Ⅳ型和第Ⅴ型,即多发性扩张型。肝外胆管扩张同时合并有肝内胆管的扩张为第Ⅳ型,先天性的肝内胆管的扩张而无肝外胆管扩张为第Ⅴ型。我国卫生部统编教材《小儿外科学》、七年制《外科学》的有关章节中也引用 Todani 分类法,将 Caroli 病列为先天性胆

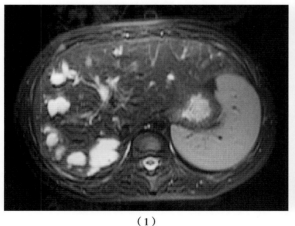 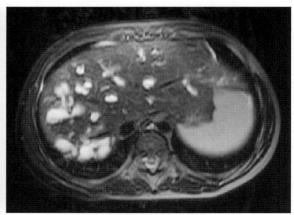

(1) (2)

图 30-5 Caroli 病的 MRCP 影像
Caroli 病 MRCP 检查清晰显示肝内胆管形态

管扩张症的一个类型。而 Caroli 本人于 1973 年报道本病常伴有先天性肝纤维化,且症状特殊、预后也有其自身的特点,主张应该列为独立的一型疾病。1971 年土田首次报道了 16 例先天性胆管扩张症中有 9 例合并存在肝内胆管的扩张,对比分析了 Caroli 病与先天性胆管扩张症的病理基础、症状特点、特别是否合并胰胆管合流异常等。近年,多数学者都认为两种疾病有着根本的区别,本症应该作为一种独立存在的疾病。

1. 基本病理改变的差异　尽管有学者曾将 Caroli 病列为先天性胆管扩张症的一个类型,但两者的基本病理改变存在很大的差异。前者是指病变仅存在于肝内胆管的囊状扩张,而后者一定合并肝外胆总管的扩张,可以是囊性,也可以为梭状。土田曾报道合并肝内胆管扩张的先天性胆管扩张症的手术后长期随访观察,全部 43 例小儿病例中,20 例同时合并肝内胆管扩张,占 46.5%。根治术后经过平均 13 年 6 个月的长期观察,7 例(35%)肝内胆管扩张持续存在,而 13 例(65%)已经完全消失。分析肝内胆管的病变与手术后肝内胆管扩张消退的关系,发现肝内胆管呈囊状扩张伴狭窄者 3 例,术后扩张持续存在;不伴狭窄者 7 例,至随访时 4 例扩张消失。而肝内胆管梭状扩张者 10 例,仅有 1 例扩张持续存在。可见当肝外胆总管扩张的病变解除、胆道重建后,大部分病例的肝内胆管扩张的病变可自行消退。提示部分病变可能是继发性的,由于肝外胆道压力的增加而逐渐导致肝内胆管扩张。而 Caroli 病则为肝内胆管自身的先天性病变。作者认为应该区分为两种不同的独立疾病。

2. 是否合并胰胆管合流异常的差异　我国学者黎明从病因学上是否合并胰胆管合流异常的角度,对 Caroli 病与先天性胆管扩张症合并肝内胆管扩张的关系进行分析探讨。作者通过 ERCP 检查两组病例的胰胆管的合流形态和肝内胆管的病理变化,发现 Caroli 病的肝外胆管均不扩张而且是胰胆管分别显影,胰胆管的合流部未见任何形式的胰胆管异常合流形态。其肝内胆管多呈多发性囊状扩张,部位多在远离左右肝管的末梢,囊泡多不连续,之间可有正常的胆管。而先天性胆管扩张症合并肝内胆管扩张者表现为肝外胆总管的囊状、梭状扩张。部分合并肝内胆管的囊状、梭状扩张,部位多在左右肝管的近端,可为扩张的肝内胆管的延续,造影时胰胆管多同时显影,均合并胰胆管合流异常的存在,提

示 Caroli 病与先天性胆管扩张症可能是不同的病因所致,不应将 Caroli 病归于先天性胆管扩张症的一种类型,而应为独立的疾病。

3. 治疗及预后的区别　先天性胆管扩张症的预后较好,经过扩张胆总管、胆囊切除,胰胆分流胆道重建的根治性手术后绝大多数治愈,合并肝内胆管扩张者,手术后大部分病例的肝内胆管扩张也逐渐消失。未消失者也多不会引发严重的肝胆问题。而 Caroli 病的治疗则较为复杂,即使手术,许多病例的效果并不满意。特别是弥漫性肝内胆管的囊状扩张者效果更差,如果病变广泛、反复发作无法控制,甚至导致肝硬化者,肝移植就成为唯一的选择。

【Caroli 病与胆管癌变的关系】

通过文献检索发现,近 20 余年来国内外都有 Caroli 病合并发生胆道系统癌变的报道。但对这些文献进行认真、仔细的统计分析会发现,大多数报道均为先天性胆管扩张症合并肝内胆管扩张者发生的胆道癌变,而真正的 Caroli 病癌变者极为少见,因此 Caroli 病与胆管癌变的关系尚不明了,尚无证据证实本病也像先天性胆管扩张症一样具有极高的癌变率。

【治疗】

本病的治疗较为棘手,对 Caroli 病的最佳治疗方案仍有争论,严重病例的预后也往往较差。对于无胆道梗阻或胆管炎的患者可暂不治疗,观察随访。轻微症状者可以先采用保守治疗的方法。基本治疗原则应以早期诊断、预防和治疗胆管炎为基本要求。

1. 保守治疗　明确诊断后可以较长时间地应用广谱抗生素,同时给予利胆剂和保肝药物。有学者报道并用利胆、解毒的中药可以较好地缓解症状或延长非发作期。但有时效果并不满意,无法完全控制胆管炎的反复发作,而只有转为手术治疗。

2. 手术治疗　由于病变广泛,所以外科治疗往往非常困难。如果病变局限于一叶肝脏,可以实施肝部分切除或肝叶切除,此种病例手术效果最为理想,但据报道能成功切除者不足 30%。董家鸿等认为应与肝内胆管结石的处理原则一致:完整切除病灶,解除胆道狭窄及梗阻,取尽结石,建立通畅的胆道引流。如果扩张的囊肿较大且靠近肝脏表面,也可以行囊肿部分切除后肝内胆管与空肠 Roux-Y 吻合,以促进胆汁的引流和结石的排出,部分病例效果较好,手术后顺利地促进黄疸的消退。对于病变累及左右肝叶,全身情况差,黄疸及肝内胆管炎症无法

有效控制者,可以暂时性地行经皮肝穿刺胆道外引流手术(PTECD),以引流胆汁,控制炎症和全身严重的黄疸。但手术后胆汁丢失量过多,常导致水、电解质平衡紊乱和营养不良。应该积极纠正,并适当提供静脉营养。

如合并门静脉高压、脾大、食管静脉曲张出血等只能对症处理,必要时可行脾切除或断流术。合并肝脓肿可切开引流或行包括脓肿在内的肝叶切除。

如果以上方法仍无法控制或病变广泛累及全肝、病情重笃者,肝移植成为唯一有效的最终选择。近年来我国肝移植技术进步,已经取得较好的成绩。1997年6月30日第四军医大学第一附属医院西京医院为一名本病所致肝硬化的10岁患儿施行肝左外叶移植,供肝来自40岁的父亲,女孩已上学,这是我国内地首例儿童活体部分肝移植病例,也是健康存活时间最长的纪录保持者,父女均健康存活。笔者曾行同种异体部分肝移植治疗一例患Caroli病的6岁女童,已存活4年多。到目前为止国内外已有较多的本病患者接受肝移植的报道。但尽管如此,肝移植仍存在许多医学或非医学性的难题。因此对于本病,怎样更好地了解其病因、病理,寻找切实可行且有效的治疗方法,仍是各国学者今后需要努力的方向。

（董　蒨）

参 考 文 献

1. 董蒨. 小儿肝胆外科学. 北京:人民卫生出版社,2005.
2. 傅福来,印洪林,周晓军. Caroli病的临床病理学观察. 临床与实验病理学杂志,2001,17(3):185.
3. 李冀,邱正庆,魏珉. 儿童Caroli's综合征. 中国当代儿科杂志,2009,11(1):11-14.
4. 曹绣虎. Caroli病的诊治经验. 临床外科杂志,1995,3:288-289.
5. 吴志锦,黄洁夫,曹绣虎,等. 先天性肝内胆管囊性扩张症40例报告. 中华外科杂志,1991,29:623.
6. 李良,齐兆生,冯延昌. Caroli病癌变4例报告. 中国普通外科杂志,2000,9:468-469.
7. 黄志强,刘永雄,周宁新,等. Caroli病外科治疗中的问题. 中华外科杂志,1995,33:466.
8. 宋震亚,唐训球,钱可大. Caroli病7例报告. 中华消化杂志,1995,15:178-179.
9. 汪建成,胡道予,邹晓媚,等. Caroli病影像诊断的回顾性分析(附10例). 中国医师杂志,2006,8(4):543-544.
10. 张博. Caroli病合并胆管癌一例报道. 腹部外科,2007,20(2):84.
11. 吴欣,吴孟晋,罗生强,等. Caroli病Ⅰ、Ⅱ型的临床特征-78例分析. 胃肠病学,2016,21(7):424-428.
12. 舒清明,纪小龙,王美娥,等. 亲体肝移植治疗先天性肝内胆管扩张症(Caroli病)一例. 中华肝胆外科杂志,2008,14(8):558.
13. 胥楠,严律南,陈哲宇,等. 肝移植治疗Caroli病七例报道. 中华器官移植杂志,2010,31(9):538-540.
14. 李盛,李伟,何生松,等. 先天性肝内胆管囊性扩张症1例. 中华肝脏病杂志,2013,21(5):389-390.
15. 苏琳,董蒨,张虹,等. 计算机辅助手术系统在先天性胆管扩张症诊治中的应用. 临床小儿外科,2016,15(2):140-143.
16. Dayton MT,Longmire WP Jr,Tompkins RK. Caroli's Disease:a premalignant condition? Am J Surg,1983,145:41-8.
17. Chiba T,Shinozaki M,Kato S. Caroli's disease:central dot sign re-examined by CT arteriography and CT during arterial portography. Eur Radiol,2002,12:701-702.
18. Wu KL,Changchien CS,Kuo CM. Caroli's disease-a report of two siblings. Eur J Gastroenterol Hepatol,2002,14:1397-1399.
19. Waechter FL,Sampaio JA,Pinto RD. The role of liver transplantation in patients with Caroli's disease. Hepatogastroenterology,2001,48:672-674.
20. Takatsuki M,Uemoto S,Inomata Y. Living-donor liver transplantation for Caroli's disease with intrahepatic adenocarcinoma. J Hepatobiliary Pancreat Surg,2001,8:284-286.
21. Lai Q,Lerut J. Proposal for an algorithm for liver transplantation inCaroli's disease and syndrome:putting an uncommon effort into a common task Clinic Transplant,2016,30(1):3-9.
22. Moslim MA,Gunasekaran G,Vogt D,et al. Surgical Management of Caroli's Disease:Single Center Experience and Review of the Literature J. Gastrointest Surg,2015,19(11):2019-2027.

第三十一章

先天性胆道发育不良

先天性胆道发育不良（congenital biliary hypoplasia）又称小叶间胆管减少或肝内胆管减少症，是一种并不多见的肝内胆管狭窄或肝内胆管进行性减少甚至消失而引起的肝内胆汁淤积性疾病，最后导致肝硬化的一种先天性胆管畸形。有人将其归类于硬化性胆管炎范畴内的特发性胆管病，也有人认为是胆道闭锁病程中的一个阶段。依照是否伴有特定的合并畸形，将其分为症候群型与非症候群型两种类型。

Alagille 综合征（AGS）是一种具有明显的小叶间胆管数量减少及胆汁淤积伴多系统损害的一种显性遗传性疾病。该综合征在 1969 年由 Alagille 等首次报道，并在 1975 年得到进一步阐述。AGS 涉及的脏器包括肝脏、心脏、骨骼、眼睛和颜面等，临床表现主要包括胆汁淤积和胆管稀疏、先天性心脏病、面部异常、蝴蝶椎以及眼部异常，还有肾脏异常、生长发育迟缓、胰腺异常等。由于 AGS 可累及身体多个脏器，各脏器表现的严重程度在不同个体可有很大差异，因此在过去曾被称为不同的名字，包括肝动脉发育异常（arteriohepatic dysplasia，AHD）、综合征性肝管发育不全（hepatic ductular hypoplasia，syndromic）、综合征性小叶间胆管缺乏（syndromic paucity of interlobularbile duct）、胆汁淤积伴外周肺动脉狭窄（cholestasis with peripheral pulmonary stenosis）、Alagille-Watson 综合征（AWS）、肝内胆道闭锁（intrahepatic biliary atresia）、肝内胆管生成障碍（intrahepatic biliary dysgenesis）等，其中曾以综合征性小叶间胆管缺乏最常用。由于以上命名均不能反映 AGS 的全貌，因此，Alagille 综合征这一名字逐渐成为肝病、心脏和遗传学等领域文献一致认可的名字。

【病因及发病机制】

先天性胆道发育不良的病因不清，有家族遗传性。可能为宫内病毒感染引起胆管发育异常所致。其病理特点是全程胆管狭窄、纤细，或肝外胆管管径正常；或肝内胆管进行性减少或消失；胆囊正常或较大；晚期肝脏呈胆汁淤滞性肝硬化表现，肝组织学以小叶间胆管数量减少或消失为特点。随着家系研究和基因检测的开展，近年来报道病例逐渐增多，特定人群患病率可达 1：30 000。94% 的 AGS 由编码 JAGGED1 的 JAG1 基因突变或缺失所引起，约 1.5% 由 NOTCH2 基因突变导致，但有 4.5% 未检测到基因突变。JAG1 和 NOTCH2 基因都是 Notch 信号转导通路的重要组成部分。

JAG1 基因定位在染色体 20p12，编码细胞膜表面蛋白 JAGGED1。JAGGED1 是 Notch 受体的功能性配体，受体与配体相互作用启动下游信号转录，从而影响细胞的增殖与分化。生长发育过程中 JAG1 在心血管系统，特别是在全身动脉中表达。在体外，Notch 信号控制细胞增殖和血管内皮细胞的迁移和分化；在体内，Notch 信号通路促进心脏中上皮-间质细胞转型，诱导血管的生成，并且 Notch 信号可通过促进心肌再生、保护缺血心肌和抑制心脏成纤维细胞-肌纤维母细胞转化来修复心肌损伤。在越南 AGS 患者中 90% 可检测到 JAG1 突变，且 80%（17/21）都是未被报道的新突变，说明 JAG1 基因突变具有高度异质性。McDaniell 等筛选 11 例 JAG1 突变阴性的 AGS 患者，发现了 NOTCH2 基因的突变。NOTCH2 基因在近端肾单位的形成中起重要作用，其突变可导致肾发育不良及蛋白尿。该基因突变的 AGS 患者多具有胆管稀疏，但很少发现骨骼畸形及面部特征性改变，不完全符合传统诊断标准。

目前研究发现 Notch 信号在肝内胆管的生成及维持中起重要作用。Notch 信号缺乏导致肝内胆管生成异常，胆管内皮细胞减少，并导致肝内胆管的主分支及中间支生成异常。RBP(Notch 信号的组成部分)缺乏小鼠的单位门静脉所含胆管减少，且单位汇管区所含门静脉减少。Notch 信号在心血管系统发育及稳态维持中起重要作用，*JAGGED1* 在胚胎期即有表达，特别是在血管内皮细胞。Notch 信号缺失将会导致右心室肥大、肺动脉狭窄、室间隔缺损、冠状动脉异常及瓣膜缺损。在心内膜垫的形成过程中，*JAG1* 的缺失将会破坏内皮细胞向间充质转化，影响心内膜垫的形成。*JAG1* 突变的成年小鼠表现出与异常基质重塑相关的心脏瓣膜钙化。Zanotti 等发现 Notch 信号可以调节骨骼发育和重塑。Notch 信号缺乏不仅导致骨骼发育障碍和骨质流失，而且在骨肉瘤的发展和乳腺癌的骨转移方面也有促进作用。Notch 信号对近端肾小管上皮细胞以及肾集合管系统的发育起重要作用，并且对损伤修复及组织稳态也起关键作用，急性肾损伤的非 AGS 患者 Notch 信号表达升高以启动修复机制。此外，胆汁淤积还可以使载脂蛋白 A-I、HDL、VLDL 等合成障碍，引起高脂血症，从而引发肾脏脂质沉积，引发系膜增生性肾小球肾炎、微小病变性肾小球肾炎等。颅面受累机制的报道较少，Humphreys 等通过研究在颅面发育中起重要作用的脑神经嵴细胞(CNS 细胞)，发现 *Jagged1* 敲除的小鼠 CNS 细胞增殖减少、细胞基质减少、分支血管生成减少，从而导致中面部发育不良，30 天后小鼠死于下颌错位及口腔闭塞导致的无法咀嚼。眼部受累机制的报道较为罕见，眼睛受累后可表现为视乳头水肿，Yilmaz 等的研究发现 *Jagged1* 可参与颅缝闭合，AGS 的患儿颅缝早闭，怀疑颅压升高导致视乳头水肿。

【肝脏病理】

肝脏活检病理发现小叶间胆管减少或缺乏，曾被认为是 Alagille 综合征的最重要的恒定的特征。然而，近年研究发现，有些 Alagille 综合征的患者在婴儿早期可无小叶间胆管消失或减少，其小叶间胆管消失是在生后逐渐发生的。有研究发现，6 月龄前进行肝脏穿刺活检，仅有约 60% 的患者有小叶间胆管缺乏;6 月龄后进行肝活检,95% 的患者可表现小叶间胆管缺乏。有些 Alagille 综合征的患者可表现为汇管区的减少。部分病例汇管区可有炎性细胞浸润，早期纤维化常不明显。若有早期纤维化,则可表现为窦旁纤维化,而非汇管区纤维化。少部分的 Alagille 综合征患者在疾病早期可有小胆管的增生，此时和胆道闭锁鉴别非常困难。奇怪的是，随着年龄增长，虽然小叶间胆管的消失在大多数病例逐渐发展，但很少进展为肝硬化。

【临床表现】

先天性胆道发育不良多以不明原因的反复发作或持续性黄疸、肝脾大为特点。最初的临床表现与胆道闭锁和新生儿肝炎类似，特别是非综合征型与胆道闭锁更难以区分。AGS 可累及多个器官，肝脏、心脏、骨骼、眼睛异常及特殊面容是该病最常见的临床表现。

1. 肝脏表现　肝脏上常常表现为不同程度的胆汁淤积，致胆汁淤积性慢性肝病。绝大多数患者因为胆汁淤积的临床表现而就诊。黄疸是该病最主要的表现之一，多数在婴儿早期，尤其在新生儿期即可出现高结合胆红素血症，呈阻塞性黄疸表现。大约一半的患者黄疸持续整个婴儿期，部分患儿黄疸可能逐渐有所缓解。瘙痒是 AGS 的突出表现，当属在所有胆汁淤积性肝病中最严重的，往往较黄疸和胆汁淤积表现更为明显。但可能由于感觉神经发育不成熟，患儿在 3~5 月龄之前很少出现此症状，幼儿期后较常见，无黄疸患者亦可有瘙痒症表现。肝大见于绝大部分 AGS 患者，包括婴儿期。脾大开始时少见，但随病情进展，可见于约 70% 的患者。因为胆汁淤积，AGS 患者可有严重的高脂血症，尤其以血中胆固醇升高最明显。严重者可见多发性黄瘤，通常在生后数年内逐渐增多，随着胆汁淤积改善可消失。肝功能化验血中胆红素升高可达正常上限的 30 多倍，胆汁酸可达百倍以上。血中转氨酶水平也不同程度升高，但肝脏合成功能常不受影响。凝血功能障碍常见，但多在注射维生素 K 后可纠正，表明系因继发于维生素 K 缺乏。肝病严重程度是影响 AGS 患者预后的主要原因。

2. 心脏表现　心脏杂音是 AGS 第二常见的主要体征，杂音主要因肺动脉流出道或外周肺动脉的狭窄引起。外周肺动脉狭窄可单独发生，也可合并心内异常，包括法洛四联症、室间隔缺损、房间隔缺损等。文献报道患者 85%~95% 可见心血管异常。Alagille 等早期诊断的 15 例患者中有 13 例出现粗糙的收缩期杂音。随后的大组研究中也发现 85%

的患者有心脏杂音,70%为无症状的、非进行性的肺动脉主干或外周肺动脉的狭窄,12.5%的患者肺血管发育不良,8.8%的患者表现为严重的法洛四联症。心血管畸形是影响 AGS 患者预后的另一主要原因。

3. 骨骼表现　AGS 患者可有脊椎异常,主要表现为蝶状椎骨。特征性的蝶状椎骨表现见于约33%~87%的患者。骨骼的异常通常不表现出临床症状,而在 X 线检查时发现。其他的骨骼异常包括指(趾)骨缩短、远端尺骨和桡骨缩短、毗连椎骨融合、第十二肋骨缺如、锥体中央透亮等。此外,AGS 患者可发生严重代谢性骨病、骨质疏松症及病理性骨折(尤其表现在股骨)等。

4. 眼部表现　眼部异常涉及角膜、虹膜、视网膜及视神经乳头等。角膜后胚胎环是最具有特征性的眼部改变。角膜后胚胎环即凸出中心位的 Schwalbe 环,常出现在角膜内皮和色素层小梁组织的交界处。后胚胎环可见于 56%~95%的患者,但8%~15%的正常人亦可见此表现,因此,单独出现诊断价值有限,只有同时存在其他异常时才有意义。其他眼部异常包括青光眼与角膜巩膜发育不全(阿克森费尔德异常)、中胚层发育不全(Rieger 异常)、异常的视神经乳头、小角膜等。AGS 患者的眼部异常很少出现临床症状。

5. 面部表现　AGS 患者的面部特征为前额突出、眼球深陷伴眼距中度增宽、尖下颌、鞍形鼻并前端肥大等。特殊面容可能早在婴儿期即已存在,小婴儿以前额突出和耳发育不良多见,随年龄增长,其他各项特征渐突出。在成人,前额突出不太明显,但下颌突出更明显。头部侧面观则显扁平,但耳部突出。其他报道的面部特征包括大耳朵、复发性鼻窦炎、中耳炎、高调音等。由于前额突出和眼球深陷,许多 AGS 患者面容可怖。

6. 其他表现　随着研究的深入,许多其他器官的临床表现逐渐被证实与 AGS 有关。除了上述的五个主要表现以外,次要临床表现主要涉及肾脏、胰腺、气管或支气管、空肠、回肠和脑血管等的一些异常。肾脏异常可见于 40%~50%的 AGS 患者,孤立肾、异位肾、分叉型肾盂、小型肾、单侧肾、双侧多囊肾及肾发育异常等为常见表现,气管支气管狭窄、空肠回肠狭窄与闭锁、小结肠等亦有报道。AGS 患者也可有体格和精神发育障碍、大运动发育迟缓、异常

的视觉、听力和其他体觉异常、肌力减退和震颤等,但多随强化营养或肝移植而改善,提示这些改变可能是继发性的。颅内出血是最重要的颅内并发症,可发生在颅内不同部位。大多数的出血发生在无显著凝血障碍的患者。头部外伤,通常是轻微的外伤和一些病例的出血有关。结合最新的分子生物学研究以及尸检发现,推测其可能和固有的颅内血管发育异常有关,但这些微小的血管病变 MRI 也难以发现,因此目前还不能预测和预防。良好的凝血机制纠正和头外伤后仔细观察可能减少某些病例的病死率和致残率。

【诊断和鉴别诊断】
综合征型因绝大多数伴有特殊颜面及其他重要组织器官畸形,诊断相对容易。但非综合征型由于其表现与胆道闭锁和新生儿肝炎酷似,诊断则十分困难。多数是在剖腹探查或腹腔镜术中胆道造影时发现肝内外胆管纤细,且肝内胆管呈线样改变才确立诊断。

AGS 经典的诊断标准为肝组织活检有肝内小叶间胆管数量减少或缺如,并具有至少包括慢性胆汁淤积、心脏杂音、蝴蝶椎骨、角膜后胚胎环和特殊面容等五个主要临床表现中的三个,并排除其他可能原因。现在有些学者将肾脏异常也列为主要异常之一。如果肝活检不表现为肝内小叶间胆管数量减少或缺如,或由于某些成年轻症患者并未进行肝活检,修订的 AGS 诊断标准认为符合4 个或以上主要标准也可诊断。如果已知有 Jagged1 基因突变或家族阳性史时,2 个主要标准通常即可确诊。

AGS 患者血 GGT 升高明显,因此需要和伴有 GGT 升高的各种婴儿期胆汁淤积症相鉴别。要将 AGS 从其他原因引起的高结合胆红素血症中鉴别出来有一定的困难。这是因为虽然 AGS 是多系统受累,但脊柱、眼睛和肾脏异常的改变多无显著的临床表现,特征性的面容在婴儿早期也不显著等。早期诊断面临的最大挑战是如何与胆道闭锁相鉴别。由于胆道闭锁需要尽早手术治疗,而有报道若把 AGS 误诊而进行手术可使预后变差,因此如何有效区分二者显得尤为重要。肝穿刺组织活检对鉴别诊断有很大帮助。胆道闭锁的特征是小胆管显著增生,而 AGS 虽然在早期可不存在肝内胆管消失或减少,但也少见显著小胆管增生。然而,病理医生通常

很少注意和描写小叶间胆管情况,易造成漏诊,因此对临床怀疑 AGS 患者,要提示病理医生注意小叶间胆管的观察,同时要注意小胆管和小叶间胆管的区分,更好地识别是否有小叶间胆管的缺失。

超声波、放射性核素胆道显像的准确率为40%～60%。ERCP 是诊断肝外胆道疾病的有效方法。中国医科大学应用小儿 ERCP 方法为 11 例 5 个月至 12 岁先天性胆道发育不良病儿确定了诊断。他们均有婴儿期黄疸病史且反复发作,曾被诊为"新生儿肝炎综合征"、"肝炎"等。并有 1 例在其年龄 4 个月时经剖腹探查排除胆道闭锁,术中胆道冲洗。其 ERCP 结果全部呈全程胆管狭窄(但光滑柔润),直径 1.4～6mm,平均 3.9mm。基于这一结果,中国医科大学提出了先天性胆道发育不良与胆管闭锁和新生儿肝炎的鉴别经验。ERCP 若显示胆管形态与直径正常,则为新生儿肝炎综合征;若为全程胆管狭窄,则应诊为先天性胆道发育不良;若胆管未显示,则疑诊为胆道闭锁。但婴幼儿 ERCP 造影成功率为 83%～87%,且要求条件较高,不利于开展。胆道造影虽是诊断和鉴别诊断胆道梗阻的理想方法,但静脉胆道造影或放射性核素胆道显像因受肝脏功能,不能提供确切的实用参考价值。目前腹腔镜胆道造影是一项较为成熟的内镜技术,成功率明显优于 ERCP,既可观察胆管形态、胰胆合流情况及乳头部位,也可观察梗阻部位以上胆道是否有畸形。

【治疗及预后】

目前尚无病因治疗措施,其治疗以对症支持为主。对于诊断为 AGS 的患者,应注意监测各个器官的功能。良好的营养可改善生长发育落后,摄取多种食物的同时,要注意食物之间的搭配,做到平衡膳食。除补充适当的糖、脂肪、蛋白质外,还应注意补充微量元素及脂溶性维生素。他汀类药物(包括洛伐他汀、氟伐他汀、普伐他汀、辛伐他汀、阿托伐他汀以及最近的瑞舒伐他汀等)治疗,可以有效降低患儿总胆固醇和低密度脂蛋白胆固醇,但其远期疗效有待观察。

眼部症状多对症治疗,Fukumoto 等对 AGS 相关白内障患者进行白内障超声乳化术及人工晶体植入术,缓解了眼部症状。肾脏损伤可考虑透析治疗,但对于严重肾病可进行肾移植。AGS 患者的最终预后取决于肝脏和心脏疾病的严重程度。对于肝病引

起的严重的皮肤瘙痒可使用阿片受体拮抗剂纳曲酮、考来烯胺和利福平进行治疗,若无改善可考虑肝移植。Kamath 等发现 AGS 患者肝移植后的存活率显著低于先天性胆道闭锁的患儿。Lee 等对 9 例 AGS 儿童进行肝移植手术,活体肝移植后的 5 年和 20 年总生存率分别为 88.9% 和 77.8%。患者移植后随访 4.3～25.7 年不等,移植后第 30 天因肝动脉血栓形成死亡 1 例,另 1 例死于消化道出血和颅内出血并发脑疝。周围肺动脉狭窄是 AGS 最常见的心脏异常,大多数中心提倡进行导管介入干预,疗效较好,但多需要再次介入治疗。Cunningham 等对 69 例行肺动脉介入治疗的肺动脉狭窄儿童进行分析,发现初次干预后平均右心室/左心室压比值从 1.00 下降至 0.88,再次介入后可下降至 0.53。随访 1 年后有 38%±6% 的患者不需再次介入,5 年后下降至 22%±6%,有 18 例患者接受了 3 次以上的治疗。在平均 8.5 年的随访中死亡 10 例,出现并发症 5 例,但均为 1998 年以前的病例。有证据表明,外科手术也能获得较好的疗效,Mainwaring 等对 2001—2011 年期间接受外科肺动脉重建术的患儿进行分析,没有发现早期及远期死亡,随访时间为 11 个月到 9 年。Monge 等对 16 例行肺动脉重建术的患者进行分析,术中死亡 1 例,右心室/左心室压力比值下降至 0.40,比术前下降了 55%,在 5 年的随访中,并未发现死亡及需要再次手术的情况,因此,认为肺动脉重建术有利于患者长期生存。

(李索林)

参 考 文 献

1. 段恕诚,董永绥,朱启镕. 小儿肝胆系统疾病. 北京:人民卫生出版社,2002.
2. 李正,王慧贞,吉士俊. 实用小儿外科学. 北京:人民卫生出版社,2001.
3. 王建设. Alagille 综合征. 中国实用儿科杂志,2008,23:3-6.
4. 马艳立,宋元宗. Alagille 综合征诊断治疗进展. 中国当代儿科杂志,2014,16:1188-1191.
5. Kamath BM,Bauer RC,Loomes KM,et al. NOTCH2 mutations in Alagille syndrome. J Med Genet,2012,49:138-144.
6. Vozzi D,Licastro D,Martelossi S,et al. Alagille syndrome:a new missense mutation detected by whole-exome sequencing in a case previously found to be negative by DHPLC and MLPA. Mol Syndromol,2013,4:207-210.

7. Leonard LD,Chao G,Baker A,et al. Clinical utility gene card for:Alagille syndrome（ALGS）. Eur J Hum Genet,2014,22（3）:e1-e4.

8. Lin HC,Le Hoang P,Hutchinson A,et al. Alagille syndrome in a Vietnamese cohort:mutation analysis and assessment of facial features. Am J Med Genet A,2012,158A:1005-1013.

9. Kamath BM,Yin W,Miller H,et al. Outcomes of liver transplantation for patients with Alagille syndrome:the studies of pediatric liver transplantation experience. Liver Transpl,2012,18:940-948.

第三十二章

先天性胆囊畸形

先天性胆囊畸形(congenital gollbladder deformi-ties)与胚胎发育有关,胆囊是肝外胆管的一部分。在胚胎早期与胆管一样,有以上皮细胞增生的实化期和以空泡形成、融合的在沟通期。如胚胎早期肝憩室未分出尾状支,则形成无胆囊;如分出两个尾状支就形成双胆囊畸形;如空泡化过程障碍或部分停止,则形成胆囊分隔、胆囊憩室和形态变异;如尾状支发生异位,则可形成胆囊异位。先天性胆囊畸形罕见,术前难以做出诊断。一般来讲引起临床症状者较少。

(一) 先天性胆囊数目异常

1. 胆囊缺如(absence of the gallbladder)　胚胎八周内,胆囊位于肝脏内,以后逐渐移至肝外。如胚胎期未移至肝外,则形成肝内胆囊(intrahepatic gall-bladder)。胆囊可完全位于肝内,仅于胆囊部位可见肝脏部分隆起,或无此征象。亦可胆囊底及胆囊体位于肝内,仅部分胆囊颈位于肝外。有时见部分胆囊在肝内,仅小部分胆囊底及胆囊颈位于肝外。肝内型胆囊,因收缩困难,胆汁排出障碍,可形成结石和继发感染。这种情况术中常难鉴别,术中造影可以证实。在人类,先天性胆囊缺如或发育不全或变异极为罕见。据统计,至 2002 年全世界文献报道不足 300 例。2007 年我国学者曾报道 2 例个案,并对 1994 年以来国内文献报道的 76 例先天性胆囊缺如患者的临床资料进行分析。在所收集的病例中,有 2/3 还有其他胆道上的畸形或胰腺畸形。其余 1/3 可无临床症状,且其胆道可正常,仅为单纯的胆囊缺如。还应当注意,如果胆总管没有结石或其他梗阻性病变,不会使胆总管明显扩大。当然在肯定这种畸形诊断之前,首先要排除胆囊萎缩或肝内胆囊的可能,有时两者混淆不易分清,应认真检查鉴别。

Cross 发现先天性胆囊缺如女性略多见,男女之比为 1:2。Smyth 报告先天性胆囊缺如的患者,同时伴有肝外胆道畸形或发育不全,则这类患者常在出生后 6 个月内死亡。若仅胆囊缺如者,则可能活到成年。

2. 双胆囊(double gallbladder)　双胆囊系胚胎发育异常。胚胎第四周时,前肠尾侧部形成肝憩室。肝憩室分头、尾两支,头端发育成肝脏,尾端形成胆囊和胆囊管(图 32-1)。

(1) 双胆囊发生的原因:①肝憩室尾状枝发育时末梢发生分叉变异,Boyden 曾在两具 6 周的人胚中观察到胆囊管末端已经形成分枝状,如继续发育则形成双胆囊雏形;②肝憩室发育时形成两个胆囊原基,两者可以共同来源于胆总管,偶尔两者之一也可来源于右肝管或左肝管。发育成双胆囊后两个胆囊可以一个在正常位置,另一个位于右肝下,也可在左肝下,甚至在肝实质内;③双胆囊存在于完全重复的肝脏、胆道系统中,此极为罕见,Mulla 曾报道一例。双胆囊少见,有人收集 19 000 例尸解资料,仅发现 5 例,发生率为 0.26‰。有人统计约为 1/4000。双胆囊畸形男性发病率极少,据文献统计男女比例 1:1.68。但考虑到胆道疾病中女性发病率明显高于男性,双胆囊又多在术中发现,故其发病率男女似无明显区别。

(2) 双胆囊的主要形态:双胆囊有以下几种形态:①双胆囊、双胆囊管:双胆囊位置正常,两个胆囊各有自己的胆囊管,分别汇入肝总管。或一个胆囊管汇入肝总管,另一胆囊管汇入右肝管;②双胆囊、Y 型胆囊管:双胆囊位置正常,两个胆囊管先联合为一总的胆囊管再汇入肝总管;③双胆囊伴肝内副胆囊管:双胆囊位置正常,一个胆囊管汇入肝总管,另一个胆囊管汇入肝内胆管;④部分性肝内副胆囊:一个胆囊位置正常,而另一个胆囊部分位于右肝内,并有一短的胆囊管汇入肝总管;⑤左侧副胆囊:一个胆囊位置正常,另一胆囊位于肝左叶下面,胆囊管汇入

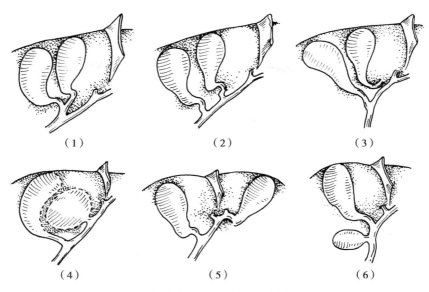

（1）　　　　　　（2）　　　　　　（3）

（4）　　　　　　（5）　　　　　　（6）

图 32-1　双胆囊的各种类型

左肝管；⑥肝胃韧带内副胆囊：一个胆囊位置正常，另一个胆囊位于肝十二指肠韧带内，胆管短粗，直接汇入肝总管。双胆囊可分别或共同为腹膜所包括，副胆囊不仅位置各异，而且大小体积不同。副胆囊之大小有时常与正常胆囊相仿，或略微偏小，但其不呈梨形而常呈球形。

在临床上，常由于胆结石引起的胆总管憩室和胆囊憩室误认为是双胆囊或隔膜胆囊。因此，对于X线片上的影像要特别谨慎，曾有报道手术前误将结石性胆总管憩室诊断为双胆囊。

如图32-1，①在正常的肝下方位置，两个胆囊管呈Y型；②在正常的肝下方位置，有两个分离的胆囊管；③在正常的肝下方位置，副胆囊管直接进入肝脏；④副胆囊之一部分埋入于肝组织内，副胆囊管进入主肝管；⑤副胆囊在肝左叶下面，副胆囊管进入主肝管；⑥副胆囊在肝胃韧带内，副胆囊管进入胆总管。

双胆囊可无临床意义，但有人认为副胆囊较正常胆囊更容易发生胆囊炎和形成结石。双胆囊畸形是否比单一胆囊更易发生病变，目前尚缺乏病理学证据。Harlaftis报道207例双胆囊中发生结石者65例，炎症者13例，腺癌2例，分别占31.4%、6.28%和0.97%。根据近年有关胆囊结石形成原因的研究认为双胆囊更易发生病变。其理由如下：①双胆囊畸形发育不良时，胆囊壁内CCK受体减少，神经支配欠缺，可由程度不等的肌层及胆囊管螺旋瓣发育不全等诸多因素均可造成胆囊舒缩功能的障碍；而胆囊黏膜分泌吸收功能同样可能存在一定的缺

陷，加上抗成核因子减少，从而更有利结石形成。②双胆囊畸形时由于胆道分叉增多且胆道内运行的压力和管径各不相同，胆流可形成漩涡，甚或逆流而形成胆汁滞留区，为结石形成提供条件。③双胆囊畸形时由于胆囊管扭转、折叠、交叉、压迫，导致排空不畅。Hicken曾报道1例双胆囊畸形，两根胆囊管交叉进入胆总管相互压迫。发生病变时，由于Y型胆囊管开口的两胆囊关系密切，一个胆囊病变时易造成共同的胆囊管慢性炎症纤维化，引起狭窄或结石梗阻等并导致另一胆囊排泄不畅，通常病变易波及双方。而胆囊管分别开口者，有时可见一个胆囊病变另一个胆囊正常者，但多两个胆囊都受累及。

双胆囊多无临床症状，临床多以胆囊炎和胆囊结石来诊，经检查确诊。双胆囊畸形伴发病变时，其临床症状与单一胆囊病变无明显区别，诊断较为困难，大部分术前难以明确诊断。在辅助检查中，B超是首选的方法之一。但是要求检查者要有丰富的临床经验，在检查中，要通过改变探头的方向及患者体位从不同的角度做反复检查，仔细观察肝外胆道与胆囊的关系，不能满足于单一胆囊的诊断。胆囊造影也有一定的意义，但病理状态下双胆囊畸形常常显示不清，与片中呈均不显影、仅其中之一显影或两者重叠显影，从而影响诊断。Harlaftis报道62例经手术证实双胆囊畸形病例术前经胆道造影确诊者仅为23例，诊断率为37.1%。CT及加强CT有助于双胆囊畸形的诊断。对于术前诊断不明、术中解剖不清者，做术中胆道造影可以帮助明确胆道的解剖结构，提高手术的安全性。治疗方面，国外有的学者

认为如果双胆囊同时病变，可以一同切除；若其中之一胆囊功能正常无病变，可予保留。有的学者认为双胆囊畸形时病变发生率较高，在成石胆汁的作用下，病变常常波及双方；同时在切除一个胆囊时可能导致另一个胆囊的血供、神经支配的破坏；加之残留胆囊周围组织粘连影响其功能，故主张双胆囊畸形伴发病变时均宜切除两个胆囊。

（二）先天性胆囊位置异常

1. 肝内胆囊　胚胎八周内，胆囊位于肝脏内，以后逐渐移至肝外。如胚胎期未移至肝外，则形成肝内胆囊（intrahepatic gallbladder）。胆囊可完全位于肝内，仅于胆囊部位可见肝脏部分隆起，或无此征象。亦可胆囊底及胆囊体位于肝内，仅部分胆囊颈位于肝外。有时见部分胆囊在肝内，仅小部分胆囊底及胆囊颈位于肝外。肝内型胆囊，因收缩困难，胆

汁排出障碍，可形成结石和继发感染。这种情况术中常难鉴别，术中造影可以证实。并可鉴别是肝内胆囊还是先天性胆囊缺如。这类患者在剥离胆囊时可发生较严重的出血，手术时应予注意。

2. 肝左叶下胆囊　胆囊位于肝左叶下面，这种畸形有两种情况，一种系内脏全部反位，肝和胆囊均在左侧，但肝和胆囊的位置正常。另一种系无内脏反位，仅胆囊位于左侧。这种患者的胆囊位于肝镰状韧带左侧。发生左位胆囊是由于在胎儿的发育过程中，左右侧均发生一个胆囊，但因右侧胆囊逐渐消失而左侧的胆囊依然存在且发挥其功能之故。肝左叶胆囊如发生结石和感染，临床很难做出诊断，手术探查亦较困难，易误认为胆管囊肿。胆囊造影可明确此种胆囊异位。

3. 右肝后胆囊　此种畸形相当少见（图32-2）。

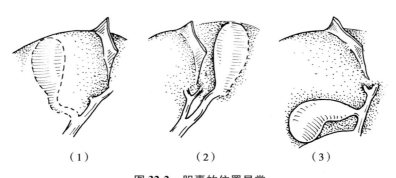

图32-2　胆囊的位置异常
（1）胆囊在肝实质内；（2）胆囊在肝左叶下面；（3）胆囊在肝右叶的后下面

（三）先天性胆囊形态异常

多因胚胎期胆囊空泡再沟通发育停顿或部分停顿所致。有如下几种类型：

1. 双房胆囊　胆囊外形正常而里面有纵行隔膜，将囊腔分成两个小房。

2. 双叶性胆囊（bilobed gallbladder）　是一种非常罕见的胆囊先天性异常。系胚胎时期形成胆囊的单一芽组织分为两部分，使胆囊底部完全分离，至胆囊颈部两者又相互融合，汇合后由一个胆囊管进入胆总管（图32-3）。

3. 胆囊憩室（diverticulum of the gallbladder）可发生于沿胆囊表面从胆囊底至胆囊颈的任何部位，憩室最常见于 Hartmann 氏陷凹。组织学与胆囊壁完全相同。Mayo 医院一组 29 701 例被切除的胆囊标本中，发现 25 例有胆囊憩室。胆囊憩室一般无临床症状，如憩室内有结石形成，易于感染，症状酷似急性胆囊炎。胆囊憩室的常见形态如图32-4所示。有时在临床上，常常由于胆结石引起的胆总管

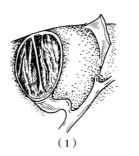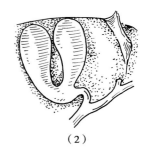

图32-3　双叶胆囊的形态
（1）有纵隔者；（2）在基底部分成对，在颈部融合

憩室或胆囊憩室而误认为是双胆囊或隔膜胆囊。因此，对于 X 线片上的影像要特别谨慎。

4. 葫芦状胆囊（Hour-glass gallbladder）　可能由于胆囊过度皱褶而形成。胆囊体部变细，形似葫芦，此处触之稍硬，常伴有胆囊腺肌病。

5. 皱褶胆囊　胚胎期中，肝脏的胆囊床有三个前后方向的弯曲，第一个弯曲相当于胆囊管的最高点；第二个弯曲相当于胆囊颈体交界部；第三个弯曲

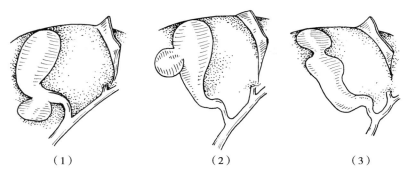

（1）　　　　　　　　　　（2）　　　　　　　　　　（3）

图 32-4　胆囊各个部位的憩室

相当于胆囊体底交界处。在发育过程中,正常时第三个弯曲逐渐消失。如果在发育过程中第三个弯曲继续存在,胆囊原基的发育快超过胆囊的发育速度,胆囊底部发生皱褶,如胆床发育过短,无第三个弯曲,则加重第二个弯曲,胆囊皱褶则发生于胆囊颈体交界处。此种畸形可分为两种类型。①浆膜后型:皱褶在胆囊体与胆囊底之间,胆囊颈部向前折曲,形似僧帽;②浆膜型:皱褶位于胆囊体与漏斗部之间。据统计正常人18%有胆囊皱褶存在,无显著的临床意义。

（四）先天性胆囊附着异常

1. 游离胆囊　又称漂浮性胆囊(floating gall-bladder)。正常的胆囊被疏松的结缔组织和腹膜固定于胆囊窝而不能充分活动。游离性胆囊有两种常见的类型,一种是胆囊管具有一明显的系膜,胆囊游离,则由肝脏下面2～3cm长的腹膜皱襞悬吊于肝下,次腹膜皱襞常位于胆囊管和胆囊颈部,胆囊体和底部游离。此种胆囊的底部易发生扭转,易屡发剧烈的右上腹痛。随年龄的增长,网膜脂肪逐渐减少,内脏下垂程度增加,胆囊游离更甚,所以老年人更容易发生胆囊扭转(kinking of the gallbladder)。胆囊扭转后出现右上腹及右季肋部持续性疼痛,向背部放射,可伴有呕吐及虚脱。有时在右上腹可触及肿块,数小时后随腹痛减轻而消失。如腹痛持续不缓解,且逐渐加重,疼痛范围扩大,并出现腹膜炎的体征,则应及时剖腹探查切除胆囊。

2. 胆囊先天性粘连　胆囊可先天性地与十二指肠、结肠肝曲或与肝右叶粘连。一般无临床症状,此种胆囊收缩功能差,易形成结石。

（五）胆囊管变异

胆囊管与典型连接不同的小变异非常多见。约有20%的胆囊管不是直接与肝总管平行行走一段,而是在同一结缔组织包膜内,然后再汇入胆总管。

由于胆囊管的变异很大,类型又多,且又较为常见,故在手术操作时如不注意,可将其误伤,手术后发生胆汁性腹膜炎。

胆囊管与肝总管的汇合一般可分为角型、平行型和螺旋型三种。角型:指胆囊管和肝总管相交并立即汇合成胆总管。其成角范围在15°～90°之间,以45°为最多见。平行型:胆囊管与肝总管相遇(此相遇点为假汇合点)后被一结缔组织所包绕,两管在此结缔组织鞘内平行下降一段距离后再汇合(此点为真汇合点)。平行型较多见。若两管间平行行走距离短,真汇合点在肝十二指肠韧带内者为短平行型;若真汇合点在十二指肠上部上缘以下的为长平行型。在这两型中以短平行型较多见。有人研究,两管平行走行距离平均为12mm左右,最长可达23mm,而最短者仅为5mm。由于胆囊管与肝总管平行走行一段距离,故在胆囊切除时,应在紧靠真汇合点处0.5～1.0mm处切断胆囊管。若在假汇合点处即结扎切断胆囊管,会使胆囊管残端遗留过长而在术后逐渐形成"假胆囊"。螺旋型:较少见。胆囊管与肝总管汇合之前,可绕过肝总管的前方或后方,开口于肝总管的前外侧壁或前壁,也可开口于后外侧壁、后壁或内侧壁。螺旋型患者在手术时不仅分离困难,而且常不易在紧邻肝总管处结扎。因此,在手术中必须认真分离,仔细辨认汇合处的管道关系,以免造成肝总管的误伤。胆囊管有时可因胆囊颈部直接汇入肝总管而缺如。偶可见胆囊管直接开口于十二指肠,此时肝总管也直接开口于十二指肠,两者大多平行。若系双胆囊,两个胆囊管可分别开口于胆总管或十二指肠。胆囊管位于胆囊后方者易误认为胆囊管缺如,此时手术时应小心分离胆囊后方的组织,仔细寻找胆囊管。但在诸多的变异中,下列几个异常比较多见:①胆囊管不在正常位置而绕到肝总管后或前180°或360°,再和肝总管连通;②胆囊管和肝总管平行向下,经一段距离后再连通;③胆囊管和右肝管(左肝管较少)相连通;④胆囊管直接进入十二指肠或在胆总管下端相连通。

(姜先敏)

参 考 文 献

1. 金惠明. 双胆囊畸形一例报告. 中华小儿外科杂志,1986,7:274.

2. 迟彦邦. 实用肝胆外科. 河北科学技术出版社,1996,332.

3. 周斌,马祖泰. 先天性胆囊畸形 1 例. 徐州医学院学报,1998,18:313.

4. 刘仁明. 先天性胆囊畸形 6 例分析. 四川医药,1999,20:421.

5. 李正,王慧贞,吉士俊. 实用小儿外科学. 北京:人民卫生出版社,2001.

6. 朱占领,王兴峰,侍艳,等. 超声在诊断先天性双胆囊畸形中的应用价值. 山西医药杂志,2016,45(19):2219-2221.

7. 唐黎明,王信富,任培土,等. 先天性胆囊缺如 2 例并文献复习,中华肝胆外科杂志,2007,13(11):726-728.

8. 松井陽. 黄疸および肝胆道疾患のスクリーニング. 周産期医学,1998,28:595-599.

9. 大藤澤知雄、友政剛編. 小児消化器肝臓病マニュアル. 東京:診断と治療社,2002.

第三十三章

胆栓综合征

Ladd 于 1935 年首先描述一种临床表现几乎与胆道闭锁完全相同但却无胆道系统器质性闭锁或狭窄的疾病,将其称之为胆汁黏稠症(inspissated bile plug)。目前本病命名仍不统一,亦称为新生儿胆汁淤积症或新生儿阻塞性肝炎。胆栓综合征(cholestatic syndrome)是指由于某些原因引起的新生儿及婴儿胆汁浓缩黏稠、胆汁栓瘀滞于胆管系统排出不畅而表现的梗阻性黄疸,是新生儿及婴儿期梗阻性黄疸的常见原因之一。

【病因和病理】

病因仍不完全明确,发病与多种因素有关。溶血性疾病(母子间 Rh、ABO 血型不合)、多种感染、严重脱水、完全肠外营养等均可引起。母子间血型不合导致新生儿溶血,造成胆红素负荷过重,进而出现梗阻性黄疸称之为胆汁黏稠综合征;其他原因导致的新生儿期结合胆红素升高、出现胆管堵塞症状者称之为胆栓综合征。

通过临床观察、手术及肝脏活检,支持阻塞性新生儿肝炎与胆道闭锁是同一炎症病理过程的不同阶段改变的观点。胆管闭锁为炎症病变的终末阶段,为破坏性炎症的结局。其炎症感染途径可能为在子宫内通过母体胎盘或围生期病毒感染。病理为炎症后胆管肉芽瘢痕组织形成,使胆道管腔逐渐缩小,最后导致完全闭塞。胆总管旁淋巴结的炎性肿大,亦可间接提示胆道炎症改变的存在。说明此病症是由于肝脏炎症波及胆管系统,致使细小的胆管内膜充血肿胀,管腔更趋狭小,造成疏胆通路的阻塞;另一方面,由于炎症使胆汁黏稠,胆流缓慢,胆汁淤滞,严重者致使肝外胆管趋于闭塞。病理改变的特征为肝外胆管正常或肝外胆管存在纤细的间隙,胆囊及十二指肠内有少许胆汁或无胆汁存在,胆道周围常可见肿大的淋巴结,胆汁黏稠,呈丝状的胆栓。

肝脏组织学可见大量多核巨细胞、髓外造血灶形成,有不同程度的单核细胞浸润,有时肝细胞可见含铁血黄素沉积。肝小叶中央区细胞坏死及不同程度的门脉周围纤维化;小胆管、毛细胆管内淤胆并见胆管增殖。随病情进展而出现胆汁性肝硬化。

【临床表现】

由于胆汁积聚在胆管系统内造成阻塞呈梗阻性黄疸,临床症状颇似胆道闭锁,继发于严重溶血者黄疸出现较早,生后 2 日即可出现明显黄疸。胆栓综合征胆道阻塞可以是部分性的也可以是完全性的,依阻塞程度不同,大便可以呈现淡黄色或白陶土样,同时有尿色加深。随着病程进展,因胆汁淤积出现肝大、少数病儿亦可合并脾大。由于胆道梗阻,肠道缺乏胆盐,必需脂肪酸及脂溶性维生素吸收障碍而出现脂肪泻、体重不增、营养不良等表现。血液中胆盐含量增加可刺激皮肤感觉神经末梢引起瘙痒。

【辅助检查】

血中胆红素增高,以结合胆红素增高为主;而继发于溶血性疾病者以未结合胆红素升高为主。B 超肝外胆道有时显示不清,常可见发育不良的胆囊,肝脏呈弥漫性病变。即使有较多辅助检查方法,如实验室检查及影像检查,但有时确诊本病仍感困难。鉴于对阻塞性新生儿肝炎与胆道闭锁的鉴别尚无一种简易有效的方法,应进行综合分析。早期肝功能检查及酶学检查,十二指肠液胆汁酸的含量以及血胆红素动态曲线的观察,肝胆核素动态检查和腹部 B 超检查,都有一定的参考价值。必要时早期行腹腔镜检查,胆道造影确诊。

临床上可综合应用以下几种检查方法:

1. 血中胆红素动态观察 每周查一次,胆道闭锁持续升高的幅度较大,以结合胆红素增高为主,胆栓综合征和胆道发育不良较低。

2. 十二指肠引流 可选用带金属头的细小十二指肠引流管,抽吸十二指肠液进行胆红素测定。

此法简便经济,对鉴别婴儿阻塞性黄疸价值较高。胆道闭锁十二指肠液为白色,无胆红素;胆栓综合征和胆道发育不良可引流出黄色十二指肠液。

3. B超检查　观察哺乳前、中、后胆囊大小的变化,测算胆囊面积及其收缩率,同时观察胆总管内径和扩张影像,对早期鉴别婴儿阻塞性黄疸有重要参考价值,哺乳前后胆囊收缩率达50%以上者,可排除胆道闭锁。Choi等根据胆道闭锁病儿肝门部存在纤维块,而其他阻塞性黄疸病儿肝门部没有纤维块,对婴儿阻塞性胆管病用B超探测肝门部纤维块进行鉴别诊断,同样取得了较好的效果。

4. 肝胆核素动态检查　^{99m}Tc-IDA显像剂具有迅速通过肝脏、胆汁中浓度高、血高胆红素水平时,胆道系统仍可显像等优点。此检查方法在胆道闭锁病儿肝外胆道和肠道内始终无放射性物质出现,而胆栓综合征可由肝脏排出放射性物质到肝外胆道,再到肠道。但由于IDA显像剂与胆红素均经阴离子转输机制进入肝细胞内,因此,血清胆红素对IDA被肝细胞摄取有竞争抑制作用,使胆栓综合征病儿肝外胆道和肠道无放射性物质出现,特别是婴儿肝外胆道口径较小,肝炎累及肝外胆道可出现炎症水肿和胆汁黏稠,使胆道完全阻塞,此法检查易误诊为胆道闭锁。

5. 腹腔镜检查　自20世纪70年代起,腹腔镜就已经应用于婴儿阻塞性黄疸的检查。腹腔镜下可观察肝脏的颜色、大小及形态结构,胆囊的大小及充盈与否,还可用一细针和一细塑料管经过腹壁及肝脏胆囊床直接插管作胆道造影,直接获得肝内外胆管影像而确定诊断;同时对浓缩胆栓综合征可留置导管术后冲洗胆道。

经过上述筛选检查,大部分婴儿阻塞性黄疸可做出正确诊断。如仍有困难,而又高度怀疑肝外胆道病变引起的外科性黄疸及临床考虑胆栓综合征,也不能除外胆道闭锁,内科保守治疗两周无效者,争取在生后60天内,及时行剖腹探查术,以免继续观察导致硬化,预后不佳。

【治疗】

1. 内科治疗　主要是利胆药物治疗,熊去氧胆酸可以减轻胆管病变、改善症状并促进脂溶性维生素吸收。肾上腺皮质激素类药物对退黄、改善胆汁淤积也有一定效果。苯巴比妥也可以降低血胆红素水平。部分病儿经保肝利胆药物治疗可以逐渐恢复,但一部分病儿效果不佳。

2. 手术治疗　对拟诊胆栓综合征患儿,经过正规保肝利胆治疗2周以上黄疸仍无明显好转甚至加重者,若一般情况能够耐受手术麻醉,可以手术探查胆道冲洗。若与胆道闭锁难以鉴别,更应及早探查。

(1) 剖腹探查胆道冲洗术:右上腹肋缘下或中上腹横切口,进入腹腔后探查肝外胆道、胆囊及肝脏,如胆囊充盈,肝外胆道无闭锁或扩张,应在胆囊底部作两根牵引线,用8号针头穿刺抽出少量胆汁,胆汁为黏稠状胆栓呈"拉丝状",即可确定本病。用生理盐水缓慢注入胆囊内,胆囊充盈,胆总管轻度扩张无阻力,生理盐水可进入十二指肠后充盈膨胀,继续冲洗胆道2~3次,亦可加入头孢类抗生素和地塞米松或用20% N-乙酰半胱氨酸作为溶解剂冲洗,拔出针头在该处置入直径1~2mm的硅胶管,荷包缝合,于腹膜处固定,逐层关闭腹壁各层。在胆道冲洗过程中,应轻揉肝脏,促使肝内胆汁排出。术中发现胆道周围有增大的炎性淋巴结可同时切除。术中取肝组织送病理检查以评价肝脏损害程度。术中应将抽吸的胆汁送检(常规送细菌培养及胰淀粉酶含量测定)。探查为胆道闭锁,应按胆道闭锁类型进行手术。

(2) 腹腔镜胆囊造瘘胆道冲洗术:常规的剖腹探查由于风险大,术后并发症多,且有一定的盲目性,病儿家长对此常有顾虑。腹腔镜手术则有创伤小、痛苦轻、术后恢复快、并发症少等优点,同时可在直视下检查肝脏、胆囊及肝门情况,必要时可作肝组织检查。常规腹腔镜胆道造影多在胆囊切除后经胆囊管造影,但由于婴幼儿胆道纤细,经胆囊管插管造影困难,应选择胆囊底切开胆囊置管胆道造影。一般在脐缘左侧放置0.5cm套管,置入5mm腹腔镜探查肝门,找到胆囊。在腹腔镜监视下,右上腹距胆囊底最近腹壁处,做一长0.5~0.8cm小切口,直接用血管钳提起胆囊壁底部牵出腹壁暴露于切口外,其底部置2根牵引线后作小切口吸出胆汁,置入F6气囊导尿管后充气并固定。自导尿管注入造影剂作胆道造影并摄片。术后用抗生素盐水和地塞米松每日冲洗胆道,冲洗半月后拔管。同时行护肝、消炎、营养支持等治疗。

本症如能早期确诊、及时胆道冲洗手术均能取得满意的效果,绝大多数在1~2个月后黄疸消退,肝功能恢复正常。

(李索林)

参 考 文 献

1. 李正,王慧贞,吉士俊. 实用小儿外科学. 北京:人民卫生出版社,2001.

2. 黄柳明,王平,刘刚,等. 腹腔镜用于婴幼儿梗阻性黄疸诊断和治疗的评价. 中国微创外科杂志,2003,3:15-16.

3. 任红霞,李龙,陈兰萍,等. 腹腔镜在婴幼儿胆管发育不良与胆汁淤积症诊断中的应用. 中华小儿外科杂志,2004,25(4):304-306.

4. Tang ST,Li SW,Ying Y,et al. The evaluation of laparoscopy-assisted cholangiography in the diagnosis of prolonged jaundice in infants. J Laparoendosc Adv Surg Tech A,2009,19:827-830.

5. Hirschfield GM,Heathcote EJ. Cholestasis and cholestatic syndromes. Curr Opin Gastroenterol,2009,25:175-179.

6. Carey EJ,Lindor KD. Current pharmacotherapy for cholestatic liver disease. Expert Opin Pharmacother,2012,13:2473-2484.

7. Evans HM. Scratching the itch of cholestatic pruritus:room for improvement in therapeutic strategies. J Pediatr Gastroenterol Nutr,2013,57:133.

第三十四章

小儿急性胆囊炎

急性胆囊炎(acute cholecystitis)是由胆囊管梗阻以及细菌/病毒等感染引起的炎症。小儿急性胆囊炎临床少见,好发于学龄儿童(>7岁),易漏诊误诊,随着近年诊断意识和技术的提高其发病率有逐步上升趋势。常合并胆囊结石,称急性结石性胆囊炎(acute calculous cholecystitis);部分患者胆囊无结石,称急性非结石性胆囊炎(acute acalculous chole-cystitis)。

【病因】

1. 胆囊管梗阻 各种原因引起的胆囊管梗阻是引起急性胆囊炎的重要原因。在结石性胆囊炎中,结石可直接堵塞胆囊管或机械性损伤胆囊管致使胆囊管继发水肿引起胆囊管梗阻。在非结石性胆囊炎,先天性的胆囊管畸形、狭窄、胆囊息肉以及寄生虫堵塞等可引发机械性胆囊管梗阻;长时间禁食、静脉营养等可以引起胆汁浓缩。胆总管畸形或梗阻发生时,胆囊管形成间接梗阻。胆汁排出受阻后,胆汁淤积于胆囊内,部分水分被囊壁吸收,致使胆汁浓缩,高浓度的胆汁酸盐具有细胞毒性,引起细胞损害,导致黏膜的炎症、水肿甚至坏死。

2. 细菌/病毒等感染 细菌感染往往在胆汁淤滞的基础上发生。致病菌可能来源于胆道逆行感染,也可经由血液或淋巴管途径进入胆囊。致病菌以革兰阴性杆菌为主,大肠埃希菌最常见,其他包括克雷伯菌、铜绿假单胞菌等,常合并厌氧菌感染。病毒感染在非结石性急性胆囊炎的发病中有重要作用,常见的病毒包括EB病毒、巨细胞病毒、甲肝病毒等,中国台湾有学者报道,一组74例小儿非结石性急性胆囊炎患者中有约40例是各种病毒感染导致的。其他病原微生物,包括疟原虫、沙门菌、布鲁斯菌及幽门螺杆菌等引发的急性胆囊炎也有报道,在免疫力低下人群,真菌也有可能成为病原。

3. 胆囊壁缺血 重症感染、创伤及休克状态下等引发的微循环障碍致胆囊壁缺血也被认为在急性胆囊炎的发病机制中有重要作用。Laurila等描述了毛细血管栓塞是急性胆囊炎的基本病理变化之一;Sanda等则报道了毛细血管栓塞是创伤引发的急性胆囊炎的共同病理表现之一。

4. 其他 有报道多种系统性疾病与急性胆囊炎发病相关,如系统性红斑狼疮、镰状细胞贫血、川崎病、囊性纤维化、慢性肉芽肿等,其机制可能与直接或间接引起胆汁淤积、结石形成以及胆囊壁缺血等相关。

【病理】

胆囊管梗阻后,胆汁淤积于胆囊腔内,胆囊肿大,压力增高,黏膜充血、水肿,此时若能及时解除梗阻,组织结构可恢复,不留瘢痕,为急性单纯性胆囊炎。严重者,炎症波及胆囊壁全层,囊壁水肿肥厚,浆膜面有纤维素性或者脓性渗出,形成化脓性胆囊炎,此时治愈后胆囊壁常包含瘢痕修复,胆囊炎易复发,胆囊常与邻近器官或组织粘连。胆囊壁缺血可以继发于胆囊内压力持续增高,也可以由休克、血管炎性疾病等引起,胆囊壁血供障碍发生时,囊壁缺血坏疽,形成坏疽性胆囊炎。全胆囊坏疽后,胆囊黏膜坏死,胆囊功能消失。坏疽性胆囊炎易合并胆道穿孔,形成胆汁性腹膜炎,或穿破至十二指肠、结肠等形成内瘘。胆囊底部为动脉供血的远端,易发生缺血,是胆囊穿孔的多发部位。

【临床表现】

临床常以右上腹疼痛为主诉,饱餐及进食油腻食物为其常见诱因。腹痛初始时常为局限性右上腹不适,逐渐加重,可发展至阵发性绞痛,范围可以扩展至整个右上腹,伴右肩背部放射痛,伴有恶心、呕吐、厌食等消化道症状。常伴轻到中度发热,若出现高热伴寒战常表示病情严重,如坏疽性胆囊炎、胆囊积脓、胆囊穿孔或合并急性胆管炎等。多数患儿无黄疸发生,少部分患者可出现轻度黄疸,原因可能为胆色素通过受损的胆囊黏膜进入血液循环;Mirizzi综合征发生时可出现明显黄疸。合并胆道穿孔则可能出现休克表现。

体格检查:急性病容,右上腹有不同程度压痛,Murphy 征阳性,渗出严重时可以伴有肌紧张,腹式呼吸减弱。部分患儿可以于右上腹触及肿大的胆囊,并有触痛,大网膜包裹明显时可能触及形态不规则的包块伴触痛。如发生穿孔则可以表现为腹胀、全腹压痛和腹肌紧张。

【辅助检查】

多数患儿有白细胞计数及中性粒细胞比例升高。血 ALT、AST 常升高,部分患儿血清胆红素及淀粉酶可升高。超声检查对急性胆囊炎诊断有重要价值,典型超声表现为胆囊增大、囊壁增厚(>4mm)、胆囊腔内有絮状物或胆泥样沉积等,严重时胆囊壁呈"双边征"、胆囊周围积液、胆囊壁积气等。囊内结石可显示强回声伴声影。CT 及 MRI 能协助诊断。对超声诊断有困难的病例,^{99m}Tc-HIDA 对急性胆囊炎的诊断有很高的敏感性和特异性,由于胆囊管的梗阻,胆囊不能摄取具有放射活性的核素,胆囊不显影,如果胆囊显影良好,95%的患者可以排除急性胆囊炎。

【诊断及鉴别诊断】

根据典型的病史体征,结合实验室和影像学检查,诊断并不困难。但小儿急性胆囊炎临床并不多见,小患儿又常不能提供准确主诉,临床易误诊漏诊,故在临床工作中应提高对本病的警惕,在以脓毒性休克情况下来就医的患儿,也要考虑到有本症的可能。有大量腹水者,可行诊断性腹腔穿刺,有助于诊断。鉴别诊断主要应注意以下疾病:

1. 胆道运动障碍(biliary dyskinesia) 本病在欧美报道发病率较高,由于 Oddi 括约肌功能障碍引发,可表现为右上腹疼痛伴厌食、恶心、呕吐等,症状与胆囊炎类似,但影像学表现胆囊呈正常形态,无胆囊壁增厚等表现,CCK-HIDA 试验胆囊收缩率(ejection fraction,EF)<35% 可诊断。

2. 急性病毒性肝炎 患儿有肝脏肿大,肝功能改变明显,而白细胞数增高不明显。B 超检查显示肝脏肿大明显,胆囊可有增大但胆囊壁无水肿肥厚等表现。

3. 急性胰腺炎 疼痛以上腹部或左上腹为明显,范围较广。体征不如急性胆囊炎明显。血清、尿淀粉酶明显升高,B 超检查能发现胰腺肿大、水肿,CT 检查能进一步明确诊断。

4. 阑尾炎 高位阑尾炎可以表现右上腹疼痛,伴发热、恶心、呕吐等,症状体征等都与急性胆囊炎类似。B 超、CT 等检查有助于明确诊断。

【并发症】

1. 胆囊积脓 急性化脓性胆囊炎经抗感染治疗后局限,但胆囊管梗阻持续未解除,积脓积聚于胆囊腔内,胆囊肿大,患儿腹痛症状常难以缓解,腹部体征于右上腹可扪及肿块,有明显压痛。超声及 CT 检查有特征性改变。

2. 胆汁性腹膜炎 胆囊穿孔胆汁渗漏至腹腔的结果,是急性胆囊炎的严重并发症之一,可引起一系列病理生理变化,不及时处理可并发休克等,严重可导致患儿死亡。

3. 膈下脓肿 化脓性胆囊炎大量脓性渗出积聚于膈下形成膈下脓肿,也可以在胆囊穿孔后形成局限性包裹性积液的基础上发生。

4. 肝脓肿 见于急性化脓性胆囊炎,化脓性炎症侵入胆囊床肝脏组织。少数合并有胆管炎,形成胆管源性肝脓肿。

5. 胆源性胰腺炎 多为急性胆囊炎时因 Oddi 括约肌痉挛及功能障碍所致,多为水肿型胰腺炎。

【治疗】

1. 非手术治疗 主要适应证是急性单纯性胆囊炎。急性期主要措施包括吸氧、禁食、胃肠减压、营养支持、维持水电解质平衡以及抗感染治疗。抗感染治疗可针对革兰阴性菌及厌氧菌选择抗生素,若有明确病原学依据则应进行针对性的治疗,尤其是对于特殊病毒及病原微生物引发的急性胆囊炎。适当使用解痉止痛及消炎利胆药物。对于继发于系统性疾病或特殊疾病的急性胆囊炎,应根据基础疾病的病理生理特点,进行针对性的治疗。

治疗期间应密切观察病情变化,随时调整治疗方案,若出现体温持续不降、腹痛加重或患儿一般情况不改善或恶化,应立即手术治疗。大部分患儿经非手术治疗后症状能够缓解。急性胆囊炎缓解后,部分患儿尤其是超声显示为泥沙样结石患儿,经过饮食结构调整合并中医中药治疗可取得良好的疗效。

2. 手术治疗 急性期手术方法选择的原则是安全、简单、有效。

(1) 急诊手术适应证:①单纯性胆囊炎(发作

72 小时内）；②经非手术治疗无效或治疗后病情恶化；③有胆道穿孔、急性腹膜炎、合并化脓性梗阻性胆管炎等严重并发症。

（2）手术方式：①胆囊切除术：首选腹腔镜胆囊切除术，主要适用于反复发作的单纯性胆囊炎。目前小儿腹腔镜技术已日趋成熟，小儿腹腔镜胆囊切除术（laparoscopic cholecystectomy，LC）也得到了广泛的认可。手术的关键是要细致解剖，保障胆管及肠管无损伤，有困难时应及时改行传统胆囊切除术或胆囊造瘘术。②胆囊造瘘术：对高危患儿或者局部粘连严重解剖不清者，或者已经发生胆囊穿孔合并有胆汁性腹膜炎患儿可行胆囊造瘘术，必要时可同时行腹腔引流术。术中应注意腹腔冲洗以尽量减少胆汁的刺激，注意盆腔的引流。一般引流 3 个月后再次手术，期间应严格注意水电解质平衡监测，尤其是对年龄小的患儿。③超声引导下经皮肝穿刺胆囊置管引流术（percutaneous transhepatic gallbladder drainage，PTGD）：主要适应于化脓性、坏疽性胆囊炎、病变局限且患儿一般情况较差时，引流通畅对病情改善会有很大帮助。穿刺进针途径应以经皮经肝进入胆囊为宜，此可避免胆汁漏入腹腔造成胆汁性腹膜炎；若胆囊肿大明显，且周围组织包裹明显时，可选择直接经皮进入胆囊的途径；置入的引流管管径应足够大，确保引流通畅。

【预后】

急性结石性胆囊炎治疗效果良好，近年极少有死亡病例发生；急性非结石性胆囊炎常由于基础疾病的存在或者一般情况较差，死亡率报道在 10% 以上。

（王金湖　高志刚）

参 考 文 献

1. 王培鑫，陈洁. 小儿胆囊炎、胆石症 62 例分析. 中华儿科杂志,2000,38(4):245.
2. Walker SK, Maki AC, Cannon RM, et al. Etiology and incidence of pediatric gallbladder disease. Surgery, 2013, 154(4):927-933.
3. Huffman JL, Schenker S. Acute acalculous cholecystitis: a review. Clin Gastroenterol Hepatol,2010,8(1):15-22.
4. Owen CC, Jain R. Acute Acalculous Cholecystitis. Curr Treat Options Gastroenterol,2005,8(2):99-104.
5. Prashanth GP, Angadi BH, Joshi SN, et al. Unusual cause of abdominal pain in pediatric emergency medicine. Pediatr Emerg Care,2012,28(6):560-561.
6. Gora-Gebka M, Liberek A, Bako W, et al. Acute acalculous cholecystitis of viral etiology-a rare condition in children? J Pediatr Surg,2008,43(1):e25-27.
7. Fuoti M, Pinotti M, Miceli V, et al. Acute acalculous cholecystitis as a complication of hepatitis A: report of 2 pediatric cases. Pediatr Med Chir,2008,30(2):102-105.
8. Prassouli A, Panagiotou J, Vakaki M, et al. Acute acalculous cholecystitis as the initial presentation of primary Epstein-Barr virus infection. J Pediatr Surg,2007,42(1):E11-13.
9. Huang SC, Yang YJ. Septic shock and hypofibrinogenemia predict a fatal outcome in childhood acute acalculous cholecystitis. J Pediatr Gastroenterol Nutr,2011,53(5):548-552.
10. Karagin PH, Stenram U, Wadstrom T, et al. Helicobacter species and common gut bacterial DNA in gallbladder with cholecystitis. World J Gastroenterol, 2010, 16(38):4817-4822.
11. Al-Otaibi FE. Acute acalculus cholecystitis and hepatitis caused by Brucella melitensis. J Infect Dev Ctries,2010,4(7):464-467.
12. Axelrod D, Karakas SP. Acalculous cholecystitis and abscess as a manifestation of typhoid fever. Pediatr Radiol,2007,37(2):237.
13. Anthoine-Milhomme MC, Chappuy H, Cheron G. Acute acalculous cholecystitis in a child returning from the Ivory Coast. Pediatr Emerg Care,2007,23(4):242-243.
14. Beiler HA, Kuntz C, Eckstein TM, et al. Cholecystolithiasis and infection of the biliary tract with Salmonella Virchow-a very rare case in early childhood. Eur J Pediatr Surg,1995,5(6):369-371.
15. Grosser J, Solomon H, Sotelo-Avila C. Acalculous candidal cholecystitis after pediatric renal transplant. Pediatr Transplant,2011,15(4):E71-75.
16. Laurila JJ, Ala-Kokko TI, Laurila PA, et al. Histopathology of acute acalculous cholecystitis in critically ill patients. Histopathology,2005,47(5):485-492.
17. Sanda RB. Acute acalculous cholecystitis after trauma: the role of microcirculatory failure and cellular hypoxia. South Med J,2008,101(11):1087-1088.
18. Yi DY, Kim JY, Choi EY, et al. Hepatobiliary risk factors for clinical outcome of Kawasaki disease in children. BMC Pediatr,2014,14(1):51.
19. Sood V, Mohanty P, Gabel M, et al. Recurrent Acalculous Cholecystitis in a Child with Chronic Granulomatous Disease. J Pediatr Gastroenterol Nutr,2015,60(2):e11-12.
20. Shihabuddin B, Sivitz A. Acute acalculous cholecystitis in a 10-year-old girl with cystic fibrosis. Pediatr Emerg Care, 2013,29(1):117-121.
21. Amoako MO, Casella JF, Strouse JJ. High rates of recurrent biliary tract obstruction in children with sickle cell disease.

Pediatr Blood Cancer,2013,60(4):650-652.

22. Mendonca JA,Marques-Neto JF,Prando P,et al. Acute acalculous cholecystitis in juvenile systemic lupus erythematosus. Lupus,2009,18(6):561-563.

23. Wang JS,Wang XH,Zhu QR,et al. Clinical and pathological characteristics of Alagille syndrome in Chinese children. World J Pediatr,2008,4(4):283-288.

24. Shukla RM,Roy D,Mukherjee PP,et al. Spontaneous gall bladder perforation:a rare condition in the differential diagnosis of acute abdomen in children. J Pediatr Surg,2011,46

(1):241-243.

25. Srinath A,Saps M,Bielefeldt K. Biliary dyskinesia in pediatrics. Pediatr Ann,2014,43(4):e83-88.

26. Lacher M,Yannam GR,Muensterer OJ,et al. Laparoscopic cholecystectomy for biliary dyskinesia in children:frequency increasing. J Pediatr Surg,2013,48(8):1716-1721.

27. Guralnick S. Cholelithiasis and cholecystitis. Pediatr Rev,2009,30(9):368-369.

28. Lobe TE. Cholelithiasis and cholecystitis in children. Semin Pediatr Surg,2000,9(4):170-176.

第三十五章

急性梗阻性化脓性胆管炎

【概述】

急性胆管炎(acute cholangitis,AC)由 Charcot 于 1877 年首次定义。急性胆管炎是细菌感染引起的胆道系统急性炎症,大多在胆道梗阻的基础上发生。炎症过程开始于肝外胆道,容易进展至肝内,导致菌血症。东京指南将急性胆管炎分为轻、中、重度。而急性梗阻性化脓性胆管炎是一种严重的胆道感染性急腹症,该病具有发病急、进展快、死亡率高的特点,其主要致病菌是革兰阴性杆菌。1983 年中华外科学会胆石研究会将其定名为重症急性胆管炎(acute cholangitis of severe type,ACST)。

【病因】

胆道梗阻和感染是导致急性胆管炎最主要、最常见的病因。

1. 胆道梗阻　　胆道梗阻导致胆汁排泄不畅是引起急性胆管炎的最根本原因。胆道梗阻的部位、程度、范围以及时间对 ACST 的发生均有不同影响。胆道梗阻最常见的原因是胆道结石,另外,先天性胆总管囊肿、恶性肿瘤、良性狭窄以及胆道干预等均是胆道梗阻的原因。

2. 胆道感染　　胆道系统的细菌感染可能是上行性感染或门静脉菌血症。多为以革兰阴性杆菌为主的肠源性需氧和(或)厌氧菌的混合感染,如大肠埃希菌、变形杆菌、铜绿假单胞菌等,其中以大肠埃希菌最多见。

3. 胆道高压　　胆总管压力是发病最重要的因素。如果压力超过 $25cmH_2O$ 这个临界值,肝脏抗感染机制被破坏,紧接着免疫功能紊乱。

【病理】

胆管梗阻后,胆管内压力升高,梗阻以上的胆管扩张,管壁增厚、黏膜充血水肿,炎性细胞浸润,黏膜上皮糜烂脱落,形成溃疡。肝脏常肿大,肝细胞肿胀,肝血窦扩张,胆汁淤滞,肝内胆管和周围组织有中性粒细胞及淋巴细胞浸润,纤维增生,严重时可发生肝细胞变性坏死和多发性肝脓肿。在胆道压力的作用下,大量脓性胆汁、细菌和内毒素逆流进入血窦,随后进入血液循环;其中细菌、内毒素造成胆源性脓毒症、感染性休克以及高胆红素血症,影响全身血液循环,产生多器官功能损害,甚至衰竭,死亡。

【临床表现】

患者有腹痛、寒战高热、黄疸三联症(Charcot 三联症),病情进一步发展,可能出现神志改变、低血压(Reynolds 五联症)。

1. 腹痛　　突发的剑突下或右上腹剧烈疼痛,呈持续性、阵发性加重,疼痛性质可为绞痛或胀痛。

2. 寒战高热　　发热前常有寒战,随后体温升高,常超过 39℃,部分患者可达 40～41℃。少数病例体温不升,说明病情严重。

3. 黄疸　　黄疸来源于胆管的梗阻及肝细胞的急性损害,黄疸程度与梗阻部位及病程长短有关,肝总管、胆总管部位的梗阻,病史长的患者,黄疸明显。一侧肝管梗阻引起的胆管炎,黄疸可能较轻。黄疸的深浅与疾病的严重性无必然相关性。

4. 休克、神经系统症状　　休克发生后,患者可出现意识障碍、昏睡乃至昏迷等中枢神经系统抑制表现,同时常有血压下降现象。

5. 部分患者伴有如下体征　　右上腹及剑突下明显压痛、腹肌紧张、肝大,有时可触及肿大的胆囊,肝区触痛、叩击痛等。

【诊断】

我国 1983 年重庆胆道外科会议制定的 ACST 诊断标准,目前仍在沿用,即发病急骤,病情严重;多需进行紧急减压引流;梗阻在肝外胆管、左或右肝管;出现休克,动脉收缩压<9.3kPa。或有下列 2 项以上症状者:①精神症状;②脉搏>120 次/分;③体温>39℃或<36℃;④白细胞计数>$20×10^9$/L;⑤胆汁呈脓性伴胆管内压明显升高;⑥血培养阳性。

表 35-1 东京指南(Tokyo guideline 2013) 急性胆管炎的诊断原则

A. 全身炎症
　A-1. 发热和(或)寒战
　A-2. 实验室数据:炎性反应的证据
B. 胆汁淤积
　B-1. 黄疸
　B-2. 实验室数据:肝功能异常
C. 影像学
　C-1. 胆道扩张
　C-2. 影像学上病因的证据(狭窄、结石,支架等)

A-1 发热:体温>38℃;A-2 炎性反应的证据:白细胞>10×1000/ul,或<4×1000/ul,crp≥1mg/dl;B-1 黄疸:总胆红素≥2(mg/dl);B-2 肝功能异常:ALP、GGT、AST、ALT>1.5 倍正常值的上限

　　东京指南 2013 年对急性胆管炎进行了轻、中、重度的分级,其胆管炎的诊断原则如下:可疑的诊断:A 中的一项+B 或 C 中一项,明确的诊断:A、B、C 中各一项。并对其进行了严重度的评估,见表 35-1 和表 35-2。

表 35-2 急性胆管炎的严重度评估原则

Ⅲ级(重度)急性胆管炎	定义为至少伴有以下一个器官的功能障碍
1. 心血管功能障碍	血压低,需要多巴胺 ≥5μg/(kg·min),或者任何剂量的肾上腺素
2. 神经功能障碍	意识障碍
3. 呼吸功能障碍	PaO_2/FiO_2 比值<300
4. 肾脏功能障碍	少尿,血肌酐>2mg/dl
5. 肝脏功能障碍	PT-INR>1.5
6. 造血功能障碍	血小板计数<100 000/mm³
Ⅱ级(中度)急性胆管炎	伴有以下任何两种情况
1. 异常的白细胞计数	>12 000/mm³,<4 000/mm³
2. 发热	≥39℃
3. 年龄	≥75 岁
4. 高胆红素血症	总胆红素≥5mg/dl
5. 低蛋白血症	<STD×0.7
Ⅰ级(轻度)	最初诊断时不符合重度或中度急性胆管炎的原则

STD 正常值的下限

　　胆管炎的早期诊断,合适的严重度评估和及时的胆道引流是缓解胆道梗阻和预防全身性炎症反应综合征(Systemic inflammatory response syndrome

SIRS)的关键。如果怀疑急性胆管炎,每 6 ~ 12 小时使用东京指南 2013 评估一次;做腹部平片和腹部超声,CT、MRI、MRCP 和 HIDA。在诊断时、诊断 24 小时内、24 ~ 48 小时间依据严重度评估原则评估严重度。

【鉴别诊断】

　　1. 急性化脓性胆囊炎　①引起明显黄疸者少见;②多表现为畏寒,寒战者少见;③多无低血压和休克的表现;④血清氨基转移酶和谷氨酰转肽酶增高者少见;⑤影像学检查多无胆道扩张,但有胆囊增大、壁增厚。

　　2. 肝脓肿　患儿虽有肝区疼痛和寒战高热,但病史长,且黄疸不显著,B 超和 CT 检查可发现肝内液性病变。

　　3. 急性胰腺炎　可与重症急性胆管炎并发,单独急性胰腺炎诊断需满足至少两项:①典型腹痛;②淀粉酶、脂肪酶升高 3 倍以上;③横断面的影像学检查提示胰腺炎。

【治疗】

　　重症急性胆管炎的治疗原则是在液体复苏、抗休克治疗的同时紧急手术解除胆道梗阻并引流胆汁,及早而有效地降低胆管内压力。

　　1. 非手术治疗

　　(1) 抗生素的治疗:抗生素的选用,既要考虑致病菌的情况,也要考虑所选抗生素在肝脏的代谢和胆汁的浓度。在应用抗生素前应先抽血培养,并在胆道引流时留取胆汁培养。在药敏结果未出之前,经验性用药,多采用针对需氧菌和厌氧菌的联合用药。该类患者常伴有菌血症或肝内小脓肿,胆道引流后,也必须找到合适的敏感的抗生素来治疗。

　　(2) 液体复苏、纠正水电解质及酸碱平衡紊乱:在补液过程中应注意晶体液和胶体液的同时给予。

　　(3) 抗休克治疗:积极液体复苏后,低血压状态或休克仍无明显改善,可应用血管活性药物,以解除微循环的血管痉挛,提高心输出量。

　　(4) 营养支持和解痉止痛等对症支持治疗。

　　2. 胆道引流　手术治疗应进行简单有效的手术,以尽早地解除梗阻,减压引流胆道为主。胆道引流有三种方法:手术、经皮经肝和内镜下引流。

　　在良性疾病例如胆道结石,由于内镜引流或经皮经肝穿刺引流的普及,外科引流比较少,当重症急性胆管炎行手术引流时,应避免长时间的手术,建议简单的手术方式,例如 T 形管引流。我们在胆总管囊肿导致重症急性胆管炎时选择囊肿内放置蘑菇头外引

流。通常不采用很难达到有效引流目的的单纯胆囊造口术。术式有传统开腹手术及腹腔镜手术。

不管病变是良性的还是恶性的,内镜经乳头引流是微创的引流方式,目前已成为急性胆管炎的金标准技术。2/3 的外科医生和内镜医师建议中度或重度急性胆管炎患者行内镜下引流。内镜经乳头引流分为两种:内镜鼻胆管外引流术和内镜下胆道支架植入内引流术。依从性差的患者和鼻腔异常导致鼻胆管插入困难者避免采用内镜鼻胆管外引流术。熟练的内镜技术是必需的,因为长时间的手术和不成功的手术可能导致严重的并发症。由于儿科患儿的特殊性以及内镜在我国的普及性,内镜引流尚未成为首选的方式。

经皮肝穿刺胆道引流术　是位于内镜引流术后的第二种治疗急性胆管炎的选择。有以下任何情况时可考虑行经皮经肝穿刺胆道引流术:①由于十二指肠梗阻无法触及乳头,例如在十二指肠梗阻或像 Whipple 切除或 Roux-en-Y 吻合后解剖改变,在这种情况下内镜通道或内镜引流困难或不可能。②没有熟练的内镜操作者。③传统的内镜引流失败。在超声引导下,可以避免损失血管,针穿刺是安全的。

3. 病因治疗　胆道引流术后应继续进行抗生素治疗,直至患儿体温正常、实验室反映炎症的数据恢复正常。患儿胆道引流术后意识恢复、肠蠕动恢复,可进食。胆道引流后患儿病情稳定,应根据患儿梗阻原因进行相应治疗(图 35-1)。

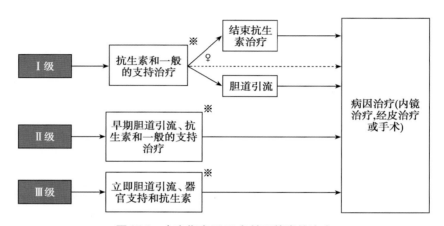

图 35-1　东京指南 2013 急性胆管炎的治疗
※ 应用抗生素前应抽血培养,胆道引流时应做胆汁培养
♀急性胆管炎的治疗包括抗生素、胆道引流和病因治疗

【术后并发症】

1. 引流管不畅或脱出。

2. 经皮经肝胆道引流术后可能有腹腔内出血、胆汁性腹膜炎,以及住院时间长。

【预后】

重症急性胰腺炎病死率高,死亡率可达 4% ~ 10%。

【小结】

重症急性胆管炎病情危重,病死率高,严重危害患儿身心健康,正确认识其病因、病理、诊断标准及治疗方式等是提高治愈率的关键。一旦明确诊断,应紧急行胆道引流术,目前由于内镜技术的普及,内镜引流术已成为急性胆管炎的金标准,但由于儿科患儿的特殊性,目前在我国儿童内镜引流尚未成为首选的方式。

（张廷冲　彭春辉）

参 考 文 献

1. 徐周纬,方茂勇,刘雷,等. 重症急性胆管炎诊治的研究进展. 2011,20(3):292-294.

2. 蒋朝阳,黄明海,杨征波,等. 内镜下行鼻胆管引流治疗急性重症梗阻性化脓性胆管炎并胆汁细菌培养及药敏分析. 中国内镜杂志,2013,19(12):1272-1275.

3. Mayumi T,Someya K,Ootubo H,et al. Progression of Tokyo Guidelines and Japanese Guidelines for management of acute cholangitis and cholecystitis. J UOEH,2013,35(4):249-257.

4. Nishino T,Hamano T,Mitsunaga Y,et al. Clinical evaluation of the Tokyo Guidelines 2013 for severity assessment of acute cholangitis. J Hepatobiliary pancreat Sci,2014,21(12):841-849.

5. Itoi T,Tsuyuguchi T,Takada T,et al. TG13 indications and techniques for biliary drainage in acute cholangitis(with videos). J Hepatobiliary Pancreat Sci,2013,20(1):71-80.

第三十六章

小儿原发性硬化性胆管炎

原发性硬化性胆管炎(primary sclolerosing cholangitis,PSC)是以肝内外胆管进行性纤维化及狭窄为特征的慢性胆汁淤积性肝病,逐步导致肝硬化,门脉高压,肝功能衰竭,部分病例可合并胆管癌。多发生于成人,临床上小儿少见。小儿 PSC 通常以累及肝内胆管为主,合并自身免疫性肝炎的比例显著高于成人。

【发病机制】

小儿原发性硬化性胆管炎罕见,其发病机制尚未明确,有以下几种学说:

1. 遗传学说 许多研究阐述了 PSC 的发生和基因变异有关,多数位点与免疫系统识别(HLA)相关或者与胆管内皮细胞生物调控、肝纤维化及肿瘤发生的通路相关。系统的基因比对发现,PSC 发病的相关基因与许多自身免疫性疾病的相关基因重叠,包括糖尿病、银屑病、类风湿关节炎等。

2. 自身免疫学说 PSC 常为炎症性肠病合并的肝胆特征性病变,肠道的适应性及先天性免疫对胆道的慢性进行性炎症有重要影响。胆道浸润主要激活 T 细胞,也激活 B 细胞、NK 细胞以及巨噬细胞。PSC 患者中除了 $\alpha\beta$ T 细胞,患者的肝组织含有比健康人更多的 $\gamma\delta$ T 细胞。在原发性硬化性胆管炎,肝脏的炎症因子(如 TNFα)和门静脉中细菌及营养活化的 VAP1(内皮氨基脲敏感性胺氧化酶)可以导致 MADCAM1、CCL25 等在肝内的异常表达以及黏膜 T 细胞浸润肝脏。VAP1 既是一种黏附分子也是伯胺氧化酶,被底物激活的 VAP1 可以进一步激活 NF-κB。在炎症环境中,NF-κB 激活后将增加 MADCAM1 表达同时增加 $\alpha4\beta7$+淋巴细胞在肝内的浸润。因此,TNFα 从慢性炎症的肠道释放后进入门脉系统,将激活 VAP1 诱发肝 MADCAM1 异常表达以及黏膜效应淋巴细胞在肝内的异常浸润,这可能是 PSC 患者常以结 IBD 为基础病变的机制。

3. 感染学说 Faubion 等对 52 例 18 岁以下的 PSC 患儿进行研究发现,43 例同时患有炎性肠病(IBD),发生率达 84%,IBD 中 89% 为溃疡性结肠炎,而 11% 为 Crohn's 病。感染的细菌、病毒以及毒素等经过门静脉系统进入肝脏可能是 PSC 发病的重要机制之一。但目前尚没有研究发现在门静脉血中存在病原微生物的直接证据。

【病理】

组织学所见取决于病变的部位、范围及迁延时间。早期多无特异性,Chapman 等报道肝活检诊断 PSC 仅占 36%。典型者可表现为肝内外胆管壁增厚、纤维化、管腔狭窄及节段性囊状扩张。肝门部胆管可在早期受累,胆囊壁常增厚,纤维化及慢性炎性细胞浸润。Ludwig 等(1981)对 PSC 进行组织学分期,标准如下:

Ⅰ期:胆管周围纤维化和炎性反应,狭窄波及肝门部胆管。

Ⅱ期:门脉和门脉周围纤维化和炎性反应。

Ⅲ期:肝门部胆管纤维化和炎性反应联合在一起。

Ⅳ期:肝硬化。

【流行病学】

流行病学研究主要来自西方国家。PSC 多发于成人,小儿发病率较低,约为成人的 1/5;男性多见,男女之比约为 3:2 ~ 2:1;北欧地区发病率约 1.3/10 万,一些报道达 16.2/10 万;加拿大一项研究显示,小儿 PSC 发病率为 0.23/10 万,而该地区同期成人发病率为 1.11/10 万。

【临床表现】

起病缓慢,临床表现无特异性,主要表现为不明原因黄疸,间歇加重。或伴右上腹隐痛,黄疸明显时可伴有明显皮肤瘙痒。其他常见症状包括食欲减退、皮肤瘙痒、体重减轻等,或有恶心呕吐,胆管炎发作时可伴发热等症状。黄疸及肝脾大为其常见体征,后期常出现肝硬化及肝功能衰竭的表现,可有门脉高压相关表现。50%~70%的PSC常合并炎症性肠病,包括溃疡性结肠炎和Crohn病。部分患者可合并自身免疫性甲状腺炎、关节炎等。

【辅助检查】

1. 实验室检查 胆红素、碱性磷酸酶和γ-谷氨酰转肽酶升高,谷丙转氨酶、谷草转氨酶可正常或升高。血清IgM和IgG正常或增高,ANCA、ANA和SMA可以阳性,但无诊断价值。当PSC严重时,尿铜和血浆铜蓝蛋白升高。

2. 胆道造影 绝大多数PSC的诊断需依靠影像检查。早期多采用术中胆道造影,胆管造影是PSC诊断的"金标准",典型表现为胆管呈串珠样或枯枝样改变。病变通常累及肝内和肝外胆管,小儿多以肝内胆管病变为显著,但有少部分病变局限于肝外胆管。

3. 超声检查 显示肝内胆管回声增强,管腔狭窄和局灶性胆管扩张,肝外胆管壁明显增厚。

4. CT检查 CT能较好地评价肝外胆管的结节状改变、肝内外胆管的狭窄和扩张及肝内胆管的剪枝状改变。此外,CT尚可判别肝外胆管壁增厚及胆管壁密度增高,能提示胆管造影不能分辨的PSC之外的并发症。

5. MRI检查 MRI具有非侵入性和良好操作性,越来越多被应用于PSC的诊断。许多学者认为MRCP是一种高度灵敏的检查方法,其准确性可与ERCP媲美,并可作为诊断儿童PSC的无创伤性的检查和随访手段。MRCP可特异性地发现胆道节段性纤维化狭窄伴囊状扩张,能发现肝脏周边高度狭窄处远端扩张的胆管,因此更易显示肝内胆管狭窄。

6. 腹腔镜检查 Ikeda等曾应用腹腔镜对PSC患儿进行检查,可清晰地观察肝脏表面颜色、结节形成及发展变化,并可进行肝脏活检,肝活检并不能对造影诊断明确的患者提供更多的诊断信息,但可以对造影无法明确、怀疑小胆管PSC的患者提供诊断和鉴别诊断信息。

【诊断】

原发性硬化性胆管炎的诊断依据:①梗阻性黄疸,间歇性加重;②实验室检查总胆红素及结合胆红素升高,ALP升高,ALT升高。③影像学依据(包括ERCP、PTC及MRCP等),影像显示胆管广泛或多发性局灶性狭窄,呈串珠或枯枝样改变。④除外胆道结石、胆管先天性畸形及胆管癌等病变;无胆道手术史。

【鉴别诊断】

小儿原发性硬化性胆管炎应和其他原因所致黄疸鉴别。

1. 小儿肝炎 早期易与PSC混淆,本病主要表现为肝功异常,经内科保守治疗效果好,恢复快,且B超、PTC及ERCP等有助于鉴别。

2. 胆石症 特别是胆管结石在小儿很少见,但B超可提示结石的位置、数量及胆道扩张的程度。

3. 胆道闭锁 本病自出生即发病,发病年龄对鉴别诊断很有帮助。B超、PTC及ERCP等有助于鉴别。

4. 先天性胆总管囊肿 本病可发生在婴幼儿、儿童甚至成年人。间歇性发热、黄疸及右上腹囊型肿物为其特点。B超和CT有助于与PSC鉴别。

5. 继发性硬化性胆管炎 有慢性胆道感染,结石,手术或创伤史且胆管狭窄段短。

6. 自身免疫性肝炎 PSC与自身免疫性肝炎重叠综合征主要见于儿童和青年PSC患者,具有PSC的造影特征,同时伴有自身免疫性肝炎的临床、生化和组织学表现。

【治疗】

1. 药物治疗

(1)利胆治疗:因PSC实际上是一种由于胆管狭窄而致的胆汁淤积性肝病,因此可考虑利胆治疗。熊去氧胆酸(ursodeoxycholic acid,UDCA)能提高胆汁中胆汁酸和磷脂的含量,磷脂能增加胆固醇的溶解,从而起到溶石和利胆作用。临床应用能够明显改善肝功能指标,但尚未证明其能逆转或者延缓PSC的进程,也不能延长患者的生存时间。儿童的常用剂量为10~15mg/(kg·d),可长期服用,未见明显副作用。需要注意的是,最近有研究表明大剂量UDCA可能存在严重副作用,所以临床使用剂量不应超过20mg/(kg·d)。

(2)抗生素治疗:口服万古霉素、米诺环素以及阿奇霉素等用于小儿PSC均能在一定程度上改善肝功能指标,减轻临床症状,但其机制尚不明确。需要注意的是米诺环素为四环素衍生物,不能用于8岁以下患儿。另有报道,UDCA联合甲硝唑治疗效果明显优于单用UDCA治疗。

(3)免疫抑制剂治疗:糖皮质激素和其他免疫抑制剂治疗PSC是基于PSC发病机制中有关自身

免疫异常学说。其是否能改善 PSC 的疾病活动度和预后仍存在争议。这些药物可能对 PSC 合并自身免疫性肝炎的患儿有作用。

（4）并发症治疗：皮肤瘙痒是 PSC 的常见并发症，考来烯胺联合 UDCA 应用于小儿安全、有效，是目前的治疗首选，苯巴比妥也有一定效果；晚期患儿可能出现凝血机制异常，应注意脂溶性维生素尤其是维生素 K 的补充。

2. 内镜治疗技术　随着内镜技术的发展，各种内镜技术相继应用于治疗 PSC，该技术在减轻梗阻症状、改善生化指标、防止胆管炎发作方面有一定的作用，但有出血、继发感染等并发症。目前常用的内镜治疗方法包括 Oddi 括约肌切开术，探条或气囊扩张胆管狭窄处，狭窄处放置支架等。

3. 手术治疗

（1）胆道引流术：胆道梗阻不管是良性还是恶性均是外科手术的绝对指征。手术方式包括内引流、外引流及胆道重建术。尽管胆管手术引流可以暂时解除梗阻、缓解症状，但复发率高，需再次手术，且不能改变 PSC 的进程。部分学者报道反复手术对将来的肝移植可产生影响。

（2）肝移植：肝移植是目前治疗 PSC 最有效的方法，也是终末期 PSC 的唯一治疗方法。术后患者的瘙痒疲劳等症状可以迅速缓解，免疫状况显著改善，生活质量明显提高。肝移植后 PSC 患者的 5 年生存率可达 83% ~88%，但有 20% ~25% 的患者在术后 5 ~10 年内复发。已经明确的复发危险因素包括活动性 IBD、男性、移植前伴有胆管癌、移植后曾发生急性排斥反应等。目前尚无有效措施防治肝移植后 PSC 的复发。

【预后】

原发性硬化性胆管炎是一种以肝内外胆管纤维化为特征的原因不明性疾病，临床呈进行性发展，可并发肝硬化、门脉高压症以及胆管癌等。目前尚缺乏特异性的治疗方法，多数患者因肝功能衰竭、食管胃底静脉曲张破裂大出血等死亡，肝移植是治疗终末期 PSC 的唯一方法，但有一定比例复发患者。

（高志刚　王金湖）

参 考 文 献

1. European Association for the Study of the Liver. EASL Clinical Practice Guidelines：management of cholestatic liver diseases. J Hepatol，2009，51：237-267.

2. Chapman R，Fevery J，Kalloo A，et al. Diagnosis and management of primary sclerosing cholangitis. Hepatology，2010，51：660-678.

3. Vierling JM. Immune disorders of the liver and bile duct. Gastroenterol Clin North Am，1992，21：427-429.

4. Harrison J，Mc Master P. The role of orthotopic liver transplantation in the management of sclerosing cholangitis. Hepatology，1994，20：14s-19s.

5. Bansi DS，Fleming KA，Chapman RW. Importance of antineutrophil cytoplasmic antibodies in primary sclerosing cholangitis and ulcerative colitis：prevalence，title，and IgG sybclass. Gut，1996，38：384-389.

6. Dodd GD 3rd，Niedzwiecki GA，Camplell WL，et al. Bile duct calculi in patients with primary sclerosing cholangitis. Radiology，1997，203：443-447.

7. Weston SR，Jorgenwen RA，Dickson ER，et al. Is routine cholangiography useful in men with suspected primary biliary cirrhosis？ J Clin Gastroenterol，1999，29：68-70.

8. Ahrendt SA，Eisenberger CF，Yip L，et al. Chromosome9p21 loss and p16 inactivation in Primary sclerosing cholangitis-associated cholangiocarcinoma. J Surg Res，1999，88-93.

9. van den Hazel SJ，Wolfhagen EH，van Buuren HR，et al. Prospective risk assessment of endoscopic retrograde cholangiography in patients with primary sclerosing cholangitis. Endoscopy，2000，32：779-782.

10. Gilger MA，Gann ME，Opekun AR，et al. Efficacy of ursodeoxycholic acid in the treatment of primary sclerosing cholangitis in children. J Pediatr Gastroenterol Nutr，2000，31：136-141.

11. Wiencke K，Spurkland A，Schrumpf E，et al. Primary sclerosing cholangitis is associated to an extended B8-DR3 haplotype including particular MICA and MICB alleles. Hepatology，2001，34：625-630.

12. Ikeda F，Yamamoto K，Fujioka S，et al. Laparoscopic findings in primary sclerosing cholangitis. Endoscopy，2001，33：267-270.

13. Sheth S，Shea JC，Bishop MD，et al. Increased prevalence of CFRT mutations and decreased chloride secretion in primary sclerosing cholangitis. Hum Genet，2003，113(3)：286-292.

14. Lindkvist B，Benito de Valle M，Gullberg B，et al. Incidence and prevalence of primary sclerosing cholangitis in a defined adult population in Sweden. Hepatology，2010，52：571-577.

15. Molodecky NA，Kareemi H，Parab R，et al. Incidence of primary sclerosing cholangitis：a systematic review and meta-analysis. Hepatology，2011，53：1590-1599.

16. Boonstra K，Beuers U，Ponsioen CY. Epidemiology of primary sclerosing cholangitis and primary biliary cirrhosis：a systematic review. J Hepatol，2012，56：1181-1188.

17. Folseraas T, Melum E, Rausch P, et al. Extended analysis of a genome-wide association study in primary sclerosing cholangitis detects multiple novel risk loci. J Hepatol,2012, 57:366-375.

18. Ellinghaus D, Folseraas T, Holm K, et al. Genome-wide association analysis in sclerosing cholangitis and ulcerative colitis identifies risk loci at GPR35 and TCF4. Hepatology, 2013,58(3):1074-1083.

19. Liu JZ, Hov JE, Folseraas T, et al. Dense genotyping of immune-related disease regions identifi es nine new risk loci for primary sclerosing cholangitis. Nat Genet,2013,45(6): 670-675.

20. Borchers AT, Shimoda S, Bowlus C, et al. Lymphocyte recruitment and homing to the liver in primary biliary cirrhosis and primary sclerosing cholangitis. Semin Immunopathol, 2009,31:309-322.

21. Grant AJ, Goddard S, Ahmed-Choudhury J, et al. Hepatic expression of secondary lymphoid chemokine (CCL21) promotes the development of portal-associated lymphoid tissue in chronic infl ammatory liver disease. Am J Pathol,2002, 160:1445-1455.

22. Aspinall AI, Curbishley SM, Lalor PF, et al. CX(3)CR1 and vascular adhesion protein-1-dependent recruitment of CD16 (+) monocytes across human liver sinusoidal endothelium. Hepatology,2010,51:2030-2039.

23. Chapman R, Fevery J, Kalloo A, et al. Diagnosis and management of primary sclerosing cholangitis. Hepatology, 2010,51:660-678.

24. Burak KW, Angulo P, Lindor KD. Is there a role for liver biopsy in primary sclerosing cholangitis? Am J Gastroenterol, 2003,98:1155-1158.

25. Campsen J, Zilnmerman MA, Trotter JF, et al. Clinically recurrent primary sclerosing cholangitis following liver transplantation:a time course. Liver Transpl,2008,14:181-185.

26. Alabraba E, Nightingale P, Gunson B, et al. A re-evaluation of the risk factors for the recurrence of primary sclerosing choangitis in liver allografts. Liver Transpl, 2009, 15:330-340.

27. Ibrahim SH, Lindor KD. Current management of primary sclerosing cholangitis in pediatric patients. Paediatr Drugs, 2011,13:87-95.

28. Hirschfield GM, Karlsen TH, Lindor KD, et al. Primary sclerosing cholangitis. The Lancet,2013,382:1587-1599.

第三十七章

自发性胆道穿孔

小儿自发性胆道穿孔(spontaneous perforation of the bile ducts)于1932年由Dijkstra首次报告。此病虽然少见，在新生儿黄疸疾病的外科治疗中，除了胆道闭锁，本病排列第二位。自发性胆道穿孔发病通常在4岁以内，其中6个月到1岁是高发年龄段，临床上胆总管穿孔比例略高于胆囊穿孔。

【病因】

关于小儿自发胆道穿孔的病因，目前尚无定论(表37-1)。Lilly于1974年提出局部的胚胎发育异常，导致以后胆管壁薄弱而致穿孔。也有不少学者认为是多因素所致，其中包括损伤、胆总管远端先天性狭窄、胆道结石、胰胆管异常连接、先天性胆管壁薄弱及血管损伤等。

表37-1 胆道自发穿孔病因

胆总管自发穿孔原因	胆囊穿孔原因
先天性胆总管前壁薄弱	结石性胆囊炎
胰胆合流异常	非结石性胆囊炎
胰腺炎	伤寒
远端胆道梗阻或狭窄	新生儿窒息
胆总管结石	新生儿败血症
胆总管憩室	
胆总管壁内异常腺体	
胆道病毒感染	
结核	
坏死性小肠结肠炎	
肿瘤侵袭胆道(较少见)	
胆总管引流术后局部薄弱(较少见)	
局部血栓导致胆总管损伤(较少见)	

1998年Pradas等治疗了一例5个月的男婴发生胆道穿孔，此婴儿生下1周曾患坏死性小肠结肠炎。结合对胆道供应血管的解剖分析，认为虽有双

重血供系统，但在胆囊管与胆总管的结合部易发生局部缺血，认为本病可能与血管病变有关。De Agustin Asensio则认为先天性胆管发育异常及囊壁局限性缺陷是造成胆道穿孔的原因，并通过形态学和组织学检查证实远端的梗阻因素和血管病变也起到了一定作用。

Ohkawa等于1977年提出胆总管扩张与胆道穿孔具同一病因。由于胰胆管的异常连接，导致胰液反流入胆总管引起慢性胆管炎，胆道黏膜受到破坏，黏膜剥离，弹性纤维断裂。在某些病例形成胆总管扩张，另一些病例则在胆道薄弱处发生穿孔。笔者所在的复旦大学附属儿科医院，1960年以来共收治胆道穿孔18例。其中8例测定腹水中淀粉酶，浓度均大于448U/L，最高为5440U/L。同时测血清淀粉酶10例，4例正常，6例大于304u。除2例失访外，16例均因胆管扩张症再手术，12例经切除扩张胆管、肝管空肠Roux-en-y吻合术，得以痊愈。早期病例4例，仅行内引流术，目前情况良好，有待长期随访。术中胆道造影显示6例胰胆管合流异常，测量其共通管道长度介于10～19mm，其他6例显影不良，无法判断。14例测胆汁淀粉酶，10例>3000U/L，其余分别为125U/L，255U/L，2286U/L及2964U/L。笔者的资料显示，自发性胆道穿孔患儿大都伴有胰胆管合流异常。这些现象在许多学者的报道中都得到了证实，并提出自发性胆道穿孔与先天性胆管扩张症是同源于胰胆管合流异常的胆道疾患，只是两者处于不同的临床阶段。

近来Ng及Hasegawa等对小儿胆道自发性穿孔病因的胰胆管合流异常学说提出了质疑。他们发现在有些病例，胆汁中淀粉酶及胰蛋白酶并不升高，胆道造影未见胆汁反流进入胰管，也无胰胆管合流异常，但见胆总管远端有蛋白栓或结石所致充盈缺损，组织病理学检查还发现穿孔部位平滑肌薄弱，据此

认为胆总管远端梗阻由共同通道内的蛋白栓引起，进而导致胆总管内压急剧增加引发穿孔。与之相反，Ando 等发现胆道自发性穿孔病例的共通管道蛋白栓发生率很低，并无胆道内压的升高或胆管上皮的先天性缺陷的证据，故对蛋白栓引起梗阻和穿孔的推测持否定态度。

【病理改变】

1. 自发性胆道穿孔的穿孔部位　穿孔部位多位于肝总管、胆囊管和胆总管交界处，少数在胆总管或肝总管上方，亦有未找到穿孔者。穿孔大小不一，小如针孔、大至 1.5～2.0cm 不等，术中有时未找到穿孔，只见腹腔内有大量胆汁，形成腹膜炎。笔者单位所收治的 18 例中 3 例穿孔部位位于胆总管与胆囊汇合处，7 例位于胆总管前壁，1 例位于侧壁；7 例因周围有大网膜等组织包裹粘连，未发现穿孔点。所见的穿孔点直径 1～10mm 不等，多数为 3～5mm。

2. 胆道自发性穿孔与胆管扩张症　大宗的病例报道自发胆道穿孔与胆管扩张症有关。有的是在胆管扩张症的基础上发生穿孔，有的腹痛反复发作，以后胆总管发生囊性或梭形扩张，所以应该长期随访，反复进行超声波检查，了解胆总管的动态变化。作者单位 18 例中 16 例得到随访，其中 12 例胆总管有不同程度的扩张，同时伴穿孔，另外 4 例首次手术未见胆管扩张，3 例平均 9 个月后出现扩张，其中 2 例梭形扩张、1 例囊状扩张。1 例反复腹痛，第 1 次术后 15 个月时随访血、尿淀粉酶值分别为 1170U/L 及 2829U/L，均较高。超声波检查示胆总管直径 6mm，术后 3 年症状仍未缓解，再次超声波检查，显示胆总管及肝管均扩张，胆总管 25mm×22mm×30mm 囊状扩张。这 16 例中胆总管囊状扩张 9 例，梭形扩张 7 例。这与有的学者认为梭形扩张发生胆道穿孔的几率大于囊肿型不相符合，胆管扩张的分型与发生胆道穿孔的几率似乎无关。

【临床表现及诊断】

本病的临床表现多样，多为呕吐、腹胀、发热、腹痛、黄疸而就诊。病程多呈亚急性。当胆道穿孔后，胆汁外溢引起的腹膜炎为化学性腹膜炎，由于胆汁为弱碱性，更由于病儿年龄小，神经系统发育不完善，除腹胀外腹部体征无特异性，容易误诊。当合并细菌感染后，出现化脓性腹膜炎的临床表现。发热、腹痛，合并胆道狭窄可有黄疸出现，而从出生到黄疸发生通常有一段无症状"间歇期"。腹部出现压痛、肌紧张、反跳痛、肠鸣音减弱等，与其他原因引起的

腹膜炎不易区别，故早期诊断较困难，误诊率可达73.3%。也有产前检查发现胆道穿孔报道，孕期 B 超检查发现胎儿大量腹水，生后早期肝二胺基亚乙酸扫描可协助诊断。

主要诊断方法如下：

1. 腹腔穿刺　腹腔穿刺对本病的诊断有重要价值，当腹腔穿刺抽出胆汁性腹水即可作出本病的诊断。并应常规将腹水送检，测定腹水中胆红素含量及淀粉酶值可能更有意义。笔者所遇到的 18 例胆道穿孔中，术前腹腔穿刺见胆汁样腹水而作出诊断 11 例，诊断率 61.1%，余 7 例因腹膜炎剖腹探查而明确诊断。

2. 腹部 B 型超声检查　能显示肝门区液体积聚，假性囊肿和腹水，可作为辅助诊断，然而仅38.4% 的患者可发现穿孔大致位置。

3. CT 及 ^{99m} 锝扫描　近来，国内文献认为 CT 及 ^{99m} 锝扫描可显示胆汁泄漏部位，为胆道穿孔的诊断提供最可靠的资料（图 37-1，视频 45）。CT 扫描需要增强以观察胆道的轮廓，其发现穿孔位置的比例可达 69.2%，CT 引导下胆囊穿刺造影可协助诊断。核素扫描能够判断肝脏功能、胆道破损以及胆汁向游离腹腔蔓延，但对于亚急性或慢性胆道穿孔其效果较差，而且只有高度怀疑胆道穿孔时，才会有医生选择该检查，其核素辐射不适合诊断性筛查。

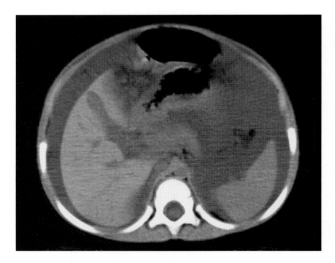

图 37-1　胆道穿孔后 CT 所见

视频45

视频 45　胆道穿孔后 CT 扫描图像

4. ^{131}I 排泄试验　如腹水量较少,腹腔穿刺多为阴性时,国外有人利用 ^{131}I 排泄试验观察腹水、血清及粪便中 ^{131}I 含量的比例,有助于早期诊断。Howard 报告, ^{131}I 注入后 48 小时,粪便内为 8% ~ 12%,腹水内为 16.5% ~ 17%,腹水内含量与血清内含量的比为 32:1 ~ 28:1。

5. 磁共振扫描(MRI)　对于儿童尤其是小婴儿,磁共振能清晰地辨别软组织病变且能提供多维影像,同时可减少辐射,近年逐步得到推广。磁共振胰胆管成像可观察局部积液及假性囊肿的形成,观察胆道壁及局部缺损,同时发现胰胆合流异常。用造影剂增强后可进一步提供胆道结构及周围组织病变信息。

【鉴别诊断】

胆道自发性穿孔多以胆汁性腹膜炎为主要临床表现。有人认为当有黄疸的患儿出现腹水,应考虑此病的诊断。病程可呈慢性、亚急性及急性表现。笔者所遇的 18 例中,仅 1 例伴黄疸,余以腹胀、呕吐为主要临床表现,而并非均有腹痛、发热。本组平均病程为 4.2 天。由于呕吐、腹胀、腹痛是小儿腹部疾病的常见症状,所以本病术前诊断困难,主要鉴别诊断有:

1. 胃肠道穿孔　因胃肠液量多、细菌多,易形成化脓性腹膜炎,病程急,腹胀、腹痛明显,有腹部压痛,腹肌紧张及反跳痛,肠鸣音减弱或消失,中毒症状严重,常有体温升高,心率快而弱,甚至出现中毒性休克。结合腹部 X 线直立位平片显示气腹。腹腔穿刺抽得气体、脓液或胃肠内容物,诊断即可确定。

2. 阑尾穿孔、弥漫性腹膜炎　本病以婴幼儿多见,在笔者的病例中年龄小于 2 岁者占 10/18(55.6%),而婴幼儿阑尾炎较多在阑尾穿孔伴腹膜炎时才来院就诊。需仔细地检查腹部,找到左、右侧的不同处,并应严密观察,随访腹部体征,结合腹部 B 超检查,不难作出鉴别。

3. 尿性腹水　胎儿或新生儿腹水可有不同原因,但约 40% 属尿路梗阻的尿性腹水,其中后尿道瓣膜症更是常见的梗阻原因,尿性腹水为尿液通过薄而有渗透性的腹膜渗入腹腔,尿液渗出可见多种部位,但最常见的是肾实质和(或)肾窦,因膀胱穿破致的腹水罕见。虽然尿性腹水可引起水、电解质失衡,甚至危及生命,但由于尿液分流至腹腔,减少了肾脏的压力,即起到对上尿路的保护作用,但严重时可表现为腹水、尿毒症、电解质紊乱、泌尿系感染、败血症。腹膜又可吸收腹水,所以对病儿的预后有较好的影响。患儿往往以腹胀、呕吐、呼吸困难或肺部感染就诊,腹部平片可见腹部增大,密度增高,横膈抬高,经留置导尿管数天后往往腹水消失,做腹腔穿刺可得淡黄色液体,实验室检查符合尿液,行静脉尿路造影可显示双肾输尿管积水,甚至膀胱壁增厚有小梁形成,后尿道扩张,所有这些均可提示尿性腹水而不是胆道穿孔或其他腹膜炎。

【治疗】

小儿自发性胆道穿孔均需手术治疗。

1. 术式的选择　多数学者认为本症最适宜的术式是 T 形管引流及腹腔引流。在大多数情况下可以采用,但应根据患儿的全身情况及术中所见选择适宜的手术方式。

(1) 术中发现穿孔,但患儿一般情况较重,不论胆总管远端有无梗阻,均应于腹腔冲洗后,于胆总管内置 T 形管,并行腹腔引流。如患儿一般情况下尚可,胆总管炎症反应不严重,可用纤细的可吸收缝线在穿孔处作横形缝合修补。胆总管远端梗阻往往由于黏稠的胆栓所导致,有条件可经引流管术中冲洗。

(2) 术中未发现穿孔,腹腔内有大量胆汁,胆总管周围已被大网膜包裹粘连成团或形成假性囊肿,则不宜强行剥离,只行腹腔引流术即可。文献有报道强行分离寻找穿孔缝合,术后形成肠瘘致死的教训,也有推荐同时行胆囊造瘘。

(3) 远端胆道梗阻及胰胆合流异常,在急性炎症期过后,可择期手术选择胆肠吻合等内引流手术。一期内引流术,国外有成功的报告,但在患儿病情重,且胆总管局部有炎症、充血和水肿时,不宜作为首选的术式,仍应以分期手术为宜。

关于是否可行穿孔的胆总管一期修补,国外文献有成功的报道,有学者对 1 例五周大的黑人男婴,用其带血管蒂的胆囊壁片修补胆总管穿孔处,获得成功。随访 6 个月来婴儿情况良好。由于胆总管引流术后穿孔处都能愈合,此术式也不宜作为首选。

2. 术中注意事项

(1) 术中应留腹水送检常规、细菌培养、胆红管及胰淀粉酶含量的测定,笔者曾送腹水做细菌培养 18 例,2 例检出铜绿假单胞菌,1 例有大肠埃希菌生长,另 1 例发现有金黄色葡萄球菌,有细菌生长者占 4/18(22.2%)。

（2）术中如发现腹腔内炎症严重，胆道周围被大网膜包裹，切忌强行剥离，寻找穿孔，因有误伤重要器官的危险，将腹腔引流管放在包裹的囊内引流即可。如胆囊张力较高，同时行胆囊造瘘更为妥当。

（3）术中如条件许可，行经胆囊或经 T 形管的胆道造影，可了解穿孔部位及大小，胆总管远端有无梗阻性病变如狭窄、异物，胆总管有无扩张，以及观察胰胆管合流部的情况。

3. 术后处理

（1）抗生素的应用：患儿术前常有感染、营养状态不佳，部分患儿肝功能有改变。需应用抗生素控制感染，并行保肝治疗。有作者进行胆汁细菌培养及药敏试验显示，革兰阳性球菌抗生素药物敏感率依次为：万古霉素，亚胺培南（泰能），利福平。革兰阴性杆菌抗生素药物敏感率依次为亚胺培南，头孢吡肟（马斯平），环丙沙星，阿米卡星（丁胺卡那），头孢他啶。推荐首先选用针对肠道菌群的抗生素，尤其是针对以大肠埃希菌为主的革兰阴性杆菌和厌氧菌的抗生素。再结合所在地区致病菌的变迁和耐药性改变的情况，选择合适的抗生素。以后的治疗可根据细菌培养和药敏结果再作适当调整。

（2）胆道造影：术后 2～3 周，经 T 形管行胆道造影，不仅要注意胆总管有无扩张，远端有无梗阻，也要观察肝内胆管、胰管及胰胆合流管的形态，如远端无梗阻，无胆管扩张，无胰胆合流异常，造影后引流 1～2 天然后夹管 1～2 天，如无发热、腹痛及黄疸等症状即可拔管，如造影发现胆总管远端梗阻，胆管扩张症或伴胰胆管合流异常时，带管出院，3 个月后，行二期根治术。

（3）胆总管的动态观察：笔者曾遇 1 例术中检查胆总管大小正常，腹腔引流术后 2 周痊愈出院，但以后腹痛反复发作较为剧烈，术后 15 个月时超声检查胆总管直径 6mm，无明显异常，但症状仍无缓解，于术后 36 个月时再次超声检查，示胆总管及肝管均扩张，胆总管 25mm×22mm×30mm，呈囊状扩张。

4. 再次治疗　小儿自发性胆道穿孔如伴有胆总管远端梗阻、胆管扩张或存在胰胆合流异常时，均需行二期根治手术。即扩张胆管切除，肝管空肠 Roux-en-y 吻合术，以达根治的目的。在临床上无胆管扩张的胆道穿孔病例，需进行密切的跟踪随访。如以后证实存在胰胆合流异常，也需行胰胆分流的手术。作者总结的 18 例中除失随访的 2 例外，均进行二期手术，效果满意，无并发症。

【预后】

由于对本病认识的提高，小儿自发性胆道穿孔的病死率已明显下降，多数患儿可获得良好的疗效。李民驹等报告 20 例，因并发症死亡 2 例，病死率为 10%。作者总结 18 例，近期无并发症，远期随访 16 例疗效满意。然而部分患儿由于局部感染和炎症反应，术后可发生胆道狭窄，甚至发生获得性胆道闭锁；少数患儿可出现门静脉血栓形成；由于胰胆合流异常的存在，随访 2～8 年后部分患儿会出现胆管扩张，所以此类患儿需要进行长期跟踪观察。

（陈功　周以明）

参 考 文 献

1. 周以明，金百祥. 小儿胆道穿孔的病因探讨. 中华小儿外科杂志，1990，11：147.
2. 黄澄如. 小儿泌尿外科学. 济南：山东科学技术出版社，1993.
3. 李民驹. 小儿胆汁性腹膜炎及其远期随访. 中华小儿外科杂志，1995，1：13.
4. 刘继炎，耿昌平，易军，等. 自发性胆道穿孔与胰胆管合流异常. 实用儿科临床杂志，1997，12：342-343.
5. 李正，王慧贞，吉士俊. 实用小儿外科学. 北京：人民卫生出版社，2001.
6. 吴海福. 抗生素在胆道外科急症中的应用. 中国实用外科杂志，2003，23：367-368.
7. Lilly J，Weitraubw，Altman RP，et al. Spontaneous perforation of the extrahepatic bile ducts and bile peritonitis in infancy. Surgery，1974，75：664.
8. Howard ER，Jihnston DL and Mowat AP. Spontaneous perforation of common bile duct in infants. Arch Dis Child，1976，51：883.
9. Ohkawa H，Takahashi H，Mail M. A malformation of the pancreaticobiliary system as a cause of perforation of the biliary tract in childhood. J Pediatr Surg，1977，12：541.
10. Banani SA，Bahadora A，Nezakalgoo N，et al. Idiopathic perforation of the extrahepatic bile duct in infancy：pathogenesis，diagnosis and management. J Pediatr Surg，1993，28：950.
11. Oldham KT. Surgery of infants and children. New York：1997.
12. Agustin Asensio，Jc Rivilla Parraf. Etiopathogenic study of spontaneous perforation of the biliary tract. An Esp Pediatr，1998，29：467-469.
13. Ando K，Miyano T，Kohno S，et al. Spontaneous perforation of choledochal cyst：a study of 13 cases. Eur J Pediatr Surg，1998，8（1）：23-25.
14. Pradas DV，Vila JJ，Fernandez MS，et al. Spontaneous biliary

perforation and necrotizing enterocolitis. Pediatr Surg Int, 1999,15:401-402.

15. Hasegawa T, Udatsu Y, Kamiyama M, et al. Dose pancreatico-biliary maljunction play a role in spontaneous perforation of the bile duct in children? Pediatr Surg Int,2000,16:550-553.

16. Niedbala A, Lankford A, Boswell W, et al. Spontaneous perforation of the bile duct. Amer Surg,2000,66:1061-1063.

17. Ng WT, Cheung CH, Chan S, et al. Is spontaneous perforation of the bile duct in children due solely to pancreaticobiliary maljunction? Pedcatr Surg Int,2002,18:565-566.

18. Khanna R, Agarwal N, Singh AK, et al. Spontaneous common bile duct perforation presenting as acute abdomen. Indian J Surg,2010,72:407-408.

19. Evans K, Marsden N, Desai A. Spontaneous perforation of the bile duct in infancy and childhood:a systematic review. J Pediatr Gastroenterol Nutr,2010,50:677-681.

20. Lee MJ, Kim MJ, Yoon CS. MR cholangiopoancreatography findings in children with spontaneous bile duct perforation. Pediatr Radiol,2010,40:687-692.

21. Castagnetti M, Houben C, Patel S, et al. Minimally invasive management of bile leaks following blunt liver trauma in children. J Pediatr Surg,2006,41:1539-1544.

22. Intezar A, Jile RD, Sharma A, et al. Modified method of T-tube placement in cases of ruptured choledochal cyst having complete loss of anterior wall. Saudi J Gastroenterol,2011,17:77-79.

第三十八章

胆道出血性疾病

胆道出血(hemobilia)亦称胆血症、血胆症。多由于肝胆创伤、胆管肿瘤或严重胆管感染所致。由于肝内外血管(肝动脉、门静脉或肝静脉支)与胆管之间形成病理性内瘘,血液经胆道而流入十二指肠,是上消化道出血的来源之一。仅次于消化性溃疡、门静脉高压和急性胃黏膜糜烂所引起的消化道出血。儿童胆道出血虽不多见,但由于胆道出血无论在病因和病理或诊断和治疗方面都有一定的特殊性,因此临床上有其相当的重要性。

【发病机制与病因】

胆道出血早在1654年即由法国Glisson在肝脏解剖中描述,当时一名年轻贵族在决斗中右上腹被

刺,终因消化道大出血而死亡。1948年Sandblom描述一外伤后血液从胆总管流出的病例,将其命名为"外伤性血胆症"。1973—1986年间国际文献收集的胆道大出血有641例,国内文献的报道至1991年多达1279例,足见其在临床中的重要性。近年随着胆道操作的逐步增加,医源性损伤已上升为胆道出血的首要原因,Yoshida于1987年报道称40.8%的胆道出血是医源性损伤所致,而外伤引发出血比例为19.4%,至2001年Green统计222例患儿,医源性损伤比例上升到了65%,而外伤致胆道出血比例仅6%(表38-1)。出血部位半数来自肝内胆管,源自胆囊和肝外胆管者各占25%。

表38-1 胆道出血的病因及比例

病因	Sandblom(1972)	Yoshida(1987)	Green(2001)
医源性	17%	41%	65%
意外伤害	38%	19%	6%
胆石症	15%	9%	5%
非结石性胆囊炎	13%	10%	1%
血管病变	11%	14%	7%
肿瘤及新生物	6%	7%	7%
其他	0%	0%	9%

1. 医源性损伤与意外伤害 手术和尸解发现,与胆管伴行的肝动脉分支为最常见出血来源,该现象可由肝脏的解剖特点来解释。肝脏的血管和胆管伴行于Glisson鞘内,在肝内逐级分支,越分越细,管壁也越来越薄,细小血管围绕胆管形成胆管周围血管丛。当肝脏受到各种钝、锐性创伤时,肝内可形成一个或数个腔隙,该处的胆管和血管常同时受损,二者之间如发生病理性交通,则发生胆道出血。由于血管被固定于Glisson鞘内,破溃后不易自行收缩,

故出血量往往较大。大量的血液涌入胆道,造成胆道内压力升高,引起临床上右上腹绞痛、消化道出血和黄疸的三联症。出血后,由于胆道高压,使Oddi括约肌痉挛,血液在胆道内凝固,出血可暂时停止。但经胆汁的浸渍,加之并发感染时细菌的分解作用,凝血块难以巩固和机化,因此临床上常表现为周期性反复出血的特点。

由于肝脏影像学穿刺和引流技术的广泛开展,医源性创伤已居胆道出血的第一位。PTC引发胆道

出血的比例为0.7%,而PTCD引起胆道出血的比例可达2.2%~2.3%;腹腔镜或开腹胆囊切除术,部分会造成囊肿或假性动脉瘤,肝动脉缝合、夹闭也会以假性动脉瘤形式愈合,胆瘘会进一步延缓血管损伤的愈合,从而引起胆道大出血;肝移植和Whipple术也会伴发胆道出血。ERCP会导致部分患儿上消化道出血,出血反流入胆道可导致胆道梗阻,部分门静脉胆栓、胆道置入金属内支架、血管畸形同时有凝血功能异常的患儿也会直接出现胆道出血。偶有胆总管内T形管腐蚀胆管壁而引起胆道出血的报道。

腹部闭合伤中,1%~8%患者会累及肝脏,肝损伤死亡率在4.1%~17.1%之间,钝性损伤累及Glisson鞘,肝动脉壁损伤,肝间质出血、肝纤维化,约1%患者可形成假性动脉瘤,部分破溃引发胆道出血。

2. 感染 感染性胆道疾病在国内仍比较常见,急性化脓性胆管炎、胆道蛔虫症、肝内胆管结石都是引起胆道出血的常见原因,感染病灶往往腐蚀来自门静脉的分支及小叶间静脉,由于静脉壁薄而弹力纤维稀少,易溃破而发生出血。

(1)广泛性多发性小脓肿:由于蛔虫、胆石或胆管肉芽肿致使肝内胆管胆汁引流不畅,从而形成胆管源性多发性小脓肿。病变多发生在汇管区。壁薄的静脉被脓液腐蚀后易与邻近的小胆管沟通,出血虽小,但多个脓肿与胆管血管沟通可汇集成胆道大出血;

(2)局限性脓肿:多因蛔虫钻入肝内胆管、肝内胆管结石阻塞胆管而形成局限性脓肿。在严重的感染,积聚的脓液有可能腐蚀邻近的门静脉或肝动脉而发生胆道大出血;

(3)胆管黏膜溃疡:急性梗阻性化脓性胆管炎时,梗阻上方肝胆管黏膜上皮脱落可形成多个溃疡,溃疡可穿透邻近肝动脉或门静脉而发生胆道大出血。有文献报道在胆管广泛炎症时,滴注药物或注入造影剂均可能刺激胆管黏膜而激发胆道出血;

(4)血管病变:急性化脓性胆管炎时,炎症波及汇管区的门静脉或肝动脉分支,可形成感染性门静脉扩张或动脉瘤。这些血管瘤样结构可能突入肝胆管内,糜烂溃破后,即发生胆道出血。作者所在的复旦大学附属儿科医院近年治疗1例7岁男孩的间歇性胆道出血就是由于肺吸虫感染所致,并可见肝右叶内局部动脉瘤形成。

3. 肝脏和胆道肿瘤 也是胆道出血的原因,但出血量少,且以梗阻性黄疸为主要表现。有时无论是肝脏的血管瘤或肝癌、胆道的横纹肌肉瘤、乳头状瘤、胆总管、壶腹部周围癌,并无前驱症状而突然以出血为其第一症状或唯一症状。

4. 胰腺疾病 如急性胰腺炎、假性胰腺囊肿和囊壁异位胰腺组织而并发胆道出血。文献中因胰腺疾病致胆道出血者约占胆道出血病例的2%。胰腺囊肿并发出血的原因有:①继发囊肿肠腔瘘的肠黏膜损害,出血以消化道黏膜为主。②内脏血管或分支的直接侵蚀。假性囊肿对血管的直接侵蚀的死亡率可达40%~80%,脾动脉是最常累及的血管,其次是结肠动脉和胃十二指肠动脉。应用动脉造影技术可确定出血部位,导管栓塞技术常可成功地暂时控制出血,使患者血流动力学稳定,以便进一步通过外科手术,清除坏死组织,处理受累血管。③胰酶的激活侵蚀血管会造成动脉瘤的形成,动脉瘤是血管瘤破裂的前期,动脉瘤破裂会导致囊内出血,如假性囊肿和胰导管相通,出血可通过导管进入十二指肠,出现类似胆道出血的表现。④胰酶反流侵蚀胆管,造成损害,引起胆道出血。

胆道出血也可以根据引起出血的原始疾病进行分类。

【临床表现】

胆道出血的临床表现很大程度上取决于患儿出血的量、持续时间以及原发疾病。慢性出血由于胆汁和血液的比重不同,两者互不相溶,临床上可出现以胆道梗阻为主要表现的综合征,表现出胆管炎、胆囊炎、胰腺炎、较大血栓可促发结石形成。急性出血的临床表现则与上消化道出血类似,出血量较大会危及生命。

在典型病例,腹痛、黄疸和上消化道出血是胆道出血的三联症,间歇发作。症状出现的机制为,开始时由于大量的高压的血液涌入胆道内,造成胆道内高压,引起胆道括约肌痉挛,表现为剧烈绞痛,绞痛之后,一般呕血或便血。腹痛缓解后,上消化道出血停止,黄疸逐渐消退,这是由于凝血块堵塞胆道,以及后继的血块液化和胆道再通的结果,血块排出。胆道或被胆汁中消化酶溶解,或出血又起,如此始复循环性发作,如不予控制,患者将死于出血性休克或严重感染,大量出血患者才具有上述的三联症,临床上具有三联症的患者约占40%。值得警惕的是曾做过胆肠吻合的患者,发生胆道大出血时,因无括约肌的强烈痉挛,疼痛程度较轻,有时仅有上腹胀、不适感,随即出现休克。胆道出血缓慢而量小时则无典型的临床表现,诊断不易。胆道大出血具有突发性、反复性、周期性及长期性的特点,有人统计出血次数多在 2~7 次,最多可达 28 次,周期为 1~2 周,病程迁延,最长可达 36 年,作者所在医院的 1 个病例出血 4 次,表现为黑便及呕血、无黄疸,间隔 18~25 天,病程 5 个月,每次需输血。多次出血可致贫血、低蛋白血症、水电解质紊乱、全身衰竭,直至死亡。国外文献统计胆道出血时,黑便 90%,呕血 60%,胆绞痛 70%,阻塞性黄疸 60%。国内统计与之相近。

【诊断】

虽然胆道出血临床表现为具有周期性发作的三联症,诊断不应困难。然而临床观察及文献报道,一般经过数次出血,甚至手术时才能明确诊断。综合文献,胆道出血误诊原因:①对胆道出血的临床表现认识不足;②忽视外伤、手术和原发病的病史;③首先考虑消化道出血,来自溃疡病,反复钡剂检查延误诊断;④当原发病为化脓性胆管炎时,因感染中毒症状严重,误认为应激性溃疡出血;⑤出现黄疸又误认为是大量输血致血清性肝炎或溶血所致;⑥有手术史时又考虑手术损伤、止血不完善以及出血倾向等;⑦胆道出血量不太多,又具较长时间歇再发作,易被忽视。有如下诊断方法:

1. 内镜检查 有上消化道出血时,应先做食管、胃十二指肠镜检查,以寻找出血源。如在或邻近乏特壶腹有出血或凝血块时,胆道出血的可能性极大,此项检查应在出血期进行(图 38-1)。

2. 超声显像 B 超显像检查仅适用于判断胆道出血的原因如:结石、肿瘤,但难以发现出血部位,出血后血栓和结石 B 超下难以鉴别。

3. CT 扫描 图 38-1 为内镜胆道出血术中所见:

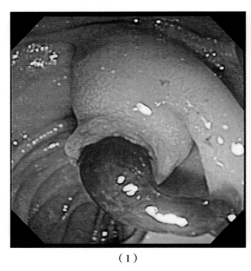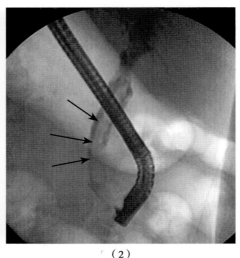

(1)   (2)

图 38-1

(1)可见血栓停留在十二指肠括约肌开口;(2)见胆总管内(箭头处)充盈缺损,为胆总管内血栓

对引起胆道出血的原发病灶的定位和定性诊断有帮助,图 38-2 示作者所在医院的病例,增强 CT 显示右肝局部大小不一的小圆形强化影,局部动脉瘤形成。磁共振胰胆管成像技术,在胆道及胆囊出血时,血块在 T1 抑脂后呈高信号,在 T2 表现为低信号,有别于通常液体充盈情况。

4. 选择性血管造影

(1)选择性腹腔动脉和(或)肝动脉造影:是了解胆道出血最有价值的诊断和定位方法,可检出 90% 胆道出血病例的血管异常,并可进行栓塞疗法来控制胆道出血,是目前唯一精确有效的手段。血管造影的直接征象,在急性出血时,动脉期和动脉晚期示造影剂外溢,若出血量 >0.5ml/min,可显示动脉-胆管瘘,肝实质内片状造影剂影像。间歇期影像,在动脉期呈囊状动脉瘤影。海绵状血管瘤影或不规则的迂曲血管团,且具显影早、消散晚的特征。

(2)术中肝动脉造影:近来有学者推崇该方法,一般用于术中探查难以确定的病灶定位。通过胃右动脉或胃十二指肠动脉,插入 2mm 直径的聚乙烯导管到肝固有动脉,注入造影剂 50% 泛影葡胺 20ml,注入 10ml 时开始摄片,根据造影结果选择术式,达到止血和处理原发病灶的目的。

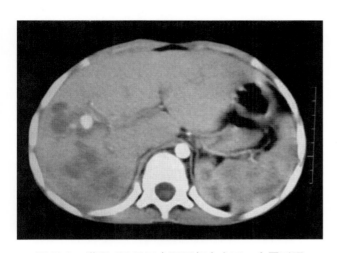

图 38-2　增强 CT 显示右肝局部大小不一小圆形强化影,局部动脉瘤形成

（3）经皮脾穿刺门静脉造影:动脉造影正常时,应做此检查,虽然胆道出血多数病例是小动脉出血,有少部分患者则是小静脉出血。对这类患者,此方法有助于定位诊断。

5. 核素显像　放射性核素闪烁扫描的诊断作用尚存在争议,Shapiro 曾提出在胆道出血速率仅 0.1ml/h 时即可被检出(如^{99m}Tc 标记的红细胞法)。但有不同看法。

【治疗】

首先去除病因,如控制胆道感染。抗休克和支持疗法也很重要。近期文献推荐血管造影和栓塞疗法即介入治疗的应用。Velmahos 提出栓塞疗法是控制胆道出血的一个安全有效的方法,栓塞剂有自体血、气囊、微金属圈、氰基丙烯酸、吸收性明胶海绵等,其成功率可达 80% ~ 100%。但在遇门静脉栓塞者禁用栓塞疗法,因偶见缺血性肝坏死而致死的报道。故在大量胆道出血时才考虑栓塞疗法治疗,无效或失败时改用手术治疗,如结扎出血血管、切除动脉瘤等。

1. 非手术治疗　胆道大量出血的患者,全身情况往往很差,胆道的病理情况一时尚难明确,手术又比较复杂。因此,在处理上首先应给予输血、补液、纠正水和酸碱平衡,改善全身情况,尽可能纠正休克、控制感染,并积极采用中西医结合止血疗法。如应用垂体加压素,也有使用生长抑素治疗继发于急性胰腺炎的胆道出血获得成功的报道。也有的在胆管内滴注去甲肾上腺素、凝血酶溶液、过氧化氢溶液等。在下列情况下,尤应坚持非手术治疗:①全身失血征象易于纠正者,即胆道出血缓慢和量小者;②胆

道大出血的第 1 ~ 2 周期;③已行胆道手术且术中已将主要病灶清理者;④经手术探查和胆道造影等检查,出血灶仍不明确者;⑤无寒战、高热、黄疸或感染性休克等重症胆管炎临床表现;⑥患者情况极差,不能耐受手术。

2. 介入治疗　介入栓塞在胆道大出血的治疗中占据着十分重要的地位,其简单、安全,可起到挽救生命的作用,对患者创伤小,效果迅速、可靠,已成为胆道出血治疗的首选方法。Curet 等报告选择性肝动脉栓塞治疗胆道出血 28 例,24 例获得治愈。与肝动脉结扎术相比较,此方法优点在于:①肝动脉栓塞之前,可同时进行肝动脉造影,利于判定出血部位及明确解剖情况;②不需要进行全身麻醉及剖腹手术,可减轻患者痛苦;③腹腔内有炎症者,其粘连往往增加手术难度,采用此法可避免这些困难;④肝动脉栓塞后,门静脉的压力也随之降低。因此,对来源于门静脉系统的胆道出血,此方法也能产生效果。此外,介入法肝动脉栓塞术也可为因一般情况差而不能耐受剖腹手术的患者所接受,并可反复多次进行。但其也有潜在的危险性:①经肝动脉栓塞后,栓塞区肝细胞可发生溶解性坏死,有报道坏死出现数周后,由于门静脉或肝动脉侧支循环可代偿局部血供、肝坏死区逐渐缩小,直至消失而恢复肝功能。但如栓塞整个肝动脉,仍有肝坏死的危险;②未处理原发病灶,术后凝血块仍存留于胆道内,常引起腹痛、发热,严重者仍需手术解除胆道梗阻和引流;③介入治疗后,侧支循环建立仍可能使出血复发;④胆道出血如发生在胆道恶性梗阻行 PTCD 之后,肝动脉栓塞后更易引发肝功能衰竭;肝脏有化脓性病灶或门静脉高压者,肝功能栓塞疗法的并发症和病死率倍增。介入栓塞的禁忌证有严重肝硬化、肝功能不良及门静脉栓塞;相对禁忌证为门静脉高压、门静脉相对受阻。栓塞常见并发症有一过性腹痛、不适、发热,肝酶学指标上升,发生率可高达 25%,但经对症治疗后,多可缓解。严重并发症有异位栓塞、肝脓肿、败血症、胆囊梗死、胃肠道出血、急性胰腺炎、十二指肠穿孔等,虽较少见,但需引起高度重视。栓塞治疗的效果可达 85.7%,其失败原因为:①未能达到高选择插管;②栓塞后侧支循环建立;③出血来自肝外胆管;近来有学者运用超选择性双重栓塞的方法,即用吸收性明胶海绵颗粒或微弹簧圈栓塞出血动脉的远端,再用弹簧圈栓塞出血动脉近端,效果理想。此外血管造影配合经皮穿刺,假性动脉瘤内药

物注射,针对部分胆囊或胰腺假性动脉瘤出血,栓塞效果不佳,却无法开腹患者,可使部分患者获得痊愈,注射药物主要为凝血酶。

3. 手术治疗

(1) 手术适应证:①反复大量出血超过 2 个周期;②胆绞痛、寒战、高热、黄疸等重症胆管炎必须紧急引流;③出血量大伴休克,不易纠正;④经非手术治疗胆道出血无自止倾向;⑤出血病灶已确定,手术治疗可获得痊愈;⑥全身情况能耐受手术的创伤;⑦除出血外尚有腹膜炎现象,疑有某种实质性脏器破裂或空脏器官破裂者;⑧介入治疗无效或失败。目前,通常在介入治疗无效以及患者有明确的结石、脓肿等明确病因时,才选择手术治疗。

(2) 手术时机:决定做手术治疗者,究竟应在急性出血期进行手术以求止血,还是应在出血停止后的间歇期进行手术以彻底根治其病因,两者各有利弊,有时很费斟酌。前者之优点是比较容易找到出血部位,而且还可以估计出所采用的手术方法是否有效;其缺点是在继续出血的情况下,可能患者不能耐受麻醉和手术的打击,更难希望一次彻底地根治造成出血现象的基本病变,衡量各方面的利弊得失,笔者认为此类患者应在尽快补充血容量的同时,在急性出血期进行手术比较有利;因为患者对手术的耐受是可以通过各种措施予以提高,并使之平安度过的,而如在手术时不能找到出血部位并判断止血效果,则可能使手术徒劳无功,更谈不到病变的根治。但在手术适应证⑤而手术,宜选做择期性手术。

(3) 手术方法

1) 探查判断出血部位:一般分为下列步骤:①鉴别上消化道大出血是否来自胆道。如自胆总管内抽得鲜血,即可证实为胆道出血;②鉴别胆道出血来自肝内或肝外病灶,肝外胆道出血常因动脉瘤穿入胆道所致,于肝门区可扪及搏动性肿块。肝内胆道出血常来自肿瘤和(或)肝内胆管感染;③肝内出血灶的定位常需切开胆总管,取净血块,观察出血来自左或右侧肝管口,必要时可将塑料管插入冲洗,并可同时应用纤维胆道镜检查。近年来还采用术中肝动脉造影和 B 超检测,更有助于出血病灶的确切定位。

2) 出血病因的解除:常供选择的手术方法有以下几种:①肝空腔开放引流术:术中切开肝内空腔,腔内缝扎受累的动脉和胆管,并放置引流管;术后通过引流管观察出血情况,或经管注入止血药物。

②肝动脉结扎术:分为肝总动脉结扎、肝固有动脉结扎、肝左或肝右动脉结扎及联合结扎 4 种方式。相比较,结扎肝总动脉手术操作相对容易,但结扎处远离病灶,加之胃十二指肠动脉形成的侧支循环较多,故容易复发出血。结扎肝固有动脉,靠近病灶,既可避免胃十二指肠动脉形成的侧支循环,又较结扎肝左或肝右动脉操作简单,且一般不致漏扎副肝动脉,也不易引起肝坏死、昏迷,是一种安全有效的术式。结扎肝左和(或)肝右动脉,手术难度大,时间长。联合结扎法,止血快且彻底,但有导致肝脏硬化以致肝衰竭死亡的危险,故目前多采用肝固有动脉结扎作为肝内胆管出血的止血方法。即肝动脉的结扎部分愈靠近肝脏,侧支循环的形成愈慢,止血效果就愈佳。③肝叶或肝部分切除术:既能止血,又能去除病灶,是最合理的治疗方法,适合于病变局限于一叶或一侧,尤其是左外叶,而其余肝脏又正常者。缺点是手术创伤大,危重患者及休克患者难以耐受手术。另外术后患者都有不同程度的肝功能损害和凝血功能障碍,出血和肝衰竭是死亡的主要原因。

【预后】

胆道出血是很多疾病的严重并发症,死亡率高。Sandblom 于 1972 年报道为 25%,在 1996—1999 年,222 例胆道出血病例中仅发生死亡 5 例(2.3%),另 6 例在出血停止后死于其他原因,如能保持高度警惕,胆道出血的诊断并不困难,尤在肝胆系外伤、肝内操作、严重胆道感染病例。在大出血病例,应首选内镜检查以排除食管、胃、十二指肠出血。继之做血管造影,定位明确后,可考虑栓塞治疗,如无效或失败才采用手术治疗。对胆道出血缓慢和量小者,可先予非手术治疗,以此降低死亡率。此治疗原则值得临床推广。

(陈功 周以明)

参 考 文 献

1. 徐思多. 胆道结肠与胆道出血. 实用外科杂志,1989,9:253.

2. 钱礼. 现代普通外科. 杭州:浙江科学技术出版社,1993.

3. 黄志强. 当代胆道外科学. 上海:上海科学技术文献出版社,1998.

4. 席嘉元,吕梁,邓钢,等. 不明原因消化道出血的血管造影诊断与手术病理对照研究. 介入放射学杂志,2001,10:8-10.

5. 何敬东,范谋海,周义成,等. 超选择性双重栓塞治疗胆道出血. 放射学实践,2001,5:166.

6. 张延龄,胆道出血症. 国外医学外科学分册,2002,29:140-142.

7. Curet P,Baumer R,Roche A,et al. Hepatic hemobilia of traumatic or iatrogenic origin:recent advances in diagnosis and therapy,review of the literature from 1976 to 1981. World J Surg,1984,8:2-7.

8. Sandblom P,Saegesser F,Mirkovitch V. Hepatic hemobilia:hemorrahage from the intrahepatic biliary tract,A review. World J Surg,1984,8:41.

9. Sandblom P. Introgenic hemobilia. Am J Surg,1986,151:754-758.

10. Sandblom P. Hemobilia in waylw pellegrini Surgery for the gallbladder and bile ducts. In:David L,Nahrivold. Textbook of Surgery. 13th ed. Philadelphia:WB Saunders Company,1987,643.

11. Pollock BJ,Chak A,Dahman B,et al. Warfarin therapy complicated by recurrent hemobilia in a patient with sarcoidosis. Gastrointest Endosc,1997,46(1):72-76.

12. Dousset B,Sauvanet A,Bardon M,et al. Selective surgical indications for iatrogenic hemobilia. Surgery,1997,121(1):37-41.

13. Hermine LC,Ernst O,Delemagure D,et al. Arterial complications of percutaneous transhepatic biliary drainage. Cardiovasc Intervent Radiol,1998,19(2):160-162.

14. Frank JL,Navab F,Ly K,et al. Hemobilia complicating hepatic cryosurgery. J Surg Oncol,1998,67(2):130-133.

15. Nichoson T,Travis S,Ettles D,et al. Hepatic artery angiogrophy and embolization for hemobilia following laparoscopic cholecystectomy. Cardiovasc Intervent Radiol,1999,21(1):20-24.

16. Velmahos GC,Chohwan S,Falabella A,et al. Angiographic embolization for intraperitoneal and retroperitoneal injuries. World J Surg,2000,24(5):539-545.

17. Green MH,Duell RM,Johnson CD,et al. Haemobilia. Br J Surg,2001,88(6):773-786.

18. Ghassemi A,Javit D,Dillon EH. Thrombin injection of a pancreaticoduodenal artery pseudoaneurysm after failed attempts at transcatheter embolization. J Vasc Surg,2006,43:618-622.

19. Williams M,Alderson D,Virjee J,et al. CT-guided percutaneous thrombin injection for treatment of an inferior pancreaticoduodenal artery pseudoaneurysm. Cardiovasc Intervent Radiol,2006,29:669-671.

第三十九章

小儿胆石症

胆石症（cholelithiasis）是指发生于胆道系统任何部位和不同病理状况下的结石病，是一个泛指的病名，包括肝内胆管结石（intrahepatic lithiasis）、胆囊结石（gallbladder stone）、胆总管结石（common bile duct stone），也包括由胆道的病变如胆总管囊状扩张、肝内胆管囊状扩张（Caroli 病）时并发的结石。

小儿胆石症有其自身特点，在发病原因、发病机制、临床表现及治疗上都与成人不完全相同。因各部位的结石形成机制不相同，治疗方法不同，也分为肝内胆管结石、胆囊结石、原发性及继发性胆总管结石、胆总管囊状扩张，肝内胆管囊状扩张（Caroli 病）时并发的结石等。小儿胆石症最早是 Lasage 于 1697 年在解剖一儿童女尸时发现的，其后又有人在解剖胎儿和生后 25 日的新生儿时发现胆石。小儿胆石症在临床上少见，发病率低。据 RogerW 报道 16 岁以下患胆石症仅占胆管结石病例的 0.15% ~ 0.22%，国内有人报道为 0.53% ~ 1.16%，这提示小儿胆石症发病率在增加。一般认为小儿胆石症发病年龄在 4 ~ 5 岁较多，尤其 10 岁以上最多。有报道以男孩发病率高。小儿胆石症发病原因有多种。先天性胆囊或胆道系统发育异常，造成肝内、肝外胆管狭窄或扩张。胆汁长期淤积、浓缩，细菌容易繁殖，促进胆汁成分改变而形成结石。

在西方国家，胆石发生在胆囊者常见，而原发于胆管系统的结石非常少见。在我国，胆道蛔虫曾是引起胆道感染与结石的最重要原因之一。胆道蛔虫造成胆道梗阻和黏膜损伤，虫卵或残骸可作为核心形成结石。近年来由于寄生虫类疾病的控制，已经大为减少。目前在我国，患者胆道系统各个部位的结石均较常见，且各部位的结石在病因、临床表现、治疗上均有许多不同之处。因而，可称为胆囊结石、肝内胆管结石、原发性胆（总）管结石、继发性胆总管结石、先天性胆管扩张症合并结石等。

另外，溶血性疾病引起大量红细胞破坏，血中胆色素增多，是形成胆色素结石的重要原因。完全肠道外营养是小儿胆囊结石最常见的原因。新生儿胆石症症状不明显，唯一体征是黄疸，易与生理性黄疸混淆。

第一节 胆囊结石

【概述】

胆囊结石病（gallbladder stone）是指原发于胆囊内的结石所引起的各种胆囊病理改变，病变程度有轻有重，有的可无临床症状，即所谓无症状胆囊结石。有的可引起胆绞痛及胆囊内或胆囊外的严重并发症。胆囊结石在儿童很少见。患有慢性溶血性疾病的儿童，常合并有胆囊结石，且多为胆色素结石。

近年来，胆囊结石的诊断有增多的趋势，其原因可能有两个方面：一是小儿胆石症实际患病率上升。这主要与溶血性疾病、先天性畸形、感染、胆汁淤积、妊娠、回结肠疾病、静脉高营养治疗、利尿剂的应用，以及过胖、性早熟、禁食、高脂高蛋白饮食的改变有关。另一原因是人们对小儿胆石症的诊断和认识水平的提高，特别 B 超的普及，使无症状的胆囊结石也能及时得到诊断。

【病因】

小儿胆囊结石的原因主要有：

1. 胆道畸形　由于胆囊管或胆总管的先天性

发育畸形、胆道血管发育畸形造成胆总管、胆囊管狭窄和扩张，胆汁淤积、浓缩，胆汁成分改变，胆固醇容易析出结晶，形成结石。同时胆道梗阻易继发细菌感染，多为大肠埃希菌及脆弱类杆菌，可产生大量的β-葡糖醛酸苷酶，使结合胆红素水解，结合胆汁中的钙粒子而沉积形成胆红素结石。

2. 溶血性疾病 由于大量红细胞破坏，非结合胆红素增加，与钙结合形成胆红素钙。慢性溶血性贫血患者胆汁中增高的胆红素葡萄糖酯，自身还与钙结合，形成胆红素单葡糖醛酸钙，再与胆红素钙一同沉淀，形成胆色素结石。Roger 报告小儿胆石症常并发于溶血性贫血，占 71%。在遗传性球形红细胞增多症中，胆石症的发生率高达 43%~66%，并随着年龄的增长而增加，10 岁后发生率更高。

3. 胆道蛔虫 在我国多数学者认为胆道蛔虫并感染是胆囊结石的重要成因。蛔虫进入胆道，蛔虫活体或残骸不但阻塞胆道和损伤黏膜，而且死亡的虫体残骸可作为核心而形成结石。胆汁中的结合性胆红素则是由于细菌，特别是大肠埃希菌分泌 β-葡萄糖醛脂酶的作用，发生水解，使它从胆汁中沉淀下来，而与钙结成胆色素钙。据报道，在我国胆道蛔虫并感染是本病的主要原因。

4. 胆道感染 胆道感染与胆结石形成互为因果。胆道感染可改变胆汁的酸碱度，使胆管上皮脱落，胆汁淤滞，促进胆石形成。

5. 既往感染史或手术史 在长期发热、败血症时，因胆汁浓缩变黏稠，同时免疫状态持续低下，保护胆道黏膜作用被削弱而形成结石。

6. 完全肠道外营养（TPN） 长期的完全肠道外营养是小儿胆囊结石最常见的原因。在有回肠病变或回肠切除的患儿，由于肠道内缺乏食物，胆囊收缩减弱，从而使胆汁淤积而合并胆囊结石。另一方面，依赖完全胃肠外营养的患儿，往往患有全身性严重疾病，如：败血症、创伤、腹部手术史，输血、辅助通气或使用麻醉性止痛剂等因素，对胆道功能都有不利影响。

7. 胰胆管合流异常合并胆石症 临床上发现胰胆管合流异常病例经常合并存在胆管、胰管或共同通道内的结石。江上等通过病例分析及文献复习发现合流异常的胆石合并率约 19.7%~58.6%，其中囊状扩张合并结石率低，而梭状型胆管扩张病例结石多位于胆囊。另外，不合并胆管扩张的胰胆管合流异常病例胆囊结石较多。20 世纪 90 年代，日本胰胆管合流异常研究会对 5 年间全国病例的胰石或胰管内的蛋白栓的发生率进行统计分析，发现其合并发生率为 6.8%~8.0%，较胆道系统结石的发生率为低。

对于胰胆管合流异常合并胆石症的原因，大多数学者认为胆石成因与合流异常的解剖学结构有关，胰液与胆汁相互逆流，胰液混入胆汁产生各种活性胰酶和胆汁酸、游离脂肪酸等损伤物质，首先破坏胆道壁的黏膜屏障、胆管上皮间的细胞间连接，而后直接损伤上皮细胞，引发胆道及胰腺的二次损害。胰液于胆道内活化，胆道上皮剥离脱落，胆汁淤滞致使细菌感染，β-葡糖醛酸酶活性增高，色素性胆石与胆砂胆泥发生。内村发现肝内外胆管囊肿型扩张的胰胆管合流异常病例结石的合并率最高，结石中约有 2/3 为色素性。合流异常并胆石较易发生腹痛、发热等临床症状，而且大多数细菌培养为阳性，认为合并的细菌感染也可能是发生的原因之一。

8. 激素平衡失调 在青春期，雌激素有活化 5-β-羟化酶作用，可使胆固醇合成增加，使呈过饱和状态，胆汁中的胆固醇易析出形成胆固醇结石。这是青春期女性胆结石发病率明显增高的主要危险因素。

【发病机制】

胆囊结石由胆汁的成分沉淀、集合而成，大部分的胆囊结石含有胆固醇、胆红素、钙、脂肪酸的钙盐、碳酸盐，另一些结石尚含有磷酸钙、脂肪酸、三磷酸甘油酯、蛋白质或多糖类等。根据结石的主要成分，临床上常分为纯胆固醇结石，纯胆红素结石，胆固醇-胆红素混合结石，胆红素钙-胆固醇混合结石，碳酸钙结石，其他少见的结石，如脂肪酸、脂肪酸胆红素等组成的结石。在胆囊内，以胆固醇-胆红素钙混合结石最为常见。

近年来，主要从胆汁成分的改变（主要指肝脏脂类代谢失衡）、胆囊局部环境改变（胆囊功能紊乱，包括胆囊的吸收、分泌及胆囊收缩功能改变）、促核形成三方面因素进行研究胆囊结石的成因。胆汁由水、胆汁酸盐、胆固醇、卵磷脂、胆色素、脂肪酸、无机盐类、微量元素、黏蛋白等组成。人体肝胆汁的水分占 96%~97%，固体成分占 3%~4%。肝胆汁进入胆囊后，无机盐和水可被胆囊吸收，胆囊胆汁较肝胆汁浓缩数倍。胆汁酸盐、卵磷脂和胆固醇三者占胆汁干重的90%。胆汁中胆固醇的溶解度与胆汁酸盐、卵磷脂和胆固醇三者的相对浓度比例密切相关。当三者的比例关系发生改变，胆汁酸盐、卵磷脂的含量绝对或相对减少，胆固醇处于绝对或相对过饱和状态时，胆固醇的溶解度降低，易形成结晶析出。慢性溶血性疾病患者胆汁中结合性胆红素及非结合性胆红素增高，在大肠埃希菌感染胆道时，其繁殖过程中产生大量的β-葡糖醛酸苷酶，作用于胆红素葡糖醛酸，使其水解，分出游离胆红素与胆汁中的钙离子结合，生成不溶性的胆红素钙而沉淀。除了大肠埃希菌外，胆道感染时的脆弱类杆菌等厌氧菌亦能产生大量的β-葡糖醛酸苷酶。由于先天性胆道发育异常，胆道畸形造成肝内、外胆管狭窄或扩张，胆汁排出障碍。另外，胆总管括约肌功能失调、括约肌痉挛、蛔虫梗阻也可导致胆汁长期淤积、浓缩，并促进细菌生长繁殖，使胆汁成分改变，酸碱度改变，导致结石形成。

【头孢曲松钠的假性结石问题】

头孢曲松钠（ceftriaxone sodium）为第三代头孢菌素类抗生素，对肠杆菌科细菌有强大活性，对大肠埃希菌、肺炎克雷伯菌、产气肠杆菌、氟劳地枸橼酸杆菌、吲哚阳性变形杆菌、普鲁威登菌属和沙雷菌属的MIC90介于$0.12 \sim 0.25mg/L$之间。对流感嗜血杆菌、淋病奈瑟菌和脑膜炎奈瑟菌有较强抗菌作用。对溶血性链球菌和肺炎球菌亦有良好作用。因此广泛应用于临床，在小儿病例中也不乏使用。

但近年来，欧美、日本及国内均有较多的小儿接受头孢曲松钠后被发现胆囊结石的报道。日本学者曾报道5例发生应用头孢曲松钠治疗后所致假性胆囊结石的小儿病例。2例无症状，而另外3例在应用$2 \sim 19$天时出现严重间歇性腹痛，停药$14 \sim 25$天后结石影消失。另有作者为了解日本患儿应用头孢曲松钠治疗后所致假性胆囊结石的发病情况，对27例静脉用药患儿进行每日的B超检查，发现4例（14.8%）在用药$4 \sim 9$天后出现假性胆囊结石。结石表现为泥沙样或块粒样结石影。2例合并腹部疼痛并伴有恶心、呕吐。停药$1 \sim 5$周后结石消失。而国内有作者观察应用头孢曲松钠治疗后所致假性胆囊结石的发病情况、临床特点及转归。对47例应用头孢曲松钠治疗患儿应用腹部B超定期观察胆囊胆泥或结石情况并记录应用过程中的伴随症状。发现形成胆囊假性结石22例（46.8%），其中原发病为肺炎者2例，发生率为10.5%，原发病为胆囊炎者20例，发生率达71.4%，（$\chi^2 = 16.862$，$P<0.01$）。胆石均发生于应用后$1 \sim 7$天，均伴有呕吐$1 \sim 5$次，其中16例伴有上腹痛，22例胆囊结石中21例于停药后$1 \sim 2$周结石消失，1例于停药8周后消失。认为，头孢曲松钠可引起假性胆囊结石，且原发病为胆囊炎者发生率明显高于肺炎病例，停药后均能自行消失，不需要手术治疗。

【临床表现】

小儿胆囊结石的临床表现因年龄不同，临床症状不同。主要表现为如下的症状和体征：

1. 右上腹疼痛　可呈急性右上腹痛或间歇性右上腹痛，尤其在饮食不当或进油腻食物后发作，可向右背及右肩部放射，多伴有恶心、呕吐、腹胀等消化道症状。

2. 发热、寒战　为胆石并发感染的表现，胆囊结石伴发急性胆囊炎时，右上腹疼痛加重。

3. 黄疸　在肝外胆管梗阻时，可出现黄疸，为间歇性，程度较轻。有黄疸时，尿色深黄，粪色变淡。

查体右上腹部压痛，腹肌紧张，有时可扪及肿大的胆囊，墨菲（Morphy）征阳性。而新生儿胆囊结石症状多不明显，唯一的体征是黄疸，易与生理性黄疸相混淆。影像学检查有助于诊断。婴儿和儿童的症状取决于结石的部位、大小、有无胆管梗阻及炎症。无症状的胆囊结石可能长期不被发现。

【诊断】

小儿胆石症比较少见，临床症状不够典型，常被忽略或误诊。应结合临床症状和特殊检查作出诊断。

1. 病史　患儿可有胆道蛔虫病史、溶血性疾病史。询问患儿有无手术史。

2. 临床表现　小儿胆囊结石临床症状不典型，只有当合并感染或梗阻急性发作时，表现为右上腹疼痛、黄疸、发热。查体可有右上腹压痛，可触及肿大的胆囊，腹肌紧张。

3. 实验室检查　检查血清中总胆红素、结合胆红素、非结合胆红素，确定有无梗阻性黄疸。

4. B型超声检查　能显示结石的位置、数量、大小及肝内外胆管有无扩张。典型胆囊结石在胆囊腔内可见一个或多个高回声光团，光斑。高回声的后方伴有清晰的高回声影,可随体位改变而移动。本法对胆囊结石敏感,应作为胆囊结石诊断的首选方法。

5. CT　在胆囊区可见单个或成堆的高密度影,常呈环状或多层状,其位置可随患者体位而改变。

【治疗】

1. 无症状胆囊结石　不合并胆总管结石,可保守治疗。但需每年进行 B 超检查,若出现腹痛症状或并发症,则应及时采用手术治疗。对于 2～3 个月的婴儿,胆囊疾病一般不宜手术,对于无症状者应长期观察。

2. 有症状的小儿胆囊结石　一般认为对有症状的小儿胆囊结石,一经明确诊断,应行手术治疗。胆囊结石的手术方法有两种,即胆囊切除术及胆囊切开取石术。小儿患者选择哪一种方法为好,一直存在争议。Robertson 对 14 例手术治疗的胆石症患儿随访 4 个月～12 年(平均 4.1 年),结果 9 例胆囊切开取石术后均无症状;5 例胆囊切除术后有 2 例常出现腹痛,因此认为小儿时期做胆囊切除应慎重。而 Caluwe 等对胆囊切除和胆囊切开取石组进行 2 年及 5 年随访,切除组术后无症状,胆道内无结石残留或复发;而切开取石组术后一年之内即有 30% 的患儿右上腹反复疼痛,B 超检查结石复发,其中 1 例经再次切除胆囊治愈。

目前一般认为胆囊切除是治疗胆囊结石伴有急、慢性胆囊炎的较好方法。但对胆囊功能良好,炎症不明显或较轻微者可予以保留。胆囊结石常引起潜在的严重并发症,如继发性胆总管结石、胆源性胰腺炎、急性化脓性胆管炎等,除非有手术禁忌证,否则均应择期或急症手术治疗。胆囊内结石,合并胆囊炎时胆囊切除或结石摘除是首选的方法。

3. 微创外科的治疗方法　伴随着微创外科的发展以及医疗器械的改进,腹腔镜胆囊切除术(LC)以其组织损伤小、手术后恢复快,腹腔镜胆囊切除术的严重并发症已接近于甚至低于开腹胆囊切除术。由于患儿并发症少、病程短,Calot 三角脂肪沉积少、解剖清楚,施行腹腔镜胆囊切除术较成年人更方便、更快捷。因此腹腔镜胆囊切除术当前已成为胆囊结石行胆囊切除术的首选方式。

由于小儿患者的生理、解剖特点,胆囊结石行腹腔镜胆囊切除术有其特殊性。①小儿患者施行腹腔镜胆囊切除术时,由于其腹壁薄弱、腹腔容量小,气腹压力不宜过大,适当减少充气量;②放置腹腔 Trocar 时,应缓慢旋转刺入,避免用力过猛,造成腹腔脏器损伤;③牵拉、固定胆囊时不可用力过猛,以防撕伤小儿肝脏;④根据小儿年龄和发育情况,适当减小电凝器的输出功率;⑤电灼胆囊床,尤其肝门部时,需要特别注意以防损伤肝管;⑥患儿解剖结构精细,手术者应具备丰富的腹腔镜操作技巧,熟知儿童期胆系解剖特点和变异。防止损伤变异胆管,造成胆道狭窄。腹腔镜胆囊切除术要掌握严格的适应证,不适当的腹腔镜胆囊切除术有可能造成残余结石,而进行第二次开腹手术。小儿急性胆囊炎不是 LC 治疗的禁忌证,但如术中发现胆囊床明显水肿粘连或者胆囊三角重度粘连、解剖关系不清等手术困难时,应及时中转开腹胆囊切除术。其他术中发现胆囊积液、积脓、解剖关系不清、胆囊癌变、胆囊管闭合困难时也应即刻或延期转开腹手术。

4. 对于胆囊结石伴黄疸,需查明黄疸的原因,予以分类处理。胆囊结石如合并胆总管结石又无开腹手术的并发症时,可在腹腔镜下行"胆总管切开取石、纤维胆道镜取石、T 形管引流术";如合并胆总管囊肿,或合并肝内外胆管结石则需开腹手术治疗。

(董蒨　陈鑫)

第二节　胆　管　结　石

【概述】

小儿胆管结石同样少见,由于常是寄生虫病或先天性胆道疾病的伴发病症,所以有其不同于成人的特点。原发性胆管结石病是指原发于胆管系统(包括肝胆管系统)内的结石,而不包括自胆囊排降的结石。结石的特点是呈棕色的不定形的结石,以胆红素钙为其主要成分的色素性混合结石,只含少量的胆固醇。原发性胆管结石的形成与胆道感染、胆汁停滞、胆汁内成分沉积有关。

【病因】

小儿原发性胆管结石的病因与多种因素有关。

1. 胆道畸形　由于先天性胆道发育异常,如先天性胆管扩张症,Caroli 病等,存在肝内、外胆管狭窄或扩张,可导致胆汁长期淤滞、浓缩,促进细菌繁殖,使胆汁成分改变形成结石。

2. 胆道寄生虫 胆道蛔虫、华支睾吸虫在原发性胆管结石的病因学上有重要意义。蛔虫进入胆道,将细菌带入胆道,胆道的主要感染细菌为大肠埃希菌,大肠埃希菌在繁殖过程中产生大量的 β-葡糖醛酸苷酶,可促使胆红素钙的沉积,促进胆管结石形成。蛔虫尸体及蛔虫卵在胆道内腐败、碎裂,形成石的核心。

3. 胆道感染 肠液逆行、蛔虫进入胆道都可将细菌带入胆道。胆道的慢性细菌感染导致组织的慢性炎症改变,黏膜上皮细胞增生。同时,当胆道扩张时胆汁流动缓慢,更有利于慢性感染时的细菌繁殖。胆道的主要感染细菌是大肠埃希菌。大肠埃希菌在繁殖过程中产生大量的 β-葡糖醛酸苷酶,在有胆道梗阻、胆汁停滞时,β-葡糖醛酸苷酶作用于双结合的胆红素葡糖醛酸,使其水解,分离出胆红素并与胆汁中的钙离子结合,生成不溶性的胆红素钙而沉淀,又借助胆汁中的黏多糖、蛋白质等的作用而集结,又有胆汁中的细菌、脱落的组织细胞、炎性渗出物、寄生虫异物等的参与,经过逐渐固化形成结石。

原发性胆管结石的主要临床症状是慢性和急性胆道感染。而胆道感染可诱发结石形成,另一方面,胆管结石可引起胆汁淤滞,有利于细菌繁殖、胆石的沉积,两者相互促进。

【临床表现】

婴儿及儿童的症状取决于胆石的部位,有无梗阻及是否合并感染。

临床表现主要为结石梗阻和急性化脓性胆管炎的表现。临床症状主要为右上腹疼痛,可向右肩部放射,多伴有恶心、呕吐、腹胀等消化道症状。寒战、发热,为胆结石并发感染的表现。继而出现黄疸,在肝外胆管梗阻时出现,为间歇性。体格检查右上腹压痛,肌紧张,有时可扪及肿大的胆囊,肝大,有触痛,墨菲征阳性。

【诊断】

1. 病史 应询问患儿有无蛔虫病史。

2. 临床症状 小儿胆管结石的临床症状主要表现为结石梗阻和急性胆管炎的表现。表现右上腹疼痛、寒战、发热、黄疸。查体可见右上腹压痛,腹肌紧张,胆囊肿大,墨菲征阳性,肝大,有触痛。

3. 实验室检查 血清总胆红素、结合胆红素、非结合胆红素可升高,有梗阻性黄疸的表现。

4. B型超声检查 沿胆管、胆道走向回声增强,提示胆管壁增厚,胆管内见高回声团,呈圆形、斑点状、条束状,一般后方伴声影。结石以上的胆管扩张。B型超声检查能显示结石的位置、数量、大小及肝内外胆管是否扩张,可作为首选的诊断方法。

5. CT 胆管、胆道内可见钙化影像,其远侧段胆管扩张。

【治疗】

原发性胆管结石的主要病理改变在于胆道梗阻和胆道感染。长时间的胆管梗阻和每一次急性胆管炎发作,均增加对肝脏的损害,增加胆管内结石的数量,引起新的病变,甚至危及患儿的生命。因此,胆管结石合并胆道感染反复发作时,应手术治疗,手术在急性期时要求尽量取出胆管内的结石(特别是梗阻处的关键性结石),解除梗阻,引流胆总管,控制胆道感染。

胆总管结石合并胆总管远端狭窄、近端扩张者,取结石后应行胆道重建,伴胰胆管合流异常的同时行胰胆分流术。继发于胆总管囊性扩张症的胆管结石应行在取尽结石后行囊肿切除胆肠吻合术。

(陈鑫 董蒨)

参 考 文 献

1. 董蒨,李龙,肖现民. 小儿肝胆外科学. 北京:人民卫生出版社,2005.

2. 蔡正林. 小儿胆石症的诊断与治疗. 肝胆胰外科杂志,2003,15(2):127-128.

3. 陈弋生,孟翔凌,李成信. 小儿胆石症的外科治疗(附 39 例手术病例报告). 肝胆胰外科杂志,1998,10(1):36-37.

4. 樊翌明,李荣,高嵌明. 小儿原发性胆管结石 27 例. 中华小儿外科杂志,1996,17(5):303-304.

5. 曹葆强,梁久银,王敬民,等. 小儿胆石症的腹腔镜治疗. 肝胆外科杂志,2003,11(3):179-180.

6. Wang JS, Wang XH, Zhu QR, et al. Clinical and pathological characteristics of Alagille syndrome in Chinese children. World J Pediatr,2008,4(4):283-288.

7. Lobe TE. Cholelithiasis and cholecystitis in children. Semin Pediatr Surg,2000,9(4):170-176.

8. Soyer T,Turkmen F,Tatar N,et al. Rare gallbladder parasitosis mimicking cholelithiasis: Dicrocoelium dendriticum. Eur J Pediatr Surg,2008,18(4):280-281.

9. Zilberstein B,Eshkenazy R,Ribeiro Junior MA,et al. Laparoscopic cholecystectomy in children and adolescents. Rev Paul Med,1996,114(6):1293-1297.

10. Caluwe DD,Akl U,Corbally M. Cholecystectomy versus cholecystolithotomy for cholelithiasis in childhood：long-term outcome. J pediatr Surg,2001,36(10):1518-1521.

11. Robertson JFR,Carachi R,Sweet EM,et al. Cholelithiasis in childhood:a follow-up study. J Pediatr Surg,1988,23(3): 246-249.

12. Araz N,Okan V,Demirci M,et al. Pseudolithiasis due to ceftriaxone treatment for meningitis in children:report of 8 cases. Tohoku J Exp Med,2007,211(3):285-290.

13. 木村正人,中野恭子,永野千代子,遠藤尚文. Ceftriaxone 投与に伴う小児の偽胆石症の臨床像. 日本小児科学会雑誌,2006,110(6):773-775.

第四十章

小儿胆道肿瘤

与成人的胆道肿瘤较为常见不同,小儿胆道系统的肿瘤(tumour of biliary tract)不论良性还是恶性,都极为少见。良性肿瘤可起源于胆道黏膜或管壁平滑肌,如乳头状腺瘤、管状腺瘤、平滑肌瘤等。恶性肿瘤以横纹肌肉瘤为多见,由于胰胆管合流异常的存在而引起的胆道系统的癌变也是小儿肝胆外科中一个重要的问题。另外,在影像学检查不断进步的今天,胆囊息肉的检出率也有增加,因胆囊息肉有部分为肿瘤性,故也在本章予以介绍。

第一节 胆道良性肿瘤

胆道系统的良性肿瘤非常少见,尚无准确的本病发病率的报道。生长部位多位于胆囊,平素多无症状。极少部分如果生长于肝外胆道,则可能导致黄疸的发生。也偶尔在胆囊结石行胆囊切除术时,在切除的胆囊标本上发现有息肉或腺瘤。有时,在胆囊造影或超声图像的照片上发现有占位病变,其最常见者为胆固醇息肉(cholesterol polyp),其次为腺肌瘤(adenomyoma),炎症息肉,而真正的腺瘤只约4%。

【病理与诊断】

腺瘤可分为乳头状(即绒毛状)、管状、管乳头状(管绒毛状)。

1. 乳头状腺瘤 乳头状腺瘤(papillary adenoma)又称绒毛状腺瘤,因其胆囊或肝外胆管黏膜上皮呈乳头状或乳头较细长如绒毛而得名。肿瘤为单个或多个,直径不超过1cm,常有蒂。光镜下见上皮呈乳头状,表面为单层柱状上皮,少数呈假复层状,具有结缔组织之中心柱。胆道的乳头状腺瘤与分化良好的非浸润性乳头状腺癌不易区分,一般腺瘤的直径极少超过2~2.5cm。凡对胆道内上皮性肿瘤直径超过1cm,或呈多发性,伴多量黏液分泌者,应注意是否有癌生长。

2. 管状腺瘤 管状腺瘤(tubular adenoma)又称单纯性腺瘤,此型少见。肉眼观其黏膜呈局部圆顶状隆起,直径多小于1cm。光镜下见肿瘤形成许多腺腔,衬以高柱状或立方形上皮细胞,排列整齐。这些变化都是在慢性胆囊炎基础上发生的。

3. 管乳头状腺瘤 具有上述两型腺瘤的组织形态。此外也有巨体呈囊腺瘤形态的病例报道。

临床上缺乏明显的症状、体征,往往在B超体检时偶然发现。如果合并胆结石或炎症时会有相应的表现。而当极少数肿瘤发生于肝外胆管时则较早期即出现黄疸等肝外胆道梗阻的表现。当出现这些临床表现时进行进一步的B超、CT、MRI等检查可明确胆囊或胆管的占位病变,而准确的诊断需要手术后病理学的确认。

【治疗】

详见胆道息肉节的治疗部分。

第二节 胆囊息肉

胆囊息肉(polyps of the gallbladder)在以往临床诊断较为困难,多是胆囊切除术时的偶然发现,亦间有在手术前胆囊造影术时发现胆囊黏膜上的充盈缺损。在普遍应用B型超声检查和诊断技术不断提高的情况下,胆囊息肉成为一个较常遇到的问题,而本病本身往往没有任何临床症状。由于在 B 型超声屏幕上,常难于确定病变的确切性质,故常使用胆囊黏膜隆起性病变这一描述,其特点是在当黏膜上的强回声的隆起性病变不随患者体位转动,并缺少结石的特征性声影时应考虑本病的可能。

【病理与诊断】

良性的胆囊黏膜息肉样病变可包括以下一些情况:①胆固醇息肉;②炎性息肉;③腺瘤性息肉;④腺肌增生;⑤其他少见病变。

1. 胆固醇息肉　这可能是胆囊胆固醇沉着征的一种,最为常见,它本身并不是真正的肿瘤,体积常较小,直径<0.5cm,并有蒂。结集的胆固醇晶体有细蒂与胆囊黏膜相连接,常为多发性;显微镜下可见息肉具有结缔组织、微血管、分支的绒毛样凸起。有密集的泡沫状巨噬细胞与胆囊胆固醇沉着症时所见者相同。胆固醇性息肉脱落至胆囊腔内之后是否可成为胆囊结石形成的核心是值得注意的问题。脱落的胆固醇性息肉经 Oddi 括约肌排出时,有可能引起胆绞痛和急性胰腺炎。

2. 炎症性息肉　可以单发或多发,直径常<0.5cm,常合并有慢性胆囊炎及胆囊结石。

3. 腺瘤性息肉　胆囊的腺瘤性息肉可呈乳头状或非乳头状,属于真性的肿瘤,可为单发或多发。直径为 0.5~1.0cm,有时可更大,充满胆囊腔。腺瘤性息肉可合并慢性胆囊炎及胆囊结石,并一直被认为是潜在的恶性变的危险因素,可能发展成为乳头状腺癌。乳头状腺瘤可发生出血、坏死,有时脱落至胆囊腔内。

4. 腺肌增生或腺肌瘤　属于胆囊的增生性改变,可呈弥漫性或局限性改变,其特点是过度增生的胆囊黏膜上皮向增厚的肌层陷入,造成局部狭窄,或在胆囊的顶部有局限性的充盈缺损,但有造影剂进入其中央,犹如脐状。

该病临床症状无特异性,大部分患者为查体时所发现。主要症状为中上腹部隐痛。发病年龄30~50 岁者占 57.8%,以中青年为主。小儿报道极少,近年来似有增加趋势,可能与 B 超的普及应用有关。

【治疗】

由于在超声检查之下,对确定病变的性质和是否有恶性病变,甚为困难。因而在胆囊切除术的手术指征方面仍有不同的态度。

一般认为直径在 0.5cm 以内的胆囊息肉常为良性病变,在 1.0cm 以上者,则可能为腺瘤样息肉或有恶性改变。但是,从国内所报道的手术病例看来,恶性变的比例不一致,这可能与胆囊切除术手术标准的选择不同有关系。由于小儿发病极少,缺乏大宗病例的报道。综合国内 7 所医院的主要为成人的胆囊息肉行胆囊切除术 241 例,其中 175(72.6%)肌瘤、黏膜增生等;66 例(27.4%)为黏膜肿瘤性,包括非乳头状腺瘤、乳头状腺瘤、腺瘤恶变、腺癌。全组中在手术前 B 型超声诊断为胆囊息肉样变施行手术者,恶性病变的发生率为 19.7%。因此提高对胆囊息肉样病变的鉴别诊断,很有必要。当胆囊息肉伴有临床症状、胆囊结石,直径≥10mm、无蒂、在观察过程中体积增大者,应行胆囊切除术;对于直径≤5mm 的病变而无临床症状者,可追踪观察。

第三节　胆道横纹肌肉瘤

胆道的横纹肌肉瘤属于胚胎型,极少见。Wilks 早在 1875 年报道了世界上第一例胆道横纹肌肉瘤,到 1969 年由 Davis 等复习文献 18 例,新病例 5 例,共 23 例报道。到 1976 年相继报道了第 24 例和第 25 例。1972 年美国成立了横纹肌肉瘤研究协作组(IRS),研究儿童和青少年的横纹肌肉瘤。协作组总结分析了 10 年间的 1257 例横纹肌肉瘤的病例,其中发生在胆道的仅有 10 例,占 0.8%。到 1985 年协作组报道时一共有 49 例。在美国平均每年报道 1 例。在我国小儿外科杂志 1963—1996 年中有 4 例个案报道。

【病理与分期】

横纹肌肉瘤来源于间叶组织,其原始组织为横纹肌母细胞,可发生在身体各个部位,以头颈部和泌尿生殖器官为最好发,胆道少见。按世界卫生组织分类有四型。在小儿多为胚胎型和腺泡型,两者合称儿童型;多形型,为成人型;儿童型与成人型的混合称混合型。所谓葡萄状肉瘤为形态学命名,组织学上属胚胎型。当前临床分期普遍采用美国 IRS 的分期(表 40-1)。这一分期系统以原发肿瘤的切除性和区域淋巴结状况为依据,不加任何组织学标准。应用临床分期有助于制订治疗方案和估计预后。

表 40-1　横纹肌肉瘤的临床分期

期别	分期标准
Ⅰ期	肿瘤局限,完全切除,区域淋巴结未受侵犯
Ⅰa期	肿瘤限于原发肌肉和脏器
Ⅰb期	肿瘤浸润至原发肌肉和脏器之外,如穿过筋膜层
Ⅱ期	肿瘤局限,肉眼下完全切除
Ⅱa期	肉眼下原发肿瘤切除,有镜下残留,无区域淋巴结转移
Ⅱb期	肿瘤局限,完全切除,有区域淋巴结转移
Ⅱc期	肉眼下原发肿瘤切除,有镜下残留,有区域淋巴结转移
Ⅲ期	不完全切除或活检,有肉眼下残留
Ⅳ期	诊断时已有远处转移

【临床表现】

胆管横纹肌肉瘤是起源于胆管壁的胚胎性肉瘤,多见于 2~6 岁的儿童,男孩多于女孩,男女之比是 1.5:1。发生于胆道的横纹肌肉瘤多为向腔内膨胀性或呈息肉状生长。肉眼观察为葡萄状,故又称"葡萄状肉瘤"。

胆道横纹肌肉瘤多发生于胆总管,其次为肝管及肝内胆管,曾有报道 2 例发生在 Vater 壶腹。因肿瘤生长迅速,恶性度很高,发展快、预后差,有报道从发病到死亡平均 6.3 个月。小儿胆道较细,故临床表现出现较早,很快即可引起梗阻性黄疸,伴有或不伴有腹胀、发热、食欲减退等症状。缺乏特异性,极易误诊为"黄疸型肝炎"而延误治疗。早期临床表现为黄疸。部分有右上腹肿块与腹痛者易与胆总管囊肿、肝肿瘤、神经母细胞瘤、炎性假性肿瘤和霍奇金病等相混淆。

【诊断】

通过 CT、MRI、超声等检查,诊断可以初步成立,但最终需要外科手术探查后病理确诊。胆道肿瘤术中冷冻切片,甚至病理切片 HE 标准染色也难以确诊,常表现为一个小圆细胞恶性肿瘤特征,应辅助 MyOD1、Myogenin 等检查以明确诊断。MyOD1 可以明确肿瘤性质、起源,Myogenin 可以判断横纹肌肉瘤的预后。

小儿在临床上出现梗阻性黄疸,B 超示胆总管内有实质性占位性肿块时应想到本病,早期采用综合措施是提高治愈率的关键。由于大多数患儿就诊时肿瘤已属较晚期,难以切除全部肿瘤,主要是行术中造影了解梗阻及肝内胆管扩张情况;也可行部分肿瘤切除,置入胆道引流管,使胆汁分流,减少肝脏日益加重的胆汁淤积。

IRS 委员会提倡积极的外科治疗,尽管不能完全将肿瘤切干净,术后要配合化疗和放疗,可以延长生存时间。用这种综合治疗有存活 14 年的报道。手术方法可根据治疗部位而定,发生在肝管的肿瘤,可行规则肝叶切除;发生在 Vater 壶腹的肿瘤,只有行胰十二指肠切除术。来自胆总管可行胆总管切除。

【治疗】

1. 针对不同病理分期、组织亚型制订合理有效的治疗方案　如何针对不同病理分期、组织亚型制订合理有效的治疗方案,是提高生存率、减少不必要损害的关键。具体建议如下:

Ⅰ期:任何部位、组织亚型均只需局部切除手术,术后不做放疗,给 VAC 方案,疗程 2 年。

Ⅱ期:无重要脏器、血管累及,临床分期Ⅱa期及组织结构良好型治疗方案同Ⅰ期。特殊部位和重要脏器累及者,可术前 VAC 方案化疗 6 周后延期手术;临床分期Ⅱb、Ⅱc 和组织结构不良型,用 VAI(VCR、ACTD、IFS)或 VIE(VCR、IFS、DDP)方案,化疗 24 个月,同时瘤床放疗 15~30Gy。

Ⅲ期:手术,瘤床放疗(40~55Gy),化疗 24 个月。化疗方案:①脉冲 VAC;②CYVADTIC;③VAI 或 VIE。

Ⅳ期:先化疗(脉冲 VAC)或局部放疗 6 个月左右后手术切除,术后化疗方案同Ⅲ期,疗程 2 年。有条件者应在强化化疗一个疗程后进行自体骨髓移植或外周血干细胞移植,以后维持化疗 18 个月。

2. 化疗方案参照如下

(1) VAC 方案:VCR 每周 2mg/M^2,静脉注射,疗程前一天给药,连续 12 周(每次量不超过 2mg);ACTD 第 1~5 天每天 15μg/kg,静脉注射,于第 12、24、36 和 48 周重复。CTX 每天 2.5mg/kg,口服第 42 天开始,连续 24 个月。

(2) 冲击剂量 VAC 方案:VCR 每周 2mg/M^2,静脉注射,连续 12 周;ACTD 每天 15μg/kg,静脉注射,连续 5 天;CTX 每天 10mg/kg,静脉注射,连续 3 天。第 21、42 和 63 天给 20mg/kg,静脉注射。第 12 周后给予下列药物,每 4 周重复,持续 2 年:VCR 每天 2mg/M^2,静脉注射,疗程前一天和第 4 天给药;ACTD 每天 15μg/kg,静脉注射,第 1~5 天给药;CTX 每天 10mg/kg,静脉注射,第 1~3 天给药。

（3）CYVADTIC 方案：CTX500mg/M²，静脉注射，第 1 天；VCR1mg/M²，静脉注射，第 1、5 天；ADM 50mg/M²，静脉注射，第 1 天；达卡巴嗪（DTIC）250mg/M²，第 1～5 天；4 周重复。

3. 放射治疗参照如下 有效放疗剂量不应小于 40Gy。具体根据年龄而定，3 岁以下为 40～45Gy，3～6 岁为 45～50Gy，6 岁以上为 50～55Gy。但全肺照射时为 14～18Gy，腹部为 30Gy。一般为每天 0.20～0.25Gy，每周 5 天，4～5 周完成。照射野应包括瘤床及其周围 1～5cm 的正常组织，应注意周围重要结构的保护。无淋巴结转移一般不作预防性照射。

胆道横纹肌肉瘤预后极差，即使手术、放疗或化疗，复发率亦较高。肉瘤病变广泛，很难完全切除，文献报道在切除肿瘤后残端大多在镜下可见残留肿瘤细胞。

第四节 胆 道 癌

小儿胆道癌症可以发生在胆囊或肝外胆管，临床极为罕见。在小儿，发生者多与先天性胆管扩张症有关。由于先天性胆管扩张症伴胰胆管合流异常的病例接受过不恰当的手术或延迟根治性手术，会有极高的胆道癌的发生率，因此胰胆管合流异常引起的胆道系统的癌变在小儿肝胆外科中是一个重要的问题。其癌变的病理类型 70% 为腺癌，由于早期症状不典型，直到肿瘤扩散、出现梗阻性黄疸时就诊，往往难以根治，预后不佳。

一、先天性胆管扩张症与胆道癌

先天性胆管扩张症与胆道癌症的关系及病理改变、诊断、治疗详见第二十九章。

二、胆囊癌

胆囊是肝外胆道癌的好发部位。胆囊癌虽然不常见，但是临床上的治疗效果很差，亟应得到临床上的重视。由于小儿胆道癌症的病例较少，结合成人的诊断治疗经验予以介绍。

可能与胆囊结石的发生率间有一定的关系，胆囊癌多发生于 50 岁以上的中老年人，女性多于男性，女性与男性间发病率的比例约为 3∶1。而胰胆管合流异常引起的胆囊癌者有 8 岁患儿的病例报道。成人 85% 以上的患者合并有胆囊结石。结石与胆囊癌的病因学之间的关系尚不很明确。可能由于结石的长期的刺激及胆囊黏膜的慢性炎症改变，或胆汁中的致癌物质（如胆蒽和甲基胆蒽）作用的结果。

【临床表现】

胆囊癌没有典型的、特异性的临床症状，因而早期诊断常不及时，或只在因胆囊结石施行胆囊切除术时偶然发现。

合并有胆囊结石的胆囊癌患者，常常表现为有长时间的胆石症病史，病程往往在 5 年以上，说明胆石发生在癌变之前；不合并胆囊结石的胆囊癌患者，病程多较短，常在半年左右。晚期胆囊癌的主要症状是右上腹痛、黄疸、右上腹硬块、体重下降。黄疸主要发生于有肝十二指肠韧带处淋巴结转移及肝外胆管受阻塞的患者；但是，有时因合并胆总管内结石梗阻，此时，虽在癌肿的早期，也可出现黄疸。胆囊癌直接扩散侵犯胃幽门部或十二指肠时，可引起胃幽门梗阻。

胆囊癌的转移早而广泛，最常见的是引起肝外胆管梗阻、严重黄疸、进行性肝衰竭、肝肾综合征。肝脏的广泛转移是常见的。胆囊癌的早期诊断常比较困难，当临床上已能在胆囊区摸到硬块时，病程多已是晚期。另一些患者只诊断为胆囊结石，对癌变未能有足够的注意，待切除胆囊后送病理检查时，才在标本上发现癌变。B 型超声检查可发现胆囊黏膜的隆起性病变，因而可以获得早期诊断。

【病理】

胆囊癌多发生于胆囊体或胆囊底部，偶亦见于胆囊颈；多为腺癌，可分为浸润型和乳头状型两类。浸润癌时胆囊壁呈弥漫性增厚，有的在胆囊腔内充满黏液。乳头状癌分局部型和弥漫型，常见于胆囊底部，肿瘤呈绒毛状或菜花样包块，可阻塞胆囊的出口。肿瘤可发生出血及坏死，胆囊腔扩大，临床上可误诊为胆囊积液。

胆囊癌的预后与病期的关系密切，Nevin（1976）将胆囊癌的发展分成 5 期：Ⅰ 期：黏膜层内原位癌；Ⅱ 期：侵入黏膜和肌层；Ⅲ 期：侵犯胆囊壁全层；Ⅳ 期：侵犯胆囊壁全层和胆囊淋巴结；Ⅴ 期：侵犯或转移至肝及其他部位。

【治疗】

手术切除是胆囊癌的唯一有效的治疗，但结果往往很令人失望,只有极少数的患者手术后能生存至5年以上。根据手术时的发现:①75%的患者于手术时便发现肿瘤已超出了可能切除的范围;②20%的患者肿瘤已转移至邻近肝组织或肝十二指肠韧带上的淋巴结;③10%的患者肿瘤仍局限于胆囊,如果此时行胆囊切除术,可望延长患者的生命,或在极少数的情况下,可能有5年以上的治愈。文献上报道的极少数的手术后长期生存的病例多属于第三类。第二类患者,在理论上可行胆囊连同肝脏的楔形切除及肝十二指肠韧带的淋巴结清扫;以往曾有采用连同胆囊的肝右叶切除术,但术后并未有存活5年以上的病例。对于晚期的患者,扩大手术切除的范围是无益的,姑息性的手术方法是通过切开胆总管,将T形管的一臂放置至梗阻部位之上,以解除黄疸及瘙痒。晚期患者,亦可通过经皮肤肝穿刺胆管置管引流(PTCD)而不必做剖腹手术。

三、胆管癌

胆管癌(cholangiocarcinoma)一般是指原发于左、右肝管至胆总管下端的肝外胆管,不包括肝内的胆管细胞癌、胆囊癌和壶腹部癌。根据肿瘤生长的位置,胆管癌又可以分为上段胆管癌、中段胆管癌、下段胆管癌。三者在临床病理、手术治疗方法、预后上均有一定的差别。

胆管癌占所有胃肠道癌症的3%,并且是第二常见的原发性肝肿瘤。好发年龄通常在70岁左右,极少发生在40岁以下。有报道称20岁以下的儿童也有发生,通常这些儿科病例具有已知的潜在危险因素,常见的是先天性胆管扩张症。此外,儿科的胆管癌相关的其他因素包括小管硬化性胆管炎、由ABCB11突变(胆汁输出泵)引起的慢性胆汁淤积和肝移植术后。成人胆管癌还有其他一些危险因素,但在儿童中尚无报道,包括年龄、原发性硬化性胆管炎、慢性导管内胆结石、胆管腺瘤和胆道乳头状瘤、胆管囊肿和Caroli病、肝吸虫以及慢性伤寒等。其他危险因素尚有肝硬化、肥胖、糖尿病、脂肪性肝病、酗酒、吸烟、炎症性肠病和毒素暴露(二噁英、亚硝基和氯乙烯)。

【临床表现】

肝门部胆管癌多具有一些特征性的表现,可供临床诊断:①进行性加重的无痛性梗阻性黄疸;②肝内胆管扩张;③肝外胆管不扩张;④胆囊萎陷;⑤肝门部肿块。来源于左、右肝管汇合部和肝总管上端的癌早期出血梗阻性黄疸及肝大,对称;但是当肿瘤来源于一侧肝管时,早期可不出现黄疸,直至肿瘤延伸至肝总管或对侧肝管时,才出现明显的阻塞性黄疸。

一般说来,在成人上段胆管癌如乳头状癌、硬化性癌、高分化腺癌的生长比较缓慢,远处转移并不多见;而在儿童中则可以转移病灶为首发表现。当肿瘤起源于肝管分叉部时,可以早期出现黄疸。

少数患者原患有肝胆管结石或以往多次的胆道手术病史。肝胆管结石合并肝胆管癌的病例,临床上多具有一些共同的特点:①胆道结石症状或反复的胆道手术病史;②左或右肝管狭窄,狭窄处上方有大量的肝内胆管结石,甚至有肝实质萎缩;③肝胆管狭窄的症状比过去更为严重,虽经手术仍难纠正。此等患者常合并有胆管积脓,甚至由胆管源性肝脓肿穿破形成膈下脓肿,以致久不愈合的胆汁外瘘等。

【诊断与鉴别诊断】

^{99m}Tc-HIDA放射核素扫描可以鉴别阻塞性黄疸是来源于肝外胆管阻塞或肝内胆汁淤积。最直接而可靠的诊断方法是行PTC,此等患者的肝内胆管扩张,所以PTC的成功率甚高,但由于肿瘤向肝内胆管扩展,造影常只能显示一肝叶或肝段的胆管,如果穿刺后未能立即施行手术或血清总胆红素在171μmol/L以上者,应行PTCD以暂时引流胆汁以避免发生胆汁性腹膜炎并改善黄疸。对于需要进一步了解胆管下端的患者,可以做ERCP,但应注意避免诱发胆道感染。

B型超声显像是一有价值的非创伤性的诊断方法,可显示肝内胆管扩张、肝门部肿块、肝外胆管不扩张,胆囊不肿大;CT、MRI检查也有相同的效果。值得注意的是当肿瘤来源于一侧的肝管,早期尚未引起梗阻性黄疸时,在B超及CT检查下,可以发现一侧的肝内胆管扩张,应给予高度的注意。

鉴别诊断上应注意与:①胆囊癌肝门部转移;②肝十二指肠韧带淋巴结转移癌;③肝细胞癌胆管内癌栓;④肝内胆管细胞性肝癌。临床上最难与肝门部胆管癌区别者是发生在胆管分叉部的原发性狭窄性胆管炎,此种切开较少见,但具备肝门部胆管癌所有的临床特征,甚至在手术时若未经病理切片仍难判别。

【病理】

肝门部胆管癌可以根据其病理学特点分为:①乳头状;②结节状;③硬化型;④弥漫型的胆管腺

癌。乳头状腺癌主要向胆管腔内生长,不向胆管周围组织浸润,不侵犯血管和神经周围淋巴间隙,若能早期手术切除,效果良好;结节状胆管癌的生长缓慢,分化良好,早期手术切除效果亦较好,但两者在临床上均较少见;硬化型胆管癌有向胆管外侵犯和侵犯神经周围淋巴间隙的倾向,故手术切除后容易局部复发,但此类型癌最常见;弥漫型胆管癌向胆管上、下方向广泛扩展,发展快,一般难有手术切除的机会(图40-1)。

炎症性的肝胆管狭窄在手术时可能不易与硬化性胆管癌区别,因为梗阻、炎症、结石等关系,二者均可能有黏膜面的充血、水肿、溃疡形成;但是,癌变的狭窄在胆管壁上浸润的范围较广,表面不光滑,质地较硬,有时可沿肝管向肝实质深处浸润,呈硬索状。不过单纯依靠临床上的判别通常是很困难的,必须做冷冻组织切片检查;有时,甚至冷冻组织切片检查亦难于做出鉴别或作出了错误的诊断。

部分的肝胆管癌是发生在肝胆管结石的基础上,此等患者常有10年以上的胆道病史。通过对肝胆管结石时切除的肝叶标本观察,发现肝内胆管结石的长期的刺激及继发感染,造成胆管黏膜糜烂或溃疡,引起胆管上皮细胞的再生、增殖,少数导致化生,表现胆管上皮细胞的再生、增殖,少数导致化生,表现胆管上皮细胞分化功能开始紊乱。增生的上皮细胞可表现为MC(Meyenburg complex)型、乳头状或腺瘤样增生,这些不典型增生有可能为胆管癌的前期病变;在肝内胆管结石引起胆管癌的病例中,在癌旁也可见到此种不典型增生,有的与癌有移行现象。因此,长期的肝胆管结石有可能导致肝胆管癌的改变。

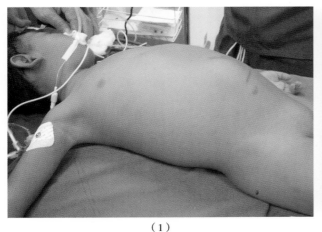
(1)
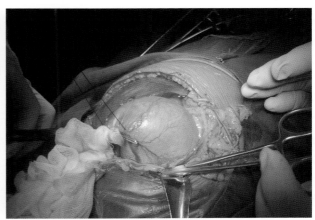
(2)
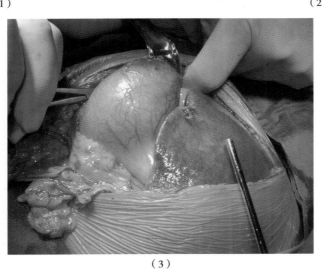
(3)

图40-1 小儿胆道肿瘤术中病理诊断(青岛大学附属医院董蒨教授提供图片资料)
(1)严重黄疸、上腹部囊性肿物;(2)上腹部囊性肿物实为明显肿大的胆囊、但内容为非胆汁性所谓白胆汁;(3)术中快速冷冻切片,病理检查证实肝门部胆管肉瘤合并严重肝硬化

【治疗】

早期切除肝管分叉部癌,可以获得一定的远期效果。未行手术切除治疗时,患者多死于长期的胆管梗阻及其并发症而非死于肿瘤的扩散或转移。1965 年 Klatskin 着重指出肝门部肝管分叉部癌的临床病理特征,故此处肿瘤又常称为 Klatskin 瘤。近年来由于影像学的进步和外科技术上的发展,对胆管上段癌的根治性手术切除治疗的问题,得到了广泛的重视。

胆管上段癌的手术切除率一般较低,切除率平均约占此类患者手术探查数的 10%。近年来由于影像诊断技术和外科技术的提高,上端胆管癌的手术切除率已有明显提高,手术死亡率亦已明显降低;手术切除率一般在 50% 以上,而手术死亡率一般在 5% 以下。但是能真正达到根治性切除者只是占少数,术后复发率较高。手术切除可以明显地延长胆管上段癌患者的生存时间和提高患者的生活质量。对于较晚期不能切除者,可以放置 U 形管外引流,或做肝内胆管肠道吻合术,手术后可兼用放射治疗。

对一些不宜做手术探查的晚期病例,可以行经皮肤肝穿刺胆管置管术,此方法包括两个步骤,首先是用细针做 PTC,以了解肝内胆管扩张的情况和选择合适的肝内胆管。随即在电视的引导下,将一外有薄塑料套管的 18 号穿刺针穿入所选择的胆管并将塑料套管留置于肝管内,通过套管,放入一导芯,将其通过狭窄部至胆总管而进入十二指肠,然后再沿导芯推进一有多个侧孔的塑料导管进入十二指肠,拔除导芯后,胆汁便可通过导管流入十二指肠,可起到较好的减除症状的作用。此方法不宜用于有出血倾向、未经控制的严重感染、终末期的患者、肝门部位以上的肝内胆管阻塞、多数性狭窄、胆总管因肿瘤生长已完全闭塞等。手术前后应辅以广谱抗生素治疗。

肝动脉介入治疗是目前成人胆管癌治疗中的首选,与姑息治疗比有明显延长生存时间的作用(中位数为 12.2 个月,对比 3.3 个月,$P<0.001$)。化疗目前的指南是吉西他滨和顺铂联合治疗,其与单药吉西他滨相比,显示出适度的优势(11.7 对 8.1 个月,$P<0.001$)。将西妥昔单抗加入吉西他滨和顺铂中,也显示出较高的抗肿瘤反应率和良好的疾病控制。此外,基于氟尿嘧啶的方案也有改善胆管癌患者总生存率的作用。

(董岿然)

参 考 文 献

1. 汤钊猷. 现代肿瘤学(第 2 版). 上海:上海医科大学出版社,2000.
2. 吴阶平,裘法祖. 黄家驷外科学(第 6 版). 北京:人民卫生出版社,2002.
3. Hall C, Mamlok V, Al-Khalil I. A sporadic case of advanced metastatic cholangiocarcinoma in a child: a case report and review of literature. J Pediatr Hematol Oncol,2015,37(5): e333-335.

第四十一章

胰胆管合流异常症

胰胆管合流异常症（an anomalous arrangement of the pancreaticobiliary duct，APBD，或 pancreaticobiliary maljunction，PBM）是指在胚胎时期由于某些因素导致胰胆管先天性发育异常。表现为在解剖学上，胰管与胆管于十二指肠壁外合流的畸形；在功能上，由于十二指肠乳头部括约肌（Oddi 括约肌）不能正常地作用到合流部，而发生胰液与胆汁相互混合及逆流，最终导致胆道及胰腺的各种病理变化的一种畸形。

该症是近几十年来才被较清楚地认识并被广为关注的一种先天性畸形。1916 年日本学者木积对一例先天性胆管扩张症患者进行剖检时，发现扩张的胆总管下端存在胰管与胆管过长的共同通道，而首次提出了胰胆管合流异常的概念。后来，20 世纪 60 年代末与 70 年代初，美国 Babbitt、日本古味信彦（Komi N）对胰胆管合流异常的病理改变及与先天性胆管扩张症和胆道癌的关系进行了更为详尽的研究和阐述。特别是古味教授（Komi N）1977 年倡导成立了日本胰胆管合流异常研究会以后，该研究会至 1997 年成立 20 周年期间，做了大量的工作，对胰胆管合流异常的发生、病理、诊断、治疗等都有了较全面的了解，明确了胰胆管合流异常的概念、诊断标准、临床与病理分型、与肝脏、胆道、胰腺的关系及相应的治疗原则。

目前国内外多数学者认为这种病理变化也可独立称为"胰胆管合流异常症"，但与被称为"胰胆疾病"的急慢性胰腺炎、胰结石、胆道炎、胆石症、胆道癌等之间的因果关系正是今后要研究的课题。

我国的诸多学者，特别是小儿外科同道自二十余年前开始也对该症给予了高度的重视，在临床应用及基础研究方面都进行了较深入的钻研，作出了极好的成绩。

【发病概况】

对于胰胆管合流异常的发病概况，我国尚缺乏全国范围的全面统计调查。笔者曾根据全国学术会议和学术杂志发表及调查统计表回收的方法，粗略统计了国内二十五家主要医院的分析报道，共 1482 例。平均每个医院每年收治 4.6 例。男性 25.1%，女占 74.9%，男女之比约为 1:3。

据日本胰胆管合流异常学会汇集近年日本全国大部分病院的调查统计，资料完整的共 1627 例，对所有影像学资料进行统计分析证实 1239 例（76%）合并存在肝外胆管扩张，而 388 例（24%）为不合并胆管扩张的胰胆管合流异常病例，其中男性占 25%，女性 75%。14 岁以下小儿病例为 39%，成人为 61%。平均每个医疗单位每年收治的病例为 2.7 例，而美国洛杉矶儿童医院为收治患者非常集中的儿童医疗中心，20 年间 135 000 例住院患者中仅有 10 例，平均每年不足 0.5 例。可见，不论日本人还是中国人，东方人的发病率远远高于欧美白人。

对于亚洲东方人的发病情况，笔者曾参与日本古味（Komi N）教授领导的中、日、韩三国的一起针对同为亚洲东方人的胰胆管合流异常的发病实际状态进行的共同合作研究，统计分析结果表明，在中国不论先天性胆管扩张症的发病率还是胰胆管合流异常的伴发频度、病理形态与日本、韩国病例相比都未见明显的差异。在欧美，特别是成人的胆道外科医生常被认为对于胰胆管合流异常的知识了解较少，其实其原因是欧美患者的发病率极低，大家的经验少，给予的关注和研究也较少的关系。

【病因及胚胎发生学】

肝胆系统是由前肠内胚层和横膈中胚层演变而来。胚胎第 4 周时，前肠与卵黄柄连接处的前壁呈囊状向腹侧突出，称为肝憩室，是最终演变成肝脏和胆囊的原基。肝憩室长入原始横膈时分化为头、尾及基底部。头部形成肝管和小胆管,尾部形成胆囊和胆囊管,基底部形成胆总管。由于上皮的过度增生,胆囊管和胆总管的管腔曾一度消失。随着腔内上皮细胞的退化吸收,管腔重新出现。最初,胆总管开口于十二指肠的腹侧壁,随着十二指肠的转位及右侧壁的发育快于左侧壁,致使胆总管的开口逐渐移至十二指肠的背内侧,并与胰腺导管合并共同开口于十二指肠。第3个月,肝细胞开始分泌胆汁,并开始生物转化等功能。肝憩室长入横膈中胚层后,逐渐离开横膈向腹腔生长。而同时在胚胎第4周时,原肠的肌层突起两个隆起,即为胰腺原始始基,背侧始基在十二指肠的后方向左侧迅速生长,发展成胰体、胰尾以及胰头的一部分。

腹侧始基位于十二指肠前方,它又分为位置相对的左右两叶,始基左叶逐渐萎缩而消失。背、腹两个胰芽的上皮细胞不断增生并反复分支,其末端形成腺泡,与腺泡相连的各级分支形成各级导管,于是由背、腹两个胰芽分化成了背胰(dorsal pancreas)和腹胰(ventral pancreas)。在背胰和腹胰的中轴线上均有一条贯穿腺体全长的总导管,分别称背胰管和腹胰管。由于胃和十二指肠方位的变化和肠壁的不

均等生长,致使腹胰和腹胰管的开口转至背侧,并与背胰融合,形成一个单一的胰腺。腹胰构成胰头的下份,背胰构成胰头上份、胰体和胰尾。腹胰管(Wirsung 管)与背胰管(Santorini 管)远侧段通连,形成胰腺的主胰导管,它与胆总管汇合后共同开口于十二指肠乳头。在胰腺原基的分化过程中,上皮细胞索中的部分细胞脱离细胞索,形成孤立存在的细胞团,由此分化为胰岛,并于第5个月开始分泌胰岛素等。背胰管的近侧段退化消失。当 Santorini 管存留时,则形成副胰管,开口于十二指肠副乳头。

人类胚胎在第4周至第8周期间快速生长发育,这一时段里人体的重要脏器的形成得到明显的发展。各脏器畸形或异常发育也多在这一时期发生,除遗传性因素以外,一些外因性的因素,如药物、放射线、病毒感染等也容易在此期间诱发畸形的发生。

对于胰胆管合流异常的发生的原因及胚胎时期发生的时机,诸多学者进行了不同角度的研究,而提出多种假说,如:①胰腺的原因,胰腺的原始胚基的发生、发育和始基左叶消退时出现问题。②管腔脏器的发生过程中由实质期向再贯通期过渡时发生异常。③在中肠旋转时期,以肠系膜上动脉为轴心,中

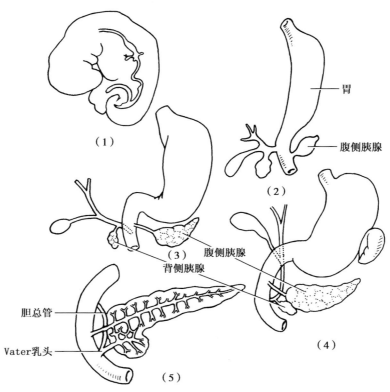

图 41-1　胰胆管的胚胎发生
(1)胚胎30天时的原肠;(2)(3)(4)大约胚胎30、33、36天时的胃、十二指肠、胰腺及肝脏的胚胎突起;(5)胰管与胆总管的相互关系

肠逆时针回转270°,同时腹侧胰腺原基以十二指肠为轴心顺时针旋转180°。在此过程中可能出现畸形的发生。④前胰原基向背侧胰基旋转并愈合时发生前胰原基的异位。⑤胰管与胆总管连接部向十二指肠腔内移行时。以上各种时期发生一种或合并存在的异常,均有可能导致胰胆管合流异常的发生。

古味根据大量的统计病例分析和胰胆管形态学研究,总结汇总提出胰胆管合流异常发生的几种可能的假说。

1. 前胰原基中左叶导管的存留　在正常胚胎发育状态,伴随前胰原基左叶的消失,左叶来源的导管(Santorini 管)也会消退[图 41-2(1)]。但如果前胰原基左叶不消失,其导管持续存留,则左右两叶的胰管出现交通[图 41-2(2)],就可能出现引起胰液逆流的胰胆管合流异常的病理形态。另外,如图 41-2(3)所示,胆总管末端闭锁、消退,而左右两叶的导管存留,则形成典型的 I 型胰胆管合流异常。

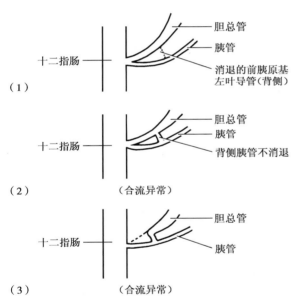

图 41-2　胰胆管合流异常可能的胚胎发生机制
(1) 正常胚胎发生过程中前胰原基来源的导管消退;(2) 若 Santorini 管(背侧胰管)不消退则发生胰胆管合流异常;(3) 若胆总管末端闭锁,而左右两原基胰叶导管存留,则形成 I 型胰胆管合流异常

2. 胆总管末端迷生胰腺及胰管分支的存在　胰腺的发生过程中,经常会出现胰腺组织迷生入其他脏器中,尽管超过半数的胰腺迷生发生于胃及十二指肠,但临床研究也发现胆道壁内出现迷生胰腺的现象并不少见。在部分大的胆总管囊肿的远端胆总管壁呈现肥厚、狭窄,并发现伴有导管存在的迷生胰腺组织,甚至细致的 ERCP 造影检查会发现有类

似二级分支胰管。因此认为胚胎发生过程中,迷生胰腺及胰管分支的存在可能是胰胆管合流异常形成的原因之一。

3. 前胰原基旋转时的移位　在胚胎 6 周左右,前胰原基以十二指肠为轴心顺时针旋转180°,到达后胰原基的背侧并与之愈合。此时,前后胰原基愈合时的相对位置发生异常,引起胰管未能愈合形成合一的主胰管,而背侧胰管也与胰胆管交通,形成Ⅲ型的胰胆管合流异常。

4. 胰管与胆道的合流部在胎内的移行、发育停止　正常胰管与胆道的合流部于胚胎第 8 周时位于十二指肠壁外,此后向十二指肠的内腔方向移行。因为某种因素导致合流部在十二指肠壁外移行停止而发生胰胆管共同通道过长。在胆道闭锁的病例当中也发现胰胆管共同通道过长者。但其移行停止的具体机制尚不明了。

从人种的发病率来看,亚洲东方人的合并胰胆管合流异常的先天性胆管扩张症的发病率明显高于欧美白人。另外,女性发病率也明显高于男性,种族与性别的差异也是影响因素之一。但其具体机制尚不明了。

【病理】

胰胆管合流异常的病理改变主要包括如下的内容:①胰胆管在十二指肠壁以外汇合,经过一长的共同通道将胆汁与胰液导流入十二指肠。②胰管与胆管汇合的角度往往不正常,以直角或大角度合流。③由于合流的共同通道过长,Vater 壶腹处的括约肌及胰管与胆管末端的括约肌的解剖结构与功能都出现异常。④经常伴有胆管、胰管、共同通道及副胰管的形态异常。⑤由于胰胆管解剖结构的病理改变和括约肌的功能异常,会导致胰液向胆管内或胆汁向胰管内的反流。⑥由于胰液向胆道系统反流,并且可能存在胆汁向胰腺的反流,有可能导致胆管扩张、急慢性胰腺炎、胰结石、胆道炎、胆石症、胆道癌变等诸多问题。

1. 病理形态与分型　大量的影像学与病理形态学研究发现,胰胆管合流异常的病理形态并不完全一致。许多学者曾根据胰胆管合流形态的不同而报道过不同的病理分型方法。目前国际上广泛采用的首推古味分类法。古味(Komi N)在对全日本胰胆合流异常的 183 例病例进行细致统计分析的基础上提出了胰胆管合流异常的古味分类法,其将胰胆合流异常按影像学表现出的病理变化分为三大类,

a 型、b 型和 c 型。a 型的合流形态为狭窄的胆总管远端在 Vater 壶腹以外汇入胰管，为胆管→胰管型，其合流角度为直角合流。b 型的合流形态为胰管在 Vater 壶腹以外汇入胆总管，胰管→胆管型，其合流角度为锐角合流。c 型又称为复杂型胰胆合流异常，是指胰胆管异常合流的同时合并副胰管的存在且显影。

20 世纪 90 年代初，古味（Komi N）对胰胆管合流异常病例进行进一步细致统计分析，并在参考 Warshaw（Am J Surg 1990 Jan；159（1）：59-64）研究的基础上提出了胰胆管合流异常的新古味分类法。新古味分类法中包括 Ⅰ、Ⅱ、Ⅲ 型三大类。其中 Ⅰ、Ⅱ 型又各分为 a、b 两种亚型，同时合并共同通道扩张者为 a 亚型，无共同通道扩张者为 b 亚型。Ⅲ 型又称为复杂型胰胆合流异常，是指胰胆管异常合流的同时合并副胰管的存在且显影。三型的分类详见图 41-3。

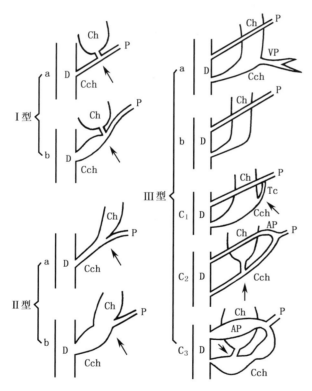

图 41-3　胰胆合流异常古味分类法
Ⅰ型：胆管-胰管型胰胆管合流异常，同时合并共同通道扩张者为 a 亚型，无共同通道扩张者为 b 亚型。Ⅱ型：胰管-胆管型胰胆管合流异常，同时合并共同通道扩张者为 a 亚型，无共同通道扩张者为 b 亚型。Ⅲ型：又称为复杂型胰胆合流异常，指胰胆管异常合流的同时合并副胰管的存在且显影。根据交通支的大小、副胰管有无、共同通道有无分为 a、b、c 三个亚型。D：十二指肠；Ch：胆总管；P：胰管；Cch：胰胆管共同通道；AP：副胰管；VP：背侧胰管；→：胰胆管合流异常；Tc：细小胰管。

对于胰胆管合流异常各型所占有的比例，据日本胰胆管合流异常研究会一组共 996 例造影病例的统计分析，小儿约占 37.6%，其中 Ⅰ 型占 58%，Ⅱ 型占 36%；Ⅲ 型占 6%。成人病例约为 62.4%，Ⅰ 型占 48%；Ⅱ 型占 45%；Ⅲ 型占 7%。可见小儿病例与成人病例的各型比例不尽相同。可能与囊肿型胆管扩张症的合流形式以 Ⅰ 型为主，而囊肿型病例多在儿童期得到手术治疗，不会进入到成人的统计当中有关。

2. 胰胆管共同通道的长度　因为共同通道的长度的正常值依年龄、体格发育等个体差异以及 X 线投射角度不同而不同，所以不能单纯以共同通道的长度来定义合流异常。虽然目前尚缺乏各年龄阶段的公认正常值标准，许多学者还是进行了不懈的探讨。Tsunoda 曾报道无胰胆合流异常的小儿尸检结果，婴儿胰胆管共同通道的长度在 2.0mm 以内，均数为 1.06mm；幼儿及学龄儿童在 2.50mm 以内，均数为 1.81mm。

笔者曾统计 44 例造影成功的先天性胆管扩张症患儿胰胆管共同通道的长度，长度为 5.0～33.0mm。日本胰胆管合流异常研究学会统计，近 1000 余例异常的胰管胆道合流的共同通道情况为：小儿平均为（16.4±7.2）mm，成人平均为（18.5±9.2）mm，全体病例的平均长度为（17.7±8.6）mm。而共同通道管径的平均值，小儿为（4.1±2.4）mm，成人为（4.9±4.0）mm，全体病例的平均管径为（4.6±3.5）mm。可见胰胆管合流异常的共同通道的长度明显大于正常人群。

3. 十二指肠乳头部括约肌的异常　正常情况下十二指肠乳头部括约肌由三组括约肌组成，合称为 Oddi 括约肌，为胆总管末端括约肌、胰管括约肌及壶腹部括约肌。三组括约肌邻近并相互配合，共同调节胆汁及胰液的流出。但在胰胆管合流异常病例，由于胰管与胆管在远离十二指肠壁外处合流，三组括约肌的解剖结构与功能均出现明显异常。过长的胰胆管共同通道及失去正常功能的胰胆管括约肌使得胰液的胆道系统内的反流成为可能。

4. 致病机制　临床病理学的诸多研究已经证实胰管内压（胰腺分泌压）可高达 2.94～4.90kPa（30～50cm H_2O），而胆管内压（胆汁分泌压）为 2.45～2.94kPa（25～30cm H_2O），另外 Oddi 括约肌的神经肌肉功能失调。如果胰液分泌量过多，其分泌压明显高于胆汁分泌压时，胰液会反流入胆道系统。胰液中的各种蛋白酶可能由于某种机制而被激活,造成胆道壁的炎症、破坏,由此产生的慢性炎症将导致胆管壁的胶原纤维与弹力纤维的破坏。

Ohkawa 等通过制作胰胆管合流异常的犬动物实验模型获得胆管扩张的结果,同时通过对患者及动物模型胆汁的酶学成分分析,检测到胆汁中有大量的胰淀粉酶,证实有胰液的反流,并且也检测到高活性的胰蛋白酶及弹力蛋白酶。而自正常人及实验动物的胰腺中获得的胰液则无被激活的胰蛋白酶及弹力蛋白酶。表明反流的胰酶已经被激活。

董蒨也曾进行幼犬的胰胆管合流异常和胆总管远端狭窄的动物实验研究,成功制作出梭状型的胆管扩张症。认为胰胆管合流异常合并胆总管远端狭窄时更易发生胆总管的扩张。胰酶的激活和对胆管

壁的破坏作用是导致胆总管扩张和反复炎症发生的主要原因。根据反流胰酶的量,特别是胰酶激活的量可产生不同的结果。如果胰酶不被激活,则胰胆管合流异常不引起胆管扩张或无临床症状。当有少量或慢性的胰酶被激活时,将导致胆管黏膜增生、胆道结石、胆管的慢性炎症、胆管扩张及癌变等。由于 1 岁以下患儿的胆道壁的弹力纤维发育不良,如果在 1 岁以内,特别是在胎儿时期发病时则会形成囊肿型胆管扩张,如果胰酶的激活、破坏发生在 1 岁以后,则多发展成为梭状型的胆管扩张。而急性和大量的胰液反流及激活则会严重破坏胆管壁,导致急性胆管穿孔,而胆汁逆流入胰腺后则可产生急慢性胰腺炎。另外,胆汁中卵磷脂被磷脂酶氧化为脱脂酸卵磷脂,后者也会造成胆管上皮细胞的损害,可出现慢性胆管炎、胆管上皮增生以及胆管上皮的肠上皮细胞化生(图 41-4)。

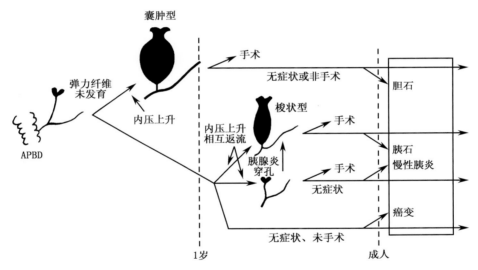

图 41-4　胰胆管合流异常可能的致病机制

【临床表现】

因胰胆管合流异常主要以先天性胆管扩张症、胆道癌、胆石症等疾病形式存在,其临床表现也较为复杂和多变。患儿多以间歇性黄疸、发热、腹痛、右上腹部间歇性疼痛等为主要症状。据日本胰胆管合流异常研究会总结 1627 例胰胆管合流异常患者的临床表现,其主要临床症状为反复发作的腹痛(82%)、恶心呕吐(65%)、黄疸(43%)、腹部肿块(29%)、发热(22%),少数表现为背部疼痛。18.9%的患者曾出现急性胰腺炎的症状和实验室表现,22%患者检查发现胆囊或胆管内结石,7%存在有胰石。约 6%的患者曾出现过白陶土样大便。

对于是否合并胆管扩张,1627 例的影像学统计分析证实 1239 例(76%)合并存在肝外胆管扩张,而 388 例(24%)为不合并胆管扩张的胰胆管合流异常病例,这些病例是以急慢性胰腺炎、胰结石、胆道炎、胆石症、胆道癌等各种其他的胰胆疾病为表现的。另外还有相当的小儿病例是以间歇性腹痛、黄疸为临床表现,影像学检查为胆总管轻微扩张。对于无胆管扩张或胆总管轻微扩张的病例应该特别引起临床的注意。对于原因不明的反复发作的黄疸、发热、腹痛的患儿均应考虑到胰胆管合流异常的可能而需要及时进行特殊的影像学检查。

【诊断标准】

在现阶段,本症的诊断主要依靠影像学及解剖学的检查来进行。参照日本胰胆管合流异常研究会制订的诊断标准,不论哪种方法的检查,如果符合下列所见,即可诊断。

1. 影像学的诊断　目前通过内镜的逆行性胆道胰管造影(ERCP)、经皮经肝胆道造影(PTC)、术中胆道造影、磁共振胰胆管成像技术(MRCP)等方法,如果观察到胆道和胰管存在如下问题即可诊断。①具有异常长的胰管胆道合流的共同通道。对于小儿,胰胆管共同通道长于5mm则认为异常。②合流的形态异常,胰管胆道呈钝角或直角汇合。

2. 解剖学的诊断　经手术或解剖检查能确认胰管胆道合流部位于十二指肠壁外或者胰管与胆道有异常的合流形态时。

3. 辅助诊断　作为辅助诊断,如有下列所见,强烈提示胰胆合流异常存在。①含有高胰淀粉酶的胆汁:手术开腹后或经皮采取的胆管或胆囊胆汁内检测有异常增高的胰淀粉酶。笔者经验,胆汁的胰淀粉酶明显高于血液中的水平,甚至达数十万索氏单位。②先天性胆管扩张症:几乎所有的先天性胆管扩张症都合并胰胆管合流异常,当发现胆管有囊状、梭状或圆筒状扩张时,有必要细致检查是否合并胰胆管合流异常。

【诊断方法】

1. 内镜逆行性胆道胰管造影(ERCP)　自1968年美国首次报道ERCP在临床胆胰疾病的诊断应用以来,ERCP作为诊断胆胰疾病的金标准,已在临床应用多年,其诊断价值得到公认。ERCP为直接行胰、胆管造影术,经过Vater乳头注入造影剂,可以清晰地显示胆管与胰管的解剖位置、共同通道的长度、共同通道是否有扩张、受压、充盈缺损与狭窄、胰胆管的形态、合流的角度甚至肝内胆管等形态改变。因此,ERCP对于胆胰壶腹部的病变有重要的诊断价值。另外,ERCP同时还能做活检,在检查的基础上行十二指肠乳头切开术,可行内镜鼻胆管引流术、胰胆管扩张术、置入支架等治疗,可在一定程度上取代部分外科手术(图41-6~图41-9)。

ERCP致命的缺点是作为一种有创检查,难以应用于普查,面对幼年患者更是操作困难,小儿ER-CP检查多需要在全麻下进行,且对造影剂有过敏的可能性,并且ERCP的检查有可能诱发胰腺炎症的

发生,因此应该常规收入院。有作者在常规ERCP检查的基础上,造影时使用带有小水囊的导管,插入Vater乳头后充起水囊,抽出十二指肠镜,注入造影剂就可以更清晰地显示出可能存在的副胰管或胰管的二级分支。另外这种方法可以让患儿更容易地转换体位以使透视的角度更合适。此项检查对于操作者的技术要求高,如术中不慎损伤了Oddi括约肌可能会加重PBM的发展。根据文献报道,国内ERCP后,胆胰肠结合部损伤的发生率为0.35%~0.5%,其余包括急性胰腺炎(3.47%)、上消化道出血(1.34%)、胃肠道穿孔(0.6%)、十二指肠穿孔(0.3%~1.3%)。

2. 经皮肝穿刺胆道造影(PTC)　在超声的引导下经皮穿刺刺入扩张的胆总管进行造影。但由于此为有相当危险性的创伤性检查,并且对胰胆管共同通道的显影并不清晰。所以目前国内外均已停止使用这种检查方法。

3. 术中胆道造影　手术中常规进行胆道造影具有重要的临床意义,也非常有必要。①可以明确地了解胆总管的形态,特别是胆总管末端的形态和位置。②相当的病例可以较清晰地看到胰胆管共同通道及胰管的显影,并可了解其中是否有胰石等病变。这些对手术的具体操作有重要的指导意义。③了解肝内胆管的形态,特别是合并肝内胆管扩张的病例,检查扩张的肝内胆管的近端是否有狭窄,并决定是否手术处理。检查时根据扩张胆总管的大小估计注入造影剂的量,注射造影剂前先抽出等量的胆汁,以获得其通常状态的影像显示。

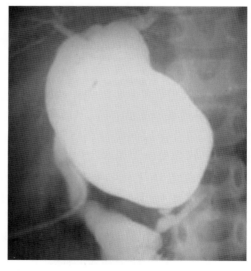

图41-5　胰胆管合流异常Ⅰ型,合并囊肿型胆管扩张

由于扩张明显的胆总管,特别是大的囊肿型病例,一般的术中胆道造影经常不能够清楚地显示胰胆管共同通道,有作者创用近贴精密造影摄片法。对初次造影不清晰的胆总管囊肿病例,在横断扩张胆总管后,将囊壁向远端胆总管适当分离,缝一荷包缝合,将造影导管插入胆总管远端后扎紧荷包。在十二指肠与胰头后部处放置牙科用 X 线片,注入造影剂后摄片。一组 47 例囊肿型胆管扩张症中,21 例用以往方法造影不成功者,应用该方法获得满意的影像诊断(图 41-5,图 41-10,图 41-11)。

4. 磁共振胆道胰管成像技术(MRCP)　磁共振水成像是利用体内的液体——水作为天然对比剂,

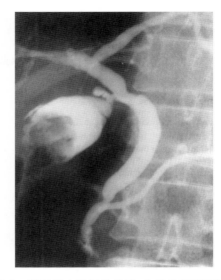

图 41-8　胰胆管合流异常 Ⅱ 型,合并梭状型胆管扩张

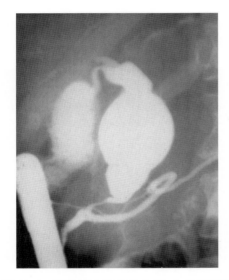

图 41-6　胰胆管合流异常 Ⅰ 型,合并囊肿型胆管扩张症

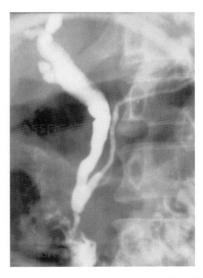

图 41-9　胰胆管合流异常 Ⅱ 型,不合并胆管扩张

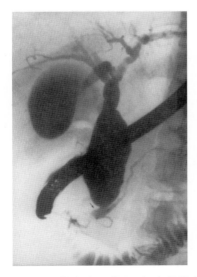

图 41-7　胰胆管合流异常 Ⅱ 型,合并梭状型胆管扩张

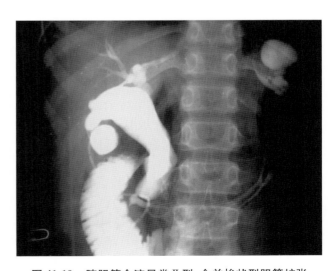

图 41-10　胰胆管合流异常 Ⅱ 型,合并梭状型胆管扩张

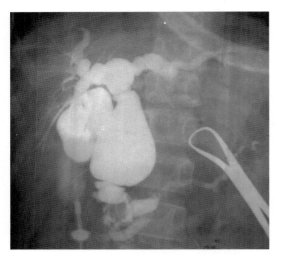

图 41-11　胰胆管合流异常 Ⅲ 型,囊肿型胆管扩张合并共同通道扩张及胰石

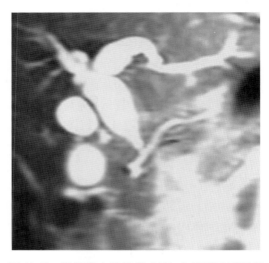

图 41-12　胰胆管合流异常 Ⅰ 型,合并囊肿型胆管扩张症(MRCP)

在重度 T_2 加权序列的磁共振图像上,静态或缓慢流动的液体(尿液、胆汁液或脑脊液)呈高信号,而实质脏器或快速流动的血液呈低或无信号,白色高信号的液体在黑色低信号背景的衬托下清晰显示,因此称为 MR 水成像。近年随着磁共振技术的提高,已有许多学者将其应用于胆道胰管的影像检查中,1991 年 Wallner 应用 SSFP(steady state free procession technique)法进行胆道成像,取得了满意的效果,这是首次应用磁共振技术进行胆道检查的报道。最近,特别是高速摄像方法——快速自旋回波序列(fast spin echo,FSE)的导入,患儿仅需数秒钟的屏气即可以获得清晰的图像,对于没有明显扩张的胰管、胆道及胰胆共同通道也可以清楚地显现。

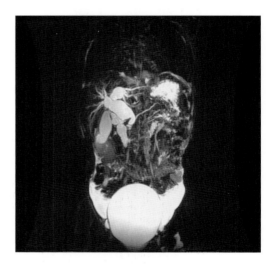

图 41-13　胰胆管合流异常 Ⅰ 型,合并囊肿型胆管扩张症(MRCP)

胆囊、胆总管、胰管内为液体充盈,周围为实质和脂肪组织,这为 MRCP 提供了良好的背景对比,结石、癌肿因信号强度不同易被确诊。但 MRCP 作为一种容积成像的检查方法,共同通道内液体容积率太小时将不能完全显示管道成像。如胆总管下端与胰管汇合前梗阻、共同通道内含胆汁或胰液过少则不能清楚满意地显示胰胆管的异常合流。另外,MRCP 的空间分辨率不足,显像技术以及仪器条件在目前状态下尚不能完全取代其他检查方法。MRCP 与应用多年、技术成熟的逆行性胰胆管造影(ERCP)技术相比,各有所长。ERCP 技术能兼顾诊断和治疗,但 ERCP 是一种侵袭性检查,成功率与医师操作有很大关系,可发生严重并发症和碘过敏不良反应。MRCP 作为无创性检查,对胰胆管梗阻性疾病具有重要的诊断价值,MRCP 技术在大医院也普遍开展,与 ERCP 显像具有高度的一致性,有望取代诊断性的 ERCP 检查(图 41-12 ~ 图 41-14)。

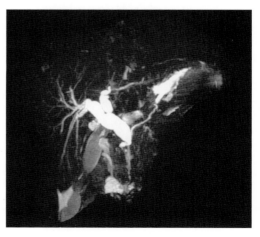

图 41-14　胰胆管合流异常 Ⅱ 型,合并梭状型胆管扩张症(MRCP)

**视频 46　胰胆管合流异常 Ⅰ 型，
合并囊肿型胆管扩张症（MRCP）**

**视频 47　胰胆管合流异常 Ⅱ 型，
合并梭状型胆管扩张症（MRCP）**

5. 酶学检查分析　检查胆汁、血液及尿液中相关胰酶，可以对病情的发生、疾病的性质进行估计。①血、尿胰淀粉酶的测定，在疾病发展过程中经常会发现血、尿胰淀粉酶的增高，有合并急慢性胰腺炎的可能，但部分病例则为胰液反流入胆道系统，经毛细胆管及肝血窦反流进入血液所致，并非真正的胰腺炎。②手术开腹后，在不刺激胰腺及十二指肠的前提下抽取胆囊内胆汁，测定胰淀粉酶，来评估胰液的胆管内反流。如果有条件，可以进行各种胰蛋白酶的测定。③胆道穿孔、胰腺炎时需要测定腹水的胰淀粉酶。正常胆汁内胰淀粉酶的测定值明显小于血液中的数值，但在胰胆管合流异常病例中，胆汁内胰淀粉酶的数值可以达数千甚至几十万单位。在该病的诊断中，明显的胰淀粉酶增高对于诊断有重要的参考价值。

由于人体存在胰淀粉酶的胆-肝-血液循环的反流通路，胰胆管合流异常患者可发生无症状的高胰淀粉酶血症，但这种淀粉酶的升高极不稳定，特异性差，诊断价值有限。肖现民根据胆汁可经肝内毛细胆管或淋巴系统进入静脉血的原理，用电泳法检测血清淀粉酶同工酶谱，发现胆管扩张合并胰胆管合流异常的患儿血和胆汁胰淀粉酶均出现"老化"的P4、P5 波，与正常人或急性胰腺炎患者有明显差异，具特异性。另外的实验还显示，胆管轻度扩张（胆总管直径 8~12mm）的胰胆管合流异常患儿和幼猪模型的血清淀粉酶同工酶谱亦有类似异常，提示血清淀粉酶同工酶谱诊断胰胆管合流异常，特别是不伴胆管扩张病例的应用前景。该结果的原因可能是胰淀粉酶在与胆汁混合之后发生了复杂的结构变化，至少形成 4 个异构体所致。

6. 内镜超声检查（EUS）　普通的 B 型超声曾广泛用于胆管扩张症的临床检查。但普通的 B 型超声却多不能直接显示出胰胆管的合流部。近年投入临床使用的内镜超声检查则可以较好地解决这一问题，通过内镜将超声探头伸入十二指肠腔内进行检查。图像较体外探测明显清晰，能够避免肋骨、腹壁较厚的脂肪以及肠道内气体的影响，可以直接观察胰胆管的共同通道，而用于胰胆管合流异常的诊断，并且可以避免 ERCP 检查可能引起的胰腺炎症。但 EUS 的检查是侵袭性的，患儿也有一定的痛苦，并且要求检查的手术者操作技术熟练，这些都是这一检查手段的不足之处。

【胰胆管合流异常与先天性胆管扩张症、胆道癌变等主要胰胆疾病的关系】

胰胆管合流异常的本质为胰胆管的先天性发育畸形所导致的胆道及胰腺的各种病理变化。也可以称之为胰管与胆道的合流异常所导致的主要为胆道与胰腺的各种疾病表现综合征。因此，在阐述胰胆管合流异常的致病机制、诊断、鉴别诊断及治疗时，应了解胰胆管合流异常与先天性胆管扩张症、胆道癌变等主要胰胆疾病的关系。

1. 胰胆合流异常与先天性胆管扩张症　一般认为先天性胆管扩张症是在 1723 年由 Vater 首次报道。1916 年日本学者木积，1969 年 Babbitt 都是在先天性胆管扩张症的病例中发现胰管与胆管的合流异常。尤其是 20 世纪 70 年代日本胰胆管合流异常研究会成立以后，对先天性胆管扩张症与胰胆合流异常的关系进行了较全面的研究，发现并提出先天性胆管扩张症几乎百分之百存在胰胆合流异常，并将其作为胰胆管合流异常的参考诊断标准之一。

古味报道 654 例先天性胆管扩张症病例，证实伴有胰胆管合流异常者为 92.2%，而另外 7.8% 因为造影不清晰，无法证实是否合并。因此提出先天性胆管扩张症几乎 100% 合并存在胰胆合流异常。董蒨曾对 162 例的国内先天性胆管扩张症小儿病例进行胰胆管合流异常的调查，共 66 例行术中胆道造影，其中造影成功的 44 例全部存在胰胆合流异常，主要表现为共同通道的过长，部分表现为合并存在合流角度异常。此结果与多数学者的报道相一致，并认为胰胆管合流异常是先天性胆管扩张症的主要病因之一。

先天性胆管扩张症几乎均合并胰胆合流异常这一结论已得到大多数学者的认可，但却不能反而推之。近年来诸多作者报道部分胰胆合流异常并不合并胆管扩张,而以胆道癌、胰腺疾病或其他症状为表现。前述的日本胰胆管合流异常研究学会的 5 年间统计调查发现,经影像学诊断的 1627 例胰胆管合流异常患者中,76% 的病例为合并先天性胆管扩张症者,24% 为不合并胆管扩张者,即所谓的不合并胆管扩张的胰胆管合流异常,而以其他胰胆并发症为主要表现。

2. 胰胆管合流异常与胆道癌的发生

(1) 胰胆管合流异常与胆道癌变的临床关系:在日本胰胆管合流异常研究会报道的关于胰胆管合流异常是否合并胆道癌变的统计分析的全部 987 例患者中,157 例(16%)合并肝外胆道的癌症,各有 2 例分别为扁平上皮癌和未分化癌,其余均为腺癌。其中 79.6% 发生于胆囊,而 20.4% 为发生于胆管壁的癌变,其中 3 例同时存在于胆囊与胆管壁。胰胆管合流异常总的胆道癌的发生率达 16%。

对于 157 例癌变病例的合流异常类型与胆道癌部位的关系进行分析,可见 Ⅰ 型胰胆管合流异常共 51 例(32.5%),其中胆管癌占 41%,胆囊癌为 59%。Ⅱ 型共 99 例(63%),胆管癌占 8%,而胆囊癌为 92%。Ⅲ 型共 7 例(4.5%),胆管癌约占 43%,而胆囊癌为 57%。可见 Ⅰ 型与 Ⅲ 型胰胆管合流异常病例胆道癌的发生在胆管与胆囊壁的比率基本相同。但 Ⅱ 型病例则绝大多数的癌变发生于胆囊,这对于临床上手术方式的选择具有重要的意义。而对于是否合并胆管扩张与癌变部位的关系,157 例癌变病例中 66 例(42%)合并胆管扩张,其中胆管癌占 31.8%,而胆囊癌占 68.2%。91 例(58%)不合并胆管扩张,其中胆管癌占 12%,而胆囊癌占 88%。可见不合并胆管扩张的胰胆管合流异常病例的胆道癌变部位主要在胆囊,而其合流异常的病理类型恰绝大多数为 Ⅱ 型。

有报道日本胰胆管合流异常人群中,胆管癌和胆囊癌的发病率为 10.4%,是普通人群患病风险的 285 倍,若单就胆管癌而言,甚至高达 800 倍。PBM 患者中,胰腺癌的发病率为 0.8%,是普通人群患病风险的 49.4 倍。可见,PBM 是胆胰结合部肿瘤的高危因素。

先天性胆管扩张症以女性多发,而合并胰胆管合流异常的先天性胆管扩张症胆道癌的发生,男女之比为 1:3,与整个胰胆管合流异常的发生率一致。因此对于胆道癌变本身,一般不存在男女性别间的差异。癌的发生部位几乎全集中在肝外胆管或胆囊

内,极个别病例发生于肝内胆管或胰头部。对于囊肿型扩张,70% 以上为肝外胆管,即扩张部的胆管及胆总管为癌的好发部位。梭状型扩张者癌变则多发生于胆囊内。其合流异常的病理类型也多数为 Ⅱ 型。

(2) 合并胰胆管合流异常的先天性胆管扩张症的手术方式与癌变的发生:30 年以前,对于先天性胆管扩张症,多行囊肠吻合的内引流手术。但随后发现先天性胆管扩张症的癌变病例有相当一部分为接受内引流手术者。其中以囊肿十二指肠吻合为最多。一组统计报道,癌症发生时的平均年龄仅为 35 岁,比未接受手术者约早 10 年,而且相当一部分为 30 岁以前发病者。从接受内引流手术到胆道癌变发生的时间,不同内引流手术引起发生癌变的时间不尽相同,但有约 2/3 病例在 10 年以内发病,也有时间超过 20 年以上者。对于发生部位,80% 发生于扩张部胆道,10% 发生于胆囊。据统计,先天性胆管扩张症接受囊肠吻合内引流手术者,其发生胆道癌的几率是正常人群的 35~40 倍。

值得注意的是自施行扩张胆总管、胆囊切除、胰胆管分流、胆道重建的根治性手术以来,手术后胆道癌发生的报道极少。Todani 等收集 20 年间报道的根治术后发生胆道癌变的病例共有 10 例,均为个案报道,4 例为肝内胆管发生,6 例则为胆总管末端或胰内胆管发生的癌变,所有病例均为手术后 2 年内的近期发病。宫野曾报道 200 例小儿病例及 40 例成人病例的先天性胆管扩张症根治性手术后并发症及长期预后的情况调查。小儿病例接受根治术时的平均年龄为 4.2 岁,平均手术后随访时间 10.9 年,无一例癌变的发生。成人病例接受根治术时的平均年龄为 35.0 岁,平均手术后随访时间 10.7 年,有 2 例发生胆管壁的癌变。分别于手术后 4 年及 6 年。究其原因,认为可能初次手术时已经癌变或者已有细胞内癌的分子生物学的启动性改变,因为手术切除不彻底,肝门部胆管、胆总管末端或胰腺内胆管未能彻底切除而发生的。

近年,不合并胆管扩张症的胰胆管合流异常胆道癌变病例的报道逐渐增多,其发生部位也主要以胆囊为主。据一组笔者 1482 例的国内胰胆管合流异常调查报告,有 17 例为不合并胆管扩张症的胰胆管合流异常患者,其中 3 例(17.6%)发生胆道癌变。认为不合并胆管扩张症的胰胆管合流异常同样具有较高的胆道癌变率。

(3) 胰胆管合流异常胆道癌变机制:近年对胰

胆管合流异常患者胆道癌变的机制进行了较多的研究，主要有如下几种学说：

1）胆汁中的致突变物质的致癌学说：有作者在胰胆管合流异常患者的胆汁中检测到有活性的致突变性物质，由于致突变性物质与致癌性有极强的相关性，因此这种致突变性物质可能是诱发癌变的原因。近年，董蒨较全面地对胰胆管合流异常与胆道癌变的关系进行了调查，通过制作动物模型，检测患者及胰胆管合流异常动物模型胆汁的致突变性，对其致癌机制进行研究。提出了由于胰胆管合流异常存在，胰液与胆汁合流，胆道内的胰液可以使被肝脏解毒、轭合并随胆汁排至胆道的致癌物质重新脱轭合而恢复其致癌性的新学说。即：人类生活的环境里含有大量的致癌物质，如污染的空气、香烟、烤焦的肉类等都含有大量的致癌物质。正常人摄入后被吸收、经血液转运至肝脏，在肝脏多种解毒酶类的作用下，致癌物质被轭合解毒，经胆管、肠道排出体外。所以，对于正常人，即使少量摄入致癌物质，也并不致癌。但在胰胆管合流异常患者，由于胰液向胆道逆流，胆道内含有大量胰液，胰酶可以使被肝脏解毒、轭合并随胆汁排至胆道的解毒致癌物质重新脱轭合而恢复其致癌性。尤其合并胆管扩张症的患者，胆汁淤积、滞留胆道时间长，因此，胰胆管合流异常患者的胆道癌发生率较正常人要高得多。该假说提出后，曾在美国、日本的国际杂志发表，多次在国际学术会议专题介绍，得到较为广泛的认可。

2）胰液逆流破坏学说：由于胰液的分泌压明显高于胆汁的分泌压，胰胆管合流异常患者经常会发生胰液向胆道的逆流。胰液进入胆道，许多种胰酶在胆道会被激活，激活的胰酶对胆道黏膜产生破坏作用。水野通过病理学检查发现在合流异常存在下，胆汁与胰液混合，胰酶等损害性物质被激活，损伤胆道上皮引起各种病理变化。胆道上皮反复脱落再生，作为对损害性物质的保护性反应，上皮呈现过形成，而发生肠黏膜上皮化生，异型性等表现。认为上皮的损伤→脱落→再生的过程在致癌因子的作用下发生癌变。胆管上皮长期暴露于损伤物质可能是一种癌前状态。在胆道黏膜的破坏→修复→破坏的过程中，发生化生而致癌。

3）胆汁酸致癌学说：胆汁酸的代谢产物胆酸和脱氧胆酸的化学结构与已知的某种致癌物质的结构相似，两种胆汁酸的代谢产物可能变性而成为这种致癌物质。在胰胆合流异常和胰液向胆道逆流的

情况下，这两种胆酸的含量明显增加。另外，正常情况下含量极微少的石胆酸在胰胆合流异常患者胆汁中明显增多，而这种胆酸已被证实对胆汁中致突变性的产生具有促进作用。

4）胰胆管合流异常胆道癌变的分子生物学研究：临床试验应用胆道上皮相关的模型和荧光细胞计数检测异型性，确认上皮细胞过形成与化生的程度强的病例，其非整倍体率亦高。核的异型性与细胞异型性呈现相关，其表现有时间差异，证明细胞形态表现为过形成与化生的过程，也是核水平癌变的过程。笔者曾应用免疫组织化学方法检测胰胆管合流异常与胆管癌患者的胆管上皮中增殖细胞核抗原（PCNA）与抑癌蛋白（p53蛋白）的表达情况，并进行相互关系分析。发现胰胆管合流异常的患者，PCNA与p53蛋白表达阳性率为$43.5\% \pm 25.5\%$和$28.5\% \pm 20.0\%$。正常胆管的表达阳性率为$7.4\% \pm 5.0\%$和$1.0\% \pm 2.5\%$。而胆管癌的为$74.9\% \pm 18.9\%$和$64.5\% \pm 16.8\%$。三者之间差别有极显著意义。且PCNA与p53蛋白在胰胆管合流异常胆管上皮的表达呈正相关关系。PCNA在化生部位表达率增高，提示胰胆管合流异常胆管上皮细胞的增殖分化处于高增殖状态，有可能引发癌变。Tanno等也证实胰胆管合流异常环境下，胆囊上皮细胞的增殖活性及 K-ras 基因点突变增加。

Masamune等通过动物实验应用高效液相色谱法进行胆汁酸分析，发现合流异常存在时，胆酸、熊脱氧胆酸降低而脱氧胆酸明显升高，且与DNA条带碎片的出现相关，从而提示胆汁成分的变化会导致DNA损伤、修复而引发基因突变。藤井等以合流异常胆囊与肝内胆管黏膜上皮细胞增殖周期为研究对象，检测PCNA、MIB-1、BrdU的标记率，对细胞周期进行分析，提出癌的发生是一个多阶段的过程。考虑到合流异常是否合并胆管扩张其胆道癌的发生部位不同，认为胆汁淤滞可能参与致癌。

3. 胰胆管合流异常与胰腺炎的关系　日本胰胆管合流异常研究会报道的987例胰胆合流异常患者中，28.6%的小儿和13.3%的成人患者曾表现为急性胰腺炎，4.3%的小儿患者和0.3%的成人患者表现为慢性胰腺炎。有学者报道，胰胆管合流异常合并胰腺炎率为23.4%，其中大部分发生于20岁以前。伴发胰腺炎病例的胆管形态之间无明显差异，但不伴胆管扩张的病例发生胰腺炎的几率低于有胆管扩张的病例，而伴发胰腺炎的胰胆管合流形

式之间无明显差异。其原因可能为由于胰胆管合流异常的存在,胰液与胆汁可发生逆流,进入胰管的胆汁可能是引起胰腺疾病的因素。藤井等提出合流异常的胰腺炎发生与共通管的长度有关,共通管大于2cm 易发胰腺炎,共通管小于 2cm 易发胆道结石和胆管炎,而并发胰腺炎较少。因为十二指肠乳头括约肌功能不全,共通管短的病例,胰液容易逆流入胆管内,胆道内细菌产生 β-葡糖醛酸酶,引起结石形成及胆管炎发生。共通管长的病例,胆汁排入十二指肠受阻,胆汁容易持续流入胰管,使之内压上升,而诱发胆汁性胰腺炎。

临床上诊断为急性胰腺炎的病例主要表现为合并血、尿胰淀粉酶的明显增高。但近年发现许多高胰淀粉酶血症的患者手术中并未见到明显的胰腺肿胀、坏死等炎症表现,胰腺的活组织病理检查也发现许多病例并无明显的炎症,与一般急性胰腺炎的血、尿高胰淀粉酶完全不同。已有学者通过临床与实验研究,提出一部分可能因一过性胰管闭塞或胆汁的胰腺内逆流可以引发真正的急性胰腺炎。但也有相当部分的胰胆管合流异常患者因发生胰液向胆管内逆流,逆流入肝内毛细胆管的胰淀粉酶可经过肝静脉窦反流入血液循环中,如此导致高胰淀粉酶血症,也即所谓的假性胰腺炎。此时胰腺并无真正的炎性病理变化。因此,并非所有合并高胰淀粉酶血症的胰胆管合流异常患者均为胰腺炎,而应结合 B 超、CT、MRI 等对胰腺的检查和临床表现综合判断。

术后早期持续存在的高淀粉酶血症可能因分流手术术中处理胆管下端致副胰管损伤,持续性胰酶释放入血液导致,故提出手术操作应注意,同时提出胆管下端的残留可能是术后远期产生胰石的原因,应在避免胰管损伤的前提下尽可能地减少胆管下端的残留。另外部分胰胆管合流异常的患者存在胰石或胰胆管共同通道内的蛋白栓,术中尽可能冲洗,去除胰石或蛋白栓的发生,可以有效地预防术后胰腺炎的发生。

4. 胰胆管合流异常与胆道穿孔　以往临床上常将原因不明确的胆道穿孔或胆汁性腹膜炎命名为特发性胆道穿孔。但随着对胰胆管合流异常认识的逐渐深入和对此类病例的长期随访,发现几乎所有的特发性胆道穿孔的病例都存在胰胆管的合流异常。笔者曾报道 7 例特发性胆道穿孔的病例,3 例在腹腔引流手术时或手术后近期被证实有梭状型胆管扩张,2 例证实为囊肿型胆管扩张。而另外 2 例

则直至分别于腹腔引流手术后 16 年和 24 年后胆管逐渐扩张而再次接受根治手术。本组 7 例患儿均经胆道造影最终被证实存在胰胆管合流异常,说明胰胆管合流异常可能是造成小儿自发性胆道穿孔的主要原因,胆道穿孔与胆管扩张可能是同一种病理变化的不同临床阶段,也可能胆管扩张是胆道穿孔的易发因素。

胰胆管合流异常是解剖学的胰管与胆管在十二指肠壁外合流的先天性畸形,这种异常合流失去了 Oddi 括约肌的作用,胰液和胆汁相互交流,由于胰液分泌压较胆管内压力高,所以胰液有可能反流至胆管内,胰蛋白酶被肠激酶激活,破坏胆管壁,同时由于胆管内压增高,逐渐造成胆管扩张甚至穿孔,本组 5 例穿孔均位于胆管的扩张处,更支持这一观点。Ando 等通过胆道造影及穿孔处胆总管壁的组织学检查,提出位于共同通道处的蛋白栓引起了胆总管远端梗阻,从而导致胆总管内压急剧增加引发穿孔。另外胆管壁的发育不成熟也可能是易于发生穿孔的诱因。本组 7 例,均为 2 岁以下的小龄儿,最小者 6 个月,可能婴幼儿胆道壁发育不良也是原因之一。

对于特发性胆道穿孔的病例,即使当时无明显的胆管扩张,也应该考虑到胰胆管合流异常的可能而需要长期的跟踪随访,如果发现有渐进性的胆管扩张或证实合并胰胆管合流异常,应该进行相应的手术处理。

5. 胰胆管合流异常与胆道结石及胰石　临床上发现胰胆管合流异常病例经常合并存在胆管、胰管或共同通道内的结石。江上等通过病例分析及文献复习发现胰胆管合流异常的病例胆石合并率约19.7% ~58.6%,其中囊状扩张合并结石率低,而梭状型胆管扩张病例结石多位于胆囊。另外,不合并胆管扩张的胰胆管合流异常病例胆囊结石较多。20世纪 90 年代日本胰胆管合流异常研究会 5 年间全国病例的胰石或胰管内的蛋白栓的发生率进行统计分析,发现其合并发生率为 6.8% ~8.0%,较胆道系统结石的发生率为低。

对于胰胆管合流异常合并胆石症的原因,大多数学者认为胆石成因与合流异常的解剖学结构有关,胰液与胆汁相互逆流,胰液混入胆汁产生各种活性胰酶和胆汁酸、游离脂肪酸等损伤物质,首先破坏胆道壁的黏膜屏障、胆管上皮间的细胞间连接,而后直接损伤上皮细胞,引发胆道及胰腺的二次损害。胰液于胆道内活化,胆道上皮剥离脱落,胆汁淤滞致

使细菌感染,β-葡糖醛酸酶活性增高,色素性胆石与胆砂胆泥发生。内村发现肝内外胆管囊肿型扩张的胰胆管合流异常病例结石的合并率最高,结石中约有 2/3 为色素性。合流异常并胆石较易发生腹痛、发热等临床症状,而且大多数细菌培养为阳性,认为合并的细菌感染也可能是发生腹痛、发热的原因之一。

对于胰石的产生,许多学者认为由于胰胆管共同通道过长,胆汁排入十二指肠受阻,胆汁容易持续流入胰管,使之内压上升,发生胆汁性胰腺炎,特别是头部胰管的异常扩张部的胆汁混入和胰液淤滞成为胰石或胰管内蛋白栓形成的重要因素。日本学者神泽应用主胰管内色素注入法检查副胰管的存在率,发现一组病例的副胰管合并存在率为 41%,而单纯急性胰腺炎副胰管的合并存在率仅 7%,提出副胰管的合并存在可降低主胰管内压,使胰液的流出状态发生变化,参与胰液滞留与结石形成,故副胰管的合并存在可能是胰石形成的促进因子。

【小儿与成人病例的对比分析】

胰胆管合流异常是一先天性胰胆管的发育畸形,因多在小儿期发病,表现为胆管扩张症、胆道穿孔等胰胆系统的症状而接受手术治疗。但也有相当的病例发病较晚或发病症状轻微或其他非医学原因,在小儿期未能接受手术治疗而转移至成人外科的诊治范围。由于治疗年龄阶段的划分,对这些成人病例的临床表现、病理特征及诊断和治疗措施的特点以及在儿童时期未得到治疗的病例会以怎样的病理变化发展到成人等了解的不足,对于小儿外科医生来说,不能不说是一个很大的缺憾。而对于成人外科医生,详细地了解小儿外科病例的特点对成人病例的治疗也具有重要的意义。日本东京医科大学成人外科与静冈县儿童医院小儿外科进行了小儿病例与成人病例对比分析的合作研究。成人 48 例,小儿 54 例。年龄分布为 0~75 岁,所有病例分为三组。小儿组,<15 岁,共 54 例。青年成人组,15 岁~39 岁,14 例,高年成人组,>40 岁,24 例。

1. 临床表现的差异　小儿组病例 86% 表现有腹痛,黄疸为 32%,腹部肿块 20%。44% 合并呕吐,18% 曾出现灰白色大便,18% 有合并存在的发热,症状表现多样。青年成人组 85% 主要表现为腹痛,另外 15% 无明显的症状。而高年成人组腹痛较少,约占 58%。另外 33% 为无症状型的。

2. 合流异常的形式及胆管扩张的形态对比

根据手术前的 ERCP 及术中造影来对胰胆管合流异常的形式及胆管扩张的形态进行分类。小儿组胰胆管合流异常按古味分类法,Ⅰ型占 56.7%,Ⅱ型 36.7%,Ⅲ型 6.6%;青年成人组Ⅰ型占 53.8%,Ⅱ型 46.1%,无Ⅲ型病例。高年成人组Ⅰ型占 61.9%,Ⅱ型 33.3%,Ⅲ型病例 4.8%。

对于胆管扩张的形态,在小儿组囊肿型占 52.8%,梭状型占 47.1%,无非扩张病例。青年成人组囊肿型占 35.7%,梭状型占 42.9%,非扩张病例 21.4%。高年成人组囊肿型占 38.1%,梭状型占 33.3%,非扩张病例 28.6%。可见小儿组以囊肿型胆管扩张症及Ⅰ型胰胆管合流异常为多。

3. 合并其他胰胆疾病的差异　目前各种研究已经证实由于胰胆管合流异常的存在,会引起胆汁与胰液的相互逆流而导致各种胰腺与胆道的疾病,而其合并的胰胆疾病在小儿与成人也不尽相同。

在小儿病例中,各有 1 例合并有胆囊的肌腺瘤和胆道结石,无癌变病例。而成人病例中 15 例合并胆道癌,达 62.5%,另外有 2 例胆囊肌腺瘤、3 例胆囊结石,3 例胆囊息肉,1 例胆管癌和 6 例胆管结石,并且合并癌变者均为 40 岁以上病例。

4. 治疗方法的不同　对于合并胆管扩张的病例,不论小儿还是成人都施行了扩张胆总管切除、肝总管空肠吻合的胰胆分流胆道重建手术。但是对于不合并胆管扩张的胰胆管合流异常的 9 例成人病例均进行了单纯的胆囊切除手术。

【治疗及预后】

原则上当胰胆管合流异常的存在被确定后,应该尽早地进行相应的处理。特别是一旦发生胆道癌变后治疗效果极为不佳,最好的办法应为在胆道癌发生前即行根治手术。

1. 合并胆管扩张症的胰胆管合流异常的治疗也即针对先天性胆管扩张症的治疗。胆管扩张症诊断确定后,应尽早施行扩张的胆总管、胆囊切除,胆道重建的胰胆分流手术。具体可分为扩张的胆管、胆囊切除,空肠肝总管 ROUX-Y 手术和扩张的胆管、胆囊切除,带蒂空肠间置肝总管十二指肠吻合手术的两种手术方式。国内有作者比较这两种手术方式,认为远期效果相似但前者手术操作更简单一些。这两者都既可以解除胆道梗阻、使胰胆管分流,又可以切除可能发生癌变的部位。该手术可以较好地预防胆道癌变。自施行这种新式手术以后,全日本 20 年间有作者仅收集到 10 例术后癌变病例,发病率明显下降。10 例均为个案报道,4 例发生于肝内胆管,6 例则为胆总管远端或胰内胆管发生的癌变。作者认为可能为初次手术残留的癌病变。

因有如此高的胆道癌变率,以往那种囊肿肠管吻合的内引流手术应该彻底摒除。遇胆道感染严重,不能一期行根治术时,可先行囊肿外引流手术,待感染控制后再行胰胆管分流的根治手术。切不可因此而进行囊肿肠管吻合的内引流手术。

2. 无胆管扩张症或仅有轻微胆管扩张的胰胆管合流异常的治疗　对于无胆管扩张或胆管扩张不明显的胰胆管合流异常患者的治疗较为棘手,主要矛盾为一般的外科医生往往担心不扩张或仅有轻微扩张的胆管与肠道吻合后可能发生吻合口的狭窄。对于此类问题,以笔者的经验及国际上许多学者的主张,可参考如下原则处理:

(1) 无胆管扩张的胰胆管合流异常成人病例:胰胆管合流异常最严重的并发症为胆道系统的癌变,而无胆道扩张的胰胆管合流异常病例最常见的癌变部位为胆囊。尽管对该症的治疗方法尚无最后定论,但目前国际上主要有两种选择。①胆囊切除加十二指肠乳头成形,持如此观点的学者认为胆囊切除后胆汁在胆管内已无潴留可能,胆总管上皮损伤轻,*K-ras* 基因无突变,可以不必切除肝外胆管。②如胰胆症状严重,肝胆外科的技术水平较高,即使胆管无扩张,日本有许多外科也施行了胆总管、胆囊切除胆道重建的胰胆分流手术,并取得极好的治疗效果。

(2) 小儿无胆管扩张或仅有轻微胆管扩张的胰胆管合流异常病例:对于小儿病例确实存在不扩张或仅有轻微扩张的胆管与肠道吻合后极有可能发生吻合口狭窄的问题。但处于儿童期的病例随着年龄的增长,胆管往往会渐渐扩张。笔者曾经历数例儿童病例,起初胆总管直径约 5～6mm,此后数年内患儿有反复发作的胰胆症状,但经保守治疗后均控制好转。4～8 年后随访发现胆总管直径扩张至 9～15mm 而成为梭状型胆管扩张。一般 9～10mm 以上的胆总管直径可较好地完成胆管空肠吻合的手术。小儿与成人不同,多数学者主张应该施行根治性的胰胆管分流胆道重建手术。

3. 合并胆道癌的胰胆管合流异常的治疗　不合并胆管扩张症的胰胆管合流异常患者癌变后的治疗及预后与一般胆道系统癌类似。但胆管扩张症囊肠吻合内引流术后患者癌变后的预后极差,据报道几乎没有长期存活的病例。一旦确诊,推荐行胰头、十二指肠及胆总管、胆囊切除。由于几乎均为进展期病例,多半已到了不能手术的地步。有一组统计,76 例接受癌根治手术者,5 年以上存活者仅 6 例。

(董蒨　郝希伟　秋本亮一)

参 考 文 献

1. 董蒨,李龙,肖现民.小儿肝胆外科学.北京:人民卫生出版社,2005.
2. 董蒨,金百祥.胆管扩张症的病因研究:动物模型与实验.中华小儿外科杂志,1990,11:257-259.
3. 苏琳,董蒨,张虹,等.计算机辅助手术系统在先天性胆管扩张症诊治中的应用.临床小儿外科,2016,15(2):140-143.
4. 郑金辉,何利平,陈勇,等.内镜在胰胆管合流异常诊疗中的作用探讨.中华消化内镜杂志,2014,31(1):29-32.
5. 黄金鑫,赵中辛.胰胆管合流异常的诊断进展.中华肝胆外科杂志,2012,18(3):232-234.
6. 庄明,张文杰,顾钧,等.经内镜逆行胰胆管造影诊治小儿胆胰疾病.中华小儿外科杂志,2011,32(1):29-32.
7. 董蒨,木内武美,国友一史,等.先天性胆管扩张症胆道癌变机制研究.中华小儿外科杂志,1994,15:79-81.
8. 董蒨,单若冰.胰胆管合流异常症病理、诊断及治疗原则.中国实用儿科杂志,1999,14:521-523.
9. Ono S,Fumino S,Iwai N. Diagnosis and treatment of pancreaticobiliary maljunction in children. Surg Today, 2011, 41(5):601-605.
10. Fumino S,Ono S,Shimadera S,et al. Impact of age at diagnosis on clinical features in children with anomalous arrangement of the pancreaticobiliary duct. Eur J Pediatr Surg,2010,20(5):325-329.
11. Funabiki T,Matsubara T,Miyakawa S,et al. Pancreaticobiliary maljunction and carcinogenesis to biliary and pancreatic malignancy Langenbecks Arch Surg,2009,394(1):159-169.
12. Alonso-Lej F,REVER WB Jr,Pessagno DJ. Congenital Choledochal cyst,with a report 2,and an analysis of 94,cases. Int Abst Surg,1959,108:1-30.
13. Komi N,Udala H,ILEDA N,et al. Congenital dilatation of the biliary ract:New classification and study with particular reference to anomalous arrangement of the pancreaticobiliary ducts. Gastroenterologica Japonica,1977,12:293-304.
14. Dong Qian,Kinouchi T,Kunitomo K,et al. Mutagenicity of the bile of dogs with an experimental model of an anomalous arrangement of the pancreaticobiliary duct. Carcinogenesis,1993,14:743-747.
15. Komi N,Qian D,Ming L. Comperative studies on choledoch-

al cyst in japanese an chinese；pancreatitis in relation of type of APBD. Proceedings of XXX World Congress of ICS（Kyoto）,Monduzzi Editore,Italy,1996,691-695.

16. Xiao XM,Li H,Wang Q,et al. Abnormal pancreatic isoamy-lases in the serum of children with choledochal cyst. Eur J Pediatr Surg,2003,13：26-30.

17. Komi N,Udala H,ILEDA N,et al. Congenital dilatation of the biliary ract：New classification and study with particular reference to anomalous arrangement of the pancreaticobiliary ducts. Gastroenterologica Japonica. 1977,12：293-304.

18. Dong Qian,Kinouchi T,Kunitomo K,et al. Mutagenicity of the bile of dogs with an experimental model of an anomalous arrangement of the pancreaticobiliary duct. Carcinogenesis,1993,14：743-747.

19. Tanaka T. Embryological development of the duodenal papil-la,and related disease：Primitive ampulla theory. Am J Gas-troenterol,1993,88：1980-1981.

20. Kim OH,Chung HJ,Choi BG. Imaging of the choledochal cyst. Radio Graphics,1995,15：69-88.

21. Ando H,Ito T,Watanabe Y. Spontaneous perforation of cho-ledochal cyst. J Am Coll Surg,1995,181（2）：125-128.

22. Komi N,Qian D,Ming L. Comperative studies on choledoch-al cyst in japanese an chinese；pancreatitis in relation of type of APBD. Proceedings of XXX World Congress of ICS（Kyoto）,Monduzzi Editore,Italy,1996,691-695.

23. Kimura K,Ohto M,Ono T,et al. Congenital cystic dilatation of the common bile duct：relationship to anomalous pancreat-icobiliary ductal union. Am J Roentgenol,1997,128：571-577.

24. Ando K,Miyano T. Spontaneous perforation of choledochal cyst：a study of 13 cases. Eur J Pediatr Surg,1998,8：23-25.

25. Kawarada Y,Das B. Primary carcinoma of the cystic duct as-sociated with pancreaticobiliary maljunction. J Gastroen-terol,2001,36：289-290.

26. Kusano T,Isa T,Tsukasa K,et al. Long-term results after cholecystectomy alone for patients with pancreaticobiliary maljunction without bile duct dilatation. Int Surg,2002,87：107-113.

27. Matsubara T,Sakurai Y,Zhi LZ,et al. K-ras and p53 gene mutations in noncancerous biliary lesions of patients with pancreaticobiliary maljunction. J Hepatobiliary Pancreat Surg,2002,9：312-321.

28. Kamisawa T,Amemiya K,Tu Y,et al. Clinical significance of a long common channel [J]. Pancreatology,2002,2：122-128.

29. Xiao XM,Li H,Wang Q,et al. Abnormal pancreatic isoamy-lases in the serum of children with choledochal cyst. Eur J Pediatr Surg,2003,13：26-30.

30. Matsumoto Y,Fujii H,Itakura J,et al. Pancreaticobiliary maljunction：pathophysiological and clinical aspects and the impact on biliary carcinogenesis. Langenbecks Arch Surg,2003,388：122-131.

31. Deng,YL,Cheng NS,Zhou RX,et al. Relationship between pancreaticobiliary maljunction and gallbladder carcinoma：meta-analysis. Hepatobiliary Pancreat Dis Int,2011,10（6）：570-580.

32. Matsumoto,T.，Y. Imai,and T. Inokuma. Neuroendocrine Carcinoma of the Gallbladder Accompanied by Pancreatico-biliary Maljunction. Clin Gastroenterol Hepatol, 2016, 14（3）：e29-30.

33. Guo,WL,Huang SG,Wang J,et al. Imaging findings in 75 pediatric patients with pancreaticobiliary maljunction：a ret-rospective case study. Pediatr Surg Int,2012,28（10）：983-988.

34. Fumino S,Ono S,Kimuro O,et al. Diagnostic impact of com-puted tomography cholangiography and magnetic resonance cholangiopancreatography on pancreaticobiliary maljunction. J Pediatr Surg,2011,6（7）：1373-1378.

35. Kamisawa T,Ando H,Hamada Y,et al. Diagnostic criteria for pancreaticobiliary maljunction 2013. J Hepatobiliary Pancreat Sci,2014,21（3）：159-161.

36. Kamisawa T,Kuruma S,Tabata T,et al. Pancreaticobiliary maljunction and biliary cancer. J Gastroenterol, 2015, 50（3）：273-279.

37. Kimura,W. Congenital dilatation of the common bile duct and pancreaticobiliary maljunction：clinical implications. Langenbecks Arch Surg,2009,394（2）：209-213.

38. Zhou Z,Li P,Ren J,et al. Virtual facial reconstruction based on accurate registration and fusion of 3D facial and MSCT scans. J Orofac Orthop,2016,77（2）：104-111.

39. Kono H,Ohtsuka T,Fujino M,et al. Type Ⅱ congenital bili-ary dilation（biliary diverticulum）with pancreaticobiliary maljunction successfully treated by laparoscopic surgery：re-port of a case. Clin J Gastroenterol,2012,5（1）：88-92.

40. Su L,Zhou XJ,Dong Q,et al. Application value of computer assisted surgery system in Precision surgeries for pediatric complex liver tumors. Int J Clin Exp Med, 2015, 8（10）：18406-18412.

41. Lin Su,Qian Dong,Hong Zhang,et al. Clinical application of a three-dimensional imaging technique in infants and young children with giant liver tumors. [J] Pediatric Surgery Inter-national,2016,32（4）：387-395.

42. 日本膵管胆道合流異常研究会、日本胆道学会編：膵・胆管合流異常診療ガイドライン. 医学図書出版株式会社,p1-7,2013 年,日本東京.

43. 古味信彦：殿下とPAPSとわたくし。いずみ 1983,30：9

44. 古味信彦：先天性胆道拡張症にともなう膵管胆道合流異常50例の分類——いわゆる古味分類補遺——。膵臓 1991,6：234.

45. 董蒨,古味信彦. 合流異常に伴う胆汁中抱合型変異原性物質の脱抱合による発癌機序. 梶山 梧郎ほか編,胆道疾患研究の進歩,自然科学社,p284-290,1995,日本東京.

46. 古味信彦,董蒨,黎明. 世界における先天性胆管拡張症,先天性胆道拡張症をめぐって. 胆と膵 1995,16：719-722.

47. 日本膵管胆道合流異常研究会：膵・胆管合流異常症例登録. 船曳孝彦 編集. 膵・胆管合流異常そのConsensus と Controversy. 医学図書出版株式会社,p409-425,1997,日本東京.

48. 董蒨,単若冰,古味信彦. 中国の先天性胆管拡張症—膵管胆道合流異常と胆道癌. 船曳孝彦 主編膵・胆管合流異常そのConsensus と Controversy. 医学図書出版株式会社 p283-287,1997,日本東京.

49. 董蒨,古味信彦. 合流異常に伴う胆汁中抱合型変異原性物質の脱抱合による発癌機序. 梶山 梧郎ほか編,胆道疾患研究の進歩,自然科学社,p284-290,1995,日本東京.

50. 古味信彦,董蒨,黎明. 世界における先天性胆管拡張症,先天性胆道拡張症をめぐって. 胆と膵 1995,16：719-722.

51. 董蒨,単若冰,古味信彦. 中国の先天性胆管拡張症—膵管胆道合流異常と胆道癌. 船曳孝彦 主編 膵・胆管合流異常そのConsensus と Controversy. 医学図書出版株式会社 p283-287,1997,日本東京.

第四十二章

先天性胰腺疾病

胰腺在胚胎发育约4周时,由前肠分化出背侧和腹侧的两个胰腺的始基,然后随着胚胎逐渐发育,背侧的始基在十二指肠后方向左发展,成为胰腺体、尾及头的一部分,腹侧始基位于十二指肠前方,至胚胎6~7周时随十二指肠旋转至背侧,与背侧始基靠近并融合形成胰头。背、腹侧胰芽在旋转、融合过程中一旦发生变异,可发生胰腺先天性畸形,如环状胰腺、胰腺分裂等。

第一节 环 状 胰 腺

【概述】

环状胰腺(annular pancreas)是胰腺先天性畸形中最常见的一种解剖变异,文献报道发病率约12 000~15 000个活婴中有1例环状胰腺病患儿,男、女发病比例无明显差异,早产儿或低体重儿更多见。环状胰腺是引起先天性十二指肠梗阻的最重要的原因,绝大多数患者在新生儿和婴儿期出现症状,极少数可终生无症状。1862年Ecker将本病命名为"环状胰腺"。

【病因】

胰腺的发育是由腹侧始基随十二指肠由左向右后旋转并与背侧始基融合而形成。当胚胎时期这一发育过程出现异常,即腹侧始基顶端固定且被牵拽环绕包裹十二指肠右侧面与背侧始基融合而形成环状胰腺(图42-1)。此外,胚胎早期原肠内潜在胰芽融合停滞以及腹、背侧始基因炎症刺激而肥

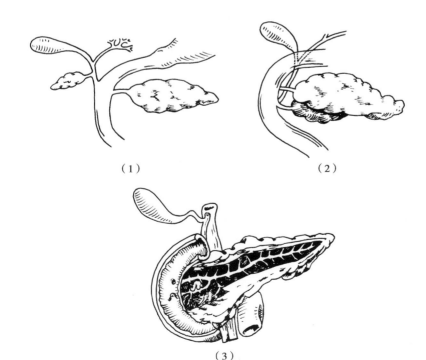

图 42-1 胰腺胚胎发生的三个过程
(1)胚胎发育第四周时,胰腺的腹侧始基背侧始基;(2)胚胎第七周时,腹侧始基随十二指肠向左向后旋转与背侧始基融合;(3)胰腺形成后主、副胰管

大增生,也可能是引起环状胰腺的原因;还有文献报道,遗传因素对本病的发生也起着重要作用,环状胰腺患儿合并 Down 综合征的可能性是普通患儿的 430 倍。

【病理】

环状胰腺可分为两种类型,一种是壁外胰腺,另一种是壁内胰腺,即胰腺组织与十二指肠壁的肌纤维混合成一体(图 42-2)。环状胰腺的外观可见其组织与正常胰腺没有明显区别,显微镜下可见正常腺泡和胰岛,而且胰腺的外分泌和内分泌功能也无明显异常。

环状胰腺还可根据其包绕十二指肠解剖状态分为完全性环状胰腺和不完全性的环状胰腺(图 42-3),国内曾有报道,完全性包绕十二指肠者占 61%(25/41),部分包绕者即不完全性占 39%(16/41)。

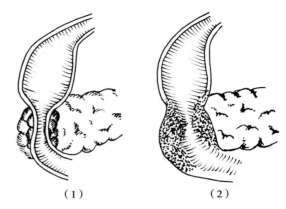

图 42-2 环状胰腺的病理形态
(1)壁外胰腺,胰腺组织与十二指肠壁不融合;
(2)壁内胰腺,胰腺腺泡与十二指肠壁的肌纤维混为一体

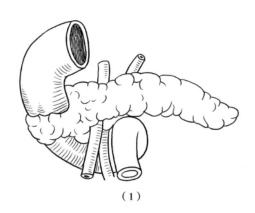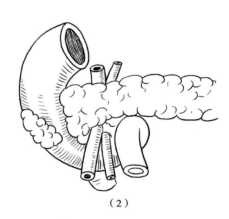

图 42-3 环状胰腺的病理形态
(1)完全性环状胰腺;(2)不完全性环状胰腺

环状胰腺大多数位于十二指肠降段,个别位于十二指肠水平段或十二指肠球部。当环状胰腺压迫十二指肠时,引起十二指肠的完全性或不完全性梗阻。梗阻部位以上消化道扩张,以十二指肠球部或降部近端最明显,胃次之。梗阻远端肠管明显细小。

环状胰常可伴有其他畸形,十二指肠狭窄与闭锁、肠旋转不良最为常见。文献报道,十二指肠狭窄与闭锁占合并畸形的约 20%,合并肠旋转不良者约占 40%,食管闭锁-食管气管瘘、梅克尔憩室、肛门闭锁、先天性心脏病以及唐氏综合征也是环状胰腺的常见合并畸形。

【临床表现】

环状胰腺有一部分可能胰腺宽大或部分包绕而不影响十二指肠的通畅,可无任何临床症状,终身不需要手术;也有部分在成年期发病。多见于

20～40岁,国外有报道过 79 岁高龄的环状胰腺患者;但大部分环状胰腺患者在新生儿期即出现高位肠梗阻的临床表现。环状胰腺临床表现主要由并发症所引起。

1. 十二指肠梗阻 新生儿病例多数为完全性或几乎完全性十二指肠梗阻,故多在出生后一周内发病。临床表现为顽固性呕吐,依环状胰腺与十二指肠乳头的相对位置不同,呕吐物中可含胆汁或不含胆汁,有时可同时并发黄疸。由于频繁呕吐,患儿很快出现脱水、碱中毒和体重不增反降。成人患者大多为慢性不全性十二指肠梗阻,表现为反复上腹疼痛和间隙性呕吐,呕吐物中含有宿食,上腹部饱胀,身体消瘦,营养不良。症状出现年龄越小,局部病变往往越重。

2. 梗阻性黄疸 多见于新生儿,成人少见。主要由于环状胰腺压迫胆总管下端引起胆道梗阻,或

胰腺炎波及胆道引发。患者表现为肝内外胆管扩张,胆囊胀大、淤积,血浆结合胆红素及血胆汁酸明显增高,尿胆红素阳性,肝功能异常。

3. 胰腺炎或消化性溃疡 仅见于成人,胰腺炎也偶可见于儿童。环状胰腺引起胰腺炎可能与胰管的畸形有关,且多仅限于环状胰腺部分。可能由于长期的胃潴留及高酸的作用导致胃和十二指肠发生溃疡,这种溃疡以十二指肠溃疡多见,且多位于十二指肠球后部。

【诊断及鉴别诊断】

1. 产前检查 产前超声检查时可发现羊水过多,十二指肠第二段外周有环状胰腺影像。

2. 呕吐 生后出现频繁呕吐,早者生后 1～2 天开始,吃奶后不久即发生呕吐,大多为胆汁性呕吐,重者呕吐还可出现咖啡色物。

3. 排便 大多胎粪排出正常,但排便较黏稠,每次量较少。

4. 一般情况 由于呕吐可出现脱水、电解质紊乱、消瘦,体重不增反降,吸入性肺炎等症状。

5. 体格检查 上腹饱满、腹部可见胃型和胃蠕动波。

6. 影像学检查 腹部正位平片可见到典型的双泡征,即十二指肠球部和胃内各有一个气-液平面,双泡征以下没有气体呈致密影;部分患者除双泡征外,远端有少许气体。如诊断不明可行上消化道造影(新生儿多用碘水造影),造影显示造影剂很少部分通过或完全不通过十二指肠第二段。此外,CT 及 MRI 也应用于诊断环状胰腺及十二指肠畸形,在鉴别复杂的胰十二指肠疾病时,可作为常规 X 线检查的补充。成人也有将十二指肠超声内镜应用于临床的报道。

7. 胎粪化验 可取患儿胎粪的中间部分染色镜检,由于环状胰腺引起的完全性十二指肠梗阻,胎粪中找不到随羊水吞咽下的鳞状上皮细胞或胎毛。

8. 腹腔镜检查 随着腹腔镜器械的进一步改进和术者操作技术的不断提高进步,腹腔镜的检查不仅可以作为环状胰腺最终的确诊方法,还可以作为手术治疗的手段。

9. 环状胰腺的诊断与鉴别诊断程序中主要与下列几种疾病鉴别:

(1) 先天性肥厚性幽门狭窄:通常在出生后 2～3 周开始出现喷射状呕吐,呕吐物中不含胆汁,患儿安静腹肌松弛时右上腹可触及橄榄形包块。腹部立位平片无双泡征,碘水钡餐见造影剂通过幽门困难,幽门管延长并呈鸟嘴状。

(2) 肠旋转不良:呕吐为肠旋转不良的主要临床症状,呕吐物含胆汁。X 线直立位腹部平片显示肠内积气较多,盆腔有气体。如行钡剂灌肠检查可见回盲部位于右上腹,这对诊断肠旋转不良具有决定性意义。

(3) 肠闭锁:呕吐内容常含胆汁或肠内容物,生后不排胎粪或仅少量胎粪排出。腹部平片见上腹肠内积气,但下腹及盆腔无气体。

【治疗原则及方案】

1. 治疗原则

(1) 环状胰腺的诊断明确又有手术指征时,应积极纠正患儿的脱水和电解质紊乱、营养不良,争取尽早手术。

(2) 手术是治疗环状胰腺的唯一选择。手术治疗的目的是解除十二指肠的梗阻,而对胰腺本身仅是解剖位置的变异不影响胰腺的外分泌与内分泌功能,不需要从十二指肠壁上来剥离松解胰腺组织。

2. 手术指征 生后早期即出现十二指肠完全性或部分梗阻症状,经一系列影像学检查证实后,应行开腹探查或行腹腔镜检查手术。

3. 手术前准备

(1) 新生儿手术前准备

1) 新生儿病例伴有脱水者,迅速补充液体和电解质,按血液生化检查结果纠正酸碱失衡,全身情况差应输适量新鲜血或血浆,提高机体免疫力。

2) 置鼻胃管减压,防止误吸。

3) 应用维生素 K 和维生素 C,预防术后出血;合并肺部感染应经静脉输用抗生素。

(2) 慢性不全性十二指肠梗阻者的手术前准备

1) 纠正营养不良和慢性脱水。术前数日每天补给氨基酸和脂肪乳剂。贫血和低蛋白血症者输血或血浆,全身性情况改善后手术。

2) 手术前两日给予流质饮食,术前日晚用温生理盐水洗胃。术晨置鼻胃管减压。

3) 给予合适抗生素预防感染。

4. 术式与操作

(1) 全身麻醉、阻滞麻醉,必要时气管内插管。

(2) 常选右上腹横切口或经腹直肌切口。

（3）十二指肠-十二指肠菱形吻合术：①充分游离十二指肠梗阻部的远端肠管，使吻合口无张力。②近端横、远端纵切口 1.5~2cm 长。③用可吸收缝线行十二指肠-十二指肠全层间断侧-侧缝合。④逐层缝合腹壁。

5. 注意事项

（1）注意其他伴发畸形：如十二指肠远端有肠闭锁或肠狭窄、肠旋转不良以及梅克尔憩室等，必须要作相应处理，十二指肠侧-侧吻合术，十二指肠空肠 Roux-en-Y 形吻合术，Ladd 松解术，梅克尔憩室切除。

（2）术中在吻合前将胃管送入吻合口远端或十二指肠扩张段内，有利吻合口的减张与愈合。

（3）术后禁食，胃肠减压待胃液清亮后停止，继续用抗生素防止感染。

（4）结肠后胃空肠吻合或十二指肠空肠吻合均易产生盲袢综合征，现已很少应用。

（5）腹腔镜下环状胰腺的手术治疗，该手术具有极佳的美容效果。

患儿疼痛轻、创伤小、恢复快，受到越来越多地患者欢迎与接受，但由于技术难度大、操作要求高，目前开展尚不普遍，特别是合并有肠旋转不良时腹腔镜下 Ladd 术不能很好地拓宽肠系膜根部，术后再发生肠扭转的机会较大，有报道腹腔镜下矫正肠旋转不良后复发率高达 19%，建议此种伴发畸形时慎重考虑与及时中转开腹。

6. 术后处理

（1）常规禁食：胃肠减压管引流清亮，肛门排气或排便后拔除鼻胃减压管，新生儿先试喂少量温开水，如无不良反应再给母乳喂养。年长儿给适量流质饮食，再逐渐增加食量，切忌操之过急。

（2）全身情况差或营养不良者，术后 5~7 天经静脉营养，以促进吻合口愈合。

（3）继续用抗生素预防感染。

（4）细心观察腹部变化，注意切口以及腹腔感染、吻合口并发症发生。

7. 术后并发症及预防处理

（1）吻合口狭窄：目前国内外均多数采用十二指肠前壁的菱形吻合术，此术式简单，符合解剖生理要求，吻合口菱形开放，不易狭窄或梗阻，有利于胃肠内容物的排出，肠功能恢复较快，同时也避免盲袢形成与吻合口狭窄的发生。术中应注意菱形吻合前一定先剪开十二指肠右侧侧腹膜、轻柔分离十二指肠球部、降部，直至屈氏韧带，使十二指肠降部近远端在无张力下行吻合术。此外，十二指肠的吻合切口太小，吻合时切口边缘组织内翻过多，吻合口呈直线而非菱形，均可形成吻合口狭窄。

（2）十二指肠盲袢综合征：十二指肠吻合口位置过高，切口远离环状胰腺上缘，术后易发生盲袢综合征，空肠十二指肠吻合亦易发生同样并发症。术后患儿经常胆汁性呕吐，影响营养物质摄取与生长发育。需再次手术重行十二指肠-空肠 Roux-en-Y 形吻合术。

（3）吻合口瘘：多因吻合技术欠佳，如缝合过稀或过密，吻合线结太紧吻合口血运差，肠壁两切缘对合不良，吻合口张力过大等均可导致吻合口瘘发生。术前营养不良，严重低蛋白血症也是吻合口瘘发生的可能原因。一旦发生吻合口瘘应立即鼻胃管减压，开腹行双套管腹腔引流，必要时胃造口置导管十二指肠内引流和空肠造口插管营养液滴注，加强支持治疗或 TPN 治疗。

（4）环状胰腺伴发畸形的发生率可高达 69%，术中如有遗漏，将给患儿带来不良后果。如十二指肠闭锁或狭窄、易遗漏，术后可能仍再出现长期腹痛，反复呕吐，十二指肠近端逐渐扩张肥厚，年长儿或成人则发生巨十二指肠，需再手术行十二指肠的裁剪缝合，如原吻合口狭窄需重新吻合和做相应处理。

【预后】

环状胰腺如不合并其他严重畸形，术后效果好，患儿生长发育尚无明显影响。

【小结】

环状胰腺如出现临床症状，发生完全性或不完全性消化道梗阻并经影像学检查证实时，原则上应尽早手术治疗。

（魏明发）

第二节　异位胰腺

【概述】

异位胰腺（heterotopic pancreas）又称为迷走胰腺（oberrant pancreas）或副胰（accessary pancreas）。过去认为本病较少见，仅在手术或尸检时偶然发现，但现在由于影像学及内镜检查方法的进步,近年有关异位胰腺的报道有增多的趋势。异位胰腺是正常胰腺解剖部位以外的孤立胰腺组织,与正常胰腺之间无解剖学关联。

【病因】

确切胚胎学机制尚不完全清楚。国内外多数学者认为,本病是胚胎时期的胰腺原基与原肠粘连或穿透原肠壁,并随原肠的旋转及纵行生长而分布于各种异常部位。也有人认为是内胚层异向分化所形成。

【病理】

异位胰腺可发生在消化道和消化道以外许多部位,但以消化道为常见,特别是胃和十二指肠。概括文献其异位胰腺在消化道的部位依次为:胃、十二指肠和 Meckel 憩室,其他少见部位有回肠、空肠、结肠、阑尾和食管。消化道以外的常见部位主要是胆总管、胆囊和脐部,肝脏、脾脏、脾血管附近、肠系膜、大网膜、横膈、肺、肾上腺、腹膜后及胰腺周围组织内均有报道。

异位胰腺大体所见为浅黄色或淡红色实体性结节,单发或偶多发,圆形或不规则,可有蒂,一般体积较小,直径 2 ~ 4mm,75% 位于黏膜下层,少数可位于肌层或浆膜下。

异位胰腺组织学上可分为三型:①典型的胰腺组织,有腺泡、导管和胰岛;②以腺泡为主,有少量导管,无胰岛;③以导管为主,有少量腺泡,无胰腺组织。

正常部位胰腺的任何疾病均可发生于异位胰腺,如急、慢性胰腺炎、囊肿、腺瘤或腺癌,甚至可发生内分泌性胰岛细胞瘤。

【临床表现】

异位胰腺的临床表现随其所在部位不同而有差异,大致可分为以下几种类型。

1. 隐匿型 大多数异位胰腺均属此型,平时均无任何临床症状,仅在其他原因行剖腹探查手术时或在 X 线检查、CT、MRI 以及内镜检查时偶然发现。

2. 梗阻型 异位胰腺较大压迫或阻塞所在部位器官引起梗阻症状。如幽门部的异位胰腺可引起幽门梗阻,腹膜后十二指肠邻近处可引起十二指肠梗阻,胆道内的异位胰腺引起胆道梗阻、急性化脓性胆管炎或胆囊炎。小肠异位胰腺引起肠套叠及小肠梗阻等。

3. 出血型 位于消化道黏膜下的异位胰腺,由于压迫及外分泌作用,引起周围胃肠道黏膜的充血、溃烂、侵蚀血管引起消化道出血。

4. 憩室型 异位胰腺的存在有人认为可能与憩室的发生有关。异位胰腺存在于梅克尔憩室、胆总管囊肿、脐尿管囊肿等,引起局部的炎症或出血。

5. 肿瘤型 异位胰腺常使所在局部消化道黏膜隆起,胃肠壁的增厚,行胃镜、钡餐检查或手术探查时被误诊为肿瘤。

【诊断与鉴别诊断】

异位胰腺在隐匿期无临床症状时不易被诊断,因而在过去相当长时间内,不少病例在手术或尸检时发现。现在借助影像学的技术进步和对本病认识的提高,相当多病例术前就能确诊。

1. 上消化道造影 在 X 线片上显示有圆形缺损,其中央存留钡剂呈脐状凹陷、被称为中央导管征。

2. 纤维内镜检查 内镜检查可见黏膜下的孤立性圆形隆起肿块,表面黏膜色泽正常,中心凹陷和开口,呈脐状。用导管向中央开口内注入造影剂时,X 线片上可见深 1 ~ 2cm 的异位胰腺中央导管。组织活检可显示正常或伴炎性改变的胰腺组织。

3. 本病主要与腺瘤样息肉、平滑肌肉瘤、淋巴瘤等相鉴别。

4. 临床出现不明原因的胰高糖素瘤和胰岛细胞瘤的特征,而在正常胰腺内未能发现肿瘤,应考虑异位胰腺的可能。

【治疗原则与方案】

1. 治疗原则

(1) 术前患儿无本病所致临床症状,术中偶然发现异位胰腺,切除不困难且不影响原定手术时,一般应行异位胰腺切除,防止术后异位胰腺发生的并发症,如出血、溃疡、穿孔等而需再手术。

(2) 手术中一般应行快速冷冻切片检查,如有恶变应行根治术。此外术中冷冻切片还可避免误诊。

2. 手术指征 异位胰腺经过上消化道造影、纤维内镜检查以及 MRCP 等检查证实并有临床症状时,应行外科手术治疗。

【预后】

位于消化道的异位胰腺在不并发有临床症状而能完整切除时预后良好。

(魏明发)

第三节　胰腺分裂症

【概述】

胰腺分裂症（pancreas divisum）是胰腺胚胎发育异常所产生的解剖异常，早在1930年Opie就对此病进行了描述。文献报道发生率约7%，欧美国家人群发病率高于亚洲，我国尚无准确统计资料。大多数胰腺分裂症患者可以终身无症状。

【病因】

胰腺在胚胎发育过程中，腹胰与背胰逐渐融合时，腹胰管和背胰管也相互融合，形成主胰管，背胰的近端或萎缩消失或残留成副胰管，一旦发生未融合或融合不完全，背胰管成为大部分胰腺的唯一引流通路，如果引流不畅即易产生胰腺炎。

【病理】

根据腹侧与背侧胰管融合的解剖学特征将胰腺分裂症分为4种不同的病理类型。

1. 主胰管与副胰管完全分离，两者间无任何交通支联系，该病理类型是临床中最常见的一种，约占胰腺分裂症的80%。

2. 主胰管与副胰管间有细小的分支相互交通，但此交通仍不能完全使胰液通畅流出而发生临床症状。此病理类型最少见，约占本病的5%。此型又称功能性胰腺分裂症（functional pancreatic divisum）或不完全性胰腺分裂症（incompleted pancreatic divisum）。

3. 腹侧胰管完全缺如，该病理特征为行ERCP检查时主乳头上未能发现胰管开口，此型占15%。

4. 背侧侧胰管完全缺如，但副乳头仍存在，只不过副乳头无直接开口，胰液均经主乳头流出。

后三种病理类型又统称为优势背侧胰管综合征（dominant dorsal duct syndrome）。

【临床表现】

胰腺分裂症患者大多无临床表现，仅少数患者由于胰液长期引流不畅，引起梗阻性疼痛及胰腺炎，因此这一病症很少在儿童期发生，多在成年后才能诊断。

胰腺分裂症并发胰腺炎多为轻型，很少出现如胰腺假性囊肿、脓肿和出血等并发症，保守和无创治疗有效。

【诊断与鉴别诊断】

1. 典型的反复上腹部疼痛的胰腺炎表现，有时进食可诱发。

2. 检查与辅助诊断

（1）血尿淀粉酶检查：急性起病时血尿淀粉酶可升高，症状消失则可恢复正常。

（2）B超检查：有时可清晰显示胰管的粗细及解剖变异，伴有胆总管扩张时也能清楚显示。

（3）磁共振胰胆管成像（MRCP）检查：对胰胆管病变的定位定性诊断均有较高的敏感性、特异性和准确性，能较好地评价胰胆管梗阻与解剖变异，且无放射性损伤和无创，易被家长接受，在小儿外科具有特别优势。

（4）ERCP检查：可直接经主乳头或副乳头插管造影，副乳头插管清楚显示出背胰管，诊断更为准确，成人且可内镜下行括约肌成形或切开等治疗。但在较小患儿操作困难，尚有诱发急性胰腺炎的风险，开展不普遍。

3. 鉴别诊断

（1）假性胰腺分裂，此病多由于急性坏死性胰腺炎损伤和瘢痕的原因，胰管显影见主胰管较长而宽，近端无二极分支而且有突然中断。

（2）肿瘤或慢性胰腺炎引起的胰管梗阻鉴别。炎症和肿瘤表现为胰管不规则狭窄、突然中断，胰腺分裂逐渐变细且有终末分支。

【治疗原则与方案】

1. 急性胰腺炎发作期多可采用内科保守治疗，禁食、抑酸、抑制胰酶分泌等。

2. 内镜下介入治疗　内科保守治疗无效时，原则上可行副乳头扩张、放置支架、副乳头切开术以及副乳头括约肌肉毒杆菌毒素注射术治疗，以促进胰管引流。

3. 内镜下介入治疗无效或复发时，特别是合并慢性胰腺炎者，可行外科手术治疗。

4. 手术方案　副乳头括约肌切开成形术、胰腺空肠吻合术、胰管不扩张时则行胰腺部分切除术。

【预后】

绝大部分无症状者预后良好,少许患者成年后并发急性或慢性胰腺炎时影响预后。

(魏明发)

第四节　胰腺囊性纤维化病

胰腺囊性纤维化病(pancreas cystic fibrosis)是一种白种人常见的致命性常染色体隐性遗传病,囊性纤维化常可累及多个脏器,85%~90%的囊性纤维化患者伴有胰腺受累,受累程度轻重不一,主要表现为胰腺的先天性分泌障碍,全身黏液腺普遍萎缩。欧美国家发病率较高,活婴发病率为1/25 000,我国发病率明显低于欧美,但至今没有确切发病数据。

【发病机制】

其病因仍不十分清楚,已经知道与基因突变有关。1989年,有学者成功克隆了囊性纤维化相关缺陷基因。并将此命名为囊性纤维化穿膜传导调节因子基因(cystic fibrosis transmembrane conductance regulator gene,CFTR-gene),该基因位于7号染色体上,编码具有氯离子通道作用的蛋白质基因,该基因编码的蛋白是一种氯离子通道蛋白,基因突变可导致此蛋白的合成、翻译异常和功能丧失,降低外分泌腺导管上皮细胞膜对氯离子的通透性,引起外分泌腺体功能异常。该基因极容易发生突变,引起CFTR蛋白中单个氨基酸(苯丙氨酸)丢失。同时通过基因型和临床型相关性研究分析,发现 *CFTR-gene* 突变与早期发生胰腺功能不全有关,而其他部位的突变则很少发生胰腺功能不全,此外胰腺囊性纤维化可同时合并其他脏器如肺脏、肝脏及肾脏等脏器的囊性纤维化,以肺的囊性纤维化最多。

【病理】

①全身黏液分泌腺可有不正常分泌物堆积和腺体扩张。②胰腺分泌物在腺体或管道内沉淀或凝结成嗜酸性结石,造成分泌物出路堵塞,胰泡几乎或完全破裂,扩张胰管内含有浓缩的分泌物(inspissated secretions)。③肉眼见胰腺外观比正常小,薄而硬,偶见钙化灶。镜下见结石堵塞胰管,胰泡及胰管扩张,轻度纤维化,伴有炎细胞浸润,脂肪浸入胰泡小叶内。到疾病的后期胰腺明显萎缩,胰管周围纤维化,广泛纤维组织及脂肪取代胰腺腺泡。朗格罕小岛通常是正常的,且无透明变性及血管变化,但随着年龄增大可有数量减少。

【临床表现】

受累程度轻重不一,早期胰腺功能可以正常,但随着年龄的进展,一些起初为胰腺功能正常的患者可发展为胰腺功能不全,临床上多表现为急慢性胰腺炎、胰腺外分泌功能不全导致蛋白、脂肪消化不良,内分泌功能不全导致糖尿病。其由于疾病的严重程度和胰腺组织损伤不同,临床表现各不相同,但大部分患者有胰腺功能不全的表现,一方面患者幼儿时出现吸收不良、慢性腹泻、脂肪痢疾(脂性腹泻)等,可伴严重蛋白质和脂肪丢失,表现为生长发育迟缓、肌肉萎缩、消瘦、体重减轻和水肿,还可有感情淡漠。另一方面由于胰岛素分泌不足可出现糖尿病的症状,如三多一少甚至反复感染。也可出现突然发作的胰腺炎或胰腺结石。多数患者还可伴随胰腺外疾病,如肺囊性纤维化,表现为肺部反复感染、肺气肿、呼吸困难;肝纤维化者,可有门脉高压症,还可出现肝豆状核变性、多囊肾、丙酮酸尿症以及糖代谢异常等。

【辅助检查】

1. 汗液氯化钠测定　正常人汗液氯化钠浓度为1~60mmol/L。本病超过60mmol/L,甚至高达160mmol/L。此外汗液中钾离子浓度也增高。

2. 胰酶测定　十二指肠引流液内各种胰酶(胰蛋白酶、脂肪酶、淀粉酶等)主要是胰蛋白酶降低或缺乏。

3. 胰腺外分泌功能测定(P-S试验)　促胰酶素-促胰液素刺激胰腺外分泌功能后取得的胰液,检查其液量、重碳酸盐浓度以及淀粉酶排出量均降低。

4. 检测粪胰弹力蛋白酶　胰弹力蛋白酶检测是一种非侵入性、敏感性及特异性高的间接胰腺外分泌功能测定方法,其方便操作,且不受胰酶替代疗法的影响。

5. 脂肪吸收不良检查　口服碘油后若测尿液内不含碘,血清脂肪测定较正常儿童低,脂溶性维生素如维生素A、维生素D、维生素K吸收减少,主要是维生素K缺乏,测定值明显低于正常儿童意义较大。此外粪检可见脂肪滴明显增多。

6. 粪氮测定　因蛋白质吸收不良,粪便含氮量明显增多。

7. 合并肝纤维化时,可有 AST、GGT、ALP 等改变,多囊肾时 ACTH 降低,合并肺纤维化可血清 IgG、IgE 增高,γ-球蛋白亦可增高。

8. 影像学检查　多缺乏特征性,早、中期胰腺囊性纤维化时,部分患者胰腺 CT 可显示胰腺内大小不等的囊肿,大量分隔的纤维条索灶与多少不一的脂肪混杂;而胰腺脂肪化主要集中在晚期的胰腺囊性纤维化。

【诊断与鉴别诊断】

胰腺囊性纤维化病的诊断主要依靠临床表现和实验室检查,其影像学表现缺乏特征性,但影像学检查可用作病变程度和范围的评价。患者胰腺异常的特征性表现为脂肪沉积和胰腺纤维化,胰腺病损主要表现为胰腺萎缩、外形不规则,可见大小不一的多发囊肿,可有弥漫分布的钙化,增强扫描示胰腺实质强化明显减弱。不少患儿表现为不同程度的胰腺脂肪化,甚至整个胰腺组织几乎被脂肪组织取代而胰腺的轮廓尚保持。肺部病变可表现为支气管扩张、黏液嵌塞、肺炎、肺不张等改变。同时患儿可表现为慢性腹泻,生长发育迟缓,营养不良,全身水肿,测定胰酶缺乏或降低,汗液的氯化物浓度明显增高,以及粪便中脂肪滴增多诊断可以成立。对患儿进行基因分析诊断率达 80%,基因检测作为一种安全、快速、易行的手段,在胰腺囊性纤维化病的诊断中也有着重要作用,对于临床表现不典型的患者可通过基因检测进行确诊。

需要与下列疾病鉴别:

1. 感染性胃肠炎　肠道病毒和细菌感染可致反复、慢性腹泻,但并发症少并可通过病原学检查明确诊断。

2. 乳糖不耐受症　乳类含乳糖,乳糖在小肠分解为半乳糖和葡萄糖而后吸收。当先天性乳糖酶缺乏时,乳糖不能吸收出现腹泻。乳糖耐量实验可鉴别。

3. 炎症性肠病　包括克罗恩病和溃疡性结肠炎。通常有脓血便,便潜血阳性,血清学检查可有免疫指标异常,消化道造影和纤维结肠镜检加活组织检查可鉴别。此外糖皮质激素试验治疗有效。

4. 牛奶-蛋白质过敏　是一种由牛奶-蛋白质抗原引起的病理性免疫反应。粪便检查可有红细胞或血红蛋白,粪检可见嗜酸性粒细胞。此外,外周血中嗜酸性粒细胞可以增多,Goldman 竞争实验可诊断。停止喂牛奶症状改善。

5. 非特异性腹泻　是一种无法理解的长期腹泻。多发生于 1~3 岁婴幼儿。腹泻具有周期性是该病特点,患儿看起来健康且生长发育基本正常,4 岁以后腹泻大多会自然缓解或消失。

【治疗与预后】

目的是进行胰腺功能的补充治疗,主要是口服胰酶和消化酶替代治疗。血糖升高时应用胰岛素或口服降糖药物治疗。

胰腺囊性纤维性病变患儿胰腺外分泌和内分泌功能均受到影响。氯化物分泌缺陷可引起胰腺分泌减少、胰管中物质的累积和胰管阻塞;外分泌腺的缺陷可抑制十二指肠中消化酶和碳酸氢盐的分泌,导致脂肪摄入差,蛋白质和碳水化合物轻度吸收不良。有 85% 的患者会发生脂肪泻、脂溶性维生素吸收减少、营养不良和生长停滞。这类患者需要在食物、点心和饮料中补充胰酶,但剂量依个体而定。即使婴幼儿都可使用肠包衣的微球制剂,并可混于水果泥或奶粉中,但应注意有时胰酶对婴儿的唇和母亲的乳头有刺激。不应使用高剂量胰酶制剂,因其可引起结肠狭窄,且日剂量不应超过胰酶 10 000U/kg,若服用后出现腹部症状,应排除结肠损伤的可能性。

规范营养管理以及营养干预的重要性日益凸显,加强患者教育及管理,密切随访,监测病情变化,指导营养干预,是改善患者营养状态,提高其生活质量的重要措施。

（余克驰　魏明发）

参 考 文 献

1. 李兴华.胰腺囊性纤维化和胰腺炎患者基因性和表型的关系[J].胰腺病学,2003(02):125.

2. 裴广辉.检测粪胰弹力蛋白酶评价糖尿病及尿毒症患者胰腺外分泌功能进展[J].实用器官移植电子杂志,2015(05):317-320.

3. 王丹.一种防治胰腺纤维化的中药组合物及用途[P].2016,06.

4. 宋彬,李兆.胰腺囊性纤维化研究进展[J].胰腺病学,2005(02):126-128.

5. 刘金荣,彭芸,赵宇红,等.中国儿童囊性纤维化二例临床特点及基因分析[J].中华儿科杂志,2012,50(11):829-

833.

6. 董蒨主编：小儿肝胆外科学，北京，人民卫生出版社，2005.

7. 马汝柏,叶蓁蓁,马继东. 环状胰腺 16 例. 中华小儿外科杂志,1994,15(2):99-100.

8. 王亚波,李炳,腹腔镜治疗新生儿环状胰腺六例体会. 中华小儿外科杂志,2013,34(12):890-891.

9. 陈青江,楼毅,高志刚,等. 新生儿先天性十二指肠梗阻. 中华小儿外科杂志,2013,34(10):746-749.

10. 邱小强、顾志成,孙庆林,等. 新生儿环状胰腺 15 例. 江苏医药杂志,2002,28(8):621.

11. 周峻、姜斌、陈芳林,等. 治疗性内镜逆行胰胆管造影在儿童胰腺疾病中应用价值的初步探讨. 中华小儿外科杂志,2014,35(10):774-778.

12. N. 纳甘,E. m. 罗尔夫斯,D. a. 西尔科-奥萨德萨,等. 与囊性纤维化关联的突变[P]. 2013-04-03.

13. Büchler. Uhl. Marfertheiner. Sarr. 胰腺疾病. 北京:人民军医出版社,2009.

14. Mayer-Hamblett N, Boyle M, Vandevanter D. Advancing clinical development pathways for new CFTR modulators in cystic fibrosis[J]. Thorax,2016,71(5):454-461.

15. Michl R K,Tabori H,Hentschel J,et al. Clinical approach to the diagnosis and treatment of cystic fibrosis and CFTR-related disorders[J]. Expert Review of Respiratory Medicine,2016,10(11):1177-1186.

16. Park W G. Clinical chronic pancreatitis[J]. Current Opinion in Gastroenterology,2016,32(5):415-421.

17. Shen Y,Liu J,Zhong L,et al. Clinical Phenotypes and Genotypic Spectrum of Cystic Fibrosis in Chinese Children[J]. The Journal of Pediatrics,2016,171:269-276.

18. Elborn J S. Cystic fibrosis[J]. The Lancet, 2016, 388(10059):2519-2531.

19. Rosenfeld M,Sontag M K,Ren C L. Cystic Fibrosis Diagnosis and Newborn Screening[J]. Pediatric Clinics of North America,2016,63(4):599-615.

20. Castellani C, Assael B M. Cystic fibrosis:a clinical view [J]. Cellular and Molecular Life Sciences,2016.

21. Sarvas E W,Huebner C E,Scott J M,et al. Dental utilization for Medicaid-enrolled children with cystic fibrosis[J]. Special Care in Dentistry,2016,36(6):315-320.

22. Brewington J,Clancy J P. Diagnostic Testing in Cystic Fibrosis[J]. Clinics in Chest Medicine,2016,37(1):31-46.

23. Weber H C,Robinson P F,Saxby N,et al. Do children with cystic fibrosis receiving outreach care have poorer clinical outcomes than those treated at a specialist cystic fibrosis centre? [J]. Australian Journal of Rural Health,2016.

24. Pop-Jordanova N,Demerdzieva A. Emotional health in children and adolescents with cystic fibrosis[J]. PRILOZI,2016,37(1):65-74.

25. Quon B S,Rowe S M. New and emerging targeted therapies for cystic fibrosis[J]. BMJ,2016,i859.

26. Castellani C,Massie J,Sontag M,et al. Newborn screening for cystic fibrosis [J]. The Lancet Respiratory Medicine,2016,4(8):653-661.

27. Burt H,Andronikou S,Langton-Hewer S. Pancreatic cystosis in cystic fibrosis [J]. BMJ Case Reports, 2016:r2015214288.

28. De Boeck K,Amaral M D. Progress in therapies for cystic fibrosis[J]. The Lancet Respiratory Medicine,2016,4(8):662-674.

29. Murat Y,Abdullah Y,Binali F,et al. Annular pancreas in children:a decade of experience. Eur J Med,2000,42(3):116-119.

30. Singh. S. J,Dickson R,Baskaranathan S,et al. Excisin duodenoplasty:a new technique for congenital duodenal obstruction. Pediatr Surg Int,2002,18:75-78.

31. Devi PP,Abhimanyu B,Amit C,et al. Annular Pancreas:A Rare Gause of Duodenal Obstruction in Adults. Indian J. Surg. 2011,73(2):163-168.

第四十三章

胰 腺 囊 肿

胰腺囊肿(pancreatic Cyst)于1761年由Morgagni在解剖尸体时首先发现,据国外尸体解剖结果,发现率在0.04%~0.07%之间。有学者分析650 000例住院患者的资料,患胰腺囊肿者有21例,但在国内尚无确切的统计资料。随着健康意识和检查技术的发展,胰腺囊肿的发现率近年有升高的趋势。

第一节 假性胰腺囊肿

胰腺囊肿分为假性囊肿和真性囊肿两大类。假性囊肿多在外伤或炎症后发生,可分为急性假性囊肿和慢性假性囊肿;而真性囊肿的内壁一般衬有上皮细胞,包括先天性真性囊肿、潴留性囊肿、寄生虫囊肿和肿瘤性囊肿。本病的临床表现主要由囊肿的压迫作用引起。假性胰腺囊肿(pancreatic pseudocyst, PPC)的实质是胰液在胰外聚集,常发生在急性胰腺炎或胰腺外伤之后,少数见于慢性胰腺炎及胰管堵塞的患者。儿童最常见的原发疾病是外伤和感染。假性胰腺囊肿约占胰腺囊肿的80%。

【分类与病因】

2012年Atlanta分类将假性胰腺囊肿分为三类:

1. 急性液体聚集 在急性胰腺炎早期发生,缺乏由纤维或肉芽组织组成的囊壁。

2. 急性假性囊肿 急性炎症或外伤时,胰腺实质损伤及胰管破裂导致囊肿形成。一般在胰腺炎或胰腺损伤后6周以内出现,部分急性假性囊肿可自愈。

3. 慢性假性囊肿 在慢性胰腺炎过程中,浓缩的蛋白质、结石、瘢痕狭窄均可使胰管引流不畅,内压增高,最终导致管道破裂,胰液外溢、积聚,形成囊肿(图43-1)。

胰腺脓肿:胰周包裹性积脓,含少量或不含胰腺坏死组织。这种情况非常罕见,2012年对Atlanta

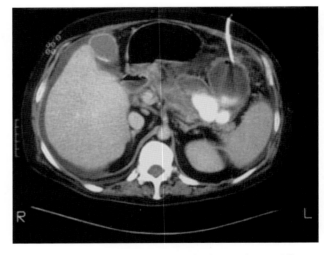

图43-1 胰腺假性囊肿经皮穿刺造影后的CT影像

分类标准修订后这一名词不再被采用。

Nealon等根据假性囊肿胰管解剖结构的情况将其分为7型。Ⅰ型:胰管结构正常,与囊肿无交通;Ⅱ型:胰管结构正常,与囊肿形成交通;Ⅲ型:胰管狭窄,与囊肿无交通;Ⅳ型:胰管狭窄,与囊肿交通;Ⅴ型:胰管完全阻塞;Ⅵ型:慢性胰腺炎,胰管与囊肿无交通;Ⅶ型:慢性胰腺炎,胰管与囊肿交通。据此可为治疗提供参考依据。

【病理】

胰腺炎或胰腺外伤时,外溢的胰液、血液、渗出液和坏死组织在胰周聚集,刺激周围的腹膜,发生持续的炎症反应,引起纤维、肉芽组织增生,逐渐形成囊壁结构,包裹液体构成囊肿。大约 5%～15% 的急性胰腺炎以及 40% 的慢性胰腺炎,最终将形成假性囊肿。

假性囊肿囊壁的形成大多需 2 周以上的时间,囊壁的厚度与病程持续时间成正比,而囊肿的大小则与原发病的严重程度及胰管的梗阻程度有关。大的囊肿囊内液体多达数升,囊液可以澄清亦可混浊,有时会有一些牙膏状沉积物。由于多数囊肿与

胰管存在不同程度的沟通,囊液的淀粉酶水平较高,有的其至可高达 50 000 Somogyi U/ml。囊壁内新生毛细血管破裂出血时,囊液可呈浅棕色。囊肿内壁通常没有上皮细胞覆盖。慢性病变时,胰腺实质有纤维组织增生。假性囊肿好发于胰腺体、尾部腺体的前侧,常见解剖位置可有以下三种:囊肿位于结肠上区胃大弯下方;囊肿位于肝胃韧带后方;囊肿位于结肠下区(图 43-2)。

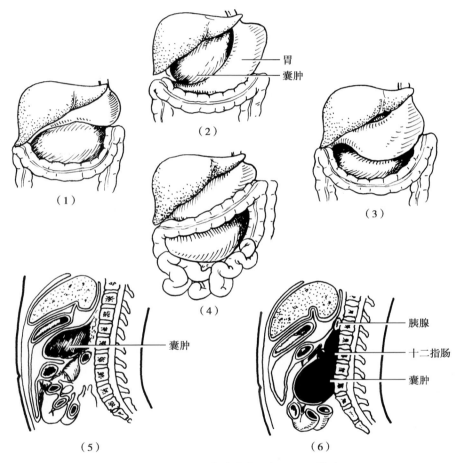

图 43-2　胰腺假性囊肿的常见解剖位置模式图

【临床表现】

急性胰腺炎时主胰管和分支胰管可无明显病变,或者只是在局部出现小的破口。慢性胰腺炎则不同,胰腺实质常发生进行性损害和纤维化,胰管结构出现狭窄、扩张或闭塞。约 25% 的假性囊肿直径<6cm,不会出现临床症状。较大的假性囊肿可引起压迫症状,部分假性胰腺囊肿因为并发症前来就诊。

1. 囊肿自身所引起的症状　囊肿占位引起的上腹部胀满感、隐痛等,可牵涉季肋部、腰部和背

部。压迫消化道可引起上腹部不适、恶心、呕吐等,压迫胆管可引起胆总管扩张和黄疸。据国外学者统计,约 90% 的患者会出现上腹痛,近 50% 出现呕吐,体重减轻约 40%。部分急性囊肿有自愈倾向,Bradley 追踪调查了 24 例急性假性胰腺囊肿的患者,发现其自然消退率为 42%。慢性假性囊肿经 6 周的观察通常无明显变化,多数不能自愈。

2. 外分泌功能受损　可引起消化吸收不良。胰腺假性囊肿约 10%～15% 的病例可发生糖尿病症状,表现为:多饮、多尿、多食和体重下降等。

3. 囊肿并发症引起的症状 部分急、慢性假性胰腺囊肿未经及时处理,会出现如下并发症:

(1) 感染:是最常见的并发症,在先前稳定的胰腺囊肿的患儿出现发热、腹痛、白细胞增高则囊肿感染的可能极大。感染还可引起囊肿的破裂和出血,出现剧烈腹痛、心慌、精神烦躁等危重症状。

(2) 梗阻:胆总管阻塞出现黄疸,在假性胰腺囊肿患者中的发病率达10%。随着囊肿的减压,梗阻可缓解,少数黄疸不消退,可能与胰头部纤维化有关。假性囊肿引起胃肠道梗阻较少,极少数病例可伴发结肠梗阻,出现腹胀、溢出性呕吐等症状。

(3) 出血:是威胁生命的并发症。出血来源于:①囊肿肠瘘的肠黏膜损害,以消化道黏膜出血为主;②内脏血管受到直接侵蚀,脾动脉最易累及,其次是结肠动脉和胃十二指肠动脉;③动脉壁受胰酶侵蚀形成动脉瘤,进而破裂导致出血。如果囊肿与胰导管相通或有囊肿肠瘘,血液则由此流入消化道,出现呕血和便血等症状;囊肿与消化道无交通,囊内压因出血剧增,囊肿发生破裂后血液则涌入游离腹腔,则引起腹胀、腹痛和腹部压痛等血腹症状;内脏血管受损后,亦可直接向腹腔内破溃。患者因出血量大,常伴有休克的临床表现。据统计,动脉性出血的死亡率高达40%~80%。

(4) 破裂:Bradley 的实验研究表明,在引发假性胰腺囊肿破裂的原因中,胰酶的消化作用远大于囊内液压的变化。假性胰腺囊肿的破裂有如下途径:①囊肿侵蚀到胃肠道,发生囊肿胃肠瘘,囊肿可因引流而缩小或消失;②囊肿破入腹腔或胸腔,导致胰性腹水、胸腔积液以及胰胸膜瘘。假性囊肿向腹腔内破裂的症状最为严重,表现为突发腹痛和肌紧张,酷似十二指肠穿孔,需紧急手术。

【诊断】

凡遇急性胰腺炎症状7~10天未能消失;慢性胰腺炎患者诉有持续疼痛、恶心或呕吐;或上腹部外伤后局部症状持续存在的患者,应怀疑并发假性胰腺囊肿的可能。

1. 体检 根据囊肿的大小和部位,可有不同的发现。约60%患者有腹块,由于囊肿多位于小网膜囊内,一般可在上腹部触及圆形或椭圆形的肿物。肿物边界不清,固定而有囊性感,有深压痛。

2. 实验室检查 血清淀粉酶的测定具特殊意义,患者一般均有血清、尿淀粉酶和血脂肪酶的增高,在囊壁未成熟之前尤为明显,这是由于囊液内淀粉酶含量高,经囊壁吸收入血液循环的结果。对于急性胰腺炎患者,血清淀粉酶的动态观察具有实用价值,如患者在急性症状缓解后血清淀粉酶水平仍维持较高水平,应进一步明确有无假性胰腺囊肿的发生。国外学者(Warshaw 和 Rattner)曾通过淀粉酶同工酶的检测指出,假性胰腺囊肿患者的血清淀粉酶总活性可无明显升高,但淀粉酶同工酶谱存在明显异常,除正常的 P1、P2 的同工酶外,还出现 P3~P5 的异常同工酶,其中的 P4 和 P5 为"老化"淀粉酶,可作为诊断假性胰腺囊肿的标记物。此外,高脂血症性胰腺炎者甘油三酯可升高;胆源性胰腺炎患者常伴有肝功能异常;高丙种球蛋白血症和 IgG4 升高,提示自身免疫性胰腺炎;CEA 和 CA19-9 明显增高,往往提示胰腺囊性肿瘤的可能。

3. X 线检查 腹部平片可见胃和结肠移位,胰腺部附近偶可见钙化影;胃肠钡餐造影可见胃、十二指肠移位以及弧形压迹,十二指肠框增宽。

4. B 超 不仅可以用于定位,而且可以定性诊断,便于随访和动态观察。假性胰腺囊肿超声可表现为单发或多发、大小不等的囊肿,多为单房结构,少数为分隔状或蜂窝状。通常为典型的无回声区,合并囊内有坏死组织或出血、感染时可出现多发的点状或块状低、中强度回声区。近年来 B 超引导下穿刺引流术及术中 B 超的广泛应用为诊断和治疗提供了更多手段,但由于近1/3的患者有肠道胀气,超声成像质量常受到影响。超声检测假性胰腺囊肿的敏感度为88%~100%,特异度为92%~98%,但难以发现直径<2cm 的囊肿。

5. CT 有较高的敏感性和特异性,能提供多项超声无法提供的信息,如囊肿与肠腔的关系等,对明确诊断具有重要意义。影像学上表现为胰内或胰外低密度病灶,部分囊壁可出现钙化。病灶多在胰腺体尾部,以单房结构较为常见,囊肿边界欠光滑,增强扫描囊内容物不强化,囊壁也无明显强化,通常无壁结节出现。CT 诊断假性囊肿的敏感度达82%~100%,特异度为98%~100%。在胰腺囊性病变的定性诊断方面 CT 有一定的局限性,特别是对假性胰腺囊肿与囊性肿瘤如黏液性囊腺瘤、导管内乳头状黏液瘤的鉴别,价值有限。

6. ERCP、MR 有文献报道,90%以上的假性胰腺囊肿患者胰管异常,其中60%的胰管与囊肿有交通,ERCP 可清晰显示胰管的扩张形态、胰管与囊肿的关系以及囊肿的数目,尤其适用于诊断慢性胰腺炎引起的假性囊肿,对外科手术亦有重要的指导意义。ERCP还可了解黄疸患者远端胆总管有无梗阻、有无胰腺囊肿合并胆总管囊肿等异常。然而该操作具损伤性,小患儿操作较为困难,又有诱发胰腺炎及感染的可能,故选用时应慎重。

MRI在判定囊液成分方面优于超声和CT,假性胰腺囊肿中坏死组织碎屑的形态往往不规则,有助于其与囊性肿瘤的鉴别。MRCP,相对ERCP而言,敏感度较低,但MRCP具有无创、并发症少的优点。

7. 超声内镜(endoscopic ultrasound,EUS)　EUS可直接到达可疑病变部位,并识别假性囊肿内的组织碎屑,对于直径<2cm的假性囊肿,EUS检查优于CT。EUS引导下细针穿刺(fine-needle aspiration,FNA),既可抽取囊液行生化检查,也可穿刺活检,明确病变的性质。囊液CEA>192μg/L时,提示恶性病变可能。EUS还可用于囊肿的内镜治疗,可避开血管,以提高操作的安全性。

8. 血管造影　对于假性囊肿合并出血或门脉高压的患者,血管造影可明确出血来源,并可同时进行囊肿出血的栓塞治疗。

9. 组织学检查　囊肿壁的病理切片检查可明确诊断。假性胰腺囊肿不含内壁细胞,其囊壁是由腹膜后和邻近内脏浆膜层表面的纤维肉芽组织构成。

【治疗】
胰腺假性囊肿的治疗原则是:通畅引流,防治并发症。

1. 手术指征　最初人们将胰腺假性囊肿直径大于6cm或囊肿持续存在6周以上作为手术指征。然而近年的临床观察提示,小于6cm的囊肿病灶有时也会引发严重的临床症状;相反,部分囊肿持续时间很长的患者,随访过程中症状可自行消失。故而目前认为急性假性胰腺囊肿早期可严密观察,通常2~3月随访一次。当存在:①急性胰腺炎症状消失后,进食时仍有反复疼痛;②囊肿直径大于6cm或不断增大;③囊肿出现感染、囊内出血;④囊肿引发胆道、肠道梗阻;⑤囊肿难以与胰腺囊性肿瘤鉴别时需行引流术。慢性假性胰腺囊肿的囊壁较成熟,且不会自行消失,一旦发现,应及时予以手术干预,处理原则可参照急性假性胰腺囊肿。

2. 手术方法　具体手术包括:经皮穿刺引流、内镜引流,以及开放手术的外引流术、内引流术和部分胰腺切除术。

(1) 经皮穿刺引流:即在B超及CT引导下经皮穿刺胰腺囊肿达到引流目的。该手术创伤小,麻醉简单,通过穿刺还可对囊液的胰酶以及感染情况进行分析,对诊断和治疗有指导意义。但由于①胰腺囊肿的位置较深,引流管置入的难度大;②管道易被坏死组织堵塞,囊肿复发率高;③穿刺引流有发生胰瘘之虞;故目前仅对于较为表浅、无大量坏死组织的囊肿施行多管引流。当每日引流量小于10ml,复查CT显示囊肿闭合时可拔管。合并应用生长抑素、外放射等辅助治疗可促进囊肿早日消散。据文献报道,经皮穿刺初次引流成功率较高,但20%的患者会复发,其中又有半数会出现感染,患者感染死亡率可高达68%。

(2) 内镜引流:分为囊肿胃肠直接引流和经十二指肠乳头引流两大类。

1) 囊肿胃肠直接引流:该手术多为鼻口途径,在超声内镜引导下,寻找囊肿与胃、十二指肠共壁位置,穿刺置管引流。穿刺有特制双腔套管,内含穿刺针,穿刺后可由套管鞘置入双J管完成引流。手术适用于:①假性囊肿与胃或十二指肠共壁,且壁厚小于1cm;②超声内镜下有合适的引流位置;③囊肿与胰管相互交通,囊液可持续引出。当有囊液黏稠或囊内有大量坏死组织时,该方法易发生引流管堵塞。难以排除恶性疾患时需谨慎使用。术中会出现出血、穿孔等并发症。

2) 经十二指肠乳头囊肿引流术:胰腺囊肿大多与胰管交通,经ERCP行十二指肠乳头置管引流。引流前需造影了解囊肿与胰管是否相通,通常需附加括约肌切开术。其优点是:操作相对成熟,避免了直接穿刺易引发的出血、穿孔等并发症;不足之处是囊肿仅可置入单根引流管,很容易被堵塞造成引流失效。

据统计,内镜引流的最终复发率和死亡率约为经皮穿刺引流的50%。

3) 开放手术:虽然医学影像学技术和内镜技术的发展使得部分患者免除了开放手术的痛苦,但开放手术仍是假性胰腺囊肿彻底而有效的治疗手段。其手术指征包括:①急性假性囊肿局部存在蜂窝织炎、脓肿、坏死;②囊肿底部与胰管沟通,穿刺引流难以奏效;③与肿瘤性疾病难以鉴别;④合并胆道梗阻;⑤出现反复出血、感染等并发症。患者若无胰腺炎病史或既往有胰腺肿瘤病史,需放宽手术指征。

手术包括外引流、内引流和胰腺部分切除三种。

1. 外引流术 新近的外伤、手术、急性炎症后的胰腺囊肿,囊壁较薄,经过 6 周左右的观察,可行该手术;患者全身情况差,不能耐受复杂手术也可行外引流术缓解症状;当囊肿合并感染、出血等时则需急诊外引流。其优点是操作简单、安全,缺点是易形成胰瘘或囊肿复发。

(1) 手术方式:切口依囊肿的具体部位而定,病程短、壁薄的假性囊肿可在切开胃结肠韧带后,穿刺证实病灶,排除肿瘤,囊腔内置管引流,引流管与周围组织需固定数针。对于较大、壁坚韧、距腹壁较近的囊肿,合并感染、脓肿时,由于患者一般情况较差不能行内引流的,可做囊肿袋形缝合引流术:将囊肿切除,部分送病理后,囊壁切缘直接与皮肤吻合,内容物予以吸净,敞开引流,纱布填塞囊腔。

(2) 围术期处理:术前注意纠正水、电解质紊乱,注射维生素 K_1,术后早期引流液混浊,1~2 天后转为澄清,淀粉酶含量很高,每日分泌量达 300~600ml,2~3 周后逐渐减少。囊肿会迅速缩小并形成瘘管,两月左右始可闭合。有时因周围瘢痕组织收缩,瘘口暂时关闭,囊肿可复发。对于长期不愈的胰瘘,瘘管造影若与胰管相通且胰管有梗阻时,需要再次手术。伤口周围由于胰液的腐蚀作用,皮肤出现糜烂,处理可在抑制胰酶分泌的同时予以负压吸引,氧化锌外敷。

2. 内引流术 囊肿壁已"成熟"的患者,可行内引流术。目前认为从急性假性囊肿的诊断到囊壁的成熟一般要 4~6 周,如过早手术,脆弱的囊壁常造成吻合困难,部分还会遗留病灶,最终转为慢性胰腺囊肿。手术操作取决于假囊肿的局部解剖位置,囊肿可引流至胃、十二指肠或小肠:①位于小网膜腔及胰头部的囊肿一般予以囊肿空肠吻合术;②紧靠胃小弯、胃后壁的囊肿可做囊肿胃吻合术;③紧靠十二指肠降部的囊肿可行囊肿十二指肠吻合术。需要注意的是,囊肿和胃肠道的吻合口应保证足够大,吻合处囊壁需切除一块椭圆形组织,而非仅做线形切开,以防吻合口狭窄和囊肿内容物潴留引发感染。此外,吻合口应尽量选择在囊肿的最低位,以利于重力引流。囊肿与胃十二指肠吻合时,食物虽可进入囊腔,但实践证明只要吻合口引流通畅,继发感染一般较少。具体手术方式如下:

(1) Roux-en-Y 空肠囊肿吻合术:该术成功率高,并发症少。可采用上腹部横切口,根据囊肿所在位置,切开胃结肠韧带或横结肠系膜无血管区,于囊肿最低位切开囊壁,吸净囊液后探查囊腔,囊壁送病理。离十二指肠悬韧带 15cm 处切断空肠,旷置肠管约 30cm,空肠与囊肿行侧-侧吻合,一般于结肠后吻合,术后吻合口附近放置引流,具体操作中应注意:①选择无血管区低位切开囊肿;②切开长度应足够大(约 5cm),并尽可能切除部分囊壁,以免囊肿引流后囊壁萎缩,吻合口缩小而过早闭合;③应注意囊肿是否为多房性,有无分隔,需要时应予以打开;④应尽可能同时作胰腺的探查,并作囊壁的活检(必要时快速冷冻切片检查),以免胰腺囊性肿瘤的漏诊;⑤囊肿内壁满布血管,吸除囊肿液体时负压不能太高,清理囊内坏死物时应避免诱发出血。作囊肿空肠吻合前应确认囊内无出血。⑥在吻合口周围放置引流管以防吻合口瘘的发生(图 43-3)。

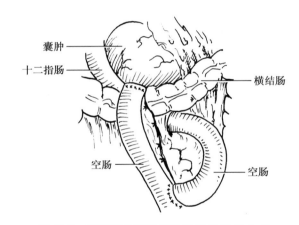

图 43-3 胰腺假性囊肿囊肿空肠 R-Y 吻合术

(2) 囊肿胃吻合术:适用于假性囊肿位置较高,与胃后壁粘连紧密者。依次切开胃前、后壁,进入囊腔,切开至少 4cm 囊壁,吻合时只需行胃黏膜、囊壁间断缝合,即达到对合止血的目的,术后囊肿通常在几周内消失,通常不会因食物潴留而导致并发症,术后需胃肠减压并禁食 5 天。

(3) 十二指肠囊肿吻合术:距离十二指肠壁 1cm 内的囊肿可选此手术。先游离十二指肠,经十二指肠壁用细针穿入囊腔以确定吻合部位,切开十二指肠侧壁进入囊肿,吻合口通常 2cm 左右。术中注意保护胰十二指肠动脉、胆管、胰腺。

3. 胰腺部分切除术 对于胰腺体尾部的局限性假性囊肿可考虑局部切除或行胰腺体尾部切除,术中尽量保留脾脏。

4. 腹腔镜手术 其优点为创伤小、恢复快。目前主要有三种术式:①腹腔镜下胰腺假性囊肿置管引流术:可放置较粗大的引流管,充分引流;同时能在直视下清除囊内坏死组织;且直视下切开还可避开囊壁血管以防出血。②腹腔镜下胰腺假性囊肿内引流术:包括囊肿胃吻合术、囊肿空肠 Roux-Y 吻合术等。其中囊肿胃吻合术是腹腔镜常用的内引流术式,手术可经胃前壁切开,在胃腔内形成操作空间,然后切开胃后壁,形成内瘘或吻合。囊肿空肠 Roux-Y 吻合缝合应尽可能在囊肿最低位无血管

区进行。③腹腔镜下胰体尾假性囊肿切除术:对于胰体尾部假性囊肿,无法排除囊性肿瘤时,可手术切除。

总之,对于有明确胰腺炎或外伤病史而无临床症状的胰腺假性囊肿可予以观察,行影像学定期随访。囊肿较大、出现症状或不能排除恶性疾患者需手术干预,可根据囊肿的解剖位置、成熟度以及全身情况选择经皮穿刺引流、内镜引导穿刺或内镜经十二指肠乳头置管引流、开放式手术等进行治疗。

第二节 先天性胰腺囊肿

先天性胰腺囊肿为胰腺外分泌腺的先天性畸形异常,一般与主胰管无沟通,分为孤立性囊肿和多发性囊肿两类,此外还有胰腺肠源性囊肿等罕见疾病。

【病因与病理】

1. 孤立性囊肿 迄今文献报道仅十余例发病。认为是胰管发育异常的结果,胚胎发育期间,主胰管部分分离,该部残留,形成孤立的胰管上皮细胞团块,液体积存其中后形成囊肿。囊肿多为单发、单房性,好发于胰腺体、尾部,囊肿被封闭在一薄层纤维囊中,内壁为光滑发亮的囊膜,囊内为清亮或混浊的棕黄色液体,液体内淀粉酶活性不一定很高。如发生感染,囊内壁的鳞状或柱状上皮细胞会消失,剩余的细胞以立方上皮为主,间或可发现胰腺细胞。

2. 多发性囊肿 该病多为全身性疾病的一部分,若不伴有其他畸形则多见于胰腺的头、体部。胰腺病变表现为直径 0.3～3cm 大小不等的囊肿,囊壁由扁平上皮或立方上皮构成,可形成腺泡结构。

(1) 囊性纤维化病:系全身性遗传疾病,造成遗传缺陷的基因可能位于第 7 染色体长臂的中间部分。患者双亲为杂合子,本人为纯合子。虽然多数学者认为该病为单个等位基因突变所致,但在许多同父母的家庭中子女发病率远超过 25%,由此推测在同一个位点上可能有 2～3 个隐性等位基因受累。病变不只限于胰腺,亦累及体内多种分泌黏液的细胞,以胃肠道和呼吸道的受累最为突出。胰腺本身病理变化包括胰腺慢性纤维化、胰腺实质的缺失及多发性囊肿。囊肿的直径 1～5cm 不等,内部充满浓缩、稠厚的分泌液。囊性纤维化病在国人中较少

见,复旦大学附属儿科医院近十年来仅发现 3 例(图 43-4)。

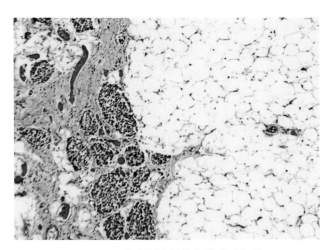

图 43-4 胰腺囊性纤维化的病理切片

(2) 胰腺多囊性病变伴小脑肿瘤和视网膜血管瘤(von Hippel-Lindau 综合征):发病率为 1/36 000,为显性遗传性疾病,致病基因位于第 3 染色体短臂 25～26 区域。该基因主要调节血管内皮生长因子(VEGF)的转录与表达,患者中 70% 可检测到基因突变,患者的肝、肾和胰腺可有多个囊肿,囊肿直径多小于 5cm,肾功能不全是主要死因。

(3) 胰腺囊肿伴多囊肾:本病分 I 型和 II 型。I 型为双侧多囊肾合并肝内胆管囊性增生,伴有肺部的多发性囊肿,或伴有胰腺的多发囊肿;II 型为一侧多囊肾伴胰腺多发囊肿。

3. 肠源性囊肿 属于肠重复畸形的一种,其发生与消化道形成时脊索与原肠未完全分离有关。在胚胎发育第 3 周,内外胚层分离,中间有脊索形

成,部分内胚层与外胚层发生异常粘连,内胚层组织受牵拉,发育形成肠源性囊肿。囊肿一般不与肠腔相通,呈孤立性,发生在胰腺相当罕见。胰腺肠源性囊肿直径多为 2～5cm,囊壁含有胃壁上皮和平滑肌。复旦大学附属儿科医院曾收治 1 例 2 岁患儿,无明显诱因出现大量腹水入院。检查示血淀粉酶增高,腹水呈血性、淀粉酶高达数万,术中探查发现胰头部表面囊性肿物,大小约 4cm×3cm×3cm,术中造影见囊肿与胰管交通,予以囊肿大部切除,残腔与空肠 Roux-en-Y 吻合,术后病理证实为肠源性囊肿穿孔。

【临床表现】

大多数先天性囊肿由于体积较小,并无明显临床表现,多为体检或手术偶然发现。较大的囊肿压迫周围器官,可产生各种症状。患者可有乏力和消瘦,胃肠受压可产生食欲不佳、恶心呕吐、餐后饱胀和腹痛,压迫胆总管时出现梗阻性黄疸,门、腔静脉受压则引起腹水和下肢水肿。囊肿发生破裂、出血时可引起休克、腹膜炎。较大的囊肿可于左上腹扪及,肿块表面光滑,边界不清,活动性差,有波动感。

多发性囊肿多以胰腺外症状为主,在胰腺囊性纤维病时,患儿出现胰腺外分泌功能不足,胎粪黏稠,导致胎粪性肠梗阻。由于胰管被黏稠的分泌液阻塞,这些患儿可反复发生胰腺炎。

【诊断】

根据患者的病史和临床表现,并进行各项影像学检查:腹部平片可见钙化点,钡餐可显示周围器官受压移位,B 超、CT 或 MRI 可判断囊肿所在位置与形状。数字减影血管造影(DSA)可发现先天性囊肿常无血管供应,而囊腺癌有丰富的血供,有助于二者的鉴别。大多数患者血清淀粉酶并不升高。

【治疗】

治疗以手术为主,旨在解除压迫症状,排除恶性疾患。由于术前很难判断单发囊肿的良、恶性质,因此单发囊肿只要有临床症状或影像学显示囊肿内壁欠光滑且血供丰富,均主张手术切除。如果囊肿切除困难,且术中病理检查能确切地排除肿瘤性囊肿,可行囊肿内引流术。胰腺的多囊性疾病一般不需手术治疗,囊性纤维化病除了发生新生儿胎粪性肠梗阻外,一般不需手术干预。

第三节　胰腺潴留性囊肿

胰腺的潴留性囊肿较为常见,在国外文献中约占胰腺囊肿的 10%～20%,国内亦有报道,在 121 例胰腺囊肿中发现潴留性囊肿 15 例,占 12.4%。

【病因与病理】

任何引起胰管慢性阻塞的疾病都会导致远端胰管和腺泡发生囊性扩张,胰液潴留形成囊肿,常见于胰腺炎、胰管内结石、寄生虫、胰管上皮化生增殖和胰管外肿瘤等病变。潴留性囊肿形成缓慢,如胰管梗阻不完全,随着部分分泌液排出,囊肿可呈时大时小的变化,具特征性;完全梗阻时囊肿则持续性增大。大体标本表现为胰管球形扩张,囊内充满富含胰酶的清亮液体;镜下可见囊肿内壁为单层立方上皮或扁平上皮所覆盖,少数巨大囊肿的内壁可因囊内高压、炎症及胰酶的消化作用而完全失去上皮结构,此时很难与慢性胰腺炎形成的假性囊肿相鉴别。

【临床表现】

患者常发生上腹部疼痛,多为持续性钝痛、胀痛,也可发生绞痛。由于囊肿多与胰管相通,进食后胰液分泌增加,囊内压增高,会导致疼痛加重。

囊肿压迫还可引起胃肠道症状,包括上腹不适、饱胀、恶性呕吐,食欲缺乏等。胃肠道症状也可能与慢性胰腺炎所致胰腺外分泌功能不足有关。在患者上腹部多可扪及界限清楚的球形囊性肿块,并伴有压痛。如胰腺内分泌功能障碍,可引发糖尿病。原发肿瘤引起体重下降亦是常见的相关症状。

【诊断】

除根据患者慢性胰腺炎或原发肿瘤的病史以及临床表现,正确的诊断有赖于如下实验室和影像学检查:

1. 实验室检查　囊液内淀粉酶、弹性蛋白酶等胰酶异常升高,部分患者可出现血糖和血淀粉酶增高。

2. X 线检查　约 70% 的患者平片可发现钙化灶或钡餐示周围脏器受压推移。

3. 超声检查　为首选的诊断手段,正确率可达 95% 以上。表现为胰腺实质内无回声囊性区域,大多较小,单发多见,有时可见扩张的胰管与囊肿交通。近年应用超声内镜,可发现 CT 和 MRI 难以显示的囊肿,并可辨明囊肿内有无间隔,提供囊壁厚度等资料。

4. CT 和 MRI　具有显像直观的优点,可精确判断与周围脏器的毗邻,对肥胖和肠腔积气较多的患者较 B 超优越。

5. 组织学检查　病变性质的确诊取决于手术标本的病理切片检查。穿刺活检有时可见上皮样囊壁结构。由于操作困难,且有恶性疾患沿针道转移的危险,通常不予提倡。

【治疗】

一般主张手术切除胰腺潴留性囊肿,同时对原发疾病予以相应治疗。胰腺保留约 20% 即可维持正常需要,故囊肿要尽可能完整切除,实在难以切除者,在排除恶性可能后可考虑行胰腺囊肿空肠 Roux-en-Y 吻合术。

第四节　胰腺囊性肿瘤

胰腺的良、恶性肿瘤是胰腺囊性疾病的重要原因之一。在以往许多教科书对胰腺囊性肿瘤的归属划分不一,有的将其归入胰腺囊性疾病,有的将其归为胰腺肿瘤性疾病。由于浆液性囊腺瘤、黏液性囊腺瘤影像学上以囊性成分为主,与其他囊性胰腺疾病很难鉴别,在生物学上又呈良性生长,故将其主要放在本篇讨论,黏液性囊腺癌可由黏液性囊腺瘤转化而来,病理上易混淆,在此一并予以介绍。其他胰腺肿瘤虽然有部分会出现囊性改变,但多以实质性成分为主,拟在胰腺肿瘤章节内进行讨论。

【分类与病理】

1. 浆液性囊性肿瘤(serous cystadenoma,SCA)在儿童期相对少见,由形态可分为:浆液性微囊性囊腺瘤和浆液性少囊性囊腺瘤,前者发病女性多于男性,后者男女相差不大。浆液性微囊性囊腺瘤由多个小囊聚集而成,浆液性少囊性囊腺瘤则由少数较大的囊组成。其病因不明,但有报道在囊腺瘤患者胰腺周围组织中可分离出巨细胞病毒。

浆液性少囊性囊腺瘤可分布于胰腺的任何部位,胰头、胰体多见。多为单发,少数亦可多发累及整个胰腺,肿块最大直径可达 25cm,平均 10cm,呈圆形或椭圆形,表面结节状或分叶状,血管浸润瘤体或在其外周包绕,切面上瘤体是由相对大囊或大小囊混合而成,瘤体中央囊常小于周围囊,囊壁光滑,囊内充满清亮稀薄的液体。浆液性微囊性囊腺瘤为多个小囊围绕着星型瘢痕中心,常见于胰体、尾部。切面可见分叶结节由多个微小囊组成,形成蜂窝状或海绵状,壁内为线性分布的上皮细胞,这些细胞与腺管上皮细胞有明显的区别,部分区域可见钙化,囊壁细胞胞浆含有丰富的糖原。

Khan 等认为,下述 5 项 CT 和 MRI 表现符合 4 项,倾向诊断浆液性囊性肿瘤:①位于胰头;②囊壁厚度<2mm;③外形呈分叶状;④胰管不交通;⑤囊壁微弱强化。

超声内镜检查常显示微囊为小的无回声暗区或呈蜂窝状外观;囊性病变内有多个直径<2mm 的分隔。巨囊型和寡囊性浆液性囊性肿瘤仅占所有浆液性囊性肿瘤的 10%,表现为单个巨大囊肿(可大至 20cm)或多个大囊肿(直径>2cm),在影像学上有时很难与位于体尾部的黏液性囊腺瘤相鉴别。浆液性囊腺瘤为良性肿瘤。虽有少数浆液性囊腺癌报道,但通常认为其并无恶变倾向。

2. 黏液性囊腺性肿瘤(mucinous cystic neoplasm,MCN)　包括黏液性囊腺瘤、黏液性囊腺瘤并中度异型增生、黏液性囊腺癌(非浸润性和浸润性)。囊肿由分泌黏液的高柱状上皮细胞组成,虽然该肿瘤为良性,却有潜在恶变可能。肿瘤好发于女性,好发部位为胰腺体尾部。

从大体标本看,瘤体一般较大,直径可 2~20cm 不等,平均 7cm。包膜完整,表面光滑,肿块与胰腺有明显的界限,切面由一个或几个较大的囊组成,囊壁厚薄不均,局部可见乳头状突起,囊腔内含有黏液。镜下可见囊壁由分泌黏液的高柱状上皮构成,30% 标本有局限性钙化。组织学上,黏液性囊腺瘤含有黏稠、致密的卵巢型基质环绕上皮细胞,为其区别于其他囊腺瘤的病理特征。黏液性囊腺瘤具恶性倾向,其浸润癌发生率为 12%~33%。出现以下征象时提示黏液性囊腺瘤恶变或为黏液性囊腺癌:肿瘤直径>8cm;囊壁厚>3mm 且不规则;囊内明显实性软组织肿块;囊内分隔和囊壁结节或乳头状突起强化;囊壁外缘蛋壳样钙化;囊内间隔不规则;囊内腔>1cm;主胰管囊性扩张。

3. 导管内乳头状黏液性肿瘤(intraductal papillary mucinous neoplasm,IPMN)占所有胰腺肿瘤的 3%~7.5%,IPMN 略多见于男性,儿童少见。肿瘤起源于胰腺导管系统的上皮组织,乳头状生长模式,伴有胰管内大量黏液产生、胰腺囊性形成。多位于头部和钩突,病变常呈多灶性或弥漫性。根据主胰管或主胰管的分支是否累及,IPMN 分为主胰管型(main duct type, MD-IPMN)、分支胰管型(branch duct type, BD-IPMN)和混合型。

MD-IPMN:主胰管弥漫性或节段性扩张(>5mm)而无其他梗阻原因,平均恶变率 61.6%。BD-IPMN:胰管分支扩张且以钩突部分支常见,体尾部分支少见。肿瘤不累及主胰管。恶性程度较低,平均恶变率为 25.5%。混合型:主胰管和分支胰管均扩张。肿瘤最常累及钩突部的主胰管及其分支。组织学上又将 IPMN 分为 4 种类型:胃型、肠型、胰胆管型、嗜酸瘤细胞型。

【临床表现】

胰腺囊腺瘤和囊腺癌生长比较缓慢,早期可无明显临床表现。随着肿瘤的进一步发展可出现腹痛、腹块、黄疸及胰腺功能受损的相关症状。由于囊内压增高,囊内出血以及周边脏器受压,患者会出现上腹部胀痛不适,进食后加重。早期患者腹痛较轻,常被误诊为胆道和胃部疾病。腹部肿块多位于左上腹,一般较大,质地偏硬,无明显压痛,可左右推动。浆液性囊腺瘤 10%~15% 合并有胆石症,出现反复发作的右上腹疼痛,位于胰腺头部的囊腺瘤可压迫胆总管引发黄疸。当囊腺瘤病变累及胰腺组织过多时会产生胰岛细胞功能降低,发生糖尿病,发病率约 10% 左右。位于胰腺尾部的囊性肿瘤可压迫脾静脉,导致左半区门静脉高压,出现脾大、腹水和食管静脉曲张,部分患者的肿瘤巨大可压迫胃肠道,引起不全梗阻。胰头部囊腺癌侵犯十二指肠可引起上消化道出血、梗阻。囊肿出现梗阻出血时会突然增大,囊肿破裂会形成弥漫性腹膜炎。导管内乳头状黏液性肿瘤常反复发作胰腺炎。

【诊断】

正确的诊断基于对该病的临床表现、实验室检查、影像学及病理资料进行综合分析。以下着重对能提供重要诊断依据的实验室囊液分析、影像学检查及术中病理进行介绍:

1. 囊液的实验室检查 在 B 超和 CT 引导下行囊肿穿刺,对囊液进行酶、黏稠度、肿瘤标志物以及细胞学检测分析,有助于诊断。

(1)淀粉酶测定:大多囊腺瘤、囊腺癌与胰管不通,囊内淀粉酶测定往往是正常的。

(2)细胞学检查:当涂片上见到富有糖原的浆液和黏液细胞时,对黏液性囊腺瘤的诊断有很高的特异性。

(3)相对黏滞度测定:当囊内液黏滞度大于正常血清时可诊断为黏液性肿瘤,而假性囊肿、浆液性肿瘤和少数低黏度肿瘤,囊液黏度常低于血清黏度,其敏感性和特异性较高。

(4)癌胚抗原(CEA):囊腺瘤患儿的血清 CEA 正常,而胰腺黏液性囊腺瘤和囊腺癌的囊壁柱状上皮细胞可分泌富含 CEA 的黏液。假性囊肿和浆液性囊肿则含量较低。CEA 取截断值 192ng/ml 对区分黏液性和非黏液性胰腺囊肿的灵敏度和特异度分别高达 75% 和 84%。

(5)癌抗原(CA):包括 CA19-9、CA15-3、CA72-4 和 CA125 等。囊腺癌时可明显增高,术后两周可恢复正常,复发时再度升高,可用于病情监测。有学者提出 CA15-3 高于 30U/ml 作为诊断囊腺癌的重要指标;而 CEA>200ng/ml 联合 CA72-4>40U/ml 对区分良、恶性 IPMN 有较高的预测作用。囊液成分分析具体见表 43-1。

表 43-1 囊液标志物及超声内镜在胰腺囊肿鉴别诊断中的应用

囊肿类型	好发部位	淀粉酶	细胞学	CEA	超声内镜所见
假性囊肿	任何部位	高	炎性细胞	低	多为单房,无回声,内有碎片坏死组织
浆液性囊性肿瘤	胰腺体尾部多见	低	细胞成分较少	低	呈蜂窝状改变,1/3 中心有钙化
黏液性囊性肿瘤	胰腺体尾部多见	通常较低,可升高	黏液上皮细胞及不典型细胞	高	单房或多房,有附壁结节
导管内乳头状黏液性肿瘤	胰腺头部多见	高	黏液上皮细胞及不典型细胞	高	多房并与胰管沟通,部分类型胰管扩张

(6)基因检查:K-ras 基因突变对诊断黏液性肿瘤特异度高达 96%,而 K-ras 基因突变伴随等位基因丢失诊断恶性病变的特异度为 96%。Wu 等发现每一类型的囊肿都有其特异性的基因改变:浆液

性囊性肿瘤常伴第 3 号染色体片段丢失,抑癌基因 *VHL* 的活性受破坏;黏液性囊性肿瘤部分生长驱动癌基因 *K-ras* 突变,以及抑癌基因 *RFN43* 基因突变或丢失;实体假乳头状瘤基因突变最少,偶有 *CTNNB1* 基因突变;导管内乳头状黏液性肿瘤可见癌基因 *K-ras*、*GNAS* 及 *RFN43* 突变。

2. 影像学检查

(1) X 线检查:较大的腹块可见上腹部肿块影,浆液性囊腺瘤钙化灶呈放射状而黏液性囊腺瘤多为斑片状或弧形钙化灶,钙化灶过多提示可能恶变。胃肠钡餐检查可见胃、横结肠及周围脏器受压移位,胰头部囊性肿瘤可见十二指肠框扩大。

(2) B 超检查:可显示囊肿的病变部位、形态、范围和毗邻关系,主要表现为病变部位液性暗区,界限清楚,囊肿外壁光滑,壁内有等回声或略强回声光团,并有粗细不等的分隔光带。囊壁厚薄不均或含有乳头状突起提示恶变。超声鉴别黏液性囊腺癌和黏液性囊腺瘤比较困难,有学者提出肿瘤直径大于 8cm 时,恶性可能较大,然而单纯地根据囊肿的大小来评判肿瘤的性质是不可靠的。

(3) CT 和 MRI 检查:浆液性囊腺瘤 CT 平扫肿块表现为分叶状,与周围界限欠清晰,肿块密度介于水和肌肉之间,中间可见日光放射钙化影,这种钙化影有一定的特异性。增强后肿块边界清楚,肿瘤由多个小囊组成,间质内毛细血管强化后形成海绵状或蜂窝状结构,有些层面可显示强化间质的放射状瘢痕带。黏液性囊性肿瘤平扫见肿块呈圆形或卵圆形,密度接近水,肿块轮廓光滑,无分叶,瘤体多为单囊,囊壁厚薄不均,囊壁上可见弧形钙化,偶见乳头状结节突起进入囊腔。增强后可见囊壁和壁结节轻度强化,壁结节的出现提示囊腺癌的可能。MRI 检查清晰度高于 CT,适合于肿瘤内出血和囊内出血的检查。

(4) 内镜逆行性胰胆管造影检查(ERCP):可见主胰管受压、扭曲,但囊性肿瘤一般与胰管不通,这一点有别于假性囊肿。囊性病变与主胰管相交通,且 ERCP 发现 Vater 壶腹肿胀、张口并溢出大量黏稠液体被认为是导管内乳头状黏液性肿瘤的特征性征象;主胰管内造影显现充盈缺损、导管扩张、分支导管的囊性扩张等情况,可以确诊为导管内乳头状黏液性肿瘤。病变向胰管突出超过 4mm 时,88% 的病例为恶性。

(5) 血管造影:浆液性囊腺瘤有丰富的血管网,血管造影片上可见均质肿瘤染色。黏液性囊腺瘤常表现为一无血管区,囊壁或乳头内的小新生血管区和动脉鞘的出现是恶性肿瘤的表现。

(6) 超声内镜检查(EUS)和细针穿刺活检(FNA):EUS 能更清晰地显示囊性病变的细节,对确定恶性病变是否可切除有重要参考价值,但其单独应用时的准确度不高,联合细针穿刺活检以对囊液分析有重要意义。

3. 术中病理检查　术中可见肿瘤一般包膜完整,边缘光滑,与周围粘连较少,囊体与胰腺组织有明确界限。囊腔内需全面探查,囊内有乳头状突起或囊液呈肥皂水样黏滑者多提示黏液性囊腺瘤或黏液性囊腺癌。病理常需多点多次取材。值得注意的是,胰腺囊腺瘤、囊腺癌症状缺乏特异性,误诊率较高。误诊原因有:①肿瘤病程较长,良性、恶性和假性囊性胰腺疾病的临床过程及表现相似;②B 超、CT 和 MRI 对于肿瘤的大小、定位和毗邻关系的判断准确,但对于囊肿的性质很难区分;③囊性肿瘤很少局部浸润和转移并且与正常的胰腺组织有明显的界限,因此术中也很难区分囊肿的性质;④由于同一肿瘤囊内可有多种病理改变并存,术中活检可发生遗漏(图 43-5)。

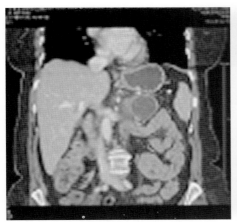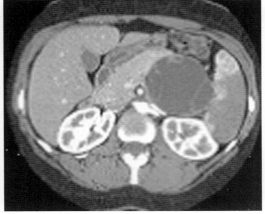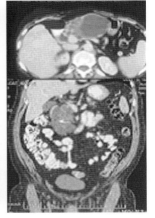

(1)

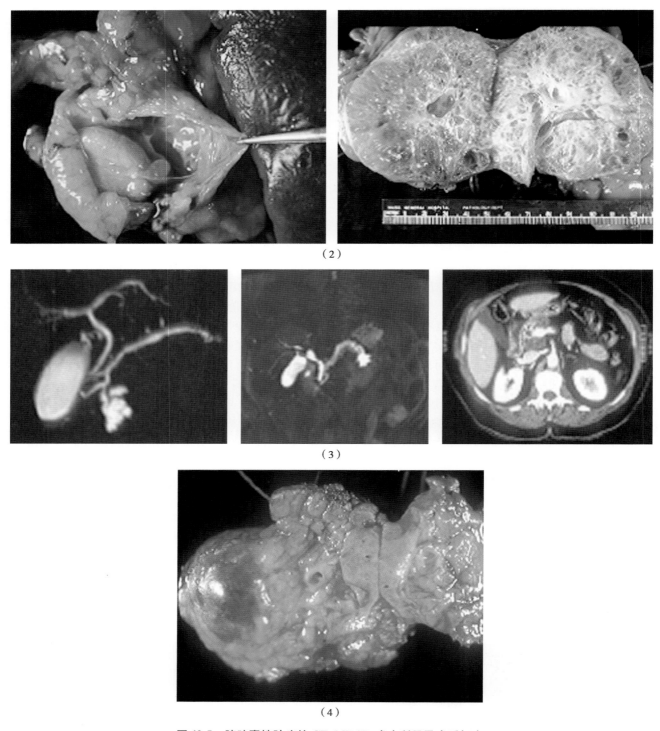

（2）

（3）

（4）

图 43-5 胰腺囊性肿瘤的 CT、MRCP、术中所见及术后标本

【治疗】

黏液性囊性肿瘤、主胰管受累型及混合型导管内乳头状囊性肿瘤均应积极行手术切除。对直径 3~4cm 的黏液性囊性肿瘤，如果无壁节，应考虑腹腔镜在内的中、远段胰腺切除术，保留脾脏。对胰

管分支受累型导管内乳头状囊性肿瘤，直径<3cm 又无囊壁增厚或强化；主胰管直径小于 5~9mm；含有非强化的壁结节；无胰管直径突然改变伴有胰腺萎缩和淋巴结病变患者，可密切随访 MRI 和 EUS，一般监测 2 年。观察期间如出现任何一项"高危恶

性征象",如:胰头部囊肿出现梗阻性黄疸;囊内实体成分强化;主胰管直径≥10mm;囊肿快速增长;穿刺病理显示高级别不典型增生的患者,应尽早手术切除。浆液性囊腺瘤仅于有症状或对诊断有疑问时考虑手术。手术方法可根据肿瘤的发生部位采用肿瘤切除、胰腺体尾部加脾切除、胰十二指肠切除或全胰切除:

1. 术前准备　改善全身状况、完善术前检查、补充维生素 K_1 等。黄疸患者可经皮肝穿刺胆管引流以缓解症状,2~3周后再行根治术。

2. 手术方式　可以根据肿瘤不同的生长部位选择不同的手术方式:

(1) 胰十二指肠切除术(Whipple 术):位于胰腺头部的肿瘤特别是伴有黄疸和上消化道出血者选用该术,手术包括诊断、探查、切除、胰胆管及胃肠道重建四个部分。切除范围包括:远端胃、胆囊、胆总管、十二指肠、胰头部肿瘤及上段空肠(图 43-6)。

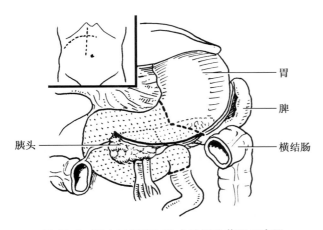

图 43-6　胰十二指肠切除术的切除范围示意图

手术步骤包括:①手术采取上腹部横向切口,经冷冻活检明确诊断;②顺序探查腹膜、肝脏、肝十二指肠韧带、横结肠系膜、小肠系膜根部及盆腔,检查腹腔脏器有无转移,广泛转移可行姑息手术;③预计可以行根治手术再探查小网膜囊、游离十二指肠、切断胆总管,探查门静脉和肠系膜上静脉;④决定根治可先切断胃和胰腺,将远端胃和胰头翻向右侧,十二指肠于肠系膜上动脉的后方拉至右侧也予以切断;⑤最后游离胰腺钩突予以整块切除,随后进行胆肠、胰肠和胃空肠的吻合,术后放置腹腔引流。

(2) 胰腺体尾部切除术:位于胰腺体尾部的肿瘤可将肿瘤、胰腺体尾部和脾脏一并切除。经验提示,即便肿瘤有局部浸润,彻底切除者仍可获得长期生存。

(3) 全胰切除术:适用于胰腺多发性病变,术后显然会出现内外分泌功能的障碍。

(4) 肿瘤摘除术:部分囊性肿瘤有完整的外包膜,与周围组织有疏松间隙可行该术,但术后五年生存率较根治性切除低,且胰瘘等并发症发生率较高,应慎重采用。

(5) 内、外引流术:为姑息性手术,但对缓解晚期肿瘤的黄疸及消化道梗阻仍有一定价值。

此外尚有保留十二指肠的胰头切除、保留幽门的胰腺十二指肠切除术(PPPD)以及腹腔镜辅助手术等手术方式。

【预后】

胰腺囊腺瘤恶性程度较低,手术切除率高,预后较好。黏液性囊腺癌根治术后五年生存率可达68%,姑息切除后五年生存率也有14%,这较实体肿瘤生存率明显要高。有些术后复发的患者有条件时仍主张再次手术。

第五节　胰腺囊性疾病的鉴别诊断

胰腺囊肿是由外伤、感染、肿瘤以及先天性因素引起、以囊性病变为主的一组疾病,囊肿通常有完整的囊壁。然而形成胰腺囊性病灶的疾病远不止这些,还包括发生囊性变的其他胰腺实质性肿瘤,故亦有学者将胰腺囊肿和其他伴有囊性变的胰腺实质性肿瘤通称为胰腺囊性疾病。胰腺囊性疾病往往缺乏特征性的临床表现,相互之间容易混淆,正确地诊断和区分各种胰腺囊性病变十分重要。

一、胰腺囊肿的诊断和鉴别诊断要点

1. 假性胰腺囊肿　在胰腺囊肿中最常见,患儿多有明确的病史,伴于外伤或急、慢性炎症后出现。实验室检查囊液淀粉酶含量较高,影像学上显示囊肿多呈单房结构,CT 增强后囊肿、囊壁无明显强化,组织学检查囊壁主要由纤维组织构成,缺乏内壁上皮细胞。

2. 真性胰腺囊肿　潴留性胰腺囊肿,本质是胰腺内外的梗阻性因素导致受阻胰管远端扩张。常有炎症、结石、寄生虫堵塞以及胰管外肿瘤压迫等始动因素。其病程缓慢,腹痛在进食后会由于胰液分泌而加重,梗阻不完全时囊肿会出现大小变化。囊肿内淀粉酶含量较高,影像学上病灶多位于胰腺内部,组织学检查囊壁通常内皮细胞完整。

3. 先天性胰腺囊肿　孤立性胰腺囊肿好发于胰腺体尾部,往往在偶然中被发现,影像学上呈单房、薄壁囊性结构,囊壁血供较少,组织学上囊壁有完整的立方上皮。多发胰腺囊肿则为全身疾病的一部分,囊肿大小不等,通常伴有肝、肾、肠等胰外病变,临床表现也多以胰外病灶症状为主。胰腺肠源性囊肿相当罕见,由于其起源的特异性,术前诊断十分困难,患者多为婴儿,常缺乏炎症、外伤病史,囊肿呈单发,囊壁较厚,血供欠丰富等能给诊断以一定提示。

4. 胰腺寄生虫病　犬绦虫等寄生虫可累及胰腺,引起囊性病灶。这些囊肿与胰管多不相通,根据患者的疫区接触史,血液寄生虫抗体检查,包虫囊液的皮内试验,以及 B 超可发现囊液内浮动的头节回声,可作出诊断。寄生虫堵塞胰管引发的囊肿则属于潴留性囊肿的一种,此类囊肿多与胰管保持着沟通,影像学上有时可发现钻入胰管内的虫体。

5. 胰腺囊性肿瘤　浆液性囊性肿瘤、黏液性囊性肿瘤和导管内乳头状黏液性肿瘤在儿童期均少见。发病女性较多。患儿无特殊病史,B 超和增强 CT 显示囊肿为多房性结构,血供相对丰富。超声内镜穿刺病理及囊液分析对诊断有指导意义。影像学检查显示,浆液性囊腺瘤可表现为星形瘢痕为中心的多个小囊聚集,囊腺癌则有腹腔内淋巴结转移。

二、胰腺其他囊性疾病的诊断和鉴别诊断要点

1. 感染性疾病

(1) 急性胰腺炎胰周积液:50% 以上的急性重症胰腺炎患者可并发胰周积液。胰周积液在早期可似囊状物突出于胰腺的前表面,占据小网膜囊、左肾旁间隙、肝下间隙、纵隔或后腹膜间隙,周围无纤维肉芽组织包膜。影像学检查常显示出毗邻器官的轮廓,积液的外形、大小和位置可不断变化。积液若存在 3 周以上,且形状渐固定,则提示有假性胰腺囊肿形成。

(2) 胰腺脓肿:多在急性胰腺炎过程中出现,

或有胰腺手术病史。表现为原发疾病过程中腹痛加剧并伴有全身中毒症状,外周白细胞计数明显升高。影像学检查可发现脓肿区有小气泡影,这是由于产气性细菌作用的结果。除非发生肠瘘,其他囊肿内一般无气体存在。

2. 肿瘤性疾病

(1) 成熟囊性畸胎瘤:该瘤在胰腺较罕见,多为良性。起源于胚胎早期胚芽细胞,大多含三个胚层,可发生在胰腺的任何部位。肿瘤可以是单房性或多房性,内部充满稠厚黄色的皮脂样物质,囊壁厚薄不均,由单层纤毛和多层鳞状上皮组成,影像学检查可见特征性的骨骼、牙齿组织影。

(2) 囊性胰岛素瘤:胰岛素瘤是最常见的功能性胰腺内分泌肿瘤,肿瘤有向胰岛 β 细胞分化的倾向,多为实质性病变,极少数可呈囊性改变,内含浓缩的胰岛素。CT 示囊壁血供较囊腺癌更为丰富。临床表现为血清胰岛素升高和血糖降低,结合影像学结果能明确诊断。该瘤虽属恶性,但有远处转移仍长期存活的病例报道。

(3) 实体假乳头状瘤:亦称乳头状囊性肿瘤、囊实性肿瘤、实体的乳头状上皮新生物等。肿瘤为良性或低度恶性,多见于女性。肿瘤兼有囊性和实性两种成分,但以实质性成分为主。病灶初始好发部位是胰头部,最终进展可布满整个胰腺,表现为一个圆形巨大肿块。肿瘤内部多有出血坏死灶,恶性细胞可浸润囊壁,但很少侵蚀邻近的器官。患儿表现为腹块、腹痛,胆道梗阻少见。B 超示肿瘤边界清楚,内部呈低回声,密度不均,囊壁血供丰富。

(4) 胰母细胞瘤:占儿童胰腺恶性肿瘤第 2 位,平均发病年龄 4 岁,男女发病比率为 2:1。肿瘤常与 Beckwith-Wiedemann 综合征相关,直径从 7～18cm 不等,实质性,多为纤维囊所包裹,进展期可以浸润穿透包膜。肿瘤由腺分化上皮、巢状分布的鳞状上皮以及少许内分泌细胞组成,细胞内出现鳞状小体是胰母细胞瘤的特征性改变。肿瘤大量坏死时亦可形成囊性病灶。患者通常表现为腹胀、腹部包块,部分患者会有上腹痛、厌食、呕吐、腹泻,约 15% 的患儿会表现黄疸,病灶可侵犯周围脏器并转移。部分患者有 AFP 增高,其他肿瘤标志物无异常。放射性核素 ^{60}Ga 显像有助于区别胰母细胞瘤和其他胰腺肿瘤。

胰腺的其他内、外分泌肿瘤、肿瘤样病变或继

发肿瘤在中央区域发生液化坏死时,亦可呈囊性改变。然而这些病变同样以实质性成分为主,这里不再一一列举。

3. 其他囊性疾病

(1)胰腺导管扩张症:发病机制与浓缩的胰液阻塞外周部胰管有关,胰头钩突部细导管最易受累,组织学表现为主胰管的轻度扩张,胰头部导管分支充满黏稠液体,管壁上皮有时呈乳头状突起,可呈不典型增生,属癌前病变。患者呈慢性胰腺炎的表现,可有脂肪泻、糖尿病等。CT 显示胰腺头部有囊性扩张病灶、主胰管轻度扩张。

(2)胰腺假性动脉瘤:急性胰腺炎破坏动脉外膜可并发假性动脉瘤,其 B 超声像图易与其他囊肿混淆,但彩色超声、CT 可显示病变内的动脉血流,从而明确诊断。

(陈 功)

参考文献

1. 栾竞新,许贵香.胰腺外科.北京:人民卫生出版社,1985.
2. 郑扶民.胰腺囊肿的诊治进展.中国实用外科杂志,1994,14:499.
3. 周以明,肖现民.小儿胰腺损伤.中华小儿外科杂志,1997,8:219-221.
4. 黄志强,黎鳌,张肇祥.外科手术学.第 2 版.北京:人民卫生出版社,1998.
5. 马春秋,卞红强,乐盛麟,等.小儿胰腺囊肿的治疗.中国实用儿科杂志,1999,9:34.
6. 王彦铭,刘敦永,聂洪刚.胰腺囊性畸胎瘤一例.中华外科杂志,1999,3:143.
7. 苏远红,刘飞龙,韩朝阳,等.胰腺囊肿的诊断与治疗.中国普通外科杂志,1999,5:3.
8. 沈魁,钟守先,张圣道.胰腺外科.北京:人民卫生出版社,2000.
9. 李正,王慧贞,吉士俊.先天畸形学.北京:人民卫生出版社,2000.
10. 朱立元,马冲,季德刚,等.胰腺肿瘤的外科治疗.白求恩医科大学学报,2000,5:67-69.
11. 李正,王慧贞,吉士俊.实用小儿外科学.北京:人民卫生出版社,2001.
12. 汤华,郭平凡.假性胰腺囊肿 32 例治疗体会.肝胆外科杂志,2001,6:223-224.
13. 周红,曾津津.小儿胰腺乳头状囊性实性肿瘤.中华小儿外科杂志,2003,2:9-11.
14. 孙杰,叶惟靖,陈玉民.腹膜后肠源性囊肿.中华小儿外科杂志,2003,8:297.
15. David W Rattner, Andrew L Warshaw. Pancreatic cysts Pseudocysts and Fistulae. In:Seymour I Schwartz, Harold Ellis, Wendy Corrles. Maingot's Abdominal Operations, 9th ed. Norwalk:1981,1567-1581.
16. Juan Rosai. Pancreas and Periampullary region. In:Juan. Rosai. Ackerman's Surgical Pathology. 6th ed. St Louis Missouri:1981;664-696.
17. Washaw AL, Rattner DW. Timing of surgical drainage for pancreatic pesudocyst. ANN Surg,1985,4:720.
18. Richard S, Beroud C, Joly D, et al. Von Hippel-Lindau disease and renal cancer:10 years of genetic progess. Prog Urol,1998,8:330-339.
19. Takeshi Miyano. Cysts and Pseudocysts. In:James A O'Neill Jr,Marc I Rowe, Jay L Grosfeld, et al. Pediatric Surgery,5th ed. St Louis Missouri:1998,10:1533-1535.
20. Pitchumoni C S, Agarwal N. Pancreatic pseudocysts. When and how should drainage be performed?. Gastroenterol Clin North Am,1999,28:615-639.
21. Gooszen H G, Schmitz R F, Smit P C, et al. Analysis and treatment of pancreatic cystic diseases. Ned Tijdschr Geneeskd,1999,1:925-930.
22. Johnson P R,Spitz L. Cysts and tumors of the pancreas. Semin Pediatr Surg,2000,9:209-215.
23. Cooperman A M. Surgical treatment of pancreatic pseudocysts. Surg Clin North Am,2001,81:411-419.
24. Vidyarthi G,Steinberg S E. Endoscopic management of pancreatic pseudocysts. Surg Clin North Am, 2001, 81:405-410.
25. Neff R. Pancreatic pseudocysts and fluid collections:percutaneous approaches. Surg Clin North Am, 2001, 81:399-403.
26. Cooperman A M. An overview of pancreatic pseudocysts:the emperor's new clothes revisited. Surg Clin North Am,2001,81:391-397.
27. Maureen K, Sheehan MD, Kimberly Beck MD. Spectrum of Cystic Neoplasms of the Pancreas and Their Surgical Management. Arch Surg,2003,6:657-662.
28. J de ong K, Nio CY, Hermans JJ, et al. High prevalence of pancreatic cysts detected by screening magnetic resonance imaging examinations. Clin Gastroenterol Hepatol, 2010,8:806-811.
29. Lee KS,Sekhar A,Rofsky NM, et al. Prevalence of incidental pancreatic cysts in the adult population on MR imaging. Am J Gastroenterol,2010,105:2079-2084.
30. Vyas S, Markar S, Ezzat TM, et al. Cystic lesions of the pancreas:current trends in approach and management. Postgrad Med J,2011,87:207-214.
31. Khan A, Khosa F, Eisenberg RL. Cystic lesions of the pancreas. Am J Roentgenol,2011,196:668-677.

32. de Jong K,Bruno MJ,Fockens P. Epidemiology,diagnosis, and management of cystic lesions of the pancreas. Gastroenterol Res Pract,2012,2012:147465.

33. Mohamadnejad M,Eloubeidi MA. Cystsic Lesions of the Pancreas. Arch Iran Med,2013,16(4):233-239.

34. James J. Farrell,Carlos F. Pancreatic Cystic Neoplasms: Management and Unanswered Questions. Gastroenterology, 2013,144:1303-1315.

第四十四章

小儿胰腺炎与胰腺结石

第一节　急性胰腺炎

急性胰腺炎(AP)是指多种病因引起的胰酶激活,以胰腺局部炎性反应为主要特征,伴或不伴其他器官功能改变的疾病。临床表现以腹痛为特征,伴随血清胰酶水平显著升高至正常水平的3倍或以上。小儿AP虽然较少见,但多发生于4岁以上儿童,婴幼儿少见,新生儿罕见,发病年龄多为7~10岁。性别无特殊。据统计,美国多个儿童医疗中心每年均可收治2~9例AP患儿,其发病率接近0.2/万。

【发病机制】

小儿AP发病机制较为复杂,因素较多。目前认为中心环节是胰腺消化酶经一系列激活过程,引起胰腺的自身消化,导致胰腺细胞和间质水肿,脂肪坏死及出血。正常胰腺能分泌10余种酶,其中以胰淀粉酶、蛋白酶、脂肪酶等为主。这些酶平时多以无活性的胰酶原颗粒的形式存在于腺泡细胞内,外裹一层磷脂膜与胞质隔绝。同时,胰腺还可以产生胰蛋白酶抑制物质,如α_1-抗胰蛋白酶、抗糜蛋白酶等,均可抑制胰蛋白酶活性。这些均可避免胰腺被自身消化。当胰腺在各种致病因素作用下,其自身消化的防卫作用被削弱,加之胰腺细胞受损,释放出溶酶体水解酶,此酶在细胞内与酶原颗粒接触后激活胰酶,首先胰蛋白酶原被激活,形成胰蛋白酶,进一步激活磷脂酶A、弹性蛋白酶和胰血管舒缓素。磷脂酶A使卵磷脂变为具有细胞毒性的溶血卵磷脂,引起胰腺坏死;弹性硬蛋白酶可使血管壁弹力纤维溶解,致胰血管受损、破裂、出血与坏死;胰血管舒缓素可使血中激肽原转变为激肽和缓激肽,使血管扩张,并增加血管通透性及液化作用。消化酶与坏死组织液又可通过血液循环及淋巴管途径输送至全身,引起全身脏器损害,产生多种并发症。

【临床表现】

1. 腹部表现

(1) 腹痛:小儿AP的主要症状为腹上区疼痛,多为持续性,可阵发性加剧,腹上区常有明显压痛,解痉挛药常不能取得满意效果。常伴呕吐或其他胃肠道症状。呕吐物可为咖啡色内容物、黄绿色胆汁样物及食物与胃、十二指肠分泌液等胃内容物。

(2) 腹胀:重型者可因腹膜后出血刺激内脏神经引起麻痹性肠梗阻,使腹胀明显,肠鸣音消失,呈现"安静腹",渗出液多时可有移动性浊音,腹腔穿刺可抽出血性液体。

(3) 腹膜刺激征:腹上区或左腹上区,轻型者仅有压痛,不一定有肌紧张,部分病例左肋脊角处有深压痛。当重型者腹内渗出液多时,压痛、反跳痛及腹肌紧张明显、范围亦较广泛。

2. 全身表现

(1) 发热:多为间歇高热,体温>38℃。

(2) 脱水、低血压及休克:伴有剧烈的恶心、呕吐、腹泻时,患儿可短时间内出现严重脱水及电解质紊乱,部分可伴低血压。严重病例可出现皮肤花纹、脉搏细速、四肢冰凉、毛细血管再充盈时间>3秒以上等休克表现。

(3) 皮肤颜色改变:包括 Grey-Turner 征、Cullen 征、Fox 征和 Walzel 征,系皮下脂肪被外溢胰液分解,毛细血管出血所致,部位发生在左侧腰胁部、脐周、双侧腹股沟区及大腿、腹部和(或)胸部及大腿。这些改变并不都是 AP 的特异性体征,但临床上常将 Cullen 征和 Grey-Turner 征的出现与重症胰腺炎及严重并发症的发生相联系,认为它们是预后不良的征象。

3. 其他表现 如肝大、黄疸、胸腔积液、皮疹、腮腺和扁桃体大等。有些患儿可出现神经意识改变，如抽搐、谵妄、昏迷等。

【实验室检查】

1. 胰酶测定 目前临床常用的胰酶测定包括血、尿淀粉酶和血清脂肪酶。胰酶测定对于胰腺炎的诊断具有重要意义，但应注意胰酶值的高低与病变轻重程度并不一定成正比。

（1）淀粉酶:正常婴儿血中淀粉酶值较低，至1岁左右达成人水平，正常值为 8～64 单位（Somogyi法）。在急性胰腺炎发病 3～12 小时后，血清淀粉酶值即可升高，24 小时达高峰，可持续 4～5 天。血清淀粉酶值如超过 300～500 单位具有诊断意义。尿淀粉酶在急性胰腺炎发作 12～24 小时后开始上升，其下降缓慢，可持续 1～2 周。肾功能不全时，尿淀粉酶升高不明显或不升高。要注意淀粉酶的动态变化，如淀粉酶升高后突然下降，而临床症状、体征并未减轻应考虑胰腺可能出现严重坏死;若血清淀粉酶持续升高或降低后再升高，多表示有并发症出现，如假性囊肿等。有时临床上出现高淀粉酶而无急性胰腺炎的症状时，应注意是否存在胰腺以外的组织或器官疾病，如肝炎、急性阑尾炎、肠梗阻、腹膜炎、肾衰竭等。

（2）血清脂肪酶:正常值为 0.5～1.0 单位（Comfort 法）。脂肪酶在发病 24 小时后开始升高，持续高值时间较长具有参考价值，可作为晚期患者的诊断方法。由于血清脂肪酶测定较复杂，结果不及时，故通常并不作为常规化验指标。

2. 血常规 白细胞升高。但研究报道仅有约 30.6% 的急性胰腺炎患儿表现为白细胞升高，因此白细胞升高不能作为诊断胰腺炎的重要依据。

3. 血清标志物 血清标志物不能作为诊断 AP 的独立指标，但可作为判断胰腺坏死和 AP 的严重程度的辅助性指标。AP 发病后，单核细胞和巨噬细胞激活后释放许多细胞因子，包括 IL-6、IL-8 和 TNF。这些介质是肝脏合成急性期蛋白如 CRP 的主要诱导物。IL-6 和 IL-8 升高早于 CRP 24 小时，其敏感性在第 1 天和第 2 天较高，而第 3 天 CRP 的敏感性超过 IL-6 和 IL-8。72 小时后 CRP>150mg/L 与坏死性 AP 密切相关。动态测定血清 IL-6 水平，增高提示预后不良。发病 72 小时后 CRP>150mg/L 提示胰腺组织坏死。

4. 腹部 B 超 B 超具有简便、经济、无创、无痛的特点，是诊断 AP 的首选方法。急性胰腺炎时，B 超显示胰腺弥漫性肿大，外轮廓呈弧形突出，腺体为均匀的低回声分布;出血坏死时可出现粗大的强回声。同时对于急性液体积聚、假性胰腺囊肿及胰腺脓肿也具有确诊意义，并可观察液体量、病变部位及囊肿大小。但由于患儿常因腹腔胀气干扰胰腺显示不清，影响超声诊断，故其使用有一定局限性。在发病初期 24～48 小时行 B 超检查，可以初步判断胰腺组织形态学变化，同时有助于判断有无胆道疾病。但受 AP 时胃肠道积气的影响，仅有 25%～50% 的患者显示胰腺肿胀，因此，超声检查对 AP 不能作出准确判断。

5. X 线腹部平片 可见胃、十二指肠、横结肠充气扩张。部分患儿可出现左侧膈肌升高、左胸腔及腹腔积液。但腹部 X 线对 AP 无诊断价值。

6. CT 检查 由于其分辨率高，对重症胰腺炎具有可靠的诊断价值。轻型胰腺炎时，胰腺呈弥漫性增大，密度不均，边界变模糊。重症胰腺炎出现胰腺坏死时，肿大的胰腺内可显示皂泡状的密度减低区，在增强后 CT 显示更为明显。在造影剂增强的 CT 扫描时，正常胰腺的影像密度由 40～50HU 增高至 80～90HU 以上。急性胰腺炎时，如果密度低于 80HU，应高度怀疑有坏死;如果密度不超过 50HU，可以肯定为坏死。另外，CT 能够对胰腺周围脏器受累情况作出正确诊断。CT 不仅能用于术前诊断，同时还可进行连续动态观察，以了解胰腺实质坏死的范围、胰腺囊肿及胰腺脓肿形成的情况，可作为决定再次手术的重要依据。

【诊断与鉴别诊断】

根据患儿的临床表现、辅助检查可以发现和诊断小儿 AP。2003 年中华医学会消化病学分会在上海组织召开了首次全国胰腺疾病学术会议，并制订了 AP 诊治指南（草案），定义 AP 临床表现为急性、持续性腹痛（偶无腹痛），血清 AMY 活性增高 ≥ 正常值上限 3 倍，影像学提示胰腺有或无形态改变，并排除其他疾病者。可有或无其他器官功能障碍。少数病例血清 AMY 活性正常或轻度增高。美国胃肠病学会关于 AP 的诊断标准是血 AMY/脂肪酶升高 ≥3 倍正常值、腹部影像学提示胰腺的炎性改变、特征性的腹痛症状，必须具备以上 3 条中的 2 条，才能诊断 AP。

轻度的胰腺炎有时易被误诊为胃病或胃肠炎、阑尾炎、急性胆囊炎而未加以重视。重度胰腺炎应注意与出血性小肠炎、机械性肠梗阻、肠套叠、消化性溃疡、急性坏死性肠炎相鉴别,而更加严重的病情可能被其严重的并发症所掩盖,而且起病急、病情复杂凶险、并发症多、病死率高。

【治疗】

1. 内科治疗　AP起病初期的治疗措施是补充体液、维持水电解质平衡、缓解疼痛、胰腺休息、支持治疗、防止局部及全身并发症的发生、加强重症监护。

(1) 液体疗法:AP时,有效血容量减少的主要原因是体液从血管渗出至腹腔,尤其是较重的胰腺炎,发作后数小时,由于胰腺周围、腹腔以及腹膜后的渗出,又因腹膜炎所致的麻痹性肠梗阻、呕吐、肠腔内积存的内容物等,则每日丢失大量体液和电解质,导致酸碱失衡。应立即补充等渗溶液,恢复有效循环血容量。血容量校正后,输注速度主要根据每日生理需要量和第三间隙的液体丢失量而定。补液过程中,必须监测生命体征和中心静脉压。根据血气结果,调整和补充钾、钙离子以及纠正酸碱失衡。应注意输注胶体物质和补充微量元素、维生素。

(2) 胰腺休息:包括禁食、胃肠减压,缓解腹痛和抗胰腺分泌药应用等。

1) 禁食、胃肠减压:AP时进行胃肠减压除能缓解因麻痹性肠梗阻所致的腹胀、呕吐外,更重要的是可以减少胃液、胃酸对胰酶分泌的刺激作用而阻止胰腺炎的发展。在患儿腹痛减轻或消失、腹胀减轻或消失、肠道动力恢复或部分恢复时可以考虑开放饮食,开始以碳水化合物为主,逐步过渡至低脂饮食,不以血清淀粉酶活性高低作为开放饮食的必要条件。

2) 镇痛:疼痛剧烈时考虑镇痛治疗。麻醉药是首选的止痛治疗措施。包括每2~4小时予哌替啶1mg/kg和吗啡0.1mg/kg。吗啡的止痛持续时间较长。

3) 抗胰腺分泌药:多选用H_2受体拮抗剂和质子泵抑制剂,这类制剂是通过抑制胃酸分泌而间接抑制胰腺分泌,在重症AP还可以预防应激性溃疡的发生;生长抑素及其类似物(奥曲肽)可以通过直接抑制胰腺外分泌而发挥作用。

(3) 抗生素:对于轻、中型AP患儿,预防性使用抗生素是无效的,除非有使用的指征:胆源性胰腺炎和重症胰腺炎。抗生素的应用应遵循:抗菌谱

为革兰阴性菌和厌氧菌为主、脂溶性强、有效通过血-胰屏障等三大原则。对于重症胰腺炎患儿,预防性使用第三代头孢菌素或亚胺培南可以减低胰腺感染性坏死和胰腺脓肿的发生率和病死率。

(4) 营养支持:AP时的高分解代谢以及禁食、胃肠减压导致脂肪、蛋白质的迅速消耗,体质量下降。营养支持是AP整体治疗的一部分,在病程的早期即应开始。对于轻至中型的AP一般不需要空肠营养或静脉营养,一般在病程的4天内即能进食。对于重型胰腺炎,营养支持可划分为3个阶段:第一阶段应以全胃肠外营养(TPN)为主,一般需2~3周;第二阶段经内镜或在X线引导下给患者置入鼻空肠管,予以肠道要素饮食2~3周;病情稳定则进入第三阶段,即过渡到口服饮食。

2. 外科治疗　小儿AP内科治疗无效并出现以下情况者可考虑外科手术治疗:①非手术治疗无效,高热持续不退,精神差、腹胀、腹肌紧张、压痛不减轻者,须手术探查,腹腔引流;②诊断不明确,不能除外其他外科急腹症者,应尽早手术;③合并局限脓肿或巨大胰腺假性囊肿者,需行切开引流或行囊肿切除及囊肿与消化道内引流术。

手术方法的选择:要根据不同的病变性质、部位和范围采取不同的手术方法,目前常用方法有:

1) 腹腔灌洗术:适用于非胆源性重症急性胰腺炎而无感染,腹腔渗液较多者。其目的为稀释、引流腹腔内酶性渗液。手术方法:在剑突与脐连线中点及脐与耻骨连线中点作两个长约2~3cm的小横切口,分别放置灌洗管和引流管。上腹经切口向上插入单腔管,管尖端到达剑突水平,即小网膜腔之前,此为灌洗管。下腹插入多孔硅胶管,置于膀胱直肠凹,作为引流管。用生理盐水反复灌洗以达到治疗目的。由于小儿多不合作,灌洗管的固定要牢靠,以防脱落。

2) 小网膜腔持续灌洗引流术:适用于胰腺周围脂肪坏死、胰腺包膜坏死、胰腺包膜下出血以及晚期胰腺脓肿。

3) 腹腔及小网膜腔引流术:适用于重症急性胰腺炎感染较重,且一般情况较差者。方法:在小网膜腔内左右各放置蘑菇头引流管,同时于膀胱直肠凹放置引流管。该方法简便易行,创伤小。

4) 胰腺减压术:适用于胰腺肿胀明显者。胰腺减压后可改善其微循环,终止由于胰腺缺血造成的继发损害,加速胰腺修复。方法:沿胰腺纵轴作

浅层 1~2mm 的膜实质切开。

5）坏死组织清除术:适用于散在的较表浅的及病变深在而较为集中的胰腺实质坏死,以清除坏死组织。

6）胰腺部分切除术:适用于胰腺实质性坏死,病变深在而较为集中,坏死组织与正常胰腺组织界限分明,且坏死范围较小者。在小儿患者施行该手术要慎重。

7）胰管空肠吻合术:该术适用于先天性胰管扩张患儿,术中清除胰管内结石,将胰管切开与空肠行 Rou-X-Y 空肠行端-侧吻合,该术已可经腹腔镜微创手术完成,具体方法见胰腺结石章节。

【预后】

轻型急性胰腺炎如治疗及时多无死亡;重症急性胰腺炎,其治愈率明显提高。目前我国胰腺炎总的生存率达76%,非手术治疗和手术治疗生存率分别为 83% 和 69%;死亡率较前明显降低,为15%~25%。

（李龙　张金山）

第二节　慢性胰腺炎

慢性胰腺炎(CP),是由于各种原因引起的胰腺炎反复发作或持续性炎性病变,致使胰腺组织损害,假性囊肿形成,胰腺分泌功能受损。表现为反复发作或持续性的腹痛、腹泻、黄疸、糖尿病、腹部肿块等。但本病常常缺乏特征性表现,有时难以及时作出诊断。

【发病机制】

由急性胰腺炎并发假性囊肿而转为 CP 的约占50%,重症或出血坏死性急性胰腺炎或发生胰腺脓肿、假性囊肿,使胰腺发生不可逆性损伤亦可发展为慢性胰腺炎。慢性胆系感染也是 CP 的常见原因。另外胆道蛔虫偶见致胰腺炎反复发作。胆胰导管壶腹部狭窄性病变、胰腺导管狭窄、胆总管囊肿及导管内结石均可引起 CP。遗传性慢性胰腺炎与常染色体显性遗传有关。在非洲和亚洲一些地区儿童患热带性胰腺炎,与脂肪、蛋白质的缺乏或营养不良有关。还有些不常见的原因,如高钙血症、高脂蛋白血症、药物及与自身免疫紊乱有关的胰腺炎。有人提出 CP 与炎症性肠病相关。

【临床表现】

1. 腹痛　腹痛是慢性胰腺炎主要而常见的症状,大约80%的患者有腹痛。早期腹痛间断发作,与急性胰腺炎相似;随着病情加重,每次腹痛发作持续时间变长,间歇期缩短,腹痛缓解后常遗留持续性钝痛;最终腹痛出现持续状态。腹痛多发生于上腹部或左右季肋部,可向肩部放射。腹痛多由于胰管内压力增高、胰腺组织压力增高或胰周神经炎所致。

2. 恶心、呕吐　发作期约 70% 的病例伴有恶心、呕吐,同时可伴有食欲缺乏、腹胀、体重减轻及脂肪泻等。

3. 糖尿病　胰腺实质性损害、胰岛受累,致使胰岛素和胰高血糖素释放受到影响,可并发糖尿病。

4. 上消化道出血　近胰头部囊肿继发感染出血可并发消化道出血,亦可见于合并有胃或十二指肠黏膜炎症或溃疡时。

5. 脂肪坏死　胰酶逸脱,随血流入皮下而导致皮下脂肪组织坏死,坏死周围有炎症反应,形成红斑、硬结节。多发生于下肢。

6. 腹部体征　较大囊肿时可扪及肿块,可有腹水征、腹膜炎体征。

【实验室检查】

1. 血和尿淀粉酶　在急性发作期可升高,血清淀粉酶升高到正常的 3 倍,提示有梗阻。

2. 胰功肽试验　是胰腺外分泌功能间接筛查试验。正常人口服氨基苯甲酸 6 小时后,其尿排出率应>50%,当胰腺外分泌功能障碍时,其排出率明显降低,其诊断意义优于淀粉酶。应注意在轻度胰功能不全时,排出率可在正常范围。

3. 粪弹性蛋白酶测定　被认为是操作简单、高度特异、敏感、易重复、不受外源性胰酶治疗干扰的评价胰功能的检查方法。

4. 在遗传型合并高脂蛋白血症的患儿,应测血脂和尿氨基酸,该病患儿二者均有增高。

5. 腹部 X 线检查　可发现胰腺钙化,在 CP 其发生率为 25%~50%。还可显示有无假性囊肿。

6. 超声　可观察胰腺的大小、形态及胰实质回声情况,可诊断胰腺脓肿、假性囊肿、胰管有否扩张。但不易发现细小的囊肿、结石。

7. 胃肠钡餐 可见十二指肠受压或移位,多由胰腺肿大或假性胰腺囊肿压迫所致。

8. 逆行性胰胆管造影(ERCP) 可了解胰管的微细变化、病变范围及继发改变。可见胰管的多发性狭窄、扭曲或呈串珠状改变。虽然该项检查较为可靠,但小儿使用受到一定限制。

9. 超声内镜(EUS) 早期即可发现胰腺病变,故可作为早期诊断的首选方法。但目前尚未普及。

10. 腹部 CT 及 MRI CT 较 B 超灵敏,可发现 B 超不能发现的细小钙化、结石等。MRI 能清晰显示出胰腺及病变情况。

【诊断与鉴别诊断】

根据症状、体征及实验室检查可诊断 CP,胰腺外分泌功能试验是诊断 CP 的重要手段。另外如发现胰腺钙化或胰腺结石或者有 ERCP 的异常,均应予以诊断。

目前尚无诊断慢性胰腺炎的金标准。亚太专家共识会议确认,符合下列任何一项或一项以上者可诊断为慢性胰腺炎:①ERCP 显示胰管改变。②促胰泌素试验阳性。③胰腺钙化。④提示慢性胰腺炎的 EUS 异常。⑤组织学检查显示慢性胰腺炎特征。符合以上标准,结合症状如腹痛伴有脂肪泻、糖尿病、假性胰腺囊肿者,可确诊为慢性胰腺炎。

【治疗】

治疗原则包括应去除病因,积极治疗原发病,减轻症状,控制并发症。

1. 保守治疗

(1) 饮食调节:主要是控制饮食,限制脂肪摄入量及使用支持疗法。急性活动期,要卧床休息。要低脂肪、高碳水化合物、高蛋白饮食。限制脂肪摄入可减轻腹痛,亦可减轻脂肪泻。

(2) 止痛:可使用各种镇痛及解痉药物以缓解腹痛,尤其是持续钝痛者。

(3) 补充胰酶:口服消化酶制剂,以含有脂肪酶及蛋白酶为主的酶制剂较好,可以改善胰外分泌功能。但要注意改善胃肠道 pH,因其可影响口服酶制剂的活性,可给予碳酸氢钠或氢氧化铝制剂。有糖尿病者作相应治疗。

(4) 并发症的处理:有营养不良者,要供给足够的热量,维持体液和酸碱平衡。营养经口摄入困难者可补充中链或短链脂肪酸。脂肪泻者补充维

生素 A、维生素 D、维生素 K 及叶酸、维生素 B_{12},补充各种微量元素,重者可经胃肠道外营养。

(5) 合并假性囊肿:假性囊肿小者,囊肿可无症状,有报道自然消失率为 8% ~20%,较大囊肿 6 周以上无缩小趋势可行引流术。

2. 介入治疗 使用内镜于胰管内置管引流,解决胰管梗阻和胰腺囊肿。但胰管内长期置管是有害的,容易造成新的炎症和狭窄。

3. 手术治疗 尽管手术治疗 CP 存在争议,但许多成人 CP 在非手术治疗无效后采用积极手术治疗有明显的疗效。和成人一样,小儿 CP 外科治疗也存在争议。小儿 CP 的外科治疗主要是减缓疼痛和治疗并发症,并应根据不同的病因和疾病进程来掌握手术适应证和选择适当的手术时机。对于由胰管解剖异常、胆道疾病等引起的小儿 CP,多为慢性阻塞性胰腺炎,应早期外科治疗。而由其他病因引起的反复发作的顽固性腹痛、胰管梗阻也应是外科治疗的适应证。目前小儿 CP 的常见外科治疗方法有胆道转流术、胰腺引流术及胰腺切除术等。临床上应根据小儿 CP 的具体病情选择术式。

手术适应证:①难以控制的持续性上腹痛,经内科治疗无效者;②并发梗阻性黄疸、胆石症或出现十二指肠梗阻;③不能排除胰腺癌者;④出现胰性腹水和胰性胸腔积液者;⑤胰源性门静脉高压症。

手术方法:

(1) 胰腺引流术:通过胰管引流减压来达到缓解疼痛的目的,适用于胰管扩张者。该方法简单安全,能保存胰腺组织,从而维持必要的内分泌功能。常用的胰管引流手术有:①改良 Puestow-Gillesby 手术:将扩张的主胰管沿纵轴切开,尽量切开全长以保证吻合口通畅,而后行胰管空肠 Roux-Y 吻合术。②Duval 手术:横断胰尾端,断面与空肠行端-侧 Roux-Y 吻合术。术后易致吻合口狭窄而失败。以上两种术式 5 年腹痛缓解率达 60% ~80%,缺点是不能预防炎症继续发展。

(2) 胰腺切除术:适用于胰管不扩张或阶段性多发狭窄者,以及难以与肿瘤鉴别者。主要术式有远端胰腺切除术、胰十二指肠切除术及全胰切除术。

(3) 其他:胃窦切除加迷走神经切断术、假性胰腺囊肿引流术等。

(李龙 张金山)

第三节　胰 腺 结 石

胰腺结石是慢性胰腺炎(chronic pancreatitis, CP)特征性病理改变,正常人群中胰腺结石的发生率不超过1%,但慢性胰腺炎的患者90%伴有胰腺结石。胰腺结石分为两类:胰管内结石称为真性结石;胰实质钙化称假性结石,两者可同时或单独存在。近年来,由于慢性胰腺炎的增加,使胰石症的发生率有上升趋势,并且胰石症与胰腺癌有关,已引起临床的广泛重视。

【发病机制】

1. 胰石蛋白　关于胰腺结石的形成机制,已有许多临床和实验研究结果。Multigner等在体外条件下进行胰管结石及胰液分析时,发现了一种与胰管结石形成密切相关的蛋白质,命名为胰石蛋白(pancreatic stone protein,PSP)。后来De Caro等发现胰石蛋白在胰腺腺泡内合成,N-端有较高分子量的糖基,它经外分泌作用分泌到胰管内,然后N-端糖链被切断后形成PSP-S,体外试验中它对胰液中过饱和的$CaCO_3$有抑制其降解的作用,从而保证胰液正常,所以它的生物学作用可能是保持胰液$CaCO_3$稳定,由此认为胰石蛋白在体外有碳酸钙晶体抑制剂的作用。PSP蛋白也存在于间质中,并抑制$CaCO_3$晶体的成核,在体外实验可减少结石的生长率,从而胰石蛋白一度被认为是胰石形成的主要机制,使胰管结石的研究进入一个新的阶段。

2. Reg家族　1998年Terazono等在胰腺部分切除手术后剩余的组织内再生的胰岛β细胞中分离出一种cDNA的表达,他们命名为Reg,暗含有使Langerhans小岛再生的作用。编码的蛋白质即为胰石蛋白(PSP)或者称胰腺线样蛋白(PTP)。这个基因编码含166个氨基酸的蛋白质,这个蛋白可能作为胰管、胰岛β细胞和胃肠黏膜细胞的有丝分裂因子。后来经过研究逐渐发现并鉴定了许多同源的基因,如再生基因同种异体(REGH)、Reg相关序列(RS)、胰腺β细胞生长因子(INGAP)、胰腺炎相关蛋白(PAP),被称为Reg基因家族。Unno等建议按照基因最初结构上的不同进行分类,将哺乳动物中Reg和Reg相关基因分为不同的三型:Ⅰ型包含166位氨基酸的人类PSP和REGH(RegⅠβ和RegⅠα)及RS;Ⅱ型包括大鼠的RegⅡ,一种包含173位氨基酸蛋白,末端含有一个独特的7个氨基酸的插入片段,在人类尚未分离出RegⅡ型。Ⅲ型中最典型的是人类胰腺炎相关蛋白PAP(RegⅢ),是175个氨基酸的蛋白质。事实上原来的胰腺外分泌中发现的所谓的胰石蛋白,就是Reg家族中的第一型。

3. 其他机制　胰液中的成分除了胰石蛋白外,其他蛋白也有成石的作用。胰蛋白酶原在胰管结石的形成中起作用,并且它的作用不是胰酶的沉淀或者吸附,而是在结石发生的早期,胰蛋白酶原在胰管内沉积,然后在其他多种因素作用下逐渐形成结石,弹性蛋白酶-1和淀粉酶的成石作用很小。Nakamura等在慢性胰腺炎的患者标本中发现有骨桥蛋白的表达,但是在正常的胰腺组织中不表达,提示骨桥蛋白可能参与慢性胰腺炎胰管结石的形成。

【临床表现】

胰腺结石无特异性临床表现,仅在胰腺结石引发胰腺炎时有临床表现。胰腺结石的临床特点与结石部位、胰管及胰腺的继发病有关。胰石症主要症状为:①上腹痛,为结石阻塞或胰管畸形,胰液不能排出所致;②糖尿病;③脂肪泻和消瘦,提示胰腺外分泌损害,可能与消化吸收功能差有关;④黄疸,由于结石阻塞和压迫引起。所以对出现上腹部不规则持续性钝痛、间歇性或发作性上腹剧痛、向左肩或左肋缘放射,伴糖尿病、消化不良、脂肪泻、消瘦等应考虑本病。

【实验室检查】

1. 血和尿淀粉酶　在急性发作期可升高,血清淀粉酶升高到正常的3倍,提示有梗阻,应考虑胰腺结石可能。

2. B超　检查胰管结石的准确率高达93%,其特征有:主胰管扩张;胰管内单个或多个或串珠样强回声光团,后方伴声影。

3. 腹部平片　在胸$_{12}$、腰$_1$平面见左高右低呈管样分布的多发钙化灶或见多发钙斑内圆点透光区,分为弥漫型、孤立型、混合型等三个类型,其缺点为不能区分钙化或胰腺结石。

4. CT和MRI扫描　可显示胰腺内部致密扩张影、增粗的胰管或仅显示致密影,并对胰管结石合并胰腺癌、胰腺囊肿有很好的定位价值,但对胰腺内有密集钙化者不能区分为胰腺组织的钙化或胰管结石。

【诊断与鉴别诊断】

根据症状、体征及实验室检查可诊断胰腺结石,但对于无临床症状的胰腺结石诊断较难。而且小儿胰管内蛋白栓性结石在 B 超和 CT 下有时难以发现阳性结果,若患儿存在明显的胰管扩张和胰腺炎,应考虑患有胰管结石可能,MRCP 可协助诊断,可见胰管内充盈缺损表现。

【治疗】

小儿胰管结石多为先天性胰管结石,以蛋白栓为主,多不能自行消失。因此,一旦诊断为胰管结石并合并有胰腺炎反复发作病史,应尽早手术治疗。手术原则包括去除结石、解除梗阻、建立通畅的胰肠引流。

手术方法:

(1)胰管切开取石、胰管空肠 Roux-en-Y 侧-侧吻合术:包括 Oddi 括约肌成形术、胰管空肠侧-侧吻合术(Partington 手术)及胰尾侧切除加胰管空肠侧-侧吻合术(Puestow 手术)。胰管切开长度达 6～10cm,便于直视下取石和建立通畅引流,此手术优点在于能有效地引流主胰管全程,使残留和再生的结石能通过大的内引流口自行落入肠道而排出,降低胰腺实质内小胰管压力,缓解慢性胰腺炎所致腺泡和胰酶细胞的损害过程,需注意的是胰管内的环形狭窄应同时切开,便于胰液充分引流,更好地缓解腹痛症状。编者所在的首都儿科研究所采用胰管切开取石、胰管空肠吻合术治疗小儿胰管扩张、结石达 40 例以上,均获得良好的手术效果。表明该术式是治疗小儿胰腺结石的有效治疗方式。

(2)胰腺体尾部切除术:适用于胰体尾多发结石、伴有胰腺实质损害或假性囊肿者。因切除胰腺有发生胰腺内外分泌紊乱的风险,所以小儿胰腺结石一般不主张切除胰腺。

(3)胰十二指肠切除术:适用于局限于胰头钩突部的钙化性胰腺炎性肿块、胰头结石、疑为恶变者、胰头多发假性囊肿。该术式儿童较少用。

(4)腹腔镜手术方法:近年来,随着小儿微创技术的发展,腹腔镜手术已经成为治疗小儿外科疾病的重要手术方式之一。对于发病率不高的小儿胰腺结石,采用腹腔镜手术方式治疗的报道较少。首都儿科研究所曾成功应用腹腔镜技术治疗小儿胰管扩张、胰管结石,并获得良好的术后效果。表明腹腔镜技术在小儿胰腺外科方面是有效和可行的。具体方法如下:患儿仰卧位,首先于脐及右上腹置入 3 个 5mm Trocar,左上腹置入 1 个 3mm Trocar。术中胆道造影示胰管不显影,合并胰胆合流异常。镜下用超声刀(或电刀)分离切断胃结肠韧带,将胃后壁悬吊在前腹壁暴露胰腺。游离胰腺的前壁,在其体部穿刺造影示,近端胰管不显影,远端胰管扩张。在造影显示的胰管扩张部纵行劈开胰管,见其扩张明显,内有清亮的胰液流出。将胰管自扩张部向近端劈开,发现近端胰管内有蛋白栓存在,将其清除。距 Treitz 韧带 5cm 提取空肠 10～15cm,将其经脐部切口拉出,行 Roux-Y 吻合,还纳腹腔。将空肠 Roux-Y 支经结肠后提至小网膜囊,在系膜缘的对侧切开空肠(切口长度与胰管切开长度相等),用 5-0 PDS 线将其与胰管行侧-侧吻合。在小网膜囊内留置一枚引流管,关闭腹腔。

(李龙　张金山)

参 考 文 献

1. 祝益民,刘芳. 小儿急性胰腺炎的特点与认识. 实用小儿外科杂志,2011,26(6):395-397.
2. 廖家智,王家骁. 美国急性胰腺炎临床指南(诊断部分). 临床内科杂志,2007,24(2):136-140.
3. 中华医学会消化病学分会胰腺疾病学组. 中国急性胰腺炎诊治指南(草案). 胰腺病学,2004,4(1):35-38.
4. 魏克伦主译,慢性胰腺炎. 现代儿科疾病诊断与治疗,北京:人民卫生出版社,1999:694.
5. Mariani A, Bernard JP, Provansal-Cheylan M, et al. Differences of pancreatic stone morphology and content in patients with pancreatic lithiais. Dig Dis,1991,36(11):1509-1516.
6. Multigner L, De Caro A, Lombardo D, et al. Pancreatic stone protein, a phosphoprotein which inhibits calcium carbonate precipitation from human pancreatic juice. Biochem Biophys Res Commun,1983,110(1):69-74.
7. de la Porte P, de Caro A, Lafont H, et al. Immunocytochemical localization of pancreatic stone protein in the human digestive tract. Pancreas,1986,1(4):301-308.
8. Giorgi D, Bernard JP, Rouquier S, et al. Secretory pancreatic stone protein messenger RNA. Nucleotide sequence and expression in chronic calcifying pancreatitis. J Clin Invest,1989,84(1):100.
9. Zhang JS, Li L, Liu SL, et al. Laparoscopic pancreaticojejunostomy for pancreatic ductal dilatation in children. J Pediatr Surg,2012,47:2349-2352.
10. Clinfton MS, Pelayo JC, CortesRA, et al. Surgical treatment of childhood recurrent pancreatitis. J Pediatr Surg,2007,42(7):1203-1207.
11. Working Party of the British Society of Gastroenterology, As-

sociation of Surgeons of Great Britain and Ireland, Pancreatic Society of Great Britain and Ireland, et al. UK guidelines for the management of acute pancreatitis. Gut, 2005, 54 (suppl 3): iii1-iii9.

12. Zhang JS, Li L, Liu SL, et al. Laparoscopic pancreaticojejunostomy for pancreatic ductal dilatation in children. J Pediatr Surg, 2012, 47: 2349-2352.

13. Barthet M, Hastier P, Bernard JP. Chronic pancreatitis and inflammatory bowel disease: true or coincidental association.

Am J Gastroenterol, 1999, 94(8): 2141-2148.

14. Czako L, Takacs T, Farkas G, et al. Diagnostic value of fecal elastase test in pancreatic exocrine deficiency. Orv Hetil, 1999, 140(34): 1887-1890.

15. Morel P, Rohner A. Surgery for chronic Pancreatitis. Surgery, 1987, 101(2): 130-135.

16. Weber TR, Keller MS. Operative management of chronic pancreatitis in children. Arch Surg, 2001, 136(5): 550-554.

第四十五章

小儿胰腺肿瘤

第一节　概况及分类

小儿胰腺肿瘤十分罕见,仅占所有儿童肿瘤的 $0.6\% \sim 0.8\%$,发病率位于胰管畸形引起的胰腺疾病和胰腺外伤之后,居小儿胰腺疾病的第三位。肿瘤多发生于学龄期或青春前期儿童,在诊断时平均年龄为 7.9 ± 4.6 岁;男孩略少于女孩,男女之比为 $1:1.2$ 。据 Jaksic 统计其 20 年工作期间仅遇到 6 例,其中恶性胰腺肿瘤 5 例。

与其他小儿恶性肿瘤的发病特点相似,小儿胰腺肿瘤的发病规律符合遗传性肿瘤的特点,生物特性多支持 Kundson 的二次体细胞突变学说,近年应用组织形态和免疫组织化学等手段证实,最常见的胰母细胞瘤和乳头状囊腺瘤组织形态中存在较为典型的鳞状上皮结节的组织形态,提示其发生早于胚胎 14 周,即胰腺胚基发育时期即有异常。此类携带突变细胞的个体组织细胞可能在某些因素作用下发生第二次突变而发生单个或多发肿瘤,因此胰母细胞瘤和胰腺乳头状囊腺瘤或囊腺癌常在临床上表现为生长缓慢、病程较长,再加上家长和临床医师对小儿胰腺肿瘤的忽视,确诊时肿瘤已较大,但发生转移者甚少。

【临床表现与病理分类】

小儿胰腺肿瘤由于多数发生于胰腺的体部或尾部,临床表现很少,常无黄疸。最常见的主诉为腹痛。家长或体格检查时发现有腹块、黄疸以及消化道症状,如食欲差、腹泻和呕吐。有的患儿还可有贫血、便血与呕血。甚至一开始即主诉发热、体重下降。

胰腺肿瘤的分类有不同的标准和方法,世界卫生组织推荐一个广为接受的分类法,该分类充分考虑了不同肿瘤的组织学特性和临床表现(表45-1)。

表 45-1　胰腺肿瘤分类

1. 原发肿瘤
   A. 外分泌胰腺肿瘤
      Ⅰ. 良性
      Ⅱ. 交界性
      Ⅲ. 恶性
   B. 内分泌胰腺肿瘤
      Ⅰ. 良性
      Ⅱ. 交界性
      Ⅲ. 低度恶性
      Ⅳ. 高度恶性
2. 非上皮性肿瘤
      Ⅰ. 良性
      Ⅱ. 恶性
3. 继发肿瘤
4. 外分泌胰腺肿瘤样缺损
5. 内分泌胰腺肿瘤样缺损

虽然在儿童中胰腺肿瘤各亚型的病例稀少,这一分类对临床小儿胰腺肿瘤仍有指导意义。一般在临床上习惯将其与病理类型结合,分类更为系统与全面。

第二节　恶性原发性外分泌胰腺肿瘤

一、胰母细胞瘤

胰母细胞瘤又称为婴儿型胰腺癌,是儿童的常见胰腺肿瘤。此肿瘤于 1957 年首先由 Becker 描述,于 1977 年由 Horie 定名为胰母细胞瘤。尽管好发于小儿(平均发病年龄约 4 岁),但此肿瘤的发病年龄可从出生后不久到成人的各个时期。好发于男性,男:女之比约2:1。胰母细胞瘤与 Beckwith-

Wiedemann 综合征有关。Horie 提出这种肿瘤往往有胰腺 Wirsung 导管缺如异常。

【病理】

肿瘤通常为较大的孤立性肿块,可达 7～10cm 以上,发生于胰腺各部。肿块可占据整个胰腺也可仅与其部分相连。镜下肿瘤为软的实体瘤常有纤维包膜,但进展期病例包膜可被肿瘤浸润。

对于胰母细胞瘤的组织学成分颇有争议,Buchino 等提出一诊断标准,包括有腺泡分化特征的上皮组织、鳞状细胞巢和偶尔有内分泌细胞。某些病例还具有间质成分,包括软骨样和骨样组织,但这种现象非常少见。虽然这是一恶性肿瘤,但由于具有包膜,其行为较腺泡细胞癌为良性。局部浸润主要到十二指肠、胃壁和腹膜。转移较少发生,主要转移到区域淋巴结、肝和肺。图 45-1～图 45-4 示手术切除标本、CT 及术中所见。

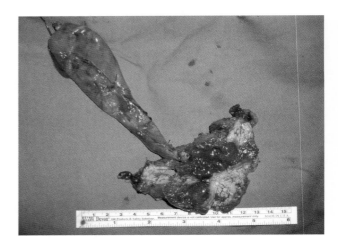

图 45-1　胰母细胞瘤手术切除标本。男,6 岁,胰头肿瘤-可见剪开的十二指肠与乳头
(图片资料由青岛大学附属医院小儿外科董蒨教授提供)

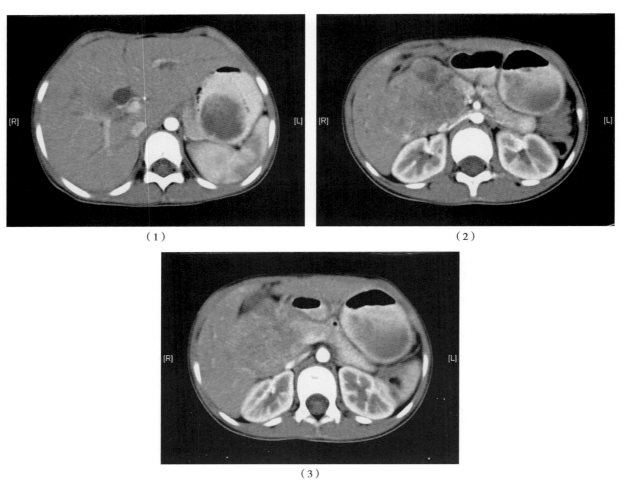

（1）

（2）

（3）

图 45-2　胰头部胰母细胞瘤,女,6 岁
（1）CT 示扩张的胆总管与肝内胆管;（2）CT 示瘤体位置与大小;（3）CT 示瘤体位置及与肝脏的关系
（图片资料由青岛大学附属医院小儿外科董蒨教授提供）

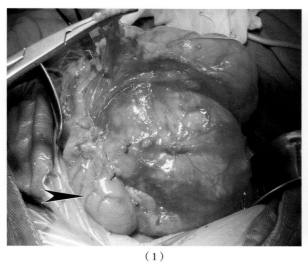
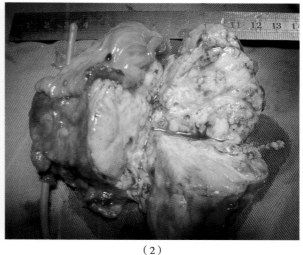

（1）　　　　　　　　　　　　　　　（2）

图 45-3　胰头部胰母细胞瘤,女,6 岁

（1）胰头肿瘤的手术中所见,箭头示十二指肠;(2)胰头肿瘤及十二指肠手术切除标本,导尿管经胆总管进入打开的十二指肠

（图片资料由青岛大学附属医院小儿外科董蒨教授提供）

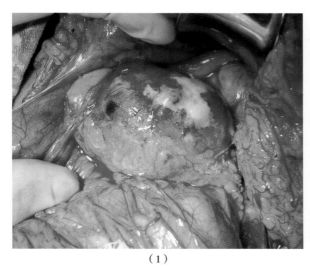
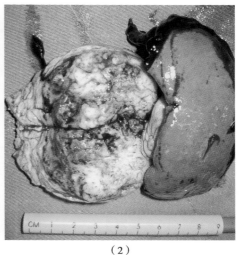

（1）　　　　　　　　　　　　　　　（2）

图 45-4　胰头部胰母细胞瘤,男,8 岁

（1）胰尾部胰母细胞瘤的手术所见;(2)胰尾部胰母细胞瘤的胰体、尾手术切除标本

（图片资料由青岛大学附属医院小儿外科董蒨教授提供）

【临床表现】

主要表现为腹块和腹胀,症状一般很轻微,直至腹块生长快,体积增大时才被发觉。据报道 1/3 患儿还有腹痛（40%）,体重下降,食纳减少,呕吐和腹泻。仅 15% 病例有黄疸。约 1/3 患儿可有 AFP 升高,但其他肿瘤标志物常为正常。

【诊断】

超声和 CT 可见一界限清楚、实体、常为分叶的肿瘤,可中央低密度影,可有邻近器官的推移。在磁共振中的表现,与其他胰腺肿瘤相比,在 T_2 加权图像中为高密度影,在 T_1 加权像中密度变化更大。钆增强扫描对鉴别胰腺母细胞瘤和其他胰腺肿瘤有实用价值。

【治疗】

治疗主要靠手术切除,发生于胰腺体、尾部可行部分胰腺切除;而位于胰腺头部则需行胰十二指肠切除（图 45-5）。

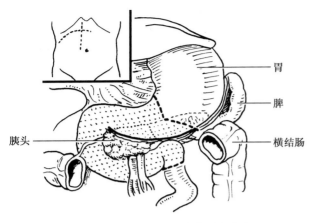

图 45-5 胰十二指肠切除范围示意图

（图中标注：胃、脾、横结肠、胰头）

非功能性胰腺肿瘤局限于胰腺头部，与十二指肠降部相邻且有包膜形成，这对外科根治术有利，预后较为满意。但十分重要的是与胰腺癌相区别，后者在儿童中罕见，一般累及胰腺头部与体部，手术治疗效果远不如前者。

由于预后通常比腺泡癌和成人导管癌要好，故扩大根治术主要用于那些有局部播散的患者。放疗对局部复发病例有效，也有化疗对转移病例有效的报道。总体上，约70%患者存活1年，约30%患者无瘤存活5年。有一例术后28年无瘤存活的随访报道。

二、导管腺癌

【病理与临床表现】

为成人最常见的胰腺恶性肿瘤，小儿发病率极低。小儿多为胰管癌，腺泡癌少见。多见于学龄前儿童，亦有在婴儿期的个案报道。肉眼观，导管癌为硬的边界不清的肿瘤，常发生在胰头部，但也可侵犯胰腺其他部位。

临床上患者常有疼痛和体重下降，肿瘤生长快，一半以上患者有梗阻性黄疸，常见转移部位在肝、肺及周围淋巴结；晚期出现恶病质、腹水，预后差。临床上除上腹部可触及坚硬肿物、阻塞性黄疸外还伴有消化系等症状，如腹痛、呕吐、恶心、食欲缺乏、消化道出血等。

【诊断】

非功能性胰腺癌的血清淀粉酶、胰蛋白酶和脂肪酶正常。X线钡餐显示十二指肠向前推移、变形、十二指肠框增宽，为向左推移，结肠肝曲亦可移位。对小儿胰腺癌早期诊断困难，出现时大多已有转移，为判断了解肿瘤扩散程度，可作肠系膜门脉造影术，以了解门脉系统与肿瘤的关系。

免疫组织化学上，几乎所有的癌胚抗原为阳性；组织学上，导管癌细胞富含黏蛋白颗粒而缺乏酶原颗粒。

对于胰腺肿瘤的细胞学检查，Bodner 推荐逆行胰管插管收集胰液和术中细针穿刺两种途径获取标本。前者取离心后的胰液沉渣，后者取细针抽吸的材料作涂片检查，结果总的阳性检出率为91.6%，且无假阳性的结果。现已证明细胞学检查对于鉴别胰腺癌肿是一种可靠的方法，其价值优于冷冻切片。

【治疗】

治疗上主要为肿瘤切除，但仅有10%～20%的切除率。病变部位位于体与尾部可作尾端部胰腺部分切除术，但如病变累及到头部则仅能作胰十二指肠切除术，即 Whipple 手术，主要切除胰、十二指肠及胰、胆、胃的重建。虽然因边界尚清，与胰腺组织易分离而使手术切除率高于成人的胰腺癌，但对于胰腺手术，无论是胰十二指肠切除或胰体胰尾切除术，均因手术范围较广，胰腺组织脆薄，胰管壁易撕裂而手术危险较大。术后出血、胰漏等并发症的发生率达40%以上，手术病死率亦达20%以上。

近年随着麻醉、手术技术的不断熟练，术后胆管减压、全胃肠道外营养（TPN）的应用，使小儿胰腺肿瘤的生存率不断提高，并发症的发生和致死率明显降低。患儿死亡率与病变进展及诊断时癌肿转移范围等有关，仅<10%患儿可经外科根治手术治愈。放疗、化疗对大多数这类病变的患儿有一定作用。放射治疗对不能切除的肿瘤在一定周期内能减轻症状、延长生存期；放疗形式多样，如外光束照射、裂隙照射与术中放疗等。但据文献统计，放疗对胰腺癌患儿平均或长期生存时间并无重大影响。

临床上观察化疗作用差，有作用的抗癌药物有氟尿嘧啶、丝裂霉素（Mitomycin C）、链佐星（Streptozocin）和多柔比星（Doxorubicin）等。多种化疗药物配合治疗可改善患儿成活率，但有作用的也只有10%～48%，由此可知总的治疗结果仍不甚满意。

对不能切除的胰腺癌患儿，其他外科措施有以下一些：

（1）胆道旁路手术：65%～75%的胰腺癌患儿可出现黄疸，56%～85%的患儿经胆道旁路手术后，症状显著改善，瘙痒消失，肝功能好转，食欲恢复。

方法可有胆囊和胆总管引流,Roux-Y 和祥式吻合及非手术胆道减压即经皮肝穿刺胆道引流。

（2）常规与选择性采用胃空肠吻合:许多学者主张这类患儿均应常规加做胃空肠吻合。

（3）疼痛的控制:50%～90% 患儿有疼痛,位于体尾部肿瘤者更为严重,其治疗方法有:①胆道旁路手术:缓解率可达 20%～60%,尤其对右上腹部疼痛有较好的疗效,但对于内脏神经及后腹膜有侵犯者无效。②内脏神经切断术:缓解期短,疗效有限。③神经节封闭术:Bridenbaugh 报道用 50% 乙醇 50ml,于经皮穿刺后封闭腹腔神经节,25 例中 24 例患儿治疗后获得缓解;此后 Crile 等应用 50% 乙醇或 6% 苯酚作术中封闭也取得较满意的止痛效果。④胰管减压术:Cattell 应用胰空肠吻合治疗 28 例胰管阻塞病例,其疼痛大多获得缓解,但大多数外科医师顾虑胰瘘的并发症,反对行此手术。

三、胰腺实质性乳头状上皮瘤

胰腺实质性乳头状上皮瘤(solid and papillary epithelial neoplasm of the pancreas)又称乳头状囊瘤,是一罕见的胰腺肿瘤。据对手术标本和剖检材料的大宗回顾性统计,该肿瘤仅占全部胰腺外分泌肿瘤的 0.2%～2.7%。1959 年 Frantz 描述的 3 例呈乳头状结构的罕见胰腺肿瘤被认为是此病的最初报道。20 世纪 80 年代以来,相关病例报告逐渐增加,至 1995 年末,总数已近 500 例。中国台湾、内地亦有个案报道。此肿瘤的名称较多,如基于其病理学特征的命名:乳头状上皮肿瘤、乳头状囊性肿瘤、实质性和囊性肿瘤以及 Frantz 瘤等。

目前,国际上尚无统一的名称。1993 年日本修订的第 4 版胰腺癌处理规约中,将其归入分化不明的上皮性肿瘤中,采用了"实质性囊性肿瘤"(solid cystic tumor)的名称,统一了日本国内对该肿瘤的命名。目前,该病已成为一独立的临床疾患,并引起人们的重视。

【病理】

报道的多数肿瘤体积较大。肿瘤在胰腺头、体、尾部的分布大致相等。瘤体呈球形或卵圆形,具有较厚的纤维包膜,突出于胰腺表面,与正常胰腺有明确的界限。剖面瘤体中心可见明显的出血、坏死,大的坏死灶可形成假囊,其内充满血性或胶冻样物,构成囊实相间的结构;散在的小坏死灶使其呈现出海绵状外观。20%～30% 的肿瘤伴有不同程度的钙化。镜下可见有嗜酸性胞质、均匀一致的小瘤细胞围绕纤维血管形成假乳头状结构。细胞

核小,呈圆形或椭圆形,偶尔可见核分裂象。在变性、坏死瘤组织的边缘,可见到积聚的泡沫细胞和胆固醇肉芽肿,坏死灶可见外渗的红细胞。少数肿瘤无完整包膜;也可见瘤细胞浸透包膜,向周围胰腺组织和胰管内扩散。Nishihara 收集的 22 例肿瘤中,5 例见到静脉内瘤栓,其中 3 例伴有其他脏器的转移。肿瘤尚可浸润胃、十二指肠、结肠、肝门、大血管等邻近器官,并在腹腔形成多数转移结节。Sclafani 统计的 58 例中,9 例(16%)伴有周围脏器的浸润。肿瘤尚可发生肝脏、淋巴结转移。

免疫组织化学研究发现多数肿瘤 α_1 抗胰蛋白酶和 α_1 抗糜蛋白酶染色呈阳性反应,与腺泡肿瘤相似;而 CA19-9,CEA,POA 染色呈阴性反应。胰岛素、胰高血糖素、生长抑素、胰多肽、神经元特异性烯醇化酶染色亦为阴性。电子显微镜下,有的可见到高尔基复合体、粗面内质网、酶原颗粒等腺泡分化的结构;有的可见与正常胰腺导管相似的小管样裂(canaliculus-like gap)、线粒体等导管分化的结构。多数肿瘤可见到环形片层。

病理学所见证实少数实质性乳头状上皮肿瘤具有明显的恶性肿瘤特性;免疫组织化学及电子显微镜的超微结构观察说明该肿瘤同时具有内、外分泌组织的成分。目前,多数人认为肿瘤具有与终末导管、腺泡细胞和胰岛细胞共同的胚胎来源,它可能发自整个潜在干细胞,有些表现有外分泌或内分泌分化。

【临床表现】

绝大多数患者为年轻女性。有报道统计英文文献报道的 137 例患者中,女性为 130 例(95%),男性为 7 例;女性平均年龄为 27 岁,男性平均年龄为 28 岁。另有统计日本 342 例患者中,女性为 267 例(78%),男性为 29 例。女性平均年龄为 29.3 岁,男性平均年龄为 37.7 岁。

有人发现实质性乳头状上皮肿瘤患者的胰腺及瘤组织内存在雌激素受体与孕激素受体;而非肿瘤患者的胰腺却未能证实上述两种受体的存在。这种现象可能与此类肿瘤多发于女性有关。

最常见的症状依次为腹部不适、腹胀、上腹部及腰背部疼痛、腹部肿物。有些患者无明显症状,于体检时偶然发现。少数患者可出现恶心、呕吐、关节痛、体重下降等症状。尽管瘤体较大,却很少引起胆道梗阻而发生黄疸。偶有肿瘤或转移灶破裂、出血,而引起急性腹膜炎的症状。

【诊断】

B 超检查,肿瘤为低回声占位性病变,内部回声

不均;CT 见肿瘤边界清晰,内部密度不均,形成囊实相间的结构,为此肿瘤的影像学特征。瘤体尚可见到不同范围的钙化。ERCP 显示胰管受压、移位乃至中断。对瘤体较大者可行血管造影,既有助于判断肿瘤来源,又可了解血管是否受侵。

【治疗】

手术切除是主要的治疗手段。根据肿瘤部位可行胰头十二指肠切除或胰体尾切除术。尽管肿瘤可伴有邻近器官的浸润,但大部分肿瘤仍可切除。中村统计的 84 例中,切除 82 例(97.6%),明显高于胰腺癌的切除率。对于有邻近器官、血管浸润或伴单发肝脏转移灶者,可行合并其他脏器切除的扩大手术。因肿瘤侵及范围过广,无法行根治性手术者,仍应争取行姑息性切除术,术后辅助其他疗法。瘤体较小,无其他脏器浸润时,也可行局部切除术。

有人对肿瘤无法切除的患者应用放疗和化疗,收到一定的效果。雌激素受体阻断剂对肿瘤的效果尚有待观察。

【预后】

实质性乳头状上皮肿瘤是一低度恶性的肿瘤。绝大多数肿瘤自然病程较长,手术切除后,多可获得根治性疗效,局部复发率仅 5%。中村统计的 84 例患者中,仅 2 例于术后 3 年 8 个月、6 年因肿瘤转移死亡。有人曾试图寻找一些可判定肿瘤预后的形态学指标,如细胞异型性、瘤体的坏死程度、核分裂象等,但未发现它们与肿瘤浸润、转移及复发有明确关系。

肿瘤局部浸润的发生率较高;Zinner 报道的 7 例患者中,4 例已侵及胰周组织,切除术后 3~6 年,未见复发和转移。远隔转移者罕见,至 1992 年,仅收集到 17 例,其中以肝脏转移最常见,其次为腹腔脏器、淋巴结、皮下。17 例患者中,仅 3 例发生肝转移者于术后 3 年 11 个月、6 年、10 年 11 个月死亡。Sclefani 统计的病例中,2 例因病变侵及范围过广,仅行活检。术后 3 年、9 年仍带瘤生存。

四、腺泡细胞癌

此型肿瘤为有腺泡细胞分化特征的上皮性肿瘤。男性多于女性。发病年龄从 3 岁到 90 岁均有报道。肿瘤为一境界清楚的结节状肿块,在胰腺各部的发生率没有明显差异。患者的症状主要反映肿瘤的局部生长和转移。约 15% 的患者有多关节痛、胰腺外脂肪坏死和嗜红细胞增多症的表现。

超声和 CT 显示一中等大小的块影,境界清楚,可有一些坏死的低密度区。治疗上主要是原发病灶的完整切除。预后比导管细胞腺癌明显要好。化疗和放疗主要是姑息性的治疗。

五、浆液性囊腺癌

此型肿瘤极为罕见,在小儿未见报道。

六、黏液性囊腺癌

此型肿瘤的临床和病理特点与黏液性囊腺瘤相同,发病率仅有后者的一半。该瘤的扩散方式与导管腺癌相同。如果能完整切除,则预后良好。

第三节　良性原发性外分泌胰腺肿瘤

无论良性还是恶性的外分泌胰腺肿瘤都可表现为囊性或实体,起源于导管上皮或腺泡组织。

一、浆液性囊腺瘤

浆液性腺瘤有两种类型即浆液性小囊性腺瘤和少浆液的少囊腺瘤,在儿童都罕见。

浆液性小囊性腺瘤为以一星状瘢痕为中心由大量小囊环绕排列组成的良性肿瘤,内衬上皮为导管样分化的证据。该肿瘤好发于女性,常见于胰体和胰尾,常为单发。三分之一患者无症状,为偶然发现,其余的则有肿瘤压迫周围组织而产生的症状。

这一肿瘤没有肯定的肿瘤标志物。在某些患者的 X 线片中可能有钙化点。CT 可见一分叶状的囊肿,有时可见星状的中心。该肿瘤如果没有症状

并不需要切除,然而必须要有组织学诊断。

浆液少囊型腺瘤由较少的但较大的囊组成,呈导管样分化。两性中发病机会相同。虽然流行病学并不清楚,但有两例患儿的相邻胰腺组织中分离到巨细胞病毒值得关注。大多数该型肿瘤发生在胰腺头部和体部,小婴儿患者可在腹部摸到包块,有症状者需手术切除。

二、黏液性囊腺瘤

这种囊腺瘤由黏蛋白分泌性的上皮组成。虽然这型腺瘤为良性,但属于黏液囊肿家族中的一种,而该家族中包括了黏液囊腺癌,因此该腺瘤具有明确的恶性潜质。该型肿瘤好发于女性,常见于胰尾,常为单发,通常具有一个单房的囊腔,含有稠

厚的胶冻状的黏蛋白物质。由于其恶性潜质,治疗上通常需包括囊腔在内的广泛切除。

三、成熟性囊性畸胎瘤

胰腺成熟畸胎瘤罕见。尽管有学者称其为胰腺的皮样囊肿,该型肿瘤实质上是来源于三个胚层的良性性腺外干细胞囊肿。可发生在胰腺各个部位或仅与其相贴。该型肿瘤通常较大,单房或多房囊性,含有稠厚的黄色的皮脂。囊内常衬一层有毛发的复层鳞状上皮。

第四节　恶性原发性内分泌胰腺肿瘤

胰腺内分泌性肿瘤既可以有功能,也可以无功能,既可以是良性也可以是恶性。

一、胃泌素瘤

胃泌素瘤(gastrinoma)是一种具有分泌促胃液素功能的肿瘤,其临床表现为胃液、胃酸分泌过多,高促胃液素血症,多发、非典型部位难治性消化性溃疡和(或)腹泻等综合征群。上述综合征由Zollinger和Ellison于1955年首先报道,故命名为Zollinger-Ellison综合征(卓-艾综合征)。他们假定促溃疡发生的物质是一种胰腺肿瘤分泌的激素因子。后来Gregory及同事证实这种促溃疡发生的因子是促胃液素,肿瘤被称为胃泌素瘤。此征可由分泌促胃液素的胰腺肿瘤(胃泌素瘤)或胃窦G细胞增生所致,由前者引起的则称之为Zollinger-Ellison综合征(卓-艾综合征)Ⅱ型,而由后者引起的则称为Ⅰ型。

同所有功能性内分泌肿瘤一样,胃泌素瘤并不常见,儿童更少见。本病儿童到老年均可发病,平均年龄为50.5岁,男性略占优势(60%)。约20%的胃泌素瘤患者可表现为多发性内分泌肿瘤Ⅰ型的综合征(multiple endocrine neoplasia type-Ⅰ,MEN-Ⅰ),或称Ⅰ型多发性内分泌腺瘤病。

【病理变化】

胃泌素瘤80%～90%发生在胰腺各部,以胰头和胰尾部位较多见。约10%～20%发生在十二指肠壁,以十二指肠第二段最多见,且多数为单个肿瘤。也可发生在远端小肠、胃、肝、脾、淋巴结、网膜、肠系膜等部位,卵巢和甲状旁腺较罕见,肿瘤的直径可在0.2～10cm,但大多<1cm。约10%的患者具有典型的临床表现,但未发现肿瘤,而只见胰岛非β细胞弥漫性增生和巢样或灶性的微小腺瘤(microadenoma)。约有60%胃泌素瘤属恶性,转移主要在肝脏,也可转移至局部淋巴结、脾、腹膜、纵隔、骨及皮肤等处。从显微镜所见,不能区别肿瘤的良性和恶性。确定恶性的唯一方法是发现转移。

约有90%本病发生于Stabile及Passaro确定的所谓"促胃液素三角区",边界被确定在胆囊管、十二指肠二、三段交界及胰颈、体部交界点之间。

【临床表现】

消化性溃疡中,由本病引起者少于1%。可发生于任何年龄(7～90岁),但以35～65岁多见。男性稍多于女性。胃泌素瘤虽多数为恶性,但因瘤体小,发展缓慢,所以肿瘤本身很少引起明显的症状,到疾病的晚期,方出现恶性肿瘤浸润的症状。其临床表现主要与大量胃酸分泌有关。

1. 腹痛　是由于消化性溃疡所致。大部分患者在病程中可发生消化性溃疡。这是由于促胃液素强烈而持续刺激胃黏膜,使胃酸和胃蛋白酶大量分泌所致。75%溃疡发生于十二指肠球部和胃窦小弯侧。溃疡常呈单个,也可多个。40%～50%患者可产生消化性溃疡的并发症,如出血、穿孔、幽门梗阻和胃-空肠-结肠瘘等。患者在胃大部切除术后,溃疡极易迅速复发,常发生于吻合口或吻合口远端的复发性溃疡。与普通消化性溃疡比较,本病溃疡的特征是:顽固、多发、非典型部位,并发症的发生率高,胃大部切除术后溃疡迅速复发。

2. 腹泻　约30%的患者伴有腹泻。腹泻常呈大量、水样和脂肪泻。每日可10～30次。严重者可产生水及电解质紊乱,而出现脱水、低钾血症和代谢性酸中毒等症状。产生腹泻的原因是:①由于胃液大量进入肠腔,容量增加刺激了肠蠕动。此外,促胃液素又减少肠黏膜对水和电解质的吸收,导致渗透性腹泻。②大量胃酸进入肠腔,使小肠黏膜上皮细胞受损,使脂肪及其他营养物质经过肠黏膜转移的过程减少,导致吸收障碍。③大量胃酸进入肠腔,使胰脂酶在酸性环境中灭活,使甘油三酯分解减少,造成脂肪吸收障碍。④大量胃酸进入肠腔,使十二指肠和上端空肠的结合胆酸减少,使微胶粒形成减少,导致脂肪吸收障碍。

3. MEN-Ⅰ　约10%～40%患者中可并发其他内分泌肿瘤。累及内分泌腺的分布依次为甲状旁腺、胰腺、垂体、肾上腺、甲状腺等部位。出现相应的与内分泌腺功能亢进有关的临床表现,依次为甲状旁腺功能亢进、消化性溃疡、低血糖、嫌色细胞瘤、肢端肥大症、腹泻、脂肪泻、库欣综合征和甲状腺功能亢进。

小儿胃泌素瘤与成人的临床表现有所不同,常以急性或慢性腹泻、水泻或脂肪泻为主要症状,同时有严重消化或吸收不良而呈营养不良,此肿瘤只有作胃液分析和血促胃液素浓度检测才能确诊,而CT、B超均因肿瘤太小而常不能达到定位诊断的作用。

【诊断】

任何患有消化性溃疡及腹泻,类似溃疡病;非典型部位或多发消化性溃疡;对于治疗无效的溃疡,特别是减酸手术治疗后再发的患者应怀疑本病。这些患者经常有对常规剂量 H_2 受体阻滞剂治疗无效的消化性溃疡,并且要求外科处理。任何需要手术的消化溃疡的患者都应该禁食,采用放射免疫法测定其血中促胃液素水平。正常禁食血清促胃液素上限 100 ~ 150pg/ml。本病患者水平增高,达 200 ~ 1000pg/ml。

术前除用胃镜、胃肠 X 线钡餐检查、CT、B 超及选择性动脉造影外,还经皮肝门静脉抽血,测定促胃液素含量及与周围血中含量的差别。1988 年起选择性动脉造影时注射促胰激素,并测定不同部位静脉血促胃液素含量,借以确定原发性胃泌素瘤部位。

患者如果禁食血清促胃液素水平升高要做胃液分析。要确定促胃液素升高不是由于胃酸减少或胃酸缺乏所致,有必要证实有升高的基础酸排量。在没有药物治疗或没有减酸性外科手术的患者中胃酸 pH≥3,基本可以排除本病。

胃泌素瘤诊断中,血清促胃液素试验帮助很大。试验在禁食状态下进行,患者给予纯促胰液素(21U/kg)加入 10ml 生理盐水中,在 30 秒内自静脉注入。注射之前采血样,间隔 2 分钟三次取血样,然后 5 分钟的间隔直至 30 分钟后采血样。注射后血清促胃液素水平超过 200pg/ml 或促胃液素水平增加>50%认为是阳性。87%患者血促胃液素水平增加到 200pg/ml,85%患者增加超过 50%。

上消化道内镜及上消化道钡透经常可以发现单个溃疡、多个溃疡,溃疡多位于不典型位置。CT在探测原发肿瘤及转移性疾病中有约 50%的准确率,CT 在探测胰腺内胃泌素瘤及肝转移准确度高于肝外或胰外肿瘤。尽管 MRI 对于鉴别原发肿瘤并不比 CT 优越,但对于肝转移性胃泌素瘤的分辨率高于 CT。

选择性内脏动脉造影术可以发现一些原发肿瘤,发现肝转移的几率较高,对于胰头、体部肿瘤的定位准确率高于其他部位。动脉造影及 CT 联合应用对肝转移有较高的发现率。与胰岛素瘤相比,选择性肝穿刺门静脉采血对本病意义不大,不可能优于影像检查。日本及东欧广泛应用选择性动脉注入促胰液素同时肝静脉采血分析比选择性门静脉采血技术更简单、准确度更高。内镜超声是新技术,对于小胃泌素瘤的术前定位会有帮助,但资料经验有限。

术中定位法有帮助的是超声图,内镜透照法,对于十二指肠黏膜下层的小胃泌素瘤,运用术中内镜透照法有效。

【治疗】

1. 内科治疗　主要针对胃酸分泌亢进、消化性溃疡病和腹泻等。1977 年 H_2 受体阻滞剂问世后,胃酸分泌亢进和暴发性溃疡病可用药物控制,有助于围术期处理,增加探查手术安全性。常用药物有西咪替丁、雷尼替丁、法莫替丁和阿米普拉唑等。对其疗效评定应使用客观标准,患者主观症状不可靠。胃酸降低要求空腹 10mmol/h 以下。

2. 外科治疗　胃泌素瘤如同其他大多数内分泌肿瘤,合理治疗是手术切除肿瘤以求治愈。外科治疗应达到切除所有肿瘤,血清促胃液素正常,促胰泌素激发试验阴性,不用抗胃酸分泌药物和长期随访无肿瘤复发,以往报道胃泌素瘤外科治疗率仅 2% ~ 5%,术中找到胃泌素瘤的成功率 40% ~ 90%不等。近年来,由于重视手术适应证选择,术前肿瘤定位技术改善和对不同类型胃泌素瘤的临床病理认识水平提高等,外科治疗率提高到 30%。

根据近年经验,90%的胃泌素瘤可在"胃泌素瘤三角区"内找到。其界限是:上角至胆囊管与胆总管交接处,下角至十二指肠第二、三段与之相平行线交接处,内角之胰颈、体连接处。术中可以触摸到的肿块和淋巴结,都应摘除并送冷冻切片检查。术中可用超声仪器帮助探查,它有助于胰腺内小肿瘤的发现和定位,据报道敏感性达 83%,但是假阳性率也高(31%)。因此,触诊和细心探查仍是最基本方法。此外,大小网膜、脾门、腹腔神经丛周围、肠系膜根部、十二指肠各部位直至屈氏韧带、回空肠近端等,都要细心地探查。胃泌素瘤要求得到完整彻底切除。

Wilson(1991 年)对 5 例胃泌素瘤儿童全胃切除后随访 25 年结果表明:①与成人相比,儿童期胃泌素瘤表现为低度侵袭力。②在高胃酸分泌得到控制情况下，即使肿瘤发生转移，"根治性"肿瘤切除也有价值。③儿童全胃切除危险性低、生长活动不受影响。④当持续出现高促胃液素血症时，儿童和青年行全胃切除优于长期应用胃酸抑制剂。

二、血管活性肠肽瘤

为主要在胰腺发生的内分泌肿瘤，有多种名称如胰性霍乱、胰致腹泻瘤、WDHA 综合征（watery diarrhea，hypokalemia，achlorhydria syndrome），又称 Verner-Morrison 综合征，因系两氏于 1958 年首先报道。在儿童极为罕见，有显著的恶性潜质，有报道在 50% 的病例中发现时即为恶性。

肠肽瘤 80% 发生于胰岛 D1 细胞，20% 发生于神经节母细胞，后者多发生于儿童。

【病理生理】

肠肽瘤可分泌大量血管活性肠多肽（vasoactive intestine polypeptide，VIP），VIP 可使小肠分泌增加，释出大量水和电解质；VIP 的结构和胰泌素、高血糖素相近，可使碱性胰液分泌增多，能抑制胃酸分泌，故临床可出现腹泻、低钾、脱水、无胃酸等，但真正无胃酸者仅占 50%。VIP 可使血管扩张，患者出现潮红，肠肽瘤尚可分泌胰多肽、5-羟色胺、前列腺素 E_2 等，所以这些激素，可抑制水和电解质的吸收，刺激肠平滑肌的蠕动以及升高血钙，可解释临床出现的严重腹泻。VIP 因有抑制胆囊收缩作用，加上脱水，胆汁浓缩，胆囊结石发生率较高。

【临床症状】

主要表现为水泻、低钾血症、无胃酸或低胃酸，潮红等。腹泻量 24 小时可高于 1L，多者更多，患者可出现倦怠无力、恶心呕吐，腹痛、抽搐、体重下降等。严重脱水可引起肾小管坏死而致肾衰竭的临床表现。

【诊断】

原因不明及通常治疗无效的水性腹泻应怀疑本病，影像诊断和血中 VIP 的测定可确诊，肠肽瘤患者血中 VIP 的范围据报道为 48～760pmol/L，平均 203 ± 17pmol/L，正常值应小于 30pmol/L。泼尼松龙试验有助于诊断，每日口服 1～2mg/kg，可抑制肠肽瘤所致的腹泻。前列腺素 E_2 的测定亦有助诊断，比正常值高数倍者应考虑本病。

高分辨率的 CT 和 MRI 有助于肿瘤的定位诊断。

【治疗】

肠肽瘤的治疗和其他胰岛细胞瘤同。肿瘤未转移，手术切除肿瘤，腹泻即止；但如已有肝内广泛转移，则预后不佳，肝动脉栓塞术和链佐星有姑息疗效；皮质激素，前列腺素 E_2 抑制药物等有一些缓解临床症状的效果。

文献报道生长抑素治疗作用良好，可使腹泻很快停止。长效生长抑素（sandostatin）可为患者作术前准备，也可为手术不能摘除者的术后药物治疗，每日 2 次皮下注射。

三、胰岛细胞癌

功能性的病变常与低血糖或卓-艾综合征有关，在前文已有叙述。非功能性胰岛细胞癌在小儿比成人更为好发。主要表现为腹部肿块，诊断时一般较晚，确诊时常已转移。

第五节　良性原发性内分泌胰腺肿瘤

一、胰岛素瘤

胰岛素瘤是最常见的功能性胰腺内分泌肿瘤。很多属于良性肿瘤（90%～95%），但个别也有非功能性胰岛细胞瘤的病例，常呈现 β 细胞分化特征。此瘤在胰腺各部均可发生，多为单发也可多发。胰岛瘤常有清楚的境界，部分可有包膜，肿瘤通常较小而易在超声检查中遗漏。术前选择性动脉造影或术中超声对定位很有帮助。临床上，患者常表现为低血糖症，如 β 胰岛细胞肿瘤。在儿童中伴有低血糖及胰岛素持续呈高水平状态则可证实诊断。临床上也常因低血糖等功能问题作剖腹探查术才发现。美国费城儿童医院曾收治因高胰岛素血症合并低血糖的 32 例患儿做探查术时发现有 8 例 β 胰岛细胞瘤。良恶性间很难鉴别而外科手术切除送活检则是最佳选择。手术也是良性病例和没有转移的恶性病例的最佳选择。恶性胰岛素瘤一般生长较慢，对抗激素治疗、化疗、放疗的反应因个体而异。非 β 胰岛细胞瘤合并在 Zollinger-Ellison 综合征中，临床上还可出现腹泻、溃疡等病症。

【临床表现】

胰岛素瘤由 β 细胞构成，大多为局限性良性肿瘤，有完整包膜，肿瘤可大可小，多数为单发性，约 10%～20% 是 2 个以上多发，儿童发病年龄以 4～15 岁多见，亦有个别报道见于新生儿期。β 细胞主要分泌胰岛素，此类患儿血清胰岛素增高，且有明显低血糖表现,如饥饿或较大活动量后即出现苍白、出冷汗、恶心、呕吐、脉率快甚至抽搐;血糖过低抑制了大脑皮质而呈现精神、神经系统症状,如眩晕、昏睡、惊厥、谵妄和共济失调等。血糖测定一般低于2.8mmol/L。当注入高浓度葡萄糖后至血糖增高,临床上症状也随之可缓解。

【诊断】
　　β细胞胰岛素瘤在临床上与垂体功能减退和肾上腺疾病引起的低血糖很难区分;甲苯磺丁脲(tolbutamide D860)试验意义不大。葡萄糖耐量试验显示低禁食曲线,3~4小时后又发生低血糖。空腹检查血清胰岛素增高有助于诊断,即持续禁食达72小时,密切观察低血糖症的出现。低血糖症状出现时,即刻抽测血糖和胰岛素。发作时证实有低血糖,给予静脉注射葡萄糖可立即终止发作,这是经典的Whipple三联症。如果临床表现符合,但空腹激发试验不出现低血糖症,则可进一步作其他激发试验,如静脉注射甲苯磺丁脲试验、钙剂刺激试验、L-亮氨酸试验和胰高血糖素试验等。动脉造影和经皮经肝门造影,并可在门脉分段取血测定胰岛素,对诊断有帮助,但有损伤等副作用,且都不能确定肿瘤所在正确位置,不宜作为常规;但对于再手术者则多是必要的。

　　胰岛素瘤的诊断的标准试验是72小时禁食试验。在此试验中,要持续监测血糖与血胰岛素水平直至患者出现相应症状(表45-2)。试验有效的判断是男性血糖<50mg/dl,女性<40mg/dl。持续的测定表明不成比例的高胰岛素水平与所测的低血糖水平,便可证实对胰岛素瘤的诊断。37%的本病患者经过12小时禁食会检出血糖水平低于45mg/dl,同时会出现症状。73%患者24小时试验可以证实。95%患者用72小时试验可以证明。这个试验的重要之处在于并非所有胰岛素瘤患者绝对胰岛素水平会升高,血胰岛素正常水平也不能排除本病。禁食试验中胰岛素水平>24μU/ml时,便有50%的患者可以被发现。经延长禁食时间且血糖浓度小于40mg/dl后,若胰岛素浓度大于7μU/ml,则对胰岛素瘤的诊断有很高的辅助作用。胰岛素与葡萄糖比值$\frac{\mu U/ml}{mg/dl}$>0.3在所有胰岛素瘤患者或引起高胰岛素血症的其他胰岛细胞疾病的患者中都可发现。在一些轻度肥胖的患者,禁食后胰岛素和葡萄糖比值可能升高,因为存在类似胰岛素瘤疾病中的抗胰岛素作用。肥胖患者与胰岛素瘤患者的区别特点是即使延长禁食时间,禁食后血糖水平不低于55mg/dl(图45-6)。

表45-2　胰岛素瘤的诊断

1. 用饥饿实验促发的Whipple三联症 　低血糖症状 　低血糖(糖浓度<40mg/dl) 　服用葡萄糖后症状得到缓解
2. 血液循环胰岛素不适当地高水平(和C-肽)

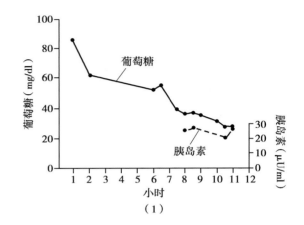

（1）

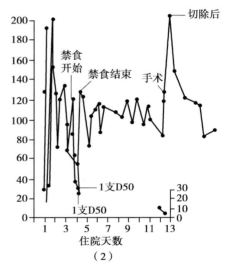

（2）

图45-6　胰岛素瘤患者禁食时血糖和胰岛素水平
（1）胰岛素瘤患者禁食时血糖和胰岛素水平。虽然血糖水平减低,胰岛素水平仍停留不变,展示一相关的高胰岛素症;（2）定期地对胰岛素瘤患者血糖测定。首次自然地降低至患者昏迷,50%葡萄糖注射后苏醒,第二阶段患者有目的禁食,葡萄糖升高至200mg/dl,而后逐渐降低并保持在90~120mg/dl之间

　　对怀疑有低血糖症的患者,胰岛素前体及C肽也对诊断有帮助。90%以上的患者血液循环胰岛素前体浓度超过全部血液循环胰岛素免疫活性的24%以上。在恶性胰岛细胞肿瘤当中,胰岛素前体水平大于循环免疫反应性的40%。C肽检测进一

步为诊断做帮助。C 肽水平的变化反映 B 细胞的活性。商业性胰岛素制剂不含 C 肽,低 C-肽水平合并高胰岛素水平进一步证实自主胰岛素瘤的诊断。对于诊断模糊的患者,C 肽抑制试验有帮助。当血糖水平达到 40mg/dl 或更低,正常人内源性胰岛素及 C 肽分泌减少 50% ~70%。胰岛素瘤患者 C 肽分泌不受抑制,大多数胰岛素瘤患者当血糖等于 40mg/dl 或低于此值时能观察到 C 肽水平>1.2μg/ml。以上实验如果细致进行,95% 以上的患者能够诊断。

激发试验对于禁食试验阴性或双向的患者可以鉴别。静脉注入葡萄糖酸钙(15mg/kg),4 小时的过程中会引起高胰岛素血症及低血糖症。90% 以上的胰岛素瘤患者会出现,正常人中静脉注入钙对血糖没有作用。另一种激发试验是服用甲苯磺丁脲(前一天晚上禁食后),对胰岛素瘤患者在 150 分钟内约有 97% 的患者会产生血糖低于 50mg/dl 的低血糖症及 85% 患者产生高胰岛素血症。正常人也有相似但程度低的血糖及胰岛素对甲苯磺丁脲的反应,其 1 小时之内数值会回到正常。其他的激发试验包括应用高血糖素或左旋亮氨酸氨肽酶作为注射剂。接受这些试验的患者需仔细鉴别,因为试验会产生重低血糖症。如不治疗,会导致严重神经系统的损害。因为这个原因,甲苯磺丁脲试验几乎已被放弃。

一旦生化检查诊断为高胰岛素血症,下一步是对产生过量胰岛素来源的定位。对于胰岛素瘤,临床及生化诊断都已确定的患者大约 90% 都可以成功定位。这些肿瘤大部分较小,超声及 CT 扫描均难以测到。但 CT 对于大的恶性肿瘤及肝转移有用。但报道,增强 CT 对于胰岛素瘤的定位率达到66%。如果 CT 不能发现肿瘤,应该用动脉造影及数字减影技术,有能力对小于 5mm 的多血管性瘤进行定位,通常在动脉造影图上有一特征性的血液流动。选择性抽取胰静脉血样检测胰岛素对于动脉造影未显示部位的肿瘤定位有帮助,可能会有胰头、体、尾部发现肿瘤。

术中超声对于胰岛素瘤的准确定位有帮助。一旦定位后,便进行手术。在一项研究中,术前定位手段均告失败的患者,术中超声与局部探查触诊的联合应用对患者有 100% 的定位率。对于 MEN-1 患者术中探测超声有特殊价值。我们目前追踪 100 例胰岛素瘤的检查结果显示于表 45-3。肿瘤的大

部分通过手术触诊而定位。Rothmund(1990 年)收集了 396 例资料对各种术前定位诊断胰岛细胞瘤的检查方法作了一个评估,得出 CT 定位诊断阳性率低,仅 33.3%,B 超 39.2%,动脉造影 61.6%,其他如钡餐、放射性核素扫描、磁共振等占 57.6%,而经皮经肝门造影术较高,可达 88.7%。

表 45-3　胰岛素瘤的诊断与定位

检测 72 小时饥饿试验,提示 Whipple 三联症胰岛素与葡萄糖之比大于 0.3
腹部增强 CT 扫描
选择性动脉内注射钙剂和肝静脉血样胰岛素浓度测定
经肝经门静脉选择性取样
手术探查和术中超声

【治疗】

首次手术以肿瘤摘除为主,如做 Whipple 手术则嫌手术范围过大。胰体尾部良性胰岛细胞瘤的手术方法以胰腺远端体尾部切除术为主,但也可做肿瘤摘除术。术中连续监测血糖,可帮助了解胰岛素瘤是否切净,对警惕、发现和切除净多发性胰岛细胞瘤也有帮助。术中超声探查辅助肿瘤定位,可靠性达 90% ~100%。术中辅助找肿瘤的方法还有:取活体作冷冻切片检查、快速血清胰岛素放免法测定以及针吸活检、细胞学检查等。术后死亡率则较低,约 2% 左右。外科手术治疗成功的标准是低血糖症消失、病理检查证明切除胰腺内分泌肿瘤、糖耐量试验正常或血清胰岛素正常,对治疗中还着重补充说明以下两个问题。

隐匿性功能性胰岛素瘤的定位　胰岛素瘤的治疗手段是手术切除,外科医师希望手术前能确定其位置,但术前定位的方法如前述有一定局限性,特别是对实验室检查确诊为高胰岛素血症而未能确定肿瘤位置者即隐匿性胰岛素瘤;近期很多文献介绍评价术中触诊与术中超声检查在定位上具有十分重要的地位。具体的步骤包括:①系统探查有无转移。②游离胰腺后仔细触诊。③术中超声检查。④根据肿瘤位置及其与胰管、血管的关系决定手术方式。术中超声的典型征象为低回声块影,其外被高回声实质包绕。术中超声还能显示肿瘤与主胰管及血管的毗邻关系,供选择术式时参考。

二、多发性内分泌瘤综合征 1 型

多发性内分泌瘤综合征 1 型（Multiple Endocrine Neoplasia Type 1 Syndrome,MEN-1）最初

是由 Werner 命名的。他首次描述了包括胰腺内分泌瘤、垂体瘤及胃壁腺体增生的综合征。MEN-1 一般包括甲状旁腺、胰腺、腺垂体，而胃肠道、胸腺和肺较少累及，与多发性内分泌瘤综合征 2 型的区别在于后者包括了甲状腺和肾上腺髓质。MEN-1 作为一种常染色体显性遗传病是由于 11 号染色体长臂产生缺陷造成的。

MEN-1 型典型的首发症状及体征多发生在 30～40 岁，男女发病率大致相等。临床表现发生率由高到低依次为：高钙血症、肾石病、消化性溃疡、低血糖、头痛、视野缺损、垂体功能减退、肢端肥大症、溢乳及库欣综合征。超过 90% 的患者有甲状旁腺素增高。这些患者中 80% 以上发生胰岛细胞瘤，据统计发生频率依次是：PP 瘤（80%～100%）、胃泌素瘤（54%）、胰岛素瘤（21%）、胰高糖素瘤（3%）、VIP 瘤（1%）以及其他岛细胞肿瘤。有 MEN-1 的患者 54%～80% 发生垂体肿瘤。

由于 MEN-1 累及利胰腺，从而导致多中心及弥漫性胰岛增生。另外还有散发的肿瘤，这些肿瘤倾向于多中心性及恶性。我们发现有 ZES 综合征（54%），促胃液素增多及高胃酸分泌状态伴有高甲状旁腺素的患者以及经受了成功的甲状旁腺切除术的患者对治疗高促胃液素及高胃酸分泌状态的药物反应性较好。因此，任何减酸治疗开始前应进行甲状旁腺切除术。没有证据显示切除与 MEN-1 并发的胃泌素瘤可以延长存活期，也很少能使促胃液素水平降至正常。对这些患者是否行外科手术治疗尚存有争议。只有当术前检查发现在合适于切除的部位有界限清楚，易于识别的病损时才应行外科治疗。我们的经验是：尽管难以治疗，合并有 ZES 征及 MEN-1 的患者仍可有较大的存活希望。

MEN-1 患者中次常见的岛细胞肿瘤是胰岛素瘤。相反，胰岛素瘤患者中 4%～10% 有 MEN-1 型。与胃泌素瘤相比，对 MEN-1 行积极的外科手术治疗是有效的，即使病变多发。极少患者有 VIP 瘤，尽管他们表现为多发瘤，但 VIP 瘤常是孤立的，由高胰岛素血症或 VIP 血症引起的症状难以用药物治疗，条件允许时试用外科手术切除肿瘤可能有效。

第六节　其他罕见胰腺肿瘤

一、胰腺非上皮性肿瘤

包括良性非上皮性肿瘤和恶性非上皮肿瘤，前者主要有纤维组织细胞瘤、幼年型血管内皮瘤和淋巴管瘤，为儿童常见胰腺肿瘤。而后者主要有横纹肌肉瘤、淋巴肉瘤（lymphosarcoma）和恶性淋巴瘤（lymphoma）。

二、胰腺继发性肿瘤

很少有肿瘤直接侵犯胰腺，见有胃肠道或胆道的腺癌，这些肿瘤在儿童原本就少见。血道转移更为常见，包括恶性黑色素瘤、肾肿瘤、肺肿瘤和白血病。

三、外分泌胰腺肿瘤样病变

这些包括胰腺囊肿、慢性胰腺炎、导管病变（如鳞状化生、黏液细胞肥大、导管乳头样增生以及腺瘤样导管增生）、腺泡病变（如灶性腺泡变异）、异位胰腺、胰腺中异位脾脏、错构瘤、炎性假瘤等。炎性假瘤在诊断和治疗中较为困难。

四、内分泌胰腺肿瘤样病变

包括胰岛增生、胰岛发育不良和婴儿持续性高胰岛素血症性低血糖症（以前称为胰岛细胞增生症）。这些超过了本章讨论范围，不再赘述。

（董岿然　高解春）

参 考 文 献

1. 余亚雄，应大明. 小儿肿瘤学. 上海：上海科学技术出版社，1997.

2. Johnson PRV，Spitz L. Cysts and tumor of the pancreas. Seminars in Pediatric Surgery，2000，19（4）：209-215.

3. Abeloft MD，Armitage JO，Lichter AS，et al. Clinical Oncology，Second Edition，Vol Harcourt Asia Churchill Livingstone，2000，1749-1783.

第四十六章

脾脏先天性发育异常

一、副脾

副脾（accessory spleen）是由胚胎期脾始基芽融合不全或异位脾芽形成，也可因部分脾组织脱离主脾发育形成，组织结构与正常脾脏相同或相似、并具有相同功能。是最常见的脾脏先天性发育异常。据文献报道，正常儿童中有约 10% ~33% 存在副脾。80% 的副脾只有 1 个，约 11% 有 2 个，3% 有 3 个或更多。曾有人统计了 3000 例尸解资料，副脾发生率为 10%。造血系统疾病患儿副脾发生率可能更高。

副脾一般呈球形，大小不等，直径从数毫米至10cm 以上。副脾约 75% 左右位于脾门及胰尾附近，或沿着脾动脉分布；在大网膜、后腹膜和阴囊内也有发生。很多情况下，副脾是进行腹部其他脏器手术时偶然发现的。组织学上副脾与脾脏组织结构一样，外有被膜，质地、色泽与正常脾相同。副脾可与正常脾脏完全分离，也可以有结缔组织与之相连，具有单独的动、静脉系统。副脾可随年龄增长而退化萎缩，不再具备脾脏同样的功能，因此年龄越小，发现副脾的几率越高。

正常情况下，副脾的功能可以忽略，也很少发生病变。如副脾较大，尤其在正常脾脏切除后发生代偿性增大，则可能引起症状。其临床意义主要涉及以下几个方面：①较大的副脾如在肝门区附近可引起压迫症状，出现阻塞性黄疸；位于肠壁附近或与肠壁融合时，可引起肠梗阻甚至诱发肠套叠。②位于胃、结肠、胰腺、卵巢附近会被误认为是相应部位的肿瘤。③较大的副脾本身也可发生破裂、出血、扭转或梗死引起急腹症。④一些血液病患儿因脾脏功能亢进行脾脏切除后，仍有症状或症状复发，如特发性血小板减少性紫癜在主脾切除后 31 年，由于副脾存在导致疾病复发的报道，在此情况下，应行核素 ^{99m} 锝标记红细胞或 ^{111} 碘标记血小板扫描，确定副脾

位置并手术切除之。因此对该类血液病患儿确定行脾切除前，应想到副脾存在的可能。Curtis 报道术中遗漏环绕胰尾的后腹膜区副脾而引起术后脾功能亢进复发的病例，提出手术时应常规探查该区域。

二、游走脾

脾脏位于腹腔正常解剖位置以外称为游走脾（wandering spleen）或异位脾（ectopic spleen）。正常脾脏有脾胃韧带、脾结肠韧带、脾肾韧带以及脾膈韧带的支托和腹内压的存在而维持在一定的解剖部位。一般认为游走脾是脾脏发育过中先天异常造成的。如胚胎期背侧胃系膜发育存在缺陷导致脾蒂变长，同时起固定作用的韧带松弛而使其支托能力大大减弱，使脾脏在腹腔中移位。还有部分学者认为游走脾是由于继发因素所致，如脾大使韧带被牵拉变长，腹部创伤等。

游走脾临床上比较少见，可发生于腹腔任何部位，常见于下腹部或盆腔。早期可有较大移动性，亦可经由膈肌疝孔进入胸腔内，甚至进入巨大的腹股沟管内；若长期与周围组织粘连则位置相对固定。游走脾一般比正常脾脏大，可能是因脾脱垂而致脾蒂扭转、充血所致，也可由脾脏原有病变引起。

【临床表现】

患儿可无明显症状，或因无意中发现腹部包块就诊。临床表现主要取决于脾脏位置、是否扭转和外伤等情况：

1. 脾脏牵拉、压迫　当游走脾牵拉或压迫周围组织及器官时可引起不同症状，牵拉胃部出现恶心、呕吐、嗳气；压迫肠管可发生肠梗阻；脾脏坠入盆腔可出现便秘、尿频、排尿困难等。

2. 脾蒂扭转　据文献统计，约 20% 的游走脾可发生扭转。由于游走脾的蒂过长，加之体位改变、腹肌收缩、肠蠕动或外力推动等因素作用下，导致脾蒂

出现不同程度的扭转。脾蒂一般扭转180°～720°，最多可达12圈。部分扭转时，脾脏血供可不受影响；扭转达180°时，可引起脾脏充血、肿大，严重者脾周围可有渗出；如扭转360°以上，则脾脏血供完全阻断，引起脾梗死、脾周围炎和局限性腹膜炎。

（1）急性完全扭转：可因患儿更换体位、外伤等因素诱发急性完全扭转导致脾梗死。患儿出现剧烈腹痛伴恶心、呕吐等症状，甚至出现休克。如脾脏位于下腹部或盆腔，易与急性阑尾炎、肠扭转或卵巢囊肿扭转等相混淆。若脾坏死后出现继发感染形成脓肿时，发热、腹痛等症状则更为明显。胰尾因与脾蒂关系密切，也可发生扭转、坏死。

（2）慢性不完全性扭转：患儿可无自觉症状，或仅有轻微腹痛。长期间歇性扭转则导致脾充血，继而发生脾大和脾功能亢进。脾蒂扭转还使脾脏血供受阻，可继发脾静脉血栓形成、左侧门静脉高压，严重时可发生胃底食管下段静脉曲张破裂出血。如仅累及脾动脉使之发生进行性狭窄乃至闭塞，则导致脾萎缩和脾纤维化。

3. 脾破裂 由于游走脾常位于腹内显露部位，易受外伤而发生破裂、出血。患儿外伤后出现腹痛、腹胀；腹部压痛、反跳痛、肌紧张和移动性浊音等腹内出血引起的腹膜刺激征；如损伤严重、出血量较大则出现失血性休克表现，如血压下降、脉搏细速、呼吸增快、四肢厥冷、口唇发绀、神志变化、红细胞计数和血红蛋白进行性下降、中心静脉压下降、尿量减少等。

【诊断】

根据正常脾脏位置所在部位的浊音区消失，而腹腔其他部位可触及有切迹的、光滑的活动性包块，平卧时又可将该包块推回左上腹甚至脾窝，则应考虑游走脾的诊断。B超、CT等影像学检查可明确诊断并判断其位置。但术前未明确诊断，且发生脾蒂扭转、出现腹膜炎等并发症时则诊断较为困难。临床上很多病例在手术探查时才明确诊断。

【处理原则】

游走脾诊断明确后，应根据不同情况予以处理。无症状者一般不需治疗，但必须向患儿及其家长交代发生脾蒂扭转及脾梗死的可能性。症状较轻、无缺血梗死或偶然发现的游走脾应尽可能保留；可试行脾固定术，文献报道的脾固定术有很多，包括利用脾脏周围组织缝合固定；Dexon补片做成网眼篮；腹膜外袋；胃固定术+结肠移位术等，上述手术现均可

在腹腔镜下进行。急性脾蒂扭转者伴脾梗死应手术切除脾脏，手术中可保留副脾或行自体脾移植术以保留部分脾脏功能。

三、无脾和多脾综合征

无脾是由于始基芽发育缺失导致出生时脾脏先天性缺如；多脾则是始基芽发育过程未能完全融合成一个正常脾脏，而成为多个发育不全的脾组织。无脾和多脾（asplenia and polysplenia syndromes）常与其他严重先天性畸形同时发生，故称为无脾或多脾综合征，两者有很多类似的特征，最常见合并的是先天性内脏异位。

先天性无脾非常少见，波士顿儿童医院从7032例尸检中发现12例无脾（约0.15%）。男性发病率高于女性。Ivemark于1826年首次报道了此综合征，故又称之为Ivemark综合征。波士顿儿童医院12例无脾患儿中11例合并心血管畸形，包括永久性动脉干、肺动脉狭窄伴或不伴闭锁、大血管转位以及肺动脉瓣畸形；肺静脉连接异常以及其他瓣膜或房间隔、室间隔畸形也常见。亦有合并右位心、右侧胃、中位肝脏、双侧三叶肺、肠旋转不良、先天性胆总管囊肿、十二指肠闭锁等畸形。

无脾患儿多因心衰一岁内死亡，如能成功矫治心血管畸形，患儿在后来生命中易发生致死性感染。感染的主要微生物是肺炎球菌、流感嗜血杆菌和脑膜炎球菌。单核-吞噬细胞系统清除功能障碍和T细胞功能减低是感染难以控制的主要原因。外周血可见Howell-Jolly小体；有报道无脾患儿血液循环中抗多糖抗原的抗体水平处于较低状态。

无脾可通过放射性核素扫描、B超和CT检查确诊。无脾常合并下腔静脉缺如、十二指肠前门静脉、中肠旋转不良、肝动脉畸形、内脏异位、动静脉畸形、双侧二叶肺、十二指肠闭锁和大血管转位等严重心血管系统畸形。

多脾可以单独发生，也可合并内脏异位和心血管畸形，称为多脾综合征。男性发病率高于女性。Baillie于1788年首次报道此综合征。多脾可位于双侧上腹部或一侧，可为两个或多个，最多达九个。常于手术或尸检时发现。因脾表面呈现深凹的裂口，在腹腔内出血行开腹探查时易被误认为是脾破裂而行脾切除术；还可能被误认为是副脾。从大体上看，多脾的脾裂口边缘光滑、包膜完整、脾组织无任何损伤，术中应仔细辨认。临床上多脾最常合并

的畸形是胆道闭锁,约10%胆道闭锁患儿合并有多脾,其并不影响施行肝门空肠吻合术和肝脏移植。多脾患儿有充足的脾脏免疫功能,外周血检查常无明显异常,也无增加感染的危险。但仅有10%多脾患儿可存活至青年,50%出生后四个月内死亡。

四、脾生殖腺融合症

胚胎发育第5周时,脾原基在背侧胃左侧系膜中与由中肾脊演变来的生殖原基非常接近,第7~8周时,生殖原基与粘连在一起的脾原基一同下降,下降完成后,腹腔中的脾脏与左侧阴囊内的睾丸或盆腔中的左侧卵巢以纤维组织条索相连;另一种情况是脾原基下降时与左侧睾丸或卵巢融合在一起,从而导致脾生殖腺融合症(splenic gonadal fusion)。常同时伴有其他先天性畸形。

脾生殖腺融合症多在行疝修补术、剖腹探查术或尸检时偶然发现,也可在切除阴囊肿物行病理检查时发现;脾与阴囊内睾丸连接的纤维结缔组织条索可压迫横结肠引起肠梗阻症状。

脾生殖腺融合症的治疗应手术切除连接脾与睾丸或卵巢的纤维条索,以防止肠梗阻;如脾与睾丸或卵巢合并,则需切除脾脏,如完全融合则同时切除性腺。在阴囊中脾脏通常位于睾丸鞘膜中,由一层独立被膜与睾丸隔开,了解这个解剖特点,在偶然发现睾丸或卵巢肿物时,应行术中活检以保护正常的生殖腺。文献报道一组脾生殖腺融合症患者中,37%行了不必要的性腺切除术。

五、先天性脾囊肿

先天性脾囊肿(congenital splenic cyst)内壁常衬以上皮细胞,外观上可见小梁样结构,是由于脾脏表面间皮组织进入脾脏实质所致,而脾脏假性囊肿常继发于脾脏外伤,其内壁无上皮细胞。大多数先天性脾囊肿没有临床症状,一般其直径大于8cm时常有临床症状,如腹痛、破裂、脓肿和压迫症状。单个且直径<5cm的囊肿可随访观察。不断变大、有临床症状者需进行手术治疗。经皮囊肿穿刺、硬化剂注射疗法的复发率较高。有报道酒精囊内注射疗法疗效较好。腹腔镜部分囊肿切除和囊肿及部分脾脏切除的复发率分别为64%和88%。

六、分叶脾

脾切迹很深,使得脾呈分叶状,称为分叶脾

(lobulated spleen)。分叶脾是由于胚胎发育期原始脾芽未能完全融合而形成。分叶脾临床非常少见,也无明显临床症状,偶在尸检时发现。

(吕志宝)

参 考 文 献

1. 吕志宝,金百祥. 遗传性球形红细胞增多症与脾切除:附42例报告. 临床儿科杂志,1995,13:294-295.
2. 莫志强,王大勇,李小松,等. 脾切除及保留副脾治疗儿童戈谢病的疗效观察. 中华小儿外科杂志,2016,37:537-540.
3. 肖秀漫,杨祖钦,陈尚勤. 新生儿无脾综合征八例分析与转归. 中国新生儿科杂志,2016,11:357-360.
4. 张小波,王玉芸,李权. 儿童游走脾并蒂扭转、脾坏死1例. 临床小儿外科杂志,2014,13:365-366.
5. Ozeki M, Asakuma M, Go N, et al. Torsion of an accessory spleen:a rare case preoperatively diagnosed and cured by single-port surgery. Surg Case Rep,2015,1:100.
6. Qiu Y, Li X, Yang H, et al. Laparoscopic versus open splenectomy in children:a systematic review and meta-analysis. Pediatr Surg Int,2016,32:253-259.
7. Luoto TT, Pakarinen MP, Koivusalo A. Long-term outcomes after pediatric splenectomy. Surgery,2016,159:1583-1590.
8. Fiquet-Francois C, Belouadah M, Ludot H, et al. Wandering spleen in children:multicenter retrospective study. J Pediatr Surg,2010,45:1519-1524.
9. Okazaki T, Ohata R, Miyano G, et al. Laparoscopic splenopexy and gastropexy for wandering spleen associated with gastric volvulus. Pediatr Surg Int,2010,26:1053-1055.
10. Ando S, Shimazui T, Hattori K, et al. Splenogonadal fusion:case report and review of published works. Int J Urol,2006,13:1539-1541.
11. Garza-Serna U, Ovalle-Chao C, Martinez D, et al. Laparoscopic partial splenectomy for congenital splenic cyst in a pediatric patient:Case report and review of literature. Int J Surg Case Rep,2017,20:44-47.
12. Accinni A, Bertocchini A, Madafferi S, et al. Ultrasound-guided percutaneous sclerosis of congenital splenic cysts using ethyl alcohol 96% and minocycline hydrochloride 10%:A pediatric series. J Pediatr Surg, 2016, 51:1480-1484.
13. Pinheiro BV, Noviello Mde L, Cunha MM, et al. Pathological changes in acute experimental toxoplasmosis with Toxoplasma gondii strains obtained from human cases of congenital disease. Exp Parasitol,2015,156:87-94.

第四十七章

小儿脾脓肿和脾脏感染性疾病

脾脏是人体最重要的免疫器官之一,含有大量吞噬细胞且血流丰富,对血液中微生物有高度过滤和吞噬能力,抵抗局部感染,使病原菌不易侵入和繁殖。小儿脾脏感染性疾病较为少见,主要表现为脾脓肿(splenic abscess)。近年来随着免疫缺陷儿童增加,小儿脾脓肿的发病率有所上升。肝脾假丝酵母菌病就是有免疫缺陷病儿发生假丝酵母菌血症所致。文献报道单发与多发脾脓肿的比例差异较大,多发性占38%~75%。约一半的患者为单纯性脾脓肿,预后良好;如脾脓肿合并其他部位如肝、肺、肾等脏器脓肿,病情常较严重。

【病因】

1. 血源性感染　临床最为多见,约占75%。多发生在有慢性病、体质衰弱和存在免疫缺陷的患儿。主要继发于败血症、亚急性心内膜炎、肺脓肿、尿路感染、耳源性化脓性感染、伤寒、副伤寒、结核、脾栓塞、急性阑尾炎、胰腺炎等。静脉注射偶可引起脾脏感染和脾脓肿。

2. 外伤　脾脏外伤血肿继发感染,约占15%。脾动脉栓塞或结扎后脾梗死也可导致脾脓肿形成。

3. 病理性血红蛋白血症　异常血红蛋白血症或镰刀形红细胞性疾病患儿可能由于脾梗死、血源性细菌播散到脾脏,从而发生脾脓肿。此种情况原发病灶常为胆囊。

4. 邻近脏器感染蔓延　约占3.4%。胃、胰腺、肾脏、结肠等邻近器官的感染和肿瘤均可累及脾脏形成脾脓肿。

5. 免疫抑制或免疫缺陷　免疫缺陷疾病、艾滋病、糖尿病、肿瘤等患儿易发生脾脏感染和脾脓肿,重症患儿在ICU治疗期间发生脾脏感染的机会显著增加。疟疾、棘球蚴病和猫抓病等病原体毒素可抑制脾窦内皮细胞的吞噬功能,引起局部感染,逐渐形成脓肿。部分脾囊肿继发感染可形成脓肿。

脾脏感染的致病菌谱随着抗生素的广泛使用也在发生变化,葡萄球菌、链球菌、沙门菌逐渐减少,真菌和厌氧菌感染较前明显增加。也有结核性脾脓肿的报道。

【病理】

脾脏感染多由微生物栓子在脾内存留引起,可发生在脾的任何部位。脾脏外伤后血肿与栓塞坏死形成脓肿多为单发性,由于脓腔内含有破坏溶解的组织,脓液多为稠厚深褐色。脓栓引起的脾脓肿常为多发性。微生物栓子产生的毒素使局部脾组织坏死,继而大量的中性粒细胞浸润,释放出溶解酶将坏死组织液化,形成含有脓液的空腔。脾脓肿早期很少与周围组织粘连,晚期位于脾脏表面的脓肿容易穿入其他器官或破溃入腹腔。

【临床表现】

脾脓肿的临床表现多不典型,常缺乏特异症状,早期诊断困难,易误诊为败血症或脓毒血症。临床上有下列情况时应怀疑有脾脓肿存在:

1. 寒战、高热　体温可达39~40℃,呈弛张热或稽留热。寒战和发热是转移性脓肿的前驱症状。

2. 左上腹疼痛、压痛、叩击痛和肌紧张　这是诊断脾脓肿最有价值的局部症状和体征。

3. 脾大、左上腹包块　有时可见左上腹或左季肋部局限性皮肤水肿。

4. 咳嗽、左下胸痛及左肩痛　提示炎症侵入膈下或膈肌,患儿可有左下肺炎或胸膜渗出。

5. 4%患儿脾脓肿破裂并发弥漫性腹膜炎,或穿入胃、结肠和小肠并出现相应症状。

6. 脾脏外伤血肿继发形成的脓肿可破溃,合并出现腹膜炎症状和大出血。

7. 其他如食欲缺乏、乏力、贫血等全身症状。

【诊断与鉴别诊断】

小儿脾脓肿诊断较为困难,且预后差,因此,除了临床医师提高对本病的警惕性和深入细致地了解患儿的病情及易感因素外,积极细致的辅助检查,包括创伤性检查是提高早期诊断的有效手段。

1. 病史 患儿多存在以下危险因素:其他部位的感染并且已经导致菌血症、毒血症、脓毒血症或败血症;脾脏外伤病史;结核病史;先天性免疫缺陷病;恶性肿瘤、糖尿病、移植术后、应用大剂量糖皮质激素和免疫抑制剂病史等;疟疾、寄生虫等感染病史。

2. 体格检查 由于小儿脾脏感染临床表现不典型,应提高对本病的警惕性。需要进行全面细致的体格检查,注意左上腹有无压痛、叩击痛,尤其是脾脏的触诊(大小、质地、表面情况、摩擦感和切迹)。

3. 实验室检查 血常规提示白细胞计数升高,出现核左移伴中毒颗粒。脾功能亢进时,可出现贫血、白细胞和血小板减少。多发性脾脓肿血培养阳性率可达70%,而单发性脾脓肿仅为10%~20%。

4. 影像学检查 胸部和腹部X线可见左侧膈肌抬高,膈下有软组织块影,膈肌运动不同程度受限,左侧胸腔积液等征象。若在脾脏内出现液平面则为特异性征象。钡餐造影显示胃、结肠脾曲或横结肠向右前方移位。

(1)腹部B超:提示脾脏增大,脾脏内回声增强,脾实质内单个或多个圆形或不规则的无回声暗区,囊壁较厚、粗糙,边缘不整齐。脓腔内有气体时,可有强回声光点、光斑反射。彩色多普勒可显示脓肿的厚壁上丰富的血流信号。60%病灶位于脾上极,可伴有胸腔积液。

(2)腹部CT:是评估脾脏感染和脓肿的较好方法。平扫显示脾实质内单个或多个圆形、椭圆形或不规则的低密度区,CT值为20~35HU,脓肿内可见液平面或气体,脓肿壁与脾实质密度接近。少数病例可见囊腔分隔。增强扫描显示病灶中央区无强化,脓肿壁强化明显,呈多环征。脾脏内可见散在的钙化斑。

(3)动脉造影:敏感度较高,可见脾脏增大,动脉期脾脏内有一无血管区的膨胀性肿块,脾血管移位、变直或分开;毛细血管期,脓肿呈现边缘不规则而且模糊的充盈缺损。脓肿周围无染色及血管增加,无包绕血管或血管湖,脾静脉正常。

(4)核素扫描:准确性较高,可达80%~90%,可明确脾脓肿的大小及部位。单发性较大脓肿表现为大片放射性缺损区,多发性小脓肿表现为放射性核素摄取不均匀图像。但无法检出2cm以下的病灶。

(5)脾脏穿刺活检:B超或CT等影像学引导下经皮脾脏穿刺是诊断的重要手段。对于小儿,也可在腹腔镜或开腹探查下进行穿刺,抽得陈旧性积血或脓液。穿刺液应做涂片、细菌培养和药物敏感试验,以指导抗生素的使用。

5. 诊断标准(Chang 2006) 符合以下1项者即可诊断:血液或脾脏穿刺液证实存在微生物感染,同时有脾脓肿的超声或CT影像学改变;尸体解剖、脾切除术后或脾穿刺标本经病理证实脾脓肿形成;剖腹探查明确为脾脓肿;有发热、左上腹痛等典型临床症状,同时腹部超声或CT证实存在脾脓肿的影像学改变,经单纯抗感染治疗临床症状改善。

6. 鉴别诊断

(1)脾脏恶性肿瘤:如脾脏原发性或继发性淋巴瘤、血管肉瘤和纤维肉瘤,以脾脏继发性淋巴瘤多见。在淋巴瘤临床表现基础上合并脾脏增大,上腹部不适及左上腹痛,可出现腹水和血小板减少。淋巴结活检有诊断意义。

(2)脾脏良性肿瘤:如血管瘤、淋巴管瘤和错构瘤。常为单发,大小不一,多无临床症状,预后良好。

(3)脾脏转移性肿瘤:主要指起源于上皮系统的恶性肿瘤转移至脾脏,如肺癌、卵巢癌和恶性黑色素瘤。临床常无特殊症状,或仅表现为原发病症状。

(4)脾结核:较为少见,常为全身粟粒性结核的一部分。临床表现以结核中毒症状为主,伴上腹部疼痛。根据不同时期脾结核影像学改变,可有早期变性时表现为低回声,发生干酪样坏死,化脓早期为高回声,液化后无回声。

(5)脾囊肿:较为常见,可分为先天性和寄生虫性囊肿。先天性囊肿较为常见,临床上多无特异性症状,往往在查体时超声下发现形态规则的圆形或椭圆形无回声区,囊壁薄、光滑、透声性好,后方回声增强。

(6)脾血肿:常有明确的左上腹部外伤史,出血刺激脾脏包膜引起左上腹疼痛,严重者可有失血性休克的表现。超声下见脾脏内无回声区,大小不一。

【治疗】

1. 非手术治疗 脾脏为重要免疫器官,对于儿童脾脏感染,近年来越来越倾向于保守治疗。应用抗生素和支持治疗改善患儿全身情况。经验性用药时要考虑 G⁻杆菌、G⁺球菌、厌氧菌、真菌以及少见病原菌感染的可能。通常先给予广谱抗生素和甲硝唑联合用药。单发性脾脓肿患儿混合性感染的可能性较小,G⁻杆菌感染几率较高。研究表明,经皮脾脏穿刺或手术获得标本的培养阳性率高于血培养。现已有 CT 引导下治疗婴幼儿脾脓肿的报道。根据细菌培养结果,及时调整抗菌用药。同时注意有无厌氧菌感染及结核性脾脓肿可能。给予患儿充分的营养,维持水、电解质平衡,纠正贫血和低蛋白血症,必要时可少量多次输注新鲜血浆或全血。

2. 手术治疗　对于存在 G⁻杆菌感染、急性生理与慢性健康评估(APACHE Ⅱ)>15 分、多发脾脓肿等提示有预后不良因素的患儿应积极、早期行手术治疗。手术方式包括脾脓肿切开引流术、部分脾切除术和脾切除术。

(1) 术前准备:术前加强抗生素抗感染。拟行脾切除术患儿,术前完成疫苗接种。其余同腹部手术。

(2) 麻醉:宜采用气管内插管全身麻醉。

(3) 脾脓肿穿刺或切开引流术:若患儿全身情况差、手术风险高、脓肿为单发性,可选择脾脓肿穿刺或切开引流术。穿刺操作在 B 超或 CT 引导下进行,避免损伤结肠脾曲和胸膜腔。导管置入脓腔后,用大量生理盐水和抗生素冲洗,引流的第 1 周内每天冲洗 2 ~ 3 次,以后逐渐减为每天 1 次,同时静脉使用抗生素 6 ~ 8 周。感染症状和体征消失、B 超等影像学检查证实脓腔闭合后可拔管。治疗过程中若发现引流失败,应及时转为开腹或腹腔镜手术。行切开引流手术切口的选择按照肿块的位置决定,手术时注意勿污染腹腔或胸腔。

(4) 部分脾切除术或脾切除术:脾切除术是治疗脾脓肿较为安全、效果最理想的方法。手术时应先处理脾蒂,可控制出血,避免或减少感染扩散。如果脾脏与周围组织广泛粘连紧密,分离时可能损伤周围脏器或大血管,可逆行切除脾脏。具体方法:切开脾蒂处后腹膜,游离、结扎脾动脉,剪开胰尾上下缘后腹膜,钝性分离脾蒂并切断。再切开自脾门至脾下极后腹膜,然后钝性剥离脾脏。手术时常因脾脏与周围脏器和组织紧密粘连而发生困难,必要时可进行脾脏部分切除术。脾脓肿破裂病例,如行脾切除术,死亡率较高,可在病灶及下腹部放置引流,待感染控制后再行脾切除术。

3. 术后处理　①监测生命体征,注意术后近期并发症如腹腔内出血、膈下感染等。②动态监测血小板水平。加强抗生素治疗,合理应用止血药。维持水、电解质和酸碱平衡。必要时输注血制品。根据具体情况适时拔除引流管,通常为术后 48 ~ 72 小时。

4. 术后并发症及预防

(1) 术后出血:脾切除术后大出血多发生在术后 24 ~ 72 小时。要求术者在手术中充分可靠结扎、缝扎止血,尤其需要妥善处理胃网膜血管、胃短血管和脾蒂血管,避免损伤胰腺,关腹前对手术区反复检查与彻底止血。

(2) 膈下感染或脓肿:主要表现为术后持续高热,伴畏寒,精神萎靡,膈肌刺激征如呃逆、左肩部不适,X 线提示膈肌抬高、运动受限,B 超和 CT 可发现膈下低密度占位。预防方法是手术时彻底止血、严格无菌技术,避免损伤胰腺,术前纠正贫血,手术时膈下放置引流。

(3) 术后血管栓塞:发生率约为 5% ~ 10%。可能与术后血小板计数增加、血小板质量异常、血液黏稠度增加以及脾静脉断端残留较长有关。当血小板高于 800×10⁹/L 时需服用肠溶阿司匹林。血小板计数更高时可考虑肝素治疗,必要时应用低分子右旋糖酐。如发生血管栓塞,可溶栓治疗,更严重时应紧急手术取栓。

(4) 肺部并发症:如肺部感染,左侧胸腔积液。多不需要特别处理,必要时进行胸腔穿刺抽液,给予抗生素预防。

(5) 脾切除术后暴发感染:治疗原则按照感染性休克进行救治。

【预后】

脾脓肿预后较差,死亡率较高,儿童中缺乏大宗病例分析。成人资料显示总死亡率可高达 40% ~ 50%,其中相当部分是由于误诊漏诊而延误治疗。单发脾脓肿死亡率约为 14%,多发性或全身败血症性脾脓肿死亡率可高达 85%。脾脓肿患儿预后与其基础状况相关,与所接受的治疗方式并无相关性。细菌种类和死亡率似无关系。此外患者合并糖尿病和使用免疫抑制剂等因素均可影响预后。因此提高脾脓肿的治愈率依赖于早期诊断和及时治疗。

（吕志宝　刘江斌）

参 考 文 献

1. 宋凤麟,逯林欣,李彩霞,等. 脾脓肿 19 例临床资料分析.

中华内科杂志,2013,52:313-317.

2. 苏雁,吴敏.儿童白血病并肝脾脓肿 19 例.实用儿科临床杂志,2010,25:192-194.

3. 蔡姿丽,陈鹏,曹建设,等.儿童脓毒症继发脾脓肿两例临床分析.中国小儿急救医学,2014,21:526-528.

4. 王昕.急诊小儿脓毒症继发脾脓肿并肝功能损伤的分析.肝脏,2015,9:691-693.

5. Faruque AV,Qazi SH,Arshad M,et al. Isolated splenic abscess in children, role of splenic preservation. Pediatr Surg Int,2013,29:787-790.

6. Yeom JS,Park JS,Seo JH,et al. Multiple large splenic abscesses managed with computed tomography-guided percutaneous catheter drainage in children. Pediatr Neonatol,2013,54:409-412.

7. Wiwanitkit V. Splenic abscess in children:a concern of management. Afr J Paediatr Surg,2010,7:123.

8. Choudhury SR,Debnath PR,Jain P,et al. Conservative management of isolated splenic abscess in children. J Pediatr Surg,2010,45:372-375.

9. Choudhury S R,Rajiv C,Pitamber S,et al. Management of splenic abscess in children by percutaneous drainage. J Pediatr Surg,2006,41:e53-56.

10. Agarwal N,Dewan P. Isolated tubercular splenic abscess in an immunocompetent child. Trop Gastroenterol,2007,28:83-84.

11. Llenas-García J,Fernández-Ruiz M,Caurcel L,et al. Splenic abscess:a review of 22 cases in a single institution. Eur J Intern Med,2009,20:537-539.

第四十八章

脾 囊 肿

【概述】

脾脏囊肿是脾脏组织囊性病变,有寄生虫性囊肿和非寄生虫性囊肿之分,非寄生虫性囊肿根据有无上皮细胞可分为真性囊肿和假性囊肿。

【病因及病理】

不同病因的脾脏囊肿表现不同的病理状态,依据不同的病因做如下分类:

1. 寄生虫性脾囊肿 60%~70%的脾囊肿由寄生虫引起,主要为脾包虫囊肿。脾包虫囊肿约占腹部棘球蚴病的1.9%~2.7%。

2. 非寄生虫性脾囊肿 又可根据囊壁有无内皮或上皮,分为真性囊肿和假性囊肿。

(1)真性囊肿:囊壁内有内皮或上皮,如皮样囊肿、表皮样囊肿及淋巴管囊肿等。①皮样囊肿亦称畸胎瘤。起源于原始胚胎细胞,是在胚胎发生过程中,具有全能发展潜能的组织和细胞逃逸机体的调节和监控,出现分化异常,在脾脏内形成具有三胚层结构的肿瘤。②表皮样囊肿多为单房性囊肿,囊内含有清亮的液体或含有胆固醇及血液的混浊液体,囊壁光滑。镜下:囊壁被覆鳞状上皮,有时有角化,偶见灶性的移行上皮或含有黏液的柱状上皮,上皮下为结缔组织,没有皮肤附属器。③淋巴管囊肿即淋巴管瘤,为淋巴管组织的错构瘤,由囊性扩张的淋巴管组成。脾脏淋巴管瘤可为单发,多位于包膜下,也可多发结节散布于整个脾脏,甚至形成巨脾。

(2)假性囊肿:囊壁仅有纤维组织组成,如外伤性血肿、炎症或动脉血栓后形成的局限性液化性病变等。

【临床表现及诊断】

据Fowler265例脾囊肿的统计,寄生虫性脾囊肿与非寄生虫性脾囊肿的比约为2:1,在非寄生虫性脾囊肿中,真性囊肿与假性囊肿的比约为1:4,即

在非寄生虫性脾囊肿中20%为真性囊肿,80%为假性囊肿。假性囊肿75%以上是继发于脾损伤后引起的脾内血肿,真性囊肿较少。

寄生虫性脾囊肿主要为脾包虫性囊肿,仅见于畜牧地区或来自于该病流行地区的患儿,在我国主要见于西北、西南畜牧地区。常与肝、肺棘球蚴病同时存在。小型的囊肿并无症状。大型的可有胃受压现象,出现上腹饱胀不适感,疼痛。病程中常有过敏反应史,如皮肤瘙痒、荨麻疹等。脾棘球蚴病的并发症有囊肿破裂、继发感染和脾功能亢进。体格检查在左上腹部可扪及肿大的囊状肿块,有波动感,但无触痛与腹肌紧张。化验检查可见嗜酸性粒细胞显著增加。包虫囊液皮内试验(Casoni皮肤敏感试验)呈阳性反应。腹部X线、CT检查有时可见囊肿壁有钙化现象,表示包虫已经死亡。临床诊断通常并不困难。

非寄生虫性脾囊肿以假性囊肿较为多见,大多是继发脾脏包膜下血肿后形成,患儿既往史中可有外伤病史。真性囊肿更为罕见,大多无症状,常因体检或其他疾病进行检查时偶然发现。少数可出现压迫症状和脾功能亢进表现,偶可发生囊肿破裂、腹膜炎等并发症。辅助检查主要有超声检查和影像学检查。超声检查有快速和无创伤等优点,可以显示囊肿部位和性质,可见到脾脏内单个或多个圆形或不规则无回声暗区,大小不等,境界清楚,囊肿后壁回声增强。X线片、CT等影像学检查均能显示脾脏囊肿。其中CT图像的清晰度和精确度明显高于X线片,CT可显示脾脏内单发或多发低密度病变,常为水样密度。MRI较CT检查更为精确可靠。

【鉴别诊断】

寄生虫性脾囊肿主要为脾包虫性囊肿,依据临床病史、体格检查及辅助检查,临床诊断通常并不困难。非寄生虫性脾囊肿中真性囊肿与假性囊肿较难

鉴别,可依据超声检查、CT 检查及 MRI 检查进一步加以鉴别。多囊性的真性囊肿有时需与多囊肝及多囊肾进行鉴别。

【治疗原则与方案】

无症状的非寄生虫性脾囊肿可不必治疗,但应定期复查。由于一些脾囊肿可逐渐增大,囊肿较大时容易发生破裂,有时轻微的腹部外伤即可引起脾破裂,导致危及生命的可能。另外脾囊肿尚有合并出血和感染的可能性,因此对于囊肿较大的,或者逐渐增大的囊肿,原则上应行手术治疗(图 48-1)。以前行全脾切除手术是治疗脾囊肿的唯一措施,近年来考虑到器官和脏器功能的重要性,除囊肿为感染性或位于脾门区之外,一般主张尽量争取做部分脾脏切除术和囊肿切除术。新近的资料表明,施行不完全囊肿包膜切除术,以尽量保留脾脏功能,也未引起囊肿复发。如果脾脏与周围组织粘连重,囊肿为单房又合并化脓性感染时,可应用脾脏囊肿切开引流术。对于化脓性与包虫性囊肿,手术中要注意保护好周围脏器,以免感染扩散。包虫性囊肿以手术摘除包虫囊肿为主。另外手术前后用药对预防播散和复发有重要意义。若合并有肝脏或腹腔包虫囊肿,需同时切除所有病灶。随着腹腔镜技术的发展,腹腔镜下脾脏切除术、部分脾脏切除术、脾囊肿切除术、脾囊肿开窗术及脾包虫囊肿摘除术已逐渐成为治疗脾囊肿的重要手段。

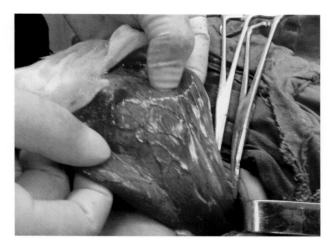

图 48-1　脾囊肿术中所见

（席红卫）

参 考 文 献

1. 张启瑜.钱礼腹部外科学.北京:人民卫生出版社,2006.
2. 王果.小儿外科手术难点及对策.北京:人民卫生出版社,2006.
3. 李云新.脾囊肿 15 例临床分析.中国医学创新,2010,7(22):47-48.
4. 新彭毅,杨崇毛,钟立明,等.腹腔镜下脾囊肿的保脾术探讨.中国微创外科杂志,2010,10(1):57-59.
5. 孙学征,阮新贤,朱欣,等.微创治疗脾囊肿五例疗效分析.中华肝胆外科杂志,2014,20(3):221-222.

第四十九章

儿童脾脏肿瘤

儿童脾肿瘤少见,常为转移瘤。总体上脾肿瘤也分良性和恶性两种。原发性肿瘤可起源于脾脏的任何组织,即淋巴、血管或纤维组织。残留的脾胚胎组织也可能生长皮样囊肿和畸胎瘤。良性肿瘤如血管瘤、淋巴管瘤、错构瘤、纤维瘤、脂肪瘤等,多为单个。小的肿瘤可无症状体征,常在体检时偶然发现。巨型者表现为脾大及左上腹不适、疼痛,或因胃肠等邻近内脏被牵引受压而出现恶心、呕吐、嗳气、腹胀、便秘等症状。X线钡餐检查可见胃、结肠等被推压的征象。MRI、CT、核素扫描、选择性腹腔动脉造影有助于诊断。总的说来,最多见的脾肿瘤是恶性淋巴瘤,但儿童主要生长血管瘤。脾脏也可发生不同性质的囊肿(表49-1)。

表49-1　常见儿童脾脏肿瘤分类

恶性肿瘤	良性肿瘤
白血病(急性、慢性,淋巴和骨髓)	骨髓增生性疾病
淋巴瘤(霍奇金和非霍奇金)	血管瘤,淋巴管瘤
转移性肿瘤(通常为黑素瘤)	脾囊肿
组织细胞增多症	错构瘤
嗜酸性肉芽肿	窦岸细胞瘤

第一节　脾脏良性肿瘤

脾脏良性肿瘤临床罕见。根据起源组织的不同,主要分为三大类型。

【病理分类】

1. 脾错构瘤　极罕见,在脾切除术中发生率约3/20万,国内报道不足10例。其构成成分和脾正常成分相一致,又称脾内副脾、脾结节状增殖,也有文献称之为脾脏缺陷瘤,其病因是脾脏胚基的早期发育异常,使脾正常构成成分的组合比例发生混乱,瘤内主要是失调的脾窦构成,脾小体很少见到,脾小梁缺如或偶尔可见。肉眼见瘤体切面呈圆或椭圆形,边界清楚,无包膜,呈灰白色和浅红色。文献中脾错构瘤既有单发也有多发的报道。

2. 脾血管瘤　由海绵样扩张的血管构成,又称海绵状血管瘤、脾海绵状错构瘤、脾末梢血管扩张性血管瘤及脾血管瘤病,其发生基础系脾血管组织的胎生发育异常所致,亦罕见。

在小儿,血管瘤是脾脏良性肿瘤中多见者,据尸检统计其发生率约为0.14%～0.16%,可呈现结节或弥漫型;巨大的弥漫型血管瘤可侵犯整个脾脏。血管瘤也可发生梗死、感染、纤维化、钙化等继发病变;合并有血液学异常改变者甚少见。如肝脏血管瘤同时存在,则属血管瘤病的组成部分。严重的并发症是破裂出血,故怀疑为脾血管瘤时严禁做诊断性脾脏穿刺术。脾血管内皮瘤像肝脏的血管内皮瘤一样可含有小动静脉分流。脾良性肿瘤应行脾切除治疗,效果良好。卡波西样血管瘤可发生K-M综合征,需激素冲击治疗或长春新碱化疗,条件允许时可手术治疗。

3. 脾淋巴管瘤　在三种良性肿瘤中常见,占2/3。脾淋巴管瘤系囊性扩张的淋巴管构成,又称脾海绵状淋巴管瘤或脾囊性淋巴管瘤。其发生基础是先天性局部发育异常,阻塞的淋巴管不断扩张。

【临床表现与诊断】

脾良性肿瘤常常单发,大小不一,形态各异,因其症状隐匿,临床诊断较困难,常常在尸检或剖腹探查时偶然发现,少数病例因巨脾引起左上腹肿块、疼痛、食后饱胀、气急及心悸等症状,或因脾功能亢进引起贫血及出血倾向而就诊时发现,也有部分病例因肿块囊性变及钙化而被临床检查发现。有报道称,脾错构瘤有伴发自身免疫性溶血性贫血和多系统免疫性疾病的可能,在行脾切除后可改善。

影像诊断在脾肿瘤的诊断及鉴别诊断中具有重要价值。腹部 X 线片可发现脾影增大及局部压迫征象,如左膈上抬、胃底及大弯受压、结肠脾曲右移等;肾盂静脉造影可显示左肾下移;B 型超声显示脾实质不均质或结节状的低回声改变;CT 扫描可显示肝、肝圆韧带、镰状韧带、脾门及脾本身的变化;增强MRI 可显示肿瘤性质,并对鉴别肿瘤良恶性有作用。选择性脾动脉造影可显示周围组织的压迫性改变,亦可显示脾实质的缺损。

脾良性肿瘤应与寄生虫性脾囊肿、原发性恶性脾肿瘤及转移性脾肿瘤相鉴别。寄生虫性脾囊肿常系包囊虫性,X 线检查易见囊壁钙化,血象示嗜酸性粒细胞增多及特异性血清试验阳性可确诊。原发性恶性肿瘤往往症状较良性肿瘤突出,肿块增长速度快,全身进行性消瘦等有助于鉴别。转移性脾肿瘤常源于肺癌、乳腺癌、恶性黑色素瘤及脾周围脏器癌等,只要详细检查,不难发现原发癌灶及多脏器损害的表现。

【治疗】

由于脾脏的良恶性肿瘤临床鉴别较为困难,目前主张一经发现,即应施行全脾切除术。对于肯定系良性肿瘤者,亦可考虑节段性脾切除或全脾切除后予以健康脾组织自体异位移植,尽可能保留脾脏的功能。也有人认为对于脾良性肿瘤可不作任何治疗,但应密切随访,定期复查。

脾良性肿瘤预后良好,但部分病例,尤其是脾血管瘤,因其动静脉交通的作用,易发生自发性脾破裂,引起致死性腹腔内出血。也有少数病例可发生恶变(如脾血管瘤恶变),引起肿瘤播散而导致患者死亡。

第二节　脾脏原发性恶性肿瘤

原发性脾恶性肿瘤也极为少见,均为肉瘤,如淋巴肉瘤、网织细胞肉瘤、纤维肉瘤、血管肉瘤又称恶性血管内皮细胞瘤等,其中淋巴肉瘤约占 20%。血管肉瘤可能原发于脾脏,也可能为脾内的转移病灶或为血管肉瘤病的组成部分。常伴有贫血,也可见异型红细胞症、白细胞减少、血小板减少等异常。脾肉瘤在临床上主要表现为脾脏迅速肿大,表面有时可呈硬结状,可有压痛;左上腹闷胀不适或疼痛,胃肠等邻近内脏受压而引起恶心、呕吐、腹胀、消化不良等症状;体重减轻、消瘦、贫血、恶病质、发热及轻度黄疸亦属常见。治疗是脾切除合并化疗或放疗。完整病灶切除并规范治疗者可有良好预后,但若病情发展快、转移早,则预后差。

【病因与发病机制】

脾脏肿瘤的起因至今尚未完全阐明。但近 30年的研究发现了一些脾肿瘤发生的可能相关因素,如感染因素(某些病毒、分枝杆菌、疟原虫等)、遗传因素及其他脾脏慢性疾病等。Cecconi 等研究一组病例,认为 57% 的脾脏淋巴瘤与感染有关,特别是与分枝杆菌的流行有关,也就是说它们的 B 超下表现一部分是结节状的,另一部分是非典型的。Wakasugi 报告一例慢性丙型肝炎病毒感染患者发生 B 细胞淋巴瘤。Ozaki 等也证实,乙型肝炎病毒感染与脾脏 T/δT 细胞淋巴瘤相关;Kraus 报告一例心脏移植患者在 EB 病毒感染致淋巴组织异常增生后发生 T/δT 细胞淋巴瘤;Bates 等报告,在西非具绒毛状淋巴细胞的脾脏淋巴瘤和高度反应性疟疾性脾大有许多临床和免疫学的共同点,这一点为淋巴瘤发病机制的研究提供了线索。综合近年的文献倾向认为,脾脏在受到病毒、细菌等病原体感染后,发生了非特异性的免疫反应,刺激了脾脏炎症区域内 B淋巴细胞或 T 淋巴细胞的积聚和增生,在身体内部某些因素失去平衡的情况下,这种增生可能会变得不受限制而发展成肿瘤。另外,遗传因素及脾脏的一些慢性疾病与脾脏肿瘤的发病也可能有一定的关系。

【分类、病理与诊断】

根据起源组织的不同,脾脏恶性肿瘤分为三大类。脾原发性恶性淋巴瘤、脾血管肉瘤和纤维肉瘤。

1. 脾原发性恶性淋巴瘤　指原发于脾脏淋巴组织的恶性肿瘤,主要包括脾原发性霍奇金病和脾原发性非霍奇金淋巴瘤,而晚期恶性淋巴瘤的脾脏侵犯则不属此范畴。脾恶性淋巴瘤的发生率较高,占脾恶性肿瘤的 2/3 以上。国外 Kaumhber 1931 年作了首例报告,1944 年江晴芬报告了国内首例,目前已有大量的病例报告。脾恶性淋巴瘤的分期,一般采用 Ahmann 的三期分级法,即:Ⅰ期,瘤组织完全局限于脾内;Ⅱ期,累及脾门淋巴结;Ⅲ期,累及肝或淋巴结。

脾原发性恶性肿瘤早期常无特殊症状,患者就诊时往往呈现晚期状态,具体表现在:

(1) 脾脏自身的表现:肿大的脾脏大多在脐水平以下,有文献报道,最大可达脐下 7.5cm,呈渐进性增大,质硬,表面凹凸不平,活动度差,触痛明显。

(2) 肿块所产生的局部压迫症状:如胃区饱胀、纳差、腹胀、心悸及气促等,甚至可引起泌尿系统的症状。

(3) 恶性肿瘤的毒性表现:如低热、乏力、贫血、消瘦等。部分病例可表现为高热、白细胞减少,近 1/4 的病例可伴有肝大,也有部分病例因癌肿自发性破裂,以腹腔内出血作为就诊的首发症状。而脾脏不规则肿大,无长期发热,无脾功能亢进等,系脾原发性恶性肿瘤的特征。

影像学检查在脾肿瘤的诊断中有举足轻重的作用。X 线检查可发现脾影增大及局部压迫征象,但不具特殊性。B 超检查可确定脾脏有无肿块,系实质或囊性,但不能区分良恶性。经皮穿刺活检,危险性较大,且穿刺部位难以定准。

CT 及磁共振可显示脾脏本身的病变,另外也可显示肿块与邻近脏器的关系、淋巴结或肝脏的侵犯以及腹腔和胸腔的其他病变。选择性脾动脉造影可显示脾实质缺损等征象。

由于恶性淋巴瘤常表现为全身性,因此在诊断脾脏原发性肿瘤时需要同时符合如下诊断标准:①最早的临床症状和体征表现在脾脏部位。②血液生化及影像学检查有足够证据排除肾、肾上腺、结肠、腹膜、肠系膜和网膜的肿瘤。③术中肝脏活检无肿瘤生长,肠系膜和腹主动脉旁淋巴结未见淋巴瘤病变。

鉴于恶性肿瘤的早期征象不明显.甚至部分晚期病例也无特异表现,鉴别诊断更为重要,常需与下列疾病相鉴别:

(1) 伴有脾大的全身性疾病:如门脉高压所致淤血性脾大、恶性淋巴瘤和慢性白血病侵及脾脏等。

(2) 脾本身的良性疾患:如脾脓肿、脾结核、脾囊肿及脾脏其他的良性肿瘤。

(3) 脾邻近器官的疾患:如腹膜后肿瘤、肾脏肿瘤、胰腺肿瘤等。

上述这些疾患,往往借助于病史、体检、实验室检查及影像学检查、淋巴结穿刺活检等手段可资鉴别。同良性肿瘤一样,脾脏原发性恶性肿瘤中有相当的病例确诊仍需手术探查及病理学检查。

2. **脾血管肉瘤** 系脾窦内皮细胞呈恶性增生所形成的肿瘤,又称恶性血管内皮瘤或内皮肉瘤。自 1879 年 Langhans 首例报告以来,国内外文献至 1997 年仅收集到 140 例。男:女比为 1.4:1,一般见于成年人,平均年龄 52 岁。多数患者于就诊时就有脾大且常同时有肝大。约 1/3 的患者发生脾破裂伴有血性腹水,其中多数病例发生肝、肺、骨或局部淋巴结的转移。

肉眼:脾大,被膜紧张,脾脏实质内有多个结节。结节紫红色、坚实、并可见出血、坏死、囊性变以及纤维化的区域。镜下:组织学变化多端,有的区域呈实性的梭形细胞或多角形细胞的增生,其中可见被挤压的裂隙样管腔。有的区域可见相互吻合的小血管结构。在血管的腔内见有成堆的内皮细胞向管腔呈乳头样增生,内皮细胞体肥大,向管腔内突出呈钉突状。核大,富含染色质。核染色质和核仁呈粗团块状。核分裂象多见。肿瘤组织内可见出血和坏死,有时在原发肿瘤内见到髓外造血现象。

3. **纤维肉瘤** 梭形细胞肉瘤和恶性纤维组织细胞瘤在脾原发性恶性肿瘤中最为少见。纤维肉瘤或梭形细胞肉瘤指脾脏本身纤维组织的恶性增生,1881 年由 Weichselbaum 首先描述,目前文献报道仍不足 10 例。镜下见瘤细胞多呈束状排列或弥漫成片,瘤细胞呈梭形,有明显异型性,形态极不规则,多核瘤巨细胞及核分裂象多见,核多呈枣核状,粗颗粒,分布不均,核仁多较明显,胞浆淡伊红色,间质胶原纤维多,瘤细胞间有较多网状纤维,V、G 染色胞浆呈红色。

恶性纤维性组织细胞瘤又称恶性纤维黄色瘤、纤维黄色肉瘤,为近年来逐渐被人们注意的一种独立类型的恶性肿瘤。较多发生于四肢,极罕见于脾脏。本瘤较多发生于老年人,但也见于青年人。Mayo 所报道的 3 例分别为 48 岁、51 岁和 54 岁。男女发病率无明显差异。

肉眼:脾大,被膜紧张,脾内肿瘤呈分叶状,肿瘤的质地较为坚实,切面灰白、灰红、灰黄和黄褐色不一,呈多彩状。中心可有坏死和囊性变。一般难见编织样结构。

镜下:瘤组织内有多种细胞成分,即成纤维细胞、组织细胞、多核巨细胞、黄色瘤细胞及不等量的炎性细胞的浸润。

成纤维细胞及组织细胞有一定程度的异型性，表现为核肥大、深染，核膜增厚，外形不规则，核仁明显。成纤维细胞呈梭形，形成胶原纤维束，作车辐状排列，这点在诊断上非常重要。

【治疗与预后】

脾脏原发性恶性肿瘤的治疗应首选脾切除加放疗或化疗，以延长患者生命，其中部分病例可有较长的存活期。治疗效果决定于病期、有否转移和肿瘤的生物学特性。早期病例，手术治疗效果尚可，手术应行全脾切除，术中注意脾包膜的完整及脾门淋巴结的清扫。据文献报道，全脾切除后辅以放疗及化疗，5 年生存率可达 30%，部分病例术后生存长达 23~27 年。Ahmann 报告 49 例脾淋巴瘤，Ⅰ、Ⅱ期 3 年生存率达 60%，5 年生存率 45%。

脾的恶性肿瘤诊治晚，预后较差，尤其是脾血管肉瘤，容易经血行转移，往往同时累及肝脏及其他器官，85% 的患者在确诊前已有转移，也有人认为这种现象系肉瘤多中心性发生的结果。脾恶性肿瘤较易破裂，除外伤性破裂外，尚有自发性破裂，均可形成致死性腹腔内出血，并且可引起肿瘤的迅速播散。

第三节　脾脏转移性肿瘤

脾转移性肿瘤主要指起源于上皮系统的恶性肿瘤转移至脾脏，不包括起源于造血系统的恶性肿瘤。脾脏转移性肿瘤大多数系癌转移，主要经血行转移，仅少数经淋巴途径。Willis 认为邻近器官的侵犯亦作为转移的另一途径考虑，而 Harmann 等人认为肿瘤的直接侵犯不应包括在转移性脾肿瘤之内。但多数人倾向前者，因为恶性肿瘤的转移途径通常认为是上述三个方面。曹金铎等报道 4 例脾转移瘤，原发灶分别为肝、胃、直肠和子宫，均有腹腔淋巴结转移，而无腹腔外远处血行播散的证据。结合文献复习，他们认为脾转移瘤的转移途径以淋巴逆行途径为主，但对有全身广泛血行转移的患者，脾可作为转移脏器之一。转移性癌灶肉眼常表现为多数结节或单个结节，亦可表现为多数微小结节和弥漫性浸润。

综合文献，脾转移性肿瘤发生率约 9%~16%，较淋巴结、肺、肝等脏器为低，可能是由于癌细胞侵入脾脏的机会较少及脾脏对癌细胞转移具有一定的免疫防御能力的缘故。通常在癌转移时，只有机体的抵抗力大为减低，侵入脾脏的癌细胞方可生长形成转移灶。据尸检报告，有广泛癌转移者约 50% 以上同时有脾转移。有这么一种现象，脾转移性肿瘤百分率的高低与取材的范围成正比。资料表明，在恶性肿瘤患者，转移性脾肿瘤的镜检发生率可高达 30%~50%。可见，若对恶性肿瘤患者的脾脏行常规检查，可提高转移性脾脏肿瘤的检出率。

转移性脾肿瘤的原发灶可以是全身各个器官，来自血行播散的以肺癌、乳腺癌、卵巢癌及恶性黑色素瘤较为多见，淋巴途径的以腹腔脏器常见，常伴腹主动脉旁或脾周淋巴结肿大。通常，肿瘤脾转移可作为全身转移的一部分，少数情况下可作为乳腺癌、卵巢癌等原发病灶的唯一继发转移性器官。

脾转移性肿瘤患者，临床常无特殊症状，或仅表现为原发病症状。仅在脾脏明显增大时，可产生左上腹肿块、腹痛、纳差、消瘦等征象，以左上腹肿块为多见。少数患者还可伴继发性脾功能亢进、溶血性贫血、胸腔积液及恶病质等，也有少数病例因自发性脾破裂呈现急性腹痛、休克征象。

病史、症状及体征，实验室和影像学检查在脾转移性肿瘤诊断中具有重要价值。B 型超声可发现许多临床上未能诊断的脾转移，CT 及磁共振的诊断率达 90% 以上，选择性脾动脉造影可见血管强直、不规则狭窄、血管腔闭塞及不规则的新生血管形成。

脾脏转移性肿瘤，如果仅限于孤立性脾转移，可在全身综合治疗的基础上行全脾切除，疗效尚可。对于已有广泛转移者，则已失去手术治疗的时机。至于转移性脾肿瘤的自发性破裂，应予急症手术。

第四节　脾窦岸细胞瘤

脾窦岸细胞瘤（littoral cell angioma，LCA）是 1991 年由 Falk 等首先提出的一种仅发生于脾脏的肿瘤，起源于脾脏红髓的窦岸细胞（或称为衬细胞），该细胞为单核-吞噬细胞系统的组成部分。大多属良性肿瘤,偶有为恶性,即窦岸细胞血管肉瘤。

【临床表现】

脾窦岸细胞瘤常表现为累及整个脾脏的多结节病变,也可为单发结节状病灶。所有年龄段均可发病,无明显性别差异。多数患者表现有脾大和脾亢,常见血小板减低和贫血,部分患儿有低热、乏力和腹痛。部分患者无症状,仅在体检时进行影像学检查而偶然发现。

【诊断】

超声可见脾大,有多发的类圆形低回声结节或团块。但超声难以和血管瘤等鉴别。

CT检查时,平扫和延迟扫描时,常无明显的征象,而在增强的动脉期和门静脉期可见与增强的周围正常脾脏组织相比,病灶呈现为多发的低密度结节,结节大小不等,一般不超过40mm,可突出于脾脏外。而脾血管瘤,常表现为自周边向中心强化的过程,与之可以鉴别。

MRI检查可见在 T_1WI 和 T_2WI 均为低信号,为肿瘤细胞内有含铁血黄素所致。与其他脾血管瘤有明显区别。

有学者采用细针穿刺活检,提高了术前诊断率,并证明了在B超或CT引导下的细针穿刺活检的安全性。由于LCA大多为良性,对于无症状的患儿,细针穿刺活检提供了避免手术切除脾脏的可能性。

【病理】

肉眼观,肿瘤呈多发海绵状结节散在于脾实质,少数可为实质病灶。镜下肿瘤位于红髓,表面为单层高柱状或扁平内皮,发育成熟,无异型性,无核分裂象。肿瘤细胞浆内有含铁血黄素颗粒和糖原染色阳性的玻璃样小体。

免疫组织化学可显示肿瘤细胞同时表现内皮细胞和组织细胞相关抗原,即双重分化特征,可与血管瘤和淋巴管瘤鉴别。

【治疗】

手术行脾切除术为本病的主要治疗方式。

对于诊断明确且无症状和血液学异常的患儿可观察随访。

【预后】

病变与其他脏器的疾病有一定的相关性。国外文献报道,约1/3的患者伴有其他恶性肿瘤。此外,还有部分患者可伴有炎性肠病、强直性脊柱炎、病毒性肝炎、戈谢病等,需在诊断时以及治疗后随访时注意。

（董岿然）

参 考 文 献

1. 曹金铎. 脾脏外科. 北京:人民卫生出版社,2002.
2. 李正,王慧贞,吉士俊. 实用小儿外科学. 人民卫生出版社,2001,1142.
3. 卞育海,沈志勇,倪醒之,等. 脾脏窦岸细胞血管瘤二例. 中华消化外科杂志,2008,7(3):232.
4. Morgenstern L,Rosenberg J,Geller SA. Tumors of the spleen. World J Surg,1985,9:466-476.

第五十章

小儿脾切除的相关疾病及脾切除手术

小儿脾切除术主要用于治疗外伤性脾破裂、脾脏肿瘤以及部分血液系统疾病。随着脾脏外科的临床研究和脾脏病理生理研究的深入，小儿脾脏手术的观点发生了一些改变，各种保脾手术不断涌现，脾外伤非手术治疗日益增多，而随着血液系统恶性肿瘤和非恶性血液病治疗方法的进步，脾切除术治疗血液病的适应证也发生着变化，如对于 hodgkin 病，由于发展了新的化疗药物和新的治疗方案，系统治疗已取代了脾切除治疗，对于原发性骨髓纤维化、慢性淋巴细胞白血病和非霍奇金淋巴瘤患儿，脾切除也不作为一线治疗手段。但是在临床工作中，小儿脾切除术仍是一种较为常用的、有效的治疗方法。

第一节　遗传性球形红细胞增多症

遗传性球形红细胞增多症（hereditary spherocytosis，HS）是一种先天性红细胞膜骨架蛋白异常引起的遗传性溶血病。其主要特点是外周血中见到较多小球形红细胞。临床上以贫血、黄疸、脾大、血液中球形红细胞增多、病程呈慢性贫血经过并伴有反复发作的急性溶血反应为主要特征。世界各地均有发现，发病率为（20～30）人/10 万人。大多数患儿家族中有同样病例，多为常染色体显性遗传，少数为常染色体隐性遗传，两性均可患病，父母任何一方患病均可遗传给子代，子代中患 HS 的可能性为 50%。约有 15%～20% 为散发病例，可能与基因突变有关。

【病因与发病机制】

红细胞膜骨架包括血影蛋白（或称收缩蛋白，又分为 α 和 βspectrin）、锚蛋白（ankyrin）、蛋白 4.1、蛋白 4.2 和肌动蛋白。这些蛋白的部分缺乏或者联合缺乏，导致膜骨架发生改变，最终形成 HS，其中以锚蛋白和膜收缩蛋白联合缺乏最常见。上述膜蛋白异常可导致膜骨架与膜之间的垂直方向相互作用减弱，从而使膜脂质双层变得不稳定，部分脂质以出芽形式形成囊泡而丢失，红细胞膜表面积减少，最终使红细胞形成小球形。另外，HS 细胞都有一定程度的脱水和单价离子通透性异常，这可能与膜骨架缺陷有关。由于球形细胞的潜在的容积储备很低，其变形能力也降低，难以通过直径比其本身小得多的脾微循环血管网而滞留于脾髓内被吞噬和清除。红细胞被阻留于脾髓内的时间长、红细胞 ATP 生成不足、pH 下降，也可能使红细胞更易变为球形。此外，由于本病红细胞内的 ATP 相对缺乏，使红细胞的除钙作用减弱，钙沉积于细胞膜上使膜变硬，因而在脾内更易破碎。未破坏的红细胞多次经过脾循环后，其脆性进一步增加，球形更明显，在脾内变得更易于破坏。HS 目前发现的染色体异常有 18、14、15 及 17 的异常。与 α-血影蛋白相关的为 1 号染色体，与锚蛋白相关的为 8 号染色体，与 β-血影蛋白相关的为 14 号染色体，与蛋白 3 相关的为 17 号染色体，与蛋白 4.2 相关的为 15 号染色体。在绝大多数的 HS 患者（约 75%），属常染色体显性遗传，少部分患者为非显性遗传，这部分病例可归属于基因突变，突变的位置在 CpG 二核苷酸，造成该部位小的缺失或插入。

【临床表现】

起病年龄和病情轻重差异很大，轻者可不表现任何症状，重者可产生危及生命的贫血。根据临床表现，可将 HS 分为四型：无症状携带者、轻型 HS、典型 HS、重型 HS。轻、中度贫血 HS 占多数，且多为显性遗传；重度贫血者占少数，其中一部分患儿为隐性遗传的纯合子或等位基因发生突变。

HS 多见于幼儿或儿童期,重者于新生儿或婴儿期起病。贫血、黄疸和肝脾大是常见的临床症状,三者或同时存在,或单独发生。国内一组病例资料显示,170 例患儿中 5 岁以内发病 139 例,占 82%,其中一半在 1 岁以内发病;有贫血症状者 169 例(99%),黄疸 133 例(78%),肝大 155 例(91%),脾大 168 例(99%)。在疾病的任何阶段均可能发生危象:①溶血危象:劳累、急性感染、受冷等因素可诱发急性溶血而发生"溶血危象",表现为黄疸突然加重,酷似急性溶血性贫血的临床表现;②贫血危象:也称为再生障碍危象,多因并发感染引起骨髓造血功能暂时抑制所致,表现为贫血突然加重,可危及生命,常需要输血。少数年长儿可并发胆石症(10 岁以下发生率约 5%),重者可并发胆绞痛和阻塞性黄疸。还有少数患儿可并发下肢复发性溃疡,这可能与红细胞变形性降低、局部血流瘀滞有关。

【实验室检查】

1. 血象　小球形红细胞为本病血液形态的主要特征。红细胞较正常小儿染色深,且较正常红细胞为厚,无中心淡染区,散在分布。红细胞平均直径较正常小,细胞平均体积(MCV)和红细胞平均血红蛋白含量(MCH)大都正常,而红细胞平均血红蛋白浓度(MCHC)增高。本病球形红细胞比例在不同患者中差异较大,一般占 20% ~40%,少数可达 80%。网织红细胞增多,常在 5% ~20% 之间。贫血危象时网织红细胞可降低或消失,恢复期明显升高。

2. 红细胞渗透脆性增高　本病由于球形红细胞比例增高,红细胞渗透脆性可有不同程度的增加。

3. 红细胞自身溶血及自溶纠正试验　可有轻度或中度增高,于红细胞孵浴前加入葡萄糖或 ATP 可不完全纠正。

【诊断】

诊断依据有黄疸、贫血、肝脾大、球形红细胞增多(大于 10%),红细胞脆性增高,有家族遗传史则更有助于确诊。若外周血小球形红细胞增多,渗透脆性增加,但家族史阴性,需除外免疫性溶血性贫血、不稳定血红蛋白等原因导致的球形红细胞增多

后,方可确诊。若家族史阳性,但外周血小球形红细胞不够多(5% 左右),需做渗透脆性试验、自溶试验等加以证实;若外周血小球形红细胞不够多,又无阳性家族史,诊断需借助较多试验,包括红细胞膜蛋白组分分析、基因分析等,并需除外先天性非球形红细胞溶血性贫血等方可确诊。

【脾切除的作用】

目前尚无从根本上纠正遗传性球形红细胞增多症的方法。脾切除是治疗本症的有效方法,脾切除后红细胞膜缺陷和球形红细胞依然存在,但由于除去了主要破坏血细胞的场所,红细胞寿命得以延长,使贫血获得纠正、黄疸迅速消退。有关脾切除的指征尚有争议。有人认为只要体检或核素扫描发现脾脏大就应当进行脾切除。对于无明显症状,骨髓造血代偿良好,过去无再障危象发生的患儿是否需要手术尚存在争议,多数认为可等待观察。极轻症患者可将手术时间推迟并追踪观察病情变化,以决定是否需手术。年幼儿因免疫功能尚未完善,术后患暴发性感染特别是肺炎双球菌、大肠埃希菌的感染机会较多,因此小儿手术年龄以 5 岁以上为宜。对重症患儿,如频繁发作溶血或再障危象者,手术年龄亦可适当提前,但不应小于 2 岁。小年龄患儿术后应以苄星青霉素(长效青霉素)注射半年到 1 年。脾切除术过程中应注意寻找副脾,特别注意脾门、脾韧带、大网膜等好发部位,手术中应避免脾组织种植于腹膜腔。如有副脾,应一并切除。为了降低脾切除术后并发症的发生率,国外正尝试改进手术方式(包括进行部分脾切除术),但疗效及优越性有待进一步确定。部分脾动脉栓塞术和骨髓移植治疗 HS 尚在研究中。本病在溶血过程中,对叶酸的需要量增加,应注意补充。新生儿期发病者,主要针对高胆红素血症进行治疗。首都医科大学附属北京儿童医院总结报告了 15 年 67 例脾切除治疗的经验认为,HS 一经确诊,应择期行脾切除术,对于已有溶血危象的患儿,急诊脾切除是抢救患儿生命的重要措施,术后长期随访严重感染者较少见,但是大年龄患儿易发生胆石症。

第二节　自身免疫性血小板减少性紫癜

自身免疫性血小板减少性紫癜(autoimmune idiopathic thrombocytopenic purura,ITP)是临床上常见的出血性疾病,以出血、血小板减少、血小板寿命缩短和骨髓巨核细胞增多为主要特征。本病在临床上分为急性型和慢性型两种。急性型多见于儿童,常为自限性,慢性型好发于青年女性。

【发病机制】

本病的发生主要是由于患者血清中存在免疫性抗体,使血小板存活期缩短,血小板破坏增加,血小板减少。在部分患者,巨核细胞也可能受到抗体的影响而发生量和质的改变。急性型 ITP 发病于各种年龄段,但多见于儿童,特别是 2~5 岁儿童,男女发病率相近。约 80% 在发病前有上呼吸道感染或病毒感染史,可能是病毒感染时机体产生抗病毒抗体与血小板膜有交叉反应,使血小板受到损伤并被单核-吞噬细胞系统所清除。慢性 ITP 的发病也与 IgG 抗体形成有关,PAIgG 附着于血小板表面,由单核-吞噬细胞系统所清除,血小板寿命缩短,而破坏血小板的主要场所为脾脏。现认为脾脏在慢性 ITP 发病中起着至关重要的作用,脾脏既可清除被抗体致敏的血小板,又可产生血小板抗体。动物实验表明,血小板抗体对巨核细胞也有损伤作用,因此推测本病除血小板破坏加速外,也有血小板产生不足的原因。

【临床表现】

急性型 ITP 临床表现不一,一般为急性起病,主要症状为皮肤和黏膜有较明显的瘀斑和瘀点。可发生于任何部位,常先出现于四肢,尤以四肢远端多见。黏膜出血程度不一,以鼻及齿龈为多见,口腔黏膜出血、血疱次之,血尿及胃肠道出血也可见到。女性患者常以月经过多为主要表现。出血症状一般与血小板计数相关。当外周血小板计数小于 $20×10^9/$L,可并发严重的出血症状。多数病例可有轻度肝、脾大。在老年患者(>60 岁),当外周血小板计数相同条件下,其出血严重程度明显高于年轻 ITP 患者。

慢性型表现与急性型不同,一般症状较轻,主要为紫癜,黏膜出血程度不一,很少出现血肿和血疱。其他表现可有鼻出血、牙龈出血、胃肠道出血或创伤后出血时间延长。血小板明显降低者可发生脑出血,但甚少见。肝不大,部分病例脾脏轻度肿大。

【实验室检查】

急性型 ITP 血小板计数通常低于 $20×10^9/$L,血小板大小不一。在失血过多患儿可引起继发性贫血。白细胞计数一般正常,部分患者可出现淋巴细胞相对增多和嗜酸性粒细胞增多。出血时间延长,凝血时间正常。骨髓细胞增生明显活跃,多数患者伴有巨核细胞增多,巨核细胞体积不一致,其中小巨核细胞较多见,且幼稚巨核细胞增多明显。慢性型 ITP 的血小板计数中度减少,通常在 $(30~80)×10^9/$L 之间,骨髓巨核细胞数量增多但大小基本正常,其中颗粒明显增多而成熟型减少。因出血过多而引起贫血者并不多见。急性型和慢性型 ITP 均伴有血小板表面 IgG 含量增高,PAC3 增多。

【诊断】

国内目前一直沿用 1986 年首届中华血液学会全国血栓与止血学术会议对本病制定的诊断标准:

1. 多次化验检查血小板减少。

2. 脾脏不增大或轻度肿大。

3. 骨髓检查巨核细胞增多或正常,有成熟障碍。

4. 具备以下 5 个选项中任何一项者:①肾上腺皮质激素治疗有效;②脾切除治疗有效;③血小板相关抗体 PAIgG 增多;④PAC3 增多;⑤血小板寿命缩短。

【脾切除的作用】

对慢性 ITP 患儿,只要血小板计数能够维持在相对安全的范围内,出血时间基本正常,则不需要采取特殊治疗措施。然而对那些反复出血、血小板计数低于 $40×10^9/$L,经激素或大剂量丙种球蛋白治疗无效的患儿,可考虑行脾切除。张耀东等对行脾切除的 224 例病例进行了 Meta 分析发现,对于儿童慢性 ITP,脾切除可以取得与内科治疗基本相等的疗效,因此,对内科治疗失败、年龄大于 5 岁、病程大于 6 个月者,可考虑行脾切除术。脾切除大多可使出血停止,血小板计数上升。脾切除治疗慢性 ITP 有效率为 65%~88%。手术后血小板计数即开始上升,1~2 周血小板水平可到达高峰,约 $300×10^9/$L,并在数周内维持在此高水平,随后逐渐下降。脾切除术后血小板计数上升的水平越高,则永久缓解的可能性越大。部分患儿术后血小板可达到一个很高的水平,但尚未观察到有血栓形成的发生。因此,过去认为对这些患儿没有必要常规预防性应用抗血小板的药物。上海交通大学医学院附属上海儿童医学中心的施诚仁等通过回顾性分析 1986—2000 年 ITP 行脾切除的资料,结合国内外的研究结果认为,血小板计数大于 $800×10^9/$L 应积极采用抗血小板治疗措施,防止血栓形成。

第三节　恶性淋巴瘤

恶性淋巴瘤(lymphoma)是一组原发于淋巴结或结外淋巴组织的恶性肿瘤。临床特征为无痛性淋巴结肿大,尤以浅表淋巴结肿大显著,常伴有肝脾大,晚期有贫血、发热和恶病质表现。本病分为霍奇金病(Hodgkin's lymphoma,HL)和非霍奇金淋巴瘤(non-Hodgkin's lymphoma,NHL)两大类。NHL是一组组织学类型、临床表现以及生物学行为有显著差异的淋巴细胞恶性肿瘤,与HL相比,NHL侵犯结外组织的倾向大,往往多灶发病,其疗效远较HL差,临床过程不一,治疗反应亦有显著差异。

【临床表现】

临床表现多样,主要决定于病理分型、原发瘤的部位、受累器官和疾病的病程等因素。

1. 淋巴结肿大　无痛性、进行性淋巴结肿大为最常见表现。浅表及深部淋巴结均可累及,以颈部淋巴结肿大最为多见,占53.5%,其余依次为腹股沟、腋下及锁骨下淋巴结。淋巴结可从黄豆到枣样大小,中等硬度,质韧,一般与皮肤无粘连,往往先从一处开始,然后累及多处,逐渐增多增大,最后相互融合。

2. 组织器官压迫症状　腹膜后淋巴结肿大常引起背痛及下肢、会阴部或阴囊水肿。纵隔、肺门淋巴结肿大可压迫气管、上腔静脉等,导致呼吸困难和上腔静脉压迫综合征,有时需要紧急处理。侵犯胸膜可引起胸痛及胸腔积液。肿大的肝门淋巴结压迫胆管可引起阻塞性黄疸,腹腔淋巴结肿大压迫肠腔可引起肠梗阻。

3. 结外侵犯　NHL较HL更易侵犯结外组织,尤其是弥漫型组织细胞性淋巴瘤。结外累及口咽淋巴环、胃肠道、骨髓以及中枢神经系统较多见,且临床表现也较明显。国外报道结外病变中累及胃肠道占36%,国内资料为9%~27%。据上海1771例淋巴瘤结外病变发生率统计,累及口咽淋巴环的发生率最高(占40%),其次是胃肠道(占19%)。NHL累及骨髓者约占36%~63%,与临床分期以及肿瘤类型有关,分化不良淋巴细胞性淋巴瘤约30%~40%侵犯骨髓,但组织细胞性淋巴瘤累及骨髓率较低。骨髓累及可导致骨髓衰竭、全血细胞减少以及白血病转化。淋巴瘤累及中枢神经系统多在疾病进展期,大多为继发性,发生率为1%~29%,国内报道约10%左右。

4. 全身症状　包括发热、盗汗、食欲减退和进行性消瘦等。约10%的患者以发热、皮肤瘙痒、盗汗以及消瘦等全身表现为首发症状,可在诊断前数周至数月出现。持续发热、盗汗、体重下降等标志着疾病进展,机体免疫功能衰竭,预后不佳。

恶性淋巴瘤患者约10%~20%就诊时即有贫血,晚期患者贫血更为常见。发生贫血的原因可能为:①慢性失血,特别是淋巴瘤引起的胃肠道出血,可造成小细胞低色素性贫血;②铁利用障碍;③合并自身免疫性溶血性贫血,红细胞寿命缩短;④骨髓广泛浸润,造血功能低下;⑤脾功能亢进,血细胞破坏过多等。进行性贫血也是临床上判断恶性淋巴瘤发展与否的一个重要指标。

除贫血外,淋巴瘤患者尚可发生其他血液学异常,包括白细胞增高、血小板增多或减少,但对诊断和预后意义不大。在疾病进展或复发时,可出现血清乳酸脱氢酶升高、血沉加快、中性粒细胞增高等,对预后有一定影响,且对判断早期复发有一定意义。

【诊断】

淋巴瘤的诊断主要依靠临床表现、X线检查及病理学检查,其中病理学检查是确诊淋巴瘤所必需的。淋巴瘤活检是最常用的方法,淋巴结组织切片可判断肿瘤的组织学类型。淋巴结穿刺抽吸进行细胞学检查虽然对诊断有参考价值,但常常不能提供足够的材料以做出全面的诊断。

在下述情况下应高度怀疑恶性淋巴瘤存在的可能性,尽早取淋巴结做病理检查:①无明确原因的进行性淋巴结肿大,尤其是在部位、硬度、活动度等方面符合前述恶性淋巴瘤特点时;②"淋巴结结核"或"慢性淋巴结炎"经正规的抗结核治疗或一般抗感染治疗无效时;③淋巴结肿大和发热虽有反复但总的趋势为进展性;④不明原因的长期发热或周期性发热应考虑恶性淋巴瘤的可能性,特别是伴有皮肤瘙痒、多汗、消瘦以及浅表淋巴结肿大时。

除淋巴结活检外,详细询问病史、体格检查以及一些实验室检查包括血、尿常规,肝、肾功能,骨髓检查,影像学检查如胸部X线、B型超声、核素扫描、全身CT扫描和其他特殊造影检查等,均可为临床分期提供依据。

【临床分期】

Ⅰ期　病变局限于一个淋巴结，或一个解剖区域的淋巴结（Ⅰ），或只有一个淋巴结外组织有病变（ⅠE）；

Ⅱ期　病变局限于两个或两个以上邻近解剖区域的淋巴结，或横膈同侧两个非邻近的淋巴结（Ⅱ），或同时有一个淋巴结外的组织病变加上横膈同侧或数个淋巴结病变（ⅡE）；

Ⅲ期　病变在横膈两侧（Ⅲ），或同时侵犯淋巴结外组织（ⅢE），有脾脏侵犯（ⅢS），两者皆有（ⅢES）；

Ⅳ期　病变广泛地侵犯淋巴结外组织，如骨髓、肝、肺、骨骼、皮肤、肾、胃肠道等器官，伴有或不伴有淋巴结肿大。以上每期又分为A、B两组，A组患者无全身症状，B组患者有发热、盗汗和六个月不明原因体重减轻10%以上。

【脾切除的作用】

尽管临床表现多样，诊疗过程复杂，不易早期诊断，但幸运的是淋巴瘤现在已经成为不多的可以完全治愈的恶性肿瘤之一。尤其是自20世纪90年代起，淋巴瘤的基础研究、临床诊断和治疗成为恶性肿瘤中进步最快的领域之一，目前通过化疗或联合放疗，大部分淋巴瘤类型有希望得到治愈或实现长期生存，甚至分期极晚、症状很重的一些病例，正确治疗后仍然可能获得比较满意的疗效。

NHL的晚期，脾脏受累很常见。脾功能亢进可发生于NHL的疾病进程中，引起贫血、白细胞和血小板减少，导致出血和感染。另外，NHL还可引起或合并自身免疫性疾病，包括自身免疫性溶血性贫血（AIHA）和血小板减少性紫癜（ITP），常规治疗无效。脾切除后血红蛋白和血小板情况都有不同程度的改善，Coad等报道有效率分别为56%～100%。故脾切除在恶性淋巴瘤中的治疗作用，仅限于内科治疗失败、三系持续性减少、不能纠正的部分病例。

第四节　地中海贫血

海洋性贫血（thalassemia）又称地中海贫血（mediterranean anemia），是由于一种或多种珠蛋白肽链合成受阻或完全抑制，导致血红蛋白组成成分异常，引起的慢性溶血性贫血。根据不同类型的珠蛋白基因缺失或缺陷而引起的相应珠蛋白肽链合成受抑制情况不同，可将地中海贫血分为α地中海贫血和β地中海贫血。本病以地中海沿岸国家和东南亚各国多见，我国长江以南各省均有报道，以广东、广西、海南、四川、重庆等省区发病率较高，在北方较为少见。

【遗传和发病机制】

β海洋性贫血为常染色体共显性遗传，如果父母双方均为β海洋性贫血杂合子，子女1/4从双亲均遗传到β海洋性贫血因子，表现为纯合子（重型）；2/4从父母一方遗传到β海洋性贫血基因，表现为杂合子（轻型）；还有1/4正常。β链合成减少或缺失的直接原因是β链mRNA缺乏或没有活性，α链相对增多，未结合的α链自聚形成不稳定的聚合体，在红细胞内沉淀，形成包涵体，引起膜的损害而溶血。α珠蛋白基因位于16号染色体短臂，呈连锁状排列，所以一对16号染色体共有4个α基因，如果4个α基因仅有一个缺失，则表现为静止型α海洋性贫血；如2个缺失则表现为标准型α海洋性贫血，具有轻度临床表现；如缺失3个则为HbH病；如4个全部缺失则形成极严重的Hb-Barts胎儿水肿综合征。

【临床表现与实验室检查】

1. β地中海贫血

（1）轻型β地中海贫血：临床可无症状，或仅有轻度贫血，偶有轻度脾大。实验室检查：Hb>100g/L，红细胞呈轻度小细胞低色素性，可见少量靶形红细胞，网织红细胞2%～5%，外周血极少见有核红细胞，HbF 1%～2%。

（2）中间型β地中海贫血：多在2～5岁时出现中度贫血，少数有轻度骨骼改变，性发育迟缓，常可存活至成年或老年。实验室检查：Hb维持在60～70g/L以上，成熟红细胞呈小细胞低色素性，大小明显不均和异型性，网织红细胞3%～10%，外周血偶见有核红细胞，HbF>20%。

（3）重型β地中海贫血（Cooley贫血）：患儿出生时正常，多在出生后6～9个月出现贫血，逐渐加重，伴有黄疸和肝脾大；由于骨髓代偿性增生导致骨骼变大、髓腔增宽，先发生于掌骨，以后为长骨和肋骨；1岁后颅骨改变明显，表现为头颅变大、额部隆起、颧高、鼻梁塌陷，两眼距增宽，形成地中海贫血特殊面容。患儿常并发气管炎或肺炎。当并发含铁血黄素沉着症时,因过多的铁沉着于心肌和其他脏器如肝、胰腺、脑垂体等,而引起该脏器损害的相应症状,其中最严重的是心力衰竭,它是贫血和铁沉着造成心肌损害的结果,是导致患儿死亡的重要原因之一。本病如不治疗,多于5岁前死亡。实验室检查:Hb低于60g/L,呈小细胞低色素性贫血,周围血靶形红细胞在10%～35%,网织红细胞5%～15%,骨髓涂片红系细胞极度增生,HbF>30%～90%,血红蛋白A低于40%甚至为0%,HbA_2正常。

2. α地中海贫血

(1)标准型α地中海贫血:新生儿期Hb-Bart可达5%～15%,几个月后消失,一般患儿无贫血或任何症状。可有轻度红细胞形态变化,红细胞渗透脆性轻度减低,少数红细胞内有H包涵体。

(2)血红蛋白H病:HbH病患儿贫血较轻或有中度贫血,感染或服用氧化剂药物后,贫血加重并出现黄疸。红细胞为明显小细胞低色素性,靶形红细胞可见,多少不一,红细胞渗透脆性轻度降低,网织红细胞5%左右,红细胞内可见大量H包涵体。

(3)血红蛋白Bart胎儿水肿综合征:此型为α地中海贫血最严重类型,胎儿多于妊娠30～40周(平均34周)死于宫内或娩出后短期内死亡;全身中度水肿,腹水使腹呈蛙状;重度贫血、苍白,可有轻度黄疸,肝大比脾大明显,可无脾大;可见皮肤出血点。血红蛋白多在60g/L左右,外周血靶形红细胞、幼红细胞及网织红细胞明显增多,血红蛋白分析,

Hb Bart占80%～100%,少量可有HbH、HbA、HbA_2均缺如。

【脾切除的作用】

在重型地中海贫血中,患儿可由于脾大、脾功能亢进造成粒细胞和血小板减少,需要反复输血,对这些患儿,脾切除往往是必要的治疗措施。虽然脾切除不能改变患儿的遗传缺陷,但可减少红细胞的破坏,延长红细胞寿命。有报道,地中海贫血脾切除术后Hb平均水平增加35g/L,红细胞寿命平均增加4.8天,与术前相比有明显改善。Modell对进行了脾切除的重型地中海贫血患儿的年输血量进行研究,提出如果患儿的实际输血需要量大于他的预计需要量的50%,即应该考虑脾切除。另有研究显示,如果维持血红蛋白在100g/L水平,患儿的输洗涤红细胞量大于200～250ml/(kg·y),从维持患儿体内铁平衡的角度出发,脾切除也是有益的。脾切除对血红蛋白H病和中间型β地中海贫血的疗效较好,对重型β地中海贫血效果差。血红蛋白H病行脾切除术前,血红蛋白水平越低,术后上升越高,而贫血不严重者,术后血红蛋白升高不多。因此,血红蛋白高于80g/L者不需要进行脾切除。脾切除可致免疫功能减弱,应在5～6岁以后施行并严格掌握适应证。中山大学孙逸仙纪念医院的曾炳胜、陈积圣等对重型β地中海贫血患儿采取脾蒂结扎、巨脾大部分切除加自体脾腹膜后移植,随访未发现脾亢复发,获得一定治疗效果。然而病理脾的保留仍需要更多理论依据。

第五节　脾切除手术

自Zaccaeli于1594年首次为一女性脾大患者成功施行脾切除术以来,脾切除术用于治疗脾疾病至今已有400余年的历史,用于治疗脾脏外伤也有300余年历史。脾脏是人体内最大的周围淋巴器官,能够产生多种免疫活性细胞因子,是机体储血、造血、滤血、毁血的主要器官,具有重要的免疫调节、抗感染、抗肿瘤、内分泌及产生备解素及促吞噬肽等作用。随着脾脏外科的临床研究和脾脏生理、病理研究的深入,在小儿外科领域,脾脏手术的观点发生了重要改变,各种保脾性手术或措施不断涌现:脾外伤非手术治疗已占主导地位;非损伤性脾脏疾病包括血液病、代谢性疾病、肿瘤等,行阶段性脾切除术报道增多;脾栓塞术的临床适应证日益扩大。但是

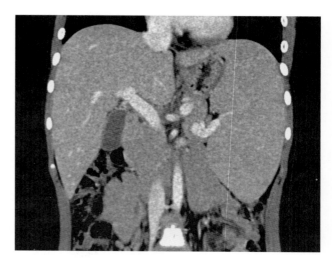

图50-1　CT冠状面示巨大脾脏　女　9岁

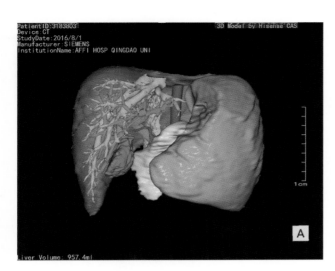

图 50-2　三维重建显示巨大脾脏、供应血管及毗邻脏器

视频 48　巨大脾脏患儿动态增强 CT 影像

视频 49　三维重建显示巨大脾脏、供应血管及毗邻脏器

在临床工作中,脾切除术仍是一种较为常用的治疗方法(图 50-1,图 50-2,视频 48、49)。

(一) 小儿脾脏手术的原则

1. 对脾脏外伤的处理,尽可能地保留脾脏是小儿外科医师的努力方向,对脾损伤无法行保脾手术时,应保留副脾。

2. 小儿原发疾病必须切除脾脏时,手术年龄尽可能延迟至 5 岁以后。

3. 对慢性溶血性贫血、严重的脾功能亢进、慢性血小板减少症患儿行脾切除时应探查副脾并切除之。

4. 病理脾组织的自体移植应谨慎。

(二) 小儿脾切除的适应证

小儿脾切除的绝对适应证很少,大多是相对指征,因此小儿外科医师在决定行脾脏切除术时需慎重考虑。脾切除的适应证包括:

1. 原发性脾脏肿瘤和囊肿　包括脾脏淋巴瘤、血管肉瘤、脾囊肿等。

2. 脾脓肿。

3. 游走脾有症状或伴发扭转。

4. 严重脾损伤、粉碎性脾破裂　位于脾门处外伤或伤及脾门主要血管;并有其他重要组织、脏器损伤;其他方式不能有效止血。

5. 慢性溶血性贫血　包括遗传性球形红细胞增多症、自身免疫性溶血性贫血、地中海贫血、镰状细胞贫血等;慢性血小板减少症,包括自身免疫性血小板减少性紫癜等。

6. 严重的脾功能亢进、严重全血细胞减少症、Gaucher 病、Niemann-Pick 病、慢性充血性脾肿大等。

7. 邻近脏器恶性肿瘤根治切除。

8. 小儿肝前性门静脉高压(门静脉海绵样变性所致)所致巨脾。

目前开腹脾切除术和腹腔镜脾脏切除术已成为临床实践中可供选用的两种手术方法,现分别予以介绍。

(三) 开腹全脾脏切除术

1. 手术前准备

(1) 急诊手术:发生脾破裂时常需要急诊手术,争取尽快实施手术,挽救患者生命。严重脾破裂的患者,常出现失血性休克,因此在术前准备的同时,还需防治失血性休克,配制大量的血液制品,以备输血之用。对于外伤性脾破裂的患者,还应注意有无其他脏器的损伤,并给予处理。另外术前可给予适当的抗生素预防感染。术前留置胃管做胃肠减压。

(2) 择期手术:除脾破裂之外的慢性脾脏疾病均应行择期手术。注意改善全身情况,多次少量输血,使血红蛋白上升到 80～90g/L;粒细胞减少者,术前白细胞应提升至 $4×10^9$/L 以上;血小板减少者,术前应通过输单采血小板或新鲜血,将血小板计数升至 $50×10^9$/L 以上;凝血因子缺乏引起的出血性疾病,术前应补充缺乏的凝血因子;血小板减少性紫癜等术前应用激素。术前应作胃肠减压,对于食管静脉曲张的患者,应选择软质胃管,下管前应服少量液态石蜡,要特别留意,以防大出血。术前还应适量备血,作好输血准备。选用抗生素预防和控制感染应从手术 1～2 天开始。如患儿有白细胞减少、接受激素治疗、白血病或淋巴瘤等免疫功能低下情况,预防性抗生素的应用于 1～2 周内开始。有人提出术前 10～14 天应用多价肺炎双球菌疫苗 0.5ml 皮下或肌内注射,也可加用脑膜炎双球菌疫苗、嗜血杆菌疫苗 0.5ml 皮下注射。

2. 麻醉与体位　小儿脾切除术宜采用气管内插管全身麻醉。仰卧位左腰部垫高 20°～30° 或者右侧卧位。

3. 手术步骤

（1）切口选择：切口的选择的原则是：损伤小、捷径、进腹容易、能充分显露脾脏和利于操作。脾切除可选择的切口位置包括：上腹正中切口、左旁正中切口、左上腹经腹直肌切口、左肋缘下斜切口、左上腹横切口。切口大小的取决于脾脏的长轴。其他需要考虑的因素包括：①脾脏本身情况：脾周粘连、病变性质、有无出血倾向等；②拟行手术类型：脾切除术同时加行其他手术，如腹部外伤合并肝破裂需修补，或巨脾合并胆囊结石行胆囊切除术或胆道探查术等；③患者体型情况：胸廓外形狭小或肋弓角窄，不宜应用肋缘下斜切口；脾大达盆腔者宜选择纵向切口。

（2）腹腔探查：外伤脾脏破裂行急诊手术时，保守治疗难以控制出血，手术探查须准确迅速。进入腹腔后，一边吸除血液，一边向脾门及血块最多的位置探查，去除血块，以右手捏住脾蒂及胰尾部，阻断脾动静脉的血流。依次探查脾后外侧面、上、下极和脾门，应注意左肾及贲门以下的消化道及其系膜，以免遗漏损伤出血部位。如仍有活动性出血，则可能合并有其他脏器和血管损伤，应立即查明，进行处理。

慢性疾病行择期性脾切除术时，仔细的腹腔探查是验证诊断、了解病变和决定手术的重要步骤。了解充血性脾大的原因；脾脏与周围组织的关系以及脾脏疾病所引起的局部解剖上的改变等，如脾有否粘连、侧支循环的多少、脾动静脉的情况以及有否副脾等；对先天性溶血性贫血的患儿，应检查胆囊及胆管有无结石。

在考虑以上因素的基础上，初步判定脾脏切除的安全度并确定拟分离程序（图 50-3）。

（3）结扎脾动脉：脾动脉的结扎可以在游离脾脏之前，优点是可以防止游离脾脏过程中血管撕破而突发大出血，同时可以减少手术操作难度、节约血液。但是在急诊脾切除术、脾动脉位置较深或脾动静脉并行粘连时，分离动脉有困难，勿强行分离，可待脾脏游离后再处理，否则可撕破脾静脉导致大出血。

剪开脾胃韧带无血管区，进入小网膜囊，充分显

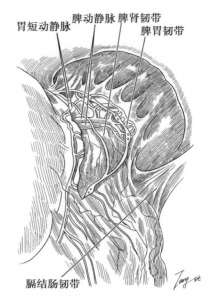

图 50-3　脾脏的解剖

露胰体尾部，从胰腺上缘切开后腹膜和脾动脉鞘，用直角钳在动脉鞘内分离脾动脉，长约 1.5～2cm，从其下缘绕过背面引过 2 根 7 号丝线，在相距 3～5mm 处分别结扎，结扎时用力要缓慢，若突然用力结扎易使脾动脉破裂。

（4）处理脾脏韧带：充分妥善又无损伤地游离脾脏是成功施行脾切除的先决条件。应尽量靠近脾脏分离脾周韧带，时刻谨记"先易后难、先浅后深、步步为营"的策略，同时根据术中情况及时灵活地进行调整。

如系一般脾脏切除术，通常先切开胃结肠韧带进入小网膜囊，于胃大弯网膜血管弓下方自下向上分离结扎脾胃韧带达脾上极（若显露困难可留最后处理），沿脾胃韧带向下分离即为脾结肠韧带，脾结肠韧带内常有小的动静脉血管，钳夹后切断结扎。脾脏的脏面与后腹膜相连处有左肾，故称脾肾韧带。此处血管性粘连最多，分离显露有一定困难。术者用左手将其脾脏拉向前内侧，助手将切口缘拉向外侧，使得脾外侧腹膜紧张并被充分暴露，自下而上用剪刀剪开，然后分离脾肾韧带，遇富含血管者应结扎或缝扎（图 50-4）。继续向上延伸即达到脾脏上缘的脾膈韧带，将脾脏向内下牵拉，直视下切断脾膈韧带并结扎。若起先脾胃韧带游离困难，那么在其他韧带松解后再将脾脏下拉，可清晰显示脾胃韧带。但要注意不可撕裂脾脏和胃壁，须直视下处理脾胃韧带里的胃短血管。因近端脾胃韧带仅 1～2mm 长，应避免将胃壁一起结扎以致术后胃后壁高位坏

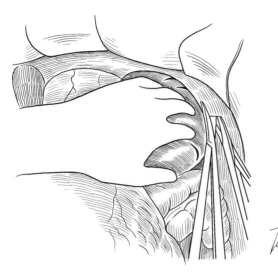

图 50-4　开腹手术脾脏的游离

死穿孔。

（5）搬脾与处理脾蒂：搬脾需要术者与助手配合，术者首先以右手伸入脾脏外侧，将脾下极托出切口作为支撑，再以脊柱为中心向前内旋转（切忌向下外旋转撕裂脾蒂）。助手将热盐水纱布垫填塞入脾窝，有助于止血并可防止脾脏滑回腹腔。此时可再次检查游离脾脏不完全的部位，例如切断、结扎脾上极与胃底部之间的最高胃短血管，脾膈韧带位置较高且深，此时可以必须钳夹、结扎其纤维索带，轻松完成脾脏的彻底游离。

脾脏搬出腹腔外后，可以在直视下从容地分离和处理脾蒂，切除脾脏。

脾蒂的处理方法为：将脾动静脉及其分支血管分离清楚，直视下用三把血管钳夹住脾蒂，并尽量靠近已结扎的脾动脉处，在中间和远端血管钳间切断脾蒂，移出脾脏，4 号或 7 号丝线结扎和缝扎脾蒂，简称"一束三钳法"（若脾动脉之前未予以结扎，为防止大出血，术者此时可在胰尾部以左手将脾动静脉捏住作暂时阻断，再处理脾蒂）。更为理想的方法是分别游离脾血管和胰尾后，分别结扎脾动静脉，甚至脾段血管，但是急诊情况下通常只能采用一束三钳法。另外结扎脾蒂时应避免块状结扎，要将血管周围的包绕的结缔组织分离开，因团块状结扎的远端坏死易致术后出血、发热等并发症，同时结扎脾蒂时要避免损伤胰尾（图 50-5）。

处理脾蒂后，取出脾窝填塞的纱布，冲洗手术野，彻底止血，应特别注意胰尾、胃大弯、脾床粗糙面有无出血。

（6）腹腔引流：因脾切除后脾窝常有渗血渗

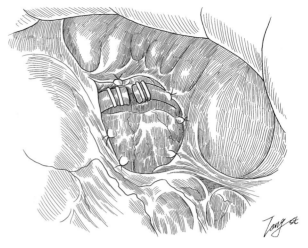

图 50-5　开腹手术脾门的处理

液，术中胰尾可有轻微损伤，或巨大的病理脾脏，脾周粘连广泛，渗血多，术后应常规于膈下脾窝内放置腹腔引流，左侧肋缘下腋前线另戳孔引出，术后 24～48 小时拔除。如胰尾有损伤者需常规放置橡皮管且存留时间宜在 5～7 天以上，在确定无并发胰瘘、渗液淀粉酶不高时予以拔除。引流管的位置，应离开胰尾、脾蒂血管断端，不能压迫结肠脾曲。目前也有部分学者在小儿脾脏切除术时常规不放置引流。

（7）巨脾切除的需要注意的问题：临床中的巨脾切除术并不少见，与一般性脾切除相比，巨脾手术风险大、难度高，其原因有二，首先脾脏病理性充血肿大，周围间隙狭窄，侧支循环丰富，更伴有或多或少的粘连，术中稍有不慎就可造成大量失血；另外脾周韧带挛缩，脾蒂情况复杂，操作中易误伤胃壁、胰尾等器官。巨脾的切除需要注意以下几点：可在胰体尾上缘游离出脾动脉，注入稀释的肾上腺素 0.3mg，可使脾脏缩小、血液回流，既有利于操作，又有利于患者安全。一般的脾切除脾蒂处理，是一束三钳法，对于巨脾是不宜的，要在脾门以手示指及拇指的及捏分技术找到脾叶段动静脉的间隙，分束结扎处理，可以减少线结脱落的可能，结扎更加安全可靠，减少胰尾损伤及胰瘘机会，减少大块组织结扎及术后脾热的机会。巨脾形成过程中，由于重力作用，脾周韧带相对松弛，脾游离度较大，手术操作可在初步游离后，进而搬脾，进一步操作；但是，在如下情况下：脾周炎、脾周粘连尤其片状粘连甚至固定、脾周侧支循环丰富等，上述方法是危险的，鲜有术中大出血终止手术甚至术中死亡的例子；此等情况下，依据前述方法，先处理及离断脾蒂，再处理脾周，即为原位脾切除,也称顺行脾切除,使手术减少了难度增加了安全度。

综合上述,脾切除术的操作要点包括:保证良好的术野显露、正确处理脾脏周围粘连、正确处理脾周围韧带、脾蒂的可靠结扎、脾床应严格止血、脾窝适时放置引流。

4. 术后处理　脾切除术后的处理包括:①严密观察病情变化,特别注意术后近期并发症,如腹腔内或上消化道大出血、肠系膜血栓形成、胰腺炎、脾热、膈下感染、肺部感染等;②动态检测患儿血浆中血小板的水平;③持续通畅有效地胃肠减压,胃肠道功能恢复后尽早拔除,加强留置导尿管的护理,防止泌尿系统感染并发症,尽早拔除导尿管;④合理应用抗生素、止血药;⑤补液维持水、电解质及酸碱平衡,必要时输血或血浆和其代用品以及白蛋白等;⑥如有引流物应根据具体情况适时拔除,如无特别情况,通常在术后48~72小时拔除。

5. 术后常见并发症　脾切除手术后并发症在成人发生率较高,文献报道达25%以上。小儿脾切除手术后的并发症发生率较低。脾切除手术后并发症的发生包括三个方面:①与开腹手术相关的一般性并发症;②与原发疾病有关的并发症;③与脾切除术本身密切相关的并发症。其中,常见主要并发症有:

(1) 术后大出血:脾切除术后大出血多发生在术后24~72小时内。常见部位和来源有:①膈肌、后腹膜、脾床创面;②脾蒂血管或其分支、属支;③胰尾或胰周创面;④胃网膜血管、胃短血管。引起出血的原因常是由于脾脏血管及侧支循环血管的损伤,血管结扎线不紧或滑脱,或创面渗血等引起;术后胃膨胀、扩张致胃短血管结扎线脱落出血;胰腺尾部损伤,创面处理不当而渗血,或因胰液渗漏,活化的消化酶腐蚀血管破裂出血;患儿凝血机制障碍,特别是大量输入库存血以及血液病患儿;关腹时血压较低,遗漏结扎的小血管栓塞或凝血块形成不见出血,术后血压回升或血栓脱落出血。因此要求手术者术中充分可靠地结扎、缝扎止血,尤其需要妥善处理胃网膜血管、胃短血管和脾蒂血管及其分支、属支;避免损伤胰腺,在处理脾门时应认清胰尾所在,邻近脾门分离二级脾血管将其切断结扎处理;关腹前应对手术区反复检查及彻底止血。临床怀疑或诊断腹腔内出血,经输血、止血药物等处理,患儿血流动力学不稳定或失血性休克仍未纠正,失血量较多时,应果断

地及早手术。开腹后对血肿或血块聚集处应认真地检查,寻找出血点。对发现渗血部位,应用电凝、结扎或缝扎进行止血处理,也可局部应用止血胶予以止血。对仍渗血不止的创面,可用吸收性明胶海绵或止血纱布压迫止血。术后需酌情给予止血药或输入新鲜冰冻血浆、血小板、凝血因子等。

(2) 膈下感染或脓肿:常见的是左膈下感染,有时可形成膈下脓肿。主要表现为脾切除术后持续高热,体温多高于38℃,伴畏寒、精神萎靡;膈肌刺激征,如呃逆、左肩部不适,X线示左膈肌抬高、运动受限、左胸腔积液、左下肺炎或肺不张、膈下含气液平腔;左上腹、下胸部凹陷性水肿、叩压痛;B超、CT等可发现膈下低密度占位液腔;实验室检查示白细胞计数升高、核左移等。膈下感染或脓肿发生的原因是多方面的,如脾切除术后机体免疫功能下降,胰腺损伤,腹腔积血,胃底、结肠脾曲损伤或血供受影响,腹腔引流失效等。手术后膈下放置引流,可减少膈下发生感染的机会,但并不能根本防止其发生。最重要的预防方法是手术时的彻底止血、严格无菌技术及避免胰腺损伤;术前积极准备,纠正患儿贫血和营养不良也很重要。一旦感染发生,应积极进行广谱抗生素治疗和全身支持治疗,如脓肿已形成应予以引流。

(3) 术后血管栓塞:发生率约为5%~10%。Boxer报道脾切除318例,术后血小板>1000×10⁹/L者72例,10例发生血管栓塞性并发症。但此种并发症在小儿少见。脾静脉血栓形成大多数患儿表现为持续较久的低度和中度发热,少数严重者出现黄疸;视网膜动脉栓塞出现视力障碍;肠系膜动脉栓塞可致大范围的肠坏死,急诊手术不仅风险大,而且切除坏死肠管后可出现短肠综合征等;肺动脉栓塞可发生心搏骤停甚至猝死。血管栓塞性并发症的发生,可能与术后血小板计数增加、血小板质量异常、血液黏稠度增加以及脾静脉断端残留较长有关。因此,一般情况下,当血小板升高达500×10⁹/L时即需服用肠溶阿司匹林;当血小板增至1000×10⁹/L时可考虑用肝素治疗至血小板降至正常,必要时合用低分子右旋糖酐。一旦血管栓塞发生,可使用尿激酶或链激酶。严重的肠系膜上动脉栓塞,应紧急剖腹取栓。

(4) 肺部并发症:除一般上腹部手术较常见的肺部感染外,较多见的是左侧胸腔积液。可能与手术部位影响膈肌运动、手术时对膈肌的刺激、手术后

膈下感染等因素有关。少量积液除发热外,患儿多无其他不适,积液常可自行吸收,不需特别处理;大量积液尤其是急骤发生者,可严重影响患儿的通气功能,发生呼吸困难,此时应进行胸腔穿刺抽液,同时注入抗生素预防感染。此外,肺水肿和肺不张也可发生。严重贫血、低蛋白血症、过量输液使血浆胶体渗透压过低,发生肺间质及肺泡水肿;输血或输液过快、过多,引起患儿急性左心衰竭致肺水肿。患儿术前脾大使膈肌抬高,肺泡通气量不足;术后腹部切口疼痛、肠胀气等导致腹压增高,胸腔容量变小;术后卧床,呼吸运动锻炼不足,支气管内分泌物增多而黏稠,导致阻塞引起肺不张。如果患儿术后出现呼吸困难、发绀、脉搏增快等,应考虑急性肺不张或肺水肿可能,并进行相应的检查和处理。

（5）脾切除后暴发感染:小儿脾脏为免疫系统中的重要器官。早在 1919 年,Morris 与 Bollock 首先注意到脾脏在抗感染方面的重要性,他们发现小儿在脾脏切除后感染机会增加,并发现给切除了脾脏的大鼠接种细菌,其死亡率明显上升,但是可能由于当时因感染死亡的患者非常普遍,故未引起重视。1952 年 King 和 Shumacker 首先报告 5 例脾切除后暴发性感染(overwhelming postsplenectomy infection,OPSI)病例,其中三例死亡,小儿脾切除后的感染问题逐渐引起了重视。此后的大量研究显示,OPSI 的发生与年龄、原发病因和脾切除术后间隔时间有关。Singer 通过对文献上 2795 个病例的回顾性分析,发现外伤性脾切除后,发生严重感染的相对危险性为正常人的 58 倍;因球形红细胞增多症而行脾切除者则为正常人的 70～140 倍。婴儿和儿童败血症明显增加,婴幼儿发病率要比年长儿童和成人高。Horam 报告 1 岁以下婴儿的 OPSI 发病率高达 50%,1～16 岁儿童为 2.8%。我国学者回顾性调查了 1978 例脾切除病例,有 29 例发生败血症或 OPSI,总发生率为 1.5%。不同疾病行脾切除后 OPSI 的几率不同:门脉高压症脾切除后 9%;地中海贫血 21%;家族型镰状细胞性贫血 21%;而脾外伤切脾后 OPSI 的发生率与死亡率明显低于其他各类病理脾切除者。脾切除后终生均有发生 OPSI 的可能,有资料显示,脾切除后一生中发生 OPSI 的危险性平均为 5%,最早术后 8 天,最晚长达术后 31 年,但 60%～70% 发生于术后 2 年内,平均 5.8 年,发生越早,死亡率越高。

脾切除术后,患儿机体的免疫功能和抗感染能力明显下降,对某些细菌的易患性增加,是 OPSI 发生的根本原因。脾脏是体内最大的淋巴器官,含有整个淋巴细胞群的 25%,具有破坏血细胞、储存血液、血液过滤作用以及免疫功能。作为单核-吞噬细胞系统的一部分,脾脏的免疫功能主要表现在以下几个方面:吞噬和清除血液中的病原体微粒;参与体液和细胞免疫,产生特异性免疫反应;合成多种激素或因子起免疫调控作用。实验研究表明:脾切除后实验动物对肺炎球菌的清除速率下降,动物的死亡率增加;脾切除后机体对血源性抗原的反应变迟缓,血清中免疫球蛋白 IgG、IgM、IgA 水平发生变化,尤其是产生早期免疫蛋白 IgM 的能力下降;脾切除后短期内还可出现外周血中 T 淋巴细胞的转化异常,对植物血凝素(PHA)的刺激反应降低,T 淋巴细胞亚群比例下降,T 抑制淋巴细胞(T suppressor)降至极低水平;脾脏切除后,由脾脏合成的多种激素和因子水平下降,目前已知的有 Tuftsin、血清调理素、备解素等。Tuftsin 是 1970 年由 Najjar 等首先发现的一种人体自然存在的促吞噬作用的四肽(苏-赖-脯-精氨酸),其有促多核中性粒细胞的吞噬作用,同时对单核-吞噬细胞系统的溶解、吞噬功能也有加强作用。脾切除后,Tuftsin 水平下降,势必影响机体对外来微生物和抗原的处理能力。

OPSI 最常见的致病菌是有荚膜的细菌,如肺炎双球菌占 50%～90%,除此以外还有流感嗜血杆菌、脑膜炎球菌、A 型链球菌、葡萄球菌、沙门菌等,细菌的血液浓度可达 $1 \times 10^6/ml$。此外病毒和真菌的感染率也明显增加。OPSI 特点:①患者有全脾脏切除史;②起病急、进展快、病程短,高热可达 39～40℃,病情严重者,可在短期内死亡;③可发生 DIC,皮下出血、瘀斑;④血培养可能阳性,致病菌以肺炎双球菌为多见;⑤没有特定的、明显的外科感染病灶,即出现典型的全身性败血症表现。脾切除后的患者如出现上述典型的临床表现,结合辅助检查,尤其是血液、脑脊液等细菌学检查阳性,则 OPSI 的诊断即可确立。

OPSI 的治疗原则应按照严重感染性休克进行救治:首先选用青霉素和头孢类抗生素,如患儿对青霉素和头孢等药物过敏,可给予克林霉素、亚胺培南/西司他丁、万古霉素等。OPSI 多合并 DIC 和 MOSF,故应进行多器官功能支持治疗,迅速补充血容量,纠正酸中毒和电解质紊乱,合理使用血管活性药物,纠正血流动力学改变,补充足够的营养物质。

关于 OPSI 患者是否应用皮质激素尚有争论,皮质激素的作用有扩血管、改善细胞膜的通透性、稳定溶酶体、增加组织的氧供、改善细胞新陈代谢,纠正休克等。

OPSI 一旦发生,将严重威胁患儿生命,因此预防其发生比治疗更重要。①首先应严格掌握小儿脾脏切除术的适应证和手术原则。②免疫预防,包括多价肺炎球菌疫苗、脑膜炎球菌疫苗、B 型流感嗜血杆菌疫苗、流感疫苗等;临床上常用的多价肺炎球菌疫苗包含有从 23 种最流行的血清型中提纯出来的多糖荚膜,能预防 90% 以上的肺炎球菌感染。接种时间应至少在手术前 2 周进行;对无法进行术前接种的患儿,应在手术恢复后出院前进行;对曾做过脾切除而从未进行过免疫接种的患儿,应立即进行免疫接种;如患儿正在应用免疫抑制剂或放疗,则应在停止治疗 6 个月后予以接种,其间需预防性应用抗生素。2 岁以内的婴儿免疫接种意义不大,最好是先预防性应用抗生素,2 岁以后再进行预防性接种。有人建议无脾病儿每隔 5~6 年进行再免疫接种,甚至间隔时间更短,尤其是当患儿存在某种能引起免疫抑制的疾病时。③抗生素预防,有学者主张所有无脾和脾功能低下患儿均需长期甚至终生预防性应用抗生素,尤其是脾切除术后的前两年。常用的抗生素是青霉素,对青霉素过敏者可选用红霉素。近年有人提倡常规口服阿莫西林-克拉维酸,其优点是口服制剂吸收好,更为广谱,保存期较长;缺点是婴幼儿对此药耐受性差,价格较贵。用法是:5 岁以下 10mg/(kg·d),5~14 岁儿童 125mg/d。抗生素的选择还要考虑细菌的耐药情况,如在一些国家和地区耐青霉素的肺炎球菌达 50%,而耐青霉素的细菌应用阿莫西林也无效,在这种情况下可经验性地选用头孢类抗生素,如头孢曲松、头孢噻肟等。预防性应用抗生素存在的问题之一是患儿及其家长依从性难以坚持,其次是长期服药导致的细菌耐药性,因此,如患儿已坚持预防性用药但仍出现败血症,治疗时抗生素的选择须认真考虑。

(四) 腹腔镜全脾切除术

腹腔镜脾切除术 1991 年由 Delaitre 和 Maignient 首先报告,1993 年 Tulman 报告了小儿腹腔镜脾切除手术。其具有创伤小、美观、术后恢复快、住院时间短等优点,目前这项技术已逐渐为越来越多的小儿外科医师掌握。

小儿腹腔镜脾切除术的适应证与传统开腹脾切除手术相同,但对脾脏巨大、或脾脏周围有广泛粘连者,选择腹腔镜手术应慎重。小儿脾脏下缘过脐平面,内侧缘过中线一般定义为小儿巨脾。在腹腔镜脾切除术的初期,很多学者认为脾脏的大小与脾切除的成败关系较大,一般认为以脾脏长 20cm 为界,小于 20cm 者腹腔镜手术易成功,20~30cm 较困难。Poulin 提出如脾脏长度超过 30cm,则不适宜腹腔镜下切除,应行开腹脾切除术。也有学者提出行腹腔镜手术时可首先打开小网膜囊结扎脾动脉以减少脾脏的血液和体积。而 Targarona 和 Park 认为脾大不应成为腹腔镜脾切除术的禁忌证,虽然脾的重量达 3200g 以上的巨脾多采用剖腹手术,但绝大多数脾切除术均可在腹腔镜下完成。谢志杰等回顾性分析 1997 年 4 月至 2011 年 10 月同一治疗组诊治的 25 例腹腔镜小儿巨脾切除和同期的 21 例开腹巨脾切除(OP)病例,对比手术时间、术中出血、住院时间、脾脏大小等资料未见显著性差异,认为腹腔镜小儿巨脾切除术安全、有效、切实可行,能缩短住院时间,减少术后并发症。

随着技术的积累,腹腔镜脾切除术的手术时间也逐渐缩短,许多指标优于常规手术。国内多家单位报道了腹腔镜与开腹行脾切除的对照研究,发现两者在手术时间、术中出血方面无显著差异,而腹腔镜创伤更小。

1. 手术准备　患儿的术前准备基本同常规开放手术。国外较多报道儿童接受脾切除手术前常规接受多价肺炎球菌疫苗和脑膜炎球菌疫苗的接种。术前 B 超、CT 及 MRI 检查,了解脾脏的大小、有无副脾及脾脏与周围脏器的关系。

2. 手术方法　麻醉与体位:采用气管内插管全身麻醉,放置鼻胃管和 Foley 导尿管。体位可采用平卧位,但更多的腹腔镜手术医师喜欢右侧卧、头高脚低位。

3. 穿刺孔位置　穿刺孔的位置选择较为灵活。首先放置脐部或脐环下套管,在年长儿童和青少年脐部通常放置 10mm 套管,通过这个套管可以放置取脾袋、10mm 腹腔镜和 12mm Endo-GIA,较小患儿(体重小于 20kg)则放置 10mm 或者 5mm 套管。注入 CO_2 使腹腔压力达 12mmHg,置入腹腔镜观察腹腔内大致情况,然后放置其他穿刺套管。剑突下放置 3mm 套管,剑突与脐部连线的中点放置 3mm 或 5mm 套管,最后一个 5mm 套管位于左下腹部,通过这个套管可以使用 5mm 的超声刀和施夹器。实际手术操作中,各穿刺管的位置应根据患儿体型、年龄作适当调整(图50-6)。

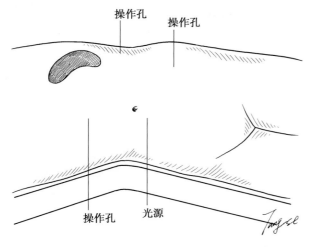

图50-6　trocar 孔位置的选择手术操作要点

(1)脾脏的游离:套管放置完成后,调整手术台使患者处于右侧卧、头高脚低位,第一助手通过剑突下和上腹部套管操作以显露手术野。手术者右手用超声刀、分离钳进行分离。手术开始时,首先检查脾脏和大网膜,如发现有副脾存在,应予以切除取出。副脾常见的位置如图50-7所示。检查完成后第一助手抬高脾脏下极,手术者开始分离脾结肠韧带(图50-8),由于脾下极与结肠距离甚近,超声刀工作时温度高达100℃,因此使用电刀或超声刀时不可让超声刀的头端或电刀前端的金属部分碰到结肠壁,操作必须在充分确认的情况下进行。接着,助

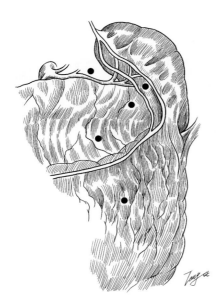

图50-7　副脾的常见位置

手将胃向右侧轻轻牵拉,暴露脾胃韧带,手术者用超声刀从下至上分离胃短血管(图50-9),脾上极附近与胃贲门之间距离靠近,胃短血管很短,处理时操作器械应尽量靠近脾脏,如脾上极暴露困难时可在脾门处理之后再分离。随后,轻柔抬起脾上极,暴露脾膈韧带并予以分离。此时助手可以从脾上极和脾下极向外侧推挤脾脏,从而可以安全地到达脾门血管附近。

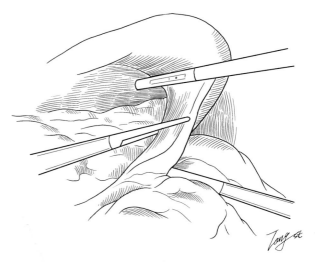

图50-8　分离脾结肠韧带

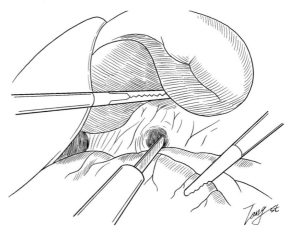

图50-9　分离胃短血管

脾蒂血管的处理通常有三种方法:①如果胰腺与脾脏相距较近,先用超声刀分离脾门附近的疏松组织,分离钳分别游离脾动脉、脾静脉各8~10mm,用钛夹将血管夹闭,近胰腺端夹闭两次,近脾端夹闭一次,然后切断血管。②如果胰腺与脾门相距10mm以上,可用 Endo-GIA 血管专用钉处理脾门血管。Endo-GIA 血管专用钉有30mm、45mm和60mm不同规格型号,应根据患儿年龄、血管粗细选择使

用。新一代 Endo-GIA 开口大,头端可弯曲成角,操作方便、迅速、安全、成功率高,夹闭切断一次性完成,且对胰尾亦能自动关闭。使用 Endo-GIA 前,助手先将脾下极抬起并向前方稍作旋转,手术者用超声刀或电刀分离脾后方组织及脾肾韧带,然后换用 5mm 腹腔镜从左下腹套管进入,助手轻轻旋转脾脏使脾门很好暴露以便较方便地使用 Endo-GIA(图 50-10)。③随着腹腔镜下手术经验的积累和技巧的提高,已可以对脾蒂采用同传统手术一样的结扎或缝扎。为保证可靠,结扎最好在腹腔外进行,通过体外结扎杆将线结推入,切断脾蒂时如遇较大血管,可再在血管处加钛夹夹闭。席红卫等在儿童腹腔镜脾切除术中采用分级脾蒂结扎法,认为其可以减少术中出血,手术安全,效果更好,但手术操作有一定难度(图 50-11 ~ 图 50-17)。

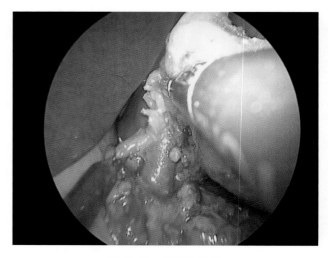

图 50-12 游离脾动脉

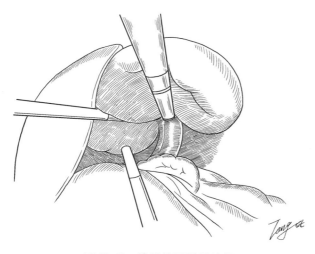

图 50-10 腹腔镜下暴露脾门

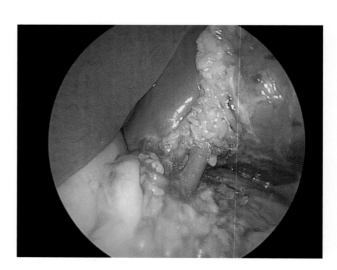

图 50-13 分离脾动静脉

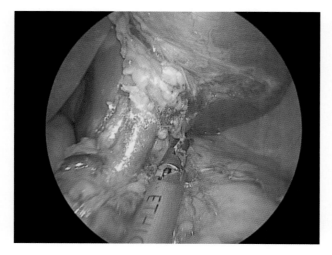

图 50-11 游离脾静脉

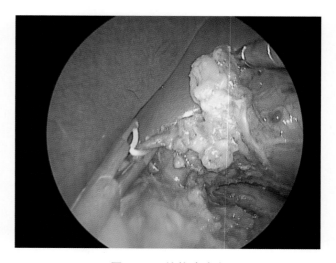

图 50-14 结扎脾动脉

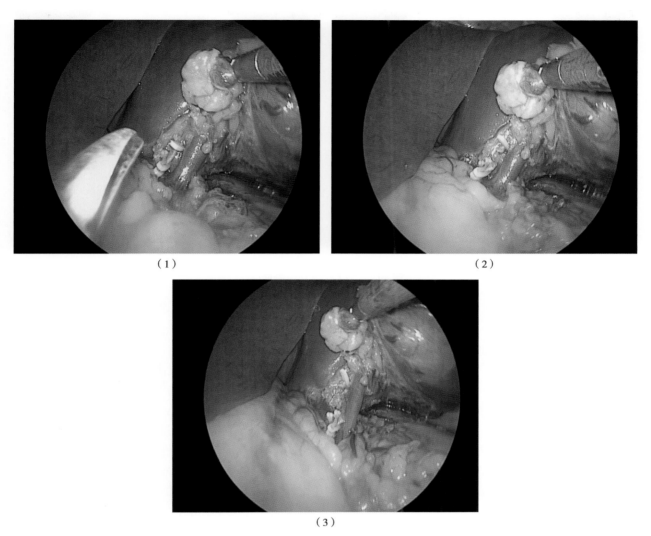

（1）　　　　　　　　　　　　　　　　　（2）

（3）

图 50-15　（1）（2）（3）切断脾动脉

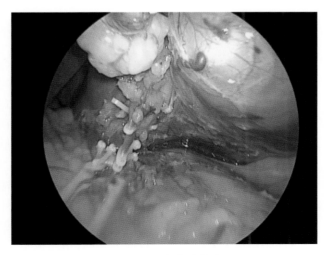

图 50-16　结扎脾静脉

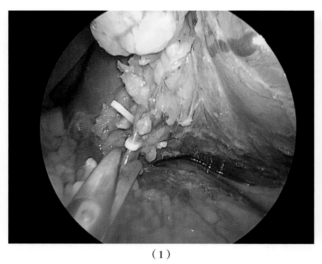
（1）

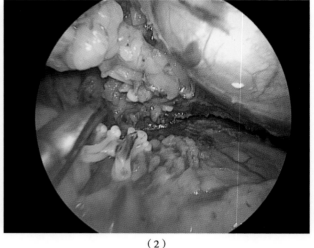
（2）

图 50-17 （1）（2）切断脾静脉

（2）脾脏的取出：腹腔内脾脏切除完毕，取出脾脏往往会花费较多时间。腹腔镜下的取物袋，例如 Endo Catch Ⅱ，可以经脐部套管直视下放入腹腔，袋子口打开后将脾脏放入袋中（图 50-18），然后收紧袋子顶部的开口，将袋子的支撑圈直视下提出腹腔外，确认其中无其他组织如胃、小肠，松开收紧的袋口并稍向外拉，手术者可用示指划破脾包膜搅碎脾脏，用卵圆钳夹碎脾实质后将袋子取出。脾脏取出后，重新置入脐部套管，检查腹腔，确认左膈下、后腹膜、脾窝等处已确切止血后缝合切口。

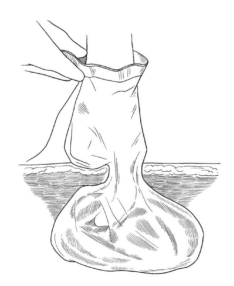

图 50-18 取物袋取出脾脏

4. 术后处理 腹腔镜手术后的处理与开放手术大致相同，需严密观察病情的变化，特别注意术后近期并发症，如腹腔内或上消化道大出血等；根据手术中的经过及困难程度，鼻胃管一般于术后肠道通气后拔除，给予少量饮水后无不适则可进食；尽早拔除导尿管；合理应用抗生素、止血药；检测血液学指标。

5. 术后并发症 文献报道腹腔镜脾切除术并发症的发生率和种类与开放性手术相似。Clavien将术后并发症分为Ⅳ级：Ⅰ级 非常小的并发症，不需要采取措施而自行缓解；Ⅱ级 有潜在的生命威胁，需要干预治疗，医源性损伤、需要延长住院时间；Ⅲ级 致残，手术切除医源性损伤相关脏器；Ⅳ级 死亡。Rescorla 回顾美国 1995—2002 年发表的关于小儿腹腔镜脾切除术的文献，共 344 例，Ⅰ级并发症 2.9%，Ⅱ级并发症 6.7%，无Ⅲ、Ⅳ级并发症，与同期小儿开放性脾切除术（369 例，Ⅰ级 4.9%，Ⅱ级 4.9%）相比无明显差异。而小儿腹腔镜脾切除术术后并发症较成人低。有学者认为腹腔镜手术探查易遗漏副脾，当副脾位于胰腺背侧或包埋于肠系膜等处时，切除也很困难。

腹腔镜操作需要注意的问题：脾蒂 Endo-GIA 应当小心使用，它在夹闭脾蒂前，其尖端应离开其他组织，否则器械离开后可以导致胰腺尾部损伤。不恰当地使用电灼可以引起医源性胃、结肠和胰腺的损伤。脾结肠韧带中靠近脾下极的部分，可以通过电灼分离，但如果盲目地对脾门处脂肪组织进行电灼则可引起严重的出血。这些器械应当在靶器官的近侧使用以免发生点状坏死而引起迟发性穿孔。助手的作用也很重要，所有的腹腔内操作器械都只能在直视下移动，用器械牵拉肝脏、胃和脾脏，要求不间断地集中注意力，以免撕裂组织引起继发的出血和穿孔。术中脾脏没有医源性损伤可以排除脾种植的可能性,如果术中在牵拉巨大脾脏的过程中发生了脾损伤,应当在手术结束前用大量生理盐水进行冲洗。

随着腹腔镜技术的成熟及经验的积累,一些学者开始采用经脐单切口行腹腔镜脾切除术。李索林等报道了5例脾相关血液疾病儿童经脐单切口入路腹腔镜脾切除术获得成功,较常规腹腔镜脾切除术对腹壁创伤更小、美容效果更好,但样本量较小。

(汤绍涛　阳历)

参 考 文 献

1. 邱晓虹,吴萍,王燕霞等.脾切除术在遗传性球形红细胞增多症中的应用.中华小儿外科杂志,2002,23(3):210.

2. 吴晔明,严志龙,洪莉.腹腔镜儿童脾切除术的若干问题.中华小儿外科杂志,2005,26(12):624-626.

3. 张耀东,胡群,刘双又,等.脾切除治疗儿童慢性特发性血小板减少性紫癜的Meta分析.临床小儿外科杂志,2009,8(5):24-27.

4. 邓小耿,曾炳胜,张杰,等.巨脾切除加自体脾腹膜后移植术治疗儿童重型β-地中海贫血的临床研究.中华小儿外科杂志,2003,24(4):319-321.

5. 李龙,刘树立,张军,等.Warren手术治疗小儿门脉高压.中华小儿外科杂志,2008,29(11):658-662.

6. 李强辉,龙雪峰,周维模.保脾术治疗儿童外伤性脾破裂.临床小儿外科杂志,2008,7(6):49-50.

7. 李爱武,张强业,王建,等.儿童腹腔镜脾切除脾门血管结扎方法选择策略.中华小儿外科杂志,2012,33(11):874-876.

8. 庞文博,张廷冲,彭春辉,等.儿童脾脏良性占位性病变的外科诊治.中华小儿外科杂志,2012,33(11):823-825.

9. 席红卫,崔强强,王建峰,等.分级脾蒂结扎法在儿童腹腔镜脾切除术中的应用.临床小儿外科杂志,2010,09(3):184-185.

10. 徐伟立,李索林,时保军,等.腹腔镜与开腹脾切除术对小儿机体早期免疫功能影响的比较.中华小儿外科杂志,2008,29(9):573-575.

11. 于增文,牛忠,李索林,等.经脐单切口腹腔镜脾切除术.中华小儿外科杂志,2011,32(7):495-497.

12. 谢志杰,朱锦辉,叶环,等.小儿巨脾切除腹腔镜与开腹的对比分析.中华小儿外科杂志,2012,33(7):484.

13. 姚敦武.自体脾移植治疗小儿外伤性脾破裂23例报道.临床小儿外科杂志,2006,5(6):453-454.

14. Wang X,Wang M,Zhang H,et al. Laparoscopic partial splenectomy is safe and effective in patients with focal benign splenic lesion. Surg Endosc,2014,28(12):3273-3278.

15. Crary,S. E. and G. R. Buchanan. Vascular complications after splenectomy for hematologic disorders. Blood,2009,114

(14):2861-2868.

16. Montalvo J,Velazquez D,Pantoja JP,et al. Laparoscopic Splenectomy for Primary Immune Thrombocytopenia:Clinical Outcome and Prognostic Factors. J Laparoendosc Adv Surg Tech A,2014,24(7):466-70.

17. Hildebrand DR,Ben-Sassi A,Ross NP,et al. Modern management of splenic trauma. BMJ,2014,348:g1864.

18. Demetriades D,Scalea TM,Deqiannis E,et al. Blunt splenic trauma:splenectomy increases early infectious complications:a prospective multicenter study. J Trauma Acute Care Surg,2012,72(1):229-234.

19. Bhangu A,Nepoqodiev D,Lal N,et al. Meta-analysis of predictive factors and outcomes for failure of non-operative management of blunt splenic trauma. Injury,2012,43(9):1337-1346.

20. Casaccia M,Torelli P,Sormani MP,et al. Putative predictive parameters for the outcome of laparoscopic splenectomy:a multicenter analysis performed on the Italian Registry of Laparoscopic Surgery of the Spleen. Ann Surg,2010,251(2):287-291.

21. FisichellaPM,Wong YM,Pappas SG,et al. Laparoscopic splenectomy:perioperative management,surgical technique,and results. J Gastrointest Surg,2014,18(2):404-410.

22. MikhaelJ,Northridqe K,Lindquist K,et al. Short-term and long-term failure of laparoscopic splenectomy in adult immune thrombocytopenic purpura patients:a systematic review. Am J Hematol,2009,84(11):743-748.

23. Edgren G,Almqvist R,Hartman M,et al. Splenectomy and the Risk of Sepsis:A Population-Based Cohort Study. Ann Surg,2014,260(6):1081-1087.

24. Huston JM,Wang H,Ochani K,et al. Splenectomy protects against sepsis lethality and reduces serum HMGB1 levels. J Immunol,2008,181(5):3535-3539.

25. Ahad S,Gonczy C,Advani V,et al. True benefit or selection bias:an analysis of laparoscopic versus open splenectomy from the ACS-NSQIP. Surg Endosc,2013,27(6):1865-1871.

26. Wood JHPartrick DA,Hays T,et al. Predicting response to splenectomy in children with immune thrombocytopenic purpura. J Pediatr Surg,2010,45(1):140-144.

27. BoyleS,White RH,Brunson A,et al. Splenectomy and the incidence of venous thromboembolism and sepsis in patients with immune thrombocytopenia. Blood,2013,121(23):4782-4790.

28. Ahad S,Gonczy C,Advani V,et al. True benefit or selection bias:an analysis of laparoscopic versus open splenectomy from the ACS-NSQIP. Surg Endosc,2013,27(6):1865-1871.

29. Taner T, Naqorney DM, Tefferi A, et al. Splenectomy for massive splenomegaly：long-term results and risks for mortality. Ann Surg,2013,258(6):1034-1039.

30. Yan Q, Zhu J, Zhan X, et al. Primary versus secondary splenic pedicle dissection in laparoscopic splenectomy for splenic diseases. J Am Coll Surg,2013,216(2):266-271.

31. Monclova JL,Tarqarona EM,Vidal P, et al. Single incision versus reduced port splenectomy--searching for the best alternative to conventional laparoscopic splenectomy. Surg Endosc,2013,27(3):895-902.

32. Chihara D,Sakamoto T,Murakami G,et al. An overwhelming post-splenectomy infection with toxic shock syndrome by group B Streptococcus. Rinsho Ketsueki,2010,51(4):253-257.

第五十一章

小儿肝门静脉高压症

肝门静脉高压症（portal hypertension）是由于门静脉系统压力持续性增高所引起的一组临床综合征，主要表现为胃底食管静脉曲张伴消化道出血、腹水和脾大合并脾功能亢进。其中，胃底食管静脉曲张破裂可引起大出血，往往危及生命，是门静脉高压症最常见、最严重的并发症。多年来有关门静脉高压症的手术治疗几经演化，逐渐形成断流术和分流术两大类。最近，随着对门静脉高压症的病因和病理过程的深入认识，药物治疗、微创技术和脏器移植在该症的治疗中发挥了重要作用，整体治疗策略已发生重大变化。

由于门静脉高压症在成人远较小儿多见，对该症的基础研究和治疗经验多来自动物实验和成人病例，小儿门静脉高压症的诊断和治疗一般是参照成人的临床经验。但小儿正处于生长发育阶段，有自身的解剖、生理和病理特点，适合小儿门静脉高压症的诊治经验尚有待积累。

【发病率】

有关门静脉高压症确切的发生率的文献资料迄今仍很缺乏。由于90%以上的门静脉高压症由肝硬化引起，以肝炎后肝硬化引起者最为常见，可以根据肝硬化对门静脉高压症的发病率作一些估计。我国为乙型肝炎病毒感染的高发地区，小儿病毒性肝炎后肝硬化的发生率虽不如成人高，但并非少见。国外学者对小儿慢性肝炎进行1～10年不等的随访显示，3.4%～32%的慢性乙肝可发展为肝硬化。复旦大学附属儿科医院曾报告，肝穿刺活检证实的小儿慢性肝炎中肝硬化占11.5%，其中大部分是乙型肝炎后肝硬化。由于小儿患肝炎后发生严重的肝硬化一般需较长时间，当门静脉高压症状明显时多已超越儿童的年龄阶段，因肝炎后肝硬化而就诊的门静脉高压症患儿并不多见。胆道闭锁的发病率大约为1：10 000～12 000个出生存活婴儿。胆道闭锁

如不治疗或治疗失败，势必发生门静脉高压症。自日本Kasai创用手术方法获得成功以来，胆道闭锁的长期存活病例增加，术后黄疸可完全消退，但临床观察发现，肝硬化仍可继续进展，最终导致门静脉高压症。据日本文献，胆道闭锁术后黄疸褪尽的患儿门静脉高压症的发生率在34%～76%之间。胆道闭锁已成为儿科临床中门静脉高压症最常见的原因之一。

【门静脉系统的解剖学基础】

门静脉系统是介于腹腔脏器和肝血窦两个血管网之间的静脉系统，静脉内无静脉瓣。门静脉主干由胃冠状静脉（胃左、右静脉）、脾静脉、肠系膜上、下静脉几个主要属支和一些较小的属支汇合而成。在肝门处门静脉分为左、右两支，分别进入左、右半肝，经多次分支后行走于肝小叶间（汇管区），进而分支进入肝小叶内，与肝动脉的细小分支汇合于肝血窦（肝的毛细血管网）。肝血窦的血液再汇集至肝小叶的中央静脉，中央静脉出肝小叶后在小叶间形成小叶下静脉，最后集合为左、中、右肝静脉，注入下腔静脉（图51-1，图51-2）。

门静脉系统和腔静脉系统之间存在侧支交通。在正常情况下，这些交通支非常细小，但在门静脉高压症时，侧支循环血管则开放、扩张。有如下侧支交通：①在食管下段和胃底，胃冠状静脉、胃短静脉经食管静脉丛与奇静脉和半奇静脉吻合；②在前腹壁，脐旁静脉与腹壁上、下静脉吻合；③在肛管和直肠下段，直肠上静脉与直肠下静脉、肛管静脉吻合；④在腹膜后，肠系膜上、下静脉通过许多细小静脉与腔静脉吻合；⑤在肝脏裸区，肝静脉的小支和膈静脉交通（图51-3）。

根据解剖学，门静脉系统的属支可分为脾胃区和肠区，为不同的门静脉血流功能性区域。脾胃区引流脾、胃及一部分胰腺的静脉，进入脾静脉和冠状

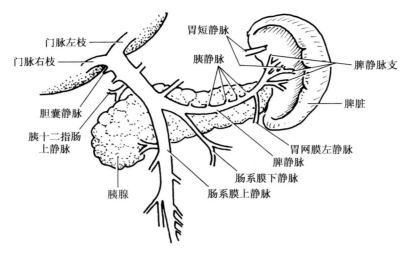

图 51-1　肝外门静脉系统的解剖

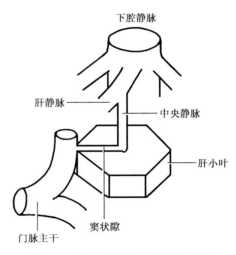

图 51-2　肝内门静脉和肝静脉系统

静脉,再汇入门静脉;肠区则引流小肠和结肠的静脉,进入肠系膜上、下静脉,然后汇入门静脉。近来认为门静脉高压症的分流术不必分流全门静脉血流,只需分流食管下段和胃底的静脉,即引流脾胃区的血流。Warren 提倡的选择性分流术就是根据这一解剖特点设计的。

【门静脉血流动力学基础】

　　肝脏的血流丰富,正常肝脏接受心输出量 25% 的血流,其中 70% ~ 80% 来自门静脉,仅 20% ~ 30% 来自肝动脉。输入门静脉的血流 20% ~ 30% 来自脾脏,其余来自消化道。门静脉系统是腹腔内脏器和肝脏二者毛细血管网之间的低压灌流系统,其压力略高于下腔静脉,波动范围较大。门静脉系统内没有瓣膜,经门静脉各属支和不同部位测得的压力,均能反映门静脉压。门静脉压力可采用间接的测量方法来推算,亦可在腹部手术时通过门静脉

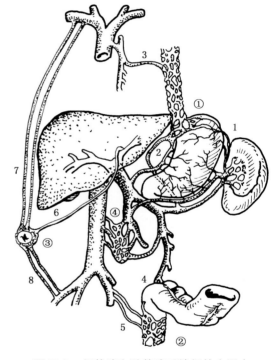

图 51-3　门静脉和腔静脉系统间的交通支
1. 胃短静脉;2. 胃冠状静脉;3. 奇静脉;4. 直肠上静脉;
5. 直肠下静脉、肛管静脉;6. 脐旁静脉;7. 腹上深静脉;
8. 腹下深静脉;①胃底、食管下段交通支;②直肠下端、肛管交通支;③前腹壁交通支;④腹膜后交通支

主干或属支直接测定,这两类方法所获得的各种参数值是近似的。据国内外资料,正常状态下的门静脉压在 $0.98 ~ 1.47kPa(10 ~ 15cmH_2O)$,或 $0.67 ~ 1.33kPa(5 ~ 10mmHg)$ 范围之内,肝静脉压力梯度(HVPG)在 $0.13 ~ 0.53kPa(1 ~ 4mmHg)$ 范围之内,如门静脉压力或者肝静脉压力梯度超过正常范围,就可形成肝门静脉高压症。有学者认为,当门静脉

压力超过 1.33~1.60kPa(10~12mmHg)时,即可判定为门静脉高压症。压力升高明显者,可达 2.94~4.91kPa(30~50cmH$_2$O)。主要的门静脉压力参数如下:

1. 脾髓压(SP)　经皮穿刺脾髓测得,可间接反映门静脉压。

2. 门静脉压(PVP)　经皮肝穿刺达肝内门静脉分支,或术中穿刺门静脉的属支如大网膜静脉测得。

3. 游离门静脉压(FPP)　术中直接穿刺门静脉主干测得,此时门静脉未作夹闭等操作,国人的正常值在 1.76kPa(18cmH$_2$O)左右。

4. 游离肝静脉压(FHVP)　穿刺股静脉或肘静脉置导管经腔静脉插至肝静脉主干内测得。

5. 肝静脉楔压(WHVP)　穿刺股静脉或肘静脉置导管至肝静脉主干后继续推进,直至不能再前进为止时测得。由于肝静脉直通肝血窦,故反映肝血窦压,间接反映门静脉压。

6. 肝静脉压力梯度(HVPG)　又称门静脉压力梯度,为肝静脉楔压与游离肝静脉压之差,反映门静脉和肝静脉或下腔静脉之间的压力差,如超过 0.53kPa(4mmHg),即可能形成门静脉高压。当压力梯度大于 1.33kPa(10mmHg)时,可出现食管静脉曲张;如大于 1.60kPa(12mmHg),则有可能发生腹水和曲张静脉出血。

7. 肝侧门静脉阻断压(HOPP)　阻断门静脉主干后,在阻断的上方靠近肝门处测得,正常为 0.49~1.47kPa(5~15cmH$_2$O)。

8. 外周门静脉阻断压(POPP)　又称脏侧门静脉阻断压(SOPP),在门静脉主干阻断处以下测得,正常为 3.92~5.88kPa(40~60cmH$_2$O)。

9. 门静脉最大灌注压(MPP)　为 POPP 与 HOPP 之差,可反映经门静脉入肝的血流量。

【病因与分类】

发生门静脉高压症的两个基本原因是门静脉阻力升高和门静脉血流量增加,在大多数情况下,前者是起始原因。正常的门静脉系统内,血流虽可有较大的增加,但压力的变化很小。然而,当门静脉的阻力升高时,即便较小的血流增加也能引起门静脉压力的明显升高。根据门静脉血流受阻的部位,门静脉高压症一般可分为三类(表51-1):

1. 肝前型门静脉高压症　亦称肝外型门静脉高压症,主要因门静脉主干或脾静脉血栓形成所致,

表 51-1　小儿门静脉高压症的病因

肝前疾病
门静脉血栓形成
动静脉瘘
脾静脉血栓形成
脾大
肝内疾病(肝细胞性)
自身免疫性肝炎
乙型肝炎
丙型肝炎
α$_1$ 抗胰蛋白酶缺乏
Wilson 病(肝豆状核变性)
脂肪性肝炎
糖原累积症Ⅳ型
毒物
甲氨蝶呤
6-巯嘌呤
丙戊酸钠
苯妥英钠
维生素 A
三氧化二砷
酒精
肝内疾病(胆汁性)
胆道闭锁
原发性硬化性胆管炎
囊性纤维化
先天性肝纤维化
Caroli 病
胆总管囊肿
家族性胆汁淤积
进行性家族性肝内胆汁淤积(PFIC)Ⅰ型
Alagille 综合征
非综合征性胆管缺乏
原发性胆汁性肝硬化
肝内疾病(其他)
肝小静脉闭塞症
血吸虫病
戈谢病(脑苷脂沉积症)
特发性门静脉高压症
肝紫癜病
合成类固醇
硫唑嘌呤
肝后疾病
布-加综合征
充血性心力衰竭

还见于门静脉和肝动脉之间的先天性动静脉瘘等畸形，以及脾大所致向肝血流增多。小儿的门静脉主干血栓形成最为多见，其中约80%病例的门静脉阻塞始于脾静脉和肠系膜上静脉的汇合部，10%的病例肠系膜上静脉的末段受累，其余10%的阻塞点位于肝门处。据以往的文献统计，肝前型门静脉高压症约占儿童门静脉高压症的50%。但最近随着胆道闭锁疗效的改善，肝硬化的病例增多，各类门静脉高压症的比例已有较大的变化。门静脉发生闭塞后，病变段常呈纤维束状，经血管再通过程在周围形成许多细小的向肝性侧支循环，称为门静脉海绵样变。从门静脉血栓形成进展为海绵样变的时间长短不一，门静脉急性阻塞者6～20天后即可出现海绵样变，多数病例需1～12个月的时间。

门静脉海绵样变可分为原发性和继发性两种。原发性者主要由门静脉系统的先天性发育异常引起，可合并食管闭锁、十二指肠闭锁或Turner综合征，或因生后脐静脉和静脉导管的闭塞过程累及门静脉左支、乃至主干和属支。继发性者由各种致病因素引起。新生儿可有脐炎、腹膜炎、败血症、严重脱水等病史，脐静脉插管可致机械性损伤，加之经插管注输液体的高渗透压刺激，也可诱发血栓形成。年长儿则与成人相似，可能由急性阑尾炎、炎性肠道疾病、胆道感染、胰腺炎、门静脉瘤栓、肿块压迫、腹部外伤、胆管手术、脾切除手术或全身高凝血状态诱发门静脉血栓形成。目前仍有50%～60%的病例无明显原因。

随着诊断手段的进步，区域性门静脉高压症的报道不断增多。区域性门静脉高压症又称节段性、左侧肝前型或胰源性门静脉高压症，占肝前型门静脉高压症的5%左右。该症因胰腺病变（炎症、肿瘤、外伤和囊肿）、脾脏病变（脾静脉海绵样变、脾动静脉瘘、脾静脉纤维化和先天性脾静脉异常）等原因导致脾静脉受压或回流受阻，引起脾大、脾功能亢进、脾门及胰脾区静脉曲张，严重者形成胃底和胃冠状静脉曲张。脾静脉阻塞时，还可引起左侧结肠的静脉回流受阻，在结肠脾曲形成曲张的静脉团。

2.肝内型门静脉高压症　根据肝内梗阻的部位又可分为窦前性、窦性及窦后性，实际上常为混合性病变。

（1）窦前性：血吸虫肝病所致汇管区肉芽肿性反应、恶性肿瘤细胞浸润门静脉系统，均可引起窦前性门静脉梗阻。先天性肝纤维化可见于肝脏和肾脏多囊性疾病，汇管区因纤维束和胆管增生而扩大，造成窦前压迫。有些门静脉高压症，伴有脾大、脾功能亢进，但无门静脉或脾静脉的阻塞征象，肝脏亦无明显病变，以往称之为特发性门静脉高压症，或Banti病，近来发现其中部分病例患有非肝硬化性肝内门静脉纤维化。

（2）窦性：无论成人或儿童，肝硬化是其最常见的原因，也是所有门静脉高压症的最常见原因。小儿肝硬化的原因包括胆道闭锁等胆道疾病、病毒性肝炎、遗传性代谢障碍疾病、免疫性疾病、营养障碍、药物和毒物损害等。

（3）窦后性：肝小静脉闭塞症（veno-occlusive disease）为典型原因，在小儿亦可发生，常见于放疗和化疗合并骨髓移植的患者，服用含有某些草药生物碱（例如苦瓜茶，jamaican bush tea）亦可致病，该病的特点是肝小叶中央静脉或叶下静脉发生硬化阻塞。

3.肝后型门静脉高压症　亦称为肝上型门静脉高压症，有布-加（Budd-Chiari）综合征、肝移植后的肝静脉阻塞、严重右心衰和缩窄性心包炎等。布-加综合征因血栓形成、纤维化、腔内隔膜或肿瘤而致肝静脉或肝上的下静脉阻塞，除引起门静脉高压外，可引起肝脏充血，肝功能受损。高凝状态、红细胞增多症、系统性红斑狼疮、服用避孕药和恶性肿瘤也可能是其诱因。

【门静脉高压症的病理变化】

1.侧支循环开放　门静脉压力的升高导致门静脉主干和属支迂曲、扩张，与腔静脉系统之间的侧支循环开放。食管下段和胃底静脉曲张是最具临床意义的病理变化。由于食管下端的静脉丛位于黏膜层内的固有层，而非像食管的其他部位或胃肠那样位于黏膜下层，位置非常表浅，周围缺乏组织保护，在门静脉压力增高时易发生扩张，血管壁变薄。根据Laplace定律，曲张血管壁的张力与血管直径和壁的厚度相关，曲张血管越粗、壁越薄则血管壁承受的张力越高，发生破裂出血的危险性也就越大。脐周静脉曲张可呈水母头状，肛管和直肠下段的静脉丛曲张则形成痔。在腹膜后，肠系膜上、下静脉通过许多细小静脉与腔静脉之间形成弥漫性扩张的Retzius静脉。在肝脏裸区，肝静脉的小分支和膈静脉交通形成Sappey静脉。

2.高动力循环状态　当机体形成上述侧支循环后，门静脉阻力按理应减小，但事实上门静脉仍维持在高压状态。新近的研究进展表明,除门静脉阻力增加这一基本异常外,内脏血流的增加在门静脉高压的形成和维持方面也起到重要的作用。门静脉高压症的大部分病例存在高动力循环状态,肝硬化患者的外周脉搏弹跳感、蜘蛛痣、心脏肥大、心输出增加和体循环血管阻力降低等症状,均为全身高动力循环的表现,是克服门静脉阻力的代偿性反应。此时机体内的血管舒张因子水平升高,而内脏血管对内源性血管收缩因子的敏感性降低。高动力循环状态下,机体血浆容量亦增大,可能与疾病早期内脏静脉淤滞和腹水所致一时性有效循环血量减少以及肾素-血管紧张素-醛固酮系统反应性活跃有关。内脏的高动力循环表现为肝动脉血流量增加,在肝脏总血流量中所占比例上升;脾脏动脉增粗、血流增加,脾静脉血的氧饱和度升高。

3. 脾大和脾功能亢进　门静脉高压症患者常伴有脾大和脾功能亢进。研究显示,脾大并非单纯由被动性充血所致,肿大的程度并不与门静脉压力的高低或肝硬化程度成正比,仅与脾动脉的血流量密切相关。正常脾脏约 5%~10% 的血流量进入红髓,经过滤并清除老化和受损的血细胞。门静脉高压时,脏器血管床扩张,流入红髓的血流增加,大量正常和异常的血细胞滞留其间,使脾髓细胞代偿性增生,破坏血细胞的功能增强,导致脾动脉血流量的进一步增多,脾脏则呈持续性肿大。随着病理变化的进展,单核-吞噬细胞系统增生,造成外周血细胞尤其是白细胞和血小板的减少。

4. 门静脉高压性胃病　门静脉高压症引起胃底静脉曲张后,胃底黏膜处于充血、水肿状态,黏液层形成减少,壁细胞数目和胃酸分泌下降,胃黏膜屏障遭到破坏,导致门静脉高压性胃病的发生。统计资料表明,门静脉高压症患者的 40%~60% 患有该病,其中 30%~60% 有慢性隐匿性出血或继发性出血,1%~8% 的原发性急性上消化道大出血由此引起。

5. 腹水　腹水出自胃肠道的浆膜表面,窦后和肝后静脉回流阻塞时亦出自肝脏表面,是淋巴液的生成超过其吸收的结果。门静脉压力升高,淋巴的生成也随之增多。肝硬化合并的低蛋白血症使血浆胶体渗透压降低,在毛细血管壁两侧的流体静压和蛋白渗透压差别的作用下,进一步促成腹水的形成。门静脉高压症时出现的水、盐潴留,导致血浆容量的扩大,也参与了内脏淋巴液的增多和腹水的生成。

影响淋巴吸收的因素尚不明了。临床中发现,抽腹水以降低张力性腹水症的腹内压,有助于腹水的吸收,提示对淋巴管的外在压力是影响淋巴吸收的因素之一。一般而言,腹水在肝血窦及其以上水平阻塞的门静脉高压症中多见,而在先天性肝纤维化和门静脉血栓形成等疾病中较为少见。

6. 细胞学及分子生物学异常　近来发现,肝脏的非实质细胞包括肝血窦内皮细胞、肝星状细胞和库普弗细胞,具有不同的复杂功能。肝血窦内皮细胞是构成肝血窦的主要细胞,呈扁平或细长状,细胞间不连续,有小间隙,细胞膜上亦有许多大小不等的小窗孔,肝血窦内皮细胞含有肌动蛋白丝,可产生收缩和松弛,导致肝血窦内皮细胞间隙和窗孔的大小变化,在维持肝细胞营养的微循环中起重要作用。肝血窦内皮细胞有吞噬、清除功能,还分泌多种细胞介质,参与肝脏各种炎症反应、损伤后修复和肝纤维化过程。在肝炎和肝硬化的病理状态下,肝血窦内皮细胞受到各种因素刺激,可发生表型改变,导致窦毛细血管化,表现为内皮细胞窗孔直径变小,数目减少,细胞间的间隙消失,出现基底膜。细胞表面表达Ⅷ因子相关抗原,形态和功能均与血管内皮细胞相似。肝硬化过程中,许多毛细血管化的肝血窦通向中央静脉的开口消失,是引起门静脉压力升高的原因之一。

肝星状细胞又称肝脂细胞、贮脂细胞或 Ito 细胞,位于肝血窦周围,内皮细胞下面,具有贮存脂肪、维生素 A 和参与维生素 A 代谢的功能。在肝损伤过程中,肝星状细胞活化、增殖,并发生分化,表达平滑肌特异性的 α-肌动蛋白,产生大量纤维和细胞外基质,表明静息的肝星状细胞已激活,具有平滑肌细胞或成纤维细胞的特征。激活的肝星状细胞在各种调节因子的作用下,形成发达的细胞突起,通过收缩使肝血窦血流阻力升高。肝星状细胞还参与制造基底膜和胶原,在窦毛细血管化和肝纤维化的过程中起一定作用。

由此可见,在肝硬化时肝血窦内皮细胞相当于肝毛细血管网的内皮细胞,而肝星状细胞相当于血管平滑肌细胞,在肝血窦内皮细胞间隙和窗孔的减少和肝星状细胞突起的收缩的双重作用下,导致肝血窦的阻力增大、血流减少,是门静脉高压症重要的细胞学机制。

诸多活性物质参与了门静脉高压症的形成和发展过程中的病理生理调节,其中最重要的有内皮素

（ET）和一氧化氮（NO）。目前认为，ET 是调节肝星状细胞收缩的一种最重要的活性物质，由三种异构体组成，即 ET-1、ET-2 和 ET-3。ET 由肝血窦内皮细胞合成，在肝损伤时 ET 水平升高，通过自分泌或内分泌作用于自身，并通过旁分泌作用于附近的肝星状细胞或平滑肌细胞，使肝星状细胞呈显著的收缩，从而调节肝血窦的血流和阻力，导致门静脉压力的持续增高。NO 是重要的血管舒张因子，由内皮细胞等多种组织细胞的 NO 合酶生成。实验证明，NO 可拮抗 ET 引起的收缩反应，使收缩的肝星状细胞舒张。在肝损伤和门静脉压力增高时，NO 合酶减少，NO 的生成随之明显减少，ET-1 和 NO 之间的平衡失调使肝血窦的阻力升高。能够刺激肝星状细胞收缩的物质还有 P 物质、血管紧张素 Ⅱ、凝血酶和去甲肾上腺素。局部产生的一氧化碳（CO）也能通过抑制肝星状细胞的收缩性，对肝血窦的血流起调节作用。

【临床表现】

胃肠道出血、脾大和腹水是门静脉高压症的主要症状和体征。由于小儿自身生理、解剖和病因的特点，其临床表现与成人不尽相同。

1. 胃肠道出血　由食管曲张静脉破裂所致，是门静脉高压症最常见、最严重的并发症。出血常突然发生，表现为大量呕血，有时出血较隐匿，以黑粪为首发症状。常见的前驱症状有反酸、感染、咳嗽和打喷嚏等。门静脉血栓形成引起的门静脉高压患儿约 80% 在 6 岁以内发生出血，以往并无明显的相关病史，体检缺乏肝脏疾病体征。由于肝脏功能正常，患儿一般状况良好，对出血的耐受力较强。有些病例随年龄增长，经侧支循环代偿，在青少年期以后出血次数明显减少。而肝硬化合并门静脉高压症的患儿则有数年的肝病史，常有慢性肝病的体征如黄疸、腹水、脾大、蜘蛛痣、生长发育迟缓和营养不良等。肝大亦可缩小，其大小与门静脉高压的严重程度并不成比例。腹壁曲张静脉粗大、血流量大时，在上腹部可闻及静脉哼鸣声。有些肝硬化患儿有较好的肝储备，则以出血为首发症状。急性布-加综合征患儿表现为突发性腹痛，肝大和黄疸，随后出现腹水和食管静脉曲张。消化道出血还可发生于胃、十二指肠或结肠的曲张静脉。婴幼儿痔的发生少见。

2. 脾大和脾功能亢进　脾大是门静脉高压症较为恒定的体征。如脾大存在的时间较长，一般均合并脾功能亢进。脾功能亢进早期导致白细胞或血小板的减少，晚期病例发生外周全血细胞减少。患儿多表现为贫血，血小板明显减少时出现皮肤瘀斑、鼻出血、齿龈出血等出血倾向。约 25% 的门静脉高压症患儿因脾大就诊，而就医前并无不适。

3. 腹水　多见于肝血窦及其以上水平阻塞的门静脉高压症，偶然以此为最先出现的症状。腹水量少时，仅在腹部超声检查中偶然发现；量巨大时腹部极度膨隆，呼吸困难，合并脐疝、阴唇或阴囊增大。腹水可突然发生，Clatworthy 曾描述过婴幼儿急性门静脉血栓形成的综合征，表现为短期内大量腹水形成、厌食、生长停滞和呼吸窘迫；经数月至 1 年后，随着静脉侧支循环的建立，腹水可逐渐消退。但对大多数门静脉高压症患儿而言，腹水的形成是长达数月乃至数年的慢性过程。体检示腹水征和移动性浊音阳性，但婴幼儿的这些体征并不明显。

【特殊检查与诊断】

根据门静脉高压症的症状和体征，如脾大、腹水、腹壁静脉怒张、食管静脉曲张，慢性肝病的表现和生化检查，一般不难作出临床诊断。但要明确诊断、分析有关病因、了解疾病的严重程度和决定手术方式，还有赖于下列特殊检查。

1. 钡餐 X 线检查　可显示食管和胃底的曲张静脉。食管静脉曲张表现为食管下段黏膜皱襞紊乱，有蚯蚓状迂曲的充盈缺损影。严重时这些征象更加明显，食管常处于舒张状态，蠕动减弱，曲张病变范围延伸至食管的中、上段（图 51-4，图 51-5）。合并胃底静脉曲张时，胃底黏膜皱襞粗大紊乱。

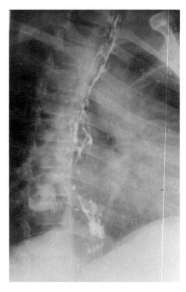

图 51-4　门静脉海绵样变患儿的钡餐 X 线检查，示静脉曲张病变自食管下段延伸至中、上段

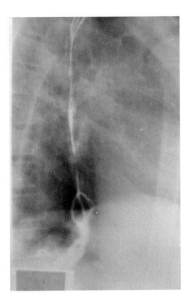

图51-5 脾腔静脉分流术后,图51-4所示患儿的食管静脉曲张消失

2. 血管造影 为影像学诊断的"金标准",可直观显示门静脉系统的空间结构及其侧支循环,检查同时进行血流动力学的研究,对门静脉高压症的诊断和介入分流治疗、肝移植、肝切除等手术方式的选择和手术疗效的评估均具有非常重要的意义。但该检查具损伤性,造影剂用量大,可引起过敏反应,患者须接受大剂量的射线,这些缺陷限制了血管造影在门静脉高压症的广泛应用。对于儿童病例,目前主要用于排除罹患布-加综合征或门静脉血栓形成的可能性,或为了明确血管解剖以便决定手术方式。

(1) 脾门静脉造影:需在全麻下进行,沿左腋中线肋下进针,经皮穿透脾包膜后再进入2~3cm,明确针头位置正确后先行测压,然后快速注入造影剂,连续摄片或录像。正常情况下,仅脾静脉和门静脉主干显影。如造影示脾静脉增粗,出现曲张的侧支循环,造影剂进入肝脏缓慢,或逆流入肠系膜静脉,则提示门静脉阻塞。门静脉血栓形成病例的肝门处可见门静脉呈海绵团状变异。该检查有出血或误伤邻近脏器的可能,应安排在手术当日实施;加之造影剂进入门静脉的速度较慢,易受曲张静脉盗血现象的影响,有时只能显示脾胃区的静脉,目前已很少使用。

(2) 术中门静脉造影:在术中选择肠系膜上静脉等门静脉属支,插管进行造影,可较清晰地显示病变,弥补脾门静脉造影的不足。造影同时可测定门静脉压力。缺点是在门静脉血流为离肝方向时,近肝门区的门静脉显影往往不满意。

(3) 选择性动脉造影:在腹股沟部经皮股动脉穿刺插管入肠系膜上动脉或脾动脉,在造影的门静脉相时观察门静脉主干和相关属支的通畅情况及侧支循环(图51-6)。

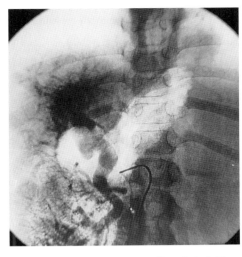

图51-6 经皮股动脉穿刺肠系膜上动脉造影,示肠系膜上静脉扩张、迂曲,肝门处静脉海绵样变

(4) 肝静脉造影:经颈静脉穿刺插管至腔静脉、肝静脉造影,可了解肝后型阻塞情况,同时测定肝静脉楔压、游离肝静脉压和肝静脉压力梯度,有助于门静脉高压症的诊断和鉴别。儿童常见的肝前型门静脉高压症的肝静脉压力梯度一般在正常范围。测压多用于成人病例的出血风险预测以及降门静脉压药物疗效的评估。

3. 超声显像 是目前无创性检测门静脉系统的解剖和血流动力学的主要方法,且具检查费用低、应用广泛的优点。但超声的准确性受操作者技术熟练程度的影响,观察视野易受胃肠道内气体、腹水和患者体位等因素的限制;超声的图像缺乏空间解剖结构的直观性,对躯体深部侧支循环的显示精确度较低。

(1) B型超声显像:声像图可显示脾大、门静脉系统和肝静脉的增粗、脐静脉重新开放、腹水和门静脉血栓形成等病理征象。

(2) 多普勒超声显像(DUS):不但显示声像图,还能识别和显示血流方向和速度。门静脉海绵样变的声像图表现为第一肝门部呈蜂窝状或网格状无回声区,内见五彩花色血流;侧支循环明显时可见曲张的胃底或胃冠状静脉团,也见五彩花色血流。彩色多普勒血流显像技术可显示门静脉内向肝或离肝血流,通过门静脉血流的平均速度和血管截面积可测算血流量。区域性门静脉高压症表现为胰尾、脾门部静脉迂曲扩张,呈蜂窝状结构,有五彩花色血流。布-加综合征可见肝静脉或肝段下腔静脉狭窄或闭塞,血流速度在狭窄处陡然增高,闭塞处则血流截断。

4. 磁共振血管成像(magnetic resonance angiography,MRA)　为最近发展迅速的血管成像新技术,具有无创性、无放射性、无过敏反应等优点,通过流空效应和相位效应,或运用动态增强技术经过计算机处理后可重建出完整、清晰、直观的空间图像,在肝移植、介入分流治疗术前的应用已受到广泛的重视,近来,应用于门静脉高压症的报道日渐增多。

(1) 时飞法(time of flight,TOF)磁共振血管成像:是目前运用最为广泛的 MRA 技术。检查时流入的血流由于维持充分的磁场,可按相应的成像脉冲释放信号,表现为高信号,而背景组织信号则被抑制,从而利用流动血液的信号增强效应原理成像。根据多重叠层面的数据可构建二维(2D)TOF 血管图像,用容积采集则可获得三维(3D)TOF 血管成像。为了减少伪影,需使用屏气扫描。

(2) 相位对比法(phase constrast,PC)磁共振血管成像:利用血流流经梯度磁场时横向磁化的相位移动变化而成像。相位位移的大小和血流的速度有关,快速的血流会引起磁场强度的较大变化,也就是较大的相位位移。该技术不仅可重建二维血管图像,评价其通畅性,还可通过磁共振信号的差别直接获取流动信号,测定门静脉主干、脾静脉和肠系膜上静脉等属支的血流方向、最大血流速度、血管截面积、平均血流速度和平均血流量等参数。

(3) 动态增强(dynamic contrast enhanced,DCE)磁共振血管成像:该技术通过注射造影剂缩短血液的 T_1 值,使血流信号明显增强,从而获得高质量的图像,为目前国内、外研究的重点。常用的造影剂为钆喷替酸葡甲胺(Gd-DTPA,又称钆喷酸葡胺),具有不经过肝脏代谢、无过敏反应的优点,尤其适合肝功能广泛受损的患者。

DCE MRA 技术有 2D 和 3D 两种。2D 的空间分辨率比 3D 差,背景信号强。3D DCE MRA 是真正的连续扫描方式,优点在于:使用快速扫描序列,一次屏气即可完成门静脉成像,消除了多次屏气造成的图像错位;较好地克服门静脉分支血流缓慢的饱和作用;可减轻门静脉汇流处血流涡流产生的信

号丢失伪影;背景抑制好,可较好地显示血管和邻近病灶的关系;对门静脉左支的一级分支、右前支等较细小血管的显示率明显优于 2D TOF 和 2D PC;3DDCE 成像不仅空间分辨率高,而且能从不同角度显示门静脉系统,图像直观,视野大,容易为临床医师理解(图 51-7)。DCE MRA 也存在一些问题:检查时至少需屏气 16 秒以便一个回合的扫描,对于屏气困难的患者,扫描范围受到限制,婴幼儿甚至需要在全麻下呼吸暂停才能完成检查;不能显示血液的流向和速度;门静脉循环时间个体差异大,造影剂注射速度和扫描延迟时间较难掌握。

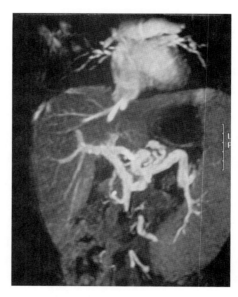

图 51-7　门静脉三维动态增强磁共振血管成像(3D DCE MRA),示门静脉系统明显扩张,在肝门周围形成大量侧支循环,肝内门静脉右支通畅,左支在起始部闭塞

5. 计算机体层血管成像(CT angiography,CTA)　多层螺旋 CT 的门静脉显像仍是儿童门静脉高压症的常用方法之一,较之 MRIA 具有扫描速度快的优点,大多数检查可在一次屏气时间内完成,有效地减少了呼吸运动伪影,尤其方便危重病例和婴幼儿的检查。通过数据处理,可得到高质量的门静脉系统的 2D 和 3D 图像。缺点是患者需经受一定量的 X 线辐射(图 51-8 ~ 图 51-11)。

6. 内镜检查　可观察食管、胃静脉的曲张程度,如静脉曲张明显,直径>3mm,提示患者发生出血的可能性大。食管曲张静脉上的樱桃红样斑点亦与出血关系密切。通过内镜还可测定食管曲张静脉压力,测量方法有两种:内镜下进行曲张静脉穿刺,直接测得压力;或采用间接法,经内镜置管将顶端的

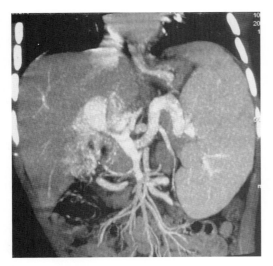

图 51-8 门静脉三维 CT 成像（3D CTA），示胆管扩张症患儿术后门静主干明显狭窄，肝门周围、胃底食管下端形成侧支循环，脾大

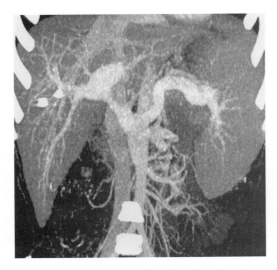

图 51-9 经皮肝穿刺门静脉狭窄扩张术后，CTA 示门静脉主干狭窄改善，侧支循环消失，脾大减轻

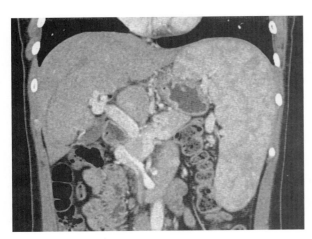

图 51-10 CT 冠状面示门静脉海绵样变，脾大 女 10 岁
（本图片由青岛大学附属医院董蒨教授提供）

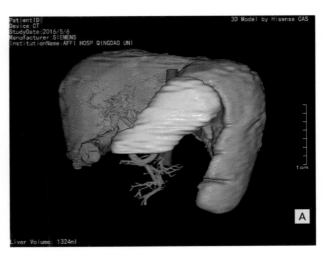

图 51-11 计算机辅助手术系统三维重建显示门静脉改变及肿大的脾脏
（本图片由青岛大学附属医院董蒨教授提供）

视频 50 门静脉海绵样变患儿动态增强 CT 影像 女 10 岁

视频 51 计算机辅助手术系统三维重建显示门静脉改变及肿大的脾脏

气囊贴靠于曲张静脉壁，注气使气囊膨胀以压迫某一曲张静脉直至曲张消失，此时测量出气囊内的压力即为食管曲张静脉内压力。据报道，食管静脉破裂出血的患者，曲张静脉压力均值为 2.36kPa（17.7mmHg），明显高于未出血者（均值为 1.80kPa，即 13.5mmHg），表明该参数是一项有价值的出血预测指标，但由于测量有一定困难，目前尚未广泛应用。门静脉高压症患者发生上消化道出血时，内镜可查明出血的部位，如观察到活跃出血点或曲张静脉上附有新鲜凝血块亦提示出血部位。除曲张静脉破裂出血外，胃黏膜糜烂、胃溃疡或十二指肠溃疡等病变也可以是出血的来源。门静脉高压症胃病的内镜下所见为黏膜的猩红热样疹、蛇皮样网状分隔、樱桃红样斑点和弥漫性胃炎。

7. 其他检查 经腹腔镜肝活检或经皮肝穿刺活检等亦有助于病因学诊断。

【鉴别诊断】

1. 上消化道出血　对于消化道急性大出血的儿童,应排除鼻咽腔出血、食管炎、胃炎、胃十二指肠溃疡、食管贲门黏膜撕裂伤(Mallory-Weiss 综合征)、胆道出血、胃肠道血管畸形、胃肠道异物、血小板减少症和化疗的并发症等。

2. 脾大和脾功能亢进　需排除引起脾大的血液病及代谢病,如先天性溶血性贫血(遗传性球形细胞增多症、地中海贫血)、自身免疫性溶血性贫血、原发性血小板减少性紫癜、白血病、淋巴瘤、戈谢病等。尚需鉴别各种感染性脾大。

3. 腹水　应与恶性肿瘤或结核性腹膜炎等炎症所引起的腹水作鉴别。

【治疗及预后】

门静脉高压症患儿出现食管静脉曲张破裂出血、脾大、脾功能亢进或腹水时,应根据具体病情采取各种方法进行防治。胃底、食管静脉曲张破裂出血,是各种原因门静脉高压症的同一结局,出血来势凶猛,病死率高,是防治措施的焦点。百余年来,对食管静脉曲张破裂出血的治疗方法不断发生变化,但无论药物还是手术治疗的结果均不令人满意。近年来随着对其病理学认识的不断深入和诊治方法的不断创新,在治疗策略上,欧美等发达国家已取得共识。但在我国,由于受病因的差异和其他因素的影响,对门静脉高压症合并大出血的治疗策略方面尚有争议。肝前型门静脉高压症在儿童病例中居多,有其独特的病理和病情转归,尚无法完全照搬成人治疗经验。因此,应谨慎地按个体化进行治疗,并逐步摸索出系统化的治疗方案。

1. 食管静脉曲张破裂出血的急救措施

(1) 支持疗法:包括维护血液循环、保持呼吸通畅和保护肝功能三方面,以维持患儿的稳定。保持安静,绝对卧床、尽量少搬动患儿。立即建立静脉输液通路、吸氧和生命体征的监测。保持呼吸道通畅,避免呕吐物堵塞气道。留置胃管、导尿管,禁食。应选择粗大的静脉输液管道,给予晶体液、胶体液和血制品。给予维生素 K 或新鲜冰冻血浆(用量为 10ml/kg),血小板减少、低于 50×10^9/L 者需补充血小板,以纠正凝血功能障碍。小儿对输液和输血的反应良好,尽管出血量大,一经输液可较好维持血压。特别应防止输液过多,否则会使门静脉压力升高,造成出血不止或再发。应选择大口径的胃管,以便有效地降低胃内压力,有助于出血部位的判断和出血量的观察。

(2) 急诊胃镜检查:患儿生命体征稳定以后,可考虑进行胃镜检查,以明确出血部位,如有可能,还可进行治疗。不能满足于患儿现有的肝病和门静脉高压症病史,需鉴别其他上消化道出血的可能性。据报道,肝硬化伴消化道出血的儿童患有胃溃疡或十二指肠溃疡的高达 36%。在患儿急性出血时,明确出血的真正来源对往后的治疗是十分重要的。目前的小儿急症胃镜诊治方法基本上是借鉴成人的经验,效果尚满意。

2. 食管静脉曲张破裂出血的药物治疗　旨在通过减少门静脉的血流量以达到降低门静脉压力的目的。

(1) 加压素(vasopressin):可引起广泛的血管收缩,尤其对肝、脾和胃肠道血管床的小静脉、小动脉及微血管有明显的收缩作用,使门静脉的血流减少,从而降低门静脉压力;同时还能降低心脏的顺应性,减少心输出量,减少奇静脉血流,也起到降低门静脉压力的作用。经测量肝静脉压力梯度进行计算,用药后门静脉压力可降低 20%~30%。迄今为止,仍是治疗儿童病例常用的药物,通过输液和加压素的联合运用,控制出血的有效率达 80%~85%。儿童的剂量和用法是:首剂 0.3U/kg,溶于葡萄糖溶液或 0.9% NaCl 溶液内,经 20 分钟静脉滴注;随之以 0.3U/(kg·h)的速度,持续静脉滴注。不良反应有面色苍白、腹痛、恶心、呕吐、心悸、便意、高血压及过敏性休克等。出现轻度的不良反应时,宜减慢滴速;一旦发生严重反应,应立即停药,并采取相应的抢救措施。在一般情况下,加压素的滴速超过 0.01U/(kg·min)时,易发生上述不良反应,而用这样快的滴速,疗效并无任何提高。目前,多主张与血管扩张剂联合运用,如加压素与硝酸甘油、硝酸异山梨酯、酚妥拉明或酚妥拉明加甲氧氯普胺联用,可达到疗效好、不良反应较轻、患者易于接受的目的。

(2) 特利加压素(三甘氨酸-赖氨酸-加压素,Terlipressin):结构和药理作用与加压素类似,但不良反应较轻。儿童的推荐用法是:首剂 0.04mg/kg,缓慢静脉注射>1 分钟,维持量为 0.02~0.04mg/kg,每 4 小时静脉缓注 1 次,持续使用 24~36 小时,直至出血得到控制。

(3) 生长抑素(施他宁,somatostatin):是 14 个氨基酸组成的多肽,可抑制胃酸、促胃液素和胃蛋白酶的分泌,还能选择性通过直接作用于肠系膜血管平滑肌并通过减少胰高血糖素使分泌，达到减少内脏血流量的疗效。与加压素相比，不引起全身血管的收缩、不良反应轻，是生长抑素的优点。成人病例的治疗经验表明，治疗急性静脉曲张破裂出血的有效率一般在60%～90%之间，对再出血也有较好的预防作用。由于生长抑素的半衰期仅1～2分钟，在给予首剂后，还需通过静脉持续滴注来维持。成人剂量是：静脉给予首剂250μg，其后以250μg/h速度持续静脉滴注。

（4）奥曲肽（善得定，octreotide）：为人工合成的8氨基酸多肽生长抑素类似物，半衰期为1～2小时，较生长抑素显著延长。奥曲肽的药理作用与生长抑素相仿，对全身的血管阻力无影响，但能使奇静脉的血流量明显减少。由此可见，奥曲肽也是通过减少门静脉的血流量从而降低压力的。对于控制急性食管静脉曲张破裂出血，成人病例治疗的双盲试验表明，奥曲肽优于安慰剂、加压素或气囊填塞法；其他治疗经验显示，奥曲肽与急诊硬化剂注射治疗的疗效相当。由于奥曲肽止血有效率高达65%～90%，不良反应轻，已有临床单位将其选作一线药物。目前，用奥曲肽治疗儿童的病例数还不多，但从成人病例的良好效果看，该药在儿童门静脉高压症的治疗中有很好的应用前景。对于儿童病例，国外的奥曲肽推荐剂量是：以1～2μg/（kg·h）开始，持续滴注，以后逐渐加量，最大剂量为100μg/h，用药直至出血停止。

（5）β受体阻滞剂：有普萘洛尔（propranolol，心得安）等，通过非选择性β受体阻滞作用使内脏小动脉收缩、血流量下降，并降低心率和心输出量，从而降低门静脉血流量和压力。给药后静息心率下降20%～25%时，可起治疗效果。该药有引发房室传导阻滞和加重哮喘的不良反应。这类药物对急性静脉曲张出血无效，但有预防首次出血或再次出血的作用。据报道，将单硝酸异山梨酯（isosorbide mononitrate）和普萘洛尔联用，降低门静脉压力的效果更明显。β受体阻滞剂在儿童病例中应用较少，有报道称心率下降25%时，脾髓压力可有所降低。

3. 气囊填塞　在急性出血期用三腔气囊管压迫止血是一种迅速有效的止血方法，自20世纪30年代至今，仍有治疗价值。应使用适合儿童尺寸的气囊管，慎防食管囊过长、发生阻塞喉头的危险。气囊管放置入胃内后，在胃囊内注气，然后将气囊管向外拉，至不能拉动为止，使胃囊压迫于胃食管交界处，此时宜用X线透视确定气囊位置。如出血仍不止，再将食管囊注气。可用特制的固定器将气囊管固定在鼻唇部。胃囊和食管囊内的压力一般以2.67～3.33kPa（20～25mmHg）为宜。为保持气道通畅，防止误吸或气囊向上移位引起窒息，如有条件，宜行气管插管并行密切监护。气囊管的放置时间一般为24～72小时，放置时间过久可使受压黏膜发生糜烂、坏死。放置24小时后，可先排空食管囊，再排空胃囊，分别观察有无出血。如有出血，胃囊可再度注气用以压迫，食管囊充气的时间一般不应超过24小时。气囊填塞控制静脉曲张出血的成功率达80%，但其并发症的发生率也高达15%，包括鼻孔部坏死、吸入性肺炎、纵隔填塞、急性气道阻塞、食管胃底压迫性溃疡等。由于小儿不合作，机体组织娇嫩，较成人更易发生上述并发症。据临床资料统计，气囊填塞止血法的止血效果至多与药物和内镜治疗相当，但再出血率较高。目前，对气囊填塞止血法的选用普遍持谨慎态度，仅在其他方法止血无效时使用，或作为重大治疗措施实施前的过渡手段。

4. 内镜治疗　近年来在国内外已广泛开展应用纤维内镜来治疗食管、胃底静脉曲张。内镜下硬化剂疗法和曲张静脉套扎疗法均已成功应用于儿童。

（1）内镜下硬化剂疗法：该疗法首创于1936年，当时使用硬食管镜进行硬化剂注射操作，难度大，并发症多。近20年来，随着纤维内镜的普及，硬化剂疗法已成为食管静脉曲张出血的常规治疗方法。对于急性出血已经停止，生命体征已趋稳定的患儿，可在12小时之后进行早期的硬化治疗。亦有报道用于预防性治疗，对食管静脉曲张严重者，可选择有明显的破裂出血倾向的部位实施硬化剂注射，但在掌握适应证和判断注射部位方面有一定困难。常用的硬化剂有5%鱼肝油酸钠、5%乙醇胺油酸盐（ethanolamine oleate）、5%乙醇胺四烷磺酸钠、Polidocanol等。常用的注射方法有3种：①曲张静脉内注射，即将硬化剂直接注入曲张静脉腔内，栓塞引起血栓形成达到止血的目的；②曲张静脉旁注射，将硬化剂注射在曲张静脉旁的黏膜层下，通过压迫而控制出血；③联合注射法，即为上述两种方法的联合应用。注射时，每一注射点一般为0.5～1.0ml，每次注射2～5ml，最多不超过10ml。一般需注射治疗3～5次，先隔周进行，2～3次后应延长治疗的时间间隔。随访中如发现静脉曲张再发，可再注射。据国外经验,硬化剂疗法可控制 90% ~95% 的急性出血,多数报道显示优于气囊填塞和加压素;可将 85% ~90% 的小儿食管静脉曲张完全去除。国内亦见报道用于小儿的食管静脉曲张出血,近期的止血效果均较满意。硬化剂治疗的近期并发症有食管溃疡、穿孔、败血症、门静脉栓塞、肺动脉栓塞和细菌性心内膜炎等,远期可发生食管狭窄、食管动力障碍。据小儿硬化剂治疗的文献,39% 的病例在曲张静脉去除之前又发生出血,29% 发生食管溃疡,16% 有食管狭窄,8% 的病例则有静脉曲张的复发。为防止或减少并发症的发生,每次治疗后应给予清流质饮食,以及制酸药(硫糖铝等)、H₂ 受体拮抗剂(西咪替丁等)或质子泵抑制剂(奥美拉唑等)等药物。

（2）内镜下曲张静脉套扎疗法:该技术(图 51-12)于 1989 年首次报道。用于套扎的内镜头端装有套上橡皮圈的双层管状装置,观察到食管曲张静脉后,先将曲张静脉吸入管内,然后通过牵拉钢丝使内套管回缩,橡皮圈即被推出管外,紧套住被吸入的曲张静脉。每次可套扎 5 ~10 个部位。橡皮圈仅结扎位于黏膜下的静脉,不会损伤黏膜固有层,不需针刺和注射硬化剂,在出血导致视野不甚清晰时,仍能安全地进行止血操作,这些都是套扎疗法的优点。许多文献表明,套扎疗法与硬化剂疗法、药物治疗相比,止血效果相似,但并发症减少,再出血率较低,已成为成人食管曲张静脉急性出血的首选疗法。套扎疗法治疗儿童食管曲张静脉急性出血,也显示出相同的疗效和安全性。由于 2 岁以内小儿的曲张静脉仅占常规套扎管内径的一半,如用此装置时会套扎住正常黏膜,有引起食管穿孔的可能,因此在婴幼儿中的应用还受到一定限制。最近亦有报道用可分式圈套器和钛夹治疗静脉曲张,后者已用于小儿食管和胃底曲张静脉,取得了满意的效果。与硬化剂疗法相似,85% ~90% 的患儿经过 4 次左右的套扎治疗,食管曲张静脉可完全消除。

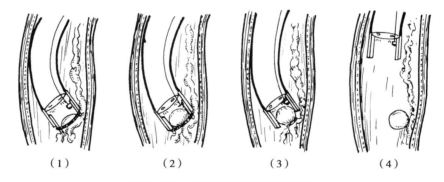

（1）　　　　（2）　　　　（3）　　　　（4）

图 51-12　内镜下曲张静脉套扎疗法
(1)内镜已对准拟套扎曲张静脉;(2)用负压将曲张静脉吸入套管内;(3)回拉钢丝使内套管回缩,橡皮圈即被推出管外,紧套被吸入的曲张静脉;(4)一次套扎已完成

5. 经颈静脉肝内门体分流(transjugular porto-systemic shunt,TIPS)　TIPS 系影像学(CT 和 B 超)监视下的介入治疗技术(图 51-13)。通过经皮颈静脉穿刺插管到达肝静脉,将特制穿刺针穿过肝实质进入门静脉。放置引导钢丝后反复扩张,最后在肝实质内形成隧道并置入一个可扩张的管状金属支架,由此建立人工瘘管以实现门体分流。该技术于 1983 年首次应用成功,从此开辟了非手术门体分流的新途径。TIPS 在国外的应用已相当广泛,有关导管和支架均已商品化,国内也有多家单位能开展该项技术。TIPS 可有效地控制成人的难治性食管特别是胃底静脉曲张出血,对难治性腹水也有一定的疗效,一般在药物和内镜止血无效时选用,或作为肝移植前的过渡手段,但不适合肝前型门静脉高压症。据报道,TIPS 可成功用于体重仅 15kg 的幼儿。该技术的并发症有肝内血肿、腹腔内出血、胆道出血、肝性脑病,分流支架自身还会发生狭窄、阻塞或感染。TIPS 在 1 年内约有 1/2 发生闭塞,远期疗效尚不理想。

6. 手术治疗

（1）手术治疗的发展及其在治疗策略中的地位:门静脉高压症手术治疗的历史已逾百年,其间曾设计 200 多种手术,但大多数手术方式很快即被淘汰,几经演化,逐渐形成断流术和分流术两大类。1910 年 Mayo 报告脾切除术,1929 年 Walker 提出结扎胃冠状静脉,以后又陆续有结扎胃短静脉、脾动脉

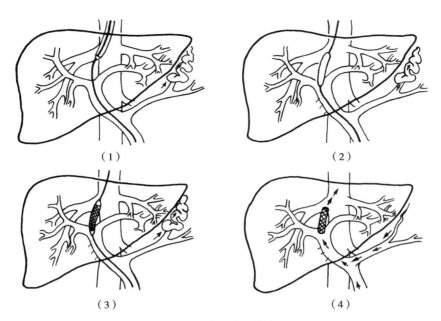

图 51-13　经颈静脉肝内门体分流（TIPS）
（1）经导管将针头从肝静脉刺入门静脉大的分支，置入引导钢丝；（2）通过气囊扩张在肝实质内建立隧道；（3）在隧道内留置可扩张金属支架；（4）肝内门体分流完成

以及经胸结扎食管静脉等手术方式，由此逐渐发展成断流术。分流术起步稍晚。直接门体分流术虽在1910 年试用于临床，但直至 1945 年后才有成功的报道，Whipple 和 Blakemore 用金属管施行门腔分流术、Linston 创用血管细丝线吻合法获得满意的效果，开始了门体分流术的时代。我国的门静脉高压症外科治疗始于 20 世纪 50 年代，先后报道脾肾分流术、门腔分流术、胃底曲张静脉结扎术等手术方式。1983 年中华医学会外科分会成立了门静脉高压症学组，定期召开学术交流研讨，促进了我国门静脉高压症外科的快速发展。国内小儿外科界经多年努力，在治疗小儿门静脉高压症、特别是门静脉海绵样变方面也积累了丰富的经验，对手术时机和术式的选择、技术的改良等方面均有所建树，但各家报道的病例数一般较少，采用的术式较为分散，患儿术前的全面评估和术后的密切随访尚有待提高。

目前医学的发展已跨入 21 世纪，随着对肝硬化、门静脉高压症的病因和病理的深入认识，该症的治疗策略正在发生重大变化，逐渐对如下两种情况达成共识：①控制急性出血：可选用药物治疗、内镜治疗和气囊填塞治疗，不得已才采用外科干预；②预防再出血：先采用药物和内镜治疗，治疗无效或患者已具备适合的血管条件，则应及时采取外科手术。肝移植经验的积累和 Rex 分流（肠系膜上静脉门静

脉左支架桥吻合术，图 51-14）新技术的推广，使得国外的儿童门静脉高压症治疗策略正进一步发展为"非手术疗法–Rex 分流术或 Warren 术（远端脾肾静脉分流，图 51-15）–肝移植"的模式。对于儿童病例，分流术多用于不需肝移植的肝前型门静脉高压症（门静脉海绵样变）或无法耐受肝移植者，如果不具备内镜的设备或技术条件，出血点在胃底而内镜无法止血时，亦可应用分流术。目前，欧美国家主张在选择术式时，应将 Rex 分流列为首选，如术中发现无法做 Rex 分流，则做 Warren 术。如上述两术式均不合适，才考虑其他门体分流术或断流术。

与之相反，断流术在国内和日本仍是治疗门静脉高压症的重要手段，近年来国内还提倡断流与分

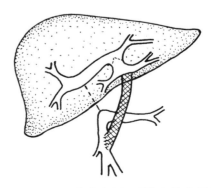

图 51-14　Rex 分流术（肠系膜上静脉门静脉左支架桥吻合术）

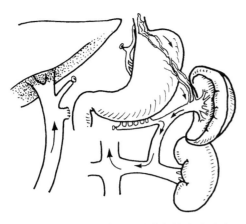

图 51-15　Warrer 术（远端脾肾静脉分流术）

流的联合运用。除各家对断流术的学术观点有差异之外，欧美多为酒精性肝硬化，而我国和日本多为坏死后性肝硬化，也是重要的原因。总之，手术适应证的判断以及手术方式的选择，不但需参考国外治疗经验，又要从我国的国情出发，根据各单位的技术条件，结合患者的具体病情，才能取得尽可能满意的治疗效果，减少并发症，避免再次手术。

（2）合理选择术式的决定因素：

1）肝功能：外科手术对门静脉高压症食管静脉曲张破裂出血的治疗效果，在很大程度上取决于患者的肝脏储备功能。肝功能状况与手术方式的选择和手术风险密切相关。目前国内外均采用 Child 肝功能分级标准（表 51-2）来评估肝功能代偿状态。肝功能为 Child A、B 级者，手术风险小，手术病死率小于 15%，术式选择的自由较大；C 级者手术风险较大，宜尽可能采用各种非手术治疗方法，不考虑手术治疗。

表 51-2　Child 肝功能分级标准

肝功能情况	A	B	C
血清胆红素（μmol/L）	<34.2	34.2~51.3	>51.3
血浆白蛋白（g/L）	>35	30~35	<30
腹水	无	易控制	难控制
肝性脑病	无	轻	重、昏迷
营养状态	优	良	差、消耗性

2）门静脉血流动力学：门静脉系统的口径和通畅性，侧支血管的部位、多少与粗细，门静脉入肝血流量的多少以及肝动脉血流量等指标，对于手术方式的选择具有指导意义。如测定提示门静脉血灌

注接近正常，则不宜行分流术。因为肝脏可因门静脉血流的突然丧失而发生衰竭；反之，肝脏的门静脉血灌注少而肝动脉供血增多的患者，分流术后并发症少，远期生存率较高。测定提示门静脉已成为流出道时，如考虑用断流术，只能采用选择性断流术，并尽量保留已经存在的有益的自发性分流通路，否则可致门静脉压力进一步升高，引发门静脉高压性胃病、异位静脉曲张出血和顽固性腹水。对于肝外型病例，还应了解肝静脉左支的通畅性，评估是否具备 Rex 手术的条件。

3）急诊手术和预防性手术：门静脉高压症并发食管胃底静脉曲张大出血时，如经药物、内镜和介入治疗等非手术措施不能控制出血，患者肝功能属 Child A、B 级者，可行急诊手术。手术应以简捷、有效为原则，选用贲门周围血管离断术等。对预防性手术目前仍有争议，在重度脾大合并脾功能亢进者，如食管、胃底静脉曲张较轻者，施行脾切除时，可行预防性断流术；如已存在重度食管静脉曲张、伴有樱桃红样斑点者，如患者一般情况较好，可施行脾切除、脾肾静脉分流加断流的联合手术。

（3）门体静脉断流术：又称门奇静脉断流术或非分流性手术，该类手术旨在阻断门、奇静脉间的异常血流，达到预防或止住门静脉高压症引起的食管、胃底静脉曲张破裂出血的目的，以离断贲门周围血管的疗效最为明显。断流术的合理性主要体现在：①维持门静脉的入肝血流。门静脉中含有各种营养因子，对维持正常肝脏组织结构和生理功能均有重要作用。门体静脉断流后，门静脉压更加升高，使入肝血流有所增加，有利于肝细胞的再生和功能的改善，术后不发生肝性脑病。②直接针对造成大出血的胃底、贲门区的侧支血管，手术目的明确，止血效果确切。断流术也存在缺点：①重度门静脉高压症患者的局部组织水肿增厚，静脉呈瘤样团块，造成断流手术的困难，易致损伤出血或遗漏曲张的血管，尤其是高位食管支，导致出血的复发。②术后门静脉压力更趋升高，可促使已离断的侧支循环重建，导致再度出血。③断流术后胃壁淤血更加严重，进一步加重了门静脉高压性胃病。断流术有如下术式可供选择：

1）经腹胃底曲张静脉缝扎术

a. 适应证：①食管、胃底静脉曲张破裂出血，经非手术止血方法无效，继续有凶猛出血，情况紧急；②患有肝硬化、肝功能较差，不能耐受门体分流术；

③不具备施行门体分流术的技术条件者均可选用。

b. 手术步骤：经左腹直肌切口或左肋缘下切口进腹，游离胃大弯，将肝左外叶向右牵开，将胃向下牵拉展平，在距贲门5cm处预定胃壁横切线，并在其上下各夹一把肠钳，以减少切开胃壁时的出血。按预定线横行切开胃前壁浆肌层，显露出黏膜下曲张静脉，并用丝线将血管一一作上、下两道缝扎，然后将切开的胃壁浆肌层切口间断缝合。将胃大弯往右侧翻转后，按同样方法处理胃后壁的黏膜下血管。去除肠钳，显露胃小弯，解剖出胃冠状静脉及上行食管支，予以切断、结扎。

c. 术中注意事项：切开胃壁浆肌层时，勿将黏膜切开。如切破黏膜应及时修补。

2）经腹食管下端横断再吻合术

a. 适应证：同经腹胃底曲张静脉缝扎术。

b. 手术步骤：上腹部中线切口进腹。切断肝左三角韧带，暴露贲门部。切开食管裂孔前侧腹膜，游离出迷走神经予以保护，游离食管下端、置牵引带。在胃前壁做切口，置入管状吻合器达食管下端的预切水平，在吻合器的钉仓和砧部之间用粗线结扎食管，收紧后击发即同时完成切断和吻合。

c. 术中注意事项：应将迷走神经自食管壁游离开，以防被吻合器损伤。

3）经胸食管下端和胃底曲张静脉缝扎术

a. 适应证：同经腹胃底曲张静脉缝扎术。

b. 手术步骤：经左侧第8肋间切口进胸，剪开下肺韧带，显露下纵隔，切开纵隔胸膜，显露食管下段并游离，置2根细橡皮导尿管绕过食管向上牵引。自贲门食管连接处向上纵行切开食管全层，切口长约5cm，可清楚见食管内迂曲扩张的静脉，通常有3排。选择曲张最严重的一排静脉，以丝线或可吸收线从上（头端）向下将其连续缝合，直达贲门胃底部。以同法缝合另2排曲张静脉。清除胃内积血，观察胃内有无继续出血的病灶。如果胃底有静脉曲张出血点，应切开食管裂孔左缘的膈肌，显露胃底。将食管切口经贲门向胃底延长约3cm，按同法缝扎破裂出血的曲张静脉。分两层缝合关闭食管壁切口，缝合膈肌。于腋中线第7或第8肋间置引流管作闭式引流。

c. 术中注意事项：①辨认迷走神经并予以保护；②缝合膈肌应对位准确，或在切开膈肌时止于裂孔前1cm，不切断膈肌脚，以保存裂孔的功能。

4）贲门周围血管离断术（图51-16）：该术需离断食管和贲门周围的静脉包括胃冠状静脉及其胃支、食管支和高位食管支，胃短静脉、膈下静脉、胃后壁静脉等，以阻断门静脉和奇静脉之间的反常血流，常同时施行脾切除术，是断流术中最常用的术式。

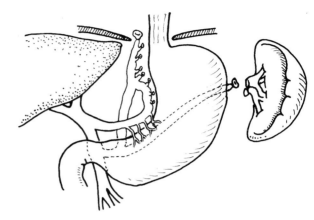

图51-16　贲门周围血管离断术

a. 适应证：①急性大出血，经非手术治疗无效；②食管静脉曲张反复破裂出血，经非手术治疗无效，而一般情况良好又不适合做分流术；③脾切除术后再出血；④拟行门体分流术，但在术中吻合失败者均可选用。如患儿一般情况差，合并腹水、黄疸，或已有肝性脑病表现者，应视为手术禁忌证。

b. 手术步骤：采用仰卧位，左肋下略垫高。拟同时行脾切除时取左肋缘下切口，已行脾切除者，尽量沿原切口进腹。离断胃短静脉并切除脾脏，将胃体大弯侧向右上翻起，在胃后胰腺上缘近胰头部找到胃胰皱襞，冠状静脉即行走其中进入门静脉主干或脾静脉。将冠状静脉分离后结扎、切断。显露胃小弯，沿小弯侧垂直部紧靠胃壁分离小网膜前层，显露胃冠状静脉和胃右动脉，予以结扎、切断。沿胃小弯向上逐一结扎、切断胃右动脉和胃冠状静脉通向胃壁的分支（静脉分支即为胃支和食管支），向上直达食管下端右侧缘，进而切开食管前腹膜层。游离食管，并向左侧牵引，沿食管右后侧分离即可显露高位食管支。高位食管支一般在距贲门右侧2~3cm处，沿肝左外叶脏面水平向上向前行走，在贲门上方3~4cm处进入食管肌层。由于该静脉支位置隐蔽，如被遗漏，可造成出血的复发，对此应充分注意。将胃底向下向右牵拉，可见曲张的胃后和膈下静脉，均予离断。膈下放置引流管，戳创引出。

c. 术中注意事项：①先前做过手术的患儿，腹腔内均有不同程度的粘连，分离粘连时应紧贴胃壁和食管壁操作，可置粗胃管作引导。②曲张静脉壁薄、成团状,加之周围组织水肿增厚,易致损伤出血,应看清静脉走向,仔细分离。如发生出血,宜经手指按压或钳夹后,沿静脉走向缝扎,一般均可达到止血的目的。③迷走神经分左、右两干。迷走神经右干(后干)沿食管后侧经食管裂孔进入腹腔后,分出较小的胃支和较大的腹腔支。迷走神经左干(前干)于食管前面穿过膈肌进入腹腔。术中游离贲门右侧及食管时,应慎防损伤该神经,如两侧神经干均损伤,可造成胃排空障碍,此时应同时做幽门成形术。④沿胃壁游离、缝扎血管时,不得钳夹胃壁,缝扎不得穿透胃壁,也不得大块缝扎,以免损伤胃壁,造成胃穿孔。

5) 选择性贲门周围血管离断术(图51-17):贲门周围血管离断术后仍有一定的再出血率,其原因主要有:①血管离断时遗漏了静脉曲张的主要输入静脉;②血管离断的范围太大,过多地破坏了门体静脉之间的侧支循环,加重了门静脉血回流障碍,使门静脉高压性胃病加重;③术后发生继发性门静脉系统血栓,使内脏血流动力学紊乱进一步恶化。有学者对此进行改良,选择性地保留了胃冠状静脉(胃左静脉)的食管支(又称食管旁静脉)主干,但离断腹部食管栅状区和穿支区的穿支静脉。认为其优点在于:既能继续发挥门体静脉之间的自发性分流作用,又阻断了食管下端出血部位的反常血流,达到疏导和阻挡的双重效果;手术主要是沿胃壁和食管壁解剖分离,创伤较小,操作简单,安全性高。

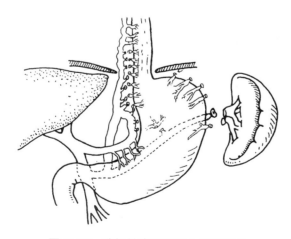

图51-17 选择性贲门周围血管离断术

a. 适应证:同贲门周围血管离断术。
b. 手术步骤:先行脾切除术。沿胃小弯侧垂直部紧靠胃壁分离小网膜前层,显露胃冠状静脉和胃右动脉予以保护,沿胃小弯向上逐一结扎、切断胃左

动脉和胃冠状静脉通向胃壁的胃支,向上直达食管下端右侧缘。切开膈下食管贲门前浆膜,游离贲门和食管下端并向左前下方牵开,显露与食管下端伴行的食管旁静脉。沿小弯侧紧贴食管的外膜自下而上逐一离断穿支静脉,并离断胃裸区和食管下端后壁的疏松组织及侧支血管。儿童一般需游离5cm的下端食管,离断4~6根穿支静脉,即可到达胸腔食管段的高位水平。在手术结束前将大网膜覆盖创面。

c. 术中注意事项:①分离切断穿支静脉时需向左下方牵开贲门和食管下端,使食管与胃左动脉、冠状静脉胃支的断端分开,并维持一定张力,此时食管旁静脉与食管壁之间的距离扩大,可起到保护食管旁静脉和方便切断穿支静脉的作用;②食管裂孔附近往往有1~2根增粗的高位穿支静脉,不得遗漏;③脾切除时勿损伤胃网膜左、右动静脉主干,以保证大网膜的血供;④用细针线缝补食管旁静脉左侧缘的前后壁浆膜层和胃胰襞创面,包埋穿支静脉和胃支动静脉的断端,可防止新生血管重新长入食管下端。

6) 贲门胃底切除术:该术式操作复杂,创伤大,并发症较多,选择时应特别慎重。

a. 适应证:主要用于术后反复出血、非手术治疗和其他手术方法无效,且全身情况良好、能耐受手术者。而全身情况不良、肝功能差、合并腹水和黄疸者或急性大出血期间均不宜选用该术式。近期曾接受食管硬化剂注射者亦不宜采用,否则术后易发生吻合口漏。

b. 手术步骤:取左肋缘下切口或左上腹直肌切口进腹。如腹腔内粘连严重、暴露贲门部困难,可延长为胸腹联合切口。游离胃大、小弯侧,使胃体游离,但必须保留胃网膜右血管。显露食管下端,切开食管前腹膜并将食管游离3~5cm,进而将胃底游离,以完成食管下端和胃上半部的游离。于贲门以上2~3cm处切断食管,贲门下1~2cm处切断胃体,将食管下端、贲门和胃底整块切除。然后将胃断端小弯侧缝闭,大弯侧与食管断端行吻合。需加做幽门成形术,膈下放置引流管。

c. 术中注意事项:术中所遇最大困难是先前手术遗留的腹腔内严重粘连。游离粘连严重的胃贲门部时可采用胸腹联合切口,胃体部粘连严重时可先从胃窦部开始,逆向游离胃体部。

7) 贲门周围血管离断、食管下端横断术(图

51-18）：即 Sugiura 手术，该术操作范围广泛，创伤大。据日本 Sugiura 报告，疗效满意，但欧美各国未能重复出日本的治疗结果。我国肝硬化多属肝炎后坏死后性肝硬化，患者情况差，一般很少采用原式，而是施行各种改良术式。国内李德生等采用改良 Sugiura 术治疗 13 例（肝前型 1 例，肝内型 12 例）门静脉高压症患儿，经腹完成所有操作，用截端吻合器横断胃底。术后随访 1～7 年，6 例再出血，生存率为 92.3%，效果尚满意。

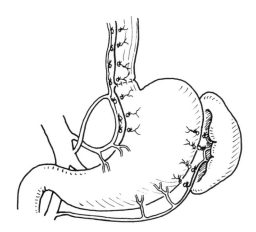

图 51-18　贲门周围血管离断、食管下端横断术（Sugiura 术）

a. 适应证：同食管贲门胃底切除术。

b. 手术步骤：取左侧胸腹联合切口。进胸后找到迷走神经干，游离出并予保护。将左肺静脉以下至膈肌的所有来自食管旁静脉通向食管壁的静脉支，以及通向食管的小动脉、迷走神经分支均结扎、切断，保留食管旁静脉，离断的距离约 12～18cm。在食管裂孔膈神经后方 2～3cm 处放射状切开膈肌。在食管胃底交界上方 3cm 处用 2 把无创伤钳钳夹后切开前面的食管肌层，保留后壁肌层。游离食管黏膜鞘一周后予以切断，用可吸收线行再吻合，同时结扎或缝扎曲张静脉。缝合前壁肌层。进腹后先行脾切除，离断通向胃大、小弯侧上部的血管，但保留网膜内的血管弓。离断操作从食管胃交界处向远端延伸 6～7cm。可加做幽门成形术。食管吻合旁置负压吸引，引流经膈下引出，胸腔置引流管作闭式引流。

c. 术中注意事项：①该术与一般门奇静脉断流术不同之处在于胸腹腔内广泛的食管和胃周围血管离断，血管离断的上界为左肺下静脉下缘，下界至胃小弯中部；②应保留食管旁静脉和大、小网膜内的血

管弓，仅离断直接通向食管和胃的小血管；③离断血管和切开膈肌时勿损伤迷走神经，如有损伤可疑，应加做幽门成形术。

（4）门体静脉分流术：该类手术通过门静脉向腔静脉的血液分流，降低门静脉压力，以达到制止食管静脉曲张破裂出血的目的。分流术一般均能获得较好的早期效果，止血疗效显著，一般可达 85%～100%；还可以改善胃黏膜的血液循环，减轻门静脉高压性胃病。国外应用门体静脉分流术治疗肝前型门静脉高压症的报道较多。Orloff 曾报道 162 例小儿和成人病例脾肾或脾腔静脉分流术的治疗经验，98% 的病例保持血管吻合口通畅，5 年生存率为 99%，10 年生存率高达 96%，由此推崇门体静脉分流术为治疗肝前型门静脉高压症的理想方式。分流术的缺点在于：①可使门静脉向肝血流减少，甚至形成离肝血流，从而导致术后肝性脑病和肝功能障碍的发生；②促使原本经肝脏灭活的某些活性物质直接进入体循环，作用于肺血管床后形成广泛动静脉瘘、肺动脉高压，导致肝肺综合征的发生；③手术本身及其并发症将大大增加日后肝移植的手术难度；④儿童的门静脉血管较细，血管吻合较困难，术后易发生血栓形成。

用于治疗门静脉高压症的分流术式很多，大多数是针对一些特殊情况而设计的，可根据其对门静脉血流的影响分为 3 种类型：①完全性分流，即门静脉血流完全不经过肝脏而直接流入下腔静脉，典型的有门腔静脉端-侧吻合术，大口径的门腔静脉侧-侧吻合亦属此列。②部分性分流，包括限制性门腔静脉分流术或利用门静脉的属支进行吻合。所谓限制性分流是按门静脉压力来计算门、腔静脉吻合口的大小，将吻合口的长径控制在 0.8～1.2cm 之间，亦可用人造血管环将吻合口缩窄至 10mm，以限制分流血流量。肠系膜上静脉下腔静脉分流、近端脾肾和脾腔静脉分流术也属于部分性分流手术。③选择性分流，典型的有 Warren 术（远端脾肾静脉分流术），还有远端脾腔静脉分流、胃冠状静脉下腔静脉架桥术（Inokuchi 术）等。目前，门腔分流术等完全性分流术已逐渐被选择性分流术和限制性分流术所替代。但是，这些类型之间的区别常是相对的，并有一定的时限性。如所谓选择性分流术在其后期，可能会失去其选择性而转变成完全性分流。以往广泛采用以及目前常用的有如下术式：

1）脾肾静脉分流：是治疗小儿门静脉高压症

常用的手术,根据血管吻合方式的不同,可分为近端脾肾静脉分流术、Warren 术（远端脾肾静脉分流术）、脾肾静脉侧-侧吻合分流术。国内李振东等报告 26 例近端脾肾静脉分流术的治疗经验,其中肝内型患儿 20 例,肝前型 5 例,1 例分类不明。平均随访 9 年,术后再出血率在 30% 左右,但出血量和次数均较术前减轻。

A. 适应证:施行脾肾分流术应符合下列条件:①门静脉高压症患儿有食管静脉曲张反复出血,经非手术治疗无效;②一般情况良好,肝功能为 Child A、B 级;③年龄在 5～8 岁以上,脾静脉直径在 6～8mm 以上;④急性大出血停止,一般情况已恢复。如患儿肝功能不良,合并腹水、黄疸和低蛋白血症,存在孤立肾或左肾静脉畸形,脾脏已切除,均视为手术禁忌证。

B. 手术步骤:取左肋缘下切口或上腹部横切口进腹。进腹后探查肝、脾,并测定门静脉压力或行术中造影以了解门静脉系统的通畅情况。静脉吻合有以下术式:

a. 近端脾肾静脉分流术（图 51-19）:又称常规脾肾静脉分流术。先切除脾脏,切脾时应充分暴露脾门,在脾静脉近侧断端保留脾门分叉部。脾脏切除后,将脾静脉游离出 3～4cm,修剪脾静脉分叉使之呈喇叭口状,以便吻合。暴露出左肾静脉长约 3cm 一段,并游离其周径的 2/3。如发现肾静脉畸形,不宜做吻合,则应放弃该术式。如左侧精索静脉妨碍肾静脉的游离与吻合,则予以结扎、切断。用心耳钳钳夹肾静脉周径的 2/3,并在钳夹内的肾静脉壁上缘做切口,长度与脾静脉口径相等。将脾静脉与肾静脉用无创伤缝线作端-侧吻合,吻合口后壁多采用连续外翻缝合,前壁则行间断缝合。吻合完成后,再测门静脉压力。缝闭后腹膜,左膈下放置引流管。

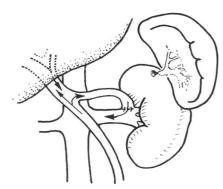

图 51-19　近端脾肾静脉分流术

b. Warren 术（远端脾肾静脉分流术,图 51-15）:保留脾脏时可采用。先游离脾静脉。切开胃结肠韧带进入小网膜囊,显露脾动脉并结扎之。在胰腺下缘、横结肠系膜根部横行切开后腹膜,游离胰腺体尾部下缘及后侧,显露胰腺后方的脾静脉,逐一结扎汇入脾静脉的细小胰静脉支,向近端游离脾静脉达肠系膜下静脉汇入处。游离左肾静脉。在肠系膜下静脉汇入脾静脉处的远端切断脾静脉,脾静脉近侧断端用细线间断缝合关闭。远侧断端与左肾静脉之上缘作端-侧吻合。在胰腺上缘结扎、切断胃冠状静脉,贲门右侧缘增厚的肝胃韧带亦予结扎、切断。原位结扎胃左动脉、胃右动静脉和胃网膜右静脉,切断脾结肠韧带。小网膜囊内放置引流管。

c. 脾肾静脉侧-侧吻合分流术:保留脾脏时可采用。游离脾静脉的操作同远端脾肾分流术。可切开屈氏韧带并在与脾静脉汇合处切断肠系膜下静脉,以便将十二指肠和空肠的连接部向右上牵开。结扎、切断左侧精索静脉和部分肾上腺静脉,以便更好显露和游离左肾静脉。脾静脉显露后逐一结扎、切断细小胰静脉支,将脾静脉游离出 4～5cm。结扎、切断胃冠状静脉。血管吻合时,肾静脉用 1 把心耳钳钳夹,脾静脉则用 2 把无创伤血管钳控制。切开脾静脉,可将切口延长至肠系膜下静脉汇入处,以扩大吻合口。肾静脉上做相称切口,行血管吻合。侧-侧吻合口长度为 1.5～2.5cm。

C. 术中注意事项:①脾静脉直径的大小直接影响手术的成败。国外一般提倡患儿年龄应在 10 岁以上,脾静脉直径在 10mm 左右,以保证术后吻合口的长期通畅。但由于患儿病情进展已严重影响生长发育,所以许多学者尝试利用脾静脉分叉的喇叭口和改善吻合技术,提早进行手术干预。据报道,脾静脉直径在 6mm 以上时,疗效尚称满意。根据笔者经验,脾静脉直径在 8mm 左右时,基本能满足血管吻合要求。②游离脾静脉、分离细小胰静脉时,易造成静脉撕裂出血。出血点应用手指按压后用无创伤缝线缝闭,不得贸然用血管钳钳夹,否则极易撕大破口。③脾静脉伴静脉炎,与周围粘连严重时,应谨慎游离。如分离粘连困难、脾静脉破口修补后形成狭窄,宜放弃该术式。④应靠近中线游离肾静脉。由于肾静脉在肾门区已分成若干分支,禁忌在肾门分离,以防肾静脉分支在进入肾实质处撕伤,造成止血困难,甚至被迫切除肾脏。

2）脾腔静脉分流术:与脾肾静脉分流比较,脾腔分流避免了肾静脉变异或口径细小对血管吻合的限制,利用下腔静脉位置恒定、口径大、压力低、血流量大、吻合口不易闭塞的优点,暴露良好,术野较浅,血管吻合操作便利。笔者曾运用该术式治疗 3 例肝前型门静脉高压症患儿,年龄分别为 12、10、9 岁,多普勒超声显像和术中测量示脾静脉直径分别为 9mm、9mm、6mm,左肾静脉为 7mm、3mm、4mm,下腔静脉为 15mm、18mm、12mm。由此可见,儿童的肾静脉较细时脾腔分流术式应是合理的选择。

a. 适应证:同脾肾静脉分流术。

b. 手术步骤:脾脏的切除、脾静脉的游离与修剪与脾肾静脉分流术相同。自胰腺尾部游离出脾静脉约 3cm。沿胰腺上、下缘切开后腹膜,游离胰腺体尾部。胰腺下缘游离至肠系膜下静脉汇入脾静脉处,上缘至脾动脉起始部。经充分游离后,脾静脉远端即可随同胰体尾部向右下转移。提起横结肠,剪开屈氏韧带,沿空肠系膜左缘剪开后腹膜,将十二指肠和空肠的连接部推向右侧,在腹主动脉右侧显露下腔静脉,如腰静脉妨碍吻合操作,可予结扎、切断。将游离好的下腔静脉前壁用心耳钳钳夹,然后将已经游离的脾静脉连同胰腺体尾部经横结肠系膜裂孔顺时针方向向右下旋转,至下腔静脉预定吻合处。在钳夹的腔静脉壁剪一个与脾静脉口径相等的椭圆形缺口,将脾静脉与腔静脉行端-侧吻合。将胰腺包膜固定在后腹膜上,横结肠系膜切缘亦与胰腺包膜作缝合固定,左膈下置引流。

c. 术中注意事项:①应尽量保留脾静脉的长度,充分游离胰腺体尾部,以保证血管吻合时无张力;②如胰尾赘长妨碍吻合或压迫吻合口,可切除一段胰尾组织;③下腔静脉前壁宜剪成椭圆形缺口,以利吻合口的通畅性。

3)肠系膜上静脉下腔静脉分流术(肠腔静脉分流术):这类术式利用肠系膜上静脉与下腔静脉作侧-侧吻合或侧-端吻合,也可在两者之间作架桥吻合,以达到降低门静脉压的目的。肠腔静脉分流术多属完全性分流,肝性脑病发生率较高。由于下腔静脉或髂总静脉被切断,下腔静脉回流受阻,可发生下肢水肿,但小儿症状较成人轻。

A. 适应证:①门静脉高压症患儿有食管静脉曲张破裂出血,已有多次发作;②一般状况良好,肝功能属 Chid A、B 级;③患儿年幼,脾静脉细小;④脾脏已切除,脾静脉已有血栓形成;⑤门静脉血栓形成范围广泛,脾肾分流术无法引流肠系膜上静脉内血液;

⑥脾肾分流术后失败者。

B. 手术步骤:取右侧腹直肌切口,上至肋缘下,下至下腹横纹。手术时先作上腹部切口,探查肝脏、门静脉,确定能行肠腔静脉分流后,再向下延长切口。将横结肠提起,循结肠中动脉至肠系膜根部,在十二指肠横部下缘通过触摸找到肠系膜上动脉。以该动脉为中心,横行切开肠系膜根部的腹膜,在该动脉右前方找到肠系膜上静脉并将其游离。游离过程中注意勿损伤结肠右静脉,但如果妨碍解剖进行,可将结肠右动、静脉一并结扎、切断。肠系膜上静脉左侧汇入多根来自小肠的静脉支,很难游离出一段无分支的静脉干,只需充分分离出肠系膜上静脉的右半圆周,游离出 3~4cm 的长度以备吻合。静脉吻合有如下 3 种式式:

a. 肠系膜上静脉下腔静脉侧-侧吻合术(图 51-20):游离十二指肠横部,向上向前牵引,在疏松组织中显露下腔静脉,切开静脉前方鞘膜,充分游离下腔静脉的前、外侧壁。内侧壁不作过多解剖,以免损伤腰静脉而止血困难。游离下腔静脉上至十二指肠横部后方,下至髂总静脉附近,全长为 6~8cm。下腔静脉外侧唯一的分支为右精索静脉,如妨碍血管吻合操作,亦可结扎、切断。为使肠系膜上静脉和下腔静脉游离段靠拢,将位于肠系膜上静脉左后方的动脉鞘和下腔静脉内前方的结缔组织间断缝合数针,以减少张力。用三翼钳,先钳夹肠系膜上静脉,然后将下腔静脉外缘提起钳夹。在钳夹的肠系膜上静脉做长约 12mm 的切口,在下腔静脉壁上剪除一小块使开口呈椭圆形。连续缝合两静脉的后壁切缘,间断缝合前壁。

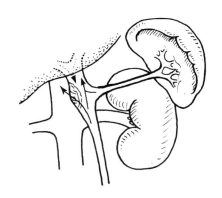

图 51-20 肠系膜上静脉下腔静脉侧-侧吻合术

b. 肠系膜上静脉左髂静脉侧-端吻合术:沿升结肠旁沟切开侧腹膜,将升结肠和盲肠游离并推向左侧,亦可作 Kocher 切口将十二指肠降部翻向左侧,以便下腔静脉的显露。影响下腔静脉游离的腰静脉需结扎、切断。在腹膜后间隙与肠系膜上静脉显露段之间作一隧道。根据到达肠系膜上静脉吻合处的距离决定下腔静脉的横断水平。一般在分叉处离断右髂总静脉,断端以无创伤缝线间断缝合关闭。于下腔静脉分叉下方一定距离处离断左髂总静脉,远端缝闭,近端连同下腔静脉经隧道引至肠系膜上静脉右侧。在肠系膜上静脉上作椭圆形小切口,使口径与左髂总静脉相等,然后行肠腔静脉的侧-端吻合。亦可直接用下腔静脉断端与肠系膜上静脉作吻合。

c. 肠系膜上静脉下腔静脉架桥分流术(图51-21):即在两静脉之间间置一管道以达到分流效果,根据吻合后外形,又称 H 形分流术。该术式克服了肠腔静脉侧-侧吻合遇到张力较大的缺点。间置管道可用自体颈内静脉或脾静脉,人造血管不适合小儿。在分离出肠系膜上静脉和下腔静脉后,测量两静脉间的距离。按此距离切取长度适宜的自体颈内静脉备用。用心耳钳夹肠系膜上静脉外侧壁周径2/3,切开静脉壁,切口长度与间置移植物口径相等。完成移植物与肠系膜上静脉切口的吻合。同样方法完成移植物与下腔静脉前内侧壁的吻合,完成架桥分流术。

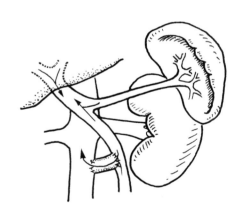

图 51-21　肠系膜上静脉下腔静脉架桥分流术

C. 术中注意事项:①阻断和离断下腔静脉时,回心血量减少,血压下降,术中应密切监测,及时处理;②游离肠系膜上静脉和下腔静脉时,腹膜后组织在切开后均应结扎,以防淋巴漏或乳糜漏;③暴露髂静脉时,注意勿损伤输尿管;④血管吻合时,不得存有张力或扭曲。

(5) 分流加断流联合手术:联合手术中的断流术多采用贲门周围血管离断术,必须离断胃冠状静脉

的高位食管支和可能存在的异位高位食管支,以达到彻底断流的目的;分流术多用脾肾分流术,亦有用肠腔静脉侧-侧分流者。这些分流远离肝门或门静脉重要属支的汇合处,能维持一定的入肝血流,可减少肝性脑病发生。肠腔静脉吻合口应限制在 10~12mm,或与肠系膜上静脉直径相当。至于术中实施断流、分流的先后顺序,各家报道不一。国内李振东报道 22 例小儿门静脉高压症的联合手术,手术包括贲门周围血管离断、脾肾分流,再加大网膜腹膜后固定。门静脉压术后较术前平均下降 0.98kPa(7.37mmHg),降压效果明显。术后<3、~5、~10、~15 和>15 年生存率分别为 92.5%、100%、93.8%、100% 和 100%,患儿生存质量良好。

(6) Rex 分流术(图51-14):又称肠系膜上静脉门静脉左支架桥吻合术、肠系膜上静脉-Rex 旁路术,由 de Ville de Goyet 首次报道,用以治疗肝前型门静脉高压症和肝移植术后出现门静脉血栓形成并发症的患儿。该技术将自体颈静脉间置吻合于肠系膜上静脉和肝内门静脉左支,达到重建门静脉通路的目的。据称术后门静脉压明显降低,出血症状均得到控制。由于该分流方式与传统分流手术有本质区别,而且,近 2/3 的门静脉血栓形成患儿其左侧肝内门静脉系统是通畅的,因此在肝前型门静脉高压症的治疗中具有较好的应用前景。除自体颈内静脉之外,近来已陆续有采用胃冠状静脉、肠系膜静脉、脾静脉、自体大隐静脉等作为间置移植物的报道。以往认为,肝外型门静脉高压症的肝脏基本正常,一般在多种非手术疗法无效时才考虑手术干预。但随着 Rex 分流术病例的增多,发现术后患儿肝脏的发育与功能均有明显的改善,脾功能亢进也得到很好的控制,因此建议应尽早施行该手术。最近的临床经验还提示,Rex 分流术后近期通畅性似乎很好,但日后因狭窄或堵塞而需再次手术的情况较其他门体分流术多见。

1) 适应证:除门体静脉分流术的一般适应证外,选择该术还必须符合以下条件:①肝实质必须正常,②血液系统不应有高凝状态,③门静脉左支通畅并能通过手术暴露出来。肝内门静脉广泛血栓形成者不适合该术。不适合做 Rex 分流的具体病情还包括肝分叶和肝圆韧带畸形、肝桥组织过厚无法暴露门静脉左支、Rex 隐窝过于靠近肝门,以及门静脉畸形等。

2) 手术步骤:解剖肝圆韧带,将脐静脉再通,

插入 5F 导管达肝内门静脉左支，所测压力与右心房压相等即可排除肝内静脉阻塞性异常。同时以此导管造影，明确门静脉左支的通畅情况。继续将肝圆韧带游离达门静脉左支远部及通向肝脏Ⅲ、Ⅳ段的分支，如此显露 Rex 隐窝内的门静脉左支的 3～4cm，此处即为吻合的部位，用小号心耳钳阻断后纵行切开。取患儿左颈内静脉作间置移植物，与门静脉左支切口作端-侧吻合。根据位置是否顺直，将移植物经胃窦前方或后方，穿过横结肠系膜裂孔与肠系膜上静脉作端-侧吻合。如胃冠状静脉曲张明显，有足够长度，亦可将其游离切断后直接与门静脉左支作吻合。血管吻合在放大镜下操作，可用 7-0 单丝可吸收缝线。

3）术中注意事项：①施行该术前应明确肝内门静脉左支的通畅性，主干的口径应>3mm；②用以分流的移植血管口径宜≥5mm；③血管吻合的技术要求较高。

（7）肝移植：经过近 20 年的发展，儿童肝移植的 5 年生存率已达到 88%。该手术属根治性手术，仅用于终末期肝脏疾病的儿童，而对肝前型门静脉高压症并不适用。由于受供肝来源的限制，即使在欧美国家，仍不能满足需求。在我国，儿童肝移植尚待积极开展，还面临围术期处理、控制排斥反应和病毒感染等难题，可谓任重而道远。

（8）布-加综合征的手术：布-加综合征系指肝静脉或肝段下腔静脉阻塞，阻塞远端产生高压、回心血流障碍，导致肝大、肝后型门静脉高压症。病理损害主要在肝脏，病情复杂、治疗困难。随着影像学的发展，布-加综合征的发病率有升高趋势。治疗以解除血管阻塞的手术为主，如脾肺固定门肺分流术、经右心房手指破膜术、下腔静脉隔膜切除成形和右心房下腔静脉人造血管转流术等。近年，通过腔内气囊导管扩张技术，也收到良好的近期效果。一般需多次扩张，有些病例需在下腔静脉内放置血管支架。对于少数严重病例，肝移植是最后的治疗手段。

1）脾肺固定、门肺分流术：

a. 适应证：①以肝静脉阻塞为主要临床表现；②下腔静脉有长段狭窄，不适宜行人造血管转流；③胸腔积液、腹水和低蛋白血症等异常已经纠正。如患者一般情况差，有大量腹水、且难以纠正，肝功能严重损害伴黄疸，伴有肺部感染，心、肾功能严重损害，均视为禁忌证。该术式亦被运用于治疗肝前型和肝内型门静脉高压症。日本学者曾报道 6 例肝

前型门静脉高压症和 1 例先天性肝纤维化所致门静脉高压症患儿，运用该术式后疗效满意。国内胡廷泽等亦报道 3 例肝前型门静脉高压症患儿的脾肺固定、门肺分流术。术后随访 1～1.5 年，均无再出血，健康状况改善，多普勒超声和放射性核素检查显示脾肺分流已经建立。最近，胡廷泽等还运用脾肺固定加门奇静脉断流再加脾动脉结扎三联手术治疗 7 例肝前型门静脉高压症患儿，术后出血症状均得到控制。范应中等也运用改良脾肺固定术治疗 9 例肝前型门静脉高压症患儿，也取得了满意的效果。

b. 手术步骤：取右侧卧位、左侧第 8 肋后外切口，切除第 8 肋。进胸后显露左下肺、左膈肌及膈神经，压榨膈神经。提起膈肌，呈"～"形切开，或切除部分膈肌做成椭圆形窗孔。探查肝、脾，测量门静脉压力。分离、结扎脾胃、脾膈韧带，于胰腺上缘结扎脾动脉。门静脉压力增高者，常规行断流术。将脾脏游离后，将脾脏中上部移入胸腔，脾切迹嵌夹在膈肌切开处右侧缘，用丝线间断缝合，固定脾脏与膈肌切缘。以小圆刀将膈上脾浆膜切开，呈方格状，每个小方格边长 1.5cm，切开范围约 8cm×5cm。将脾浆膜小方块逐一撕去，压迫止血。将左肺下叶底部脏面用干纱布摩擦至充血后，覆盖于脾脏顶部，用丝线将左肺下叶边缘围绕脾顶部与膈肌缝合固定。关闭切口，腋中线第 9 肋间放置胸腔引流管。

c. 术中注意事项：①脾脏游离要充分，使之无张力移至胸腔；②脾脏切迹要稳妥嵌夹在膈肌切开处，防止滑回腹腔或撕裂出血；③切割脾浆膜时，深浅应均匀适宜，切割过浅，浆膜不易撕下，过深则易引起脾实质出血。

2）经右心房手指破膜术

a. 适应证：①膈、肝段下腔静脉膜状阻塞，无活动血栓存在；②隔膜厚度不超过 1cm；③患者全身状况较差，不能耐受下腔静脉隔膜切除成形或右心房下腔静脉人造血管转流等大型手术。

b. 手术步骤：左侧卧位，取右第 7 肋间后外切口。进胸后显露右心房、膈及肝段下腔静脉。旁开膈神经 1.5cm 处沿下腔静脉方向纵行剪开心包，游离并控制近端下腔静脉。右心房中下部夹心耳钳，在钳夹部置荷包缝线。在荷包缝合中央剪开右心房壁，松开钳夹后插入左示指，收紧荷包缝线。手指伸入下腔静脉后探查隔膜位置、厚韧程度。以指尖均匀用力，向前穿破隔膜，并以顺时针方向旋转扩张。退出手指，缝合右心房。

c. 术中注意事项：①右心房切口要合适，不宜过小，否则手指置入困难，或致心肌撕裂出血；②如隔膜位置较远、手指破膜不满意时，可用二尖瓣扩张器替代手指进行扩张。

（肖现民）

参 考 文 献

1. 黄志强. 现代腹部外科学. 长沙：湖南科学技术出版社，1994.

2. 李关汉，段恕诚，胡锡琪. 小儿肝炎后肝硬化38例回顾性分析. 上海医科大学学报，1995，22：193-196.

3. 魏明发，王国，尹朝礼. 小儿门脉高压症术后再出血的硬化剂治疗. 中华小儿外科杂志，1995，16：153-155.

4. 刘红，张青萍，乐桂蓉. 彩色多普勒血流显像对小儿门脉海绵样变性诊断的价值. 中华超声影像学杂志，1996，5：244-246.

5. 肖现民，周以明. 脾腔分流术治疗小儿肝外形门脉高压症. 肝胆外科杂志，1996，4：206-207.

6. 陈立波，杨炼，杨镇. 磁共振血管造影对门静脉高压症患者门静脉系统解剖的研究. 中华普通外科杂志，1999，14：374-376.

7. 黄莛庭. 门静脉高压症外科治疗的现状和发展趋势. 中国实用外科杂志，2000，20：16-17.

8. 李振东，赵莉，于增文，等. 以脾肾静脉分流为主的联合手术治疗小儿门脉高压症的疗效观察. 中华外科杂志，2000，38：601-603.

9. 段恕诚，董永绥，朱启镕，等. 小儿肝胆系统疾病. 北京：人民卫生出版社，2001.

10. 黎介寿，吴孟超，黄志强. 手术学全集 普通外科手术学：15 门静脉高压症手术. 第2版. 北京：人民军医出版社，2005，993.

11. 杨镇. 选择性贲门周围血管离断术的解剖基础和操作要点. 外科理论与实践，2006，11：188-189.

12. 肖现民. 临床小儿外科学-新进展、新理论、新技术. 上海：复旦大学出版社，2007.

13. 王果，李振东. 小儿外科手术学：第二十八章 门静脉高压手术. 第2版. 北京：人民卫生出版社，2010，482.

14. 刘树立，李龙，王文晓. 肠系膜上静脉门静脉左支分流术治疗肝外门脉高压. 中华小儿外科杂志，2010，31：586-590.

15. Laine L, Cook D. Endoscopic ligation compared with sclerotherapy for treatment of esophageal variceal bleeding. A meta-analysis. Ann Intern Med, 1995, 123：280-287.

16. Evans S, Stovroff M, Heiss K, et al. Selective distal splenorenal shunts for intractable variceal bleeding in pediatric portal hypertension. J Pediatr Surg, 1995, 30：1115-1118.

17. Heyman MB, LaBerge JM, Somberg KA, et al. Transjugular intrahepatic portosystemic shunts（TIPS）in children. J Pediatr, 1997, 131：914-919.

18. Cochran W, Baldassano RN. Portal hypertension. In：Altschuler SM, Liacouras CA, eds. Clinical Pediatric Gastroenterology. Philadelphia：Churchill Livingstone, 1998, 357.

19. Henderson JM, Barnes DS, Geisinger MA. Portal hypertension. Curr Probl Surg, 1998, 35：379-452.

20. De Ville de Goyet J, Alberti D, Clapuyt P, et al. Direct bypassing of extrahepatic portal venous obstruction in children：A new technique for combined hepatic portal revascularization and treatment of extrahepatic portal hypertension. J Pediatr Surg, 1998, 33：597-601.

21. Karrer FM, Narkewicz MR. Esophageal varices：Current management in children. Semin Pediatr Surg, 1999, 8：193-201.

22. Hu T, Feng J, Liu W, et al. Triplex operation for children with extrahepatic portal hypertension. J Pediatr Surg, 2002, 37：605-609.

23. Sharif K, Mckiernan P, De Ville de Goyet J. Mesoportal bypass for extrahepatic portal vein obstruction in children：close to a cure for most! J Pediatr Surg, 2010, 45：272-276.

24. Alkhouri N, Winans CG, Hupertz VF. Portal hypertension. In：Wyllie R, Hyams JS, eds. Pediatric gastrointestinal and liver disease. 4th ed. Philadelphia：Elsvier Saunders, 2011, 829.

25. Superina R. Portal Hypertension. In：Coran AG, Adzick NS, Krummel TM, et al, eds. Pediatric Surgery. 7th ed. Philadelphia：Elsvier Saunders, 2012, 1355.

26. Roach JP, Karrer FM. Portal hypertension. In：Spitz L, Coran AG, eds. Operative Pediatric Surgery. 7th ed. Boca Raton：CRC Press, 2013, 639.

第五十二章

小儿肝、胆、脾、胰系统疾病的腹腔镜手术

第一节　胆囊切除术

腹腔镜胆囊切除术（laparoscopic cholecystectomy，LC）是一项非常成熟的外科技术，已成为治疗成人胆囊良性疾病的"金标准"。经典的LC是采用四孔技术，依赖钛夹夹闭胆囊颈管和胆囊动脉，这样会在体内滞留金属异物，虽然已有可吸收夹问世，但尚无5mm施夹钳，故主操作孔必须扩大至10mm以上且价格昂贵，创伤较大。由于小儿胆囊结石和胆囊收缩功能障碍多无化脓性感染，病程短，胆囊三角脂肪沉积少，解剖清楚，实施LC较成人更方便和简单。因此，随着腹腔镜操作技术的不断改进和完善，为进一步减少损伤和消除体内金属异物残留，目前已有多家报道，废弃剑突下10mm操作孔，改良为两个3.5～5mm的戳孔采用丝线内结扎法由手术者一人操作完成LC，更进一步进化为经脐单切口完成LC，节省了人力，使创伤更小。

【应用解剖】

腹腔镜手术实施过程中之所以出现并发症，同其他开腹手术一样，多由于术中粗暴操作，解剖不清所致。因此，要求腹腔镜手术者必须熟悉腹腔镜下腹部脏器的解剖关系，这样才能做到解剖层次清晰，避免发生并发症。因此，熟悉胆囊三角（Calot三角）的解剖特点是避免胆总管或肝总管、胆囊动脉损伤，确保LC顺利进行的先决条件。

1. 胆囊动脉　胆囊动脉变异较多，通常来自肝右动脉，从肝管后面进入Calot三角；发自肝左动脉的胆囊动脉，在LC分离时，应防止损伤后方的肝总管，最好靠近胆囊颈侧分离胆囊动脉，更不能轻易电凝；起自肝总或胃十二指肠动脉的胆囊动脉多从其下方进入Calot三角区；应注意胆囊动脉有无过早分成2支或多支，当处理1支动脉后，若提起胆囊颈部又遇到跳动的血管，应按胆囊动脉后支处理。

2. 肝外胆管　LC时准确识别胆囊动脉和胆囊管的解剖特点，是保证LC安全处理胆囊管的前提条件。左右肝管出肝后汇合成肝总管。胆囊管是胆囊颈部的延续部分，自胆囊颈部向左后下方行走。胆囊管与肝总管汇合成胆总管。胆总管分为十二指肠上段、十二指肠后段、胰腺段及十二指肠壁内段四部分，LC手术时只见到十二指肠上段胆总管。胆囊管的变异很多，注意明确胆囊管畸形和变异，可以减少LC手术并发症的发生。

3. 肝镰状韧带是腹腔镜手术的重要解剖标志，它呈纵行，游离缘为与脐相连的肝圆韧带。胆囊的显露要求术者和助手将胃网膜以及结肠牵引、推开才能得到显露。如果胆囊暴露困难时可将镰状韧带悬吊，即：于剑突下方肝镰状韧带的左侧经腹壁穿入无创伤缝线一根，缝挂于近肝处的肝圆韧带，然后把针从肝镰状韧带右侧穿出腹壁。上拉缝线使肝脏上提，可清楚显示胆囊、三角区、胆总管全貌。此时可观察到胆囊的形态、大小、与周围组织的关系、质地及壁厚薄程度等。

【适应证】

小儿胆囊疾病较少，除溶血性贫血继发胆囊结石较常见外，小儿原发胆囊疾患多与先天性发育异常有关，由于神经支配异常、胆囊颈管迂曲狭窄或瓣膜等梗阻因素造成胆囊功能障碍，排胆不畅、泥沙样结石沉积以及并发炎症而引起。随着B超检查的普及，使这类疾病得到了及时诊断，对于反复发作，保守治疗效果不佳的患儿应选择手术切除，以免感染穿孔、胆管结石等并发症。具体手术适应证有：

1. 有明显症状的胆囊结石，包括单纯慢性胆囊炎并结石、慢性萎缩性胆囊炎并结石、充满型胆囊结石、慢性胆囊结石嵌顿等。

2. 慢性胆囊炎并结石急性发作患者,多经解痉、止痛、抗感染治疗后胆绞痛可以迅速缓解,如为结石嵌顿,虽经上述处理,症状和体征均不能缓解,可在积极术前准备后于 24 小时内施行 LC。

3. 胆囊功能障碍,胆囊胀大积液,肝胆^{99m}Tc-HIDA(^{99m}锝-2-6 二甲基乙酸替苯亚胺二醋酸)核素扫描,在胆囊收缩素作用下胆囊排空率<35%。

4. 胆囊良性隆起样病变,如胆囊息肉(>0.8cm)、胆囊乳头样腺瘤、胆囊腺肌增生症。

【禁忌证】

1. 有中上腹部手术史,考虑腹腔内有严重粘连。

2. 合并急性化脓性胆管炎。

3. 合并急性坏死性胰腺炎。

4. 肝硬化晚期凝血机制严重异常。

5. 心肺功能不全,不能耐受全身麻醉和气腹。

【手术步骤】

1. 三孔胆囊切除术

(1)麻醉:采用气管插管全身麻醉。

(2)体位:患者取仰卧位,双上肢位于身体两侧,固定好四肢。手术床头端抬高 20°~30°,以便于胆囊三角的显露与手术操作。

(3)手术人员的位置:术者与器械护士站在患者右侧,扶镜者站在患者左侧。

(4)建立气腹和放置 Trocar:病儿全麻铺无菌单后,先于脐环下缘切开皮肤,穿刺 Veress 气腹针建立 CO_2 气腹,腹压设定在 10~12mmHg,穿置第一个 5.5mm 的 Trocar 插入腹腔镜,腹腔镜监视下在右中上腹直肌外缘穿刺置入 3.5mm 或 5mm 的 Trocar 作为主操作孔,再于右季肋部腋前线穿置 3.5mm 或 5mm 的 Trocar 作为辅助操作孔。然后将头部和右侧手术床摇高 15°~20° 以使胃肠道向左下移位便于操作,探查胆囊病变与周围组织解剖,判断能否采用两操作孔进行 LC。

(5)悬吊肝圆韧带:因减少剑突下的一个操作孔,为了充分显露胆囊三角及便于剥离胆囊,先在剑突下肝镰状韧带的左侧经腹壁刺入带 2-0 丝线的雪橇针,紧贴肝脏贯穿缝挂肝圆韧带,然后从镰状韧带的右侧穿出腹壁,牵拉缝线上提肝脏,充分显露肝门部。

(6)术中胆道造影:腹腔镜监视下经辅助操作孔置入长套管针或胆道造影钳,由底部穿刺胆囊内,缓慢注入 38% 泛影葡胺+庆大霉素行胆道造影,准确了解胆囊颈管和肝内外胆管情况。造影后吸空胆囊拔除穿刺针,胆囊底部穿刺孔电灼封闭或结扎以免胆汁外漏污染腹腔。

(7)结扎胆囊动脉和胆囊管:经辅助操作孔用弯钳提起胆囊体部或壶腹部充分暴露肝门部,经主操作孔用小弯钳靠近胆囊壶腹撕开此浆膜解剖胆囊三角区,先找到胆囊动脉予以分离,取一段 8~10cm 的 3-0 或 2-0 丝线导入腹内,用两把弯钳采用内打结法结扎胆囊动脉后电切离断;再游离胆囊壶腹与胆囊管交汇处,同法用 2-0 丝线结扎胆囊管。

(8)剥离切除胆囊:经辅助操作孔用弯钳向左下牵拉胆囊底部,用电凝钩或铲沿胆囊床逆行将胆囊剥离,整个胆囊游离后用 4 号丝线距胆囊管与胆总管汇合处 0.5cm 处结扎胆囊颈管后离断,切除胆囊。

(9)胆囊标本取出:右上腹置入抓钳,直接夹住胆囊管,镜头退入 Trocar 中,腹腔镜监视下将钳夹胆囊管推到 Trocar 出口处,拔出 Trocar 同时经脐部戳孔可见钳夹胆囊管,稍扩大脐部戳孔、钳夹胆囊颈部将胆囊壶腹牵出腹外,敞开胆囊吸尽胆汁后取出胆囊标本。

2. 单孔胆囊切除术　手术操作与三孔腹腔镜手术基本相同,由于操作空间的限制,术野的暴露成为手术要解决的首要问题,常可通过悬吊肝脏或胆囊底以更好地暴露 Calot 三角。脐部切开 2cm 入腹,放置 Triport,建立气腹,置入 5mm 腹腔镜探查,另外两个操作通道中分别放入半刚性弯曲抓钳和电凝钩,于右肋下穿入缝线用以缝挂牵引胆囊底,用分离钳撕剥解剖胆囊三角,游离胆囊管,用施夹器夹闭或体外打结推结器结扎胆囊管,将胆囊管离断。同法夹闭或结扎胆囊动脉后电凝离断。最后将胆囊自肝床剥除,经脐部切口取出。

【手术注意事项】

1. 钝性解剖胆囊三角　辨认胆囊三角区胆囊管、肝总管、胆总管及胆囊动脉的走行是顺利完成 LC 的关键,由于两操作孔三角区的显露较常规 LC 困难,故采用悬吊肝圆韧带和变换体位可以更好地显露操作部位,如胆囊与周围有粘连,应紧贴囊壁将粘连组织从浆膜撕下,出血点可电凝止血。一般情况下,小儿因三角区脂肪少且多无粘连,胆囊动脉比较容易辨认,自胆囊壶腹部向近端撕剥浆膜后,游离胆囊动脉予以结扎,离断胆囊动脉后,根据胆道造影可以更清楚地看到胆囊管走行及有无胆道变异,分离解剖时可用干纱布条沾去少量出血,尽量不要用电烧以免损伤肝外胆管。

2. 顺逆结合切除胆囊　小儿胆囊结石多为小结石,易被挤入胆总管造成结石残留,应先闭合胆囊管以防结石掉入胆管,因此,宜采取先结扎胆囊管后顺逆结合法切除胆囊,原因是小儿操作空间较小、且胀大胆囊遮盖,使用两操作孔完全清晰解剖胆囊三角区以及贴近胆总管结扎胆囊管操作比较费时,故结扎胆囊管暂不离断,而是逆行将胆囊完全由胆囊床剥离后再顺胆囊管进一步向近端游离、结扎和离断,这样操作比较方便。

3. 术中胆道造影　可选择性应用,对于无胆石的单纯胆囊积液和胆囊三角解剖关系不清时应进行术中造影,以免过多剥离肝外胆管的浆膜影响血供,甚至损伤造成胆瘘或日后狭窄。

4. 把握中转手术机会　对于急性胆囊炎和肝门部粘连严重者,不必刻意去寻找和游离胆囊动脉,可将胆囊动脉和胆囊管一起分离结扎,如胆囊三角呈冰冻样、试行解剖失败,则应改为四孔法或中转开腹逆行切除,用电凝钩背在肝脏胆囊板与胆囊壁间边电切、边钝性推剥,从不同角度向胆囊三角剥离,最后将胆囊管与动脉一起结扎后离断。

【并发症】

(1) 出血

1) 出血的原因:①解剖胆囊三角时仅结扎胆囊动脉的一个分支,用电凝可暂时止血,术后凝血块脱落而发生出血。②剥离胆囊时,胆囊床分离过深损伤了肝实质引起出血。③套管穿刺时损伤了腹壁血管,手术时因有套管和气腹压迫所以出血不明显,术后造成出血。

2) 出血的处理:手术后应监测各项生命体征,尽早发现腹腔内出血,一旦诊断腹腔内出血应急诊手术探查。可先用腹腔镜探查,根据不同的出血原因,分别采取不同的处理措施:①胆囊动脉的出血:如吸尽出血后能看清出血部位,可结扎止血。无法看清出血部位者应立即中转开腹。切忌在血泊中盲目结扎或电凝止血,造成重要脏器的损伤。②胆囊床及肝实质出血:可在冲洗吸尽出血后看清出血部位,电凝止血或用吸收性明胶海绵压迫止血。③穿刺套管引起的腹壁戳口的出血,可以缝扎止血。

3) 出血的预防:①仔细解剖胆囊三角,辨认胆囊动脉及其分支,所有血管应逐一结扎。②剥离胆囊时应从胆囊床与胆囊的解剖面分离,不应分离太深,损伤肝实质。③拔除腹壁套管时应在腹腔镜直视下完成,以发现可能的出血并处理。

(2) 胆管损伤

1) 胆管损伤的原因:①手术者及助手缺乏在腹腔镜下辨认胆囊三角区的解剖结构的经验。②在胆囊管、肝总管及胆总管的解剖关系未显露清楚时仓促处理胆囊管,造成肝外胆管损伤。③牵拉胆囊用力过大,造成胆总管撕裂伤。④术中出血,盲目用电凝止血,造成肝外胆管损伤。

2) 胆管损伤的处理:①缺损不大,对合无张力的损伤,可行端-端吻合术。②部分缺损或撕裂伤,可行修补术,并留置 T 形管引流。③胆管缺损过大,对合有张力时,应行胆管空肠 Roux-Y 吻合术。

3) 胆管损伤的预防:①手术医师应经过严格的腹腔镜手术训练,能准确地辨认肝门区的解剖结构。②如因粘连严重或解剖变异导致手术困难时,应中转开腹,避免造成严重后果。③牵拉胆囊时一定要轻,避免过度牵拉损伤胆管。④在辨认清楚肝总管后,距胆总管一定距离结扎切断胆囊管。⑤术中发生出血时,应在吸净出血后准确辨认出血部位及邻近胆管结构,再行电凝或结扎止血,切忌血泊中盲目电凝或结扎。

(3) 胆漏

1) 胆漏的原因:①肝外胆管损伤未被及时发现而出现术后胆漏,是腹腔镜胆囊切除术胆漏的常见原因。②手术中未能发现及结扎右副肝管、迷走肝管,术后发生胆汁渗漏。③胆囊管夹闭栓或钛夹滑脱。

2) 胆漏的处理:①术中发现胆管损伤应立即中转开腹修补。②术中发现右副肝管应及时结扎,疑有迷走肝管渗漏,可于肝下放置引流管,术后多可自行闭合。③术后发现胆漏,经 B 超检查腹内积液少,患者无症状,无加重者可不处理,多可自行闭合。④术后胆漏经 B 超检查腹内积液多,患者症状明显,并逐渐加重者应立即开腹,针对不同情况予以修复结扎等处理。

3) 胆漏的预防:①术前检查及时发现各种变异和异常。②术中仔细辨认解剖结构,操作轻柔,避免损伤肝管。③夹闭胆囊时一定要安全。④胆囊切除后应仔细检查创面,疑有迷走肝管损伤时,应放置引流管。

(4) 胆管残余结石

1) 胆管残余结石的主要原因:①术前或术中未能发现已合并存在的胆总管结石。②手术操作过程中小结石经扩张的胆囊管掉入胆总管。

2）胆管残余结石的处理：①胆管残余结石多为小结石，大多可以自行排出，不需特殊处理。②如结石不能排出，则考虑行腹腔镜胆总管切开取石。

3）胆管残余结石的预防：①术前检查应全面，必要时行 MRCP 或 ERCP 检查，有胆总管探查指征者需行胆总管探查。②术中行胆道造影检查，了解胆总管内有无结石存在。

（5）腹腔镜潜在的并发症

1）CO₂ 气腹所致的高碳酸血症伴酸中毒、气体栓塞。

2）穿刺套管所致的腹腔脏器及血管损伤。

（李索林）

第二节　胆道造影术

小儿先天性胆道畸形较为常见，如胆道闭锁或发育不良、胆汁淤积、先天性胆管扩张、胰胆合流异常、十二指肠开口异位等。无创检查包括 B 超、核素胆道显像、CT 等，对胆道畸形的诊断均存在缺陷，尤其难以对整个胆系有全面的评估。MRCP（磁共振水成像）作为较新的检查方法，对胆道畸形的诊断虽有很大的帮助，但由于受到肠道气体的影响及呼吸运动的影响，也存在一定的局限性。ERCP（逆行胰胆管造影）在胆道畸形的诊断中也占重要地位，但由于器械的局限性，难以广泛推广，并存在胰腺炎等并发症发生的可能，直接胆道造影是诊断胆道畸形的最准确的方法。

自 20 世纪 80 年代腹腔镜技术开展以来，腹腔镜胆道造影技术以其微创、诊断准确、操作简便而越来越为众多外科医生所接受，在小儿胆道疾病的诊断中，腹腔镜下经胆囊胆道造影手术操作简单易行，现已普遍应用于胆道闭锁的诊断，可了解肝外胆管通畅情况，进行胆道闭锁分型，可鉴别胆汁淤积、胆管发育不良等婴儿阻塞性黄疸；对于先天性胆管扩张症，行术中胆道造影可同时了解扩张胆管形态、有无合并胆道结石、有无其他胆管发育畸形、有无胰胆管合流异常。

【应用解剖】

胆道系统上部起自肝脏毛细胆管，逐步汇集成小叶间胆管，管径逐渐增宽，形成左、右肝管。肝管出肝门后合成肝总管，肝总管与胆囊管汇合成胆总管。胆总管下行与主胰管汇合，形成乏特（Vater）壶腹后共同在十二指肠降部内侧开口。一般将胆道系统分为肝内胆管和肝外胆道两部分。

1. 肝内胆管系统　肝内胆管由毛细胆管开始，依次汇成区域胆管、肝段胆管、肝叶胆管和左右肝管。左、右肝管的第一级分支位于肝实质外，应属于肝外胆管范围，但由于左、右肝管结合位置的高低在个体间的差别很大，一般将左、右肝管结合部以上称为肝内胆管系统。左、右肝管在肝门横沟内汇成肝总管，其汇合处一般距肝门横沟很近，比门静脉及肝固有动脉的分叉点为高。

2. 肝外胆道系统　肝外胆道系统包括肝总管、胆囊、胆囊管和胆总管。

（1）肝总管：肝总管上端起自左、右肝管汇合处，在肝十二指肠韧带内向下右方走行一段后，与胆囊管汇合成为胆总管。肝总管的长度有较大的个体差异，不仅取决于左、右肝管的汇合部位，更主要的是取决于胆囊管与肝总管汇合处位置的高低。小儿肝总管长约 1.1～2.5cm，管径约为 0.2～0.4cm。

（2）胆囊和胆囊管：胆囊位于肝脏下面右纵沟前部的胆囊窝（亦称为胆囊床）内。胆囊的上方为肝脏，下为横结肠及十二指肠，左为胃幽门部，前靠前腹壁。以疏松的结缔组织附着于胆囊窝内。小儿胆囊形态多呈长圆形，其底部在体表投影相当于右锁骨中线与第 9 或 10 肋骨交叉点，在右腹直肌外缘与肋缘的夹角内。新生儿胆囊细小呈圆锥状，约 1/4 有 Hartmann 袋，胆囊底露出肝缘。随着生长，胆囊的结构逐渐完善。在儿童期，其长度为 4～7cm，容积为 20～40ml。胆囊分为底、体、颈和管 4 部分。胆囊的变异较多，手术时应予注意。

小儿胆囊管位置较深，向左后下方延伸，下端与肝总管汇成胆总管。胆囊管与胆总管相连接的方式有平行型、角型和螺旋型等多种，两者汇合的部位及形态的变异，对小儿肝胆手术有重要意义。特别是平行型有时由于结缔组织将两者紧紧相绕，手术时甚易伤及胆总管；螺旋型在手术时往往因恐伤及胆总管而胆囊管遗留过长而形成小憩室。

（3）胆总管：胆总管位于肝十二指肠韧带的右侧缘内、肝固有动脉的右侧和门静脉的右前方，下行到十二指肠上部的后方，经胃十二指肠动脉的右侧斜向右下，在胰头部后面的上外侧继续弯向右下，在下腔静脉前方进入胰头和十二指肠降部之间的胆总管沟内,斜行入十二指肠降部后内侧壁,与胰管汇合,扩大为胆胰管壶腹(Vater 壶腹),开口于十二指肠乳头。胆总管的长度,主要取决于胆囊管和肝总管汇合处的部位,也与十二指肠乳头开口部位的高低有关。新生儿胆总管平均长 1.9cm,直径为 0.1~0.3cm。较大儿童胆总管全长可达 5~7cm,直径为 0.4~0.6cm。胆总管依其位置可分为 4 段:十二指肠上段、十二指肠后段、胰腺段和十二指肠壁内段。前三段壁薄、腔大、壁内几乎无平滑肌,最下段壁厚、腔窄又谓之厚壁段。

(4) 胆胰管结合部:近年来,对胆胰结合部相关的胆胰胃肠毗邻及功能的研究,特别是胆流动力学研究,更多注意到括约肌和胆胰肠结合部结构的意义。某些胆管病变的发生,如胆胰管汇合异常致胆管扩张、胆源性胰腺炎等;许多手术方式设计的合理性、疗效和后遗问题等,都直接涉及胆胰结合部的解剖和生理功能。随着对括约肌结构和功能研究的深入,对有关手术方式的理解和评价也逐步深入。因此,弄清胆胰结合部关系,对胆道手术和病理生理许多问题的合理解决是十分重要的。据统计,胆胰管汇合成 Vater 壶腹开口于十二指肠,呈 Y 型者占 46.7%;胆总管与胰管并行无共同通道,但一同开口于乳头,即呈 V 型者占 50%;胆总管和胰管分别开口于十二指肠者仅占 3.1%。中国医科大学附属盛京医院利用 2~60 天婴儿的尸体,采用大体解剖、X线造影等方法,研究发现婴幼儿胰胆管末端的解剖特点:①Vater 壶腹结构与成人相同,均由四部分组成,即乳头、纵皱襞、系带及环襞。乳头形态以隆起型多见,占 74%。而且开口方向多向上方,占 62.8%。婴儿胆管壁薄弱,胆管壁发育纤细,故十二指肠纵皱襞较浅,纵皱襞、系带、环襞的出现率均较成人低。有文献报道纵皱襞的出现率在 20 岁以下为 14%,40~59 岁为 25%,60 岁以上为 32%,说明十二指肠纵皱襞随年龄增长,出现率亦增加。本组 27 例婴儿中仅出现 4 例,占 14%。②胆总管进入十二指肠的角度与十二指肠壁内胆总管长度相关,本组 27 例中,胆总管进入十二指肠的夹角大于 25°者为 16 例,其中 14 例十二指肠壁内胆管长度在 0.3cm 以下,占 87.5%。而胆总管进入十二指肠夹角在 25°以下者 6 例,其中,十二指肠壁内胆管长度在 0.3cm 以下者 4 例,占 33.3%。故婴儿期虽然胆总管长度较成人为短,但亦可见胆总管进入十二指肠的角度越大,胆总管在十二指肠壁内的长度越短,

反之角度越小,长度越长。③胰胆管合流部位,共同管长度及胰胆管夹角,正常婴儿胰胆管合流部位均在十二指肠壁内。胚胎第八周以后,胰胆管合流部位逐渐移行至十二指肠壁内。随年龄增长,共同管长度逐渐变短。成人共同管长度为 0.4~0.5cm,最长可达 1.8cm,胰胆管夹角为 5°~30°。本组 60 天以下婴儿,共同管长度为 0.2~0.4cm,均值为(0.32±0.02)cm。婴儿共同管长度较成人略短,而胰胆管夹角较成人略大。

【适应证】

1. 新生儿及婴儿阻塞性黄疸的鉴别诊断;

2. 先天性胆管扩张症,怀疑合并肝内胆管畸形、胰胆合流异常或胆总管下段梗阻;

3. 反复发作胰腺炎考虑胰胆管合流异常;

4. 胆道结石;

5. 其他胆道畸形。

【禁忌证】

1. 凝血功能障碍;

2. 先天性胆管扩张症胆道已穿孔;

3. 对造影剂过敏患儿;

4. 严重心肺功能不全者。

【手术方法】

1. 全麻插管,取仰卧位。脐窝中心切口 0.5cm,分离脐环,穿置 5mm 套管,新生儿或小婴儿应选择在脐环左侧切开入腹,开放式放置套管固定,建立 CO_2 气腹,压力控制在 6~9mmHg。

2. 插入 30° 5mm 腹腔镜,了解肝外胆道及胆囊情况。

3. 对肝外有胆管及胆囊的病儿,在右上腹胆囊体表投影处,另外穿置 5mm 套管,插入无损伤钳,钳夹胆囊底,提起胆囊,连同套管一起,经右上腹切口拉出腹壁外,切开胆囊,置入导管并结扎固定,注入造影剂,同时摄片。如胆囊干瘪,用抓钳提起靠近腹壁,用 20~24 号套管针经皮刺入胆囊,注入造影剂(76% 泛影葡胺,1~2ml/kg 或碘海醇 1~1.5ml/kg,无损伤钳固定胆囊底,以防造影剂外溢),同时摄腹部平片,进一步了解肝外胆道情况。

4. 根据造影结果决定进一步治疗方案。对诊断胆汁淤积或胆管发育不良的病儿,可通过导管,用生理盐水冲洗胆道,并留置导管,以便术后再行胆道冲洗。

5. 对于先天性胆管扩张的病儿,因胆总管囊状扩张巨大,使用造影剂过多导致囊肿显影与胆胰管

合流部显影重叠,不能良好显影,可进行选择性胆胰管造影。先腹腔镜下切除大部分胆总管囊肿,对肝内显影不良经胆囊管放置 Foley 导尿管进入肝内胆管,然后结扎或荷包缝扎胆总管再注入造影剂,以便更好地显示肝内胆管形态;若要明确胆胰管合流异常情况,可解剖胆总管囊肿至十二指肠后,经横断囊腔向远端放置 Foley 导尿管结扎或荷包缝扎胆总管,冲起 Foley 导尿管球囊牵拉以免造影剂外漏,再经 Foley 导尿管良好注入造影剂以便显示胆胰管合流形态并可彻底冲洗共同管蛋白栓。

【手术注意事项】

1. 小婴儿胆道梗阻因肝脏体积增大,胆囊凹陷于肝裂中,胆囊底提出腹壁外较困难时,可经腹壁穿刺套管针以生理盐水冲洗后注入造影剂直接造影。

2. 造影剂注射容量应适中,压力不可过大,胆道闭锁患儿如压力过大,造影剂可渗入黏膜下组织或腹腔内;先天性胆管扩张症如注射造影剂少,胆道不能完整显影,如造影剂容量过大,则十二指肠及小肠显影过多,影响扩张胆管显影的观察,以显示肝内外胆管及十二指肠为宜,胆管扩张症可根据术前超声等影像学检查结果估算胆囊及胆总管容积,确定造影剂注射量。

3. 部分胆道闭锁患儿胆囊底切开后未见明显腔隙,可沿胆囊继续纵行切开,观察有无腔隙及"白"胆汁排出,如无腔隙则多提示胆囊闭锁,如腔隙过小不能置管则放弃造影,向肝门探查。

4. 术中如胆囊闭锁,不能置入套管针造影,需腹腔镜观察肝门部解剖变化,如肝门部有无条索状物、纤维斑块及囊性包块,不能注入造影剂、肝硬化表现明显、肝门部解剖异常,多提示胆道闭锁。

5. 如固定造影管缝线打结过紧,则可压闭造影管管腔,使造影剂不能注入或术后拔除造影管困难;如固定过松,则可出现造影剂外溢,造影过程中可见造影剂弥散入腹腔内,需冲洗造影剂后重新固定造影管。

6. 术中固定造影管不要附带结扎周围腹壁组织,造成胆囊还纳困难。

7. 阻塞性黄疸患儿术中需常规取肝组织活检,活检宜先于胆道造影进行,以便于操作,可用组织剪取肝右叶下缘肝组织,自右侧肋缘下 trocar 取出,肝脏创面电凝止血。

8. 胆道结石患儿,术中需先切开胆囊底用取石钳取出胆囊结石,再复查胆道造影了解有无结石残留及位置。

9. 如行脐部单部位腹腔镜手术,可于右侧肝下缘胆囊底处经腹壁用缝线缝合胆囊底浆膜层以悬吊固定,便于胆囊穿刺。

【并发症】

1. 肝外胆管损伤　因胆囊周围炎症或解剖异常,游离胆囊时可导致胆外胆管损伤。若裂口较小可直接缝合修补;如果裂口宽大或烧灼损伤需要放置 T 形管支撑引流,待半月后造影观察决定是否拔管。

2. 胆汁外溢　胆囊底缝扎撕裂后,胆囊回缩腹腔,或结扎不牢,胆汁会外溢腹腔。可再将胆囊底牵出缝合关闭;必要时可再穿置另一个套管,腹腔镜下缝合修补。

3. 胆囊管撕裂伤　由穿刺损伤或过度注射造影剂扩张胆囊管破裂所致,可腹腔镜下修补或需中转开腹。

（李索林）

第三节　腹腔镜先天性胆管扩张症根治术

【前言】

先天性胆管扩张症又称胆总管囊肿(choledochal cysts,CC)是一种胆道系统的发育畸形,其特征是先天性的胆总管扩张(少数患者胆总管轻度扩张或不扩张),可合并肝内胆管的扩张,绝大多数合并胰胆合流异常。传统上 Todani 分为五型,近年来人们倾向把胆总管囊肿简单分为两型:囊肿型和梭型(远端狭窄型和非狭窄型),前者多合并胆总管远端狭窄,肝内胆管扩张,胰管和共同管不扩张,发病早,

产前可以诊断;后者胆总管远端不狭窄,多合并共同管扩张及蛋白栓梗阻胰腺炎,发病稍晚。相当多的患儿合并十二指肠乳头开口向远端异位,提示病因与胚胎早期肝憩室发生远端异位有关。先天性胆管扩张症患儿常表现为腹痛,黄疸和包块,治疗不及时会导致肝功能损害、胰腺功能损害、胆道穿孔、自发性出血,营养不良甚至癌变,根治手术是唯一可靠的治疗方法。近年来随着腹腔镜外科的迅速发展,腹腔镜治疗先天性胆管扩张症日趋成熟,是治疗胆总

管囊肿的重要手段。

【腹腔镜胆总管囊肿手术适应证】

1. 已经被临床认可的适应证　①胆道扩张（直径≥10mm）；②有临床症状，胆道轻度扩张或不扩张（直径<10mm）或者临床症状缓解期胆道不扩张，合并胰胆合流异常者；③胆总管囊肿外引流术后2周至8周无腹膜炎者；④腹腔镜或开放手术后肝管空肠吻合口周围狭窄胆道梗阻者；⑤产前诊断胆总管囊肿者，如果肝功能损害应该尽早手术；如果无损害表现建议在3个月内行根治手术。

2. 可作为临床探索性的适应证　①胆总管囊肿急性穿孔者；②左右肝管出口狭窄合并肝内胆管扩张者；③肝段肝管出口狭窄合并肝内胆管扩张者。

【腹腔镜胆总管囊肿手术禁忌证】

①肝功能严重损害，肝功能不全；②凝血功能不良，术前无法矫正；③反复胆管炎，囊肿炎症重，壁内增生血管丰富；④胰管结石伴扩张；⑤囊肿肠管内引流术后；⑥囊肿穿孔，生命指征不稳定；⑦不能耐受气腹；⑧合并门静脉海绵样变性。

【腹腔镜胆总管囊肿手术的设备与器械】

1. 常规设备与器械　①常规设备：高清晰度摄像显示系统或3D摄像显示系统、全自动气腹机、冲洗吸引装置、录像和图像储存设备。②常规器械：30°镜头、3~12mm套管穿刺针（Trocar）、分离钳、无损伤抓钳、剪刀、持针器、电钩、吸引器、钛夹，Hemo-lock夹等。

2. 特殊设备与器械　胆道镜，小儿尿道镜，超声刀、结扎束高能电刀、电刀、切割吻合器等。

【腹腔镜胆总管囊肿手术方式与种类】

1. 手术方式

（1）多孔腹腔镜胆总管囊肿手术：脐窝及左右上腹3至5个切口及穿刺器；腹腔镜辅助胆总管囊肿手术；囊肿切除、肝管空肠吻合在腹腔镜下完成，将空肠从脐窝切口提出，空肠空肠的Roux-Y吻合在腹壁外完成，是目前应用最多的手术方式；

（2）单部位腹腔镜胆总管囊肿手术：脐窝部单一切口，或多个切口置入穿刺器；

（3）全腹腔镜胆总管囊肿手术：囊肿切除、消化道重建均在腹腔镜下完成；

（4）Hybrid脐窝单孔+右肋缘下辅助操作孔；

（5）机器人胆总管囊肿手术。

2. 手术种类

（1）腹腔镜胆总管囊肿切除肝管空肠Roux-Y吻合术。

（2）腹腔镜胆总管囊肿切除肝管十二指肠吻合术，开放术式曾经被否定，目前腹腔镜手术远期效果有待于探讨。

（3）腹腔镜胆总管囊肿外引流术。

（4）腹腔镜胆囊造瘘术。

（5）术后吻合口狭窄腹腔镜狭窄段切除，肝管扩大成形，肝管空肠再吻合术。

【腹腔镜手术基本原则】

1. 病变处理原则

（1）胆囊和囊肿彻底切除，后者切除范围：近端切除至囊肿与较正常的肝总管的交界处，远端至囊肿与共同管交界处，切线的定位要根据术前良好的影像、术中胆道造影和术中病变标志来决定；

（2）对于囊肿型，胆总管囊肿远端狭窄者（直径≤1mm），可以直接横断，不必结扎；对于梭型，胆总管远端不狭窄者（直径>1mm），必须结扎，防止胰漏；

（3）共同管内的蛋白栓、结石应该清除；

（4）肝总管、肝内胆管存在的狭窄要扩大成形，结石要清除；

（5）横跨压迫肝总管前壁的肝右动脉要移位至肝总管及吻合口的后方；

（6）空肠襻的长度根据患儿脐窝至肝门的距离选择，不必过长，以15~25cm为宜。

2. 腹腔镜操作原则

（1）暴露肝门取头高足低位；暴露系膜根确定空肠近端和建立结肠后隧道取头低足高位；

（2）在胆囊窝，肝总管或胆囊管前壁悬吊牵引线有利于胆总管囊肿的游离暴露；

（3）术中应先在胆囊颈的根部结扎胆囊动脉；

（4）剥离囊肿特别是后壁操作轻柔，利用放大视野，采用电凝等能量器械锐性分离，少用钝性分离；

（5）为预防囊肿周围重要血管（如十二指肠上动脉，肝固有动脉，肝右动脉，特别是门静脉）及周围丰富的小血管损伤，避免出血，分离应该紧贴囊肿壁，不必刻意将门静脉和肝动脉等血管解剖暴露游离；

（6）囊肿壁内的小血管出血，可以通过电凝止血；

（7）肝管空肠吻合可以在腹腔镜放大视野下进行连续缝合，可靠省时。

3. 中转开腹手术原则　腹腔镜手术过程中，出现以下情况应该及时中转开腹：

（1）术中发现囊肿壁与周围组织粘连过于紧密，解剖结构不清楚，腹腔镜下切除困难；

（2）术中发现肝段胆管狭窄近端胆管扩张，腹腔镜下扩大成形困难；

（3）术中发现胰管扩张伴结石，腹腔镜下难以确切彻底清除；

（4）术中出血，腹腔镜下不能有效控制；

（5）术中损伤十二指肠或胰管，腹腔镜下难以确切修复；

（6）高位胆管吻合，胆管细小，管壁菲薄，或肝管壁脆烂容易撕裂，腹腔镜难以确切吻合。

4. 术毕腹腔引流原则　术毕应行腹腔冲洗，通过切口放置引流管于右肝上、膈下或肝下。如果囊肿炎症轻，胰腺段内囊肿小于囊肿 1/2，未行肝管扩大成形，吻合确切，也可以不放置腹腔引流管。

5. 外引流手术原则　对不能矫正肝功能严重损害，凝血功能不良，或者囊肿穿孔弥漫性腹膜炎或病情危重不能耐受根治手术的患儿，可以行腹腔镜胆道外引流术，待全身状态好转后行根治手术。外引流术包括囊肿外引流术和胆囊外引流术两种术式，前者引流充分，但是腹腔镜操作技术相对困难（特别是梭型穿孔者更困难，囊肿型容易），如果远端梗阻存在胆汁丢失量大，容易导致水电解质紊乱；后者适用于胆囊管通畅无梗阻的情况，操作简单容易，不会在短时间内丢失大量胆汁，采用前最好做胆道造影，排除胆囊管梗阻畸形。外引流后全身状态和肝功能改善，凝血功能指标恢复正常（FIB>1.0g/L），1 周后可以行根治手术。

【术前准备】

（1）通过 CT、MRI、超声等检查，明确囊肿形态及与周围组织的关系，肝内胆管、共同管及胰管形态及腔内结石存在；胆管不扩张患儿建议做 ERCP 检查，确定胰胆合流异常的诊断；

（2）血生化和凝血功能检查，了解肝功能和凝血功能状态；

（3）纠正贫血、低蛋白血症和水、电解质、酸碱代谢平衡紊乱和凝血机制异常，改善患者营养状况；

（4）术前 1 天进食流质食物，手术当日术前 4 小时禁食，放置胃管，抽空胃内容物；

（5）预防性使用抗生素。

【手术方法】

1. 麻醉与体位　采用气管插管全身麻醉。患者取平卧，如果采用单孔手术方式，取两腿分开位；游离囊肿和肝管空肠吻合操作时，可取头高足低位；建立结肠后隧道时，可取头低足高位，以利于手术视野显露。

2. 气腹建立及 Trocar 布局　脐窝正中皮肤切口 1.5～2.5cm，在脐环的中心切开腹壁白线深至腹腔，直视下将 Trocar 外鞘（不含尖锐的内芯）导入腹腔，荷包缝合脐窝的前鞘，扎紧 Trocar 鞘，缝线与其缠绕固定，阻止脱落，建立气腹。维持腹内压在 6～12mmHg。脐孔 5～10mm 戳孔放置镜头，左右侧腋前线肋缘下分别取 2 个 3～5mm 戳孔，脐右腹直肌外缘取 1 个 3～5mm 戳孔为主操作孔。单孔手术在脐窝 1.5～2.5cm 的正中切口内，脐环中心置入 1 个 5mm 戳孔，然后向两侧牵拉切口的皮缘呈菱形，在切口内的两侧角内各一个 3mm 戳孔，导入操作器械。

3. 腹腔探查　确定肝十二指肠周围有无粘连，肝总管前方有无异位动脉压迫，肠旋转不良，其他腹腔器官有无明显异常等。

4. 囊肿切除手术入路　根据胆总管扩张的类型，基本手术入路有 2 种：囊肿型游离囊肿的顺序为由右前外壁开始，逐渐向远端游离至与共同管的交界部，横断变细狭窄的远端，然后向头侧提起远端，游离后壁至囊肿与正常肝管的交界部近端肝总管；梭型游离囊肿的顺序为胆总管右前壁开始，在胆总管的前壁中部横行切开，放大视野下横断后壁，提起远端囊肿壁，由近端向远端环周游离至胆总管接近胰管的汇合处，在胆总管远端近胰管的变细处用 Hem-o-lock 夹夹闭或 2-0 可吸收线结扎横断。在断离囊肿近端前，先切开囊肿前壁，从内部观察明确没有迷走胆管开口后，在囊肿与肝总管的交界部的近端肝总管水平横断切除。

【腹腔镜胆总管囊肿切除肝管空肠 Roux-Y 吻合术】

1. 胆道造影　多孔术式中，腹腔镜下直接从右侧肋缘下戳孔将胆囊底部提出到腹壁外，切开后直视下将 8 号硅胶管插入胆囊内，抽取胆汁备检查，然后管周围胆囊壁荷包缝合扎紧，加压注入造影剂透视和拍片，显示胆道系统、胰管、共同管及十二指肠的详细形态。之后拔出硅胶管，缝合胆囊切开口送回腹腔，置入 Trocar。单孔术式中，胆囊窝悬吊牵引是经胆囊底的浆膜层放置悬吊线牵引肝脏，将胆囊底固定在前腹壁，经腹壁用 12 号套管针穿刺入胆囊,注入造影剂。

2. 悬吊牵引　一般需要在胆囊窝、肝门和囊肿壁三个部位悬吊。胆囊牵拉在肋缘下胆囊底的上方,穿腹壁进 2-0 带针线,缝合固定在胆囊底与肝脏交界的浆膜层,针线再从腹壁穿出,助手于腹壁外提拉牵引线,可以将胆囊及肝脏吊起。肝门牵拉在剑突下方进针,缝合在胆总管与肝总管交界近端肝总管的前壁,从胆囊窝上方穿腹壁出针,提拉缝线呈 V 形,通过将肝脏的方叶牵拉暴露肝门;最后在肝管与空肠吻合时,提拉此线能够起到暴露吻合口后壁和前壁吻合的作用。在游离囊肿远端时,特别是巨大囊肿时,可以根据需要序列接力式缝合牵引线逐步向上提拉囊肿,有利于暴露和辨别囊肿壁与胰腺组织和门静脉的间隙,囊肿切除后拆除这些牵引线。

3. 胆囊切除　首先在胆囊颈部游离结扎胆囊动脉,然后用电刀或超声刀将胆囊游离切除。胆囊管是迷走肝管最常见的汇合部位,为避免意外损伤,在断离胆囊管前,先切开囊肿的前壁,从囊肿内部明确有无开口在胆囊管的迷走胆管口。

4. 囊肿切除　见手术方法中囊肿切除手术入路。

5. 肝管扩大成形　囊肿型常常合并肝总管与囊肿交界部膜状单一或多处狭窄伴近端肝管扩张,沿着狭窄肝总管的前壁正中劈开至近端扩张的部位,使扩大胆管的口径达到近端扩张肝管的直径,至少要 1.5cm 以上;然后清除肝内扩张肝管内的结石,排除肝内胆管存在的狭窄可能。

6. 共同管蛋白栓清除　术前影像学检查或术中胆道造影明确合并共同管扩张和结石后,术中首先切开胆总管的前壁,从戳孔或附加剑突下 5mm 切口导入胆道镜(可以由小儿尿道镜替代),进入胆总管的远端,镜下反复冲洗清除共同管内蛋白栓。如果没有胆道内镜,可以向远端插入 8 号硅胶尿管,反复冲洗抽吸,待无冲洗阻力后复查造影,明确结石确实清除。

7. 异位前置肝右动脉后移　异位前置的肝右动脉横跨紧密压迫肝总管前壁时,首先在接近动脉的下缘横断肝总管切除囊肿,然后将动脉与肝总管的前壁完全分离,把近端肝总管从动脉弓内提出放置于动脉的前方,如果压迫已经形成肝管狭窄,纵劈开狭窄段前壁扩大成形,与肠管在动脉前方吻合。

8. 空肠吻合及标本取出　取头低足高位,将横结肠向头侧牵拉,显露十二指肠空肠曲,距离 Treitz 韧带 5～10cm 抓住空肠;同时用另一个器械抓住胆囊和囊肿的标本;拔出脐窝 Trocar,扩大脐窝的白线切口至 1.5～2.5cm,首先将标本送到切口下取出,然后将空肠从切口提出;在距离 Treitz 韧带 5～10cm 横断空肠,根据脐窝至肝门的直线距离取空肠袢,一般长度 15～25cm,肠袢的近端封闭,远端与空肠近端端-侧吻合;闭合系膜裂孔,送回腹腔;重新缝合脐窝切口,建立气腹。

9. 结肠后隧道建立　保持头低足高位,在横结肠右侧系膜的无血管区切开,沿着十二指肠前间隙分离形成至肝门的隧道,将空肠袢上提至肝门。如果十二指肠前间隙粘连重分离困难,可以选择结肠前上提空肠袢。

10. 肝管空肠吻合　经腹壁悬吊牵引肝总管开口的前壁,使其上移正对镜头;距离肠袢盲端 1cm 左右的系膜对侧沿着肠管走行方向切开肠壁,长度与肝管口径相当;一般大约用 10～15cm 长,用 5-0 或 6-0 PDS 可吸收单股滑线吻合,针线从 5mm Trocar 引入腹腔;在腹腔镜的放大视野下,缝针从肠管开口的左侧端黏膜面进针,浆膜面出针,对应在胆管的左侧壁外侧进针,腔内面出针,打结在腔内,然后由左向右连续缝合后壁至肠管切口的右侧,两针之间距离 1mm 左右,针眼至边缘的 1～1.5mm 左右,缝合时要拉开皱褶将后壁展开,避免遗留过大的针距形成术后胆漏;后壁吻合完成后,引入另一针线,从左侧前壁紧邻后壁第一针开始缝合,同样由左向右连续缝合至吻合口的右侧,与后壁缝线汇合,拉紧缝线打结。也可以间断缝合,但是与连续缝合相比,间断缝合耗时且术后吻合口漏和狭窄的发生率并不低。

11. 腹腔引流　冲洗腹腔后在肝门处或膈下放置引流管,多孔术式引流管从右中腹戳孔引出,单孔术式从脐窝内的右侧戳孔引出;分别缝合脐窝正中线的切口白线和皮肤,将引流管与皮肤固定。

【腹腔镜胆囊造瘘术】

1. 胆道造影　方法同上。

2. 胆囊造瘘　适应于胆囊高度充盈,胆囊管通畅,无明显的扭曲和狭窄,胆总管无穿孔情况。腹腔镜下直接从右侧肋缘下戳孔将胆囊底部提出到腹壁外,切开后直视下将 12F 胆囊造瘘管(8F Foley 导尿管可以替代)插入胆囊内,然后将管周围胆囊壁荷包缝合扎紧,最后将造瘘管与皮肤缝合固定。

【腹腔镜胆总管囊肿外引流术】

1. 胆道造影　同上

2. 悬吊牵引　需要胆囊窝和肝门悬吊,方法同胆总管囊肿切除术。

3. 胆总管造瘘　适用于胆囊干瘪、胆囊管扭曲、细长、狭窄和囊肿穿孔情况。切开肝十二指肠韧带表面的腹膜,暴露胆总管囊肿的前壁,纵向或横向切开囊壁,用弯钳扩大切开,导入吸引器吸出胆汁;然后反复冲洗,将囊内或胆总管远端的蛋白栓清除;从右上腹戳孔导入造瘘管,对梭型囊肿,向胆总管内插入 T 形管;对囊肿型,向囊肿内放置 T 形管或球囊造瘘管;在管的周围缝合,缩小闭合胆总管的切口;如果腹腔冲洗干净,可以不放腹腔引流管。

【术后吻合口狭窄腹腔镜扩大成形肝管空肠再吻合术】

1. 粘连松解　首先松解上腹部肠管与腹壁的粘连,不要分离起到牵拉作用的肝脏与膈肌的粘连;然后沿着肝的脏面分离与大网膜和胃肠壁的粘连,向下一直达到肝门。

2. 悬吊牵引　在肝门正上方的肝实质上缝一针牵引线,助手在腹壁外根据需要牵拉,暴露肝门。沿着空肠袢向肝门游离至吻合口,进一步向其近端游离,暴露肝总管的前壁,注意有无动脉搏动,避免误伤横跨的肝右动脉。

3. 胆道造影　经腹壁 8 号穿刺针或 20G 套管针入狭窄近端扩张的肝总管腔,抽出胆汁明确针在肝管后,注入造影剂,了解肝内胆管情况。

4. 吻合口狭窄扩大成形　正中劈开吻合口的前壁,向上延至扩张的肝总管近端,口径达到近端扩张肝管的直径;向下劈开相应口径的空肠;冲洗肝内胆管,清除结石;狭窄段劈开后狭窄消除,如果狭窄段组织没有明显的溃疡、出血、息肉及恶变改变,可以保留劈开的狭窄段,将扩大的肝管与肠管侧-侧吻合,用 5-0 可吸收线从左侧角开始连续缝合。如果狭窄段有明显的上述病变存在,切除狭窄段,将肝管与空肠端-侧吻合。

5. 吻合口近端狭窄扩大成形　对于原吻合口无狭窄而吻合口近端胆管存在狭窄情况,与初次手术吻合口过低没有解决近端肝管的狭窄有关。术中要将原吻合口拆开,切除吻合口与狭窄环之间的残留囊肿壁。然后前正中壁劈开狭窄环及近端扩张的胆管壁,使胆管的口径达到扩张肝管的直径,

清除结石,重新行肝管空肠端-侧吻合。

6. 异位前置肝右动脉后移肝管空肠再吻合　在放大视野下仔细观察肝总管前壁,如果见到横跨肝右动脉的搏动,此动脉的上侧肝总管扩张;切开动脉下侧的肝管,从腔内可以看到动脉搏动性压环,以上表现可以诊断肝右动脉横跨压迫性狭窄。术中首先在原吻合口横断肝总管,贴肝总管前壁游离至肝动脉下方,用 3mm 的电钩准确分离肝管的前壁与动脉的后壁间隙;然后在动脉的上侧游离至扩张肝管的前壁,悬吊牵引线后提拉肝总管前壁向动脉下侧游离,与下侧肝管的游离面汇合,将肝总管由肝右动脉弓内提出置于动脉前上侧,肝右动脉移位到肝总管的后方。如果受压的肝管存在狭窄,劈开前壁扩大成形,与空肠在动脉前吻合。

7. 腹腔冲洗引流　同上

【术后及手术并发症处理】

1. 术后处理

(1) 密切观察患者生命体征、引流物性质和量;

(2) 维持水、电解质、酸碱代谢平衡,给予抗生素防治感染;

(3) 术后第一天开始用开塞露,诱导排气。如无腹胀,术后第二天可以开始进食流质食物,逐渐过渡至常规食物。

(4) 术后 3～5 天左右腹腔引流液清淡,每日量小于 30ml,同时超声显示无积液,可以拔去引流管。

2. 腹腔镜手术特有并发症

(1) 气腹相关并发症:可能出现高碳酸血症或心、肺功能异常。预防措施:术中严密监测气腹压力,维持在 6～12mmHg,术中保持良好的肌肉松弛度,新生儿和婴幼儿用最低压力状态保持可操作空间,尽量缩短手术时间。一旦出现上述情况应该立即暂停手术,排出腹腔内残余 CO_2;并与麻醉医师沟通,适当增加潮气量,待高碳酸血症或心、肺功能异常恢复正常后恢复手术。

(2) 穿刺相关并发症:小儿腹壁薄、腹腔小,建立气腹或 Trocar 穿刺入腹腔时,可能误伤腹腔内血管及肠管。因为经脐窝切口要提出肠管及切下的囊肿胆囊标本,腹腔镜胆总管囊肿手术最好采用脐窝开放方法,直视下放入第一个 Trocar,严密缝合建立气腹,然后在腹腔镜监视下置入其他 Trocar,穿刺时提起腹壁。一旦发现损伤,应及时中转开腹,及

时缝合、修补损伤血管或肠管。

（3）Trocar 疝：好发于脐窝部位切口，小儿腹壁薄，要全层缝合关闭≥5mm 的 Trocar 孔，脐窝 Trocar 疝可以自愈；其他部位 Trocar 疝要缝合修补腹壁缺损。

3. 胆总管手术相关并发症

（1）术中出血：是导致中转开腹及术后行再次手术的重要原因之一。术中出血原因有两个，一个是囊肿与周围粘连重，囊肿床特别是胰腺区创面渗血；另外一个是囊肿周围较大的血管意外损伤，如十二指肠上动脉，肝固有动脉，肝右动脉，特别是门静脉。术者要熟悉肝动脉变异，观察明确组织无搏动后再进行分离，或将动脉剥离牵拉远离游离切面可以避免动脉意外损伤。门静脉壁薄，粗大，容易与扩张的囊肿壁粘连，术中最容易损伤。建议最后游离囊肿的左后侧囊壁，游离时向头侧悬吊掀起囊壁远侧，在放大视野下紧贴囊壁用电凝钩游离，不可过度用力，而将门静脉和肝动脉牵拉变形，造成意外撕裂或损伤。在游离紧密粘连的囊肿左后壁时，如果囊肿壁的层次不清晰，千万不要轻率用能量器械分离组织而误伤门静脉，这种情况下可以敞开囊肿壁，放大视野下参照囊肿内膜层次紧贴囊肿壁游离，或者仅剥除内膜而原位保留外膜，避免门静脉等大血管损伤。无论是渗血还是血管漏血，术者应沉着冷静，团队密切配合，正确使用止血工具，如压迫、无损钳夹、电能量平台止血设备、止血夹和缝合等手段止血，正确处理。如果腹腔镜下仍然不能控制，要准确暂时钳夹闭合出血点稍微控制出血，立刻中转开放手术直视下止血。

（2）术后早期出血：腹腔镜胆总管术后要密切观察血压、脉搏、尿量等生命指征，观察引流管的出血量和颜色。发现出血，首先止血药物治疗，及时扩容，必要时输血和手术。术后出血原因主要有两个，一个是术中游离的囊肿床创面渗血，这样的患儿术前常常合并肝功能严重损害和凝血机制异常，采用补充血浆、凝血酶原复合物、纤维蛋白原和输血等措施，大多数可以有效控制；如果无效立刻手术，对渗血创面进行加压缝合。另外一个原因是血管漏血，最常见是胆囊动脉的断端凝血痂脱落出血，也可能是其他周围血管侧壁损伤破裂出血，如果保守治疗出血无停止趋势，必须立即再手术进行血管结扎或修补缝合止血。

（3）术后迟发性出血：发生在术后一周左右，表现为间断大量便血，伴有腹痛。与胆肠吻合口肝右动脉缝线损伤形成假性动脉瘤有关，采用介入动脉栓塞或者手术结扎有效。

（4）术后胆漏：表现是术后引流管持续出现大量深黄色胆汁，发生部位在吻合口，与缝合技术不佳、胆管壁血运不良或缝线松脱有关，保守治疗有自愈可能；发生在吻合口近端的胆管壁裂口，与电灼伤迟发穿孔或撕裂有关；发生在吻合口外的迷走胆管开口，与术中遗漏处理有关。为了避免此并发症发生，应该在囊肿与肝总管断离之前，先敞开囊肿的前壁，从囊肿内部明确有无开口在肝总管，包括胆囊管周围的迷走胆管入口。如果胆汁量引流无减少趋势，应该尽快腹腔镜再次手术，清除积液，探明病因，采取吻合口修补缝合，拆开再吻合或迷走肝管空肠端-侧吻合等相应的治疗方法。

（5）吻合口周围狭窄胆道梗阻：表现为手术后腹痛、发热、肝功能异常甚至黄疸和肝内胆管结石，影像学检查显示梗阻点以上的肝总管或肝内胆管扩张。术后吻合口周围狭窄有三个方面原因，一是吻合局部狭窄，与残留过多炎症性囊肿壁、非吸收性缝线炎症和吻合技术不佳等有关；二是吻合口近端肝管狭窄，与初次手术近端肝管狭窄残留有关；三是异位的肝右动脉横跨压迫吻合口近端肝总管前壁有关。一旦明确吻合口周围狭窄导致胆道梗阻，肝功能出现异常，应该尽早手术去除梗阻病因，可以行腹腔镜或开放肝管空肠再吻合手术。

（6）腹痛胰腺炎：表现为间断上腹部疼痛，淀粉酶升高；影像学检查显示胰管扩张和结石。术后腹痛胰腺炎的原因有胆总管远端残留憩室、共同管或胰管结石，可以通过十二指肠镜清除憩室内或共同管胰管内结石。如果胰腺炎由残留胆总管远端的较大憩室所致，需要手术切除。

（7）空肠袢梗阻：早期症状不典型，表现为腹痛、发热、拒食，因为主肠道通畅，呕吐和腹胀不明显，常常被延误诊断；X 线片可以显示右上腹肠管扩张和气-液平面。晚期坏死穿孔时，出现胆汁性腹膜炎和麻痹性肠梗阻。原因与空肠袢过长有关，过长的空肠袢穿过横结肠系膜裂孔后以系膜血管为轴心发生扭转，导致空肠袢系膜血管绞窄，肠管血运障碍，肠管梗阻坏死。采用个体化短空肠袢可以有效地预防此并发症的发生。一旦空肠袢梗阻确诊，要立即手术，早期扭转复位，将过长的肠袢游离归位至结肠系膜下间隙，空肠袢与系膜裂孔固定缝合,或切除过多的肠管端-端吻合;晚期肠管坏死,行坏死空肠祥切除,一般肝管空肠吻合口处尚存活少许空肠,吻合口不受影响,再次截取短空肠祥行残留空肠与空肠再吻合。

（8）术后胰漏:表现是术后腹腔引流管持续出现大量无色清亮积液,有时拔出引流管后,肝门处出现巨大单腔假性囊肿,腹腔引流液中淀粉酶含量高。原因有囊肿在胰腺中剥离创面大,胆总管远端游离过度,损伤了与之汇合的主胰管及共同管,梭型胆总管远端闭合不全胰液反流外漏,以及共同管内结石未清除造成梗阻胰液反流等。如果保守治疗无效,特别是患儿进食后有腹痛呕吐症状,合并巨大假性胰腺囊肿形成情况,应该尽早手术。多需要开放手术清除积液,探明病因,采取共同管结石清除、漏口修补缝合以及假性囊肿与十二指肠侧-侧吻合或与空肠祥侧-侧吻合等治疗方法。

第四节　腹腔镜肝门肠吻合术

胆道闭锁(biliary atresia BA)是小儿常见的胆道畸形,是一种危及患儿生命的严重疾病,亚洲人发病率高于白人,中国台湾省为1:7000,日本为1:9600,美国为1:14 000,欧洲为1:18 000。病因尚不清楚,主要症状为持续存在、进行性加重的黄疸,陶土色大便和尿色深黄。未经治疗 BA 一年死亡率为 50% ~80% ,3 年死亡率为 90% ~100% 。

手术是治疗胆道闭锁的唯一手段。Kasai Ⅰ型和Ⅱ型 BA,采用胆管空肠吻合术。20 世纪 60 年代,日本 Kasai 教授首次开展了肝门肠吻合术治疗Ⅲ型 BA,半个世纪来,手术技术及术后管理治疗不断改进,使术后退黄率可达 70% 左右,尽管目前小儿肝移植在发达国家已经成为治疗该病的重要手段,但是许多学者仍然主张对于胆道闭锁的治疗首先选择肝门肠吻合手术,如果手术后胆汁引流效果不好出现肝功能衰竭时再选择肝脏移植。

【发病机制】

胆道闭锁病因复杂,病因至今不清,有病毒感染、免疫缺陷、自身免疫、遗传病因等学说。

胆道闭锁患儿胆道管腔闭锁或缺如,进行性的肝脏损害及肝纤维化。肝门部为纤维组织构成的纤维块,缺乏正常胆道。肝门纤维块的病理改变主要是毛细胆管增生,部分管腔闭塞,部分狭窄,管腔内炎细胞浸润及部分淤胆,大量成纤维细胞增生活跃。其中毛细胆管、成纤维细胞增生与肝纤维化密切相关。

根据肝外胆管闭锁部位分为三型:Ⅰ型,闭锁发生在胆总管范围;Ⅱ型,闭锁发生在肝总管范围;Ⅲ型,肝门部胆管闭锁。临床上Ⅰ、Ⅱ型占 10% 左右;Ⅲ型胆道闭锁最常见,发生率为 85% ~90% 。

胆道闭锁患儿未经治疗,病情进行性加重,多于一年内死亡。手术病例中 70% ~90% 患儿近期可以获得良好的胆汁引流,退黄。但多数患儿病情持续进展,最终发展为肝硬化。

【临床表现】

胆道闭锁患儿主要临床表现为:持续黄疸,皮肤巩膜黄染,尿色深黄,白陶土色大便。有时大便呈淡黄色是因胆色素在血液和其他器官内浓度增高而少量胆色素经肠黏膜渗入肠腔所致。腹部触诊可以发现肝大,质硬。脾脏随着疾病的发展也随之肿大。部分患儿可见腹壁静脉曲张。晚期腹壁静脉怒张,出现腹水,伴有门静脉高压症等肝功能衰竭表现。

【实验室及辅助检查】

1. 血清胆红素动态观察　血清胆红素水平持续不变或进行性上升,总胆红素常超过 $100\mu mol/L$,特别是结合胆红素占总胆红素 50% 以上时,动态地监测胆红素变化有利于早期诊断。现有的实验方法较多,碱性磷酸酶和 γ-谷氨酰转肽酶的异常高值对诊断有参考价值。

2. 十二指肠液胆红素监测　连续性十二指肠内消化液的胆红素监测可考虑为作胆道闭锁诊断的筛选方法之一。

3. 其他方法　如大便颜色卡片也是早期诊断的有效筛查手段。肝组织穿刺活检可作为对婴幼儿持续黄疸病因术前鉴别诊断的方法。

4. 超声显像检查　超声显像未见胆囊或小胆囊(直径小于 0.5cm,长径小于 1.5cm),胆囊壁不光滑,空腹和进食后胆囊形态变化不大,肝脾大,回声粗,提示胆道闭锁可能。如果肝门探及三角形纤维块、小囊肿则高度怀疑胆道闭锁。增强 CT 扫描和 MRCP 检查对胆道闭锁诊断意义不大,与超声检查比较不具任何优势。

5. 放射性核素扫描　该项检查的鉴别作用有

一定参考价值,可了解有无胆汁分泌排泄障碍,有一定的假阳性率。

【诊断与鉴别诊断】

1. 诊断　根据临床表现、病史及手术探查进行诊断。

(1) 新生儿期大便呈持续白陶土色、灰色和淡黄色,尿色较深,黄疸呈进行性加重。伴或不伴肝脾大。

(2) 伴肝功异常,酶学指标以碱性磷酸酶和 γ-谷氨酰转肽酶的异常升高为主;胆红素以结合胆红素升高为主。

(3) B 超检查:未见胆囊或小胆囊(直径小于 0.5cm,长径小于 1.5cm),胆囊壁不光滑,空腹和进食后胆囊形态变化不大,部分患儿肝门可探及三角形纤维块。

(4) 手术探查及胆道造影:手术探查及胆道造影是目前胆道闭锁最可靠的诊断方法。手术确诊的指标是:胆囊干瘪索条状;肝门肝外胆道结构消失;胆囊插管造影胆管不显影。腹腔镜探查和胆道造影检查创伤小、恢复快、效果可靠,可替代开腹手术。

2. 鉴别诊断　BA 的临床症状较为复杂,必须予以鉴别。

(1) 新生儿肝炎:鉴别困难。新生儿肝炎发生率男婴多于女婴,胆道闭锁则女婴较男婴多一倍。陶土色大便开始较晚。肝大不明显,脾大少见。

(2) 新生儿溶血症:早期与胆道闭锁相似,黄疸、肝脾大等,黄疸开始时间为生后 24 小时内或第二天,逐渐加重,持续一个月或更长,以非结合胆红素升高为主。严重者并发胆红素脑病。但患儿有严重溶血性贫血,母婴血型不合,末梢血大量有核红细胞,随病儿长大,血象多自行恢复正常。

(3) 新生儿哺乳性黄疸:病因为葡萄糖醛酸基转移酶的活力受到母乳中某些物质的抑制,一般于出生后 4~7 天黄疸加重,2~3 周最深,以非结合胆红素升高为主,停乳后 2~4 天高胆红素血症迅速消退,无肝脾大及灰白便。

(4) 先天性胆总管囊肿:本病临床表现为黄疸、腹部包块,灰白色粪便,但黄疸为间歇性,B 超可探及囊性包块。MRCP、CT 有助于诊断,腹腔镜胆道造影可确认本病。

(5) 新生儿败血症:黄疸开始于生后 3~4 天或更晚,持续 1~2 周或更长。早期以非结合胆红素

增高为主,晚期以结合胆红素增高为主,溶血性、晚期合并肝细胞性黄疸,常有感染中毒症状。

(6) 其他:肝外胆道附近的肿块,可以压迫胆道引起梗阻性黄疸;十二指肠闭锁、环状胰腺亦可引起梗阻性黄疸,也应与感染性黄疸和酶代谢异常所致的黄疸相鉴别。

【治疗】

手术是治疗胆道闭锁的唯一手段。Kasai Ⅰ型和Ⅱ型 BA,采用胆总管(肝总管)空肠 Roux-en-Y 形吻合术治疗(胆管空肠吻合术)。Ⅲ型采用肝门肠吻合术治疗。手术方式有常规开腹手术及近年逐渐开展的腹腔镜手术。

1. 手术适应证与禁忌证

(1) 手术适应证

1) 明确诊断为胆道闭锁的患儿;

2) 年龄小于 3 个月,最大不超过 5 个月,对Ⅰ、Ⅱ型闭锁在适当条件下可放宽;

3) 肝功能 Child 分级 B 级以下。

(2) 手术禁忌证

1) 肝功能 Child 分级 C 级、肝功能不全,肝硬化腹水者;

2) 合并其他严重先天性畸形,心肺功能不良者;

3) 年龄大于 5 个月者。

2. 术前准备

(1) 全面检查肝、肾功能,血常规,血小板计数,出、凝血时间。

(2) 纠正贫血或低蛋白血症。

(3) 术前 2 天注射维生素 K_1。

(4) 术前 3 天口服或静脉给予广谱抗生素。

(5) 术前 1 天禁食、补液。

(6) 术前 2 天液状石蜡 10ml,保留灌肠 2 次。

3. 手术方法

(1) 腹腔镜肝门肠手术

1) 手术操作要点:经腹腔镜肝门肠吻合手术治疗先天性胆道闭锁首先由 Esteves 等 2002 年首次报告,国内外报告越来越多,目前其远期效果尚有待于进一步观察。

①术前准备:术前留置胃管和导尿管、洗肠,排净肠内积粪和积气,以减小胃和膀胱的体积。

②放置 Trocar 及形成气腹:患儿取仰卧位,头稍抬高,首先在脐窝内纵行切开 1cm 腹壁,开放式置入 10mm Trocar,形成气腹,压力 7~10mmHg,然后

分别于右上腹腋前线的肋缘下,右脐旁腹直肌外缘处和左上腹直肌外缘下置入3个5mm Trocar。

③肝门暴露:腹腔充气后,随着腹前壁的抬高,肝脏下坠。为了充分暴露肝门,在剑突下方肝镰状韧带的左侧经腹壁穿入4号针线,缝合固定于肝门前的方叶或肝脏的边缘处,然后把针线从右肋缘下穿出腹壁,牵拉缝线后上提肝脏,同时助手下压十二指肠,即可显露肝门。

④游离切除胆囊:首先松解胆囊与十二指肠和囊肿之间的粘连,然后用电切游离胆囊,至胆囊管和胆总管的交界处,切除胆囊。

⑤肝门纤维块游离切除:沿胆囊管游离至肝门纤维块,在胆囊管水平横断纤维块,提起纤维块向肝门处游离。将其与左右肝动脉和门静脉分支分离,特别是要游离切断门静脉后方向肝门发出的细小分支,然后贴肝实质切除纤维块,两侧至门静脉的二级分叉水平。

⑥空肠空肠Roux-Y吻合:抓钳提起距Treitz韧带20cm处空肠,稍扩大脐部切口至1.2cm长,将空肠随Trocar一并从中提出腹壁外。与常规开腹手术方法相同,距Treitz韧带20cm横断空肠,封闭远端肠腔,将近端与远侧空肠行端-侧吻合,把肠管送回腹腔。

⑦结肠后隧道形成:用电切松解肝结肠韧带,切开结肠中动脉右侧无血管区的腹膜,分离成直径2cm的隧道。把肝支空肠袢经结肠后隧道上提至肝下。

⑧肝门肠吻合:根据肝门的范围,劈开肝支空肠对系膜缘肠壁,用5-0可吸收缝线,首先把肝门的左角与肠管切口的内侧角相缝合,然后借用此线,把肠管的后壁与门静脉后方的肝纤维块的断面边缘相吻合,直至右侧角。再用另一针线从肝门左角与肠管的前壁相吻合,在吻合的右角处与前缝线汇合,打结。

⑨引流放置:关闭系膜裂孔,彻底冲洗腹腔,最后从右上腹Trocar孔导入一枚引流管于Winslow孔处。

2)手术技巧:

①充分暴露肝门:放置肝门牵引线,利于暴露肝门部,便于肝门解剖,肝门肠吻合。

②纤维块切除:切除纤维块时深度不能过深,在纤维块与肝门的纤维板之间分离切除纤维块,恰好不损伤肝实质为宜;切除边缘至两侧门静脉的二级分叉水平剪断纤维组织。肝门部纤维块游离切除和预防断面大量渗血是手术成功的关键,在游离门静脉时要注意结扎门静脉向肝门发出的细小分支,避免切除肝门纤维块时,发生大量渗血。

③肝门切面止血:肝门部纤维块切除后断面渗血时,用止血纱布压迫断面止血。不宜用电凝或结扎止血,如果有较大的出血点,用3mm的弯钳尖夹住出血点电凝止血;应用温盐水冲洗,并用热盐水纱布或用止血纱布压迫创面5~10分钟,多可达到止血目的。

④肝门肠吻合的确切与否直接关系到术后的远期效果,为了有利于吻合,助手向下牵拉门静脉以暴露肝门纤维块的切面边缘,准确将肠壁与纤维块的外缘相吻合,让纤维块的断面完全位于吻合口内。采用5-0可吸收缝线分别连续缝合前壁和后壁,可节省时间,而且缝合紧密。

3)手术后处理:

①术后补液,支持治疗。

②术后持续胃肠减压,禁食2~3天,肠道功能恢复后逐渐恢复正常饮食。观察尿、粪便颜色变化。

③抗生素的应用,术后应用静脉滴注抗生素,如头孢菌素类、奥硝唑,或根据胆汁细菌培养结果选用抗生素,持续2~4周,以后改为口服抗生素一个月。

④注意保护肝脏功能,可静脉应用复方甘草酸苷注射液10ml/d。

⑤术后每日液状石蜡保留灌肠2次,每次10ml,连用1周。

⑥定期测定肝功能、血胆红素、血浆蛋白、胆汁酸等,每周1次。

⑦利胆药的应用:熊去氧胆酸、肾上腺皮质激素、地诺前列酮(前列腺素E_2,PGE_2)、茵栀黄口服液等。

⑧再手术:术后10~14天,如黄疸不见消退、高热,应根据胆汁排出情况及肝脏病理改变,慎重考虑再次手术,或创造条件准备肝移植。

4)术后并发症:

①胆管炎:是肝门肠吻合术后最常见的又难以解决的并发症,有报告其发生率高达34%~48%。由于食物反流,消化道内细菌逆行到肝门处引起,多为混合感染,有报告真菌也是致病菌之一。患儿发热,体温常在38.5℃以上;皮肤出现黄染或黄染加重、大便颜色变浅甚至呈陶土色,尿色加深;血中

胆红素增高;感染血象,CRP 升高。依据胆汁送细菌培养或血培养结果,选用有效抗生素。

②急性肝功能衰竭:胆道闭锁患儿,特别是生后 3 个月以上手术的晚期患儿,术前均有不同程度的肝功能损伤,由于麻醉及手术的打击,使肝功能损害加重,出现肝功能衰竭,是肝门肠吻合术后近期主要的并发症。要严格掌握手术适应证;术中精准解剖,减少术中出血;注意预防感染。

③切口裂开:BA 患儿腹水、低蛋白血症、营养不良、切口感染、腹胀、哭闹等因素引起,多发生在术后 5~7 日。改善营养状态,纠正贫血、低蛋白血症;保肝及抗感染治疗;在术中可酌情选用腹壁减张缝合。一旦发现切口裂开,立即无菌包扎,于手术室在全麻下行Ⅱ期缝合,并放置腹腔引流。

④吻合口瘘:原因有吻合不确切,吻合口局部张力过高;患儿肝功能不全、低蛋白血症等影响吻合口愈合。吻合口瘘出现后,应放置引流管持续引流,给予营养支持治疗,部分瘘口可自行愈合;如果瘘口长期不愈合,待情况好转后行修补术。

⑤门静脉高压致食管胃底静脉曲张、消化道出血及脾功能亢进。有报道门静脉高压的发生率约占 40%~60%,术后合并胆管炎、黄疸再发者发生率更高。门静脉高压是胆道闭锁术后死亡的主要原因之一。患儿肝脾明显增大、消化道出血。可采用内镜下硬化疗法及静脉结扎术治疗。脾切除加分流术或脾切除加断流术者日渐减少。

4. 腹腔镜胆管空肠吻合术

(1) 手术操作要点

1) 麻醉及体位、Trocar 放置、探查、造影:同上述肝门空肠吻合术。

2) 肝外胆管处理:首先游离切除胆囊,Ⅰ、Ⅱ型 BA 常伴有肝外胆管(肝总管、胆总管)扩张,手术时切开扩张的胆管表面的腹膜,暴露其前壁,再游离其侧壁、后壁,向远端游离至其盲端;切开扩张胆管的前壁,吸净胆汁及其内沉淀物,用电刀横断切除其远端,保留部分近端,保留近端的部位以切除盲端后近断端直径 1.0cm 以上为宜。如果扩张的近端肝管中无胆汁溢出,提示近端肝管闭锁可能,行 Kasai 手术。

3) 重建胆道:

①空肠肝支形成:距 Treitz 韧带远端 10cm 处将空肠切断,远端缝合关闭,将近端与远侧 20~30cm 处空肠行端-侧吻合。

②结肠后隧道形成:松解肝结肠韧带,切开结肠中动脉右侧无血管区的腹膜,分离成直径 2cm 隧道,结肠后经结肠系膜无血管区将空肠提至肝门下。

③胆管-空肠吻合:根据扩张胆管保留部分的直径,切开肝支空肠端系膜对侧肠壁。用 5-0 可吸收缝线,先将近端保留的扩张胆管 3 点处管壁与肠管切口的内侧角相缝合,然后用此线把胆管的后壁与肠管的后壁连续或间断缝合,再用另一针线从近 3 点处开始把胆管的前壁与肠管的前壁连续缝合,在吻合口的外角处与前缝线汇合,打结。在无张力情况下,将胆总管(或肝总管)与空肠肝支行端-侧吻合。

④关闭系膜裂孔,以防术后发生内疝。彻底冲洗腹腔,取肝活检,缝合关闭 Trocar 孔。可以不放置引流管。

(2) 手术技巧

1) 扩张的胆管游离:关系到手术的效果。①游离切除扩张的胆管时,注意观察扩张的胆管内容物,有黄色胆汁流出才能进行胆肠吻合。②扩张的胆管切除范围,切除扩张的胆管时应保留近端部分扩张的胆管,一般以断端直径 1~2cm 为宜,可使胆道重建简便而顺利,可减少术后吻合口狭窄的几率。

2) 注意Ⅰ、Ⅱ型 BA 与胆总管囊肿鉴别:Ⅰ、Ⅱ型胆道闭锁常常伴有盲端扩张,需与严重梗阻或伴有狭窄部蛋白栓的胆总管囊肿鉴别。胆道闭锁的扩张直径较小,肝内胆管不同程度的发育不良(树枝、云雾、混合型三型),高张力下造影远端盲端光滑,肝脏明显瘀胆或肝硬化改变。胆总管囊肿患儿,囊肿较大,肝内胆管发育良好,常有不同程度的肝内胆管扩张。

3) 另外,如造影显示肝门部与胆囊相通的囊肿,而肝内胆管未显影,给予适当加压造影肝内胆管仍未显影,且囊内胆汁为无色者,应按Ⅲ型 BA 进行手术。

(3) 术后处理

1) 术后禁食,胃肠减压,按患儿体重及全身状况,每日经静脉补给适量液体。术后 2~3 天待肠管功能恢复,开始进全量流食。

2) 给予抗生素静脉滴入,按控制球菌、杆菌及厌氧菌混合感染联合用药,持续 2 周。

3) 为预防切口感染、裂开及吻合口瘘,定期给予输血、血浆或白蛋白,术后即给予维生素 K、维生素 A、维生素 B、维生素 C。

4) 保护肝脏功能,静脉滴注 ATP、辅酶 A,当经口进食后给予消炎利胆药。

5）实验室检查：每周复查一次血浆蛋白、血红蛋白、血总胆红素、结合胆红素、非结合胆红素水平和肝脏功能。

【预后】

胆道闭锁多为Ⅲ型，预后不良；少数为Ⅰ、Ⅱ型，预后与亚型相关；但影响胆道闭锁的因素是复杂的综合因素。

1. BA的类型　不同类型BA预后明显不同，Ⅰ、Ⅱ型BA预后明显好于Ⅲ型。Nio M将Ⅰ型BA分为云雾状、树状、混合状三种，其生存率分别为50%，100%，78%。

2. Kasai手术年龄　年龄对Kasai手术预后有决定性作用。由于BA患儿胆汁淤积、胆汁性肝硬化出现早，病情呈进行性发展，超过3个月，即有可能引起不可逆转的肝脏病变，所以BA患儿年龄越小，手术效果越好。多数学者认为，60~90天以内患儿预后较好。

3. Kasai术后胆管炎　胆管炎是Kasai术后常见并发症，发生率约30%~60%，其发生原因至今尚未明确。胆管炎可导致患儿肝脏纤维化加重，门脉高压，甚至消化道出血，对预后不利。早期胆管炎10年存活率、无胆管炎10年存活率分别为12.07%和76.19%。

4. 肝纤维化　肝纤维化会导致肝功能障碍、肝硬化直至肝衰竭。Shteyer研究认为，纤维化程度越高，术后三个月时，胆红素消退的情况越差。

5. Kasai术后血胆红素浓度　血胆红素浓度能有效反映胆汁流量及黄疸消除，因此其浓度是预测预后的一个重要指标。

6. Kasai术后治疗及药物的使用　利胆剂熊脱氧胆酸有增加胆汁流量，保护肝细胞，溶解胆囊结石的作用。近年提出相关观点：糖皮质激素短期冲击治疗可提高胆汁流量，提高术后生存率，减少用药并发症；降低术后胆红素水平及减少术后黄疸持续时间。但有研究显示了不同结果。

7. 肝内胆管囊状扩张　Kasai术后肝内胆管囊状扩张发病率为18%~25%，分为两型：单发囊状扩张、多发性囊状扩张。研究认为，多发性囊状扩张是胆管炎的危险因素，单发囊状扩张与胆管炎无联系。

8. 手术相关因素

1）手术医生经验：BA是一种复杂的先天畸形，患儿年龄小，对手术打击抵抗力差，手术中突发情况多，手术难度大。经验丰富的医生对各种并发症的应对措施多，手术成功机会大，并发症少，患儿术后恢复快。研究显示，随着手术经验的积累，BA术后5年存活率从20世纪80年代的50%上升到20世纪90年代的60%。

2）腹腔镜手术：对于Ⅰ、Ⅱ型BA，腹腔镜手术是一种微创可靠的方法，对肝损伤患儿更安全可行，其预后较好；对于Ⅲ型BA，短期效果显示腹腔镜组手术出血量少于开腹组，术后腹腔镜组血清总胆红素、结合胆红素、ALT和AST比开腹组下降明显，肝功能的恢复较快。

（刘树立　李龙）

第五节　腹腔镜脾切除术

随着先进手术器械的研发（如超声刀、腔内切割钉合器、结扎夹等）和腹腔镜手术经验的积累以及手术技巧的提高，腹腔镜在脾脏外科也得到较广泛的应用。腹腔镜脾切除术（laparoscopic splenectomy，LS）以其创伤小、美观、术后疼痛轻、恢复快、并发症少、住院时间短等优点，已被认为是治疗脾相关血液病的标准术式。然而，在标准腹腔镜脾切除术中，常采用四孔技术，一般主操作孔要穿置12mm套管，最常采用内镜线型钉合切割器离断脾门血管，最后还需要扩大主操作孔切口至2~3cm，放入标本袋取出脾脏。遵照传统手术方法，发展一种非常满意的微创外科技术。我们改进主操作孔仅使用5mm套管，用Hem-o-lok钳夹闭脾脏血管或用丝线内结扎脾脏血管，，仅从脐部切口粉碎取出脾脏即可，较大切口隐蔽在脐部不明显，相对常规腹腔镜脾切除术更加微创；进而对正常或稍大脾脏实施经脐单切口腹腔镜脾切除术，最大限度地减少对腹壁的损伤、减轻疼痛、美观效果更佳。

【应用解剖】

脾脏位于左上腹胃后外侧，隐藏于肋缘并靠韧带固定于膈、胃、肾和脾曲结肠之间的后腹膜囊内。脾结肠韧带在脾门与左侧结肠和脾曲结肠之间；脾肾韧带呈三角形附着在左肾、脾下极和膈肌之间；脾胃韧带位于胃大弯与脾门前缘，内有胃短血管和脾动脉的胃网膜动脉分支;胰脾韧带附着在脾门后缘与胰尾之间,包绕脾血管;脾膈韧带从膈肌延伸到脾上极和左肾前面。

脾动静脉经由脾门出入脾脏,称为脾蒂。近年来,通过尸体解剖、铸型标本、血管造影等多种方法的综合研究,对脾脏的局部应用解剖有了更深入的认识。脾动脉大多发自腹腔动脉,先向下到胰腺上缘,再向左沿胰腺后上缘,也可经胰腺后方到达脾门;脾静脉常在动脉后下方与之伴行。脾动脉按其行程可分为四段:①胰上段:自腹腔干发出到胰腺之间,可发出左膈下动脉、胰背动脉、贲门食管后动脉及脾上极动脉;②胰段:脾动脉在胰腺后上缘,此段多呈弯曲、波浪状,分支有胰大动脉、贲门食管后动脉、胃网膜左动脉及胃短动脉等;③胰尾段:是在胰尾前方或后方的一段,主要分支有胰尾动脉、脾上极和下极动脉、胃网膜左动脉等,多数脾动脉在此即开始分为脾叶动脉;④脾门前段:脾动脉分出脾叶动脉后再继续分支为脾段动脉进入脾脏。故脾动脉在行程中与胰腺解剖关系十分密切且位置变异较大,特别是紧邻脾静脉并位于胰腺后面时分离易撕破脾静脉和损伤胰腺,手术时应予以注意。

脾动脉分支类型有两种:集中型和分散型。集中型占30%,脾动脉距脾门0.6~2cm分成脾叶动脉,脾动脉主干较长,脾叶动脉较短,管径较粗,支数较少,进入脾门范围比较集中;分散型约占70%,脾动脉距脾门2.1~5cm分为脾叶动脉,脾动脉主干较短,脾叶动脉较细长,进入脾脏的范围较分散。

【适应证】

在选择LS时应遵循从易到难、从窄到宽的原则。在开展LS初期,先选择肿大不明显或仅有轻度肿大的脾脏疾病,随着腹腔镜技术的成熟和经验积累,再逐渐扩大适应证。目前,其适应证基本与开腹脾切除术相同,主要为病理性脾脏疾病。

1. 相关血液病　如遗传性球形红细胞增多症、特发性血小板减少性紫癜、地中海贫血、自身免疫性溶血性贫血等。

2. 游走脾　有症状或伴发扭转坏死者。

3. 脾脏良、恶性肿瘤　如脾脏淋巴瘤、错构瘤、脾囊肿、血管肉瘤、霍奇金淋巴瘤等。

4. 脾功能亢进　门脉高压症。

【禁忌证】

LS的禁忌证随着腹腔镜技术的进步在逐渐缩小,原来的禁忌证如巨脾因腹腔镜技术发展以及手助腹腔镜技术的使用,目前已变为适应证或相对适应证。但仍有以下情况不适宜进行LS:

1. 一般情况差,重要脏器功能不全,难以耐受麻醉。

2. 既往有上腹部手术史,估计腹腔内有严重粘连。

3. 难以纠正的贫血及凝血功能障碍。

4. Ⅳ度脾裂伤或脾外伤出血量大、迅猛,生命体征不平稳。

【手术前准备】

由于小儿LS难度大、风险大,因此做好充分的术前准备对整个手术过程的顺利完成及术后康复极为重要。

1. 手术者必须全面而准确地掌握患儿病情,告知家属手术风险,利用CT三维成像或超声多普勒(CDFI)测量脾脏大小、分叶,脾血管走行及与胰腺的关系,评价手术风险,详细设计手术方案,充分估计可能出现的意外情况及应急处理措施,做好中转开腹手术器械的准备。

2. 血液病脾常存在血小板或白细胞、红细胞明显下降,手术耐受性差,创面渗血多。术前需与血液科医师共同研究围术期处理方案,根据病情输注新鲜全血或血小板悬液,ITP、免疫性溶血性贫血患儿术前3天起应用肾上腺皮质激素或免疫球蛋白提升血小板,减少术中、术后出血或溶血危象的发生,甚至肾上腺皮质危象。

3. 因血液病病儿术前多使用大量肾上腺皮质激素而致免疫力下降,术后发生感染的机会增多,故术前应预防性给予抗生素。

4. 术前4~6小时禁食水,麻醉后留置鼻胃管减压、避免胃膨胀妨碍手术显露或处理胃短血管时损伤胃壁。术前开塞露塞肛排除结肠粪便及术中留置导尿管排空膀胱以增加手术操作空间。

【手术步骤】

1. 标准腹腔镜脾切除术

(1) 套管取位:体位和套管位置由手术进路决定,其选择一是要考虑方便术野暴露,二是要利于术者操作。套管穿刺点的选择应根据脾脏位置、大小,要远离手术操作区并且套管之间有充分间距,以免妨碍器械操作。标准腹腔镜脾切除术最常使用四个套管。脐环切开穿刺Veress针建立CO_2气腹,穿置第一个10mm套管放入腹腔镜;第二个12mm套管放在左肋缘下腋前线,作为主操作孔用于放入超声刀、双极电凝、钉合器或施夹钳等；第三个 5mm 套管放在剑突与脐之间，用于导入辅助操作钳；第四个 5mm 套管放在肋缘下近中线，用于放置牵拉器。

（2）腹腔探查：腹腔镜进入腹腔后常规探查，寻找副脾，一经发现立即切除，否则影响效果，是脾切除术后血液病疗效不理想的主要原因。副脾常位于脾门附近组织及胰尾、肝胃韧带、脾结肠韧带、胃结肠韧带和小肠系膜内。首先用超声刀分离脾结肠韧带，再剪开大网膜，用无损伤钳向上翻开胃大弯进入小网膜囊，显露脾门，同时检查有无副脾存在。

（3）游离脾脏：首先分离脾与结肠和侧腹壁的粘连，使用超声刀或电凝游离脾曲结肠，随之分离脾下极到膈肌的脾肾韧带，注意避免损伤脾门和胰尾，脾肾韧带完全游离后可使脾脏翻向内侧，更好地显露脾门后方。

由于脾大、富含血窦且质脆，使得腹腔镜手术很困难，一是不能直接抓取，二是抓住和牵拉脾邻近组织时也要小心，否则易撕破脾被膜污染术野甚至不能继续手术。一种选择就是使用扇形牵开器抬起脾脏，开始先不用张开推开脾下极便于分离下面或侧面的韧带，一旦分离这些韧带可以打开扇形牵开器，包括脾门抬起脾脏有助于完成腹腔镜脾切除术。也可以用分离钳或其他解剖器械推开脾脏显露脾门和后外侧进行操作。

脾脏抬起后可显露内侧，然后用超声刀分离脾胃韧带，如果能很好暴露也可离断胃短血管，离断脾胃韧带后即可显露胰腺上缘的脾动脉主干。在部分患者，可以远离脾门游离脾动脉然后单夹夹闭。

（4）处理脾门：脾胃和脾肾韧带及胃短血管离断后即可接近脾门，再进一步分离脾门周围的蜂窝组织，更清楚地显示脾血管与胰尾的关系，最常离断脾门血管的方法是使用内镜线性钉合切割器，为保证完全处理脾门可能需要一个或多个钉合器。钉合前一定要确定胰尾的位置以免损伤。

（5）最后分离和标本取出：最后，脾上极的韧带用超声刀离断。经腹壁 12mm 套管放入取物袋打开，将脾装入，然后合拢袋口，拔出 12mm 套管扩大戳孔，牵出取物袋口，吸出脾内积液，手指粉碎脾脏用卵圆钳取出，注意避免袋内脾组织遗留腹腔。

（6）探查、结束手术：用可吸收线间断缝合主操作孔较大切口，重建气腹，冲洗探查左上腹，特别

注意脾血管钉合处、胃大弯胃短血管离断部位。根据病情决定是否放置引流管。然后排出腹内 CO_2，去掉其余套管，缝合或粘合戳孔皮肤。

2. 内结扎法腹腔镜脾切除术　标准腹腔镜脾切除常规使用内镜钉合切割器和一次性取物袋，花费昂贵。我们遵照传统开放手术原则采用丝线内结扎法发展成为一种非常满意的微创外科技术，免用内镜钉合切割器。这种方法便于处理脾蒂且安全，开始结扎脾动脉后巨大脾脏内的血液回输而使脾脏缩小，随后处理脾静脉和周围组织时更安全。

（1）体位和套管位置：可根据术者经验选择病儿体位。一般手术者站在患者两腿之间，持镜者和助手站在患者右侧。先采用头高仰卧位，左季肋部垫高，便于暴露脾门血管和彻底探查小网膜囊周围的副脾；结扎脾血管后再将手术台向右侧倾斜，便于显露脾门后方和处理背侧韧带。可采用三孔或四孔技术，脐环侧缘切开，开放置入第一个 5mm 或 10mm 套管放入腹腔镜，左中或左下腹脾下极穿置第二个 5mm 套管作为主操作孔，脐上缘穿置第三个 5mm 套管作为辅助孔。如遇巨脾为便于显露，剑突下可穿置第四个 5mm 套管用于助手推开脾脏。

（2）游离脾下极、悬吊：同标准腹腔镜脾切除术一样，首先游离脾下极，使用超声刀分离脾与结肠和侧腹壁的脾结肠韧带和脾肾韧带，随后切开脾胃韧带进入小网膜腔，为更好地显露脾门便于两操作孔处理脾血管，经左腋中线季肋部穿入带针牵引线进入腹腔，绕过脾下极，从锁骨中线前胸壁穿出腹腔，上提两端牵引线悬吊脾下极。

（3）脾蒂血管的处理：结扎离断脾蒂是 LS 的关键和难点，包括游离脾蒂和结扎离断两个步骤。对于巨脾者，如在胰腺上缘容易分离显露脾动脉主干应先结扎，这样可控制可能的术中大出血且可使巨脾缩小便于操作。如脾蒂血管与胰腺不易分离显露，超声刀解剖脾门周围组织，剥离胰尾，再游离脾蒂血管结扎。然后根据脾蒂血管的分支，对于集中型采用脾蒂主干双重结扎后离断；反之，对于分散型用分离钳分别游离脾上、下极血管，分别结扎离断脾叶血管，或者采用脾蒂主干与脾叶血管分别结扎后离断。

（4）切除脾脏：断开脾蒂后，将脾脏悬吊线向脾门推移便于显露脾上极，用超声刀从下至上离断剩余脾胃韧带；最后切断脾膈韧带。如遇较粗大血管，尽量用超声刀多阶梯状固化后离断，避免操之

过急、切断后出血。

（5）脾脏的取出：将标本袋折叠成烟卷状由脐环套管送入腹内，展开标本袋将脾脏装入其中，将脐环两个 Trocar 去掉，切开两个戳孔间腹壁组织扩大切口，提出袋口，伸入手指搅碎脾脏，逐块取出脾组织。

（6）检查腹腔：标本袋取出后，重新放置 Trocar 固定，再建气腹，检查脾窝有无活动性出血，反复冲洗吸引确认有无渗出，根据情况是否放置引流管。去除所有 Trocar，关闭戳孔、术毕。

采用丝线内结扎法 LS，可节省 Endo-GIA 或结扎夹等昂贵耗材的使用，更重要的是可以防止钉合后脱钉或钉合不牢引起脾门血管出血的潜在危险，还避免了切割脾蒂导致脾动静脉瘘和损伤胰尾导致胰漏的并发症，并且不会带来因金属异物残留造成的影像干扰。

3. 单切口腹腔镜脾切除术　标准腹腔镜脾切除术常需要四个套管，虽然较开腹脾切除有明显进步，除脐部瘢痕隐蔽外，腹壁仍留有三处较明显瘢痕仍感不足。随着腹腔镜技术的日渐成熟，手术器械的不断改进以及人们对美的无限追求，使得无瘢痕腹腔镜手术逐渐开展，2009 年 9 月 Dutta 首先报道 4 例单切口腹腔镜脾切除术的经验，除脐部皱褶处外，腹壁几乎无可见的手术瘢痕。单切口腹腔镜手术是作为脾切除入路的一种新技术，可以安全地显示术野、横断脾门、移除脾脏及进一步减少腹壁创伤。单切口腹腔镜脾切除术的核心步骤与标准腹腔镜技术很类似，主要不同点在于腹腔镜入路、套管放置和腹腔镜操作器械的改变。

单切口腹腔镜脾切除术一般选择腹壁较薄、脾脏正常到中等度肿大的患者。手术入路可围绕脐部做 3 ~ 4 个隐蔽切口放置小头套管完成手术操作，也可使用 SILS port 或 Tri-port；相比较而言 Olympus Tri-port 价格昂贵且为一次性使用，价格在 8000 元左右，不甚适合我国国情。我们自行改进制作的三通道套管，为硅胶制成，由放置在腹壁的盘状套筒和上方带有三通道与进出气孔的封盖两部分组成，可反复多次消毒使用，封盖上三通道分别为两个 5mm 和一个带 5mm 缩变转换帽的 12mm 孔道，套筒底座通过一个脐部小切口放置而不是使用标准的多套管，更方便取出标本。价格仅 2000 元且可反复消毒使用 5 ~ 10 次，明显降低了医疗成本。此外，将普通腹腔镜操作器械加以改进成长短不一、杆状部

分采用半刚性材料，可根据病儿不同特点术中随意变形，避免了筷子效应，使其操作难度和手术风险较 NOTES 大大降低，更适合腹腔镜外科医师的操作习惯。

患者体位采取右倾斜位 45°，便于脾门显露，术者与持镜者均站于患者右侧。先于脐左侧缘切开 2 ~ 2.5cm 切口入腹，放置盘状套筒，安装三通道封盖，建立 CO_2 气腹，压力设定 9 ~ 12mmHg，放入 5mm 30°腹腔镜，插入 S 形半刚性操作钳和超声刀，探查脾脏大小及有无副脾，对特发性血小板减少性紫癜一经发现副脾立即切除。然后，用半刚性无损伤抓钳抬起脾下极，5mm 超声刀依次切断脾结肠韧带和脾胃韧带游离脾下极；对于较大脾脏，为更好地显露脾门和残余韧带，需要悬吊脾脏，从左季肋部腋中线经皮穿刺带针缝线入腹，绕过脾下极经前胸壁锁骨中线穿出，牵拉悬起脾脏。继续解剖脾门周围组织，剥离胰尾，确定脾蒂血管分支类型。对分散型，分别分离各二级脾叶分支血管后，用 Hem-o-lok 生物夹将远近端夹闭切断；对集中型，用 S 形吸引器游离脾蒂血管主干后，可用 Hem-o-lok 生物夹分别夹闭脾动脉和脾静脉，也可经 12mm 孔道插入 Endo-GIA 4.5cm/2.5mm 钉合切割离断脾蒂。脾血管离断后，为更好显露脾上极，可将脾脏悬吊线调整位置或缝置第二根牵引线悬起脾门位置，最后用超声刀切断脾上极韧带，将整个脾脏切除。取下封盖，经套管放入取物袋将脾脏装入，最后去除三通道套管，自脐部切口牵出合拢标本袋口，卵圆钳粉碎脾脏取出。再次安装三通道套管，重建 CO_2 气腹，冲洗腹腔，检查脾床有无活动性出血，酌情决定是否放置腹腔引流管。

【手术注意事项】

1. 预防出血　腹腔镜脾切除术最严重和常见的并发症是出血，也是中转开放手术的主要原因。出血可以发生在脾本身、脾被膜撕裂或结扎夹闭脾血管不确实，长期应用激素可使脾被膜更易破裂；其他原因出血包括胃短血管、脾下极变异动脉、胃网膜左动脉、脾腹膜后和胰尾的小血管出血。因此，腹腔镜脾切除术需要极好地显示重要结构、谨慎地解剖和快速控制出血。任何电凝问题术前必须纠正，提升 ITP 患者血小板，顽固性血小板减少症输注血小板。一旦出血，快速用电凝、夹闭、缝合或中转开放手术控制出血。

2. 巨脾首先结扎脾动脉　病理脾脏由于较大、

富有血管且质脆,使得腹腔镜手术可能很困难,特别是对于巨脾切除更具有挑战性,更难于显露和处置相关韧带以及血管并增加出血的危险。大出血也是被迫中转开腹的最常见原因。因此在腹腔镜巨脾切除时,为减少脾充血和降低出血危险,我们首先游离并夹闭或结扎胰腺上缘的脾动脉。这一措施对随后脾切除无血操作很有必要,在一定程度上还起到自体输血作用使脾脏进一步回缩。根据我们的经验,预先结扎脾动脉后脾脏体积可缩小1/3,而且对下一步处理脾门和脾周围韧带更容易。如果脾蒂的远端位于胰尾后方,则应首先切开动脉周围组织,剥离胰尾后显露脾动脉夹闭或结扎。脾动脉首先结扎后,脾间质进一步收缩,巨脾排空以免切除脾脏带走过多储血。

3. 脾脏血管处理　脾蒂血管走行分为集中型和分散型。对于脾蒂血管呈分散型者,因脾叶血管远离脾门分支进入脾脏,如果要过多剥离胰腺显露脾蒂主干血管,可能导致出血或胰漏。我们采取一、二级脾蒂血管分别结扎方法,即剥离胰尾、游离脾蒂后采用丝线先结扎脾蒂主干远端血管,再分别结扎脾脏下极和上极分支血管,最后离断脾蒂。也可先游离脾动脉主干夹闭后,再由下往上依次分离各脾叶分支血管,随后用 Hem-o-lok 夹逐支夹闭。对于脾蒂血管呈集中走行者,沿脾蒂主干用超声刀剥离,游离主干血管约 2cm 范围,先用丝线结扎脾蒂动静脉主干的近端,再用同样方法靠近脾门结扎脾蒂主干的远端,然后在两结扎线之间用超声刀切断脾蒂主干。也可游离脾动脉主干先行夹闭使脾脏缩小,再分离出脾静脉主干予以夹闭,这样比较简单快捷。

4. 损伤结肠　结肠脾曲是最先游离的步骤,处理这部分时电凝或超声刀可能直接损伤结肠,也可能在穿刺气腹针或套管时损伤。最重要的是术中及时发现并修补,如果术中遗漏,可能出现术后腹腔脓毒症需要急诊剖腹和结肠造口。

5. 胰腺损伤　胰腺损伤大多发生在胰尾贴近脾门,手术时尽可能确定胰尾位置并剥离脾脏,在没有损伤的情况下结扎脾门血管,如果手术时损伤胰腺应放置引流,如果忽视会形成左上腹胀肿、积液或胰腺炎、胰瘘甚至脓毒症。严重胰腺损伤少见,必要时中转开腹手术。

6. 胃损伤　胃损伤可能发生在解剖胃短血管时,超声刀如果不正确使用会直接损伤胃壁,但热损伤少见。胃穿孔或浆膜损伤可缝合修补。

7. 副脾　副脾大约占 15%,最常见于脾门沿脾血管分布,或在大网膜以及沿左生殖血管分布。由于相关血液病脾切除术后复发的病例可能与初次手术未探查遗留副脾有关,因此,为减少残留副脾的危险,手术开始需要彻底探查寻找有无副脾存在。

8. 其他中转手术　中转手术的其他原因包括脾大(特别是早期)、肥胖、广泛粘连、梗阻性肺功能障碍不能耐受气腹以及其他各种技术因素。

【并发症】

腹腔镜脾切除术后并发症与开放脾切除术类似。腹内结肠、胰腺或胃损伤可很晚才出现症状,患者腹痛加重、发热并白细胞升高,应行腹部 CT 检查确定损伤部位。切口疝可发生在 10mm 或更大套管部位,应及时手术修复以免肠梗阻或绞窄。其他潜在并发症包括伤口感染、肺炎、胸膜炎、膈肌穿孔、气胸、深静脉血栓、肺栓塞、心肌梗死等。有些患者也可以迟发出血需要再手术。

1. 警惕血栓形成　对明显脾大并有凝血障碍的患者需要检测血小板计数,这些患者脾切除后特别容易发生血小板增多,具有内脏血栓形成的高危倾向,如出现术后腹痛和发热应进一步行多普勒超声或强化 CT 扫描检查。这类患者应接受皮下注射肝素 4 周预防性抗凝治疗。

2. 免疫接种　脾切除的患者发生凶险感染的可能性是正常人的 60 倍,特别是血液病脾切除的小儿发生这种并发症的危险性更高。已有证据表明,大多数患者感染源于肺炎球菌、嗜血流感病毒和脑脊膜流脑病毒,因此如术前没有接种,脾切除术后 2 周内要求给予这些预防性疫苗免疫接种。此外,每年还应接种流感疫苗。

3. 抗生素预防应用　一些组织或国家的指南建议脾切除术后 2～5 年给予预防性使用青霉素,因为普遍认为这一时期更容易发生感染。然而,这种危险是终生的,建议对无脾患者、家庭或监护者必须进行教育指导,如果给予足够的重视,脾切除术后暴发性感染是可以预防的。因此,无论这些患者是否预防性选用抗生素,由于脾切除术后暴发性感染的凶险以及高致死率,一旦出现感染症状,即使没有培养结果也必须紧急使用强有力的广谱抗生素。

（李索林）

参 考 文 献

1. 任怀珍,李索林,左长增.三孔法腹腔镜下内结扎法胆囊切除术23例.临床小儿外科杂志,2008,7(5):51-52.

2. 任红霞,李龙,陈兰萍,等.腹腔镜在婴幼儿胆管发育不良与胆汁淤积症诊断中的应用.中华小儿外科杂志,2004,25(4):304-306.

3. 黄柳明,王平,刘刚,等.腹腔镜用于婴幼儿梗阻性黄疸诊断和治疗的评价.中国微创外科杂志,2003,3:15-16.

4. 于增文,李索林,孙驰,等.经脐单切口腹腔镜脾切除术.中华小儿外科杂志,2011,32(7):495-497.

5. 李龙,王燕霞,王大勇,等.胰胆合流共同管开口异位与先天性胆总管囊肿形态关系的探讨[J].中华小儿外科杂志,2002,23(02):26-27.

6. 李龙,刘雪来,付京波,等.先天性胆总管囊肿胰管发育与十二指肠乳头异位的关系[J].中华小儿外科杂志,2005,26(06):293-296.

7. 刁美,孙旭,叶茂,等.产前诊断的无症状性胆总管囊肿手术时机的探讨[J].中华小儿外科杂志,2013,34(4):266-270.

8. 刘树立,李龙,王玉生,等.经腹腔镜治疗新生儿先天性胆总管囊肿[J].中华小儿外科杂志,2008,29(5):264-267.

9. 刁美,孙旭,叶茂,等.经脐单切口腹腔镜肝管空肠Roux-en-Y吻合术治疗儿童胆总管囊肿的探讨[J].中华小儿外科杂志,2012,33(7):488-492.

10. 刁美,叶茂,李龙,等.单切口腹腔镜治疗新生儿肝外胆道囊性病变的探讨[J].中华小儿外科杂志,2013,34(6):407-410.

11. 刁美,叶茂,李龙,等.经脐单一切口和传统腹腔镜治疗小儿胆总管囊肿的对比研究[J].中华小儿外科杂志,2014,35(12):929-932.

12. 唐应明,何国庆,罗森,等.经脐单切口腹腔镜治疗小儿先天性胆总管囊肿的体会[J].中华小儿外科杂志,2015,36(4):301-303.

13. 李正,王慧贞,吉士俊,等.实用小儿外科学.北京:人民卫生出版社,2001.

14. Lyons H, Hagglund KH, Smadi Y. Outcomes after laparoscopic cholecystectomy in children with biliary dyskinesia. Surg Laparosc Endosc Percutan Tech. 2011, 21 (3) : 175-178.

15. Emami CN, Garrett D, Anselmo D, et al. Single-incision laparoscopic cholecystectomy in children : a feasible alternative to the standard laparoscopic approach. J Pediatr Surg. 2011, 46(10) :1909-1912.

16. Poffenberger CM, Gausche-Hill M, Ngai S, et al. Cholelithiasis and its complications in children and adolescents : update and case discussion. Pediatr Emerg Care. 2012, 28(1) :68-76.

17. Tang ST, Li SW, Ying Y, et al. The evaluation of laparoscopy-assisted cholangiography in the diagnosis of prolonged jaundice in infants. J Laparoendosc Adv Surg Tech A, 2009, 19 : 827-830.

18. Rescorla FJ, Engum SA, West KW, et al. Laparoscopic splenectomy has become the gold standard in children. Am Surg, 2002, 68 : 297-301.

19. Xu WL, Li SL, Wang Y, et al. Laparoscopic splenectomy : color Doppler flow imaging for preoperative evaluation. Chin Med J (Engl) 2009, 122(10) :1203-1208.

20. Dutta S. Early experience with single incision laparoscopic surgery : eliminating the scar from abdominal operations. J Pediatr Sur, 2009, 44 : 1741-1745.

21. Colon MJ, Telem D, Chan E, et al. Laparoendoscopic single site (LESS) splenectomy with a conventional laparoscope and instruments. JSLS, 2011, 15(3) :384-386.

22. Choi KK, Kim MJ, Park H, et al. Single-incision laparoscopic splenectomy versus conventional multiport laparoscopic splenectomy : a retrospective comparison of outcomes. Surg Innov, 2013, 20(1) :40-45.

23. Bolton-Maggs PH, Stevens RF, Dodd NJ, et al. Guidelines for the diagnosis and management of hereditary spherocytosis. Br J Haematol, 2004, 126 : 455-474.

24. Miyano G, Yamataka A, Shimotakahara A, et al. Cholecystectomy alone is inadequate for treating forme fruste choledochal cyst : evidence from a rare but important case report. [J]. Pediatric Surgery International, 2005, 21(1) :61-63.

25. Li L, Yamataka A, Yian-Xia W, et al. Ectopic distal location of the papilla of vater in congenital biliary dilatation : Implications for pathogenesis[J]. J Pediatr Surg, 2001, 36(11) : 1617-1622.

26. Ando H, Ito T, Watanabe Y, et al. Spontaneous perforation of choledochal cyst. [J]. Journal of the American College of Surgeons, 1995, 181(2) :125-128.

27. Chiang L, Chui C H, Low Y, et al. Perforation : a rare complication of choledochal cysts in children. [J]. Pediatric Surgery International, 2011, 27(8) :823-827.

28. Gander J W, Cowles R A, Gross E R, et al. Laparoscopic excision of choledochal cysts with total intracorporeal reconstruction. [J]. Journal of Laparoendoscopic & Advanced Surgical Techniques, 2010, 20(10) :877-881.

29. Ahn S M, Jun J Y, Lee W J, et al. Laparoscopic total intracorporeal correction of choledochal cyst in pediatric population. [J]. Journal of Laparoendoscopic & Advanced Surgical Techniques, 2009, 19(5) :683-686.

30. Kang CM, Chi HS, Kim JY, et al. A case of robot-assisted excision of choledochal cyst, hepaticojejunostomy, and extracorporeal Roux-en-y anastomosis using the da Vinci surgical

system. Surgical Laparoscopy Endoscopy & Percutaneous Techniques,2008,17(6):538-541.

31. Naitoh T,Morikawa T,Tanaka N,et al. Early experience of robotic surgery for type I congenital dilatation of the bile duct. Journal of Robotic Surgery,2015,9(2):143-148.

32. Chang E Y,Hong Y J,Chang H K,et al. Lessons and tips from the experience of pediatric robotic choledochal cyst resection. Journal of Laparoendoscopic & Advanced Surgica...,2012,22(6):609-614.

33. Mei D,Long L,Wei C. Recurrence of biliary tract obstructions after primary laparoscopic hepaticojejunostomy in children with choledochal cysts[J]. Surgical Endoscopy,2016,30(9):1-6.

34. Diao M,Li L,Cheng W. Timing of surgery for prenatally diagnosed asymptomatic choledochal cysts:a prospective randomized study.[J]. Journal of Pediatric Surgery,2012,47(47):506-512.

35. Liu S L,Li L,Hou W Y,et al. Laparoscopic excision of choledochal cyst and Roux-en-Y hepaticojejunostomy in symptomatic neonates[J]. Journal of Pediatric Surgery,2009,44(3):508-511.

36. Chan K W E,Lee K H,Tsui S Y B,et al. Laparoscopic management of antenatally detected choledochal cyst:a 10-year review[J]. Surgical Endoscopy,2016,30(12):5494-5499.

37. Li L,Liu S L,Hou W Y,et al. Laparoscopic correction of biliary duct stenosis in choledochal cyst.[J]. Journal of Pediatric Surgery,2008,43(4):644-646.

38. Urushihara N,Fukumoto K,Nouso H,et al. Hepatic ductoplasty and hepaticojejunostomy to treat narrow common hepatic duct during laparoscopic surgery for choledochal cyst.[J]. Pediatric Surgery International,2015,31(10):983-986.

39. Wang J,Zhang W,Sun D,et al. Laparoscopic Treatment for Choledochal Cysts with Stenosis of the Common Hepatic Duct-Journal of the American College of Surgeons[J]. Journal of the American College of Surgeons,2012,214(6):e47-e52.

40. Li S,Wang W,Yu Z,et al. Laparoscopically assisted extrahepatic bile duct excision with ductoplasty and a widened hepaticojejunostomy for complicated hepatobiliary dilatation.[J]. Pediatric Surgery International,2014,30(6):593-598.

41. Diao M,Li L,Cheng W. Coagulopathy in a subtype of choledochal cyst and management strategy.[J]. World Journal of Gastroenterology,2014,20(30):10606-10612.

42. Farello G A,Cerofolini A,Rebonato M,et al. Congenital choledochal cyst:video-guided laparoscopic treatment[J]. Surg Laparosc Endosc,1995,5(5):354-358.

43. Lee H,Hirose S,Bratton B,et al. Initial experience with complex laparoscopic biliary surgery in children:biliary atresia and choledochal cyst.[J]. Journal of Pediatric Surgery,2004,39(6):804-807.

44. O'Rourke R W,Lee N N,Cheng J,et al. Laparoscopic biliary reconstruction.[J]. American Journal of Surgery,2004,187(5):621-624.

45. Tan H L,Shankar K R,Ford W D. Laparoscopic resection of type I choledochal cyst.[J]. Surgical Endoscopy,2003,17(9):1495.

46. Shimura H,Tanaka M,Shimizu S,et al. Laparoscopic treatment of congenital choledochal cyst[J]. Surgical Endoscopy,1998,12(10):1268-1271.

47. Watanabe Y,Sato M,Tokui K,et al. Laparoscope-assisted minimally invasive treatment for choledochal cyst.[J]. Journal of Laparoendoscopic & Advanced Surgical Techniques,1999,9(5):415-418.

48. Liu D C,Rodriguez J A,Meric F,et al. Laparoscopic excision of a rare type II choledochal cyst:Case report and review of the literature-Journal of Pediatric Surgery[J]. Journal of Pediatric Surgery,2000,35(7):1117-1119.

49. Chowbey P K,Katrak M P,Sharma A,et al. Complete Laparoscopic Management of Choledochal Cyst:Report of Two Cases[J]. Journal of Laparoendoscopic & Advanced Surgical Techniques,2002,12(3):217-221.

50. Li L,Feng W,Jingbo F,et al. Laparoscopic-assisted total cyst excision of choledochal cyst and Roux-en-Y hepatoenterostomy.[J]. Journal of Pediatric Surgery,2004,39(11):1663-1666.

51. Diao M,Li L,Cheng W. Laparoscopic versus Open Roux-en-Y hepatojejunostomy for children with choledochal cysts:intermediate-term follow-up results.[J]. Surgical Endoscopy,2011,25(5):1567-1573.

52. Diao M,Li L,Cheng W. Role of laparoscopy in treatment of choledochal cysts in children.[J]. Pediatric Surgery International,2013,29(4):317-326.

53. Ure B M,Schier F,Schmidt A I,et al. Laparoscopic resection of congenital choledochal cyst,choledochojejunostomy,and extraabdominal Roux-en-Y anastomosis[J]. Surg Endosc,2005,19(8):1055-1057.

54. Tanaka M,Shimizu S,Mizumoto K,et al. Laparoscopically assisted resection of choledochal cyst and Roux-en-Y reconstruction.[J]. Surgical Endoscopy,2001,15(6):545-552.

55. Watanabe Y,Sato M,Tokui K,et al. Laparoscope-assisted minimally invasive treatment for choledochal cyst.[J]. Journal of Laparoendoscopic & Advanced Surgical Techniques,1999,9(5):415-418

56. Yamataka A,Lane G J,Cazares J. Laparoscopic surgery for

biliary atresia and choledochal cyst. [J]. Seminars in Pediatric Surgery,2012,21(3):201-210.

57. Liem N T,Dung L A,Son T N. Laparoscopic Complete Cyst Excision and Hepaticoduodenostomy for Choledochal Cyst: Early Results in 74 Cases[J]. Journal of Laparoendoscopic & Advanced Surgical Techniques,2009,19 Suppl 1(s1): S87-S90.

58. Nguyen Thanh L,Hien P D,Dung L A,et al. Laparoscopic repair for choledochal cyst:lessons learned from 190 cases [J]. Journal of Pediatric Surgery,2010,45(3):540-544.

59. Urushihara N,Fukuzawa H,Fukumoto K,et al. Totally laparoscopic management of choledochal cyst:Roux-en-Y Jejunojejunostomy and wide hepaticojejunostomy with hilar ductoplasty[J]. J Laparoendosc Adv Surg Tech A,2011,21 (4):361-366.

60. Tang S T,Yang Y,Wang Y,et al. Laparoscopic choledochal cyst excision,hepaticojejunostomy,and extracorporeal Roux-en-Y anastomosis:a technical skill and intermediate-term report in 62 cases[J]. Surgical Endoscopy,2011,25(2): 416-422.

61. Li S,Wang W,Yu Z,et al. Laparoscopically assisted extrahepatic bile duct excision with ductoplasty and a widened hepaticojejunostomy for complicated hepatobiliary dilatation. [J]. Pediatric Surgery International,2014,30(6):593-598.

62. Huang L,Zhang H,Liu G,et al. The effect of laparoscopic excision vs open excision in children with choledochal cyst:a midterm follow-up study. [J]. Journal of Pediatric Surgery, 2011,46(4):662-665.

63. Wang J,Zhang W,Sun D,et al. Laparoscopic Treatment for Choledochal Cysts with Stenosis of the Common Hepatic Duct-Journal of the American College of Surgeons[J]. Journal of the American College of Surgeons,2012,214(6): e47-e52.

64. Wang B,Feng Q,Mao J X,et al. Early experience with laparoscopic excision of choledochal cyst in 41 children. [J]. Journal of Pediatric Surgery,2012,47(12):2175.

65. Diao M,Li L,Dong N,et al. Single-incision laparoscopic Roux-en-Y hepaticojejunostomy using conventional instruments for children with choledochal cysts. [J]. Surgical Endoscopy,2012,26(6):1784-1790.

66. Diao M,Li L,Cheng W. Single-incision laparoscopic hepaticojejunostomy using conventional instruments for neonates with extrahepatic biliary cystic lesions. [J]. Surgical Innovation,2012,20(3):214-218.

67. Diao M,Li L,Li Q,et al. Single-Incision Versus Conventional Laparoscopic Cyst Excision and Roux-Y Hepaticojejunostomy for Children With Choledochal Cysts:a Case-Control

Study[J]. World journal of surgery,2013,37(7):1707-1713.

68. Diao M,Li L,Li Q,et al. Challenges and strategies for single-incision laparoscopic Roux-en-Y hepaticojejunostomy in managing giant choledochal cysts. [J]. International Journal of Surgery,2014,12(5):412-417.

69. Son T N,Liem N T,Hoan V X. Transumbilical laparoendoscopic single-site surgery with conventional instruments for choledochal cyst in children:early results of 86 cases[J]. J Laparoendosc Adv Surg Tech A,2014,24(12):907-910.

70. Tang Y,Li F,He G. Comparison of Single-Incision and Conventional Laparoscopic Cyst Excision and Roux-en-Y Hepaticojejunostomy for Children with Choledochal Cysts. [J]. Indian Journal of Surgery,2016,78(4):1-6.

71. Nio M,Ohi R,Miyano T,et al. Five-and 10-year survival rates after surgery for biliary atresia:a report from the Japanese Biliary Atresia Registry. J Pediatr Surg,2003,38(7): 997-1000.

72. Yoon P W,Bresee J S,Olney R S,et al. Epidemiology of biliary atresia:a population-based study. Pediatrics,1997,99 (3):376-382.

73. Petersen C,Harder D,Abola Z,et al. European biliary atresia registries:summary of a symposium. Eur J Pediatr Surg, 2008,18(2):111-116.

74. Tiao M M,Tsai S S,Kuo H W,et al. Epidemiological features of biliary atresia in Taiwan,a national study 1996-2003. J Gastroenterol Hepatol,2008,23(1):62-66.

75. Esteves E,Clemente N E,Ottaiano N M,et al. Laparoscopic Kasai portoenterostomy for biliary atresia. Pediatr Surg Int, 2002,18:737-740.

76. Martinez M,Questa H,Gutierrez V. Laparoscopic Kasai's operation. Technical details and preliminary results of a promising technique. Cir Pediatr,2004,17:36-39.

77. Danks DM,Campbell PE,Jack I,et al. Studies of the aetiology of neonatal hepatitis and biliary atresia. Arch Dis Child,1977,52(5):360-367.

78. Hay SA,Soliman HE,Sherif HM,et al. Neonatal jaundice: the role of laparoscopy. J Pediatr Surg,2000,35:1706-1709.

79. Jay L. Grosfeld,James A. O'Neill,Arnold G. CORAN,et al. Pediatric Surgery:The jaundiced infant:biliary atresia. 6th ed. Pheladephia:MOSBY,2006,1603-1629.

80. Nio M,Sano N,Ishii T,et al. Long-term outcome in type I biliary atresia. J Pediatr Surg,2006,41(12):1973-1975.

81. Liu SL,Li L,Cheng W,et al. Laparoscopic Hepatojejunostomy for Biliary Atresia. J Laparoendosc Adv Surg Tech A, 2009,19:S 31-36.

82. Chen S M,Chang M H,Du J C,et al. Screening for biliary

atresia by infant stool color card in Taiwan. Pediatrics, 2006,117(4):1147-1154

83. Lai M W,Chang M H,Hsu S C,et al. Differential diagnosis of extrahepatic biliary atresia from neonatal hepatitis:a prospective study. J Pediatr Gastroenterol Nutr,1994,18(2):121-127.

84. Mieli-Vergani G,Howard E R,Portman B,et al. Late referral for biliary atresia--missed opportunities for effective surgery. Lancet,1989,1(8635):421-423.

85. Norton K I,Glass R B,Kogan D,et al. MR cholangiography in the evaluation of neonatal cholestasis:initial results[J]. Radiology,2002,222(3):687-691.

86. Wilkinson M L,Mieli-Vergani G,Ball C,et al. Endoscopic retrograde cholangiopancreatography in infantile cholestasis. Arch Dis Child,1991,66(1):121-123.

87. Chardot C,Carton M,Spire-Bendelac N,et al. Is the Kasai operation still indicated in children older than 3 months diagnosed with biliary atresia? J Pediatr,2001,138:224-228.

88. Karrer FM,Price MR,Bensard DD,et al. Long-term results with the Kasai operation for biliary atresia. Arch Surg,1996,131:493-496.

89. Nio M,Ohi R,Miyano T,et al. Five-and 10-year survival rates after surgery for biliary atresia:a report from the Japanese Biliary Atresia Registry. J Pediatr Surg,2003,38(7):997-1000.

第五十三章

小儿肝脏移植

一、小儿肝移植的现状

1963 年人类临床肝移植与儿童肝移植并肩诞生。当时,Thomas Starzl 对一名 3 岁的胆道闭锁患儿进行了全世界第一次肝移植的尝试。经过近半个世纪的发展,儿童肝移植在手术技巧、麻醉管理、供肝获取与保存、免疫抑制以及术后并发症的处理等方面不断得到改善,已经成为儿童终末期肝病的最佳治疗手段。

据 UNOS 数据显示:1987—2008 年北美共有 11 467 名 18 岁以下的儿童接受肝移植,5 年生存率达 80%,经验丰富的中心,肝移植 2 年存活率可达 98%。而根据中国肝移植注册(CLTR)2009 年儿童肝移植分析报告指出,中国内地地区截至当年 5 月共实施儿童肝移植 337 例,其中 3 岁以下小婴儿占移植总数的 60%。国外第一例儿童肝移植从手术至今已存活 48 年,而我国儿童肝移植起步晚,近十余年发展较快,目前国内第一例儿童尸体肝移植受者已经健康存活 15 年并走上了工作岗位,经过多年努力,我国整体儿童肝移植 5 年存活率达 80% 左右。

供肝来源的匮乏一直是限制肝移植发展的最大问题,活体肝移植(living-related liver transplantation)以及尸体劈离式肝移植(splitting liver transplantation)的出现为患儿提供了体积合适的供肝,从而使得更多的患儿获得了肝移植的机会。如今,如何预防免疫抑制剂的不良反应、最大限度地促进受体健康成长逐渐成为重要的课题。

儿童肝移植是一个涉及多学科、综合性的治疗手段,需要儿科、肝脏内科、移植外科、麻醉、护理、心理学等相关学科的医生,以及协调员和社会工作者等通力合作,才能为受体长期的生存提供保障。

二、肝移植适应证

(一)胆汁淤积性肝病

1. 梗阻性胆汁淤积性疾病　胆道闭锁是小儿肝移植最常见的适应证,其发生率在我国约 1/5000,kasai 手术可以挽救部分患者生命,但仍有 75% 的患儿最终需要行肝移植手术。匹兹堡曾报道一组 31 例胆道闭锁 kasai 术后患儿进行肝移植,其 2 年生存率为 84%,肝门空肠吻合术并不影响肝移植生存率。因此胆道闭锁患儿应早期行肝门空肠吻合术,当出现肝功能衰竭时则建议行肝移植评估。

2. 硬化性胆管炎　硬化性胆管炎表现为胆汁淤积进行性加重,当出现进行性黄疸和门静脉高压时可考虑肝脏移植。

3. 家族性胆汁淤积症(PFIC)　部分患儿开始表现为胆管炎,以后逐渐发展为肝内胆管缺失,患儿病情较轻时表现为胆汁淤积和瘙痒,仅仅需要对症处理,或进行胆汁转流手术,而对于严重的胆汁淤积和瘙痒患儿伴有吸收障碍和生长停滞时需要行肝移植。疾病分为三种类型:Ⅰ型又称为 Byler 病,为肝脏 P 型 ATP 酶缺乏,患儿发病年龄小,有水样腹泻,谷氨酰转肽酶常降低,移植多在 20 岁以前进行,移植后仍可出现良性肝内胆汁淤积,但疾病不再进展。Ⅱ型则水样腹泻少见,但肝硬化进展较快,为肝细胞胆盐输出泵缺乏所致。Ⅲ型可迅速进展为肝硬化和肝衰竭且血清谷氨酰转肽酶水平增高,为胆小管的磷脂酰胆碱的活性输出泵 MDR_3 变异所引发。

4. 原发性肝内胆管发育不良(Alagille 综合征)　原发性肝内胆管发育不良,还包括肺动脉狭窄、法洛四联症等心脏畸形移植、蝶形椎体、特殊面容等肝外表现,多数患儿随着年龄的增长症状逐渐减轻而不需要移植,而严重肝功能不良患儿则要进行移植评估。其发生与 *JAG1* 基因突变有关。

（二）先天性代谢性疾病

先天性代谢性疾病在移植前先要对肝外病变进行判断，以确定移植手术能否阻止其进一步恶化。仅下列情况方能考虑肝移植：①代谢缺陷位于肝脏（Crigler-Najjar 综合征）；②肝外酶缺陷但可以为正常的肝脏所逆转（高酪氨酸血症）；③肝外代谢紊乱但不妨碍移植（Wilson 病）。

1. α₁-抗胰蛋白酶缺乏症　α₁-抗胰蛋白酶（ATT）缺乏症是一种需要肝移植的最常见代谢紊乱，它由肝脏合成，可使得胰蛋白水解酶在内的多种蛋白水解酶失活，相关基因出现缺陷时，可导致蛋白水解酶无法代谢，沉积或破坏肝脏细胞，尤其是 PiZZ 基因表型，有报道：200 000 例婴儿中 125 例基因为 PiZZ，占 0.06%，其中 14 例表现为新生儿黄疸（11%），2 岁时 3 例进展为肝硬化，因此 PiZZ 基因表型患儿肝硬化发生率为 3/200 000。部分患儿虽然在出生 10 周内发生新生儿胆汁淤积，但通常在童年后期或青少年早期肝硬化自行缓解。新生儿期出现黄疸，筛查血清蛋白电泳示 α₁-球蛋白缺乏应怀疑本病，当肝硬化和进展性肝功能失代偿时可考虑移植手术。

2. 高酪氨酸血症　琥珀酰丙酮水解酶缺乏导致酪氨酸蓄积，可表现为婴儿急性肝衰竭或儿童慢性肝硬化需早期行肝移植手术。

3. Wilson 病　Wilson 病是一种由于铜代谢紊乱导致铜在肝脏、中枢神经系统、肾脏、眼和其他脏器蓄积的常染色体隐性遗传性疾病，肝细胞溶酶体排泄铜减少导致铜在体内蓄积引起肝损害。当铜损害超过肝脏蓄积量时，铜扩散到血液中沉积在眼部形成 K-F 环，血清铜蓝蛋白 <20mg/dl，并有 K-F 环，即可诊断，肝组织活检铜含量增加、尿铜排泄增加可确定诊断。该病可以急性或慢性起病，逐渐进展为以合成功能障碍和门脉高压为主要表现的肝功能不全。急性起病可能为自限性，年轻患者也可表现为急性肝功能衰竭。螯合剂青霉胺对早期病例有效但对急性重症肝炎或严重的亚急性肝炎则无效。

Wilson 病进展为急性重症肝炎或肝硬化，青霉胺治疗 2～3 个月无效患儿可考虑肝移植，肝移植后血浆铜和铜蓝蛋白水平预计可达到正常。

4. Crigler-Najjar 综合征　由于基因纯合或杂合缺陷导致肝内葡糖醛酸转移酶部分或全部缺乏，从而引发胆红素水平增高，Ⅰ型患者，新生儿期发病常有胆红素脑病发生，患儿常在 15 个月内死亡，所以

需要早期肝移植；Ⅱ型患儿苯巴比妥治疗有效，病情相对缓和。

5. 血液病　卟啉病是一种由于血红素合成酶缺乏引起的常染色体显性遗传病，以红细胞和血浆原卟啉水平增高为特征。光敏感是本病的特征表现，由于卟啉沉积可导致肝硬化，考来烯胺治疗无效可行肝移植。

此外肝移植可避免蛋白 C 缺乏引起的致命性血栓形成；合并乙型或丙型肝炎等继发性于肝脏疾病的血友病 A 和 B 患儿可考虑肝移植，以增加Ⅷ、Ⅸ因子的产生。

6. 脂肪代谢性疾病　脂肪储积疾病包括：Gaucher 病、Niemann-Pick 病、Wolmanl 病、胆固醇酯储积症，以及溶酶体累积疾病（黏多糖增多症），都是以肝外酶广泛缺乏为特征的一组疾病，往往合并有中枢神经系统病变。这类疾病单纯进行肝移植手术效果往往不佳。对于黏多糖增多症患儿，可选择实施骨髓和肝脏联合移植；对 2A 型家族性高胆固醇血症患儿，早期肝移植可避免致命的心脏和大动脉粥样硬化，对已有心脏疾病患儿，部分中心考虑肝脏和心脏联合移植。

7. 尿素循环异常　鸟氨酸氨甲酰转移酶缺乏是最常见类型，由于代谢酶主要位于肝脏，肝移植可终止其尿素循环异常，但如果肝移植较晚会不可避免地出现神经损害。

8. 糖原累积病　其病理特征为组织中异常糖原沉积，沉积器官包括：肝脏、心脏、骨骼肌、肾脏和脑。过度糖原沉积是由于糖原向 6-磷酸葡萄糖转化相关酶活性下降，儿童常有非特异性胃肠道症状、发育停滞，后期出现肝脾大、门脉高压、腹水、肝功能衰竭，未经治疗常在在发病后 2～4 年内死亡。其中Ⅰ、Ⅲ和Ⅳ型与肝病有关，Ⅰ型肝细胞腺瘤发生率超过 50%，Ⅳ型肝硬化发展较快。移植手术前需要明确疾病类型，并评估肝外病变情况。部分患儿移植后只能减轻症状。

9. 其他代谢紊乱　新生儿铁储积症常导致患儿出生后几天便死亡，症状轻者可出生后几周内行肝移植；原发性高草酸盐尿症，为肝脏内代谢酶缺乏，肾衰竭前需行肝移植；胆汁酸障碍、有机酸血症患儿也可考虑肝移植。

（三）急性急性肝功能衰竭

急性肝功能衰竭是指既往无肝病病史，起病 8 周内出现肝坏死和肝性脑病，具体病因包括：病毒性

肝炎、有毒物质(毒蘑菇)、代谢异常(高酪氨酸血症和 Wilson 病)、药物中毒(对乙酰氨基酚、异烟肼)。临床表现为肝功能迅速衰竭、昏迷直至死亡,病死率高达 60%～85%,肝移植 5 年生存率 75%。如何确定手术时机是其难点,通常临床认为移植手术最好在脑水肿出现前进行,有创的颅内压测定有助于手术判断,但也有出血风险。凝血酶原时间>100 秒,黄疸持续时间>100 天,V 因子水平低于正常对照 20%,年龄<11 或>40 岁,提示预后不良。

(四) 慢性活动性肝炎和肝硬化

新生儿肝炎、慢性病毒性肝炎、自身免疫性肝炎、隐源性肝炎均可导致后期肝硬化、肝功能衰竭,儿童较成人少见。其中丙型肝炎肝移植后复发率 4%～6%,病变进展迅速,病死率可达 23%。自身免疫性肝炎早期激素有效,若副作用严重或疾病不断进展,则需考虑移植。

(五) 肝脏恶性肿瘤

肝母细胞瘤是儿童期最常见的原发性肝脏恶性肿瘤,这种肿瘤常局部浸润生长,远处转移发生较晚,肝移植适合那些无法切除又无远处转移的患儿,肝母细胞瘤肝移植后长期生存率超过 50%。其他上皮样血管内皮瘤和肉瘤也可考虑肝移植,而肝细胞癌由于恶性程度较高,较早转移,很多无法移植。

(六) 其他疾病

Budd-Chiari 综合征(巴德-吉(基)亚利综合征)可由系统性红斑狼疮、红细胞增多症、高凝状态、肿瘤外压、膜性梗阻等原因导致,当此类疾病引起肝功能衰竭则应考虑肝移植,移植手术后 3 年生存率达 88%。

对于囊性纤维化患者,若肺部病变轻微可考虑肝移植;Caroli 病,肝移植适用于其中胆管弥漫性囊性扩张伴有难治性胆管炎患儿;先天性肝纤维化引起的门脉高压不是肝移植适应证,可行门体分流手术。

三、肝移植禁忌证

肝移植绝对禁忌证包括:HIV 阳性、无法控制的全身感染、合并肝外恶性肿瘤或肝外器官异常。相对禁忌证包括:肝外疾病以及社会心理因素。具体病种而言,急性肝功能衰竭合并严重的肺动脉高压或需要高浓度氧气和高压通气时,不适合肝移植,而肝肺综合征引起的 A-V 分流及低氧,仅为血流分布异常,仍可考虑移植。

四、患者的评估和选择

患者选择需要多学科的配合,评估小组常包括:外科、肝病科、麻醉科、神经科、肾病科及重症监护专家参与。我国目前已有完备的网上移植等待系统:中国人体器官分配与共享计算机系统(http://www.cot.org.cn)。患儿紧急程度可根据儿童终末期肝病评分(pediatric end-stage liver disease,PELD)来计算:PELD 分值 = (0.436×年龄) − (0.687×LN(白蛋白)) + (0.480×LN(胆红素)) + (1.857×LN(INR)) + (0.667×生长停滞)×10,患儿小于 2 岁和体重小于均数 2 个标准差,均有相应的上浮参数。评分要求有肝功能、凝血及身高、体重等参数,对于 PELD 评分小于 10 分的患儿需要每年进行重新评分,11～18 分的患儿则需要每 3 个月进行重新评估,19～24 分需每月重新评估,而对于大于 25 分患儿需每隔 14 天进行重新评价一次。目前认为 10 分以上患儿需积极考虑移植,而 20 分以上患儿则需考虑急诊肝移植,此评分标准适用于 11 岁以下患儿。对 12 岁及以上患儿可使用成人相应的评分(model for end-stage liver disease,MELD 评分),MELD 分值 = 3.8LN[胆红素(mg/dl)] + 11.2LN(INR) + 9.6LN[肌酐(mg/dl)] + 6.4(病因:胆汁性或酒精性 0,其他 1)。评分与等候时间等因素将影响患儿等候名单上的顺序。

五、移植所需肝重量的计算

肝脏是人体最重要的代谢和免疫器官,移植肝的重量与患儿的预后密切相关,如果供肝体积过小不足以满足机体代谢需要时,会导致小肝综合征,影响术后恢复。动物实验结果表明,门静脉血流通过较小移植肝脏对肝组织会造成严重的灌注损伤,进而导致肝功能衰竭;反之如果移植肝体积过大,会导致腹腔压力增高,呼吸困难,心脏和肾脏血液回流障碍,特别是移植肝体积过大导致的血流灌注不良是门静脉血栓的重要原因。小儿移植肝的重量受患儿的体重、腹腔情况、身体状况和供肝质量等因素的影响。例如合并门静脉高压或者肝功能晚期危重的受体比一般的受体需要的肝脏要大,供肝合并脂肪肝或者缺血时间过长时,需要的肝脏也要相应增大。日本京都大学[2]在实验和临床研究的基础上提出了最低移植肝重量的标准。他们发现移植肝重量与受体的体重比(GW/RW)<0.8% 的患者术后五年的

生存率(59.7%)比 GW/RW 在 0.8%～1.0% 之间的生存率(79.5%)低,同样后者比 GW/RW 在 1.0%～3.0% 的生存率(91.8%)低,但是 GW/RW>5.0% 者生存率为 62.5%。他们提出了标准移植肝的重量范围 GW/RW 值在 1.0%～3.0% 之间比较合适,这个重量相当于受体标准肝重量的 50%。

六、小儿肝移植供肝切取的手术术式

与小儿受体体重相匹配的供肝基本上难以得到,如果将成人的肝脏完整地移植到小儿受体,因为血流灌注不足,会造成肝内血流动力学异常进而导致移植肝坏死,手术失败。因此小儿与成人肝移植在术式上有很大区别,部分肝脏移植是小儿肝移植技术的特点(图 53-1)。小儿以成人肝为供体,可采用减体积肝移植,劈离式肝移植(即将肝脏一分为二,分别移植给两个受者)和活体部分肝移植术式。

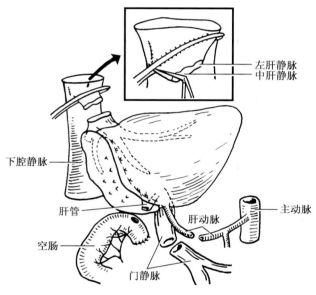

图 53-1　小儿左外侧部分肝移植基本技术图

(一) 减体积肝移植术

减体积肝移植(RSLT)于 1984 年首次报告,肝脏移植物在体外被修剪成有功能的肝叶或肝段,用于解决儿童供肝匮乏。一个成人的肝脏被剪裁缩小为一个适合于一个小儿需要的保留完整进出管道的较小体积的肝脏,而剩余的另一部分肝组织则被废弃。其总的原则是保留移植部分的肝脏在重量和形态上符合受体,同时在切割过程中必须保存供肝的门静脉、肝动脉、胆管和肝静脉完好无损。根据受体的体重,在小儿常用肝脏切取如下肝叶或段(图 53-2):①左外侧叶(Ⅱ+Ⅲ 段);②扩大左外侧叶(Ⅱ+

Ⅲ+Ⅰ 段+下腔静脉);③左叶(Ⅱ+Ⅲ+Ⅳ 段或 Ⅱ+Ⅲ+Ⅳ+Ⅰ 段+下腔静脉);④右叶(Ⅴ+Ⅵ+Ⅶ+Ⅷ 段或 Ⅴ+Ⅵ+Ⅶ+Ⅷ 段+下腔静脉)。从目前减体积肝移植应用情况来看,受体与供体的体重比(RW/DW)在 1/10 以下时,取左外侧叶;RW/DW 比在 1/10～1/4 之间时,取扩大左外侧叶;RW/DW 比在 1/4～1/2 时,取左叶;RW/DW 比在 1/2 以上时,取右叶。

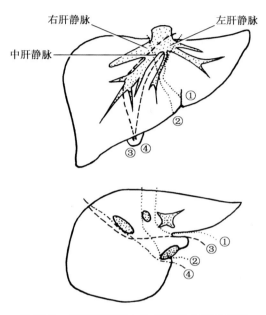

图 53-2　肝移植切取方法与肝脏血管的关系
①左外侧叶;②扩大左外侧叶;③左叶;④右叶

1. 血管的保留和成形　移植肝血管的条件是肝移植手术成功的关键,减体积肝移植的优势在于术者可以根据受体的需要选择保留供肝的血管,而不必顾及残余部分肝组织的损害。术前根据影像学资料了解门静脉、肝动脉和肝静脉的解剖特点,计划所需供肝血管的长度、直径。例如,胆道闭锁患儿常常合并门静脉狭窄或闭塞,要留取供肝的门静脉主干替代受体的门静脉;肝肿瘤患儿的下腔静脉受累时,可保留供肝的下腔静脉,以达到最佳吻合。供肝的肝静脉越短吻合口越大,术后发生流出道扭转和梗阻的可能性越小。选择右半肝作为移植物时,因为右膈下肝窝是其自然位置,术后肝脏稳定,不易移位而导致血管扭曲;而取左半肝或左外侧叶移植,术后肝脏极易向右膈下肝窝内移位,手术中要尽可能短地保留肝静脉,而多保留一定长度的门静脉和肝动脉,以备肝脏向右后移位后避免血管受到牵拉。将供肝的镰状韧带与白线缝合固定也有减少肝脏移位的作用。

2. 胆管的保留　小儿肝移植术后肝管吻合口

狭窄仍然是并发症的首位,减体积肝移植术后肝管并发症与冷缺血时间、肝管吻合端血运以及吻合技术等因素密切相关。尽可能短地保留供肝侧胆管的长度,保证断端有活动性出血,避免对肝管游离,减少肝门解剖可以有效地预防术后吻合口狭窄。

3. 肝实质割离技术 肝实质割离是减体积肝移植术中的重要步骤,要求保留侧肝脏血管和胆管完好无损的同时,确切结扎断面上的血管和胆管分支,以防止恢复血流后断面渗血和胆漏发生。首先根据供体所需肝重量选择保留的肝段或肝叶,然后沿其边缘及所要保留的血管画线。用超声吸引刀(CUSA 刀,功率 20～30Hz)沿切线破碎肝组织,剩余的索条仔细一一结扎,其内含有血管和胆管。在离体状态下无法看到肝断面上是否有开放的细小血管和胆管(图 53-3、图 53-4),确切结扎所有断面上的索条组织是预防术后渗血的最有效措施。为了杜绝保留侧肝叶门静脉、肝动脉和胆管主干的损伤,在割离肝实质后在肝内断离缝合这些管道。最后在肝实质的断面上喷涂一层纤维蛋白生物胶以利于预防小血管渗血。减体积肝移植的优点是可以根据受体的需要随意保留肝实质和血管,技术相对简单,增加受体手术的安全性。缺点是离体状态下切割肝脏,术后创面容易渗血,浪费了另一半肝脏。

(二) 劈离式肝移植

劈离式肝移植(SLT)是减体积肝移植和亲体肝移植逐步发展而达到的最高阶段。通过该技术,一个成人肝脏被分割成两个有功能的移植物。较大Ⅳ～Ⅷ段移植给成人,较小Ⅱ～Ⅲ段移植给儿童。

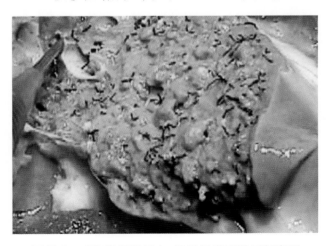

图 53-3 减体积肝移植中,采用超声吸引刀割离肝实质

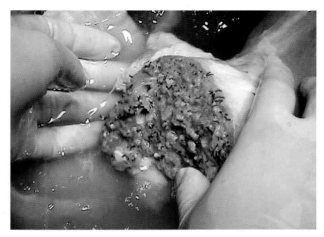

图 53-4 切割后肝脏的断面

其中体外供肝分离,主要是将肝脏从尸体上切除后分离,而原位供肝分离则是在切取前体内原位分离,手术类似于亲属活体肝移植供肝切取。劈离式肝移植最大限度地利用了供肝,有希望取代非急诊情况下其他术式。

供肝按常规灌注修剪后,为了更精确地了解移植肝的解剖情况,及早发现变异和指导分离手术,应分别从门静脉、肝动脉主肝和胆总管注入造影剂行动脉和胆管造影。由于肝脏的解剖非常复杂,变异极为常见,故并非每个供肝均可以分离。有人研究显示,约 86% 的供肝适合作劈离式肝移植术(图 53-5)。

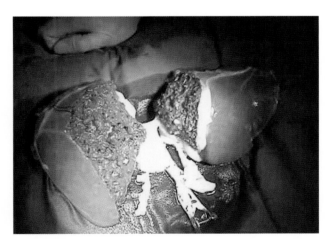

图 53-5 肝脏割离为左外侧叶和右后叶,准备移植给两个小儿

从肝门的后侧入路,分离门静脉的左支和右支,分离肝左动脉和肝右动脉。在大多数病例中,劈开离断位置应在门静脉的左支和肝右动脉,因为二者较长,这样有利于受体手术时血管吻合更加方便,而

将血管主干保留给对侧。胆总管绝大多数保留在右半肝,这是因为左肝管较长。如果一侧供肝的血管不足,可以采用血管移植物架桥以延长血管长度,保证吻合的无张力。

肝实质的分离线要位于主肝裂的左侧,将肝中静脉保留于右肝。其他肝实质分离方法与减体积式肝移植相同。若将Ⅳ段与右叶一起分离则植入前必须将第Ⅳ段切除,以免发生胆汁漏和肝段组织坏死。若将第Ⅳ段与左外侧叶一起分离,因为肝中静脉保留在右肝,则其静脉回流受阻,所以目前主张也应将第Ⅳ段做大部切除。

近年来原位劈离式肝移植在欧美国家广泛开展,由于供体为有心跳的"脑死亡"病例,它具有冷缺血时间短,避免两侧肝叶管道损伤和隔离断面止血好等优点。1992年加州大学洛杉矶分校率先开始尝试,1996年,Rogers报道了一组14例患儿,术后6个月人和移植物生存率分别为92.8%和85.7%,术后胆道并发症及腹腔内出血等并发症发生率明显降低。其术中技术有些类似于活体肝移植。

(三) 小儿活体部分肝移植

1. 供体的选择　与患儿血型匹配者均可作为供者,这里包括父母、祖父母及父母的兄弟姐妹。供者需做严格的体检,血型力争同型,至少需按照输血规则,即O型血供者植入任何受者,A与B型血可给予同型受者,AB型可以接受其他血型供肝。术前行CT肝扫描,计算供者左外侧叶肝体积(图53-6),因为肝的比重大约为1,所以肝脏的重量与体积的数值相同,了解其是否与患儿腹腔相配。一般来

讲供肝重量要达到受体体重的1%~3%,部分体重较轻小儿,切取供体肝左外叶即可。术前需做腹腔动脉造影以了解肝血管的解剖(图53-7)。

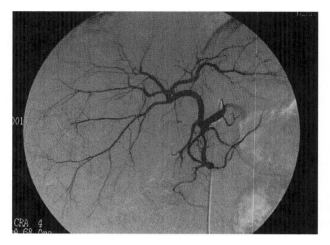

图53-7　活体部分肝移植供体术前肝动脉造影显示左肝动脉起源于肝右动脉的前支

2. 供肝切取术　双肋弓下切口,为暴露清楚,必要时在切口正中向剑突方向上切开,切断肝三角韧带。游离出所取肝叶的肝静脉,门静脉支及肝动脉支,根据术中B超和胆道造影结果,确定肝脏的切线,可选择镰状韧带右侧;肝中静脉两侧及肝右静脉右侧等标记,采用CUSA刀、超声刀或蚊氏钳夹碎肝技术断离肝实质(图53-8),避免挤压移植侧的肝实质,间断阻断这些血管可减少出血。肝脏一旦离体后立即经门静脉灌注4℃保存液。

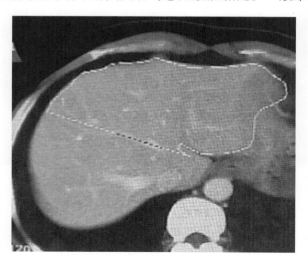

图53-6　对活体部分肝移植供体术前采用CT检查,测量计算左肝体积

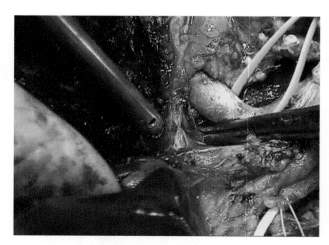

图53-8　活体部分肝移植供体手术中游离门静脉,断离肝实质和肝管

3. 灌注与修肝手术　准备无菌冰块、组氨酸-色氨酸-酮戊二酸盐液(histidine-trytophan-ketoglutar-

ate,HTK 液），通常左叶 3000ml，右叶 5000ml，生理盐水 2000ml，林格液 500ml，每 1000ml HTK 液体加入 2000U 肝素，以上液体均 4℃保存。灌注通常选择门静脉，而肝动脉为避免内膜损伤，通常不行灌注，肝脏植入前，再次用 5% 白蛋白 400ml 或 250ml 乳酸林格液再次灌注，使得脏器在手术时保持低温，对于 ABO 血型不合的供肝，可用 HTK 液右侧肝脏 2000ml，左侧肝脏 1000ml 再次灌注，以排出所有红细胞，门静脉灌注后可用 5～10mlHTK 液灌注胆道。

灌注的肝脏需做供肝血管和胆管的修整，门静脉左干过短，可取供体的肠系膜下静脉或左侧卵巢静脉做静脉移植，右前、右后门静脉间隔膜可修剪后连续缝合，当两静脉单独开口但距离较近时，可合并吻合口，并做修剪。动脉要注意有无血栓。肝静脉当左支和中支共同道较长则不需要整形，否则要修剪隔膜并做延长，肝中静脉大的属支无法与下腔直接吻合时，可做静脉移植搭桥手术（图 53-9）。

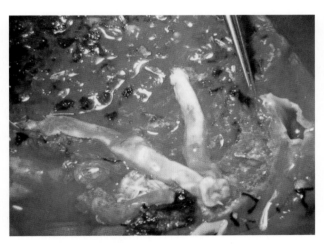

图 53-9　肝脏断面上存在两根直径超过 0.5cm 的引流 V、Ⅷ段的肝中静脉属支，分别用间置血管延长并与下腔静脉吻合，以确保肝段血液流出道通畅

供体手术部分需要将肝尾状叶及中叶血液供应损伤的肝脏切除，以免术后出现胆痿等并发症。供体手术绝大多数是安全的，术中出血 94.1% 少于 1000ml，术后 78.5% 供体住院天数小于 14 天，大多数供体术后可从事原工作，术后死亡率为 0～1%，目前全世界仅报道 10 例供体术后死亡，3 例因捐肝出现严重并发症。

（四）受体手术

1. 全肝切除术　患儿以往多次行肝门部手术，由于粘连及门静脉高压，在行肝切除手术时，失血会非常严重，甚至会危及患儿的生命。为了避免出血，从未曾手术的区域入路游离肝脏，如从肝右外侧叶，升结肠侧韧带及十二指肠侧韧带部位开始，然后找到 Roux-Y 的肝支肠管，进而找到肝门，将 Roux-Y 的空肠祥从肝门部松解，解剖游离门静脉及肝动脉。向肝内游离，在左右肝动脉及门静脉的分叉处以远断离血管，结扎远端。对于门静脉近端要游离到肠系膜上静脉与脾静脉的汇合处，切除肝脏，而保留下腔静脉完整（图 53-10～图 53-13）。

2. 肝静脉重建　根据供体肝静脉的解剖形态和供体肝段的数目来选择肝静脉与腔静脉吻合的部位。在行受体全肝切除时，要尽量多保留肝静脉的残端，以便于吻合。一般移植肝叶有一个肝静脉开口，它可以与受体的左肝静脉端直接吻合（图 53-14）。如果移植肝叶有两个静脉开口，开口距离不超过 10mm，可将两血管之间缝合，形成一个共同开口管腔与受体肝静脉吻合。当移植肝叶的两个静脉

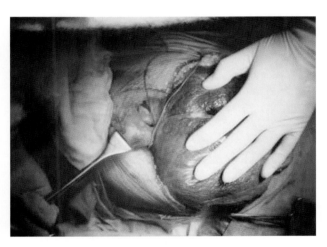

图 53-10　游离受体的肝上下腔静脉

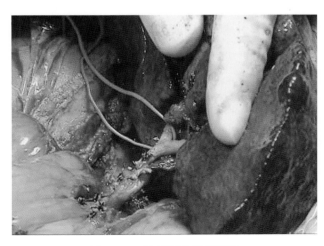

图 53-11　游离受体的门静脉

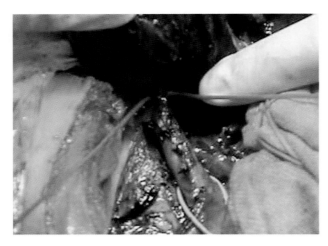

图 53-12　游离受体的肝后下腔静脉

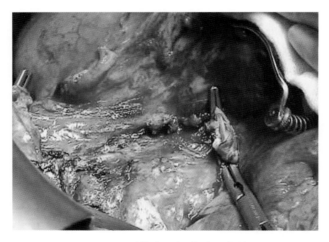

图 53-13　受体全肝切除后肝床所见

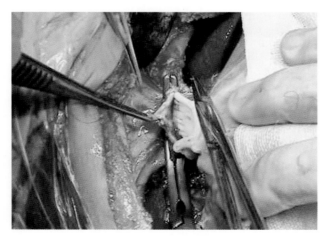

图 53-14　肝静脉吻合

开口距离超过 10mm，这两个开口只能分别与受体的肝右和肝左静脉端相吻合，肝短血管直径小于5mm 可予以结扎，大于 5mm 则需要另行吻合，以防肝脏术后血液回流障碍。肝中静脉是否保留是手术的难点之一，肝中静脉引流Ⅳ段右侧及Ⅴ段、Ⅷ段肝叶，切取含有肝中静脉肝脏作为移植物，可能会导致供体Ⅳ段回流障碍，肝脏淤血坏死，故供体Ⅰ、Ⅱ、Ⅲ段必须足够代谢需要；而保留肝中静脉给供体，则受体在移植时，需要吻合直径大于 5mm 副肝右静脉、肝短静脉以保证移植肝有足够的流出道，必要时甚至架桥以确保引流。

3. 门静脉吻合重建　移植肝的左门静脉平均长（20.3±1.5）mm，直径（7.1±0.3）mm，一般与受体门脉相吻合。为了增加受体门脉吻口端的直径，在其左右分叉处切断，然后修剪成喇叭口状。受体门静脉的口径在 4mm 以上，均可与移植肝的门静脉直接端-端吻合。供体的卵巢静脉、肠系膜下静脉，供体的肾静脉以远的下腔静脉以及受体的髂外静脉均可用于替代门静脉的长度不足。小儿的肝脏血管细小，壁薄，为了避免吻合口狭窄特别是考虑到日后生长的需要，在做血管吻合时吻合线要细，常用 6-0 或7-0 Prolene 尼龙线或 PDS 可吸收线吻合肝静脉和门静脉，血管后壁连续缝合而前壁间断缝合，针距和缘距要小，一般在 1mm（图 53-15）。在取成人供肝的门静脉主干与小儿受体的门静脉做吻合时，后者需要做相应的扩大成形使二者的口径相吻合，以防止口径相差悬殊，门静脉血流入粗大受体血管后产生涡流，导致血栓形成。

4. 肝动脉吻合重建　肝动脉的吻合是肝移植难度最大及问题最多的步骤。例如肝左动脉直径小和长度短，一旦吻合失败出现栓塞就会导致急性移植肝缺血坏死，或肝管缺血所致的一系列并发症。目前为了保障肝动脉吻合的成功，许多肝移植中心采用显微血管吻合技术。肝动脉的弹性好，壁较厚，在 5 至 10 倍的外科显微放大镜下显示得非常清楚，通常用 8-0 或 9-0 的尼龙线间断吻合 8 针即可（图53-16，图 53-17）。为了避免血栓形成，术中需要肝素抗凝，这样术中必须严格止血，因为血肿是术后感染的主要原因。

小儿的肝动脉较细，为了预防术后狭窄和血栓发生，在肝动脉吻合中选择粗大的动脉分支或主干做吻合。尽量选择与移植肝动脉直径相同的受体肝动脉主干或分支。受体可供选择的血管有肝右动脉、肝左动脉、肝中动脉及肝固有动脉。在血管分叉处，采用分支补片技术可以大大增加吻合口的直径。如果供体和受体的动脉管径仍有差异，可将小口径血管修剪成斜面、劈开吻合。移植肝段如果有两个

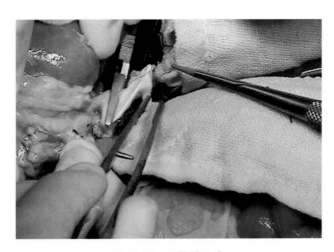

图 53-15　门静脉吻合

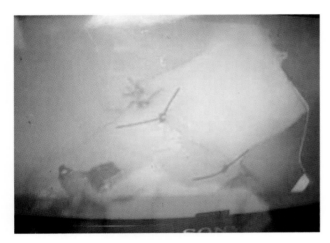

图 53-16　显微镜下肝动脉吻合

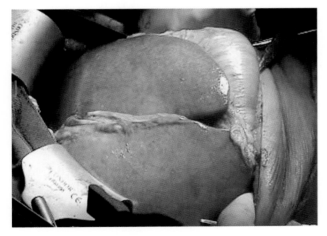

图 53-17　血管吻合血流恢复后,见肝脏实质红润,有光泽

肝动脉开口,尽管肝实质内二者间有吻合,但是为了增加手术的安全,主要两个动脉均要与供体肝动脉做吻合。自从显微血管吻合技术的引入,保障了肝

动脉吻合的成功率,术前肝动脉造影已不再是术前准备的必须检查项目。

5. 胆道的吻合重建　胆道的重建采用胆总管-胆总管端-端吻合或 Roux-Y 肝管空肠吻合术式。为了避免术后发生胆汁漏,可用电凝在空肠祥侧壁上切一小孔,因为移植肝管的口径通常很小,此孔要尽量地小些,以恰好容纳肝管为度,使用 6-0 无损伤可吸收缝合线间断缝合胆管胆管或胆管空肠吻合口。有学者报告吻合口放置支架管可以降低吻合口狭窄并发症的发生率,若有两根小胆管,则肠管上两吻合口距离需要为小胆管距离的 3 倍,以防术后出现瘢痕挛缩。

6. 活体肝移植伦理　由于活体肝移植需从活的供体身上切取部分肝脏,故供体的安全更是其重要的伦理学前提。活体肝移植术对供体利益造成的损害是必然的。在医学伦理学尊重生命的基本原则下,要将对供体的损害降至最低,即将优先考虑供体的原则。其次,预期受者预后良好也是活体肝移植需要遵循的伦理原则,否则供者就没有必要冒着巨大的风险去捐献肝脏。再次,供体与受体必须充分知情同意,受体及供体双方必须对活体肝移植的风险充分知情。其中供体自愿是首要原则。

七、术后的监测与处理

(一) 供体的术后处理

患者术后通常进 ICU,拔管早,也可直接回普通病房。麻醉清醒后多半卧位,术后三天内可气道给氧,并每天雾化吸入。术后液体补充需注意胃肠减压量及腹腔引流液的补充,术后 3 天通常可以恢复经口进食,腹腔引流管需每天检查引流物的性质和颜色,通常术后 5 天左右拔除,如有胆漏则需保持引流通畅,并做适当冲洗,拔管前可造影或做 MRCP 了解胆漏情况。患者术后 1 周内隔天进行肝功能、凝血及血常规检查,注意避免高凝状态;术后第 1、2、3、5、7 天做肝脏彩超了解肝周血管及腹腔、胸腔积液情况;术后 1 周、1 个月、3 个月、半年及一年做 CT 或 MRI 了解肝再生情况。术后患者一般一周左右肝脏恢复到原先的 70%,大多能在术后一年内接近原先的肝脏体积,肝功能术后两周多能恢复正常。

(二) 受体的术后处理

术后受体患儿多会出现低体温,需要经过加温器及温毯等措施改善这一情况。儿童气道较细,容易被分泌物所堵塞,造成窒息,所以需要增加气道抽吸次数,术后48小时内需每隔6~8小时监测血常规、电解质、血糖、动脉血气、动脉血酮体比率以及凝血常规。每天检查肝功能。术后患儿通常两个肋下均有引流管,部分患儿腹水较多,需注意额外丢失量的补充,腹水乳糜成分较多,要增加蛋白供给,引流液中出现大量血液或胆汁需急诊再次手术。液体复苏需根据患者中心静脉压、尿量等参数做小剂量每6~8小时做相应调整,凝血时间可适当延长,APTT控制在正常值的1~1.5倍,术后1周内患儿需每天B超观察肝脏血流情况。术后早期3~5天,最好由专职PICU医生对患儿进行监护管理。

八、术后并发症及处理

Goss1996年报告190例小儿肝移植结果,受体1年、2年和5年的存活率分别为83%,80%和78%。Otte于1994年的大宗报告结果与之相似。而日本、香港等国家和地区的专家报告,最近小儿活体部分肝移植的成活率达90%~100%。

(一)供体术后并发症

从几组大宗的活体部分肝移植报告看,对术后随访1个月至1年半,供体均健康存活,生活未受到影响,平均术中失血量350ml,一般术中不需输血,平均术后住院时间6天。

供体术后的并发症发生率为6%,随着技术提高有下降趋势。并发症有:①术中脾破裂,可能由于术中牵拉损伤所致。②肝切面胆汁漏,通过经皮肤引流可愈。③膈下积液和感染,引流抗感染处置后,可痊愈。④术后胃底向内侧移位所引起的吞咽困难,待剩余肝脏增大后,症状自然消失,不必治疗。

(二)受体术后并发症

小儿活体部分肝移植后,一年之内其生长发育较同龄儿稍落后,这与使用皮质激素有关。但以后生长发育明显改善,可达到同龄儿速度。

1. 肝动脉栓塞 肝动脉在小儿肝移植术后发生率为13%~17.8%,肝动脉栓塞与患儿肝动脉的直径大小和吻合技术有直接关系。6个月以下年龄组,患儿肝移植术后出现肝动脉栓塞率较大龄儿童高。使用显微外科吻合技术后,肝动脉发生栓塞率较以前明显减低。肝动脉栓塞可表现为肝坏死,胆瘘和胆道梗阻症状。有些患者可以没有症状仅在多普勒超声检查中发现。一旦出现栓塞可早期切开取栓,如血管仍然不通畅只能切除

供肝行二次肝移植术。

2. 门静脉栓塞或狭窄 Kawarasaki报告,小儿肝移植术后门静脉栓塞的发生率为7.4%~12%。常见原因是门静脉扭曲狭窄或者术前已存在门静脉炎和血栓。多普勒超声检查可明确诊断。早期诊断后,行血栓摘除术和修整静脉边缘重新吻合术,有希望挽救移植肝。

3. 肝静脉狭窄 肝静脉狭窄的发生率为4.4%,与肝动脉和门静脉梗阻不同,其发生较晚,症状为肝大,腹水和肝功能不良,死亡率为33%。静脉狭窄的原因是吻合口狭窄或者肝静脉保留过长而引起扭曲。采用球囊扩张狭窄的吻合口可以得到良好的改善。

4. 肝管并发症 肝管并发症的发生率为14%左右,表现为胆瘘和胆肠吻合口狭窄。其发生原因为:胆管血运不良;肝管直径过小,吻合技术不佳;遗漏了供肝的迷走肝管;肝动脉血栓形成和病毒感染等。肝管的并发症一经诊断明确,必须紧急手术解决。及时适当处理,均能治愈,不影响移植肝的存活。

(三)非手术相关性并发症

1. 急性排斥反应 发生率约34%,只有靠肝活检才能与肝炎相鉴别,以明确诊断。一般经泼尼松龙冲击治疗,均可缓解。如对激素无效,可采用FK506或OKT3。

2. 慢性排斥反应 小儿肝移植术后慢性排斥反应较少见,约1.5%。目前尚无有效药物控制慢性排斥反应的进展。

3. 病毒感染 小儿术后病毒感染发生率较高,其中EB病毒感染约15%,巨细胞病毒感染约1.5%。术后病毒感染并不可怕,采用快速PCR技术检测病毒的DNA可以早期准确诊断。一旦确认后,采用降低免疫抑制剂的剂量,同时配合应用球蛋白,抗病毒药物如阿昔洛韦(aciclovir)和更昔洛韦(ganciclovir)多能有效控制。

九、小儿肝移植展望

40年来,小儿肝移植在发达国家中无论在基础理论还是在临床技术上均获得了巨大的成功,在我国也逐渐起步。我国是先天性胆道畸形的高发病国家,肝移植在不久的将来一定会发展成为挽救终末期肝病患儿生命的常规性治疗方法。但目前仍有许

多问题需要解决：普及小儿肝移植技术，建立小儿肝移植专业队伍或中心，提高手术技术和围术期监护管理水平；鼓励和弘扬无偿捐献制度，提高供肝质量；完善全国肝移植协助和器官分配网络；在技术水平成熟基础上，降低医疗费用；政府部门和各种社会资金从经济上应大力支持，设立专项基金；扩大小儿肝移植数量，提高移植成功率；大力宣传和开展小儿活体部分肝移植，可能的情况下商讨增加脑死亡严格的定义，探索活体劈离式肝移植术等可能提高供肝质量的技术；不断增强国际间的交流与合作等。相信如同200年前外科技术出现后挽救了无数人的生命一样，当肝移植逐渐成为一种常规技术后，必将使许多终末期肝病患者看到生的曙光。

（李 龙）

参 考 文 献

1. 管文贤,窦科峰,李开宗,等.活体肝部分移植受体手术的血管外科操作技巧.中华普通外科杂志,1999,14:301-302.
2. 朱焕改,史宪杰,冯玉全,等.小儿同种异体肝移植术后感染的监测和预防.中华医院感染杂志,2000,5:367.
3. 严律南,卢实春,金立人,等.减体积肝移植:附1例报告.中国普外基础与临床杂志,2000,25:152.
4. 李龙 余奇志 黄柳明,等.小儿亲体部分肝移植二例报告.临床小儿外科杂志,2002,1:158.
5. 李龙 余奇志 黄柳明,等.小儿亲体部分肝移植的手术要点探讨.临床小儿外科杂志,2002,1:244.
6. Bismuth H,Houssin D. Reduced size orthotopic liver graft in hepatic transplantation in children. Surgery,1984,95:367-372.
7. Ledesma-Medina J,Domingues R,Bowen A,et al. Pediatric liver transplantation,I. standardization of preoperative diagnostic imaging. Radiology,1985,157:335.
8. Cardella JF,Castaneda-Zungiga WR,Hunter D,et al. Angiographic and interventional radiologic considerations in liver transplantation. AJR,1986,146:143-153.
9. Millis JM,Berms JJ,Hiatt JR,et al. Orthotopic liver transplantation for biliary atresia. Arch Surg,1988,123:1237.
10. Pichlmayr R,Ringe B,Gubernati SG,et al. Transplatation of a donor liver to two recipients (splitting transplantation-a new method in the furter development of segmental liver transplation). Langenbecks Archiv fur Chirurgie,1988,373:127-130.
11. Emond JC,Whiting PF,Thistlethwaite JR,et al. Reduced-

size orthotopic liver transplantation:use in the management of children with chronic liver disease. Hepatology,1989,10:867.
12. Strong RW,Lynch SV,Ong TH,et al. Successful liver transplantation from a living donor to her son. N Engl J Med,1990,333:1505.
13. Otte JB,de Ville J,Sokal E,et al. Size reduction of the donor liver is a safe way to alleviate the shortage of size matched organs in pediatric liver transplantation. Ann Surg,1990,211:146-157.
14. Otte JB,de Ville de Goyet J,Alberti D,et al. The concept and technique of the split liver in clinical transplantation. Surgery,1990,107:605-612.
15. Tanaka K,Uemoto S,Tokunaga Y,et al. Surgical techniques and innovation in living related liver transplantation. Ann Surg,1993,217:82-91.
16. Haberal M,Bilgin N,Buyukpamukcu N,et al. Liver donor hepatectomy in partial liver transplantation:surgical technique and results. Transplant Proc,1993,25:1899.
17. Emond JC,Heffron TG,Kortz EO,et al. Improved results of living-related liver transplantation with routine application in a pediatric program. Transplantation,1993,55:835.
18. Kawasaki S,Makunchi M,Hashikuray Y,et al. Preoperative messurement of segmental liver volume of donors for living related transplantation. Hepatology,1993,18:1115.
19. Helfrom TG,Anderson TC,Matamoros A,et al. Preoperative evaluation of donor volume in pediatric living related liver transplantation:how accurate is it? Transplant Proc,1994,26:135.
20. Tanaka K,Uemoto S,Tokunaga Y,et al. Living related liver transplantation in children. 1994,168:41-48.
21. Kibbler CC. Infections in liver transplantation:resk factors and strategies for prevention. J Hosp Infect,1995,30:209.
22. Ku Y,Fukomoto T,Nishida T,et al. Evidence that portal vein decompression improves survival of canine quarter orthotopic liver transplantation. Transplantation,1995,59:1388-1392.
23. Kostelic JK,Piper JB,Leef JA,et al. Angiographic selection criteria for living related liver transplant donors. AJR Am J Roentgenol,1996,166:1103-1108.
24. Fan ST,Lo CM,Liu CL. Donor hepatectomy for living-donor liver transplantation. Hepatogastroenterology,1998,45:34-39.
25. Rela M,Vougas V,Muiesan P,et al. Split liver transplantation:King's College Hospital experience. Ann Surg,1998,227:282-289.

26. Kiuchi T,Kasahara M,Uryuhara K,et al. Impact of graft size mismatching on graft prognosis in liver transplantation from living donors. Transplantation,1999,67:321-327.

27. Lo CM,Fan ST. Living donor liver transplantation in adults. Graft,2000,3:260-264.

28. Gundlach M,Topp S,Broring D,Rogiers X. Split liver transplantation (SPL). Ann Transpla,2000,5:38-42.

29. Sommacale D,Farges O,Ettorre GM,et al. In situ split liver transplantation for two adult recipients. Transplantaation,2000,69:1005-1007.

第五十四章

胰腺移植与胰岛细胞移植

第一节 胰腺移植

【概述】

胰腺移植(pancreatic transplantation)是为胰岛素依赖型糖尿病患者提供生理胰岛素的替代治疗,是指将具有活力的全部或部分胰腺,从一个个体移植给另一个个体,使受体获得胰腺内分泌功能。世界首例胰肾联合移植手术由美国明尼苏达州立大学的 Kelly 和 Lillehei 完成,开创了人类胰腺移植的先河,虽然患者仅存活 2 个月,不幸死于败血症和排斥反应,但 1966—1973 年间在明尼苏达州立大学又仍实施多达 13 例的胰腺移植中,Lillehei 设计全胰十二指肠带蒂血管移植到髂血管并将十二指肠与小肠吻合内引流,因开始的效果并不像现在一样好,故一些外科学家设计了十二指肠膀胱吻合替代技术,至 1977 年全球共实施 57 例胰腺移植手术,但总体效果并不令人满意。1978 年环孢素(CsA)的问世,为胰腺移植及其他移植开创了新纪元,同时随着手术技术不断的提高,供体的选择与保存逐渐标准化,排斥反应诊疗技术的进步以及术后并发症处理经验的不断累积,胰腺移植得以广泛开展,目前已经成为治疗终末期糖尿病的金标准。根据国际胰腺移植登记中心(International Pancreas Transplant Registry, IPTR)的统计,至 2001 年 10 月,全球已实施超过 17 000 例胰腺移植手术,其中美国约有 11 500 例,移植胰腺 1 年和 3 年有功能生存率分别为 83% 和 77%,至今全球已超过 35 000 例胰腺移植。

有关胰腺移植在小儿年龄组中的应用并不普遍,其中多数同时患肾衰竭的儿童需要联合肾移植,这些必须接受免疫抑制剂的糖尿病儿童,如果接受联合胰腺移植可使这部分病儿因使用免疫抑制剂而脱离胰岛素依赖和透析,是值得开展的。对于极不稳定性的非尿毒症糖尿病病儿,成功的胰腺移植也

应该是恰当的治疗。

【胰腺移植的适应证和禁忌证】

目前认为所有 1 型糖尿病患者均适于胰腺移植,早期移植可预防糖尿病并发症的发生及发展,移植越早,并发症发生率越低,生活质量越佳。由于移植后需长期应用抗排斥反应治疗,费用较贵,小儿供体来源困难,胰腺移植的适应证应严格掌握。具体适应证包括:①胰岛素依赖型糖尿病存在严重的并发症(肾功能不全或衰竭、视网膜及外周血管病变、神经系统病变);②小儿脆性糖尿病,血糖难以控制或反复出现低血糖伴意识障碍、严重酮症酸中毒等;③胰岛素治疗无效的耐胰岛素治疗的患儿;④慢性胰腺炎、严重胰腺损伤或胰腺恶性肿瘤行全胰切除者。

胰腺移植的禁忌证包括:①存在除糖尿病及并发症以外的未能治愈的活动性感染,包括结核病、溃疡病、艾滋病、免疫性肝炎等;②严重的心肺功能不良者;③严重胃肠道疾患不能长期口服免疫抑制剂者;④严重自主神经紊乱合并胃或膀胱麻痹者,依从性差、患精神病或心理有异常者;⑤恶性肿瘤未治疗或治愈后不满一年者。

【胰腺移植手术方式】

根据是否联合肾移植分为单独胰腺移植(pancreas transplantation alone,PTA),肾移植后胰腺移植(pancreas after kidney transplantation,PAK)和胰肾联合移植(stimultaneous pancreas-kidney transplantation,SPK)。由于慢性排斥反应是影响移植物长期存活的重要因素,因此,SPK 已受到越来越广泛的应用,其原因可能在于 SPK 在 HLA 配型要求低于 PTA。

PTA 适用于肾功能正常或轻度异常的糖尿病,

具有反复急性发作的严重并发症者,外源性胰岛素难以治疗或无法耐受者,因各种原因需要行全胰切除者。PTA 在长期存活率上未显出明显优势,该术式采用较少,但其可逆转肾功能,近年有逐渐增高趋势,约占胰腺移植的 5%～10%。

PAK 主要适用于肾移植后出现血糖难于控制或伴有严重并发症的 1 型糖尿病者。进行肾移植的患者,由于术后应用免疫抑制剂降低了免疫反应性,理论上来讲可以降低 PAK 术后移植胰腺排斥反应的发生率,此外 PAK 具有等待时间短,肾源广泛等优点,且肾移植后先行治愈了尿毒症,使患者健康状况得到了改善,器官移植的死亡率较 SPK 为低,近年 PAK 例数有所增加。但研究发现 PAK 与 SPK 的急性排斥反应发生率无明显差异,而且 PAK 需要二次手术,移植胰的早期排斥反应难以监测,该术式仅占胰腺移植的 10%～15%。

SPK 适用于 1 型糖尿病并发终末期肾病者。SPK 既能纠正糖代谢紊乱同时又可治疗尿毒症,且供体相同,HLA 抗原相同,移植肾排斥反应容易诊断,也较胰腺排斥反应发生早,因此,其可作为移植胰排斥反应的早期标志。迄今为止全球约 75%～80% 以上的胰腺移植采用该术式。

此外,按供体的来源,胰腺移植又可分为尸体移植和活体移植;按移植胰腺的量分为全胰移植和节段移植;按胰腺的移植方式分为全胰腺移植、部分胰腺移植、胰十二指肠移植;根据胰管处理方式分为胰管堵塞式、胰管与胃肠吻合式、胰管与泌尿道吻合式等。

【胰腺移植手术过程】

1. 胰腺移植的术前准备

(1) 常规检查:详细了解病儿的病史及一般情况,检查血、尿、粪常规,及心、肝、肾、肺、神经系统功能,行心电图、心功能检查、肝功能、肾功能(血尿肌酐、尿素氮、肌酐清除率)、胸部 X 线片、脏器 B 超检查以了解脏器功能;进行凝血机制检查。

(2) 特殊检查:了解股动脉、膀胱等情况,必要时行造影检查;肾穿刺活检,可以了解肾脏的病变程度和终末期肾病情况。

(3) 免疫学选配:目的是选择供受体组织相容性抗原接近或差异较小者,以减少同种异体排斥反应的发生。

1) ABO 血型相容试验:根据血型相同及血型相容原则。最佳选择是供受体血型相同,或 O 型作为供体移植给各种血型病儿。

2) 淋巴细胞毒试验:了解供受者淋巴细胞间的配合情况。该项试验在所有脏器移植中是必须且最基础的;在淋巴细胞毒试验异常的供受体间进行移植,会发生超急性排斥反应而导致移植失败。

3) 人类白细胞抗原(HLA)血清学测定:供受体应选择 HLA 及亚型相互符合较多者间进行移植,有助于减少排斥反应的发生,提高长期存活率。

(4) 非免疫学选配:通过该项选配以获得功能完全正常供体胰腺以用于移植。要求供体脏器功能正常,无慢性疾病。

(5) 特殊的术前准备:患者手术前进糖尿病饮食,并用药物控制血糖值在 11.2mmol/L 以下,餐后尿糖不超过++,酮体阴性;术前 12 小时输注环孢素 A 并备新鲜血。

2. 供体胰腺的准备

(1) 供体胰腺的修整:供体多来源于临床已确定为脑死亡者,供胰的切取多采用快速多器官联合切取再体外分离修整的方法。鉴于胰腺特殊的生理解剖结构,术中需尽量保护胰腺组织,以减少术后出现胰瘘,造成移植失败。首先,术中要保持胰尾与脾相连,将脾作为牵拉器官,以防术中直接牵拉对胰腺组织造成损伤。其次,胰腺包膜需尽量完整保留。同时,术中一定要尽量结扎所有的胰周小血管,脾门及胰腺上下缘的软组织都需仔细结扎,减少开放血流后大出血或术后渗血。胰腺的供血动脉主要有胃十二指肠动脉、脾动脉及肠系膜上动脉。操作中,当肝胰来自同一供体时,为了使供肝的肝固有动脉留有动脉袖片,方便肝移植动脉吻合,可于靠近胃十二指肠动脉和肝固有动脉分叉处分别横断胃十二指肠动脉和肝总动脉。胰腺的供血动脉需进行重建,传统手术多采取直接结扎胃十二指肠动脉,根据肠系膜上动脉及脾动脉的长度来进行血管重建,如:用髂血管 Y 型移植物修补血管(即髂内动脉-脾动脉,髂外动脉-肠系膜上动脉);将脾动脉与肠系膜上动脉进行端-侧吻合,必要时延长血管后再进行吻合,即 T 形吻合。有研究发现部分病例的胰十二指肠上下动脉并不在胰头形成动脉弓,单纯将胃十二指肠动脉结扎可能会影响胰腺十二指肠移植物的血供。因此,可将胃十二指肠动脉的断端与肝总动脉的断端(或胃左动脉)行端-端吻合进行胰十二指肠动脉弓的重建。还可考虑进行髂血管 Y 形移植物修补血管,前提是髂内动脉保留有较大的动脉分支,将髂内动脉分支与胃十二指肠动脉进行端-端吻合。也可将胃十二指肠动脉与髂外动脉进行端-侧吻合,肠系膜上动脉再与其进行侧-侧吻合,髂外动脉则与脾动脉进行吻合,通过 Y 型移植物与供胰的三支主要供血动脉进行重建,保证了胰腺十二指肠移植物足够的血供。胰腺移植术时,胰腺移植物可置于腹腔内,也可置于腹膜外。虽然最近有将移植物置于右侧结肠后方、右侧髂窝的报道,但 SPK 操作中,多将胰腺移植物和肾脏移植物置于双侧髂窝,分别为左肾右胰。

（2）供体胰腺的保存:胰腺在常温下缺血 30 分钟后,即发生不可逆损害,移植后不能存活。胰腺热缺血时间应不超过 5~8 分钟,切取后应快速降温,变热缺血为冷缺血。多采用单纯低温灌洗方法。目前使用 UW 保存液保存,可安全保存胰腺功能长达 72 小时;但一般认为供胰保存 24 小时后,功能可减低。

3. 受体手术

（1）内引流技术:静脉回流的处理方式有:①经门静脉系统回流(portal venous drainage, PV),术中将延长的供体静脉与受体的肠系膜上静脉进行吻合;②经下腔静脉体循环回流(systemic venous drainage, SV),术中将供体静脉与受体下腔静脉进行吻合。采用 SV 术式的患者,供胰产生的胰岛素未经肝脏代谢就直接回流入体循环,可造成高胰岛素血症,长期高胰岛素血症可引起高脂血症和脂质代谢紊乱,并可造成动脉硬化。相较而言,PV 的方式更符合生理解剖,近年来受到了极大的关注。有研究显示,PV 组移植胰腺的生存率高于传统的 SV 组,而急性排斥反应发生率则低于后者,其原因可能是移植胰腺的静脉血直接进入肝脏,抗原或抗原抗体复合物等在肝脏内得到处理,减少了排斥反应的发生。

（2）外引流技术:胰腺移植手术重点在于处理好外引流。在胰腺移植术式漫长的发展过程中,人们探索了多种外引流术式,如胰液肠道引流术、胰液膀胱引流术及胰管堵塞等。①膀胱外引流(bladder drainage, BD):术中将移植胰腺的十二指肠和受体膀胱进行侧-侧吻合,外分泌液直接流进膀胱。此法的优点在于术后可以随时检测尿液淀粉酶,通过其变化诊断早期排斥反应,但 BD 术式远期并发症较多,如泌尿系出血、胰液的丧失造成代谢性中毒及脱水等。②空肠引流(enteric drainage, ED):术中将移植胰腺的十二指肠和受体的空肠进行侧-侧吻合或端-侧吻合,外分泌液直接流进空肠。可避免 BD 术式后的酸碱代谢紊乱及泌尿系并发症,但不能通过监测尿淀粉酶的变化来判断早期排斥反应,然而可以通过血清肌酐的上升等指标监测排斥反应,因而近年来 ED 术式已经成为胰腺外分泌引流的主要方式。③胃引流(stomach drainage, SD):比较符合生理解剖,术中将供胰的十二指肠和受体胃前壁进行侧-侧吻合,外分泌液直接经胃流入肠道。相较空肠引流而言,胃引流的移植物可通过内镜下活检来检测其早期排斥反应和巨细胞病毒性十二指肠炎,并早期采取处理措施;同时,若发生移植物十二指肠出血或吻合口出血,还可在内镜下进行诊断及治疗;但缺点是由于吻合口及移植物十二指肠长期暴露于胃内酸性环境下,可能会增加其溃疡发生率。

【胰腺移植术后处理】

1. 术后监测

（1）生命体征监测:包括血压、脉搏、呼吸、体温、心电图。记录 24 小时尿量及出入量,维持水、电解质平衡。

（2）特殊指标监测:包括血糖、尿糖、血清胰岛素、血尿淀粉酶、凝血机制、肝肾功能、糖耐量试验等。同时行咽拭、痰、尿、粪、引流物、切口分泌物的细菌和真菌培养及药敏试验,以指导抗生素的选用。一般情况好转后,行 B 超、彩色多普勒等检查,以了解脏器情况。

2. 术后治疗

（1）一般治疗:禁食并给予营养支持,同时监测血糖,可静脉给予胰岛素,调节血糖在正常范围。要加强患者口腔及皮肤护理,防止感染发生。对于肾功能不良或胰肾移植后肾功能恢复不理想者,应加强透析。

（2）抗凝治疗:使用右旋糖酐溶液或用肝素等抗凝剂,以防止移植吻合血管血栓形成移植失败。

（3）抗生素:术后为预防感染,应使用较强的广谱抗生素,同时加用抗厌氧菌药物,但要注意应选用肾毒性较小药物。

（4）抑制胰腺分泌:术后使用抑制胰腺分泌药物,如生长抑素。

（5）使用免疫抑制剂:目前使用 CsA、泼尼松。一般采用以 CsA 为主的三联用药方案(即 CsA+硫唑嘌呤+类固醇激素)。

【胰腺移植术后并发症及处理】

胰腺移植的术后并发症仍然是十分棘手的问

题,最常见的并发症是排斥反应,其次是手术相关性并发症,包括移植物血栓形成、吻合口瘘、出血、胰漏以及腹腔感染、移植胰腺炎、泌尿系并发症等,其他并发症包括假性动脉瘤和动静脉瘘、假膜性或巨细胞病毒性结肠炎及移植后淋巴细胞增殖性疾病等。

尽管在过去几十年里免疫抑制药物取得了长足进展,排斥反应依然是移植物失功的最常见原因,发生率约为5%~25%,目前组织病理学检查仍然是诊断排斥反应的金标准,在SPK中利用肾脏的活检来推测移植胰的排斥反应,从而避免了胰腺活检引起的并发症。影像学检查虽然缺乏特异性,但其操作简单可反复检查,可以作为排斥反应的早期筛查手段。近年来通过检测细胞因子、穿孔素、颗粒酶B、热休克蛋白(HSP)、DNA及RNA、移植胰腺的细胞凋亡以及体内NO的变化等可能对早期排斥反应的诊断及预测具有一定的价值,从而提供新的检测方法。

急性移植物血栓形成是最常见的移植失败的技术原因,发生率约为2%~10%,动静脉血栓均可形成,以静脉血栓为多见,移植物血栓形成已成为继移植排斥反应之后致移植失败的最常见原因,常发生于PAK及PTA,SPK中少见,在两种引流术式中,ED

的发生率高于BD,术后使用肝素可以明显降低血栓形成的发生率,采用UW液灌注移植胰、缩短冷/热缺血时间、减轻移植胰腺缺血再灌注损伤等,均可有效地预防移植物血栓形成。

胰腺炎程度较轻,多为自限性,以BD术式多见,发生率约为35%,术后胰腺分泌抑制药物的应用使得该并发症得到了有效的控制。随着外科技术的提升,手术器械的改进以及抗生素的应用,腹腔感染、出血及胰瘘、肠瘘的并发症逐渐降低。泌尿系并发症主要见于BD术式,近年随着ED术式逐渐成为主流术式,该并发症也逐渐降低。

较少见的并发症还包括假性动脉瘤和动静脉瘘、假膜性或巨细胞病毒性结肠炎及移植后淋巴细胞增殖性疾病,有一定的出血及感染风险,也应引起重视。

总之,胰腺移植经过近数十年的发展已逐渐成熟,成为治疗糖尿病的有效方法。胰腺移植在改善糖尿病并发症和提高受者长期疗效方面均取得良好效果。然而,胰腺移植手术复杂、供体短缺以及术后排斥反应等方面问题限制了其普及和发展,手术方式也有待改进。随着胰腺移植外科技术的普及和新型免疫抑制剂的开发应用,胰腺移植必将使更多的糖尿病患者获益。

第二节　胰岛细胞移植

【概述】

自1974年Sutherland等实施世界上首例人胰岛细胞移植以来,全世界已实施将近千例异体胰岛细胞移植。在过去的数十年中,胰岛细胞移植取得了突破性的进展,1990年Scharp等采用先肾移植后行胰岛细胞移植的联合移植(islet after kidney,IAK)方法来治疗1型糖尿病,6例患者均脱离对外源性胰岛素的依赖,肾功能减退也得以逆转。2000年Edmonton方案的提出,使胰岛移植进入了一个全新的发展时代。至2008年,北美有46个胰岛细胞移植中心注册加入合作研究(collaborative islet transplant registry,CITR),905个胰腺供体器官的胰岛被分离移植给412受者,828次胰岛细胞移植,其中胰岛细胞单独移植(islet alone,IA)347例(84%),IAK 65例(16%);IA和IAK在术后1年、3年胰岛细胞有功能率间差异无统计学意义,但目前多数研究认为IAK比IA好,渴望胰岛细胞移植取得更好的远

期疗效。

【胰岛细胞移植Edmonton方案】

1. **供体选择**　供体选择是胰岛细胞分离及移植成功的关键。胰岛细胞分离的主要障碍是从胰腺外周腺泡组织中分离出胰岛细胞而不损伤胰岛细胞。胰岛细胞获得量较低主要与长期低血压、冷缺血时间较长、心脏停止时间长、血肌酐升高等原因相关。

2. **胰岛细胞准备**　从胰岛细胞分离技术发展起来的半自动控制胰腺消化技术,可以提高胰岛细胞的产量。把胰腺外周组织置入消化室,机械控制连续消化;当胰腺组织被消化后,释放分解的组织被收集到一个大的容器中,进行抑制酶的进一步消化。

3. **胰腺消化酶**　胶原酶的消化作用是使胰岛从胰腺外分泌腺泡组织中分离出来,此过程是人胰岛细胞移植成功的关键。罗氏公司发现的Liberase-HI酶,是一个高纯度、低内毒素,由胶原酶Ⅰ和Ⅱ混

合成的一种中性蛋白酶。这个酶可以得到高质量的人胰岛细胞。

4. 胰岛纯化　胰腺组织经过消化以后,关键的就是分离胰岛,整个胰腺组织经过纯化后只能获得1%~2%胰岛。半自动电脑控制 COBE-2991 细胞处理器是胰岛纯化的必需设备,因为此设备在短时间内能将较大体积的胰腺组织进行消化。此外,此设备能收集高纯度胰岛细胞。

5. 移植前胰岛培养　人胰岛细胞的分离过程中,胰岛受到相当大的创伤,胰岛在培养过程中也会出现凋亡、坏死、产生促炎细胞因子和趋化因子等。最佳的培养条件应该是胰岛有充足的氧气和营养物质,防止胰岛的进一步丢失。移植前培养胰岛,可以提供时间安排患者、准备胰岛输入、移植物微生物测试、避免污染等。临床研究提示,优化移植前胰岛培养过程,可提高胰岛 β 细胞数量并使胰岛移植取得成功。

6. 胰岛输注　经皮肝穿刺置管将胰岛移植到患者肝门静脉。导管在超声或 X 线造影指导下定位,经皮肤肝门静脉穿刺后止血。导管位置确定后,门静脉的压力通过间接压力传感器进行监测。随后,胰岛通过重力闭合系统全部植入肝门静脉。输注结束后的通道通过使用止血密封胶进行封闭。

7. 移植后免疫抑制方案　西罗莫司,即靶向治疗药物雷帕鸣,对肾脏毒副作用小。单克抗体 IL-2 受体抗体,提供了有效的免疫抑制。有效的免疫抑制方案可帮助延长胰岛移植物存活。

【胰岛细胞移植效果】

自从 Edmonton 方案公布后,全世界许多研究中心联合完善此方案,有许多报道胰岛移植成功。2005 年,这个方案发表 5 年后报道 65 位胰岛移植受体,44 人实现了不使用外源性胰岛素,平均持续时间大概 15 个月。这些患者获得了胰岛素的独立,5 位患者接受了 1 次胰岛注射,33 位接受了 2 次胰岛注射,6 位患者接受了 3 次胰岛注射。80% 患者可检测到 C 肽水平,说明有基础的胰岛素产生,而且严重的低血糖发作已被根除。有 9 个研究中心报道,36 个患者接受移植,并使用 Edmonton 方案中的免疫抑制剂方案,其中 16 人达到了 1 年不使用外援性胰岛素。与 Edmonton 方案类似的试验,70% 患者可测到移植物功能的残留即可测到 C 肽。不同的研究中心胰岛移植结果存在很大差别,这表明需要进一步规范胰岛分离技术,减少并发症发生,选择移

植成功的中心,最终提高临床胰岛移植的成功率。

【胰岛移植未来发展】

胰岛在分离的不同阶段免疫因素和非免疫因素等导致胰岛进一步减少,最终很少患者能实现长期不使用外源性胰岛素。许多新的观点和理论得到进一步发展,主要包括单个供体胰岛移植、胰岛成像、干细胞治疗、胰岛自体移植等。

1. 单一供体胰岛移植　只要获得充足的胰岛,胰岛移植可以成为治疗 1 型糖尿病最理想的选择。从 Edmonton 方案报道中,胰岛移植最少来自 2~4 个供体才能够达到胰岛素独立。因此,争取从一个供体获得充足的胰岛可以使更多的患者得到治疗。胰岛培养的革新,包括添加入胰岛素类似物生长因子,提供给充足的氧气和营养物质,从而进一步保护胰岛不受破坏。

2. 胰岛成像　没有可靠的临床数据测定急性移植物排斥反应,非侵袭性检测可以提供重要依据。同种异体排斥、自身免疫、免疫抑制剂对胰岛的毒性、移植物功能丧失等均减少移植胰岛。目前有两种方式可以评估移植的胰岛;正电子发射断层摄影术(PET)和磁共振(MR)。体外胰岛在移植前被 FDG 标记后使用 PET 检查,而被 SPIO 标记后用 MR 检查。研究表明移植胰岛可以被任一方法检测到。然而,PET 有一定局限性,FDG 半衰期很短,很难分辨标记的胰岛。使用 T_2 加权的磁共振成像,SPIO 标记的胰岛细胞表现出低信号小点在肝脏中表现明显。最近有报道表明 SPIO 标记的移植胰岛在移植后 6 个月仍然可以被检测到。最后,临床前期的模型显示 SPIO 标记的胰岛细胞信号强度当有排斥反应时减弱,暗示 MR 成像可以成为潜在的监测胰岛功能和数量的工具。

3. 胰岛干细胞　理论上 β 细胞可再生,也可由胚胎干细胞(ESCs)或者胰腺干细胞转化,这些细胞株理论上可以分化成产生胰岛素细胞,替代目前从有限的胰腺中分离出的胰岛。这些多功能细胞有胰岛的关键特征,包括分泌胰岛素和胰高血糖素,降低血糖,对葡萄糖耐量试验有反应。

4. 胰岛自体移植　慢性胰腺炎是一种进行性炎症疾病,引起胰腺实质不可逆损伤。在重病例中,内分泌功能受到损害。外科手术切除胰腺被认为是治疗慢性胰腺炎的理想方法。切除胰腺大于 70% 可以导致糖尿病,胰腺自体移植可以控制术后血糖。第一例全胰腺切除伴胰岛自体移植在 30 年前在明

尼苏达大学取得成功。从此以后，大于 300 例胰岛自体移植被报道，大多数在明尼苏达大学。同种异体胰岛移植，门静脉被认为是一个理想的移植部位。最近的报道，比较胰岛自体移植和同种异体胰岛移植，胰岛素独立中 74% 来自自体胰岛移植，胰岛素独立达到 2 年，而同种异体胰岛移植只有 45%。胰岛自体移植患者，46% 患者胰岛素独立可达到 5 年，28% 达到 10 年。

总之，过去 30 年胰岛移植成为治疗糖尿病的有效方法。胰岛移植在理论和实践上均取得很大进步。但新技术如干细胞治疗、基因治疗、免疫调节剂等，还需要进一步研究，最终达到胰岛植入后能长时间在体内发挥作用。

（李索林　王文博）

参 考 文 献

1. 沈魁,钟守先,张圣道.胰腺外科.北京:人民卫生出版社,2000.
2. 李正,王慧贞,吉士俊.实用小儿外科学.北京:人民卫生出版社,2001.
3. 高杰,李振凯,张波,等.胰腺移植的现状及研究进展.中华临床医师杂志,2013,7:2140-2143.
4. 黄蔓,刘胜春.胰腺移植手术方式研究进展.局解手术学杂志,2013,22:537-539.
5. 王伟林.胰腺移植的现状及展望.中华肝脏外科手术学,2013,2:351-354.
6. 汪小辉,王以巧,沈柏用.胰岛细胞移植研究进展.新疆医学,2013,43:1-3.
7. Salahi H,Nikeghbalian S,Shamsaee AR,et al. Comparison of early outcome and histologic findings of enteric drainage with bladder drainage in pancreas transplantation. Transplant Proc,2007,39:1255-1256.
8. Meloche RM. Transplantation for the treatment of type I diabetes. World J Gastroenterol,2007,13:6347-6355.
9. Patil DT,Yerian LM. Pancreas transplant:recent advances and spectrum of features in pancreas allograft pathology. Adv Anat Pathol,2010,17:202-208.
10. Gruessner AC,Sutherland DE,Gruessner RW. Long-term outcome after pancreas transplantation. Curr Opin Organ Transplant,2012,17:100-105.
11. Shapiro AM,Lakey JR,Ryan EA,et al. Islet transplantation in seven patients with type 1 diabetes mellitus using a glucocorticoid-free immunosuppressive regimen. N Engl J Med,2000,343:230-238.
12. Brandhorst H,Friberg A,Nilsson B,et al. Large-scale comparison of Liberase HI and collagenase NBl utilized for human islet isolatlion. Cell Transplant,2010,19:3-8.
13. Bellin MD,Blondet JJ,Beilman GJ,et al. Predicting islet yield in pediatric patients undergoing pancreatectomy and autoislet transplantation for chronic pancreatitis. Pediatr Diabetes,2010,11:227-234.
14. Low G,Hussein N,Owen RJ,et al. Role of imaging in clinical islet transplantation. Radiographics,2010,30:353-366.

索　引